Condutas em nefrologia clínica e diálise

Como eu faço?

Condutas em nefrologia clínica e diálise
Como eu faço?

Editores

José A. Moura-Neto

Osvaldo Merege Vieira Neto

Daniel Costa Chalabi Calazans

Andrea Pio-Abreu

David Machado

José Hermógenes Rocco Suassuna

manole editora

Sociedade Brasileira de Nefrologia

Produção editorial: Paris Serviços Editoriais e Educacionais
Projeto gráfico: Departamento Editorial da Editora Manole
Diagramação e ilustrações: Lira Editorial
Capa: Departamento de Arte da Editora Manole
Imagem da capa: instockphoto.com

CIP-BRASIL. CATALOGAÇÃO NA PUBLICAÇÃO
SINDICATO NACIONAL DOS EDITORES DE LIVROS, RJ

C753

Condutas em nefrologia clínica e diálise: como eu faço?/editores José A. Moura-Neto... [et al.]. – 1. ed. – Santana de Parnaíba [SP]: Manole, 2022.

Inclui bibliografia e índice
ISBN 9786555765489

1. Nefrologia. 2. Rins – Doenças – Diagnóstico. 3. Rins – Doenças – Tratamento. I. Moura-Neto, José A.

22-79300 CDD: 616.61
CDU: 616.61

Gabriela Faray Ferreira Lopes – Bibliotecária – CRB-7/6643

Edição – 2022
Reimpressão – 2023

Editora Manole Ltda.
Alameda América, 876 – Tamboré
06543-315 – Santana de Parnaíba – SP – Brasil
Tel.: (11) 4196-6000
www.manole.com.br | https://atendimento.manole.com.br/

Impresso no Brasil
Printed in Brazil

Sobre os autores

Sobre os editores

José A. Moura-Neto

Médico nefrologista, com residência em nefrologia e transplante renal pela UERJ. MBA em Saúde e mestrado em Administração pela FGV. *Fellow* da Sociedade Americana de Nefrologia (FASN). Editor associado do *Blood Purification* e editor de Visual Abstracts do *CJASN*. Membro das Jovens Lideranças da Academia Nacional de Medicina (2018-2023), do Conselho de Diretores da Sociedade Internacional de Hemodiálise (ISHD, 2022-2027) e do Grupo de Trabalho do Kdigo (Anemia in CKD, 2021-2024). Foi vice-diretor do Departamento de Diálise da SBN (2019-2020). Presidente da Sociedade Brasileira de Nefrologia Regional Bahia (2020-2024) e vice-presidente Nordeste da SBN (2021-2022). Professor de Clínica Médica da Escola Bahiana de Medicina e Saúde Pública.

Osvaldo Merege Vieira Neto

Doutor em Nefrologia e professor de Nefrologia pela FMRPUSP. Docente de Nefrologia da Faculdade de Medicina da Universidade de Araraquara. Coordenador de residência médica em Nefrologia da Santa Casa de Ribeirão Preto. Chefe do Departamento de Clínica Médica da Santa Casa de Ribeirão Preto. Presidente da SBN biênio 2021-2022.

Daniel Costa Chalabi Calazans

Vice-presidente da SBN (2019-2020; 2021-2022). *Section editor* do *Brazilian Journal of Nephrology*. Ex-presidente da Sociedade Mineira de Nefrologia 2017-2018.

Andrea Pio-Abreu

Doutora em Nefrologia pela FMUSP. Nefrologista da Unidade de Hipertensão/disciplina de Nefrologia do HCFMUSP. Editora associada do *Brazilian Journal of Nephrology*.

David Machado

Médico doutor em Nefrologia pela FMUSP. Nefrologista do Serviço de Transplante Renal do Hospital das Clínicas da FMUSP, do Hospital Alemão Oswaldo Cruz-SP e do Hospital Sírio-Libanês-SP. Médico coordenador da Nefrologia da Rede D'Or ABC.

José Hermógenes Rocco Suassuna

Professor titular de Nefrologia da Faculdade de Ciências Médicas da UERJ. Coordenador da Unidade Docente-assistencial de Nefrologia do

Hospital Universitário Pedro Ernesto da UERJ. Membro titular da Academia Nacional de Medicina. Atualmente é diretor científico da SBN.

Sobre os colaboradores

Affonso Celso Piovesan

Médico pela FMUSP. Residência médica em Cirurgia Geral e em Urologia pelo HCFMUSP. Título de especialista pela Sociedade Brasileira de Urologia. Doutorado em Urologia. Foi preceptor da disciplina de Urologia. Diretor da equipe cirúrgica de transplante renal do HCFMUSP.

Alexandre Danilovic

Pós-doutorado pela FMUSP. Supervisor de Equipe da Divisão de Clínica Urológica do HCFMUSP. Chefe da equipe de Urologia do Hospital Alemão Oswaldo Cruz.

Alexandre S. Cabral

Nefrologista pelo HCFMRP/USP. Vice-presidente Centro-Oeste da SBN nos biênios 2015-2016 e 2017-2018. Membro do Comitê de Diálise Peritoneal da SBN.

Alinie da Silva Pichone

Formada em Medicina pela UFRJ, com residência em Clínica Médica e Nefrologia. Especialista pela SBN. Mestre e doutora em Clínica Médica – Nefrologia pela UFRJ. Médica nefrologista no Instituto Nacional de Traumatologia e Ortopedia (Into/MS) e Hospital Universitário Clementino Fraga Filho (HUCFF/UFRJ), onde coordena o ambulatório de Osteometabolismo e DMO-DRC.

Américo Lourenço Cuvello Neto

Doutor em Nefrologia pela USP. Coordenador do Centro de Nefrologia e Diálise do Hospital Alemão Oswaldo Cruz. Presidente do Comitê de Nefrointensivismo da Associação de Medicina Intensiva Brasileira.

Ana Flávia Moura

Médica nefrologista. *Fellow* da American Society of Nephrology (FASN). Mestrado em Medicina e Saúde Humana na Escola Bahiana de Medicina e Saúde Pública. Membro do Departamento de Diálise da SBN (2021-2022) e diretora científica da Sociedade Brasileira de Nefrologia Regional Bahia (2020-2024). Professora de Clínica Médica e Semiologia da Escola Bahiana de Medicina e Saúde Pública.

Ana Matilde Schramm

Nefrologista com título de especialista pela SBN. Professora da disciplina de Nefrologia da Ufam. Professora da disciplina de Clínica Médica II da UEA. Mestre em Ciências pela FMRPUSP.

Ana Paula Santana Gueiros

Coordenadora do Ambulatório de DMO-DRC do Hospital de Clínicas da Universidade Federal de Pernambuco (HC-UFPE).

Anderson Ricardo Roman Gonçalves

Professor de Nefrologia na Univille. Doutor em Nefrologia pela FMUSP. Membro do Departamento de Fisiologia e Fisiopatologia Renal da SBN.

Audes Diógenes de Magalhães Feitosa

Fellow da Sociedade Europeia de Cardiologia. Presidente do Departamento de Hipertensão Arterial da SBC (2020/2021). Preceptor médico do Serviço de Hipertensão do Procape/UPE. Coordenador do Instituto Unicap de Pesquisa Clínica da Universidade Católica de Pernambuco.

Barbhara Thais Maciel Pontes

Médica assistente da Divisão de Nefrologia do Hospital das Clínicas da FMRPUSP.

Benedito Jorge Pereira

Médico assistente do Serviço de Hemodiálise do HCFMUSP. Médico do Serviço de Nefrologia do AC Camargo Cancer Center/SP. Docente do curso de Medicina da Universidade Nove de Julho/São Paulo-SP.

Carlos Eduardo Poli de Figueiredo

Graduação em Medicina, residência médica em Medicina Interna e Nefrologia pela PUC-RS. Doutorado no University Department of Physiology/Jesus College da University of Oxford, Nephrology-Internal Medicine pela Renal Unit do Churchill Hospital em Oxford, Inglaterra. Pós-doutorado na Maternal and Fetal Research Unit – Division of Women's Health da School of Medicine, Kings College London – Saint Thomas Hospital.

Carlos Perez Gomes

Médico nefrologista do Hospital Universitário Clementino Fraga Filho da UFRJ. Professor adjunto de Nefrologia da Escola de Medicina e Cirurgia da Unirio. Diretor do Departamento de Fisiologia e Fisiopatologia Renal da SBN (2019-2022). Mestre em Nefrologia pela UERJ e doutor em Ciências pelo Instituto de Biofísica Carlos Chagas Filho da UFRJ.

Carmen Tzanno

Doutora em Nefrologia pela FMUSP. MBA em Gestão em Saúde pelo Insper. *Deputy chair* Latin American Board na International Society of Nephrology (ISN). Member of Clinical Research Committee na ISN. Diretora do Comitê de Gestão em Saúde da SBN. Coordenadora do Comitê de Economia em Saúde da Sociedade Latino-Americana de Nefrologia e Hipertensão. Diretora Executiva do Grupo CHR.

Carolina Lara Neves

Professora do Departamento de Medicina Interna da UFBA. Nefrologista do Hospital Ana Nery e Hospital Cardiopulmonar de Salvador.

Cibele Isaac Saad Rodrigues

Professora titular do Departamento de Clínica da Faculdade de Ciências Médicas e da Saúde da PUC-SP. Diretora do Departamento de Hipertensão Arterial da SBN. Diretora científica da Sonesp. Mestre e doutora em Nefrologia pela EPM/Unifesp.

Cinthia Kruger Sobral Vieira

Mestre em Nefrologia pela UFRGS. Especialista em Nefrologia pela SBN. Gestora médica do Centro de Nefrologia e Diálise do Hospital Ernesto Dornelles de Porto Alegre. Membro do Departamento de Diálise da SBN.

Ciro Bruno Silveira Costa

Médico pela UFMT. Residência médica pela Famerp e pela Associação de Medicina Intensiva Brasileira. Atualmente é preceptor da residência médica em Nefrologia da UFG.

Claudia Fagundes

Possui mestrado em Malalt Critic i Urgencies pela Universitat de Barcelona. Atualmente é médica do Hospital Geral de Bonsucesso. Tem experiência na área de Medicina, com ênfase em Nefrologia.

Claudia Maria Costa de Oliveira

Médica nefrologista e professora do Departamento de Medicina do Centro Universitário Christus, Fortaleza, Ceará, na disciplina de Nefrologia e Clínica Médica.

Claudio Luders

Doutor em Nefrologia pela FMUSP. Coordenador médico do Serviço de Diálise do Hospital Sírio-Libanês.

Conrado Lysandro Rodrigues Gomes

Graduado em Medicina pela Faculdade de Medicina de Campos. Especialização/residência médica em Nefrologia pela UERJ e título de especialista pela SBN. Mestre em Medicina Interna pela UFRJ. Doutorado em Ciências Médicas pela UERJ. Atualmente participa da diretoria da Sociedade de Nefrologia do Rio de Janeiro. Chefia o serviço de nefrologia do Hospital dos Servidores do Estado do Rio de Janeiro e é médico do Hospital Universitário Pedro Ernesto/UERJ e do serviço de nefrologia do Americas Medical City.

Cristiane de M. Rosa Ribeiro

Graduada em Medicina pela EPM/Unifesp. Infectologista pelo HCFMUSP. Consultora em Infectologia e Segurança do Paciente da Fresenius Medical Care.

Cristiane Moraes

Nutricionista pela Universidade Católica Dom Bosco (UCDB). Doutora e pós-doutora em Ciências Cardiovasculares com Ênfase em Doença Renal Crônica pela UFF. Mestre em Saúde Coletiva pela UFF. Pós-graduada em Fisiologia do Exercício pela UGF e em Nutrição Esportiva pela Unirp (Centro Universitário de Rio Preto).

Cristina Martins

Nutricionista pela UFPR. Doutora em Ciências Médicas – Nefrologia pela UFRGS. Mestre em Nutrição Clínica pela New York University, EUA. Dietista-nutricionista registrada pela Academy of Nutrition and Dietetics, EUA. Presidente do Instituto Cristina Martins de Educação em Saúde.

Daniela Ponce

Possui graduação em Medicina, mestrado e doutorado em Fisiopatologia em Clínica Médica pela Unesp. Livre-docente em Nefrologia. Atualmente é coordenadora do Programa de Pós-Graduação Fisiopatologia em Clínica Médica da Faculdade de Medicina de Botucatu e coordenadora em exercício do Núcleo de Avaliação de Tecnologia em Saúde do HCFMB. É médica nefrologista e chefe da Unidade de Diálise do HCFMB.

Decio Mion Junior

Professor livre-docente pela FMUSP. Diretor da Escola de Educação Permanente do HCFMUSP. Chefe da Unidade de Hipertensão 1990-2013 do HCFMUSP. Chefe do Setor de Mapa do Hospital Sírio-Libanês e Alta Diagnósticos.

Dirceu Reis da Silva

Médico nefrologista do Hospital de Clínicas de Porto Alegre e do Instituto de Doenças Renais de Porto Alegre. Mestre em Ciências da Saúde pela PUC-RS. Diretor do Departamento de Diálise da SBN (Gestão 2021-2022).

Domingos Candiota Chula

Formado em Medicina pela PUC-PR com residência em Clínica Médica pelo Hospital de Clínicas da UFPR e em Nefrologia pelo Hospital Universitário Evangélico de Curitiba. Mestre em Princípios da Cirurgia pela Faculdade Evangélica do Paraná. Aluno do Programa de Doutorado em Medicina Interna e Ciência da Saúde da UFPR.

Elieser Hitoshi Watanabe

Doutorado em Nefrologia pela FMUSP. Nefrologista co-coordenador da Unidade de Nefropatias Hereditárias do Serviço de Nefrologia do HCFMUSP. Nefrologista do Núcleo de Nefrologia do Hospital Sírio-Libanês.

Elvino Barros

Médico nefrologista do Serviço de Nefrologia do Hospital de Clínicas de Porto Alegre. Professor titular da Faculdade de Medicina da UFRGS. Doutorado em Nefrologia pela Unifesp.

Emerson Quintino de Lima

Professor adjunto da disciplina de Clínica Médica da Famerp. Doutor em Nefrologia pela USP.

Emmanuel de Almeida Burdmann

Graduado em Medicina com doutorado em Nefrologia pela USP. Residência em Nefrologia no HCFMUSP. Estágio de pós-doutorado no Oregon Health Sciences University, Department of Medicine, Division of Nephrology, Hypertension and Clinical Pharmacology, EUA. Livre-docente do Departamento de Clínica Médica da FMUSP. Foi presidente da Sociedade Latino-Americana de Nefrologia e Hipertensão (2005-2007) e da SBN (2009-2010). Professor associado 3 da disciplina de Nefrologia do Departamento de Clínica Médica da FMUSP. Foi coordenador da Comissão de Coordenação da Pós-Graduação em Nefrologia, vice-presidente da Comissão de Pós-Graduação (CPG) da FMUSP e presidente da CPG da FMUSP.

Felipe Costa Neves

Nefrologista pelo Hospital Universitário Professor Edgard Santos da UFBA. Preceptor da residência de Nefrologia do Hospital Ana Nery (Salvador-BA), professor do curso de Medicina da Escola Bahiana de Medicina e Saúde Pública, e diretor financeiro da Sociedade Brasileira de Nefrologia Regional Bahia (SBN-BA).

Fernanda Salomão Gorayeb Polacchini

Médica nefrologista do Hospital de Base de São José do Rio Preto – Famerp. Mestrado em Ciências da Saúde pela Famerp. Membro do Departamento de Diálise da SBN (Gestão 2021-2022).

Fernando Antonio de Almeida

Graduado em Medicina, residência médica em Clínica Médica e Nefrologia e doutorado em Nefrologia EPM/Unifesp. Pós-doutorado em Fisiologia Renal na Cornell University Medical College, Nova York, EUA. Professor titular do Departamento de Clínica da Faculdade de Ciências Médicas e da Saúde da PUC-SP, campus Sorocaba-SP.

Fernando Lucas Júnior

Diretor médico do Grupo NefroClínicas. Nefrologista titulado pela SBN. Ex-presidente da Sociedade Mineira de Nefrologia.

Francisco Veríssimo Veronese

Médico nefrologista. Professor associado da Faculdade de Medicina da UFRGS. Médico assistente do Serviço de Nefrologia do Hospital de Clínicas de Porto Alegre. Doutorado em Medicina – Ciências Médicas pela UFRGS. Pós-doutorado na Harvard University, Massachusetts General Hospital, Boston, EUA, atuando como *Fellow in Renal Pathology and Immunopathology*.

Frederico Ruzany

Professor adjunto aposentado de Clínica Médica na UERJ. Coordenador da equipe Kidney Assistances de Nefrologia do Hospital Samaritano Botafogo.

Geraldo Bezerra da Silva Junior

Médico nefrologista, com título de especialista em Nefrologia pela SBN. Mestrado e doutorado em Ciências Médicas pela UFC. Pós-doutorado em Saúde Coletiva/Epidemiologia pela UFBA. Professor titular da Unifor. Médico pesquisador da UFC.

Gianna Mastroianni Kirsztajn

Médica nefrologista e professora associada da disciplina de Nefrologia do Departamento de Medicina da Unifesp.

Hugo Abensur

Professor livre-docente de Nefrologia pela FMUSP. Médico do corpo clínico do HCFMUSP e da Beneficência Portuguesa de São Paulo.

Irene de Lourdes Noronha

Professora titular da disciplina de Nefrologia da FMUSP. Chefe do Serviço de Nefrologia do HCFMUSP. Coordenadora da Pesquisa Clínica do HCFMUSP. Responsável pelo Laboratório de Nefrologia Celular, Genética e Molecular da FMUSP. Coordenadora do Departamento de Nefrologia Clínica da SBN.

Istênio Pascoal

Nefrologista e doutor em Medicina-Nefrologia pelo HCFMUSP. Pós-doutorado na Universidade de Chicago. Diretor do Centro Brasiliense de Nefrologia & Diálise.

Joan Araujo Oliveira Moitinho

Residência em Nefrologia pelo Hospital Universitário Pedro Ernesto da UERJ. Coordenadora da Residência Médica do Hospital Universitário Pedro Ernesto da UERJ. Médica nefrologista do Hospital Copa D'Or. Médica nefrologista do Hospital Federal de Ipanema.

João Egídio Romão Junior

Graduado pela Faculdade de Medicina da UFF. Professor livre-docente da FMUSP. Chefe da Clínica de Nefrologia e Transplantes do Hospital Beneficência Portuguesa de São Paulo. Foi presidente da Sociedade Brasileira de Nefrologia (2001-2004).

João Luiz Ferreira Costa

Professor adjunto de Clínica Médica da Escola de Medicina e Cirurgia da Unirio. Coordenador da rotina do CTI do Hospital Pró-cardíaco Rede Américas. Coordenador do serviço de suporte nefrológico ao paciente com injúria renal aguda do Hospital Pró-cardíaco Rede Américas. Ex-subsecretário municipal de saúde do Rio de Janeiro (2009-2015). Ex-diretor de gestão de saúde da Amil.

Jocemir Ronaldo Lugon

Mestrado em Nefrologia pela UERJ. Doutorado em Nefrologia pela Unifesp e pós-doutorado na UTHSC-SA, Texas, USA. Professor titular de Nefrologia e atual coordenador da Pós-Graduação em Ciências Médicas da Faculdade de Medicina da UFF. Membro da Academia de Medicina do Estado do Rio de Janeiro. Presidente da SBN (biênio 2007-2008).

José Carolino Divino-Filho

Formado na Escola Bahiana de Medicina e Saúde Pública. Residência em Nefrologia no Departamento de Nefrologia nas universidades de Lund e Estocolmo, Suécia. Foi chefe da Nefrologia do Hospital Real Sophiahemmet. PhD em Nefrologia e Endocrinologia pelo Instituto Karolinska, Suécia. Diretor médico e vice-presidente na Baxter Renal na Europa, América Latina e ECEMEA (Bruxelas-Cidade do México-Zurique). Presidente atual do LAC-DD.

José de Resende Barros Neto

Clínico geral e nefrologista. Diretor de Ensino do Grupo NefroClínicas. Membro do Departamento de Nefrologia Clínica da SBN. Curador da Iniciativa *Choosing Wisely* na SBN.

José Mauro Vieira Júnior

Doutor em Nefrologia pelo HCFMUSP. Médico nefrologista do grupo IRA do HCFMUSP e do Hospital Sírio-Libanês. Diretor de Qualidade e Segurança do Hospital Sírio-Libanês.

José Tibúrcio do Monte Neto

Médico nefrologista e professor adjunto da disciplina de Nefrologia e Clínica Médica do Departamento de Clínica Geral da Universidade Federal do Piauí.

Karla Cristina Petruccelli

Nefrologista. Professora da disciplina de Nefrologia da Ufam. Presidente da Regional Amazonas da SBN.

Leandro Júnior Lucca

Coordenador da Unidade de DMO-DRC do HCFMRPUSP. Diretor do Departamento de DMO-DRC da SBN.

Lígia Camera Pierrotti

Médica infectologista pela Unicamp, com mestrado e doutorado pela USP. Médica da Divisão de Moléstias Infecciosas e Parasitárias do HC-FMUSP, responsável pela infectologia do transplante renal e membro do Grupo de Infecção em Paciente Imunodeprimido do HCFMUSP. Coordenadora da Comissão de Infecção em Transplante da Associação Brasileira de Transplante de Órgãos (ABTO). Membro da Comissão Women in Transplantation da ABTO. Membro da Comissão de Infecção em Transplante do Sistema Nacional de Transplante e membro permanente da Comissão de Biovigilância da Anvisa, Ministério da Saúde, Brasil.

Lilian Andrade da Rocha

Nefrologista do Hospital do Rim da Unifesp.

Lilian Monteiro Pereira Palma

Nefrologista pediátrica pela Unicamp. Doutora em Nefrologia pela USP. Membro fundadora do grupo SHUa Brasil. Vice-coordenadora do Departamento de Nefrologia Pediátrica da SBN.

Lilian Pires de Freitas do Carmo

Professora adjunta da UFMG. Coordenadora do Serviço de Nefrologia e Transplante Renal do Hospital Evangélico de Belo Horizonte.

Lucas Bastianelli

Médico. Especialista em Nefrologia pelo HC-FMUSP.

Lucia da Conceição Andrade

Professora associada da disciplina de Nefrologia do Departamento de Clínica Médica da FMUSP. Chefe do Grupo de Agudos da Divisão de Nefrologia do HCFMUSP. Livre-docente pela FMUSP. Pós-doutorado na University of Texas Medical Branch, Texas, EUA, e na University of Arkansas for Medical Science, Arkansas, EUA. Doutorado na disciplina de Nefrologia no Departamento de Clínica Médica da FMUSP.

Luciano F. Drager

Professor associado do Departamento de Clínica Médica, disciplina de Nefrologia da FMUSP. Diretor da Unidade de Hipertensão, disciplina de Nefrologia do HC-FMUSP. Médico assistente da Unidade de Hipertensão do InCor.

Luis Yu

Professor associado do Departamento de Clínica Médica da FMUSP. Professor livre-docente de Nefrologia da FMUSP. Chefe da enfermaria de Nefrologia do HCFMUSP.

Luiz Fernando Onuchic

Professor titular do Departamento de Clínica Médica da FMUSP.

Madson Q. Almeida

Professor livre-docente, Unidade de Adrenal, disciplina de Endocrinologia e Metabologia do Hospital das Clínicas e do Instituto do Câncer do Estado de São Paulo da FMUSP.

Marcelino de Souza Durão Junior

Graduado em Medicina pela EPM/Unifesp. Mestre, doutor e pós-doutor em Nefrologia pela EPM/Unifesp. Professor adjunto da disciplina de Nefrologia da Unifesp e professor de Semiologia Médica e de Medicina Interna da Faculdade Israelita de Ciências da Saúde Albert Einstein. É coordenador do Setor de Onco-Nefrologia, da Enfermaria e da Unidade de Terapia Intensiva da Disciplina de Nefrologia da EPM/Unifesp.

Marcelo Augusto Duarte Silveira

Doutor em Ciências pela FMUSP. Nefrologista pelo HCFMUSP. Membro da Diretoria de Fisiologia e Fisiopatologia Renal da Sociedade Brasileira de Nefrologia (biênios 2019-2020 e 2021-2022). Médico assistente do Serviço de Nefrologia dos Hospitais São Rafael e Aliança, Salvador-BA. Pesquisador do Instituto D'Or de Pesquisa.

Marcelo Mazza do Nascimento

Graduado em Medicina pela UFPR, mestrado em Medicina Interna pela UFPR, doutorado em Nefrologia pela UFRGS e pós-doutorado no Karolinska Intitutet (2003-2005). Atualmente é médico, professor adjunto da disciplina de Nefrologia da UFPR, pesquisador associado – Renal Division Baxter Novum no Karolinska Intitutet – e membro do Programa de Pós-Graduação em Medicina Interna da UFPR. Foi diretor científico da SBN (2015-2018), presidente da SBN (biênio 2019-2020), sendo atualmente diretor do Departamento de Ensino e Titulação da SBN.

Marcio Dantas

Professor associado da Divisão de Nefrologia do Departamento de Clínica Médica da FMRPUSP.

Marcos Kubrusly

Médico nefrologista e professor do Departamento de Medicina do Centro Universitário Christus, Fortaleza, Ceará, disciplina de Nefrologia.

Maria Almerinda Ribeiro Alves

Professora do Departamento de Clínica Médica da Faculdade de Ciências Médicas da Unicamp. Supervisora do Programa de Residência Médica em Nefrologia da FCM-Unicamp. Membro do Departamento de Ensino e Titulação (DET) da SBN (biênio 2021-2022).

Maria Eugênia F. Canziani

Professora da disciplina de Nefrologia da Unifesp.

Marilia Bahiense-Oliveira

Doutora em Ciências e mestre em Medicina pela USP. Responsável técnica da Clínica Nefrovita, Lauro de Freitas, Bahia. Nefrologista do Hospital da Bahia, Salvador. Membro do Departamento de Nefrologia Clínica da SBN.

Maurilo Leite Jr.

Graduado em Medicina pela UFF, com especialização (*Post Doctoral Fellowship*) em Nefrologia pela Baylor College of Medicine, Houston, Texas, EUA. Mestre em Nefrologia, doutor em Ciências Biológicas (Biofísica) pela UFRJ (1997) e pós-doutorado na Mount Sinai School of Medicine, EUA, Universidade de Ferrara, Itália, e Universidade de Washington, Seattle, WA, EUA. Ocupa o cargo de professor associado, tendo sido chefe do Serviço de Nefrologia da UFRJ por 11 anos.

Melani Ribeiro Custódio

Médica colaboradora do Laboratório de DMO-DRC da FMUSP e da UFU.

Miguel Carlos Riella

Diretor do Serviço de Nefrologia do Hospital Universitário Evangélico Mackenzie. Professor titular de Clínica Médica da Faculdade Evangélica Mackenzie do Paraná e da PUC-PR. Doutor em Nefrologia pela Unifesp. Fundador e presidente da Fundação Pro-Renal Brasil. Editor-chefe do *Brazilian Journal of Nephrology*. *Fellow* do American College of Physicians. *Fellow* da American Society of Nephrology. Membro das Academias Paranaense e Nacional de Medicina.

Miguel Luis Graciano

Professor adjunto de Nefrologia da UFF. Pós-doutorado na Tulane University, New Orleans, LA, USA. Doutorado pela USP. Mestrado, residência e graduação pela UFRJ. Membro da SBN e da American Society of Physiology.

Nathalia da Fonseca Pestana

Médica nefrologista do Hospital Universitário Clementino Fraga Filho da UFRJ.

Pasqual Barretti

Nefrologista e administrador hospitalar. Doutor em Fisiopatologia em Clínica Médica pela Unesp. Livre-docente em Nefrologia. Professor titular de Nefrologia da Unesp de Botucatu e reitor da Unesp.

Paula Moreira da Costa

Residência em Nefrologia pela UFRJ. Especialista em Nefrologia pela SBN. Mestre em Clínica Médica com ênfase em Nefrologia pela UFRJ. Médica nefrologista do Hospital Universitário Pedro Ernesto.

Paulo Novis Rocha

Residência em Nefrologia pela Duke University e *Master of Science* pela Cornell University. Doutor em Medicina e Saúde pela UFBA. Professor associado III da FMB/UFBA.

Paulo Ricardo Gessolo Lins

Médico nefrologista e doutor em Nefrologia pela EPM/Unifesp.

Pedro Tulio Rocha

Título de Nefrologista pela SBN e de Intensivista pela Amib. Nefrologista do Hospital Universitário Clementino Fraga Filho da UFRJ. Coordenador da UTI Pós-Operatória/Transplantes do Hospital São Lucas Copacabana. Coordenador das Equipes de transplante renal e de pâncreas-rim do Hospital Adventista Silvestre e São Lucas Copacabana.

Renata de Souza Mendes

Doutorado pela UFRJ. Mestrado pela UERJ. Médica Nefrologista do Hospital Universitário Pedro Ernesto da UERJ e do Hospital Universitário Clementino Fraga Filho da UFRJ.

Renato Watanabe

Doutor em Nefrologia pela Unifesp.

Ricardo Portiolli Franco

Residência em Nefrologia pelo Hospital Universitário Evangélico de Curitiba. Mestre em Medicina Interna pelo Hospital de Clínicas da UFPR. Coordenador do Programa de Acessos Vasculares da Fundação Pró-Renal Brasil. Nefrologista intervencionista na Fundação Pró-Renal Brasil.

Rodrigo Costa Gonçalves

Médico especialista em Nefrologia, Terapia Intensiva, Nutrologia e Nutrição Parenteral e Enteral. Pós-graduado em Gestão em Saúde pelo Einstein. Membro do *board* da Diretriz Brasileira de Terapia Nutricional no Paciente Grave. Coordenador das EMTNs do Hospital Hugol e do Hospital Einstein na cidade de Goiânia.

Rodrigo José Ramalho

Médico assistente da disciplina de Nefrologia do Hospital de Base da Famerp.

Rodrigo Peixoto Campos

Médico nefrologista da Santa Casa de Misericórdia de Maceió e do Hospital Universitário Professor Alberto Antunes. Professor adjunto da disciplina de Nefrologia da Ufal. Mestre em Princípios da Cirurgia pela Faculdade Evangélica Mackenzie do Paraná. Doutor em Ciências da Saúde pela PUC-PR.

Rogerio Andrade Mulinari

Doutorado em Medicina/Nefrologia pela EPM/Unifesp. Pós-doutorado pelo Cardiovascular Institute, Boston University. Diretor do Setor de Ciências da Saúde da UFPR. Vice-reitor da UFPR. Professor titular de Clínica Médica-Nefrologia da UFPR.

Rogério Baumgratz de Paula

Mestrado e doutorado em Nefrologia pela Unifesp. Pós-doutorado pelo Physiology & Biophysics Department da University of Mississippi Medical Center. Professor titular do Departamento de Clínica Médica (Nefrologia) da UFJF.

Ronaldo D'Ávila

Mestrado e doutorado em Nefrologia pela Unifesp. Professor assistente da Faculdade de Medicina de Sorocaba – PUC-SP.

Rubens Escobar Pires Lodi

Título de especialista em Nefrologia pela SBN. Ex-professor assistente de Nefrologia e ex-professor de Farmacologia na Universidade Metropolitana de Santos. Ex-membro da Diretoria de Diálise da SBN por dois mandatos. Ex-coordenador da Residência Médica em Nefrologia e membro da Coreme na Irmandade da Santa Casa de Santos. Ex-gerente médico da B. Braun. Diretor de Assuntos Médicos para América Latina na Nova Biomedical.

Rui Toledo Barros

Professor da FMUSP. Editor de seção do *Brazilian Journal of Nephrology*. Coeditor da série *Atualidades em Nefrologia*, da SBN.

Samirah Abreu Gomes

Mestrado e doutorado em Nefrologia pela Unifesp. Pós-doutorado no Interdisciplinary Stem Cell Institute Universidade de Miami. Coordenadora do Ambulatório de Litíase Renal e Infecção Urinária e do Ambulatório de Doença Renal Diabética do HCFMUSP. Coordenadora da Unidade de Terapia Celular do HCFMUSP.

Sebastião Ferreira Filho

Graduado em Medicina pela Universidade Federal de Uberlândia. Residência médica em Clínica Médica e Nefrologia na Faculdade de Medicina de Taubaté. Doutorado em Nefrologia pela EPM/Unifesp. Professor titular da Faculdade de Medicina da Universidade Federal de Uberlândia.

Sergio Ricardo de Antonio

Formado em Medicina com residência em Clínica Médica e em Nefrologia pela FMRPUSP. Doutor em Ciências Médicas pelo Departamento de Clínica Médica da FMRPUSP. Diretor técnico do Serviço de Nefrologia de Ribeirão Preto.

Tamara da Silva Cunha

Doutorado em Nefrolitíase pela Unifesp. Diploma universitário pela Universidade Sorbonne, Paris, em Litíase Renal. Capacitação e formação complementar em Análise Cristalográfica de Cálculos Urinários pela University of Balearic Islands e Treinamento em Serviço no Laboratoire des Lithiases – Service des Explorations Fonctionnelles, Hospital Tenôn, Paris, com foco em análise cristalográfica de cálculos urinários e cristalúria. Médica na UFRJ.

Thais Oliveira Claizoni dos Santos

Residência e doutorado em Nefrologia pela Unifesp. Professora adjunta na UPE.

Thyago P. Moraes

Doutor em Ciências da Saúde pela PUC-PR. Nefrologista da Santa Casa de Curitiba, professor de Medicina do Programa de Pós-Graduação em Ciências da Saúde da PUC-PR. Bolsista produtividade do CNPq. Membro do Departamento de Doenças Renais da Sociedade Brasileira de Diabetes. Coeditor-chefe do *Brazilian Journal of Nephrology*.

Vanessa dos Santos Silva

Médica nefrologista do Hospital das Clínicas da Faculdade de Medicina de Botucatu da Unesp. Responsável pelo Serviço de Nefrologia Clínica, com atuação em Glomerulopatias e Hipertensão Arterial. Doutora em Fisiopatologia em Clínica Médica.

Verônica Torres

Doutorado e pós-doutorado em Nefrologia pela USP.

Vinicius Daher Alvares Delfino

Professor titular de Nefrologia da UEL. Professor adjunto de Nefrologia da PUC-Londrina. Orientador do Programa de Pós-Graduação em Ciências da Saúde da UEL. Membro efetivo do Grupo de Pesquisa da PUC-Londrina.

Viviane Calice-Silva

Médica pela Universidade Católica de Pelotas, nefrologista pela Fundação Pró-Rim, titulada pela SBN, doutora em Ciências da Saúde pela PUC-PR, coordenadora do Serviço de Diálise Peritoneal do Centro de Tratamento de Doenças Renais de Joinville-SC, professora adjunta da Escola de Medicina da Univille, coordenadora do Comitê de Diálise Peritoneal da SBN e membro do Departamento de Epidemiologia e Prevenção da DRC da SBN.

Sumário

Prefácio

Um dos principais desafios para os médicos é receber informação científica atualizada, mas é fundamental que isso possa ser transferido adequadamente para a prática médica diária. A aplicação das condutas médicas nem sempre é simples e a experiência clínica é um fator importante para o sucesso de uma terapia. Com a rápida evolução do conhecimento e o volume enorme de informações de que dispomos nos dias atuais, é necessário que o médico tenha condições de usá-las da melhor forma em benefício de seus pacientes. Para isso é necessário que essas informações sejam transmitidas de maneira clara e prática, demonstrando como aplicá-las.

Temos excelentes livros de Medicina, especialmente na área de Nefrologia, mas um livro dedicado a mostrar como executar as condutas nefrológicas na prática diária de forma direta é uma lacuna não preenchida em nossa especialidade. É necessário que o conteúdo seja completo, mas ao mesmo tempo didático e objetivo, fornecendo ao nefrologista todas as informações necessárias com uma leitura fácil e agradável, sem se perder em excesso de formalidades e informações sem utilidade.

Este livro aborda todas as áreas da Nefrologia e permite que acadêmicos de Medicina, médicos residentes e médicos mais experientes desfrutem de uma leitura fácil, objetiva e completa. Está organizado didaticamente e passa por todos os tópicos da Nefrologia, distribuídos em nefrologia clínica, hipertensão arterial, doença renal crônica, hemodepuração crônica, diálise peritoneal, injúria renal aguda e distúrbios hidreletrolíticos e do equilíbrio ácido-base.

A Sociedade Brasileira de Nefrologia, por meio desta obra, cumpre seu papel e traz aos nefrologistas brasileiros mais uma ferramenta com influência decisiva em sua atuação.

Prof. Dr. Osvaldo Merege Vieira Neto
Faculdade de Medicina de Ribeirão Preto
da Universidade de São Paulo.
Presidente da Sociedade Brasileira de
Nefrologia (biênio 2021-2022).

Apresentação

A essência da prática clínica é o contato com o paciente, frente a frente nos consultórios, na beira do leito, ou mesmo, para os nefrologistas, ao lado da poltrona de diálise. É nessa interação próxima que a base teórica da profissão se traduz em ações práticas, que objetivam oferecer o melhor cuidado possível, diligente, humanizado e atualizado, para a pessoa diante de nós.

Um dos maiores desafios para uma prática médica de excelência é que vivemos em uma época na qual conhecimentos são gerados em um ritmo sem precedentes, ocasionando um verdadeiro dilúvio de informações potencialmente aplicáveis ao cuidado dos pacientes sob nossa responsabilidade. Para quem exerce a medicina, tornou-se uma tarefa praticamente impossível estar a par de todas as descobertas a fim de adotar a conduta mais adequada para cada caso. Por outro lado, muitas novidades conflitam com a prática estabelecida, implicam aumento de custos ou são adotadas com evidências incipientes em relação ao real benefício clínico. A proliferação de consensos e diretrizes apenas atesta a necessidade de organizar essa profusão de informações.

O livro *Condutas em nefrologia clínica e diálise. Como eu faço?* é um sonho acalentado há muitos anos. Seu objetivo não é competir com os excelentes livros, de interesse geral ou de áreas específicas, que a comunidade nefrológica brasileira tem produzido ao longo dos anos. Este novo texto traz um enfoque eminentemente prático, focado no cuidado à beira do leito, disponibilizando informações rápidas, precisas e atualizadas para atender às necessidades clínicas imediatas de estudantes, médicos em formação, especialistas de outras áreas e mesmo de nefrologistas experientes quando se deparam com um paciente fora da sua área de *expertise*. O título, portanto, deve ser entendido como uma pergunta, em vez de uma afirmação categórica. Refere-se a questionamentos comuns – mas não triviais – frente aos desafios recorrentes do cotidiano da prática da nefrologia. Em formato de manual, a obra se propõe a abordar condutas diagnósticas e terapêuticas, enquanto responde a estas questões – E então? Como eu faço?

Com o apoio institucional da Sociedade Brasileira de Nefrologia (SBN) e edição da Manole, o livro possui 39 capítulos, divididos em sete seções independentes: 1) Nefrologia clínica, 2) Hipertensão arterial, 3) Doença renal crônica, 4) Hemodepuração crônica, 5) Diálise peritoneal, 6) Injúria renal aguda e 7) Distúrbios do equilíbrio hidreletrolítico e ácido-base. O objetivo é manter o livro atualizado e futuramente expandir o número de tópicos abordados. Os autores dos capítulos são reconhecidos especialistas em suas áreas, e suas contribuições conjugam excelência na prática da nefrologia com conhecimento amplo e atualizado da literatura. Mais de 100 autores, de 10 estados diferentes, participaram, o que demonstra a representatividade nacional da obra. Os capítulos foram desenvolvidos para serem objetivos, diretos e voltados para responder às dúvidas práticas de cada tema; e os autores foram instruídos a usarem poucas referências em cada capítulo, apresentando-as como "literatura recomendada".

Cumpre ressaltar, ainda, que os *royalties* desta edição serão destinados integralmente à SBN. Por fim, os Editores agradecem aos autores pelo trabalho árduo em destilar sua experiência e a literatura relevante neste volume, que esperamos que possa ser utilizado como uma fonte confiável de informações atuais em nefrologia.

Os Editores

Parte 1

Nefrologia clínica

1

Investigação clínica inicial das síndromes glomerulares

José de Resende Barros Neto
Francisco Veríssimo Veronese
Eluino Barros

INTRODUÇÃO

As síndromes glomerulares são desafios na prática clínica e despertam, mesmo entre experientes nefrologistas, dúvidas e angústias que aparecem desde a suspeição diagnóstica, evoluem com a definição terapêutica e são perenes na inferência prognóstica e no acompanhamento longitudinal.

Formas adquiridas e hereditárias, apresentação que varia de anormalidades urinárias assintomáticas a quadros de injúria renal aguda grave e prognóstico extremamente variável protagonizam esse capítulo da nefrologia.

O diagnóstico é amplamente dependente da biópsia renal, que deve ser realizada sempre após uma avaliação crítica do potencial benefício, normalmente na definição terapêutica e prognóstica, diante dos riscos inerentes do procedimento à luz do indivíduo em questão.

A lesão glomerular, em seus mais variados segmentos, leva a uma distorção de sua anatomia, com potencial prejuízo na seletividade ou na taxa de filtração. Consequentemente, elementos anormais como proteínas, hemácias e cilindros podem surgir em graus variados na urina.

Por meio de uma abordagem pragmática, sistematizada e baseada em um modelo bayesiano, a abordagem inicial pode facilitar sobremaneira a condução desses casos.

Neste capítulo serão discutidos os princípios gerais que perfazem a regra na maior parte das glomerulopatias. Infelizmente, devido à escassez de bons ensaios clínicos randomizados nesse segmento da nefrologia, boa parte das recomendações é pautada em evidências de qualidade limitada e experiência clínica.

COMO O PACIENTE CHEGA AO NEFROLOGISTA?

De maneira didática, podemos dividi-los em dois subgrupos:

1. Assintomáticos.
2. Sintomáticos.

Assintomáticos

Esses normalmente chegam ao nefrologista após avaliação laboratorial solicitada por algum profissional da saúde em propedêutica de rotina ou com queixa não relacionada a glomerulopatia.

As principais alterações são encontradas na rotina de urina, na avaliação da função renal ou, eventualmente, em algum exame de imagem.

Urina rotina

O sumário de urina é indubitavelmente o cartão de visita para a avaliação inicial das síndromes glomerulares. Quando realizado com o esmero que merece, pode revelar verdadeiras preciosidades sobre o que está ocorrendo dentro dos rins.

A alteração que demanda mais atenção é a presença de proteinúria. Essa deve ser sempre investigada a despeito de sua magnitude, visto que pode representar alguma alteração potencialmente grave e a abordagem precoce pode mudar a evolução da doença.

Hematúria também pode ser um importante achado associado às síndromes glomerulares. Apesar de suas limitações, o dismorfismo eritrocitário pode ser útil na discriminação da origem da hematúria, com a presença de acantócitos e codócitos.

Cilindros eritrocitários são altamente sugestivos de origem glomerular, mas infelizmente podem passar despercebidos na análise de um examinador menos experiente ou mais apressado na avaliação da urina.

Função renal

As dosagens séricas de ureia e creatinina são rotina na prática clínica, e esse exame é usado para inferência da função renal por fórmulas. A CKD-EPI é a mais utilizada atualmente, porque, mesmo não estando totalmente validada especificamente em glomerulopatias, ainda é melhor que as equações prévias em termos de acurácia.

Qualquer alteração da função renal demanda uma investigação causal, mas isoladamente elas são totalmente inespecíficas; ou seja, não é possível suspeitar de uma síndrome glomerular com base em um exame de função renal alterado.

A injúria renal aguda é mais frequente em situações nefríticas, mas pode ocorrer nas nefróticas. Evolução crônica progressiva pode estar presente em qualquer cenário de glomerulopatias.

Exame de imagem

A redução dos custos e a facilidade de acesso aos mais variados exames propedêuticos de imagem hipertrofiaram o achado de alterações inespecíficas nos rins, que podem significar desde nada até algum potencial de alteração patológica.

O tamanho dos rins ou alterações texturais, a depender de cada método, podem indicar de forma indireta a necessidade de descartar alguma patologia com origem glomerular.

Sintomáticos

Nessa situação, o paciente já apresenta algum tipo de sinal ou sintoma relacionado à glomerulopatia. Eles podem ser predominantemente relacionados à lesão renal ou referentes a uma doença de base de caráter sistêmico e com acometimento nefrológico.

Classicamente os quadros nefríticos se apresentam com edema, hipertensão arterial, hematúria e proteinúria não nefrótica. A oligúria ou mesmo a anúria podem estar presentes em casos de disfunções funcionais mais graves.

Já os nefróticos cursam com edema, proteinúria nefrótica (acima de 3,5 g em 24 horas), hipoalbuminemia e dislipidemia. Lipidúria é bastante frequente nesses casos, podendo ser encontrados corpos graxos ovalados e cilindros gordurosos, sendo alguns com a característica forma de cruz de malta.

É possível a proteinúria nefrótica sem a síndrome associada, sendo mais frequente em casos de glomeruloesclerose segmentar focal (Gesf) secundária e nefropatia da imunoglobulina A (IgA).

Em função de um ambiente de hipercoagulabilidade, quadros trombóticos venosos e arteriais estão presentes em maior frequência nesses indivíduos com proteinúria nefrótica.

Importante salientar que a apresentação clínica muitas vezes não vem como uma "figura de livro", sendo importante a habilidade técnica somada à experiência do profissional para perceber sutilezas na história clínica, no exame físico ou na propedêutica daquele indivíduo.

O QUE BUSCAR NA HISTÓRIA CLÍNICA?

A escassez de tempo e a supervalorização da propedêutica tornaram uma boa anamnese com escuta ativa algo cada vez mais coadjuvante dentro dos consultórios.

A história clínica associada ao exame físico é fundamental na condução dos casos, sendo muito importante avaliar, no contexto das glomerulopatias, sinais e sintomas que possam estar relacionados a determinada etiologia.

Além das alterações classicamente presentes nas principais síndromes, sintomas constitucionais (febre, inapetência, perda ponderal, cansaço), que são bastante frequentes em colagenoses e vasculites, quadros infecciosos, que podem sugerir algum gatilho, história pregressa e familiar, não podem deixar de ser avaliados.

Vários sistemas orgânicos podem estar acometidos. Alguns achados que podem ser encontrados:

- Cabeça, olhos, ouvidos, nariz e garganta (COONG): cefaleia, uveíte, epistaxe, úlceras orais, sinusite, pólipos nasais.
- Aparelho cardiovascular (ACV): pericardite, taquicardia, derrame pericárdico, sopros valvares.
- Aparelho respiratório (AR): tosse, dispneia, hemoptise, infiltrados pulmonares.
- Aparelho gastrointestinal: diarreia, vômitos, pirose, dor abdominal.
- Sistema nervoso (SN): neuropatias, convulsões, confusão mental.
- Outros: artralgia, artrite, lesões de pele, mialgia.

QUAIS EXAMES SOLICITAR?

Quantificação da proteinúria

A constatação da proteinúria no contexto de uma glomerulopatia deve sempre ser quantificada. Eventualmente pode ser necessária uma análise mais acurada por meio de eletroforese ou imunofixação em casos com suspeita de paraproteinemia.

O padrão-ouro, apesar dos potenciais erros inerentes principalmente no que tange à coleta, ainda é a urina de 24 horas. Alguns sugerem coletas parciais (12 horas,

p. ex.). E, no extremo oposto, que ganha em facilidade, mas perde em acurácia, está a relação proteína/creatinina, que preferencialmente deve ser medida na primeira urina da manhã.

Apresentando relevância quanto ao tratamento e ao prognóstico, a proteinúria deve ser aferida durante todo o percurso de acompanhamento desses pacientes.

Exames com fins de diagnóstico etiológico

Dosagem das frações do complemento, autoanticorpos como fator antinúcleo (FAN), anticorpo anticitoplasma de neutrófilos (Anca) e anti-PLA2-R, propedêutica para diabetes e paraproteinemias, sorologias virais para HIV e hepatites são parte do "*kit* glomerulopatia", um conjunto de exames habitualmente solicitados para avaliação de glomerulopatias.

É extremamente frequente – diríamos tentador – partir para uma solicitação ampla de exames quando se está avaliando uma síndrome glomerular, mas uma análise bayesiana, que leva em conta a probabilidade pré-teste de uma patologia, além de custo-efetiva, reduz a possibilidade dos resultados falso-positivos.

Nesse sentido, é importante avaliar dados como idade, sexo e apresentação clínica para definir quais exames fazem sentido no contexto daquele indivíduo. Exemplificando: pode ser improdutivo pedir o fracionamento do complemento em uma pessoa com síndrome nefrótica clássica ou a imunofixação de proteínas em um jovem com quadro nefrítico. Lembre-se: *menos pode ser mais*.

A BIÓPSIA RENAL

O que você precisa saber sobre a biópsia renal?

A biópsia renal, que deve ser preferencialmente guiada por ultrassonografia (US), é o padrão-ouro no diagnóstico das glomerulopatias. Sua indicação está pautada na importância do diagnóstico etiológico, sempre vislumbrando agregar em termos de terapêutica ou prognóstico.

Testes de coagulação prévios ao procedimento e a suspensão de anticoagulantes/antiplaquetários são recomendados por, no mínimo, uma semana previamente ao procedimento. Com base em estudo retrospectivo no qual não houve aumento de risco de sangramento mantendo-se o ácido acetilsalicílico, alguns autores já toleram mantê-lo. No entanto, é fundamental avaliar o risco × benefício.

As principais contraindicações para o procedimento são: achados que sugiram cronicidade (p. ex., rins pequenos e hiperecoicos à US), anormalidades anatômicas que aumentem muito o risco do procedimento (p. ex., numerosos cistos), coagulopatia vigente, hipertensão arterial descontrolada (normalmente sistólica acima de 160 mmHg), infecção renal ativa, paciente não cooperativo.

Quando biopsiar?

Habitualmente, é mandatório biopsiar em casos de síndrome nefrítica ou nefrótica sem causa evidente (p. ex., diabetes *mellitus*) e quando o risco do procedimento seja aceitável.

A biópsia renal pode ser normalmente dispensada em crianças menores de 12 anos.

Quando o diagnóstico é altamente sugestivo de alguma glomerulopatia, se a biópsia tem um risco substancial ou quando há presença de algum marcador sorológico muito característico para o caso em questão (anti-PLAR2R, Anca ou antimembrana basal), ela também pode ser prescindida. Hematúria isolada e proteinúria de baixa monta (< 1 g/dia) sem disfunção renal associada também tendem a não justificar o procedimento.

Em termos amostrais, dez glomérulos é um bom norte para que uma biópsia seja considerada significativa. O material deve ser enviado com história clínica detalhada, principais exames e hipóteses para um serviço de anatomia patológica que seja capaz de oferecer as mais variadas técnicas de leitura (microscopia de luz com várias colorações, imunofluorescência, eletrônica e imuno-histoquímica) para auxiliar na condução do caso.

Aspectos de atividade inflamatória e cronicidade vistos principalmente por esclerose glomerular, fibrose intersticial e atrofia tubular são, por vezes, definidores de algum tipo de tratamento imunossupressor. Nunca esquecer de correlacionar os achados da biópsia com o quadro clínico do indivíduo (p. ex., amostra com muita cronicidade em paciente sem doença severa pode ser resultado de uma amostra pontualmente rica em fibrose).

Quando rebiopsiar?

Basicamente, a biópsia renal pode ser repetida em duas situações: diagnóstico indefinido com o primeiro procedimento ou evolução insatisfatória/inespecífica em face da história natural esperada ou diante do tratamento estabelecido.

As doenças glomerulares constituem um amplo capítulo na nefrologia e exigem raciocínio clínico aguçado associado a uma propedêutica focada na individualidade de cada paciente. As manifestações clínicas e laboratoriais são variadas e muitas vezes inespecíficas. A biópsia renal é fundamental na ampla maioria dos casos e tem relevância no diagnóstico, terapêutica e prognóstico.

ABORDAGEM DAS SÍNDROMES GLOMERULARES

A abordagem das glomerulopatias pode ser bastante facilitada por uma abordagem sindrômica.

Dados clínicos somados às alterações laboratoriais presentes determinam os passos que seguem essa avaliação inicial.

As síndromes nefrótica e nefrítica são as principais representantes. Enquanto aquela é marcada por uma proteinúria não inflamatória de larga monta, esta caracteristicamente se destaca pela inflamação glomerular.

Lembrando que quadros isolados de hematúria e proteinúria podem existir e que apresentações atípicas, coexistência ou mesmo mudança do padrão inicial podem ocorrer com a evolução do quadro.

Como reconhecer as principais síndromes glomerulares?

Síndrome nefrótica

Marcada pela presença de uma proteinúria maciça, os critérios que a definem são:

- Proteinúria maior que 3,5 g em 24 horas. Uma relação proteína/creatinina em amostra isolada de urina acima de 3 sugere níveis nefróticos.
- Hipoalbuminemia: normalmente abaixo de 3,5 g/dL.
- Podem estar presentes também: edema (podendo chegar a anasarca) e dislipidemia.

A etiologia pode ser primária ou secundária, com padrões histopatológicos variáveis (lesões mínimas, esclerose glomerular e focal, membranosa, membranoproliferativa).

A epidemiologia pode ajudar bastante na predição diagnóstica (lesões mínimas em crianças, membranosa em brancos e idosos, Gesf em negros), mas normalmente a biópsia é mandatória para confirmação.

Situações que sugiram fortemente algum diagnóstico, como nefropatia diabética ou membranosa primária com anti-PLA2R positivo, podem dispensar a biópsia.

Proteinúrias isoladas, em níveis subnefróticos, principalmente quando abaixo de 1 g em 24 horas, devem sugerir uma busca por diagnósticos alternativos como proteinúria ortostática, diabetes ou alguma anormalidade estrutural/sequelar.

Síndrome nefrítica

Marcada pela inflamação glomerular (glomerulonefrite), manifesta-se pela presença de hematúria glomerular, proteinúria em graus variáveis, mas habitualmente subnefróticos, e leucocitúria. Hipertensão arterial sistêmica e injúria renal podem acompanhar o quadro.

Habitualmente essa inflamação não está restrita aos rins, sendo frequente o acometimento da pele, articulações e sistema respiratório.

A evolução pode ser fulminante ou subaguda, sendo a velocidade de queda da taxa de filtração glomerular (TFG) um grande marcador da gravidade do quadro.

Assim como nos casos de síndrome nefrótica, a biópsia renal é a pedra angular na maioria dos casos. Hematúrias isoladas, com proteinúrias de pequena monta, sem disfunção renal e com propedêutica laboratorial negativa podem ser acompanhadas, em um primeiro momento, sem a necessidade da biópsia.

A dosagem das frações do complemento pode ajudar bastante no diagnóstico diferencial dessas glomerulonefrites.

COMO CONDUZIR CASOS DE GLOMERULOPATIAS?

O fluxograma da Figura 1 norteia o manejo sindrômico das síndromes glomerulares com custo-efetividade.

Isso significa minimizar o pedido de exames desnecessários, que podem inclusive confundir o raciocínio clínico.

Importante ressaltar que não existe receita de bolo; a avaliação criteriosa de cada caso sugere uma propedêutica individual.

Sistematizar o raciocínio clínico é extremamente valioso, mas o perigo está em querer transformar indivíduos na média.

A decisão compartilhada deve ser amplamente praticada durante a condução das glomerulopatias desde o diagnóstico, passando pela terapêutica e buscando predições prognósticas que possam ajudar cada paciente de forma única.

EDEMA

O edema relacionado às doenças renais é decorrente do envolvimento do glomérulo, manifestando-se clinicamente por síndrome nefrótica, síndrome nefrítica e, mais raramente, ambas em associação. A síndrome nefrótica é definida pela presença de proteinúria (> 3-3,5 g/dia em adultos ou > 50 mg/kg em crianças), hipoalbuminemia (< 3 g/dL) e edema, frequentemente acompanhada de hiperlipidemia, lipidúria e hipercoagulabilidade. O edema intersticial é a apresentação clínica típica do estado nefrótico e frequentemente é maciço, correspondendo a até 30% do peso corporal total

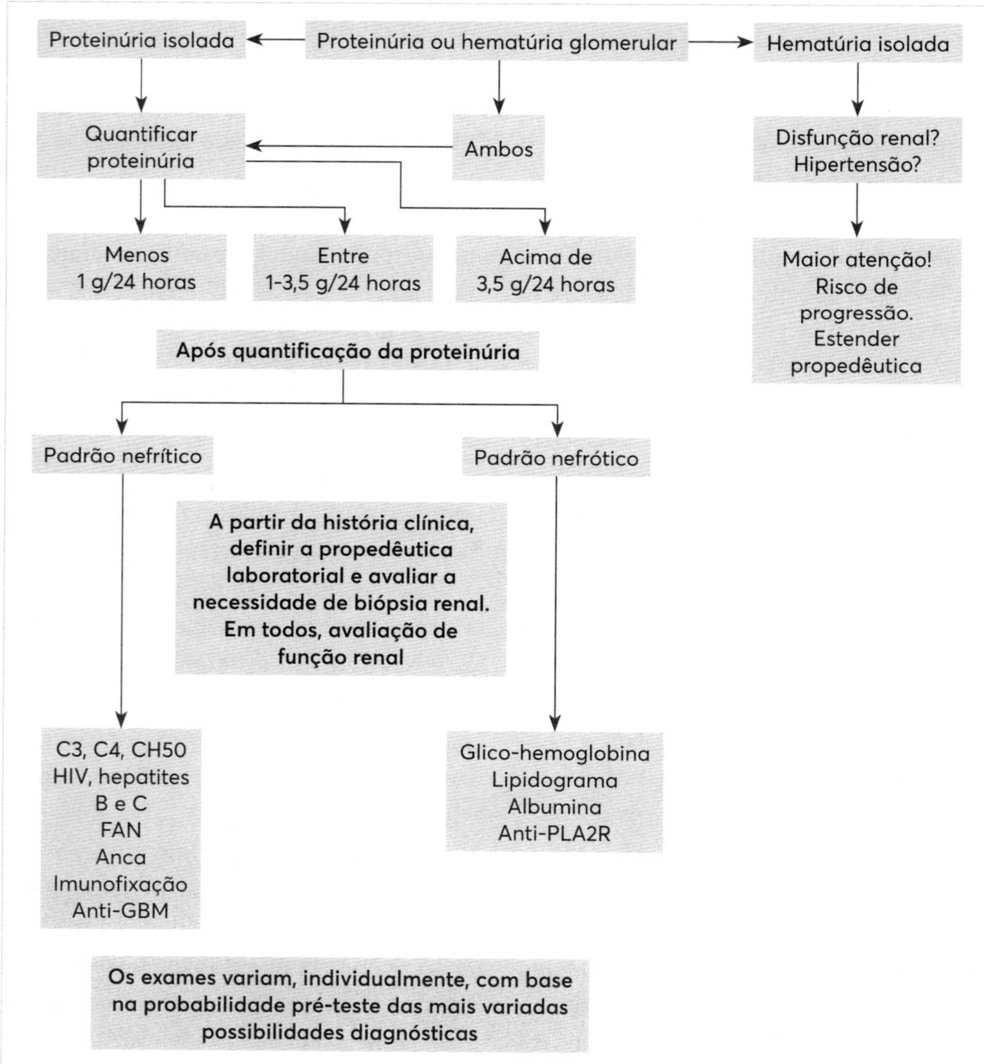

• **FIGURA 1** Avaliação de proteinúria e hematúria.

Anca: anticorpo anticitoplasma de neutrófilos; FAN: fator antinúcleo; HIV: vírus da imunodeficiência adquirida.

Fonte: elaboração dos autores.

em casos mais graves, com o surgimento de edema periorbital e derrames cavitários. A presença de anasarca impõe uma restrição funcional significativa ao paciente no que se refere a movimento e locomoção, induzindo cansaço, fadiga e dispneia associada a congestão pulmonar. Para muitos pacientes, a síndrome nefrótica é uma condição recidivante e crônica cuja evolução varia de acordo com a glomerulopatia subjacente, impondo risco de progressão para doença renal crônica terminal.

A síndrome nefrítica manifesta-se clinicamente por hematúria, hipertensão arterial, edema e frequentemente provoca redução do débito urinário, oligúria e retenção de fluidos. O processo inflamatório extenso que envolve o glomérulo é induzido pelo estado nefrítico, induzindo retenção de sódio e água e, consequentemente, hipervolemia. No exame de urina estão presentes hematúria e cilindros celulares, em geral com proteinúria em níveis menores do que na síndrome nefrótica. A síndrome nefrítica é uma forma de apresentação em que predominam doenças sistêmicas com envolvimento renal secundário, mas também pode se manifestar nas doenças renais primárias com menor frequência. A evolução para doença renal crônica terminal, pela gravidade das lesões glomerulares e túbulo-intersticiais, é mais prevalente no contexto das causas secundárias.

Etiologia

Quais doenças glomerulares se manifestam com síndrome nefrótica?

As etiologias prevalentes das glomerulonefrites primárias são a doença de lesões mínimas (DLM), a Gesf e a nefropatia membranosa (NM), sendo menos frequentes a glomerulonefrite membranoproliferativa (GNMP) e a nefropatia da IgA (NIgA). Devem-se excluir causas secundárias associadas a síndrome nefrótica, como infecções, neoplasias, doenças autoimunes, doenças metabólicas, doenças genéticas e as induzidas por drogas.

Quais doenças glomerulares se manifestam com síndrome nefrítica?

As doenças glomerulares na síndrome nefrítica são patologias mediadas por depósitos de imunocomplexos, associadas a infecção, associadas a anticorpo antimembrana basal glomerular, associadas ao Anca e, mais raramente, mediadas por complemento. Nas glomerulopatias imunomediadas, são prevalentes nefrite lúpica (NL), NIgA, vasculite por IgA (púrpura de Henoch-Schönlein), glomerulonefrite pós-infecciosa, vasculites pauci-imunes com crescentes associadas ao Anca (poliangiite com granulomatose, poliangiite microscópica e granulomatose eosinofílica com poliangiite), doença do anticorpo antimembrana basal glomerular (síndrome de Goodpasture na síndrome pulmão-rim) e GNMP, que pode se associar a crioglobulinemia, mais frequentemente secundária à hepatite C (HCV). Nas associadas a infecções se inclui glomerulonefrite pós-infecciosa (associada a infecção estreptocócica ou a outras bactérias não estreptocócicas, p. ex., endocardite estafilocócica), associada a vírus como o da imunodeficiência adquirida (HIV), HCV, hepatite B (HBsAg), citomegalovírus e parvovírus B19, e associada a parasitoses, incluindo toxoplasmose e malária.

As gamopatias monoclonais (paraproteinemias) têm diferentes formas de apresentação, como mieloma múltiplo, amiloidose AL e doença de depósito de cadeia leve. A nefropatia diabética é uma doença renal secundária, mas sua apresentação típica é por síndrome nefrótica.

Fisiopatologia do edema

Quais os mecanismos fisiopatológicos que induzem edema na síndrome nefrótica?

O capilar glomerular é composto pelo endotélio fenestrado, membrana basal glomerular (MBG) e epitélio glomerular visceral (podócitos), com seus prolongamentos (processos podais ou pedicelos), formando o diafragma em fenda. Os dois principais mecanismos fisiopatológicos do edema na síndrome nefrótica baseiam-se em duas hipóteses distintas, o *underfill* e o *overfill*. O *underfill* é o mecanismo em que a proteinúria nefrótica resulta em hipoalbuminemia, levando à redução da pressão oncótica plasmática (POp) e a um desbalanço nas forças de Starling. Desse desbalanço decorre o movimento de fluido do espaço intravascular para o intersticial, com redução do volume arterial efetivo e consequente hipovolemia. Em resposta, ocorre a ativação de marcadores neuro-humorais, como renina, angiotensina II, aldosterona, vasopressina, adrenalina e nervos simpáticos renais, promovendo retenção de sódio e água, como descrito no Quadro 1.

No *overfill* ocorre um mecanismo primário intrarrenal de aumento da reabsorção

• **QUADRO 1** Mecanismos volêmicos e neuro-humorais que contribuem para a retenção de sódio e a formação de edema na síndrome nefrótica

Mecanismo	Função e efeitos
	Underfill
Ativação do sistema RAA	Reabsorção ativa de Na^+ no TCP por AT II; retenção de Na^+ por aldosterona, e de água
Liberação não osmótica de ADH	Retenção de água no DC; vasoconstrição
Liberação de noradrelina	Estimulação alfa-adrenérgica com reabsorção tubular de Na^+; vasoconstrição
Ativação dos nervos simpáticos	Aumento da resistência das arteríolas aferente e eferente; liberação de renina e AT II e aumento da reabsorção de Na^+
	Overfill
Ativação dos ENaC pelas proteases furina e plasmina	Estímulo vigoroso à reabsorção de Na^+ e água no TCD e no DC
Ativação da bomba Na^+-K^+-ATpase	Transporte ativo de Na^+; facilitação da captação peritubular de Na^+ transportado através da MBL na célula do TCC
Ativação do NHE3	Mediador da reabsorção de Na^+ no TCP
Bloqueio do PNA e urodilatina	Ativação da fosfodiesterase, causando resistência à ação natriurética do PNA e da urodilatina

ADH: vasopressina; AT II: angiotensina II; DC: ducto coletor; ENaC: canais epiteliais de sódio; MBL: membrana basolateral; Na^+: sódio; NHE3: contratransportador Na^+-H^+; PNA: peptídeo natriurético atrial; RAA: renina--angiotensina-aldosterona; TCC: túbulo coletor cortical; TCD: túbulo contorcido distal; TCP: túbulo contorcido proximal.
Fonte: elaboração dos autores.

de sódio e água como fator desencadeante da expansão do volume circulante e hipervolemia. Potenciais mecanismos de retenção de sódio descritos no *overfill* são a ativação dos canais epiteliais de sódio (ENaC) por proteases como a plasmina, aumentando o transporte tubular de sódio nos ductos coletores corticais e a resistência à ação do peptídeo natriurético atrial (PNA) (Quadro 1). Essa resistência é atribuída ao aumento da atividade da fosfodiesterase, levando à degradação do mensageiro secundário do PNA, o GMP cíclico (GMPc), e assim bloqueando a responsividade do PNA em seu receptor. A perda de plasmina urinária em parte estimula a fosfodiesterase, interligando os dois mecanismos.

A ativação da plasmina ocorre a partir da ação do ativador do plasminogênio tipo uroquinase, que converte o plasminogênio inativo na forma ativa da plasmina. Conforme mostra a Figura 2, o ENaC aberto na célula do ducto coletor cortical contribui para a retenção de sódio e expansão volêmica na síndrome nefrótica. Assim, manter o ENaC fechado é uma estratégia terapêutica efetiva para a eliminação de sódio e água no túbulo coletor. Os diuréticos amilorida e triantereno bloqueiam o ativador do plasminogênio e o ENaC, resultando na redução dos níveis de plasmina e consequente aumento da excreção urinária de sódio.

Qual a patogênese e a fisiopatologia do edema na síndrome nefrítica?

O edema nefrítico ocorre por meio de alterações sistêmicas que induzem lesões imunomediadas, afetando de forma grave os glomérulos, o espaço túbulo-intersticial e as artérias e arteríolas renais. Essas lesões resultam de depósitos de anticorpos que se ligam a antígenos intrínsecos ou que são implantados no glomérulo, e também pela deposição de imunocomplexos circulantes. Os imunocomplexos se depositam no mesângio, no espaço subendotelial entre o endotélio e a MBG e no espaço subepitelial entre a MBG e os podócitos. Ocorre dano direto na célula endotelial, com ruptura da MBG e dano ao podócito, induzindo lesões nos processos podocitários, no citoplasma e no diafragma em fenda.

A deposição e a localização dos complexos imunes dependem da carga e do tamanho desses complexos, em que moléculas altamente aniônicas são excluídas da MBG e capturadas no espaço subendotelial, enquanto moléculas com carga neutra podem se acumular no mesângio. Os complexos imunes ativam o complemento e induzem infiltração de leucócitos no glomérulo, produzindo radicais livres de oxigênio e proteases que causam degradação da MBG e extensa lesão celular. A inflamação persiste até que os complexos imunes sejam degradados por leucócitos infiltrantes, pelas células mesangiais e por proteases endógenas. A resposta imunológica também leva a lesão vascular, agregação de plaquetas e ativação de fatores de coagulação, com deposição de fibrina no glomérulo e no espaço túbulo-intersticial. Como resultado desses insultos, os glomérulos respondem à lesão de maneiras prototípicas, incluindo hipercelularidade mesangial e endotelial, espessamento da MBG, infiltração de neutrófilos, formação de crescentes celulares, fibrocelulares e fibrosos, necrose fibrinoide, hialinose e esclerose glomerular progressiva, como mostra a Figura 3.

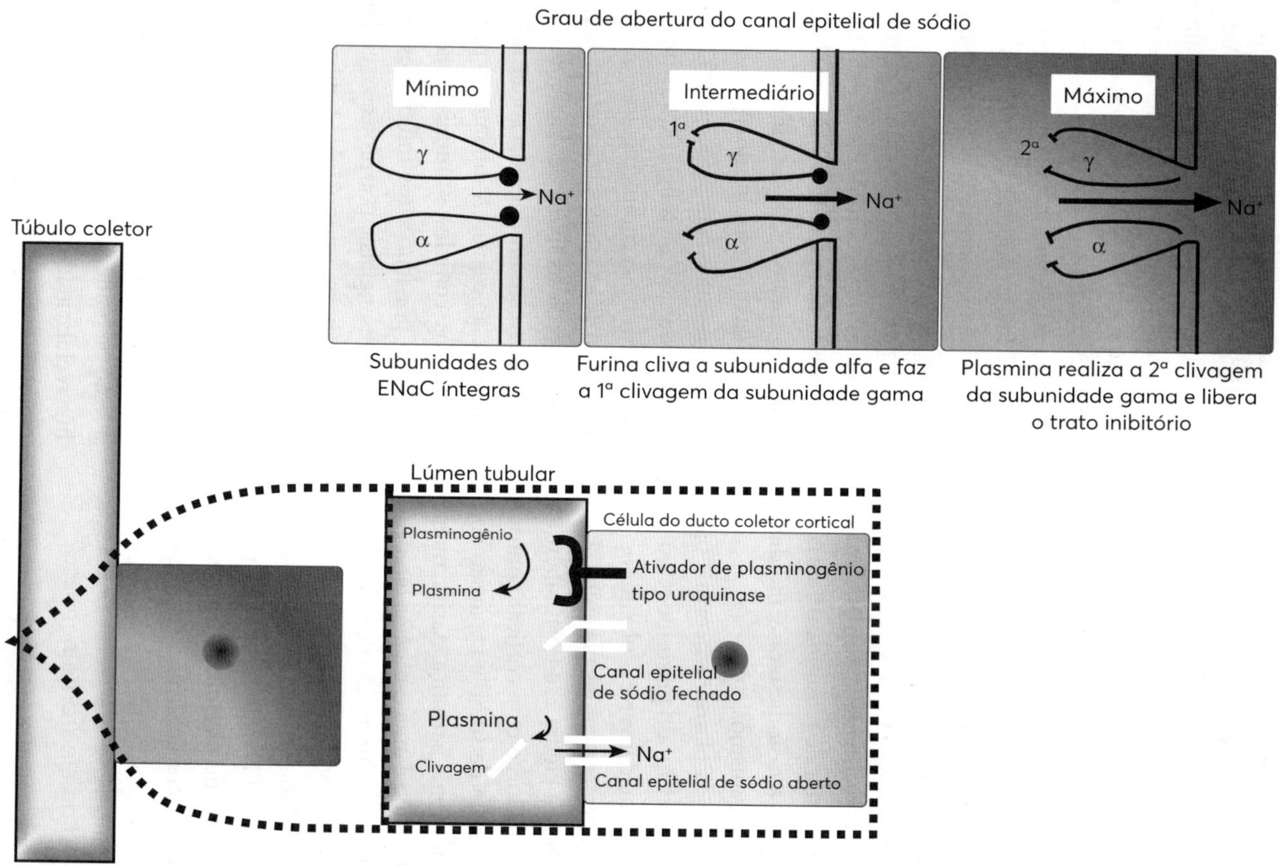

• **FIGURA 2** Ativação dos canais epiteliais de sódio (ENaC) pelas proteases do ultrafiltrado tubular furina e plasmina. A abertura do ENaC no lúmen tubular no ducto coletor cortical induz eliminação de sódio e água e controle do edema nefrótico.

Fonte: Gonçalves e Polini, 2019.

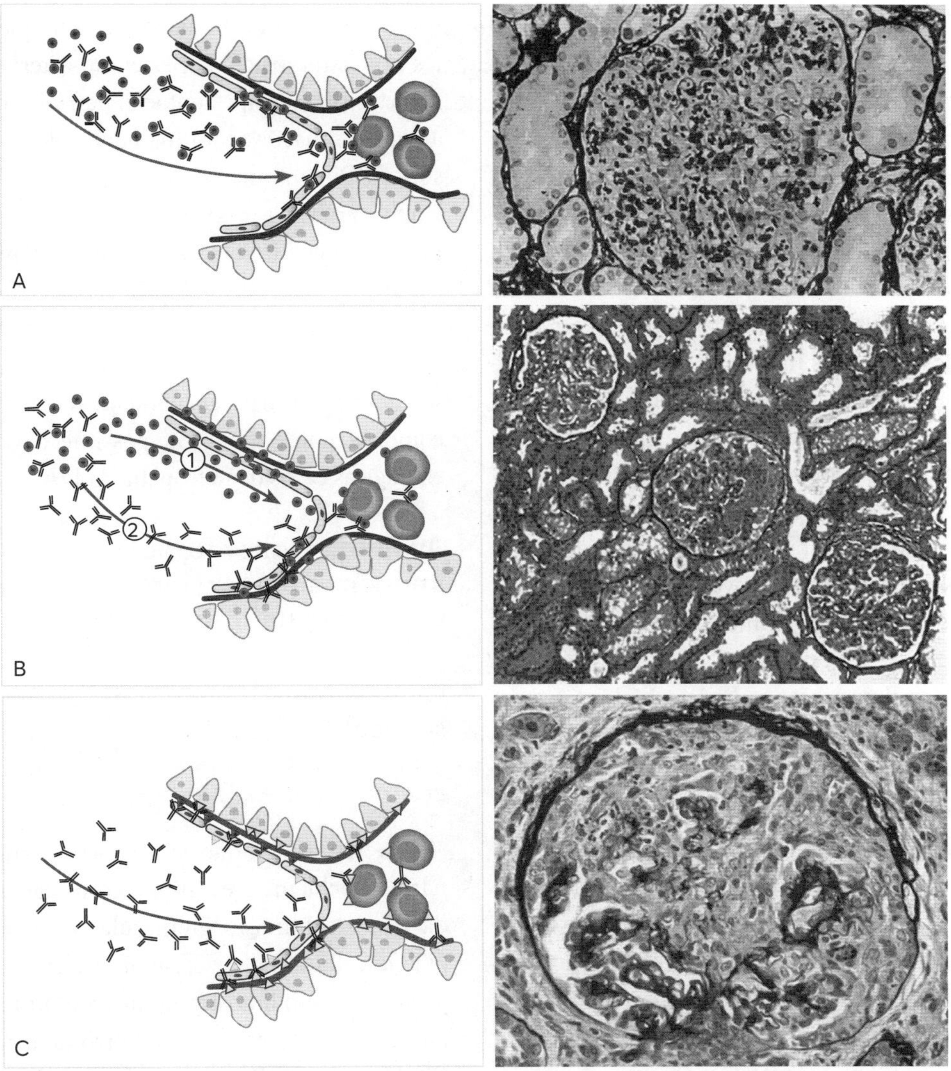

• **FIGURA 3** A: deposição de complexos circulantes pré-formados no endotélio, MBG, podócitos e mesângio; glomerulonefrite pós-infecciosa com hipercelularidade endocapilar e mesangial e infiltração exsudativa de neutrófilos. B: antígenos exógenos com depósitos imunes *in situ* plantados na barreira do filtro glomerular e no mesângio; nefrite lúpica focal classe III com proliferação endocapilar, lesão necrotizante com ruptura da MBG e crescente fibrocelular. C: formação de complexos imunes *in situ* em antígenos endógenos, com autoanticorpos contra o domínio não colágeno da cadeia alfa-3 do colágeno IV; doença do anticorpo antimembrana basal glomerular, mostrando extensa crescente celular com destruição de 80% do tufo capilar glomerular, e necrose fibrinoide. (Ver imagem colorida no encarte.)

MBG: membrana basal glomerular.

Fonte: autorizado por Couser, 2012; autorizado por Fogo et al., 2014; autorizado por Springer Nature (Verlag), CCC Rights Links and Bookpermissions.

Manifestações clínicas do edema

Qual a forma de apresentação clínica do edema nefrótico e do nefrítico?

O edema nefrótico é caracterizado por ser palpável, mole, frio, inelástico (não inflamatório), com formação de cacifo em geral de +++ a ++++/4+, e inicialmente costuma ser localizado no compartimento intersticial dos membros inferiores. Com a progressão da retenção líquida surge a anasarca, em que o edema se manifesta em região periorbitária, com ascite e distensão abdominal, derrame pleural ocasionando restrição respiratória e mais raramente derrame pericárdico. No contexto de hipovolemia induzida pelo edema, os sinais clínicos são taquicardia, vasoconstrição periférica, redução da pressão arterial, sudorese e oligúria. Mal-estar, fadiga, palidez e cefaleia também são manifestações do quadro clínico. Celulite e peritonite são complicações raras, e a hipotensão arterial é mais comum em crianças, enquanto a hipertensão é mais prevalente no adulto.

A síndrome nefrítica manifesta-se pela presença de edema periférico com um cacifo menor, de + a ++/4+, alteração da cor e da consistência na urina, com hematúria microscópica e/ou macroscópica e presença de hemácias dismórficas e cilindros hemáticos. A urina pode ter cor escura ou "de coca-cola". Edema periorbital pode ocorrer. A proteinúria usualmente é não nefrótica, com menos de 3,5 g/24 horas, e percebe-se urina espumosa. É comum na síndrome nefrítica a injúria renal aguda (pode também estar sobreposta à doença renal crônica) pela retenção de sódio e água, com oligúria e azotemia devido à queda da TFG. Palidez, fadiga, anemia, púrpura palpável, dor e edema em articulações são frequentes no exame físico. Hipertensão arterial é característica da apresentação nefrítica, em algumas situações com mau controle pressórico. Os sintomas e sinais clínicos têm curso variável e podem ser progressivos, podendo evoluir para doença renal crônica e diálise (p. ex., nefrite lúpica classes III ou IV, glomerulonefrite pauci-imune rapidamente progressiva), ou também ter apresentação aguda e potencialmente reversível, como na glomerulonefrite pós-infecciosa e em alguns casos de nefropatia da IgA.

Avaliação laboratorial, de imagem e biópsia renal em casos de edema nefrótico ou nefrítico

Quais exames laboratoriais e sorológicos devem ser solicitados na avaliação dos pacientes com edema nefrótico e/ou nefrítico?

Os testes laboratoriais séricos e urinários incluem creatinina, com cálculo da taxa de filtração glomerular estimada (TFGe), albumina sérica, albuminúria e/ou proteinúria em amostra de urina e/ou urina de 24 horas, exame qualitativo de urina (EQU), colesterol total, lipoproteína de alta densidade (HDL), lipoproteína de baixa densidade (LDL), triglicérides, hemograma e glicose. No contexto do exame de urina, a presença de cilindro graxo ou lipídico é típica da apresentação das glomerulopatias primárias, sendo mais frequente na NM. Nas formas secundárias que se manifestam com quadro nefrítico predominam a hematúria, com dismorfismo de hemácias e a presença de acantócitos e codócitos, e classicamente o cilindro hemático (Figura 4).

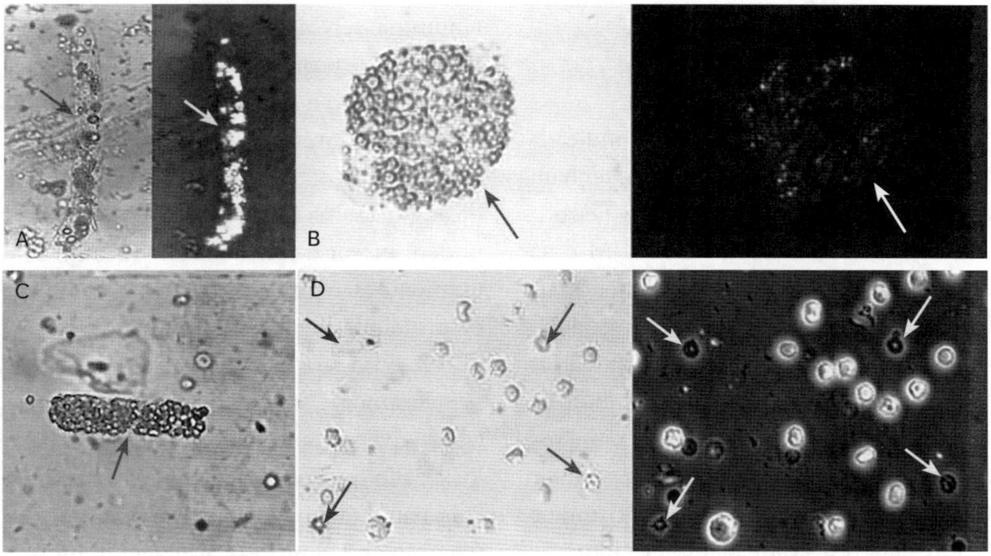

• **FIGURA 4** Síndrome nefrótica. A: cilindro graxo (lipídico), com microscopia de campo claro (esquerda) e microscopia de luz polarizada (direita); aumento original 400 vezes. B: corpo graxo oval. Microscopia de campo claro (esquerda) e microscopia de luz polarizada (direita); aumento original 400 vezes. Síndrome nefrítica. C: cilindro hemático. Microscopia de campo claro. Aumento original 400 vezes. D: hemácias dismórficas: codócitos (flechas pretas) e acantócitos ou células G1 (flechas vermelhas). Microscopia de campo claro (esquerda) e microscopia de contraste de fase (direita); aumento original 400 vezes. (Ver imagem colorida no encarte.)

Fonte: Gonçalves e Poloni, 2019.

Os testes sorológicos são fundamentais para investigar o diagnóstico etiológico das glomerulopatias primárias e secundárias, e incluem a dosagem dos complementos C3, C4 e CH50, fator antinúcleo, anti-DNA de dupla hélice (NL), anticorpo anticitoplasma de neutrófilos, Anca (vasculites pauci-imunes), anticorpo antimembrana basal glomerular (doença do anticorpo antimembrana basal glomerular), crioglobulinas (vasculite crioglobulinêmica), fator reumatoide, testes sorológicos para sífilis e imunoeletroforese de proteínas no sangue e na urina (gamopatias monoclonais, gamopatias de significado renal, amiloidose). Infecções virais como hepatite C, hepatite B e infecção pelo HIV são identificadas pelos testes anti-HCV, HBsAg e anti-HIV.

Qual o exame de imagem para avaliação do edema nas doenças renais?

A US das vias urinárias é o exame inicial para definir o tamanho dos rins (normais, reduzidos, atróficos), o grau de ecogenicidade (normal ou aumentada) e a relação corticomedular, mostrando perda dessa diferenciação com redução do diâmetro da cortical renal (menor que 1,5 cm). A US também demonstra alterações compatíveis com dano renal agudo ou crônico.

Biópsia renal: quando indicar nos pacientes com edema nas síndromes nefrótica e nefrítica?

A biópsia renal está sempre indicada nas glomerulopatias primárias que tenham apresentação típica de síndrome nefrótica, como na DLM, na Gesf, na NM e na GNMP, para definição diagnóstica e decisão sobre qual tratamento imunossupressor será iniciado. Nas formas secundárias com manifestação nefrítica (mais raramente nefrótica), a biópsia renal também é indicada para definir o diagnóstico, orientar decisões terapêuticas, identificar o índice de atividade ou cronicidade da glomerulopatia ou fornecer dados prognósticos, a exemplo da NL, vasculites sistêmicas pauci-imunes e gamopatias monoclonais. No diabetes *mellitus*, a causa mais frequente de síndrome nefrótica secundária, a presença de evolução atípica não compatível com o diabetes pode requerer análise histológica para definição etiológica de uma doença renal não diabética.

Tratamento do edema

Quais são as medidas não farmacológicas e farmacológicas que induzem o controle do edema periférico e sistêmico?

Medidas não farmacológicas envolvem dieta normoproteica (0,8-1 g/kg/dia de proteínas), isocalórica (30-35 kcal/kg/dia) e com restrição de sódio (2 g/dia). Restringir líquidos, se houver hiponatremia e hiposmolaridade sérica, e fornecer suporte nutricional, mediante orientação do nutricionista. Monitorizar periodicamente a evolução da proteinúria, função renal, albumina sérica e eletrólitos, com meta de redução progressiva da proteinúria e da creatinina, e aumento da albumina. O uso de inibidores da enzima conversora da angiotensina ou de inibidores do receptor da angiotensina II deve ser criterioso, pois podem piorar a função renal, mas no seguimento são importantes para redução da proteinúria e como nefroprotetores.

Medidas farmacológicas que envolvem primariamente o uso de diuréticos têm como alvo o transporte tubular de sódio, localizado no sítio apical das células epiteliais, para reduzir a reabsorção de sódio e a retenção do volume extracelular. Os diuréticos de alça alcançam seu alvo bloqueando o cotransportador de $Na\text{-}K\text{-}2Cl^-$ no ramo ascendente espesso da alça de Henle, assim induzindo a excreção tubular de sódio e água. O uso oral do diurético de alça furosemida, que é um potente natriurético, é recomendado na dose oral de 40-120 mg (1-3 vezes/dia), até a dose máxima (360 mg/dia). Se não houver resposta clínica adequada, indica-se furosemida endovenosa na dose de 0,5-1 mg/kg administrada a cada 6, 8 ou 12 horas (80-320 mg/dia), em bólus ou em infusão contínua. O principal fator de resistência à ação da furosemida decorre do fato de que, sendo a furosemida > 90% ligada à albumina, não é secretada em quantidade suficiente no lúmen do túbulo proximal devido à hipoalbuminemia do estado nefrótico. Assim, ocorrem, em sequência, maior volume de distribuição da droga livre no espaço extravascular, menor passagem pelo interstício e redução de sua secreção no túbulo proximal.

A combinação de outros diuréticos com ação em diferentes sítios do néfron, como no túbulo distal e no ducto coletor, é uma estratégia útil quando ocorre resistência à furosemida. Indica-se o uso de diuréticos tiazídicos (p. ex., hidroclorotiazida, clortalidona), ou *thiazide-like* (p. ex., metolazona ou indapamida), e/ou bloqueadores da aldosterona, como a espironolactona, e inibidores do ENaC, como a amilorida (dados informados no Quadro 2). O uso de metolazona pode ser mais efetivo que o da hidroclorotiazida ou clortalidona em pacientes com TFGe inferior a 30 mL/min/1,73 m^2. Com o uso de diuréticos, deve-se monitorar o surgimento de hipovolemia, hipocalemia, hiponatremia, alcalose metabólica e distúrbios hidreletrolíticos, mantendo uma reposição adequada oral ou endovenosa se houver alterações nesses parâmetros.

O uso de albumina humana tem efeito nos casos de resistência aos diuréticos no edema nefrótico?

Ainda é controverso se a infusão de albumina humana endovenosa tem efeito no controle do edema resistente a diuréticos, se essa medida é eficaz, em que grau, e se seria efetiva para todos os pacientes com síndrome nefrótica com maior gravidade. O efeito combinado ou sequencial da administração de albumina humana com furosemida no edema nefrótico pode aumentar a excreção de sódio urinário, o volume urinário e induzir perda de peso corporal. A hipoalbuminemia reduz a liberação dos diuréticos de alça no lúmen tubular, e nos nefróticos hipovolêmicos com hipoalbuminemia grave a infusão de albumina potencializa o efeito da furosemida, induzindo aumento da natriurese e do volume urinário. Entretanto, efeitos positivos ou ausência de efeitos são controversos na literatura, com estudos mostrando benefício e outros sem efeito, e em geral com maior aumento da diurese do que da natriurese. Assim, a indicação do uso de albumina e furosemida deve ser individualizada.

A infusão de albumina em pacientes hipervolêmicos pode exacerbar a volemia,

• **QUADRO 2** Tipos de diuréticos e seus mecanismos de ação nos diferentes sítios do néfron

Classe	Mecanismo de ação	Droga	Duração da ação (horas)
Diuréticos de alça	Inibem o cotransporte de $Na^+/K^+/2Cl^-$ na alça ascendente de Henle	▪ Furosemida. ▪ Bumetanida. ▪ Torasemida.	▪ 6. ▪ 4. ▪ 4.
Tiazídicos	Inibem o cotransporte de Na^+ na porção proximal do TCD	▪ Hidroclorotiazida. ▪ Clortalidona.	▪ 12-24. ▪ 24.
Thiazide-like	Inibem o cotransporte de Na^+ na porção proximal do TCD, e no TCP	▪ Metolazona. ▪ Indapamida.	▪ 24. ▪ 24.
Bloqueadores do SRRA	Bloqueio do estímulo à reabsorção Na^+ TCP (AT II) e TCD (aldosterona)	Espironolactona	24
Inibidor do ENaC	Inibe os canais epiteliais de sódio	Amilorida	24

AT II: angiotensina II; ENaC: canais epiteliais de sódio; SRRA: sistema renina-angiotensina-aldosterona; TCD: túbulo contorcido distal; TCP: túbulo contorcido proximal.
Fonte: elaboração dos autores.

causando edema pulmonar e piora da hipertensão arterial. O cálculo da excreção fracional de sódio e do índice de atividade da aldosterona ($K^+_u/Na^+_u + K^+_u$) junto com a medida ultrassonográfica do diâmetro da veia cava inferior pode auxiliar na identificação de contração ou de expansão volêmica. Nos pacientes oligúricos e com perda aguda ou crônica de função renal, o uso de albumina deve ser criterioso, pelo risco de edema pulmonar agudo.

As indicações sugeridas para infusão de albumina humana e de furosemida, sua dose e os potenciais eventos adversos estão sumarizados no Quadro 3.

A ultrafiltração isolada e a hemofiltração estão indicadas nos edemas nefrótico ou nefrítico refratários?

Indicam-se a ultrafiltração isolada e a hemofiltração nos raros casos de edema nefrótico ou nefrítico refratários às medidas descritas, em que o paciente permanece com disfunções graves pelo edema maciço e insuficiência renal aguda de rápida progressão, e nos casos resistentes à terapia imunossupressora em que o edema nefrótico ou nefrítico não é efetivamente controlado. Após algumas sessões de ultrafiltração, muitos pacientes passam a ter resposta ao diurético endovenoso, sugerindo que a remoção de fluidos reduz a pressão intersticial intrarrenal com aumento do fluxo glomerular e tubular, e melhora a função renal. A indicação de ultrafiltração ou hemofiltração intermitente ou contínua deve ser individualizada, considerando o *status* cardiovascular, a gravidade do edema e a possível repercussão hemodinâmica para o paciente. A hemofiltração intermitente ou contínua está associada a maior tolerância hemodinâmica e a maior taxa de reenchimento plasmático.

Existem novos alvos terapêuticos para induzir o controle do edema?

Novos alvos terapêuticos têm sido estudados para aumentar a excreção de sódio e de água no manejo do edema sistêmico. Três potenciais estratégias de bloqueio farmacológico são mostradas no Quadro 4.

• **QUADRO 3** Indicações do uso de albumina humana e furosemida no tratamento do edema nefrótico

Indicações	Dose	Riscos
▪ Edema nefrótico grave não responsivo a diuréticos. ▪ Ascite tensa. ▪ Síndrome compartimental do abdome. ▪ Derrame pleural grave com restrição respiratória. ▪ Oligúria com insuficiência renal aguda. ▪ Edema cutâneo grave com ruptura da pele.	▪ Albumina humana 20 ou 25% (20 ou 25 g/100 mL) 0,5 g/kg endovenosa em 1 hora, 2-3 vezes/dia. ▪ Furosemida 1-1,5 mg/kg endovenosa, na dose de 40-80 mg em cada infusão, 2-3 vezes/dia (na sequência ou em conjunto com a albumina).	▪ Expansão da volemia. ▪ Edema pulmonar agudo. ▪ Risco de transmissão viral. ▪ Alossensibilização de tecidos.

Fonte: elaboração dos autores.

• **QUADRO 4** Potenciais novos alvos terapêuticos no manejo do edema

Hormônios/canais	Função	Bloqueio farmacológico
Ativação do ENaC por plasmina/furina	Estímulo à reabsorção de sódio no TCD e no DC	Amilorida
Liberação de vasopressina	▪ Retenção de sódio no DC. ▪ Vasoconstrição.	Aquaréticos: tolvaptan (inibe o receptor VR2 da vasopressina), somatostatina (AMPc)
Inibidores da ligação da furosemida à albumina	Redução da resistência ao diurético de alça	▪ Bucolome. ▪ Ácido valproico. ▪ Fenintoína. ▪ Sulfisoxazole.

AMPc: adenosina monofosfato; DC: ducto coletor; ENaC: canal epitelial de sódio; TCD: túbulo contorcido distal.
Fonte: elaboração dos autores.

A ativação dos ENaC pelas proteases furina e plasmina induz reabsorção exagerada de sódio no ducto coletor cortical, e a amilorida inibe a uroquinase ativadora do plasminogênio, bloqueando a abertura dos ENaC, o que induz excreção de sódio e um balanço negativo do íon com remoção do edema.

Os aquaréticos compõem uma nova classe de drogas que induz urina com água livre de solutos (aquarese). Na síndrome nefrótica ocorre aumento da concentração plasmática e urinária de vasopressina (ADH), que aumenta o fluxo luminal e a voltagem transepitelial de sódio. Nesse contexto, a inibição do receptor 2 da vasopressina (VR2) por tolvaptan produz aquarese, contribuindo para a remoção do edema nefrótico. Entretanto, o uso de tolvaptan está sendo testado e não se recomenda na presença de *underfill* acentuado, pois pode agravar a hipovolemia, induzindo desidratação, hipernatremia e mesmo choque hipovolêmico. Nos pacientes com *overfill* e hipervolemia, seu uso é considerado seguro. O uso de inibidores do AMPc como a somatostatina (acetato de octreotida) pode reduzir a inserção das aquaporinas nos canais transepiteliais do ducto coletor, inibindo a antidiurese e promovendo balanço hídrico negativo.

Os inibidores da ligação da furosemida à albumina são substâncias com alta afinidade pela albumina, e em estudos experimentais o bucolome, o ácido valproico e a fenitoína demonstraram aumento da excreção e liberação da fração não ligada da furosemida na alça ascendente de Henle, por meio do bloqueio de sua ligação à albumina. Nesse contexto houve um efeito natriurético pleno da furosemida, contribuindo para diminuir a resistência à sua ação no edema sistêmico. Estudo em voluntários normais e em ratos nefróticos demonstraram que o bucolome, um anti-inflamatório não esteroide, em altas doses inibe a ligação da furosemida e aumenta seu efeito natriurético. Esse efeito não foi demonstrado com o sulfisoxazole, que, apesar de ter alta concentração na urina, mostrou baixa afinidade pela albumina.

HEMATÚRIA

A hematúria, presença de sangue na urina, é uma manifestação clínica causada por várias doenças que afetam o sistema urinário. É condição comum nos consultórios de nefrologistas e urologistas que demanda preocupação e investigação das múltiplas possíveis causas. Pode ser isolada, sem nenhuma doença específica, geralmente transitória em pacientes jovens, e nesse caso é dita benigna. Entretanto, pode ser manifestação de doença maligna do trato urinário, especialmente em pacientes idosos, e esse é o grande desafio médico para excluir esse potencial diagnóstico.

A presença de hematúria no primeiro exame de urina deve ser confirmada em mais duas ou três amostras de urina, em diferentes momentos, nas semanas ou meses seguintes. No exame de urina, a presença de hemoglobinúria é útil para detectar pacientes com hematúria. Os reagentes nas tiras reativas interagem com a hemoglobina, e esses testes detectam a presença de hemoglobina livre, mioglobina ou hemácias intactas. Dessa forma, teste positivo pode significar hemoglobinúria sem eritrocitúria, hemólise, hemoglobinúria paroxística noturna ou mioglobinúria. O exame microscópico do sedimento urinário é decisivo para o diagnóstico de hematúria, podendo inclusive fornecer informações sobre sua origem, se renal ou extrarrenal.

Quais as definições de hematúria?

Hematúria microscópica pode ser definida mais frequentemente pela presença de > 2-3 hemácias por campo de grande aumento (400 vezes) no exame do sedimento urinário. Alternativamente, com o uso de métodos automatizados de citometria de fluxo para análise da urina, a definição considera a presença > 5.000 hemácias por mililitro de urina. Nesse caso, podem existir pequenas variações entre os diversos laboratórios que dispõem dessa metodologia.

Aspectos epidemiológicos

A prevalência de hematúria microscópica varia de 2,1-31,4% conforme a população estudada. É uma das principais causas de encaminhamento para consulta médica ambulatorial, sendo mais comum em pessoas acima de 60 anos devido ao aumento da incidência de neoplasias do trato urinário.

Quais as classificações de hematúria?

A hematúria pode originar-se em qualquer parte do trato urinário, desde o glomérulo até a uretra distal, sendo classificada em diferentes categorias. Considerando o local de origem, podemos classificá-la em *glomerular* e *não glomerular*; *trato urinário superior*, ductos coletores, cálices, pelve renal e ureteres e *hematúria do trato urinário inferior*, bexiga, uretra e próstata. Pode ainda ser intermitente ou persistente e também ser classificada como microscópica ou macroscópica. É dita *microscópica* quando vista com microscópio na avaliação de sedimento urinário. Nesse caso, é identificada apenas na análise laboratorial da urina pelo exame físico-químico com confirmação posterior pela análise do sedimento urinário.

A hematúria é *macroscópica* quando visualizada a olho nu pelo próprio paciente ou médico e apresenta cor avermelhada. O aspecto da urina fica como "lavado de carne" ou mesmo vermelho rutilante nas hematúrias significativas. A quantidade de sangue total na urina para deixá-la com aspecto de hematúria macroscópica é variável, mas, em geral, apenas 2,5-5 mL de sangue total em 1 litro de urina já são suficientes para esta ficar com aspecto de hematúria macroscópica.

Hematúria glomerular

Na hematúria glomerular, as hemácias, vistas preferencialmente com microscopia de contraste de fase, apresentam significativa alteração no tamanho e formato. Nesse caso, as hemácias na urina têm o aspecto de acantócitos (hemácias em forma de anel e projeções citoplasmáticas vesiculares), codócitos (forma de rosca com a hemoglobina concentrada na borda lateral da hemácia), além de hemácias fragmentadas e de menor volume corpuscular (Figura 5). Para muitos autores a origem glomerular é sugerida quando a maioria das hemácias se apresenta dismórfica, ou quando se observam mais do que três populações diferentes de hemácias. Há muito se procura o valor percentual de hemácias dismórficas na urina, para caracterizar o dismorfismo, e, embora não exista consenso em relação a esse quesito, se aceita que valores maiores do que 35-40% de hemácias dismórficas sejam suficientes para

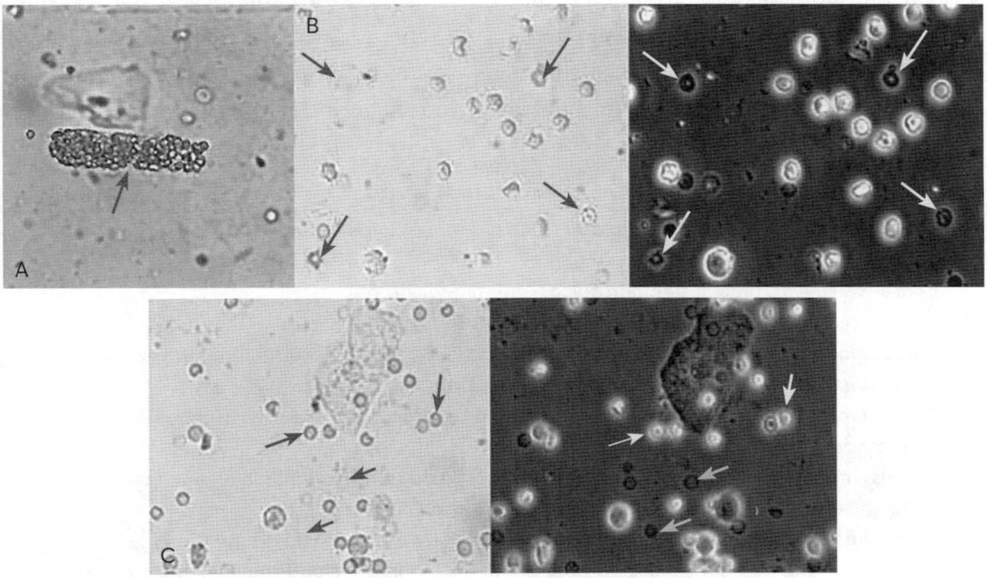

• **FIGURA 5** A: cilindro hemático. B: Hemácias dismórficas: codócitos (flechas pretas) e acantócitos ou células G1 (flechas vermelhas). Microscopia de campo claro (esquerda) e microscopia de contraste de fase (direita); aumento original 400 vezes. Microscopia de campo claro. Aumento original 400 vezes. C: hemácias normais íntegras (flechas pretas) e lisadas (*ghost cells*; flechas vermelhas). Microscopia de campo claro (esquerda) e microscopia de contraste de fase (direita). Aumento original 400 vezes. (Ver imagem colorida no encarte.)

Fonte: Gonçalves e Poloni, 2019.

definir hematúria de origem glomerular. Outro achado do sedimento urinário que sugere a origem glomerular da hematúria é a presença de cilindros hemáticos.

Quais as principais causas e etiologia da hematúria?

As causas de hematúria microscópica isolada são variadas, incluindo doenças renais e urológicas, patologias sistêmicas e o uso de determinados fármacos (Quadro 5). A presença de hematúria com hemácias dismórficas juntamente com proteinúria é achado comum nas glomerulopatias. A hematúria é um componente da síndrome nefrítica, juntamente com hipertensão, edema e, com frequência, injúria renal aguda. A presença de cilindros hemáticos, nesse caso, define a origem glomerular da hematúria e, portanto, o diagnóstico de glomerulonefrite. A hematúria também pode fazer parte da síndrome nefrótica ou ser a única manifestação clínica de doença glomerular, por exemplo, a nefropatia da IgA.

A hematúria *não glomerular* pode estar associada a neoplasias, litíase renal, doenças císticas, incluindo doença renal policística e rim esponjo-medular, necrose de papila, hipercalciúria e hiperuricosúria. Outras causas são trauma, hiperplasia prostática benigna, coagulopatia, traço falcêmico, malformação arteriovenosa e trombose de veia renal. As causas comuns de hematúria envolvendo o trato urinário inferior são doenças da bexiga, uretra e próstata. Nesse contexto estão as neoplasias de bexiga, ureter e próstata. A hematúria micro ou macroscópica também é uma manifestação laboratorial de neoplasias renais.

Quando a hematúria é macroscópica no início da micção, sugere patologia de uretra; quando surge no final da micção, pode sugerir doença prostática ou vesical.

QUADRO 5 Causas de hematúria microscópica isolada

- *Fármacos:* analgésicos, anticoagulantes, bussulfano, ciclofosfamida, contraceptivos orais, penicilinas, quinina, vincristina.
- *Causas sistêmicas:* diáteses hemorrágicas, anemia falciforme.
- *Causas metabólicas:* hipercalciúria, hiperuricosúria.
- *Causas renovasculares:* má formação arteriovenosa, doença da artéria renal (trombose, embolia, dissecção, hipertensão maligna), trombose de veia renal.
- *Causas urológicas:* infecção ou câncer de ureter, bexiga, próstata e uretra, nefrolitíase, hiperplasia prostática.
- *Causas renais:* vasculites: vasculite por IgA (púrpura de Henoch-Schönlein), poliarterite nodosa, poliangiite granulomatosa, vasculite por uso de cocaína/levamisol.
- *Patologias glomerulares*: glomerulonefrite pós-infecciosa, nefropatia da IgA, doença da membrana fina, nefrite lúpica, síndrome de Alport, síndrome Nail-Patella, doença de Fabry, outras glomerulonefrites.
- *Doenças túbulo-intersticiais*: rins policísticos, cistos renais simples ou múltiplos, doença cística medular, nefronoftíase, nefrolitíase, hipercalciúria isolada, nefropatia por analgésicos, nefropatia do refluxo, tumores (renais, infiltração leucêmica, metástases), infecções (tuberculose, leishmaniose).
- *Massas renais*: vasculares, neoplásicas, congênitas.

Fonte: elaboração dos autores.

Quais são os fatores de risco de neoplasia de vias urinárias?

Os fatores de risco são múltiplos. A neoplasia de trato urinário tem prevalência aumentada quando estão presentes tabagismo, idade avançada, sexo masculino, história de radioterapia pélvica, uso prévio de quimioterápicos (p. ex., ciclofosfamida) e inflamação crônica da bexiga, no caso de uso de cateter de demora, associados ou não a infecção do trato urinário, como mostra o Quadro 6.

• **QUADRO 6** Fatores e risco para desenvolvimento de neoplasia do trato urinário

- História de tabagismo.
- Idade avançada.
- Episódios de hematúria macroscópica.
- Sexo masculino.
- História de irradiação pélvica.
- Uso de imunossupressores como ciclofosfamida, ifosfamida.
- Inflamação crônica da bexiga
- Exposição ocupacional, benzeno, aminas aromáticas.
- História familiar.

Fonte: elaboração dos autores.

Quais os diagnósticos diferenciais do paciente com hematúria?

A hematúria microscópica assintomática é a que apresenta o maior desafio em termos de diagnóstico, pela variedade de condições que podem estar implicadas, incluindo patologias benignas, neoplasias e glomerulopatias. Nas mulheres pré-menopausa sexualmente ativas, a infecção urinária baixa não complicada é a causa mais comum de hematúria. Tanto em homens quanto em mulheres, a litíase urinária é associada à hematúria sem dismorfismo.

As neoplasias do trato urinário são mais frequentes em homens acima dos 50 anos, e são identificadas em 2,5-9% dos pacientes que têm hematúria microscópica e em 20% daqueles com hematúria macroscópica. Em adultos jovens com hematúria persistente, identifica-se a origem glomerular em até 50% dos casos.

Se a micro-hematúria não for confirmada na segunda ou terceira amostra, o teste pode ser repetido em um ano. Se a micro-hematúria é confirmada, é importante definir a origem. A presença de > 25% de hemácias dismórficas sugere origem glomerular da hematúria. A presença de hemácias com volume corpuscular médio baixo também tem sido considerada como hemácias dismórficas.

A porcentagem de hemácias dismórficas, assim como de hemácias com volume corpuscular médio baixo, é um desafio na definição de dismorfismo. A presença de proteinúria deve levar o médico a investigar glomerulopatias. Em resumo, hematúria isolada com dismorfismo ou hemácias com volume corpuscular médio baixo com ou sem cilindros devem prontamente ser avaliadas para glomerulopatias. As glomerulopatias mais comuns nessa situação são a nefropatia da IgA e a síndrome de Alport, mas a lista é longa e a avaliação da função renal, complemento e marcadores autoimunes deve ser solicitada dependendo da situação clínica do paciente.

Quais as manifestações clínicas dos pacientes com hematúria?

As manifestações clínicas são múltiplas e dependem do tipo da doença que está causando a hematúria microscópica ou macroscópica. Em qualquer uma das situações, a hematúria pode aparecer isolada e assintomática, ou associada a vários sinais e sintomas, como: dor, edema, hipertensão arterial, disúria, polaciúria, febre, alterações do volume urinário, diminuição da função renal, proteinúria, anemia etc. Muitas causas de hematúria glomerular e quase todas as causas de hematúria não glomerular podem manifestar-se tanto como hematúria microscópica quanto como hematúria macroscópica.

QUAL A MELHOR ABORDAGEM DE PACIENTES COM HEMATÚRIA?

A abordagem dos pacientes com hematúria deve incluir uma cuidadosa anamnese e exame físico completo, para mapear o contexto clínico do paciente e gerar hipóteses diagnósticas conforme o fluxo descrito na Figura 6. A avaliação complementar inicial deve incluir exame de urina, avaliação da função renal e exames de imagem.

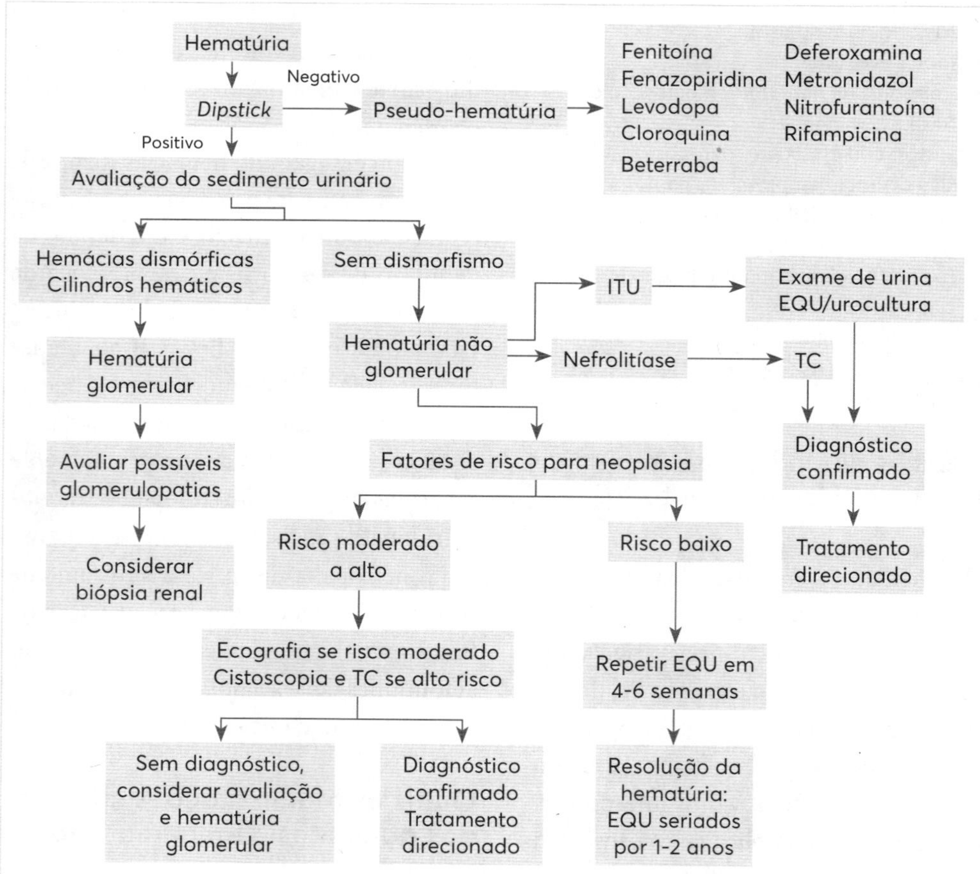

• **FIGURA 6** Fluxograma para avaliação de pacientes com hematúria.
EQU: exame qualitativo de urina; ITU: infecção do trato urinário; TC: tomografia computadorizada.
Fonte: elaboração dos autores.

Quais os exames laboratoriais e de imagem sugeridos na avaliação da hematúria?

Exame comum de urina

A avaliação do exame de urina é fundamental para a definição da hematúria. O paciente deve ser orientado a coletar o jato médio da primeira urina da manhã, que deve ser examinada nas duas horas seguintes. A primeira urina do dia apresenta alta osmolaridade e baixo pH, importantes fatores na preservação dos aspectos morfológicos dos elementos do sedimento urinário, comparada com amostra aleatória coletada durante o dia.

Amostra de 10 mL da urina deve ser centrifugada a 4 mil rotações/min durante 5 minutos, em seguida a fita reagente é colocada no sobrenadante. A leitura positiva de hemoglobina indica a necessidade do exame de sedimento urinário para confirmar o tipo de hematúria. A avaliação da presença de hemoglobinúria é um método simples e útil para detectar pacientes com hematúria. Os reagentes rotineiramente utilizados nas tiras reativas dependem da ação da hemoglobina, semelhante à da peroxidase, que catalisa a oxidação do peróxido presente nas tiras. Esses testes detectam a presença de hemoglobina livre, mioglobina ou hemácias intactas. Dessa forma, teste positivo pode significar hemoglobinúria sem eritrocitúria, hemólise, hemoglobinúria paroxística noturna ou mioglobinúria (Quadro 7).

O exame microscópico do sedimento urinário costuma ser decisivo para o diagnóstico de hematúria, podendo inclusive fornecer informações sobre sua origem, se renal ou extrarrenal. A hematúria de origem renal caracteriza-se por ampla variação na forma, dimensão e conteúdo de hemoglobina das hemácias dismórficas. Na hematúria de origem extrarrenal, as hemácias conservam seu aspecto usual, isomórficas ou eumórficas, sendo eventualmente acompanhadas de hemácias crenadas e/ou fantasmas. Essa observação tem sido confirmada por outros autores, restando algumas dúvidas quanto à maneira de quantificar os resultados. Usualmente, emprega-se a contagem de valores percentuais de hemácias dismórficas.

Proteinúria

A presença de hematúria associada a proteinúria significativa sugere o parênquima renal como origem da hematúria microscópica. Nos pacientes com outros sinais e sintomas, a investigação deve buscar a confirmação da hipótese sugerida pelo quadro clínico.

• **QUADRO 7** Causas de alteração da coloração da urina

- *Endógenas*: bilirrubina, melanina, porfirina, mioglobinúria.
- *Exógenas*: azatioprina, desferoxamina, doxorrubicina (adriamicina), fenazopiridina, fenotiazina, fenitoína, laxativos, riboflavina, rifampicina, warfarina.
- *Medicamentos*: anfotericina B, barbitúricos, cocaína, codeína, diazepam, etanol, estatinas, heroína, metadona.
- *Outras causas*: rabdomiólise, trauma, queimaduras térmicas ou elétricas, sepse e convulsões.

Fonte: elaboração dos autores.

Creatinina e função renal

A função renal deve ser determinada pela dosagem da creatinina sérica e pela TFGe, de preferência pela equação CKD-EPI.

Outros exames laboratoriais

Incluem testes para avaliação de glomerulonefrites primárias e secundárias, provas de coagulação, avaliação metabólica da urina por meio da dosagem em 24 horas para avaliação de hipercalciúria e hiperuricosúria.

Quais exames de imagem do aparelho urinário devem ser feitos no paciente com hematúria?

A US do aparelho urinário é o exame de imagem inicial, preferido para avaliação do trato urinário. É um exame não invasivo e pode ser feito com segurança em pacientes grávidas. Um exame de imagem como a US pode determinar a origem da hematúria quando forem detectados cálculos no trato urinário, neoplasias, cistos renais, doença policística ou alterações vasculares. Além disso, é menos dispendioso quando comparado com a tomografia computadorizada (TC) ou a ressonância magnética. No entanto, a US tem limitações no diagnóstico de tumores pequenos (menos de 3 cm de diâmetro) e cálculos localizados no ureter. Pelo menor custo e maior disponibilidade, a US é o exame inicial mais indicado para avaliação de pacientes com hematúria.

Em alguns centros, a utilização de TC tem sido sugerida por sua maior especificidade e sensibilidade quando comparada com a US para a detecção de lesões parenquimatosas menores que 2-3 cm.

Avaliação do trato urinário inferior

A origem da hematúria permanece obscura em um número elevado de casos, mesmo após a realização de um exame de imagem para avaliar o trato urinário superior. Nesses casos, pode ser necessária a avaliação do trato urinário inferior, com o objetivo de excluir a possibilidade de câncer de bexiga. Então, a citologia e a cistoscopia podem ser indicadas para os pacientes com fatores de risco bem definidos.

Qual a indicação da cistoscopia?

A cistoscopia é indicada para avaliar pacientes com hematúria macroscópica para excluir neoplasia, mais frequentemente de bexiga. O protocolo da Associação Americana de Urologia recomendava, em 2012, cistoscopia para todos os pacientes com micro-hematúria e idade superior a 35 anos. O protocolo mais recente, em 2020, adicionou à sua indicação a presença de fatores de risco, recomendando cistoscopia imediata somente para os pacientes com alto risco de neoplasia.

Quando solicitar análise citológica da urina?

A análise citológica da urina tem sido recomendada como exame complementar à cistoscopia e pode servir como evidência da presença de carcinomas pequenos não visualizados no exame de cistoscopia. É menos sensível do que a cistoscopia para detecção de neoplasia de bexiga, mas pode ser realizada nos pacientes com maior risco, nos casos de hematúria macroscópica ou hematúria sintomática. Nesse caso, devem ser coletadas três amostras de urina em diferentes momentos. Importante informar que esse exame é muito dependente do examinador e não está facilmente disponível em muitos centros.

Qual o tratamento do paciente com hematúria?

O tratamento será dirigido para a causa básica da hematúria. Pode ser clínico, como no tratamento de pacientes com glomerulonefrite, vasculite, nefrite lúpica, nefrite intersticial, diabetes *mellitus* e também nos casos de infecção do trato urinário, e naqueles com hematúria secundária à tuberculose. O tratamento cirúrgico é indicado nos casos de neoplasias do trato urinário, como rim e bexiga, cálculos urinários, hiperplasia prostática benigna ou adenocarcinoma de próstata, cistos grandes com compressão das cavidades pielocalicinais ou malformação arteriovenosa.

LITERATURA RECOMENDADA

Avellino GJ, Bose S, Wang DS, Wang D. Diagnosis and management of hematuria. Surg Clin North Am. 2016;96:503-15.

Barrocas DA, Boorjan SA, Alvarez RD et al. Microhematuria: AUA/SUFU guideline. J Urol. 2020;204:778-86.

Barros EJ, Veronese FV, Geib G, Gonçalves LF. Hematúria. In: Rosa AA, Soares JLM, Barros EJ (orgs.). Sintomas e sinais na prática médica: consulta rápida. Porto Alegre: Artmed; 2019. p.487-97.

Cadnapaphornchai MA, Tkachenko O, Shchekochikhin D, Schrier RW. The nephrotic syndrome: pathogenesis and treatment of edema formation and secondary complications. Pediatr Nephrol. 2014;29:1159-67.

Chan MMY, Gale DP. Isolated microscopic haematuria of glomerular origin: clinical significance and diagnosis in the 21st century. Clinical Medicine. 2015;15:576-80.

Cohen R, Brown RS. Microscopic hematuria. N Eng J Med. 2003;348:23302338.

Couser WG. Basic and translational concepts of immune-mediated glomerular diseases. J Am Soc Nephrol. 2012;23:381-99.

Deschênes G, Wittner M, Stefano A et al. Collecting duct is a site of sodium retention in PAN nephrosis: a rationale for amiloride therapy. J Am Soc Nephrol. 2001;12:598-601.

Doucet A, Favre G, Deschênes G. Molecular mechanism of edema formation in nephrotic syndrome: therapeutic implications. Pediatr Nephrol. 2007;22:1983-90.

Duffy M, Jain S, Harrell N et al. Albumin and furosemide combination for management of edema in nephrotic syndrome: a review of clinical studies. Cells. 2015;4:622-30.

Eisenhardt A, Heinemann D, Rübben H, Heß J. Haematuria work-up in general care: a German observational study. Int J Clin Pract. 2017;71(8).

Ellis D. Pathophysiology, evaluation, and management of edema in childhood nephrotic syndrome. Front Pediatr. 2016;3:1-11.

Floege J, Amann K. Primary glomerulonephritides. Lancet. 2016;387(10032):2036-48.

Floege J, Barbour SJ, Cattran DC et al.; Conference participants. Management and treatment of glomerular diseases (part 1): conclusions from a Kidney disease: improving global outcomes (Kdigo) controversies conference. Kidney Int. 2019;95(2):268-80.

Floege J, Feehally J. Introduction to glomerular disease: clinical presentations. In: Johnson RJ, Floege J, Feehally J (eds.). Comprehensive clinical nephrology. 5.ed. Philadelphia: Elsiever; 2015. p.195-208.

Fogo AB, Cohen AH, Colvin RB et al. Fundamentals of renal pathology. 2.ed. Springer; 2014.

Gitte RH, Jensen BL, Svenningsen O. Mechanisms of sodium retention in nephrotic syndrome. Cur Opin Nephrol Hypert. 2020;29:207-12.

Gonçalves LFS, Poloni JT. Exame de urina. In: Veronese FV, Manfro RC, Thomé FS, Barros E. Nefrologia na prática clínica. São Paulo: Livraria Balieiro; 2019. p.1-22.

Grossfeld GD, Wolf JS, Litwin MS et al. Asymptomatic microscopic hematuria in adults: summary of the AUA best practice policy recommendations. Am Fam Physician. 2001;63:1145-55.

Gupta S, Pepper RJ, Ashamn N, Walsh SB. nephrotic syndrome: oedema formation and its treatment with diuretics. Front Physiol. 2019;9:1-10.

Hashmi MS, Pandey J. Nephritic syndrome. [Atualizado em 2 de maio de 2022]. In: StatPearls [Internet]. Treasure Island (FL): StatPearls Publishing; 2022 Jan-. Disponível em: https://www.ncbi.nlm.nih.gov/books/NBK562240/. Acesso em: 1 jul. 2022.

Hoorn EJ, Ellison DH. Diuretic resistance. Am J Kidney Dis. 2017;69:136-42.

Howard RS, Golin AL. Long-term followup of asymptomatic microhematuria. J Urol. 1991;145:335-46.

Ingelfinger JR. Hematuria in adults. N Eng J Med. 2021;385:153-63.

Kazi SN, Benz RL. Work-up of hematuria. Prim Care. 2014;41737-48.

Lamba P, Nam KH, Contractor J, Kim A. Nephritic syndrome. Prim Care Clin Office Pract. 2020;47:615-29.

Lees JS, McQuarrie EP, Mordi N et al. Risk factors for bleeding complications after nephrologist-performed native renal biopsy. Clin Kidney J. 2017;10(4):573.

Madaio MP, Harrington JT. The diagnosis of glomerular diseases: acute glomerulonephritis and the nephrotic syndrome. Arch Intern Med. 2001;161(1):25-34.

Mazhari R, Kimmel PL. Hematuria: an algorithmic approach to finding the cause. Cleve Clin J Med. 2002;69:870-6.

Park ES, Huh YS, Kim GH. Is tolvaptan indicated for refractory oedema in nephrotic syndrome? Nephrology (Carlton). 2015;20:103-6.

Rovin BH, Caster DJ, Cattran DC et al.; Conference participants. Management and treatment of glomerular diseases (part 2): conclusions from a Kidney disease: improving global outcomes (Kdigo) controversies conference. Kidney Int. 2019;95(2):281-95.

Sanjeev S, Haas M, Markowitz GS et al. Mayo Clinic/Renal Pathology Society Consensus Report on Pathologic Classification, Diagnosis, and Reporting of GN. J Am Soc Nephrol. 2016;27(5):1278-87.

Schmitz-Drager BJ, Kuckuck EC, Zuiverloon TCM et al. Microhematuria assessment an IBCN consensus: based upon a critical review of current guidelines. Urol Oncol. 2016;34:437-51.

Schnaper HW, Kopp JB. Nephrotic syndrome and the podocytophaties: minimal change disease, focal segmental glomerulosclerosis, and collapsing glomerulopathy. In: Coffman TM, Falk RJ, Molitoris BA et al. (eds.). Schrier's disease of the kidney. v.2. 9.ed. Philadelphia: Lippincott Williams & Wilkins; 2013. p.1414-521.

Siddall EC, Radhakrishnan J. The pathophysiology of edema formation in the nephrotic syndrome. Kidney Int. 2012;82:635-42.

Svenningsen P, Bistrup C, Friis UG et al. Plasmin in nephrotic urine activates the epithelial sodium channel. J Am Soc Nephrol. 2009;20:299-310.

Takamura N, Maruyama T, Chosa E et al. Bucolome, a potent binding inhibitor for furosemide, alters the pharmacokinetics and diuretic effect of furosemide: potential for use of bucolome to restore diuretic response in nephrotic syndrome. Drug Metab Dispos. 2005;33:596-602.

Tanaka M, Oida E, Nomura K et al. The Na^+-excreting efficacy of indapamide in combination with furosemide in massive edema. Clin Exp Nephrol. 2005;9:122-6.

Tapia C, Bashir K. Nephrotic syndrome. [Atualizado em 15 maio 2022]. In: StatPearls [Internet]. Treasure Island (FL): StatPearls Publishing; 2022 Jan-. Disponível em: https://www.ncbi.nlm.nih.gov/books/NBK470444/. Acesso em: 1 jul. 2022.

Veronese FV, Thomé FS, Barros EJG. Fisiopatologia e tratamento do edema nefrótico. In: Veronese FV, Manfro RC, Thomé FS, Barros E. Nefrologia na prática clínica. São Paulo: Livraria Balieiro; 2019. p.261-77.

Willis GC, Tewelde SZ. The approach to the patient with hematuria. Emerg Med Clin N Am. 2019;37:755-69.

2

Glomerulopatias primárias

Nathalia da Fonseca Pestana
Rodrigo José Ramalho
Barbhara Thais Maciel Pontes
Marcio Dantas
Claudia Maria Costa de Oliveira
Marcos Kubrusly
Gianna Mastroianni Kirsztajn
José Tibúrcio do Monte Neto
Rui Toledo Barros

INTRODUÇÃO

Alterações da estrutura e da função glomerulares são encontradas com frequência na prática nefrológica diária. Várias dessas alterações podem surgir como parte de um envolvimento de doença multissistêmica, mas em outros casos as manifestações clínicas e laboratoriais são consequentes ao único ou predominante envolvimento do glomérulo, vindo daí a denominação de glomerulopatias primárias.

As glomerulopatias constituem a terceira principal causa de doença renal crônica (DRC) no mundo, suplantadas apenas pela nefropatia diabética e pelas lesões renais associadas à hipertensão. Em 2020, o Censo Brasileiro de Diálise da Sociedade Brasileira de Nefrologia demonstrou que as glomerulopatias perfaziam 9% das doenças renais de base que levaram o paciente à necessidade dialítica.

As glomerulopatias primárias podem se manifestar por meio de várias síndromes clínicas, tais como síndrome nefrítica aguda, glomerulonefrite rapidamente progressiva (GNRP), síndrome nefrótica, hematúria e/ou proteinúria assintomática e glomerulonefrite crônica. A identificação da morfologia subjacente, por meio da biópsia renal, é fundamental para fornecer informações úteis tanto para o prognóstico quanto para o tratamento. Os mecanismos patogênicos envolvidos nas glomerulopatias primárias são variados, mas distúrbios imunológicos e genéticos são os mais importantes em muitas entidades desse grupo.

Neste capítulo sobre glomerulopatias primárias, os autores, com extensa experiência na área, descreverão as características clínicas, a patologia, a história natural e as condutas terapêuticas baseadas em evidências, das seguintes entidades: doença de lesões mínimas, glomeruloesclerose segmentar e focal (Gesf), nefropatia membranosa (NM), nefropatia da imunoglobulina A (IgA) e glomerulonefrite pós-infecciosa.

DOENÇA DE LESÕES MÍNIMAS

Quando suspeitar de DLM?

Quadro clínico

A apresentação clínica mais comum da doença de lesões mínimas (DLM) é a síndrome nefrótica clássica (Quadro 1), com o aparecimento de urina espumosa de início súbito e recente. A DLM idiopática é a principal causa de síndrome nefrótica em crianças maiores de 1 ano, correspondendo a 70-90% dos casos. Após a puberdade essa frequência cai progressivamente. Especialmente na faixa etária pediátrica, o quadro clínico pode ser precedido por uma infecção de vias aéreas superiores.

• **QUADRO 1** Quadro clínico

Síndrome nefrótica
Proteinúria:
▪ Adultos:
– > 3,5 g em 24 horas ou
– PtnU/CrU > 3.000 mg/g.
▪ Crianças:
– > 40 mg/m²/hora ou
– > 50 mg/kg nas 24 horas ou
– > 300 mg/dL ou
– PtnU/CrU > 3.000 mg/g ou
– > +3 no exame de urina.
Edema.
Hipoalbuminemia.
Dislipidemia.

(continua)

• **QUADRO 1** Quadro clínico (*continuação*)

Exames complementares
EAS/urina 1:
▪ Proteína > 3+.
▪ Hematúria: ausente (20% discreta).
▪ Leucocitúria: ausente.
▪ Cilindros hialinos.
▪ Lipidúria.
Creatinina: normal. Pode estar aumentada quando complicações associadas.

CrU: creatinina urinária; EAS: elementos anormais do sedimento; PtnU: proteína urinária.
Fonte: elaboração dos autores.

O diagnóstico de síndrome nefrótica clássica em crianças, sem a presença de hematúria, hipertensão arterial ou disfunção renal, tem alta probabilidade de DLM idiopática. Nesses casos, o tratamento inicial com corticosteroides deve ser instituído sem a necessidade de biópsia renal.

Já nos adultos, a DLM é responsável por cerca de 10-15% dos casos de síndrome nefrótica. Nessa faixa etária, os casos de Gesf, além da NM, tornam-se mais prevalentes. O início tipicamente súbito da síndrome nefrótica na DLM está em contraste com o aumento gradual da proteinúria, ao longo de semanas a meses, na maioria das outras causas de síndromes nefróticas, como na Gesf e na NM.

Exames complementares

A análise laboratorial se inicia com a urinálise. A proteinúria à custa de albuminúria é intensa, sendo representada por mais de 3+ nesse exame. Cerca de 20% dos pacientes podem ter hematúria microscópica, em geral discreta. Hematúria macroscópica raramente ocorre nos casos de DLM; se presente, o diagnóstico deve ser reconsiderado. Leucocitúria não é achado esperado nessa glomerulopatia. Já os cilindros hialinos são achados frequentes, e a lipidúria é achado típico das síndromes nefróticas, porém seu reconhecimento no exame de urina é pouco difundido e sua confirmação necessita de microscópio com luz polarizada (Quadro 1).

A bioquímica mostra uma redução na proteína total e na albumina séricas, frequentemente, < 2 g/dL. A eletroforese de proteínas evidencia aumento da *alfa*-2-globulina e redução da fração de *gama*globulina. A redução da proteína sérica leva à redução do cálcio sérico total, com o cálcio ionizado normal. A hiperlipidemia, típica das síndromes nefróticas, geralmente está presente.

Quando biopsiar um paciente nefrótico?

Crianças

A síndrome nefrótica clássica, quando acomete crianças > 1 ano, em mais de 90% dos casos, consiste em DLM idiopática com boa resposta à corticoterapia. Dessa forma, pacientes maiores que 1 ano até 12 anos, com síndrome nefrótica clássica, sem hematúria importante, sem consumo de complemento ou outros marcadores de autoimunidade e com sorologias negativas (hepatite B, C, vírus da imunodeficiência adquirida – HIV), podem ser tratados empiricamente com corticosteroides. Como a maioria das crianças responde ao tratamento com esteroides, a biópsia não é realizada rotineiramente e a doença é denominada "síndrome nefrótica corticossensível". O Quadro 2 resume as principais indicações de biópsia renal em crianças.

• **QUADRO 2** Indicações de biópsia renal em crianças

- Síndrome nefrótica com início ≥ 12 anos.
- Ausência de resposta completa ao corticoide em 4 semanas.
- Alta suspeição de outra doença sistêmica subjacente:
  - Hematúria, hipertensão, consumo de complemento, marcadores de autoimunidade, HBV, HCV, HIV etc.
- Elevação de creatinina não explicada por complicações.
- Após longos períodos de uso de inibidor de calcineurina.

HBV: hepatite viral B; HCV: vírus da hepatite C; HIV: vírus da imunodeficiência adquirida.
Fonte: elaboração dos autores.

Adultos

Ao contrário dos pacientes pediátricos, nos adultos a etiologia da síndrome nefrótica é variada. Aproximadamente 30% dos casos estão associados a doenças sistêmicas como diabetes, amiloidose e lúpus eritematoso sistêmico (LES). Os casos restantes são atribuídos a glomerulopatias primárias. Entre as principais estão: DLM, Gesf e NM. Dessa forma, é essencial a realização da biópsia renal para diagnóstico da doença de base.

Quais os principais achados na biópsia de um paciente com DLM?

O quadro histológico da DLM é idêntico em adultos e crianças. A microscopia ótica, de modo geral, não revela alterações glomerulares significativas. Os capilares glomerulares são livres, sem espessamento ou irregularidade de contorno. Pode haver apenas leve proeminência mesangial focal, não excedendo três ou quatro células por segmento. O aumento ou hipertrofia glomerular sugerem diagnóstico de Gesf. Já a presença de mais de quatro células mesangiais por região mesangial afetando pelo menos 80% dos glomérulos define a variante de hipercelularidade mesangial difusa da DLM.

A imunofluorescência tipicamente é negativa. No entanto, pode haver depósito de imunoglobulina M (IgM) mesangial de baixa intensidade (às vezes acompanhada por C3 ou C1q). Esses depósitos não parecem ter participação na patogênese da lesão glomerular principal e não influenciam o prognóstico e a resposta à corticoterapia. A DLM é ocasionalmente acompanhada por depósitos glomerulares de IgA, um quadro histológico que foi definido como nefropatia da IgA com DLM. A distribuição segmentar/focal da coloração de IgM e C3 deve sugerir fortemente Gesf, mesmo quando nenhuma lesão esclerótica é capturada na microscopia óptica.

A alteração característica da DLM é vista apenas à microscopia eletrônica: a fusão difusa dos processos podocitários. Essa técnica consolida o diagnóstico da patologia.

Quais mecanismos fisiopatológicos explicam as lesões podocitárias na DLM?

A causa subjacente das lesões podocitárias encontradas na DLM não é clara. As principais evidências sugerem que a disfunção sistêmica de células T resulta na produção de um fator circulante que aumenta a permeabilidade glomerular. Esse fator permanece desconhecido; tal fator modifica o citoesqueleto dos podócitos glomerulares, levando à fusão dos processos podocitários. Também ocorre diminuição da eletronegatividade da barreira de filtração glomerular. Esses efeitos reduzem a capacidade de restrição da filtração de macromoléculas, levando à proteinúria.

A participação de linfócitos B tem sido considerada na fisiopatologia dessas lesões, uma vez que o rituximabe, anticorpo monoclonal anti-CD20, pode induzir a remissão da síndrome nefrótica em algumas séries de pacientes com DLM. Recentemente foi demonstrada em pacientes nefróticos com DLM a presença de anticorpos séricos antinefrina, sugerindo possível papel patogênico para esse anticorpo.

A DLM pode ser secundária a outras patologias?

Na maioria dos casos, a DLM é primária e não está associada a outras patologias. Entretanto, as causas secundárias são responsáveis por até 15% de DLM em adultos. Assim, é importante excluir, principalmente em adultos, causas secundárias para a glomerulopatia em questão, uma vez que o prognóstico e a abordagem terapêutica são determinados pela etiologia subjacente. O Quadro 3 evidencia as principais causas secundárias a serem afastadas. A DLM secundária é estabelecida quando se supõe associação etiológica plausível entre a glomerulopatia e outra patologia clínica/agente etiológico, porém os mecanismos fisiopatológicos envolvidos em tal associação são desconhecidos. A conduta, nesses casos, envolve o tratamento da condição de base. Nos casos oncológicos, pode ser discutido o uso de corticoterapia em conjunto com o oncologista assistente.

• **QUADRO 3** Causas secundárias para GLM

Alergias:
▪ Poeira.
▪ Picada de abelha.
▪ Alérgenos alimentares: ovo, leite.
▪ Pólen.
Malignidades:
▪ Linfoma de Hodgkin.
▪ Linfona não Hodgkin.
▪ Mieloma múltiplo.
▪ Timoma.
▪ Carcinoma broncogênico.
▪ Câncer de cólon.
Drogas:
▪ Aine.
▪ Antibióticos: penicilina, rifampicina, cefalosporina.
▪ D-penicilamida.
▪ Mercúrio.
▪ Ouro.
▪ Sulfassalazina.
▪ Lítio.
▪ Inibidores de tirosina-quinase.
Infecções:
▪ Virais: hepatite C.
▪ Parasitárias.
▪ Tuberculose.
▪ *Mycoplasma pneumoniae*
▪ Sífilis.
Doenças autoimunes:
▪ LES.
▪ Diabetes *mellitus*.
▪ Miastenia *gravis*.

(continua)

• **QUADRO 3** Causas secundárias para GLM (*continuação*)

▪ Pancreatite autoimune.
▪ Doença celíaca
▪ Transplante de medula óssea alogênico.
Imunizações

Aine: anti-inflamatórios não esteroides; LES: lúpus eritematoso sistêmico.
Fonte: Vivarelli et al., 2017.

Quais as principais complicações da síndrome nefrótica vistas nos pacientes com DLM?

As principais complicações associadas à síndrome nefrótica que frequentemente acometem os pacientes com DLM estão resumidas no Quadro 4. Essas serão discutidas nos tópicos a seguir.

• **QUADRO 4** Complicações da síndrome nefrótica

▪ Infecções.
▪ Eventos tromboembólicos.
▪ Hipovolemia/hipervolemia.
▪ Insuficiência renal aguda.
▪ Disfunção tireoidiana.
▪ Alterações no metabolismo do cálcio/vitamina D.
▪ Anemia.*
▪ Desnutrição.

* Perda urinária de eritropoetina. Avaliar reposição em caso de anemia significativa mesmo com TFG normal.
Fonte: elaboração dos autores.

Quais as principais infecções que acometem os pacientes nefróticos?

Pacientes com síndrome nefrótica apresentam maior suscetibilidade a infecções virais e bacterianas. Dentre as principais entidades destacam-se as infecções respiratórias, urinárias, peritonites, pneumonias, gastroenterites e sepse. O tratamento com medicamentos imunossupressores, como os glicocorticoides, aumenta ainda mais o risco de infecção. Os pacientes podem desenvolver hipogamaglobulinemia devido à perda de proteínas, bem como depressão da imunidade celular devido à perda de vitamina D e a outros fatores séricos. A hipogamaglobulinemia pode gerar grave deficiência de imunoglobulina G (IgG). Ocorre especial suscetibilidade a infecções por bactérias encapsuladas por deficiência na opsonização, com destaque para a infecção por *Streptococcus pneumoniae.* Todos os pacientes com DLM devem receber a vacina antipneumocócica com a "Pneumo 23" e a vacina anti-*influenza.*

Quando e como anticoagular os pacientes com síndrome nefrótica?

Os pacientes portadores de síndrome nefrótica têm risco aumentado de tromboembolismo (TE), especialmente trombose venosa de membros inferiores e trombose de veia renal. TE pulmonar, geralmente assintomático, também é bastante frequente. O risco de trombose arterial, igualmente, está aumentado em relação à população em geral.

A causa da hipercoagulabilidade encontrada nos pacientes com síndrome nefrótica não é totalmente esclarecida. Existe perda urinária de diversos fatores anticoagulantes envolvidos na cascata de coagulação, por exemplo, redução de antitrombina III, plasminogênio e proteínas C/S. Além disso, há aumento da ativação plaquetária, hemoconcentração, hiperfibrinogenemia, inibição da ativação do plasminogênio e presença de frações de fibrinogênio de alto peso molecular na circulação. O risco de ocorrência desses eventos é inversamente proporcional ao nível sérico de albumina. Os pacientes com síndrome nefrótica por NM têm risco ainda maior de eventos tromboembólicos.

A Figura 1 e o Quadro 5 resumem as principais indicações de anticoagulação plena e o manejo nesses pacientes nefróticos. Essas recomendações levam em conta o alto risco trombótico de pacientes com NM, o nível sérico de albumina e avaliam o risco de sangramento dos pacientes, utilizando escores como HAS-Bled e Atria (*Risk factors in atrial fibrillation*).

• **QUADRO 5** Indicações de anticoagulação plena

TEV ou trombose arterial documentados *ou*
Albumina < 2-2,5 g/dL
+
Proteinúria > 10 g/dL *ou*
IMC > 35 kg/m² *ou*
Predisposição genética para TE documentada *ou*
Insuficiência cardíaca NYHA classe III/IV *ou*
Imobilização prolongada

IMC: índice de massa corpórea; NYHA: New York Heart Association; TE: tromboembolismo; TEV: tromboembolismo venoso.
Fonte: elaboração dos autores.

As drogas de escolha para a anticoagulação são a warfarina e a heparina de baixo peso molecular, nas doses habitualmente usadas para o tratamento de trombose venosa profunda, com necessário ajuste para função renal. O *international normalized ratio* (INR) alvo é de 2-3. Sugere-se dosar

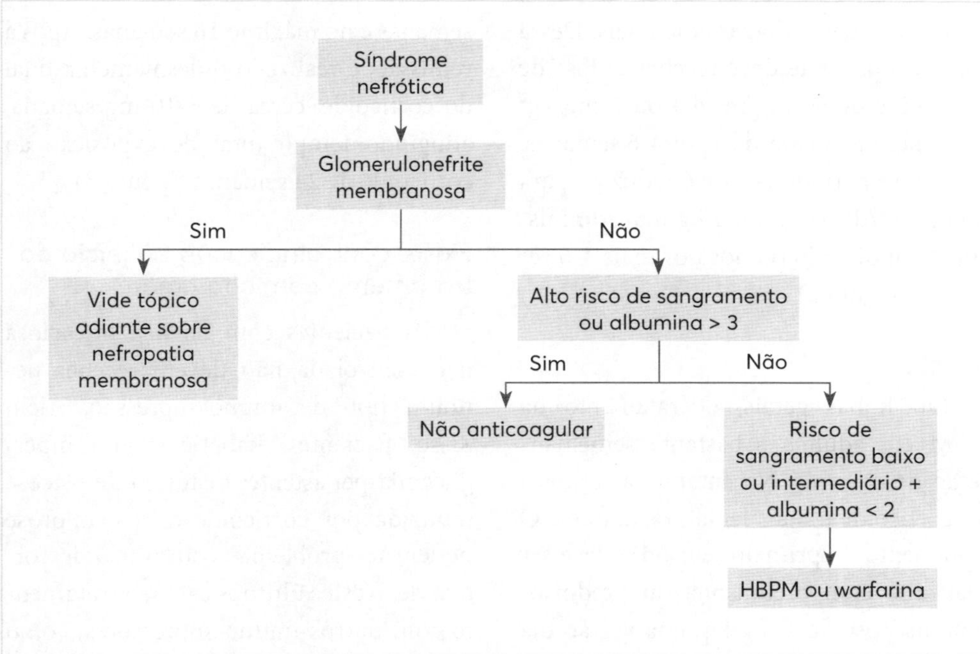

• **FIGURA 1** Quando e como anticoagular os pacientes com síndrome nefrótica?
HBPM: heparina de baixo peso molecular.
Fonte: elaboração dos autores.

de forma intermitente o antifator Xa. A experiência com anticoagulantes orais inibidores diretos do fator Xa é escassa. Esses agentes têm sido usados em alguns pacientes que apresentam efeitos colaterais ou efeitos terapêuticos inadequados decorrentes da warfarina, ou quando ocorre recusa do paciente em tomar heparina de baixo peso. É importante ressaltar que diversos inibidores diretos do fator Xa orais têm eliminação renal e forte ligação com proteínas séricas.

Qual o tratamento de escolha para o paciente com DLM?

O tratamento de escolha para a DLM, tanto para crianças como para adultos, é a corticoterapia. As drogas utilizadas são a prednisona ou a prednisolona, na dose de 1 mg/kg/dia nos adultos (máximo de 80 mg/dia). Em crianças, a dose inicial é de 60 mg/m^2/dia ou de 2 mg/kg/dia (máximo 60 mg/dia).

Crianças

Conforme já explicitado, crianças com síndrome nefrótica clássica devem receber o tratamento imunossupressor com corticoide assim que o diagnóstico for realizado. A biópsia renal nesse grupo de pacientes pediátricos é limitada a casos específicos (Quadro 2).

Aproximadamente 90% das crianças que respondem à corticoterapia o fazem nas primeiras quatro semanas e os outros

10% após duas semanas adicionais. Dessa forma, o paciente deve receber a dose de corticoide de 60 mg/m^2/dia ou 2 mg/kg/dia (máximo 60 mg/dia) por 4-6 semanas. Após esse período a dose é reduzida para 40 mg/m^2/dia ou 1,5 mg/kg/dia, administrada em dias alternados por mais 4-6 semanas (Figura 2).

Adultos

Em linhas gerais, o tratamento da DLM em adultos é bastante semelhante ao de crianças. No entanto, a resposta ao corticoide é mais lenta nos adultos. O tratamento do primeiro episódio deve ser realizado com prednisona ou prednisolona na dose de 1 mg/kg uma vez ao dia (máximo de 80 mg/dia) ou de 2 mg/kg uma vez ao dia em dias alternados (máximo de 120 mg/kg/dia) por no mínimo 4 semanas e no máximo 16 semanas. Após a remissão, é realizado o desmame gradual do corticoide, cerca de 5-10 mg/semana, atingindo tempo total de exposição ao corticoide de 24 semanas (Figura 3).

Existe contraindicação ao início do tratamento com corticoide?

Os pacientes com doença infecciosa não controlada não devem receber nenhum tipo de imunossupressão. Além disso, pacientes diabéticos com hiperglicemia persistente, histórico de psicose induzida por corticoide ou osteoporose podem ter problemas com o uso de corticoide. Nestes últimos casos, o tratamento com outros imunossupressores, como inibidores de calcineurina, ciclofosfamida ou micofenolato, deve ser considerado (Quadro 6).

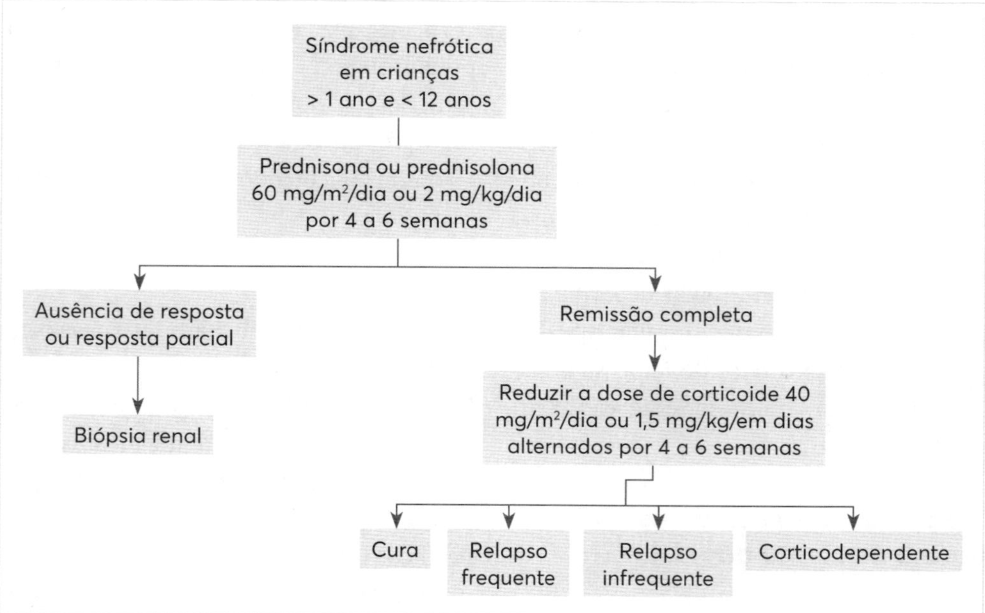

• **FIGURA 2** Tratamento da síndrome nefrótica em crianças.
Fonte: elaboração dos autores.

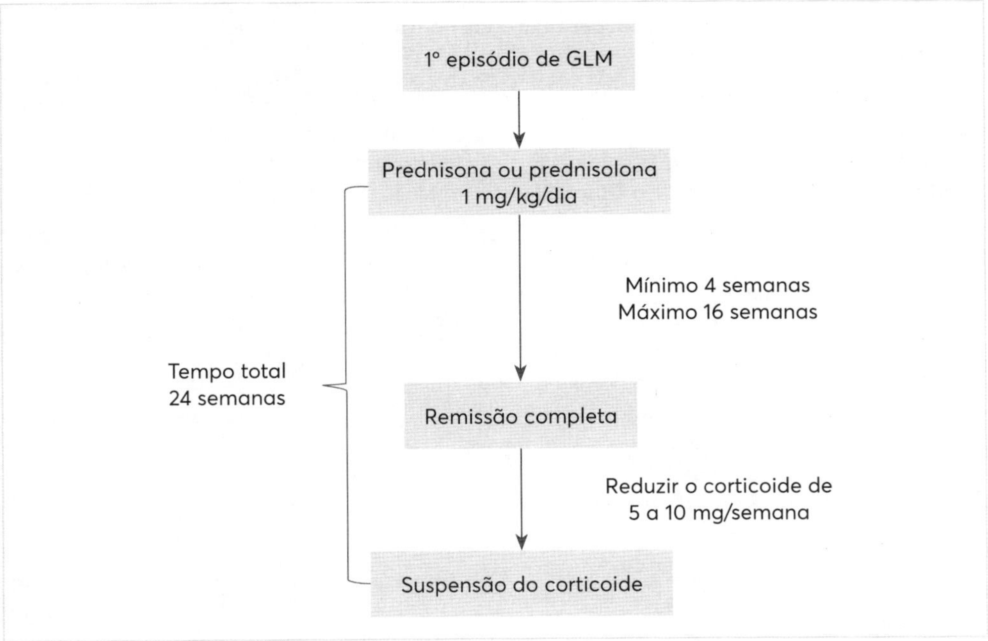

• **FIGURA 3** Tratamento da glomerulopatia de lesões mínimas em adultos.

GLM: glomerulopatia de lesões mínimas.

Fonte: elaboração dos autores.

• **QUADRO 6** Principais medicações utilizadas no tratamento de adultos com DLM

Medicações	Doses	Comentários
Corticoides Prednisona ou prednisolona	1 mg/kg/dia (máx. 80 mg/dia) ou 2 mg/kg em dias alternados (máx. 120 mg/dia), VO	Drogas de escolha Mínimo 4 semanas, máximo 16 semanas, retirar em no máximo 24 semanas
Ciclofosfamida	2-2,5 mg/kg/dia, VO	Usar por 8 semanas, máximo 12 semanas Utilizar apenas por um ciclo Risco de pancitopenia, infertilidade e neoplasias em doses acumuladas elevadas Manter leucócitos > 3.000 e neutrófilos > 1.500 células/mcL
Inibidores de calcineurina Ciclosporina Tacrolimo	3-5 mg/kg/dia divididos em 2 doses, VO Manter nivel sérico: 150-200 ng/mL 0,05-0,1 mg/kg/dia divididos em 2 doses, VO Manter nivel sérico: 4-7 ng/mL	Utilizar por 1-2 anos Risco de nefrotoxicidade Avaliar biópsia renal seriada quando em uso prolongado

(continua)

• **QUADRO 6** Principais medicações utilizadas no tratamento de adultos com DLM (*continuação*)

Medicações	Doses	Comentários
Micofenolato Mofetil Sódico	 1.000 mg 2x ao dia, VO 720 mg, 2x ao dia, VO	Risco de leucopenia, hepatopatia Intolerância gastrointestinal Muitos pacientes são dependentes do micofenolato
Rituximabe	Indução (intravenoso): 375 mg/m² 1x semana por 4 semanas ou 375 mg/m² 1x dose única, repetir se CD19 > 5 mm³ após 1 semana ou 1 g e repetir após 14 dias nova dose de 1 g. Relapso (intravenoso): 375 mg/m² 1x ou 1 g dose única.	Risco de leucopenia, infecções graves, brocoespasmo e fibrose pulmonar

DLM: doenças de lesões mínimas; VO: via oral.
Fonte: Kdigo, 2021.

Quando considerar a remissão completa da síndrome nefrótica por DLM? E remissão parcial?

A remissão completa nos adultos é atingida quando a proteinúria permanece < 0,3 g/dia ou, na amostra urinária, a relação proteína/creatinina (P/C) é de < 300 mg/g. Já nas crianças a relação proteína/creatinina < 200 mg/g define a remissão completa. Associado a isso, é necessário que haja retorno da albuminemia aos valores da normalidade.

Nos adultos, a remissão parcial é estabelecida quando na urina de 24 horas a proteinúria fica na faixa entre > 0,3 g e < 3,5 g/dia ou na amostra (P/C) entre > 300 mg/g e < 3.500 mg/g, associada à queda de mais de 50% da proteinúria inicial. No entanto, entre as crianças, o critério de remissão parcial é de P/C > 200 mg/g a < 2.000 mg/g. Também é necessário que haja retorno da albuminemia aos valores da normalidade.

É comum o retorno da proteinúria nefrótica nos pacientes com DLM já tratados?

O retorno da proteinúria aos valores nefróticos, após atingidas a remissão total e a suspensão completa do corticoide, é bastante frequente. Esse quadro é chamado de recidiva. Cerca de 80-90% das crianças corticossensíveis apresentarão ao menos um episódio de recidiva. Nos adultos, a recidiva ocorre em 65-80% dos casos, a maioria das quais acontecendo nos primeiros 3-6 meses após uma remissão.

O que fazer quando o paciente não responde à corticoterapia?

Aproximadamente 5-10% dos adultos com DLM são resistentes aos glicocorticoides. Consideramos resistente à corticoterapia aqueles que mantêm a proteinúria > 3,5 g/dia e redução ≤ 50% da linha de base após 16 semanas de tratamento em dose plena. Quando não há resposta à corticoterapia o diagnóstico deve ser repensado. A biópsia pode não ter sido representativa e a real lesão histológica pode não ter sido identificada. Esse fato pode ocorrer especialmente em estágios iniciais de Gesf.

Além disso, especialmente em crianças, causas genéticas devem ser pesquisadas. A variação de um único gene pode afetar a diferenciação, a estrutura e a função do podócito glomerular. O padrão histológico mais associado a essas variantes genéticas é a Gesf, porém também podem se apresentar como DLM. Dessa forma, a realização de nova biópsia renal e o estudo genético devem ser considerados.

Como tratamos os primeiros episódios de recidiva?

A recidiva da proteinúria, após remissão completa, tanto em adultos como em crianças é bastante comum. Quando esses relapsos são infrequentes, a base do tratamento é a corticoterapia. Entendem-se recidivas infrequentes como: menos de dois episódios de proteinúria em seis meses ou menos de quatro episódios em 12 meses, tanto para adultos como para crianças. O primeiro passo é reiniciar o curso de prednisona ou prednisolona na dose usada no início do primeiro tratamento (Figura 2, Figura 3 e Quadro 6).

Nas crianças, a dose inicial de corticoide é mantida até que seja alcançada a remissão completa e esta persista por pelo menos três dias. A dose de prednisona é reduzida para 40 mg/m^2 ou 1,5 mg/kg em dias alternados por pelo menos quatro semanas e em seguida inicia-se o desmame.

Nos adultos, a dose inicial de corticoide é retomada por quatro semanas ou até que a remissão seja atingida. Inicia-se, então, o desmame do corticoide, reduzindo-se a dose em 5 mg a cada 3-5 dias até que a droga seja descontinuada em 1-2 meses.

O que fazer quando os episódios de recidiva se tornam frequentes? E o que fazer quando os pacientes se tornam corticodependentes?

Tanto os pacientes que apresentam recidivas frequentes quanto os corticodependentes estão sujeitos a longos períodos de exposição ao corticoide e seus efeitos adversos, como osteoporose, osteopenia, catarata, obesidade, déficit de crescimento em crianças, hiperglicemia, entre outros.

Nos casos em que ocorrem efeitos adversos graves pela corticoterapia está indicado o uso de outras drogas imunossupressoras, ditas poupadoras de corticoide, tais como: ciclofosfamida, micofenolato, inibidores de calcineurina (ciclosporina ou tacrolimo), levomisol e rituximabe. De modo geral, esses agentes são iniciados depois da indução atingida com o corticoide. Após a introdução do segundo fármaco, o corticoide é retirado de forma lenta em 2-4 semanas.

No entanto, não há evidências claras de que qualquer um dos agentes imunossupressores usados atualmente forneça eficácia de longo prazo, sem efeitos colaterais significativos.

Crianças corticodependentes: como tratar?

Principalmente entre crianças existem divergências quanto às drogas de escolha nos corticodependentes. A maioria dos consensos e o UpToDate® sugerem o levamisol como droga de escolha. Trata-se de medicação de baixo custo e de reduzidos efeitos colaterais. Contudo, essa droga não é facilmente disponível e não é comercializada nos EUA e no Canadá.

A segunda droga de escolha pelo *Kidney disease: improving global outcomes* (*Kdigo*) é a ciclofosfamida. Entretanto, essa medicação promove a redução da imunidade celular, causando imunossupressão severa e risco de infecções graves. Além de potencial risco, dose-dependente, podem ocorrer infertilidade e cistite hemorrágica. O uso desse agente alquilante como terapia poupadora de esteroides reduziu bastante em favor de outros agentes imunossupressores com eficácia semelhante, porém com menos efeitos adversos. A droga de escolha pelo grupo responsável por este capítulo no UpToDate® é o micofenolato mofetil, na ausência de levamisol.

Adultos corticodependentes: como tratar?

As drogas poupadoras de corticoide em adultos se assemelham às usadas nas crianças. No entanto, o levamisol não é utilizado em adultos. A ciclofosfamida é a droga de escolha nas principais fontes bibliográficas e consensos. Um curso único de ciclofosfamida oral é associado a remissão na maioria dos pacientes corticodependentes ou que apresentam recidivas frequentes, sendo em geral bem tolerado. Seu uso prolongado (> 12 semanas) ou em mais de um curso deve ser evitado, já que, quanto maior a dose acumulada, maior a toxicidade. Essa droga tem potencial de pancitopenia. A dose deve ser ajustada para que os leucócitos e os neutrófilos permaneçam > 3.000 e > 1.500 células/mcL, respectivamente (Quadro 6).

Os inibidores de calcineurina, ciclosporina e tacrolimo estão associados a taxas de remissão em 70-90% em pacientes com recidivas frequentes ou corticodependentes. Essa é a droga de escolha em pacientes que recidivam após um ciclo de ciclofosfamida ou que desejam ter filhos. Entretanto, as taxas de recidivas durante a retirada do medicamento são altas e seu uso por tempo prolongado pode ser necessário, por cerca de 12-18 meses. Após esse tempo deve ser iniciado o desmame da droga, até atingir a menor dose necessária para manter a remissão, a fim de evitar nefrotoxicidade. Essa pequena dose deve ser mantida por mais 18-24 meses e depois descontinuada (Quadro 6).

O uso de micofenolato mofetil também foi demonstrado ser eficaz no tratamento de recidivas frequentes e em pacientes corticodependentes com DLM. No entanto, os pacientes tratados com micofenolato tendem a recidivar quando a droga é descontinuada, resultando em dependência do micofenolato. A medicação deve ser mantida por cerca de um ano e depois realizada a retirada gradual, se possível (Quadro 6).

O rituximabe é um anticorpo monoclonal anti-CD20 que depleta as células B CD20-positivas. Estudos observacionais demonstraram a eficácia do rituximabe, com ou sem outras terapias imunossupressoras de manutenção, no controle da proteinúria. No geral, a eficácia do rituximabe na indução da remissão se situa ao redor de 80% e está associada à redução do número de recidivas e do número de medicamentos imunossupressores. No entanto, a experiência com rituximabe é limitada. A eficácia e os riscos de longo prazo nessa população são desconhecidos (Quadro 6).

A evolução para doença renal terminal é frequente entre os pacientes com DLM?

Não. A evolução para doença renal terminal é bastante infrequente. A resposta inicial à corticoterapia é o melhor fator prognóstico nessa patologia. Cerca de 80-95% dos pacientes responderão à corticoterapia. A frequência dos relapsos também é fator determinante do prognóstico. Aproximadamente 10-20% dos adultos são corticorresistentes, o que lhes confere pior prognóstico. Muitos desses, em uma biópsia subsequente, são diagnosticados com Gesf que não foi identificada na amostra anteriormente coletada.

GLOMERULOESCLEROSE SEGMENTAR E FOCAL

O que é a Gesf?

É necessário separar o padrão histológico de lesão segmentar da doença Gesf. A alteração histológica, observada na microscopia óptica, consiste na presença de ao menos uma sinéquia de uma porção do capilar glomerular, aderido à cápsula de Bowman, e pode estar presente em outras glomerulopatias. Já a glomeruloesclerose segmentar e focal (Gesf), do tipo primária ou presumidamente relacionada a fatores de permeabilidade, é caracterizada pelo achado da fusão dos pedicelos na microscopia eletrônica, com lacunas entre os podócitos e a membrana basal glomerular, podendo também apresentar IgM e componente C3 do complemento na imunofluorescência ou na imunoperoxidase.

Quais os principais achados clínicos e epidemiológicos da Gesf?

A Gesf tem uma incidência que varia entre 0,2-1,8 caso/100.000 pessoas/ano. Duas grandes casuísticas brasileiras mostram essa glomerulopatia como a mais prevalente em nosso meio, predominando principalmente em homens da raça negra. Os pacientes portadores de Gesf primária se apresentam com um grau variável de proteinúria, podendo alcançar níveis nefróticos em 50-70% dos casos. Adicionalmente, a hematúria pode estar presente em 25-75% das apresentações, assim como a hipertensão arterial acomete até metade dos pacientes. Já a insuficiência renal está presente, no momento do diagnóstico, em 20-30% dos portadores de Gesf.

Qual a hipótese fisiopatológica da Gesf primária?

A Gesf primária também pode ser definida como uma glomerulopatia presumidamente relacionada a fatores de permeabilidade. A principal hipótese fisiopatológica é a de que a presença desses fatores circulantes leve a um desequilíbrio na regulação das respostas mediadas por linfócitos T e B. Uma evidência desse mecanismo é a resolução, parcial ou completa, com o uso de corticosteroides. Adicionalmente, há o acometimento direto dos podócitos por tais fatores, levando a um descolamento destes da membrana basal glomerular e a maior frequência de recidivas. Os fatores circulantes mais estudados são o CLC-1, o suPAR, os anticorpos anti-CD40 e a angiopoietina *like*-4.

Quais as variantes histológicas da Gesf e suas implicações?

A classificação de Colúmbia auxilia no prognóstico dessa lesão, separando as variantes histológicas da Gesf em cinco tipos: peri-hilar, celular, colapsante, *tip lesion* e NOS (do inglês *not otherwise specified*), sendo esta última assim denominada por não apresentar nenhuma característica que se enquadre nas quatro variantes anteriormente citadas. Existem discussões recentes sobre se a forma colapsante não seria uma patologia distinta, porém os mecanismos envolvidos demandam mais estudos a fim de serem realmente confirmados. O tipo histológico mais prevalente é a NOS, e está igualmente distribuído entre as formas primárias e secundárias. A variante *tip lesion* apresenta boa resposta terapêutica, com o melhor prognóstico em relação às demais. Já as colapsantes evoluem de maneira pior, com maior progressão para insuficiência renal crônica terminal.

Quais as principais definições que devemos relembrar a fim de melhor tratar nossos pacientes?

- Síndrome nefrótica: presença de edema, proteinúria > 3,5 g/dia em adultos + hipoalbuminemia < 3 g/dL.
- Remissão: resolução do edema + normalização da albumina sérica > 3,5 g/dL + redução da proteinúria.
- Remissão completa: redução da proteinúria para < 300 mg/dia, creatinina sérica normal e albumina sérica > 3,5 g/dL.
- Remissão parcial: redução da proteinúria para < 3,5 g/dia e diminuição de 50% da proteinúria basal com creatinina sérica estável.
- Recidiva: recorrência de proteinúria maciça > 3,5 g/dia.
- Recidiva frequente: se dois ou mais episódios dentro de seis meses ou pelo menos quatro episódios/ano.
- Corticodependência: recidiva durante o desmame do corticoide ou dentro de duas semanas após a retirada da droga.
- Corticorresistência: persistência de proteinúria apesar de estar em uso de prednisona 1 mg/kg/dia há mais de quatro meses.

Quando pensar em causa secundária de Gesf?

Pode-se pensar em causa secundária quando ocorre em pacientes com proteinúria não nefrótica, com quadro insidioso de edema, associado ou não a hipertensão leve. Uma das situações descritas é a de causa adaptativa, principalmente em indivíduos com história de baixo peso ao nascer, displasia renal, portadores de nefropatia do refluxo, com obesidade mórbida ou com doença falciforme. Nesses casos, de modo geral, ocorre boa resposta aos inibidores do sistema renina-angiotensina-aldosterona (SRAA), mas corticoides e imunossupressores são ineficazes no tratamento. A Gesf secundária também se origina de causas genéticas, principalmente em crianças, necessitando de estudo genético específico. Nessa situação, a resposta aos antiproteinúricos e imunossupressores é praticamente inexistente. Importante ressaltar o papel do gene APOL1 como fator de risco ao desenvolvimento dessa glomerulopatia. Por fim, a Gesf secundária também pode estar relacionada a patologias virais como HIV, parvovírus, citomegalovírus, coronavírus e a algumas drogas, tais como pamidronato, lítio, heroína e interferon.

Qual o tratamento inespecífico para a Gesf primária?

O tratamento inespecífico da Gesf consiste em terapia antiproteinúrica com inibidores da enzima de conversão da angiotensina (Ieca) ou bloqueadores do receptor de angiotensina (BRA). Não há benefício em prescrever as duas classes conjuntamente para essa população. A dose prescrita deve ser a maior possível e tolerada, obviamente respeitando a posologia indicada pelo fabricante, independentemente de o indivíduo ser hipertenso ou não. Todos os pacientes devem receber essas medicações, e o objetivo primordial é a redução da proteinúria, alcançando a remissão total.

Em relação ao uso de estatinas para o tratamento da dislipidemia do paciente nefrótico, o mais correto é aguardar 3-6 meses a resposta à terapêutica específica. Caso o paciente não entre em remissão e persista com níveis elevados de colesterol total e lipoproteína de baixa densidade (LDL), deve ser iniciado atorvastatina de 20-40 mg/dia ou rosuvastatina de 10-20 mg/dia. Adicionalmente, cabe salientar que, se houver risco cardiovascular elevado, essa terapêutica deve ser instituída no início do quadro.

Qual o tratamento específico inicial para a Gesf primária?

Os corticosteroides são as drogas de escolha para o tratamento inicial, devendo a prednisona ser prescrita na dose de 1 mg/kg/dia (máximo de 80 mg/dia) ou 2 mg/kg/dia em dias alternados (máximo de 120 mg/dia), mantendo essa dose por 4-16 semanas. Sendo corticorresponsivo, a droga deve ser mantida por até 6 meses, com redução gradativa após 2 semanas de remissão completa, por exemplo, reduzindo 5 mg a cada 15 dias. Caso apresente intolerância ou alto risco de efeitos colaterais, devem ser utilizados os inibidores de calcineurina (Figura 4).

Como tratar pacientes corticorresistentes?

Tacrolimo ou ciclosporina devem ser utilizados por pelo menos seis meses. O tacrolimo deve ser prescrito na dose média de 0,1 mg/kg/dia, e a ciclosporina na dose de 3-4 mg/kg/dia, ambos devendo ser administrados de 12 em 12 horas. O objetivo é atingir um nível sérico, respectivamente, entre 5-10 ng/mL e entre 100-175 ng/mL. Se respondedores, manter por pelo menos um ano a fim de minimizar os riscos de recidivas, e posteriormente iniciar desmame gradativo. Os inibidores de calcineurina devem ser evitados naqueles com *clearance* de creatinina menor que 30 mL/min/1,73 m². Adicionalmente, dose baixa de prednisona (0,15 mg/kg/dia) deve ser associada, devendo ser diminuída gradativamente em até seis meses (Figura 4).

Como proceder com pacientes com Gesf resistentes ou intolerantes aos inibidores de calcineurina?

Os pacientes devem ser encaminhados para um centro de referência a fim de eventualmente serem submetidos a uma nova biópsia renal e/ou utilizar um esquema alternativo de tratamento.

Quais os esquemas terapêuticos alternativos para o tratamento da Gesf primária?

Pacientes refratários ao tratamento com corticosteroides e inibidores de calcineurina, após reavaliação adequada, podem se beneficiar de ciclofosfamida, micofenolato mofetil ou rituximabe. Importante salientar que as evidências de sucesso desses medicamentos provêm de séries com baixo número de pacientes, assim como de metanálises que agregam um número relativamente pequeno de estudos. O micofenolato pode ser utilizado nas duas formulações disponíveis, tanto o mofetil quanto o sódico, respectivamente na dose de 1.500-2.000 mg e 1.080-1.440 mg, devendo ser dividido em duas tomadas diárias. A ciclofosfamida, administrada por via oral na dose de 2 mg/kg/dia durante 8-12 semanas, pode ser uma alternativa naqueles pacientes responsivos parcialmente aos corticoides, mas não deve ser utilizada nos corticorresistentes. Mais recentemente, o rituximabe surge como alternativa, principalmente para os indivíduos corticodependentes, mas com resultados frustrantes nos corticorresistentes. A dose utilizada é de 1 g ou 375 mg/m² em dose única, ou duas aplicações de 1 g no intervalo de 15 dias (Figura 4).

Quais os efeitos adversos das drogas utilizadas no tratamento da Gesf?

- *Corticosteroides*: catarata, ganho ponderal, hipertensão, Cushing, distúrbios de comportamento, diabetes, osteopenia e insuficiência adrenal.
- *Ciclosporina*: nefrotoxicidade, hipertricose, hiperplasia gengival e hiperlipidemia.
- *Tacrolimo*: nefrotoxicidade, intolerância à glicose, cefaleia, tremores e convulsões.
- *Micofenolato mofetil*: dor abdominal, diarreia, alterações hematológicas e infecções; lembrar que é teratogênico.
- *Rituximabe*: reações relacionadas a infusão; leucopenia e hipogamaglobulinemia, fibrose pulmonar, leucoencefalopatia multifocal progressiva, reativação do vírus da hepatite B.

NEFROPATIA MEMBRANOSA

O que é nefropatia membranosa?

Nefropatia, ou glomerulopatia membranosa, é uma doença glomerular. Essa

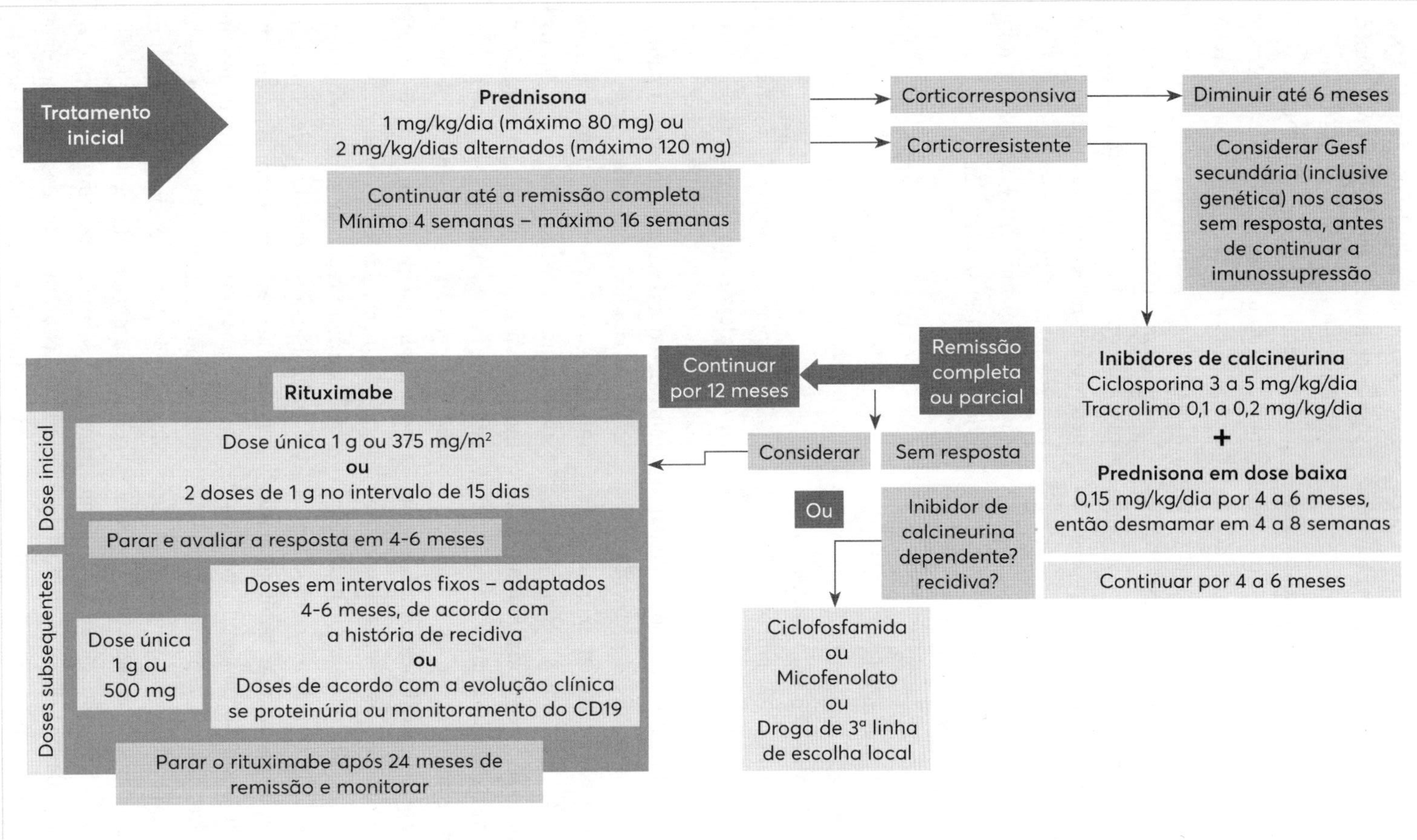

• **FIGURA 4** Proposta de tratamento para Gesf primária.

Gesf: glomeruloesclerose segmentar e focal.

Fonte: adaptação de Gauckler P, et al., 2020.

denominação se deve ao aspecto de alça capilar glomerular espessada nos estádios 2 e 3 da doença. O espessamento ocorre devido à deposição de complexos imunes no espaço subepitelial da parede do capilar glomerular e pela maior quantidade da própria membrana basal glomerular como tentativa de envolver o complexo imune. A Figura 5 ilustra a deposição dos complexos imunes no espaço subepitelial do capilar glomerular.

Qual é a apresentação clínica da nefropatia membranosa?

A nefropatia membranosa (NM) apresenta-se clinicamente com proteinúria. Quando acima de 3,5 g/24 horas, comumente leva à síndrome nefrótica. Esse é o quadro clínico mais frequente devido à presença do edema, o que leva o paciente a procurar atendimento médico. No entanto, não é incomum a NM apresentar apenas proteinúria na margem não nefrótica (inferior a 3,5 g/24 horas). Nesses casos, essa alteração só é detectada quando realizado exame de urina rotina ou da quantificação da proteinúria.

Nas formas de NM primária o exame de urina rotina não apresenta hematúria, ou esta é muito discreta, já que hipercelularidade mesangial e outros componentes de inflamação glomerular habitualmente são incomuns ou de pequena intensidade. Também não são esperados leucócitos e cilindros urinários. A presença de hematúria relevante é sugestiva de NM secundária. A filtração glomerular deve estar preservada nas doenças de instalação recente. Filtração glomerular reduzida acompanhando a síndrome nefrótica pode significar injúria renal aguda por contração do volume líquido intravascular com componente pré-renal, ou mesmo com necrose tubular aguda. Pode também ser complicação de trombose de veia renal. Todavia, a redução da filtração glomerular nos pacientes com proteinúria não nefrótica, ou com síndrome nefrótica leve, sugere maior duração da doença (meses ou anos) e já com fibrose intersticial. Esses casos podem também estar acompanhados de hipertensão arterial.

Quais são os mecanismos etiopatogênicos da nefropatia membranosa?

Esta doença ocorre pela formação *in situ* e/ou deposição de imunocomplexos acompanhados por componentes do sistema do complemento no espaço subepitelial do capilar glomerular. Esse evento imunológico acarreta inicialmente lesão subletal no podócito com maior influxo intracelular de cálcio e desestruturação do citoesqueleto de actina, seguidas por fusão dos pedicelos e proteinúria. A maior intensidade da proteinúria deve refletir agressão mais intensa aos podócitos.

O primeiro relato de antígeno humano reconhecido como causador de NM ocorreu em 2001, em um recém-nascido com síndrome nefrótica. A mãe, geneticamente deficiente de endopeptidase neutra, havia sido previamente sensibilizada em uma gestação anterior. Na gestação seguinte, anticorpos maternos antiendopeptidase neutra passaram para a circulação fetal e depositaram-se no espaço subepitelial.

Todavia, essa é uma forma muito rara de NM e que não explicava a doença nos indivíduos adultos.

Nos pacientes adultos, o primeiro antígeno causador de NM primária só foi descrito em 2009 como o receptor tipo M de fosfolipase A2 (PLA2R), presente no espaço subepitelial do capilar glomerular (Quadro 7). Atualmente é reconhecido que a presença de anticorpo anti-PLA2R ocorre em cerca de 80% dos casos caracterizados como NM primária. Nos últimos dez anos os antígenos THSD7A, EXT1/EXT2, Nell-1 e Sema3B também têm sido associados com nefropatias membranosas secundárias, como apresentado no Quadro 7.

Ainda existem várias dúvidas sobre a etiopatogenia da NM. Uma delas relaciona-se à imunoglobulina G4 (IgG4), que é a imunoglobulina que compõe o imunocomplexo da NM primária. Sabe-se que a IgG4 não ativa o sistema do complemento. Assim, não é conhecido como e por que ocorre a deposição de C3 no complexo imune.

• **QUADRO 7** Classificação molecular da nefropatia membranosa conforme o antígeno podocitário envolvido

Nefropatia membranosa primária:
▪ PLA2R-associada (80%). ▪ THSD7A-associada (1-3%). ▪ Nell-1-associada (2,5%). ▪ SEMA3B-associada (subtipo: IgG1). ▪ Indeterminada.
Nefropatia membranosa secundária:
▪ EXT1/EXT2-associada (LES e outras doenças do tecido conjuntivo). ▪ THSD7A: associado a malignidade. ▪ Nell-1: associado a malignidade (subtipo: IgG1).

LES: lúpus erimatoso sistêmico.
Fonte: adaptação de Alsharhan; Beck, 2021.

Como classificar a nefropatia membranosa?

A NM pode ser classificada, conforme a etiopatogênese, em primária e secundária, ou também baseada no antígeno podocitário envolvido (classificação molecular, Quadro 7). Até 30% dos casos diagnosticados por biópsia renal são classificados como secundários, com a identificação de possível etiologia sistêmica autoimune, neoplásica, medicamentosa ou infecciosa (Quadro 8).

Quando uma etiologia sistêmica não é identificada, a NM é considerada primária e pode ser compreendida como doença autoimune limitada ao rim. Após a identificação de antígenos podocitários como moléculas-alvo da agressão imunomediada, a antiga terminologia "idiopática" passou a ser gradualmente abandonada. Sendo assim, tem sido considerado que a classificação nas formas primária ou secundária é obsoleta por ser muito limitada. Como consequência, alguns grupos têm proposto apresentar a NM como associada ao respectivo antígeno, por exemplo, NM associada ao PLA2R. Todavia, essa realidade ainda nos parece distante, porque a identificação desses antígenos não está disponível na imensa maioria dos serviços de nefrologia e de nefropatologia em todo o mundo, mas é possível que ela tenha essa interpretação no futuro. Estima-se que os anticorpos anti-PLA2R estejam envolvidos em 80% dos casos de NM primária.

A classificação da NM possui implicações diagnósticas e terapêuticas, sendo o primeiro passo para uma abordagem racional na prática clínica. Uma pesquisa

• **QUADRO 8** Classificação da nefropatia membranosa conforme o possível agente ou mecanismo etiológico envolvido

Doenças autoimunes: LES (classe V da nefrite lúpica), síndrome de Sjögren e outras. **Doenças infecciosas:** Sífilis secundária, hanseníase, hepatite B e hepatite C, HIV, malária e outras. **Medicamentos ou toxinas:** Anti-inflamatórios não esteroides, penicilamina, sais de ouro, albumina sérica bovina catiônica (em crianças) e outras.	**Neoplasias:** Carcinomas (pulmão, mama, colo, rim e outros), linfoma não Hodgkin e leucemias. **Aloimunidade:** Nefropatia membranosa antenatal aloimune (anticorpos maternos, antiendopeptidase neutra). **Miscelânea:** Nefropatia membranosa *de novo* no transplante renal, doença enxerto *versus* hospedeiro.

HIV: vírus da imunodeficiência adquirida; LES: lúpus eritematoso sistêmico.
Fonte: elaboração dos autores.

de doenças sistêmicas mais frequentes ou conforme o quadro clínico é sugerida nas recomendações do *Kdigo* e está apresentada no Quadro 9. A identificação de doença sistêmica compatível com NM secundária direciona a abordagem para a etiologia específica. Nesses casos é esperada a remissão da nefropatia com o tratamento da doença subjacente.

Como diagnosticar a nefropatia membranosa?

A suspeita clínica da NM inicia-se com a identificação de proteinúria e pode ocorrer em todas as idades. No entanto, é rara em crianças, e nesses casos tende a ser secundária. A frequência da NM primária começa a aumentar após os 30 anos com mediana ao redor dos 50 anos, ou seja, é possivelmente a causa mais comum de glomerulopatia primária em idosos.

Na NM primária, as queixas clínicas estão relacionadas à proteinúria e à síndrome nefrótica. A pressão arterial tende a ser normal, o sedimento urinário está praticamente inalterado e a filtração glomerular preservada, com as exceções de síndrome nefrótica grave com contração da volemia, ou com trombose de veia renal, ou, ainda, com proteinúria de longa duração. Como nas outras glomerulopatias, está fortemente indicada a pesquisa por doenças autoimunes e de diabetes *mellitus*, além de hepatite B e C, de sífilis e de HIV (Quadro 9).

A dosagem de anticorpo anti-PLA2R sérico deve ser tentada, mas atualmente não está disponível no sistema de saúde pública no Brasil. A combinação de síndrome nefrótica com rotina de exame de urina, filtração glomerular e pressão arterial normais, sem sinais de glomerulopatias secundárias e com nível sérico elevado de anticorpo anti-PLA2R, é fortemente sugestiva de NM primária e, sob algumas circunstâncias, pode dispensar a biópsia renal. Todavia, a biópsia se mantém como o método de referência para o diagnóstico.

Quais as alterações histopatológicas da nefropatia membranosa?

As alterações histopatológicas que estabelecem o diagnóstico da NM estão apresentadas na Figura 6. Nas fases iniciais, a

• **QUADRO 9** Recomendações do *Kdigo* para a pesquisa e exclusão de condições sistêmicas mais comumente encontradas na nefropatia membranosa

▪ História clínica e exame físico para avaliação de doença sistêmica autoimune, infecciosa ou neoplásica e histórico de medicações utilizadas. ▪ Rastreio infeccioso para HBV, HCV, HIV e sífilis, ou ainda conforme suspeita clínica. ▪ Pesquisa de marcadores de doenças autoimunes.	▪ Rastreio neoplásico conforme idade e fatores de risco (ou seja, *screening* indicado para população conforme faixa etária, ou guiado por sintomatologia, sinal ou fator de risco específicos). ▪ Avaliação de imagem com ultrassonografia de rins e vias urinárias e radiografia de tórax.

HBV: hepatite viral B; HCV: vírus da hepatite C; HIV: vírus da imunodeficiência adquirida; *Kdigo*: *Kidney disease: improving global outcomes*.
Fonte: elaboração dos autores.

microscopia óptica pode não demonstrar alterações de espessura da alça capilar (Figura 6A), apesar de os depósitos imunes já estarem presentes. No entanto, nessa fase estes só são identificados pelas microscopias eletrônica (Figura 6C) e de imunofluorescência (Figura 6D). Com a progressão da nefropatia, o aumento da espessura da membrana basal decorrente da produção de nova matriz entre e ao redor dos depósitos já é visualizado por meio da microscopia óptica (Figura 6B, 6C e 6E).

A biópsia renal pode também apoiar-se na diferenciação entre NM primária e secundária. Pela imunofluorescência, os depósitos subepiteliais de IgG e C3 resultam no típico padrão granular global e difuso em alças capilares glomerulares. Avaliação complementar com imuno-histoquímica pode revelar subclasses de IgG (na forma primária, IgG4 dominante ou codominante) ou marcar o antígeno podocitário associado ao depósito imune. Todavia, essas investigações não estão ainda incorporadas à rotina dos laboratórios de nefropatologia. A presença de hipercelularidade mesangial, de esclerose segmentar, de sinéquias ou de crescentes, ou ainda a positividade forte na imunofluorescência com outros antissoros além de IgG e C3, são sugestivas de NM secundária e podem recomendar busca ativa de neoplasias, infecções e doenças autoimunes.

Quais são as abordagens terapêuticas da nefropatia membranosa?

A abordagem do paciente com NM consiste em:

- Tratamento da síndrome nefrótica e suas complicações (edema, eventos trombóticos, hipercolesterolemia e outras).
- Classificação e avaliação etiológica, objetivando a pesquisa de doença sistêmica quando pertinente.
- Estratificação de risco para decisão da necessidade de imunossupressão na NM primária.

Tratamento com medidas de suporte deve ser indicado para todos os pacientes. O tratamento imunossupressor pode ser postergado por 3-6 meses nos casos com risco caracterizado como baixo ou moderado porque há chance de ocorrer remissão espontânea. Todavia, nos casos mais graves, a imunossupressão deve ser instituída logo após o diagnóstico.

Como estratificar o risco de progressão da nefropatia membranosa?

Remissão espontânea pode ocorrer em cerca de 30% dos pacientes com NM, usualmente nos primeiros dois anos após o diagnóstico. No entanto, a ausência de remissão e a persistência de proteinúria nefrótica estão associadas à progressão para DRC terminal. A indicação do tratamento imunossupressor deverá ser individualizada, além de se considerar tanto o risco de progressão da doença renal como o de complicações graves da síndrome nefrótica (TE pulmonar, necrose tubular aguda, infecções) diante dos riscos inerentes à própria imunossupressão.

Para estratificação de risco, além da proteinúria e da estimativa da filtração glomerular (eTFG), a mensuração sérica do anticorpo anti-PLA2R fornece informações prognósticas e possui correlação com atividade de doença. Títulos séricos baixos [PLA2R Ab < 50 UR (unidades de referência)/mL] estão associados a maior probabilidade de remissão espontânea, enquanto títulos elevados (PLA2R Ab > 150 UR/mL) são indicativos de alto risco de progressão. Títulos séricos de PLA2R Ab < 14 UR/mL são considerados normais. Esses títulos podem variar conforme o método de dosagem.

A partir desses fatores, quatro grupos de risco com as respectivas abordagens são sugeridos (Figura 7).

Como realizar o tratamento conservador na nefropatia membranosa?

Seguindo as recomendações do *Kdigo*, a imunossupressão não é necessária em pacientes com proteinúria < 3,5 g/dia e eTFG > 60 mL/min/1,73 m^2. Tais pacientes devem ser manejados visando à redução da proteinúria, redução de risco cardiovascular e controle pressórico, o que inclui o bloqueio do sistema renina-angiotensina, restrição do sódio proveniente da dieta e uso de diurético para controle do edema. Devido ao risco de eventos tromboembólicos, a anticoagulação profiláctica pode ser considerada em pacientes com NM e síndrome nefrótica, particularmente naqueles com albumina sérica < 2,5 g/dL.

Nos casos estratificados como risco moderado, quando não há complicação potencialmente grave da síndrome nefrótica (evento trombótico, infecção ou injúria renal aguda) e a filtração glomerular é normal, o tratamento conservador pode ser tentado por 3-6 meses antes de se iniciar a imunossupressão.

Como realizar o tratamento imunossupressor na nefropatia membranosa?

O tratamento imunossupressor deve ser iniciado se ocorrer:

- Alteração da filtração glomerular (eTFG < 60 mL/min/1,73 m^2).
- Na síndrome nefrótica grave (injúria renal aguda, evento trombótico ou infecção).
- Nos pacientes nefróticos e sem resposta satisfatória ao tratamento conservador.

É importante ressaltar que a monoterapia com corticoide é ineficaz e não está indicada na NM. A escolha do agente imunossupressor dependerá da estratificação de risco (Figura 7).

Esquema de Ponticelli modificado

- *Medicação e posologia*:
  - Meses 1, 3 e 5: metilprednisolona na dose de 1 g (endovenoso - EV) por 3 dias, seguida por prednisona 0,5 mg/kg/dia (via oral - VO) por 27 dias.
  - Meses 2, 4 e 6: ciclofosfamida 2-2,5 mg/kg/dia (VO).
  - Duração: 6 meses.
- *Comentários*: terapia preferencial nos pacientes de risco muito alto (rápido declínio de função renal; síndrome nefrótica grave). Nível acumulado de ciclofosfamida superior a 36 g está associado a risco aumentado de malignidade. É importante avaliar regularmente o hemograma devido ao risco de anemia, leucopenia e plaquetopenia; avaliar também os eventos adversos da corticoterapia, principalmente em pacientes diabéticos.

Inibidor de calcineurina

- *Medicação e posologia*:
  - Ciclosporina: 3,5-4 mg/kg/dia em duas doses; nível sérico recomendado (dosagem no vale): 100-175 mcg/L; duração: 12-18 meses. Ou:
  - Tacrolimo: 0,05-0,1 mg/kg/dia em duas doses; nível sérico desejado: 3-5 mcg/L; duração: 12-18 meses.
- *Comentários*: associar prednisona em dose baixa. Esquema preferencial para mulheres em idade fértil. Opção nos casos de risco moderado ou alto e nos pacientes diabéticos. Falência terapêutica pode ser considerada após seis meses se não tiver ocorrido redução da proteinúria. Deve ser ressaltado que ambas as drogas são nefrotóxicas, que a ciclosporina pode causar hipertricose e hipertrofia gengival. O tacrolimo pode causar resistência à insulina, convulsões, entre outros eventos adversos.

Rituximabe

- *Posologia*: 375 mg/m^2/semana por via intravenosa durante quatro semanas ou
- 1 g/dose por via intravenosa, com dose adicional de 1 g após duas semanas.
- *Comentários*: escolha na doença refratária. Opção nos casos de risco moderado ou alto. É importante ressaltar o risco de *rash* cutâneo e de anafilaxia. Recomenda-se esquema pré-infusão com dexametasona e difenidramina.

Como avaliar a resposta ao tratamento na nefropatia membranosa?

As definições de resposta clínica incluem remissão completa, caracterizada pela redução da proteinúria para valores inferiores a 0,3 g/dia e normalização da albumina sérica; remissão parcial, caracterizada por proteinúria < 3,5 g/dia com redução mínima de 50% do valor basal e estabilização da eTFG; recidiva, caracterizada pela recorrência de proteinúria > 3,5 g/dia após remissão e falha terapêutica, na manutenção de níveis > 3,5 g/dia e ausência da redução mínima de 50% da proteinúria basal. Conforme as diretrizes revisadas fornecidas pelo *Kdigo*, para os casos de recidiva ou doença refratária, o uso de rituximabe deve ser considerado.

Medicamentos em avaliação

Estudos têm sido desenvolvidos com oftumumab, anticorpo anticélulas CD20 positivas de segunda geração. Belimumab (inibidor do fator Baff) é outro anticorpo monoclonal em estudo, especialmente em casos refratários. Dados limitados com o uso de hormônio adrenocorticotrófico (ACTH sintético) têm sido relatados, com resultados inconclusivos.

Considerações finais sobre nefropatia membranosa

Desde o início da década de 2000, quando foi identificado o primeiro antígeno humano associado com a NM (aloimune, naquele caso), houve grande avanço na identificação de outros antígenos. O anticorpo anti-PLA2R sérico descrito em 2009 está presente na NM primária e corresponde a cerca de 80% dos casos dessa glomerulopatia. Essa descoberta refletiu em grande avanço no diagnóstico, na avaliação da atividade e na monitorização da resposta terapêutica. Desde então, alguns outros antígenos foram identificados e provavelmente outros mais serão no futuro próximo. Esses avanços têm mostrado grande potencial para melhores diagnósticos das formas primária e secundária da NM e para a compreensão de sua etiopatogenia. Possivelmente a caracterização desses antígenos também permitirá a classificação dessa doença conforme o anticorpo predominante. Permanece uma grande expectativa para avanços mais consistentes no tratamento e na prevenção da doença.

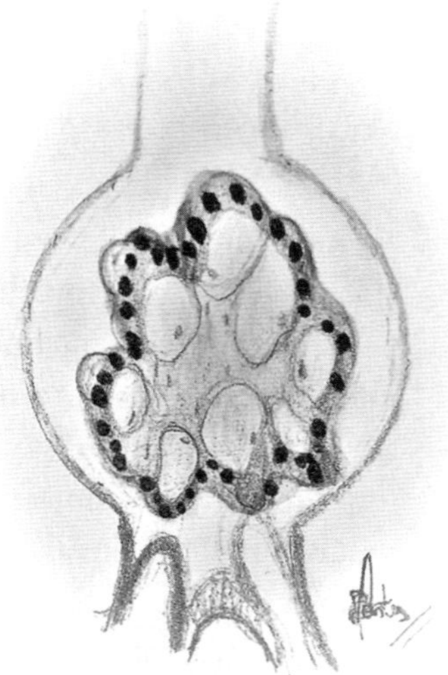

Nefropatia membranosa

Doença glomerular assim denominada pelo aspecto difusamente espessado da membrana basal glomerular, resultante da deposição de complexos imunes subepiteliais.

• **FIGURA 5** Ilustração mostrando os complexos imunes (em preto) depositados no espaço subepitelial do capilar glomerular na nefropatia membranosa.
Fonte: acervo dos autores.

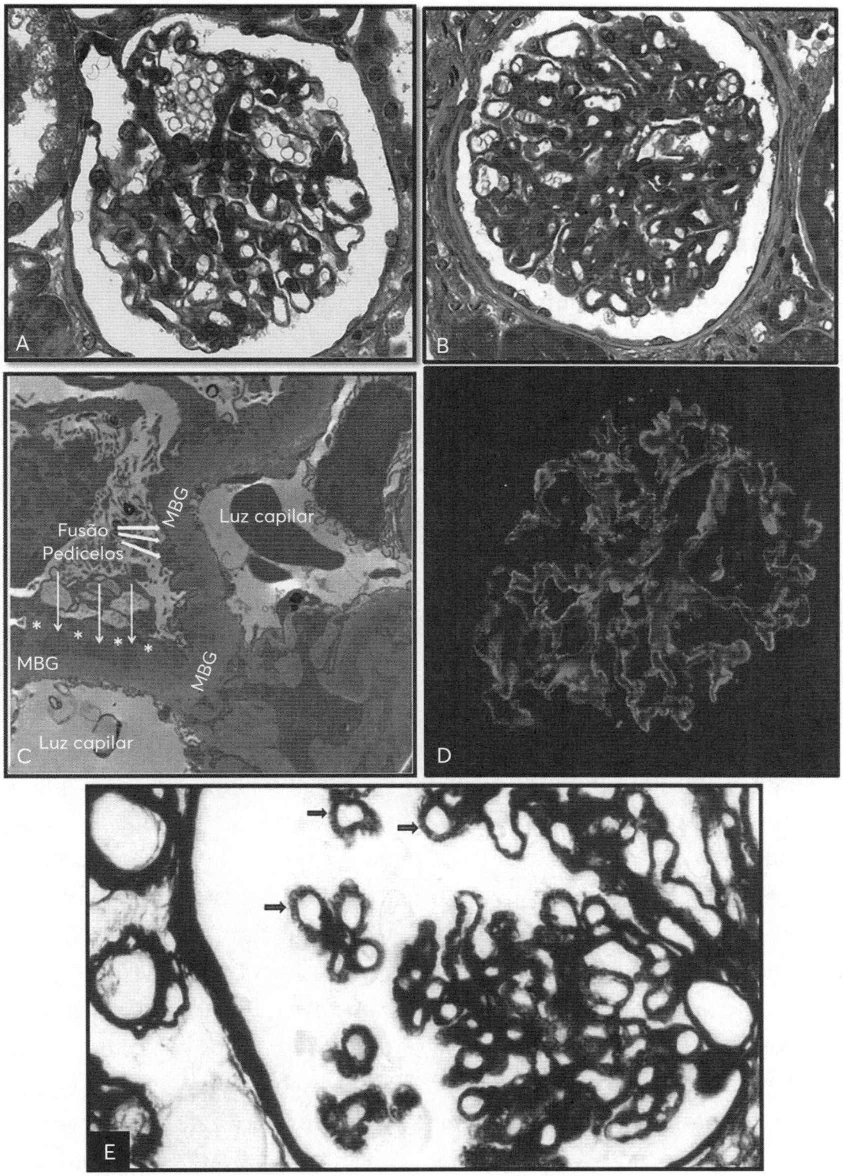

• **FIGURA 6** A: glomérulo com aspecto normal (estádio 1; tricrômico de Masson). B: microscopia óptica com alça capilar glomerular espessada na nefropatia membranosa estádio 2 (tricrômico de Masson). C: depósitos elétron-densos e espículas em espaço subepitelial na alça capilar glomerular. Setas: depósitos elétron-densos subepiteliais; asteriscos: espículas envolvendo os depósitos; setas cheias: fusão de pedicelos; MGB: membrana basal glomerular (estádio 2, microscopia eletrônica). D: IgG positivo forte granular em alças glomerulares (estádios 1, 2, ou 3; microscopia de imunofluorescência). E: setas: alças capilares com projeções em espículas (estádio 2; prata metenamina). (Ver imagem colorida no encarte.)

Agradecimentos: fotomicrografias gentilmente cedidas pelo Dr. Roberto Silva Costa (Figura 6A, B, D e E) e pela Dra. Marlene Antônia dos Reis (Figura 6C).

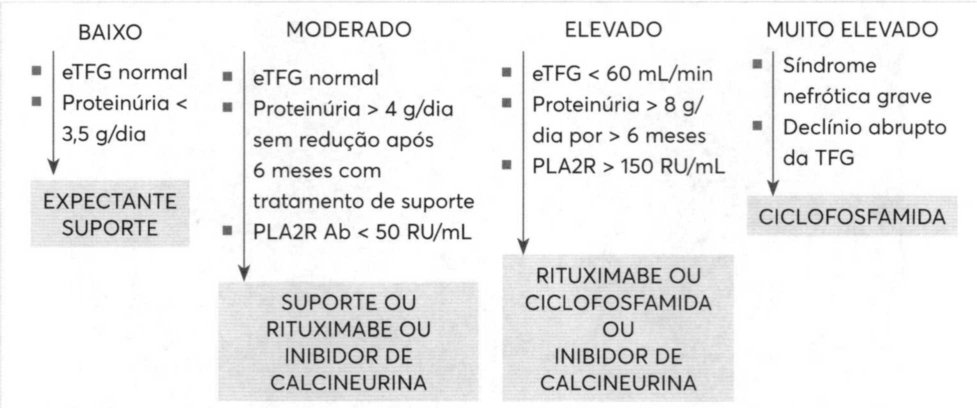

• **FIGURA 7** Estratificação do risco de progressão da nefropatia ou de complicações sistêmicas associadas à síndrome nefrótica para o manejo conforme a gravidade estimada.
eTFG: estimativa da filtração glomerular; TFG: taxa de filtração glomerular.
Fonte: elaboração dos autores.

NEFROPATIA DA IGA

O que é a nefropatia da IgA?

A nefropatia da IgA (NIgA) é a glomerulopatia primária mais comum no mundo, tendo sido descrita pela primeira vez em 1968, por Berger e Hinglais. Sua distribuição geográfica é muito variável; revisão sistemática de 1.619 publicações em cinco continentes detectou uma variação na prevalência entre 6,3% na Índia a 54,3% na China. Essa variação se deve a diferenças nas políticas de triagem para doença renal, na indicação de biópsia e nos fatores genéticos. No Brasil, a prevalência é variável entre 7,1-20,1%, sendo a terceira glomerulopatia primária mais frequente (17,5%), segundo o Registro Paulista de Glomerulopatias.

A nefropatia da IgA (NIgA) é uma glomerulonefrite proliferativa mesangial caracterizada pela deposição mesangial difusa de IgA; pode acontecer em qualquer idade, mas tem um pico de incidência entre a segunda e terceira décadas de vida, com predomínio no sexo masculino (2-3:1) na América do Norte e na Europa.

Sua etiologia é desconhecida na maioria dos casos, e resulta da desregulação da resposta imune IgA das mucosas, de modo que agentes infecciosos ou antígenos alimentares podem induzir a produção e a liberação de IgA patogênica com galactosilação deficiente (IgA1-Gd) na circulação, com posterior formação de autoanticorpos IgA ou IgG contra a IgA1-Gd, formação de imunocomplexos circulantes IgA1-Gd nefritogênicos e deposição mesangial desses imunocomplexos, com injúria renal inflamatória subsequente. Deve ser ressaltado que depósitos de IgA podem ser encontrados em biópsias de pessoas sem evidência de doença renal (3-16% dos indivíduos), e depósitos glomerulares de IgA estão presentes com frequência em parentes de pacientes com NIgA, na ausência de doença renal.

Como a nefropatia da IgA se apresenta clinicamente?

A apresentação clínica da NIgA é muito variável, a depender do grupo etário e da indicação da biópsia renal (Quadro 10). Entretanto, nenhum padrão clínico é patognomônico da NIgA.

• **QUADRO 10** Tipos de apresentação clínica da nefropatia da IgA

Apresentação clínica	Prevalência
Hematúria macroscópica sinfaringítica	40-50%
Hematúria microscópica	30-40%
Síndrome nefrótica	5%
GNRP	Rara (< 5%)
Injúria renal aguda associada a hematúria macroscópica	Rara (< 5%)
DRC	Até 20%

DRC: doença renal crônica; GNRP: glomerulonefrite rapidamente progressiva; IgA: imunoglobulina A.
Fonte: elaboração dos autores.

Hematúria macroscópica sinfaringítica

Esse tipo de apresentação acomete principalmente crianças e adultos jovens (abaixo de 40 anos), tem natureza recorrente e ocorre concomitantemente ou dentro de 24 horas após uma infecção respiratória ou do trato gastrointestinal, podendo ocorrer também após atividade física intensa ou sem gatilho aparente. A hematúria microscópica pode persistir entre os episódios de hematúria macroscópica. Apresenta prognóstico favorável em curto prazo, mas em longo prazo pode evoluir com proteinúria persistente e doença progressiva.

Hematúria microscópica

Os casos com essa apresentação geralmente são detectados durante a realização de sumário de urina de rotina ou na investigação de DRC, portanto com duração indeterminada. É a forma de apresentação mais comum em adultos, e pode apresentar-se com ou sem proteinúria, sendo esta geralmente inferior a 2 g/dia. Tem curso clínico favorável, mas pode evoluir com hipertensão e proteinúria significativas, sendo, assim, necessário um seguimento em longo prazo.

Síndrome nefrótica

É uma forma pouco frequente de apresentação, podendo ocorrer precocemente na história da doença ou como manifestação tardia da glomeruloesclerose crônica. Pode cursar com dois padrões distintos de doença histológica:

1. DRC e achados histológicos mais agressivos, como proliferação endocapilar, lesões esclerosantes e depósitos subendoteliais de IgA.
2. Início agudo da síndrome nefrótica, no qual o achado mais proeminente na biópsia é a fusão dos processos podocitários, com leve proliferação mesangial, sem proliferação endocapilar. Nesses casos ocorre remissão completa da proteinúria após o uso de corticosteroides e o prognóstico é favorável.

Glomerulonefrite rapidamente progressiva

A proliferação extracapilar (crescentes não circunferenciais) ocorre em até 20-30% dos pacientes com NIgA, mas GNRP (> 50% de crescentes) é manifestação rara.

Esse tipo de apresentação pode ocorrer como a primeira manifestação da doença ou ser superimposta a uma doença prévia estável, com quadro de edema, hematúria, HAS e insuficiência renal aguda (síndrome nefrítica).

Injúria renal aguda associada a hematúria macroscópica

Caracteriza-se por injúria do epitélio tubular por hemácias ou obstrução tubular por cilindros hemáticos, com mínima lesão glomerular. É um fenômeno reversível, mas recuperação incompleta pode ocorrer.

Doença renal crônica

É detectada mais frequentemente em pacientes idosos ou com muitos anos de nefropatia da IgA não detectada. Os pacientes apresentam hipertensão arterial sistêmica (HAS) e insuficiência renal no diagnóstico, podendo, portanto, representar outras causas de DRC. Para o diagnóstico, é necessária a identificação da deposição de IgA mesangial, mesmo nas fases tardias da doença renal.

Como fazer o diagnóstico da nefropatia da IgA?

Para o diagnóstico da nefropatia da IgA, inicialmente deve ocorrer a suspeição clínica diante de uma das apresentações acima descritas. A dosagem de IgA sérica está aumentada em 20-50% dos casos, e a dosagem sérica do complemento e as frações são normais. Entretanto, a nefropatia da IgA somente pode ser diagnosticada por meio de biópsia renal com imunofluorescência (IF) ou imunoperoxidase, revelando a deposição mesangial globular dominante ou codominante de IgA. Durante a evolução do paciente, se houver perda rápida de função renal, pode ser necessária a repetição da biópsia. Até o momento, nenhum outro marcador sérico/tecidual (fator reumatoide do tipo IgA, imunocomplexos de IgA, níveis elevados de IgA1 polimérica, pesquisa de IgA nos capilares da derme, entre outros) revelou-se suficientemente confiável para predizer o diagnóstico dessa nefropatia.

Quando está indicada a biópsia renal na nefropatia da IgA?

A indicação de biópsia renal em paciente assintomático com hematúria microscópica e proteinúria discreta varia de região a região, especialmente porque não existe um tratamento efetivo recomendado nos estágios iniciais da doença e a biópsia renal não é um procedimento isento de riscos. Nos países ocidentais, geralmente, pacientes com hematúria isolada, proteinúria ausente ou mínima (< 500-100 mg/dia) e taxa de filtração glomerular (TFG) normal não são biopsiados ou tratados, portanto a doença não é diagnosticada. Esses pacientes devem ser monitorizados com intervalos de 6-12 meses, para evidenciar progressão, como aumento da proteinúria, da pressão arterial e/ou da creatinina sérica.

A biópsia renal geralmente está indicada na presença de sinais suspeitos para doença renal mais severa ou progressiva:

- Proteinúria de 24 horas ≥ 0,5-1 g/dia, ou que pode estar aumentando ao longo do tempo.
- Elevação da creatinina sérica.

- HAS de início recente ou elevação significante na pressão arterial em pacientes com níveis basais que não eram superiores a 140/90 mmHg.

Quais os achados histológicos na nefropatia da IgA?

Microscopia óptica

A classificação histológica da nefropatia da IgA mais usada e mais bem estudada é a versão modificada da classificação de Oxford, que define o escore Mest-C, com base na avaliação de cinco variáveis patológicas (Quadro 11):

1. Hipercelularidade mesangial.
2. Hipercelularidade endocapilar.
3. Esclerose segmentar glomerular.
4. Atrofia tubular e fibrose intersticial.
5. Injúria celular crescêntica.

A presença de hipercelularidade endocapilar e de crescentes celulares identifica um grupo de pacientes que pode se beneficiar de terapia imunossupressora e com a probabilidade de ter doença progressiva sem essa terapia. Hipercelularidade mesangial em combinação com esclerose glomerular prevê a deterioração da função renal, o que é aumentado pela presença adicional de atrofia tubular e fibrose intersticial.

Imunofluorescência

A característica mais importante no diagnóstico da nefropatia da IgA é o achado de deposição dominante ou codominante de IgA no mesângio, e menos frequentemente (24-54% dos casos) nas alças capilares glomerulares. Complemento C3 é comumente codepositado nos glomérulos. A deposição de C1q levanta a possibilidade de formas secundárias de nefropatia da IgA. A coloração para cadeias leves é geralmente policlonal, e a cadeia lambda tende a ser mais forte que a kappa.

• **QUADRO 11** Classificação de Oxford da nefropatia da IgA revisada

Variável patológica		Definição	Classificação
M	Hipercelularidade mesangial	> 3 células mesangiais em uma área mesangial	M1: < 50% glomérulos M2: > 50% glomérulos
E	HEC	Celularidade aumentada nos capilares glomerulares, com estreitamento da luz	E0: sem HEC E1: qualquer HEC
S	ESG	Esclerose em parte dos glomérulos	S0: sem ESG S1: qualquer ESG
T	IFTA	Porcentagem de córtex renal com IFTA	T0: 0-25% IFTA T1: 26-50% IFTA T2: > 50% IFTA
C	CC	Proliferação de células epiteliais, células inflamatórias e fibrina no espaço de Bowman	C0: sem CC C1: 1-25% CC C2: > 25% CC

CC: crescentes celulares; ESG: esclerose segmentar glomerular; HEC: hipercelularidade endocapilar; IFTA: atrofia tubular e fibrose intersticial.
Fonte: elaboração dos autores.

Microscopia eletrônica

O achado predominante é a presença de depósitos imunes elétron-densos no mesângio glomerular. Podem ser vistos depósitos subendoteliais pequenos e esparsos, mas a identificação de largos depósitos subendoteliais e multilaminação da membrana basal glomerular correlaciona-se com hipercelularidade endocapilar (lesões proliferativas).

Quais os fatores de risco de progressão para doença renal crônica na nefropatia da IgA?

Um grande desafio na nefropatia da IgA é o risco extremamente heterogêneo de declínio progressivo da função renal, com um risco de DRC terminal em dez anos variando entre 10-40%.

A estratificação do risco e a decisão terapêutica dependente de fatores de risco clínicos podem ser altamente imprecisas, uma vez que uma proporção significativa de pacientes que se qualificam para a terapia imunossupressora tem doença não progressiva, enquanto muitos pacientes que não se qualificam para o tratamento apresentam declínio da função renal. Embora existam fatores de risco clínicos e histológicos bem estabelecidos para o declínio da função renal, quando estes são usados individualmente são incapazes de identificar com precisão os pacientes de alto risco.

Como tratar a nefropatia por IgA e as formas variantes? Outras opções terapêuticas?

A abordagem ideal da nefropatia da IgA ainda é incerta, mas um tratamento personalizado parece ser a melhor escolha para um paciente individual com esse tipo de glomerulopatia. Contudo, o único fator de risco para guiar o tratamento da nefropatia da IgA, segundo as diretrizes do *Kdigo*, é a proteinúria persistentemente acima de 1 g/dia.

Coppo (2019) sugere uma abordagem personalizada no tratamento de pacientes com NIgA, devendo incluir as alterações histopatológicas que têm sido comprovadas como fator de risco para progressão e resposta ao tratamento, associada a uma abordagem mais global, que inclua características clínicas, rapidez de progressão da doença e eventos patogenéticos em curso em um paciente individual. No momento atual há pouca evidência que dê suporte ao uso de escore Mest-C em determinar se a terapia imunossupressora deve ou não ser iniciada.

Terapia não imunossupressora

O tratamento basal para pacientes com nefropatia da IgA é a terapia de suporte agressiva que inclui:

- Uso de bloqueadores do SRAA (Ieca/BRA) para alcançar alvos de pressão sistólica em torno de 120 mmHg e redução da proteinúria para < 1 g/dia. Todo paciente com PTN > 0,5 g/dia deve ser tratado com Ieca/BRA, independentemente de ter ou não HAS; a inibição do SRAA tem duas finalidades: controlar a pressão arterial e retardar a progressão da doença renal.
- Modificação de estilo de vida: ingestão proteica controlada (0,8 g/kg/dia, especialmente se TFG < 60 mL/min),

restrição de sal, abandono do tabagismo, tratamento dos componentes da síndrome metabólica, controle de peso e exercícios físicos.

- Dapaglifozina: em uma análise do estudo *Dapa-CKD*, a dapagliflozina (inibidor do cotransportador 2 de sódio-glicose SGLT2) na dose de 10 mg/dia, quando adicionada à terapia com Ieca/BRA, reduziu significativamente o risco de insuficiência renal e prolongou a sobrevida de pacientes com DRC com e sem diabetes tipo 2, incluindo aqueles com nefropatia da IgA.

O tratamento com dapagliflozina foi associado a um risco 71% menor do desfecho composto primário, que incluiu um declínio sustentado na eTFG ≥ 50%, doença renal em estágio final ou morte por doença renal. Essa subanálise do estudo *Dapa-CKD* fornece evidências iniciais de que a dapagliflozina pode ser uma adição segura e eficaz ao padrão atual de tratamento na nefropatia da IgA, ou quando o tratamento com Ieca/BRA for contraindicado.

Terapia imunossupressora

A nefropatia da IgA com alto risco de progressão é definida pela presença de proteinúria > 1 g/dia, a despeito de pelo menos 90 dias de tratamento de suporte otimizado. Para os pacientes que permanecem com alto risco de progressão, apesar de terapia de suporte máxima, deve ser considerada terapia com esteroides por 6 meses (2B). Entre os regimes descritos nos estudos controlados randomizados mais recentes para o uso de corticoides na nefropatia por IgA, citam-se:

- Prednisona, 0,8-1 mg/kg/dia via oral, por 2 meses, seguida por redução mensal da dose em 0,2 mg/kg/dia durante os 4 meses seguintes.
- Prednisona, 1 mg/kg/dia via oral (máximo 75 mg), por 2 meses, seguida por redução de 5-10 mg/dia a cada 2 semanas, durante os 6 meses seguintes.

Sugere-se que não sejam tratados com esteroides os pacientes com TFG < 30 mL/min/1,73 m^2 (a evidência de benefício é baixa e a toxicidade do tratamento é elevada), glomeruloesclerose, atrofia tubular ou fibrose intersticial importantes.

A terapia combinada com ciclofosfamida e corticosteroide pode ser feita em pacientes com a forma crescêntica de nefropatia da IgA. Micofenolato mofetil, inibidores de calcineurina e rituximabe não têm evidências suficientes para serem recomendados no tratamento dessa nefropatia.

Como tratar as formas variantes?

São chamadas de formas variantes da nefropatia da IgA: a síndrome nefrótica com lesão mínima, a injúria renal aguda associada à hematúria macroscópica e a GNRP. Estas formas exigem tratamento específico imediato:

- Síndrome nefrótica com lesão mínima: o tratamento com esteroides deve ser instituído de forma semelhante à DLM idiopática.
- GNRP: ocorrendo declínio de mais de 50% da eTFG em três meses ou menos, causas reversíveis devem ser excluídas e biópsia renal é necessária. Na presença de hipercelularidade me-

sangial e endocapilar com mais de 50% de crescentes e áreas de necrose focal, pode-se tentar terapia com ciclofosfamida endovenosa e corticoide (como nas vasculites associadas ao anticorpo anticitoplasma de neutrófilos – Anca).

- Injúria renal aguda associada a hematúria macroscópica: a terapia é de suporte.

No Quadro 12 encontra-se um sumário da terapia indicada de acordo com a apresentação clínica/histológica da nefropatia da IgA.

Outras opções terapêuticas?

- Tonsilectomia: uma tonsilite tem sido associada com hematúria e proteinúria na nefropatia da IgA, uma vez que as tonsilas podem ser uma fonte de IgA alterada que forma imunocomplexos, os quais se depositam no mesângio glomerular. Estudos no Japão têm demonstrado melhor sobrevida renal e remissão parcial ou completa da hematúria e proteinúria após tonsilectomia na nefropatia da IgA. Entretanto, as evidências internacionais não apoiam que a tonsilectomia seja realizada de rotina em pacientes com essa nefropatia, exceto para aqueles pacientes que requerem tonsilectomia por motivos convencionais.
- Budesonida formulação oral: trata-se de uma formulação do glicocorticoide de liberação oral na região ileocecal, onde as placas de Peyer estão localizadas. Os linfócitos B da mucosa localizada nessa região podem ser uma fonte da produção da IgA com galactosilação aberrante, que tem sido implicada

• **QUADRO 12** Tratamento nas diferentes formas de apresentação clínica e histológica da nefropatia da IgA

Apresentação clínica	Terapia recomendada
PTN persistente < 0,5-1 g/dia, TFG normal ou levemente reduzida, mas que não está declinando rapidamente, achados histológicos leves ou moderados na biópsia	Iniciar com terapia não imunossupressora para retardar a progressão.
Sinais de doença progressiva associada a hematúria: aumento de creatinina, PTN persistente > 1 g/dia após máxima terapia antiproteinúrica não imunossupressora, evidência morfológica na biópsia de doença ativa (alterações glomerulares proliferativas ou necrotizantes)	▪ Maximizar terapia de suporte. ▪ Se TFG ≥ 50 mL/min – iniciar corticoide (avaliar se risco/benefício favorável). ▪ Se TFG entre 30-50 mL/min – a indicação é incerta; decisão individual (avaliar se risco-benefício é favorável). ▪ Se TFG < 30 mL/min – não está indicado uso de corticoide (exceto se GNRP).
GNRP	Iniciar terapia com ciclofosfamida e corticoide.
Síndrome nefrótica com lesão mínima	Iniciar terapia com esteroides de forma semelhante à lesão mínima idiopática.
Injúria renal aguda associada à hematúria macroscópica	Iniciar terapia de suporte.

GNRP: glomerulonefrite rapidamente progressiva; IgA: imunoglobulina A; PTN: proteinúria; TFG: taxa de filtração glomerular.
Fonte: elaboração dos autores.

na patogênese da nefropatia da IgA. Estudo prévio (*Nefigan*) demonstrou redução na proteinúria e estabilização da função renal em uso de budesonida ao longo de 12 meses, quando comparado ao placebo. Curto período de seguimento e a necessidade de desfechos clínicos são limitações dessa série, sendo necessários estudos adicionais.

- Óleo de peixe: o papel do óleo de peixe (ácidos graxos ômega-3) em pacientes com nefropatia da IgA não está bem definido, por meio de suposta ação anti-inflamatória. Alguns efeitos adversos (gosto residual de peixe e eructações) limitam a aceitação do paciente. O ômega-3 não tem efeito comprovado nos desfechos clínicos da NIgA, porém pode ser tentado em pacientes com fatores de risco para progressão, desde que seja adicionado às terapias convencionais.

O que é preciso para monitorizar a atividade da doença?

Não estão disponíveis biomarcadores séricos ou urinários validados para identificar a atividade imunológica continuada da nefropatia da IgA. Assim, alguns parâmetros clínicos e laboratoriais podem orientar o seguimento da evolução da doença, entre eles:

- Hematúria: é um marcador de atividade imunológica/inflamatória persistente, mas não necessariamente de doença progressiva.
- Proteinúria acima de 1 g/dia: é marcador de doença mais severa e maior fator de risco para progressão da doença; o aumento da proteinúria pode traduzir doença ativa persistente ou dano não imunológico.
- A dosagem de creatinina sérica estável não significa doença estável, sendo sempre recomendado estimar a taxa de filtração glomerular no seguimento; considera-se uma taxa de progressão lenta quando em torno de 1-3 mL/min/ano.

Como é a evolução do paciente com nefropatia da IgA?

A nefropatia da IgA primária caracteriza-se por uma evolução muito variável, desde uma doença totalmente benigna até uma insuficiência renal rapidamente progressiva. Pode levar à DRC terminal em 20-30% dos pacientes em 20 anos ou mais após o diagnóstico, já tendo sido relatado até 50% de progressão para DRC terminal em 20 anos. Alguns pacientes nunca progridem para DRC terminal, e a remissão espontânea tem sido descrita em alguns pacientes (5-30%), principalmente em crianças com função renal normal e proteinúria discreta. Pacientes que apresentam episódios recorrentes de hematúria macroscópica, sem proteinúria, apresentam baixo risco de doença renal progressiva. É importante identificar fatores de risco preditivos de evolução progressiva.

Quais as causas de nefropatia da IgA secundária e quando investigar essas causas?

Não há uma definição consistente da NIgA secundária na literatura, e nenhuma característica histológica específica diferencia a forma primária da secundária.

Geralmente a nefropatia da IgA secundária pode ocorrer associada a doenças hepáticas e do trato gastrointestinal, doenças infecciosas, doenças do trato respiratório, doenças autoimunes e neoplasias.

A frequência aumentada de nefropatia da IgA nessas condições pode sugerir uma relação potencial de causa, entretanto a associação entre a nefropatia da IgA e uma doença coexistente pode ser simplesmente o reconhecimento ou exacerbação de uma nefropatia primária. Um diferencial é que a IgA1-Gd está mais envolvida na deposição primária de IgA do que na deposição secundária. O anticorpo monoclonal KM55 pode detectar deposição de IgA1-Gd no glomérulo em casos de nefropatia da IgA primária, podendo ser útil nessa diferenciação.

A nefropatia da IgA pode recorrer após o transplante renal?

O transplante renal é o tratamento de escolha para pacientes com nefropatia da IgA que evoluem para DRC estágio 5. Os pacientes com essa nefropatia têm mais acesso ao transplante renal, uma vez que são mais jovens e sem comorbidades.

A recorrência da nefropatia da IgA pós-transplante é comum, em média ao redor de 30% dos pacientes, mas com variação entre 9-53%, conforme indicação da biópsia (clínica ou histológica), critério diagnóstico para recorrência, tempo de seguimento pós-transplante e diferenças raciais e geográficas. O tempo médio para a recorrência é de 3-4 anos pós-transplante, e o risco aumenta com o tempo de cirurgia. A recorrência pode ser clínica (hematúria, proteinúria, disfunção renal progressiva) ou histológica (deposição glomerular de IgA subclínica), sendo a biópsia do enxerto renal mandatória para o diagnóstico.

Observa-se menor frequência de lesões proliferativas glomerulares na recorrência da nefropatia da IgA, por conta do efeito dos imunossupressores. Apesar da alta taxa de recorrência, o risco verdadeiro de disfunção renal significativa ou perda do enxerto não é claro, devido à falta de estudos com biópsias protocolares. O risco estimado de perda do enxerto é de 7-10% em dez anos.

Considerações finais sobre nefropatia da IgA

- A nefropatia da IgA é a glomerulopatia primária mais prevalente no mundo, e seu perfil epidemiológico/clínico vem mudando.
- Trata-se de uma doença heterogênea, com distribuição geográfica peculiar, apresentação clínica e histológica variáveis, além de heterogeneidade genética.
- A biópsia renal é imprescindível para o diagnóstico, assim como devem ser afastadas causas secundárias.
- O tratamento de suporte é fundamental; esteroides estão indicados quando existe alto risco de progressão, avaliando-se o risco/benefício desses agentes.
- A terapia deve ser ajustada aos diferentes quadros clínicos e histológicos, e novas terapias alvo-direcionadas estão sendo avaliadas.
- A identificação de novos biomarcadores poderá permitir diagnóstico mais precoce, bem como aprimorar o monitoramento da atividade da doença e da resposta ao tratamento.

GLOMERULONEFRITE PÓS-INFECCIOSA

Qual a definição de glomerulonefrite pós-infecciosa?

Glomerulonefrite pós-infecciosa (GNPI) é uma complicação não infecciosa de infecção não renal, decorrente de resposta imunológica adversa, levando a um processo inflamatório glomerular (glomerulonefrite aguda). A glomerulonefrite pós-estreptocócica (GNPE) é a GNPI mais conhecida, sendo considerada o padrão dessa afecção. Essa referência é particularmente apropriada para a infância, período em que a GNPE é mais prevalente; entretanto, sobretudo em adultos, outras GNPI devidas a outros agentes infecciosos têm sido relatadas em diferentes séries da literatura internacional.

Quais os principais agentes e infecções associados à GNPI?

A GNPI é um tipo de glomerulonefrite que se desenvolve depois de uma infecção extrarrenal. Já a GNPE é a forma clássica de glomerulonefrite, causada por infecções recentes por cepas específicas (nefritogênicas) de estreptococos beta-hemolíticos do grupo A.

Infecções por diversos agentes têm sido associadas com glomerulonefrites agudas com padrões clínicos e morfológicos semelhantes à GNPE. Dentre esses processos infecciosos destacam-se: endocardite infecciosa, nefrite do *shunt* e abscessos viscerais.

Diferentemente do padrão clássico de injúria glomerular pós-estreptocócica, com um intervalo de latência entre os sinais clínicos da infecção e o início da glomerulonefrite, uma ampla variedade de patógenos, especialmente vírus, está associada às glomerulopatias que surgem concomitantemente com infecções, ou seja, durante a fase ativa (replicação) do processo infeccioso, conferindo uma relação patogênica direta entre o agente infeccioso e o desenvolvimento da glomerulonefrite aguda, dentre os quais se destacam:

- Estafilococos, pneumococos, bactérias Gram-negativas.
- *Salmonella typhi* (febre tifoide).
- *Treponema pallidum* (sífilis).
- Micobactérias (hanseníase).
- Vírus: *influenza*, hepatites B e C, HIV, Epstein-Barr, Coxsackie, citomegalovírus, parvovírus B19.
- Agentes causadores de malária, toxoplasmose, filariose e esquistossomose.

O Quadro 13 resume as principais síndromes renais associadas a infecções.

Quais as características epidemiológicas da GNPI e, em particular, da GNPE?

O pico de incidência da GNPE é a primeira década de vida, embora, em algumas séries, 30-40% dos indivíduos acometidos fossem adultos. Globalmente é a causa mais importante de síndrome nefrítica na infância. Nos países em desenvolvimento ocorre predominantemente em crianças (de 6-10 anos) e adultos jovens, prevalecendo em homens na razão de 2-3:1.

• **QUADRO 13** Síndromes renais associadas a infecções

Infecção	Apresentação	Patologia
GNPI: GNPE, endocardite, nefrite do *shunt* por estafilococos	Síndrome nefrítica: HAS, ↓ TFG, hematúria, DE+, edemas, proteinúria não nefrótica	GN proliferativa difusa
Febre tifoide, malária, leishmaniose	Micro-hematúria, proteinúria (não nefrótica)	GN membranoproliferativa
Hepatite C, esquistossomose, malária, hanseníase	Proteinúria (síndrome nefrótica), déficit TFG	GN membranoproliferativa +/− crioglobulinemia
Hepatites B e C, sífilis	Síndrome nefrótica	GN membranosa
HIV, parvovírus B19	Síndrome nefrótica, ↓ TFG	Gesf
Hanseníase, tuberculose	Síndrome nefrótica	Amiloidose secundária
E. coli 0157:H7	IRA, trombocitopenia, anemia hemolítica microangiopática	Microangiopatia trombótica, síndrome hemolítico-urêmica
EBV, leptospirose, legionella, tuberculose	IRA, micro-hematúria, proteinúria < 1 g	Nefrite intersticial aguda

DE: dismorfismo eritrocitário; EBV: Epstein-Barr vírus; Gesf: glomeruloesclerose segmentar e focal; GN: glomerulonefrite; GNPE: glomerulonefrite pós-estreptocócica; GNPI: glomerulonefrite pós-infecciosa; IRA: injúria renal aguda; TFG: taxa de filtração glomerular.
Fonte: elaboração dos autores.

A prevalência da GNPE varia dentro de um país e entre países, e é influenciada por fatores socioeconômicos, ou relacionados ao agente infeccioso e ao hospedeiro. A doença é mais prevalente em países em desenvolvimento ou em áreas pobres de países desenvolvidos. Ainda é um problema de saúde importante em várias regiões do mundo. Por outro lado, as taxas muito baixas em países europeus sugerem tratar-se de doença que pode ser prevenida.

No que se refere às GNPI de modo geral, nos países desenvolvidos têm sido observadas mudanças em seu perfil epidemiológico nas últimas décadas, com um declínio das taxas de incidência, tendência ao acometimento maior de adultos, especialmente com morbidades associadas, como diabetes e alcoolismo, e, além disso, aumento de outros agentes patogênicos relacionados. Nesses países, a GNPI é encontrada em idosos que apresentam múltiplas comorbidades com certa frequência; tais casos são usualmente relacionados a agentes infecciosos como *Staphylococcus aureus*, e podem apresentar um padrão histológico peculiar de depósitos IgA-dominantes na imunofluorescência.

Quais os mecanismos patogenéticos relacionados ao desenvolvimento da GNPI?

A GNPI é uma afecção na qual a deposição de imunocomplexos no glomérulo é crucial para sua instalação, seguindo-se a ativação do sistema do complemento (pelas vias clássica e alternativa), formação do complexo de ataque à membrana, produção de citocinas, quimiotaxia levando à infiltração de neutrófilos, que liberam proteases, surgindo assim uma inflamação exsudativa e proliferativa, que leva à disfunção glomerular.

A natureza do antígeno nefritogênico e o mecanismo exato da deposição dos imunocomplexos no glomérulo não estão completamente estabelecidos, embora características tais como o tamanho e a carga dos imunocomplexos influenciem seu potencial nefritogênico.

A patogênese da GNPI pode envolver os seguintes mecanismos:

- Deposição de imunocomplexos circulantes.
- Formação de imunocomplexos *in situ* por antígenos plantados no glomérulo.
- Mimetismo molecular: anticorpos antiestreptococos (antiantígenos do patógeno) produzidos pelo paciente, reagindo de forma cruzada com constituintes normais do glomérulo.
- Alterações moleculares de antígenos do glomérulo, tornando-os imunogênicos.

A GNPE especificamente é uma complicação tardia não supurativa da infecção. A patogênese não está bem esclarecida, porém o envolvimento do sistema imune do hospedeiro, bem como fatores do próprio patógeno, desempenham um papel relevante. Quanto ao primeiro, destacam-se a produção de anticorpos, a formação de imunocomplexos circulantes e a resposta autoimune. Ainda é desconhecido como a formação dos imunocomplexos ocorre, bem como quais seriam os antígenos nefritogênicos específicos. Esses imunocomplexos podem ser formados *in situ* nas estruturas glomerulares ou a distância, depositando-se no glomérulo, com a deflagração subsequente dos mecanismos efetores da injúria glomerular, como a ativação da cascata do sistema do complemento, recrutamento de células inflamatórias e lesão da barreira de filtração com ruptura do capilar glomerular pelo complexo de ataque à membrana.

Quais as principais alterações morfológicas associadas à GNPE?

Na microscopia óptica, os glomérulos apresentam hipercelularidade difusa, caracterizando uma glomerulonefrite proliferativa com extensa infiltração de células inflamatórias mono e polimorfonucleares no espaço endocapilar, levando à oclusão do lúmen dos capilares. Ocorre ainda proliferação de células próprias do glomérulo. Eventualmente, a GNPE pode apresentar crescentes.

Na imunofluorescência direta são visualizados depósitos de IgG e C3, ocasionalmente IgM nos glomérulos em um padrão granular, predominantemente na região subepitelial. Na microscopia eletrônica, depósitos eletrodensos grosseiros no espaço subepitelial com formato de corcova são característicos. Depósitos menores subendoteliais e mesangiais são também visualizados.

Qual o tempo de latência entre a infecção e o surgimento da GNPI?

Entre as GNPI, o curso da GNPE tem sido bem documentado. A doença renal manifesta-se clinicamente após 10-14 dias do início da faringite estreptocócica e após 21 dias da infecção cutânea. A infecção geralmente não está mais ativa ou se encontra na fase de resolução quando surgem os sintomas ou sinais da glomerulonefrite.

Como se apresenta clinicamente a GNPI?

A GNPI pode manifestar-se com um amplo espectro de severidade. Três padrões clínicos são usualmente observados:

- Síndrome nefrítica: hematúria, queda da taxa de filtração glomerular, hipertensão arterial, edemas e sinais de congestão circulatória; hematúria macroscópica ocorre em até 30% dos casos.
- GNRP tipo 2: síndrome nefrítica que progride com perda de função renal de instalação rápida e progressiva; é observada em 1% dos casos e em 14% daqueles submetidos a biópsia renal.
- Anormalidades urinárias assintomáticas: hematúria microscópica e proteinúria subnefrótica subclínicas.

Quais as principais alterações laboratoriais da GNPI?

Alterações urinárias, como hematúria microscópica, cilindros hemáticos, ocasionalmente cilindros granulares e leucocitários são visualizados no sumário de urina. A hematúria com dismorfismo eritrocitário é classicamente encontrada. Outros achados são elevação da densidade urinária e baixa fração de excreção de sódio (inferior a 1%). Azotemia e redução da taxa de filtração glomerular de graus variados são comuns, detectadas em geral pela elevação da creatinina sérica e pela redução da depuração de creatinina.

Na GNPE, títulos de anticorpos antiestreptolisina O (Aslo) estão elevados em 80-90% dos casos se a faringoamigdalite for o foco primário da infecção, seguidos pelo anti-DNAse B (elevado em 75% dos casos). Os níveis de Aslo persistem elevados até 2-5 semanas do início da infecção estreptocócica, decrescendo ao longo de meses. Na piodermite, os títulos de Aslo não costumam elevar-se, devendo-se utilizar a determinação de anticorpos anti-DNAse (elevada em 60-70% dos casos) para conferir se houve infecção estreptocócica prévia, seguida pela de anti-hialuronidase.

Os níveis dos componentes do sistema do complemento C3 e CH50 costumam estar reduzidos durante o episódio agudo e geralmente normalizam após seis semanas do diagnóstico.

Quais sorologias e exames complementares devem ser solicitados quando houver suspeita de GNPI?

Uma causa infecciosa deve ser pesquisada em toda glomerulonefrite proliferativa de etiologia não definida, mesmo que a infecção não esteja evidente pela história e exame clínico do paciente. É essencial avaliar na anamnese os seguintes aspectos: hábitos, fatores de risco, história patológica pregressa e dados epidemiológicos. Exames sorológicos são úteis na identificação de infecções subclínicas ou assintomáticas com antigenemia crônica, levando à ativação imune. Dentre os exames complementares em adultos, destacam-se: sorologia para sífilis, hepatites B e C, anti-HIV e o exame protoparasitológico de fezes. Na suspeita de endocardite infecciosa e nefrite do *shunt* é importante a realização de hemoculturas e do ecocardiograma, na primeira enfermidade.

Quando indicar biópsia renal na GNPI?

A biópsia renal geralmente não é mandatória se as características clínicas e laboratoriais são consistentes com o diagnóstico de GNPI, particularmente em crianças, nas quais a GNPE é a principal causa de síndrome nefrítica, sem evidências de complicações funcionais severas e com curso clínico favorável. A biópsia é mais comumente realizada em adultos e idosos.

Algumas das situações clínicas nas quais a biópsia renal deve ser indicada são: oligúria de duração prolongada (acima de uma semana); hipocomplementemia persistente que não normaliza em até oito semanas; proteinúria nefrótica ou alta e persistente; em presença de manifestações multissistêmicas.

Quais os principais diagnósticos diferenciais da GNPI?

Como a afecção-padrão é a GNPE, outras causas de GNPI são os primeiros diagnósticos que devem ser considerados.

Os principais diagnósticos diferenciais da GNPI (Quadro 14) são:

- GNPI não estreptocócica e glomerulonefrites associadas a infecções.
- Glomerulonefrite membranoproliferativa.
- Nefropatia da IgA.
- Nefrite lúpica.

Qual o tratamento da GNPI? Há algum tratamento específico?

Não existe terapia específica para tratar a GNPI. Na GNPE, o uso de antibióticos é indicado somente quando ainda há evidências da infecção estreptocócica remanescente no momento do diagnóstico da nefropatia. Erradicação da infecção com os agentes antimicrobianos apropriados e, quando for o caso, exérese cirúrgica

QUADRO 14 Diagnóstico diferencial das glomerulonefrites pós-infecciosas

	GNPI	Nefropatia por IgA	GNMP	Nefrite lúpica
Latência das manifestações renais após infecção respiratória	1-14 dias após o início dos sintomas	Quase simultâneas	Sem relação	Sem relação
Hematúria macroscópica	30-50%	> 80%	10-20%	Raro
Hipertensão arterial	> 80%	30-50%	> 80%	50%
Síndrome nefrótica	10-20%	5-10%	40-60%	30-70%
Complemento sérico	↓ C3 ↓ CH50	Normal	↓ C3 ↓ CH50	↓ C3 ↓ C4 ↓ CH50

GNMP: glomerulonefrite membranoproliferativa; GNPI: glomerulonefrite pós-infecciosa.
Fonte: elaboração dos autores.

do foco infeccioso (troca de válvula na endocardite infecciosa, *shunt* infectado e drenagem de abscessos viscerais) podem ser terapias necessárias. A antibioticoterapia guiada pelos resultados das culturas é especialmente importante em pacientes idosos, nos quais a ocorrência de infecção por *Staphylococcus aureus* meticilina-resistente é relativamente frequente.

O tratamento é basicamente de suporte, incluindo: restrição de sal da dieta, diuréticos para controle dos edemas, anti-hipertensivos em conformidade com os níveis pressóricos observados e restrição ao uso de medicamentos nefrotóxicos.

Em pacientes com hipertensão associada à sobrecarga de volume, a prescrição de furosemida está indicada. Nos casos severos ou refratários, se a hipertensão não for controlada com a restrição salina e diuréticos, a adição de bloqueadores de canal de cálcio, simpaticolíticos de ação central ou vasodilatadores pode ser necessária. A supressão farmacológica do sistema renina-angiotensina na fase aguda deve ser evitada pelo risco de hipercalemia e pela interferência na hemodinâmica glomerular. Se houver evidências de encefalopatia ou emergência hipertensiva, com sinais de congestão circulatória e/ou insuficiência cardíaca, o paciente deverá ser internado prontamente para controle.

Tratamento imunossupressor, nesses casos principalmente com corticoide, pode exercer um papel na terapia quando houver falha de resposta após a erradicação do agente infeccioso, especialmente quando a apresentação da GNPI se deu como GNRP, evidenciando-se crescentes na biópsia renal, ou em caso de inflamação intersticial severa.

Qual o prognóstico da GNPI?

Na GNPI, a evolução é geralmente favorável, especialmente em crianças. O prognóstico é pior em idosos e naqueles que apresentam morbidades associadas. A resolução dos sintomas agudos ocorre em 4-6 semanas, e a progressão para DRC em estágio avançado com necessidade de terapia renal substitutiva é rara. Proteinúria leve pode persistir por até seis meses após o quadro agudo, e hematúria pode ser observada por mais tempo, em alguns casos.

LITERATURA RECOMENDADA

Alsharhan L, Beck Jr LH. Membranous nephropathy: core curriculum 2021. Am J Kidney Dis. 2021;77(3):440-53.

Barbour S, Reich H. An update on predicting renal progression in IgA nephropathy. Curr Opin Nephrol Hypertens. 2018;27:214-20.

Barros RT, Alves MAVFR, Dantas M et al. Glomerulopatias: patogenia, clínica e tratamento. 3.ed. São Paulo: Sarvier; 2012.

Beck Jr LH, Bonegio RG, Lambeau G et al. M-type phospholipase A2 receptor as target antigen in idiopathic membranous nephropathy. N Engl J Med. 2009;361(1):11-21.

Bobart SA, De Vries AS, Pawar AS et al. Noninvasive diagnosis of primary membranous nephropathy using phospholipase A2 receptor antibodies. Kidney Int. 2019;95:429-38.

Coppo R. Towards a personalized treatment for IgA nephropathy considering pathology and pathogenesis. Nephrol Dial Transplant. 2019;34:1832-8.

Couser WG. Primary membranous nephropathy. Clin J Am Soc Nephrol. 2017;12(6):983-97.

De Vriese AS, Sethi S, Nath KA et al. Differentiating primary, genetic, and secondary FSGS in adults: a clinicopathologic approach. J Am Soc Nephrol. 2018;29(3):759-74.

De Vriese AS, Wetzels JF, Glassock RJ et al. Therapeutic trials in adult FSGS: lessons learned and the road forward. Nat Rev Nephrol. 2021;17(9):619-30.

Fellström BC, Barratt J, Cook H et al. Nefigan trial investigators: targeted-release budesonide versus placebo in patients with IgA nephropathy (Nefigan): a double-blind, randomised, placebo-controlled phase 2b trial. Lancet. 2017;389(10084):2117-27.

Fervenza FC, Appel GB, Barbour SJ et al. Mentor investigators: rituximab or cyclosporine in the treatment of membranous nephropathy. N Engl J Med. 2019;381(1):36-46.

Gauckler P, Shin J II, Alberici Fet al. Rituximab in adult minimal change disease and focal segmental glomerulosclerosis – What is known and what is still unknown? Autoimmun Rev. 2020 Nov;19(11):102671.

Hunt EAK, Somers MJG. Infection-related glomerulonephritis. Pediatr Clin North Am. 2019;66(1):59-72.

Kanjanabuch T, Kittikowit W, Eiam-Ong S. An update on acute postinfectious glomerulonephritis worldwide. Nat Rev Nephrol. 2009;5(5):259-69.

Kidney disease: improving global outcomes (Kdigo). Glomerulonephritis Work Group. Clinical practice guideline for glomerulonephritis. Kidney Int. 2021;100:S1-S276.

Lionaki S, Panagiotellis K, Melexopoulou C, Boletis JN. The clinical course of IgA nephropathy after kidney transplantation and its management. Transplant Rev (Orlando). 2017;31(2):106-14.

Malafronte registry of glomerulonephritis: 5-year data report. Nephrol Dial Transplant. 2006;21(11):3098-105.

Meyrier A, Radhakrishnan J. Minimal change disease: treatment in adults. UpToDate®. 2021. Disponível em: https://www.uptodate.com/contents/minimal-change-disease-treatment-in-adults. Acesso em: 5 jul. 2022.

Mosquera J, Pedreañez A. Acute post-streptococcal glomerulonephritis: analysis of the pathogenesis. Int Rev Immunol. 2020;8:1-20.

Moura LRR, Alves MAVFR, Santos DR, Pecoits Filho R. Tratado de nefrologia. Rio de Janeiro: Atheneu; 2018.

Nasr SH, Fidler ME, Valeri AM et al. Postinfectious glomerulonephritis in the elderly. J Am Soc Nephrol. 2011;22(1):187-95.

Pinto SW, Mastroianni-Kirsztajn G, Sesso R. Ten-year follow-up of patients with epidemic post infectious glomerulonephritis. PLoS One. 2015;10(5):e0125313.

Rauen T, Eitner F, Fitzner C et al. Stop: IgAN investigators. Intensive supportive care plus immunosuppression in IgA nephropathy. N Engl J Med. 2015;373:2225-36.

Rocha AKC, Silva AQB, Kirsztajn GM. Post-streptococcal and epidemic glomerulonephritis. In: Bezerra da Silva Jr G, Francesco Daher E, Barros E. Tropical nephrology. Springer International Publishing; 2020. p.155-65.

Rodrigues JC, Haas M, Reich HN. IgA nephropathy. Clin J Am Soc Nephrol. 2017;12(4):677-86.

Rosenberg AZ, Kopp JB. Focal segmental glomerulosclerosis. Clin J Am Soc Nephrol. 2017;12:502-17.

Rovin BH, Adler SG, Barrat J et al. Executive summary of the Kdigo 2021 guideline for the management of glomerular diseases. Kidney Int. 2021;100:753-79.

Saha MK, Julian BA, Novak J, Rizk DV. Secondary IgA nephropathy. Kidney Int. 2018;94(4):674-81.

Salant DJ. Unmet challenges in membranous nephropathy. Curr Opin Nephrol Hypertens. 2019;28:70-6.

Soares MF. An update on pathology of IgA nephropathy. J Bras Nefrol. 2016;38(4):435-40.

Stratta P, Musetti C, Barreca A, Mazzucco G. New trends of an old disease: the acute post infectious glomerulonephritis at the beginning of the new millenium. J Nephrol. 2014;27(3):229-39.

Trimarchi H, Barratt J, Cattran DC et al. Oxford classification of IgA nephropathy 2016: an update from the IgA Nephropathy Classification Working Group. Kidney Int. 2017;91:1014-21.

Vivarelli M, Massella L, Ruggiero B, Emma F. Minimal change disease. Clin J Am Soc Nephrol. 2017;12(2):332-45.

Watts AJB, Keller KH, Lerner G et al. Discovery of autoantibodies targeting nephrin in minimal change disease supports a novel autoimmune etiology. J Am Soc Nephrol. 2022;33(1):238-52.

Wheeler DC, Toto RD, Stefánsson BV et al. Dapa-CKD Trial Committees and Investigators. A pre-specified analysis of the Dapa-CKD trial demonstrates the effects of dapagliflozin on major adverse kidney events in patients with IgA nephropathy. Kidney Int. 2021;100(1):215-24.

Xue C, Yang B, Xu J et al. Efficacy and safety of rituximab in adult frequent-relapsing or steroid-dependent minimal change disease or focal segmental glomerulosclerosis: a systematic review and meta-analysis. Clin Kidney J. 2020;21:14(4):1042-54.

3

Glomerulopatias secundárias

Lilian Monteiro Pereira Palma
Osvaldo Merege Vieira Neto
Maria Almerinda Ribeiro Alves
Irene de Lourdes Noronha
Paula Moreira da Costa
Sergio Ricardo de Antonio
Marilia Bahiense-Oliveira

INTRODUÇÃO

A doença glomerular pode resultar de distúrbios hereditários ou adquiridos, e sua manifestação varia desde anormalidades urinárias assintomáticas a injúria renal aguda (IRA) ou doença renal crônica (DRC) estágio 5. Para o correto diagnóstico da lesão glomerular, há necessidade de fazer biópsia renal – com microscopia de luz, imunofluorescência (IF) e microscopia eletrônica (sempre que disponível). As causas secundárias são mais comuns que as primárias, e a nefropatia diabética é a causa mais comum de síndrome nefrótica no adulto.

Neste capítulo serão abordadas de maneira prática as principais causas de glomerulopatias secundárias em adultos.

CRIOGLOBULINEMIA

O que é crioglobulinemia?

A vasculite crioglobulinêmica é uma síndrome inflamatória sistêmica que acomete vasos de pequeno e médio calibres devido a imunocomplexos contendo crioglobulinas. Estas são proteínas sanguíneas que precipitam no soro a temperaturas abaixo de 37°C e se dissolvem novamente quando reaquecidas. São compostas por imunoglobulinas ou uma mistura de imunoglobulinas e componentes do complemento. Caracterizadas clinicamente pela tríade de Meltzer: púrpura palpável, artralgia e fraqueza.

Como são classificadas as crioglobulinemias?

- Tipo 1: crioglobulinas são anticorpos *monoclonais*, tipicamente imunoglobulina G (IgG) ou imunoglobulina M (IgM) e menos comumente imunoglobulina A (IgA). Desenvolvem-se na presença de uma gamopatia monoclonal de significado indeterminado, que pode evoluir para malignidade de células B, como mieloma múltiplo, macroglobulinemia de Waldenström ou leucemia linfocítica crônica.

- Tipo 2: crioglobulinas são compostas de uma mistura entre IgM monoclonal e atividade de fator reumatoide (raramente pode ser IgG ou IgA) associada a imunoglobulinas *policlonais*, sendo por isso crioglobulinemias mistas. Frequentemente são associadas a infecções virais persistentes, particularmente hepatite C. Mais raramente, podem associar-se a doenças autoimunes, como lúpus eritematoso sistêmico (LES) e síndrome de Sjögren, doenças linfoproliferativas e infecção por vírus da hepatite B (HBV) e vírus da imunodeficiência adquirida (HIV). Em alguns casos não se encontra associação com outra doença, sendo então denominada crioglobulinemia essencial.
- Tipo 3: crioglobulinas são compostas por imunoglobulina G (IgG) e IgM *policlonais*, sendo também denominadas mistas. Frequentemente são secundárias a doenças autoimunes, mas também podem se associar a infecções, particularmente hepatite C.

Como suspeitar de que um paciente pode ter crioglobulinemia?

- Envolvimento cutâneo e sintomas vasomotores: presença de máculas eritematosas e lesões purpúricas, podendo ocorrer também úlceras e crostas hemorrágicas. Fenômeno de Raynaud, livedo reticular e acrocianose são mais comuns na crioglobulinemia tipo 1.
- Doença renal: ocorre devido à presença de imunocomplexos e menos frequentemente por fenômenos trombóticos. Glomerulonefrite de padrão membranoproliferativo, frequentemente com crescentes, é o achado histopatológico mais comum nas crioglobulinemias mistas e pode se manifestar por hematúria ou proteinúria isoladas, síndrome nefrítica, síndrome nefrótica e glomerulonefrite rapidamente progressiva (GNRP).
- Envolvimento musculoesquelético: mialgia e artralgias, principalmente em articulações metacarpofalângicas, interfalângicas proximais, joelhos e tornozelos são comuns nas crioglobulinemias mistas (tipos 2 e 3).
- Envolvimento de nervos periféricos: neuropatia periférica é muito comum nas criogobulinemias mistas.
- Envolvimento pulmonar: manifestações pulmonares subclínicas, detectadas em testes de função, são comuns nas crioglobulinemias mistas, entretanto, vasculite e hemorragia alveolar são raras.
- Miscelânea: esplenomegalia, hepatomegalia e linfadenopatia eventualmente ocorrem. Síndrome de hiperviscosidade pode ocorrer na crioglobulinemia tipo 1.

Como confirmar o diagnóstico da crioglobulinemia?

- Pesquisa de crioglobulinas: deve se apresentar positiva. Em caso de alta suspeita e exame negativo, o exame deve ser repetido após consulta com o laboratório e certificação do método correto para coleta e realização do exame.
- Dosagem de complemento: redução de C3, C4 e CH50 é comum nas crioglo-

bulinemias mistas, particularmente na crioglobulinemia mista tipo 2, devido à ativação da via clássica do complemento.

- Pesquisa de fator reumatoide: habitualmente presente em altos títulos, principalmente na crioglobulinemia mista tipo 2.
- Proteínas de fase inflamatória: velocidade de hemossedimentação (VHS) e proteína C reativa habitualmente estão elevadas.
- Sorologias: sorologia para doenças virais, como hepatite B, hepatite C ou HIV.
- Miscelânea: presença de autoanticorpos, avaliação de função renal e hepática, presença de pico gama monoclonal à eletroforese de proteínas plasmáticas, eletroneuromiografia alterada em pacientes com sintomas neuromusculares, biópsia renal mostrando glomerulonefrite proliferativa e biópsia de medula óssea em casos de suspeita de doença hematológica são ferramentas úteis para o diagnóstico, com base nos achados clínico-laboratoriais.

Uma vez diagnosticado, como devo tratar um paciente com crioglobulinemia?

O tratamento deve ser dirigido à doença de base. Pacientes com crioglobulinemia mista secundária à hepatite C com glomerulonefrite crescêntica (GNCr) e deterioração rápida da função renal devem receber inicialmente tratamento imunossupressor para diminuir a atividade da doença, independentemente do tratamento da doença de base:

- Plasmaférese: sessões diárias ou em dias alternados, até não se detectarem crioglobulinas no soro.
- Corticosteroides: metilprednisolona (1.000 mg por dia por três dias) seguida por prednisona (1 mg/kg/dia) por quatro semanas, com redução quinzenal da dose.
- Imunossupressor: deve ser associado ao corticosteroide. Pode ser usado rituximabe (RTX) ou ciclofosfamida (CFF):
  - RTX: é o imunossupressor de escolha e deve ser prescrito na dose de 375 mg/m^2 diluído em 500 mL de soro glicosado 5%, para ser administrado em 6 horas, perfazendo um total de 4 doses, com intervalo de 7 dias entre as aplicações.
  - CFF: na impossibilidade de uso do RTX, deve ser usada em 3 pulsos, com intervalo de 30 dias entre as aplicações, na dose inicial de 500 mg/m^2. Deve ser diluída em 500 mL de soro glicosado 5% e ser administrada em 4 horas.

Deverá ser colhido hemograma 15 dias após o pulso. Se a contagem de glóbulos brancos (GB) cair abaixo de 4.000/mm^3, a dose de CFF no próximo pulso deverá ser reduzida em 25%. Se GB se mantiver acima de 6.000/mm^3, a dose deverá ser elevada em 25% no próximo pulso.

Após o controle da fase aguda, pode-se iniciar tratamento para a doença de base.

Qual o prognóstico dos pacientes com crioglobulinemia?

Depende da gravidade de acometimento dos órgãos afetados e das comorbidades associadas. Pacientes com envolvimento orgânico importante, particularmente hemorragia alveolar, vasculite intestinal e GNRP têm prognóstico reservado.

SÍNDROME HEMOLÍTICO--URÊMICA ATÍPICA E GLOMERULOPATIA DO C3

O que é microangiopatia trombótica?

A microangiopatia trombótica (MAT) é definida pela ocorrência simultânea de *anemia hemolítica microangiopática, trombocitopenia e lesão de órgãos* (Quadro 1). Essa síndrome deve ser prontamente reconhecida, e o paciente deve ser internado para diagnóstico diferencial e conduta rápida.

O diagnóstico diferencial das MAT engloba causas primárias – púrpura trombocitopênica trombótica (PTT), síndrome hemolítico-urêmica (SHU) mediada por toxina Shiga e SHU mediada por complemento – e secundárias, provocadas por outras doenças ou condições coexistentes (drogas, doenças autoimunes, gestação, entre outras). Portanto, para uma completa avaliação do paciente com MAT está indicada a coleta de coprocultura/pesquisa de shigatoxina nas fezes e da atividade plasmática de Adamts13 (do inglês *a metallopeptidase with thrombospondin type 1, motif 13*) logo que o paciente chega ao serviço de saúde.

Como são classificadas as microangiopatias trombóticas?

Em 2017, a iniciativa *Kidney disease: improving global outcomes* (*Kdigo*) elencou todas as causas conhecidas, listadas no Quadro 2, na qual também se encontram indicados resumidamente os exames ou o roteiro.

• **QUADRO 1** Como reconhecer a presença da microangiopatia trombótica

Anemia hemolítica microangiopática, plaquetopenia, lesão de pelo menos um órgão
Exames que definem a presença da MAT: ▪ Hemograma completo: anemia e plaquetopenia (ou queda > 25% do número de plaquetas em relação ao basal). ▪ Esfregaço de sangue: presença de esquizócitos (hemácias fragmentadas). ▪ Reticulócitos: podem estar aumentados, mas frequentemente é tardio. ▪ Teste de Coombs direto: negativo. ▪ Bilirrubinas: pode haver aumento tanto da fração direta quanto da indireta. ▪ Desidrogenase láctica: elevação > 2 vezes o limite superior do método. ▪ Haptoglobina: abaixo do limite inferior. ▪ Função renal: elevação de ureia e creatinina (*vide* critérios do *Kdigo*). ▪ Urinálise: hematúria, leucocitúria, proteinúria e presença de cilindros confirmam lesão renal. ▪ Enzimas hepáticas, amilase, lipase: definir o envolvimento de outros órgãos viscerais. ▪ Provas de coagulação: normais ou discretamente alteradas. ▪ Biópsia renal: não é necessária para definir MAT; pode auxiliar se houver doença sistêmica.

Kdigo: Kidney disease: improving global outcomes; MAT: microangiopatias trombóticas.
Fonte: elaboração dos autores.

• **QUADRO 2** Causas de microangiopatia trombótica e investigação

Causa	Investigação
PTT	Coleta de atividade de Adamts13 e pesquisa de inibidor
Síndrome hemolítico-urêmica por shigatoxina (SHU típica, Stec-SHU ou SHU-ST)	▪ Coleta de coprocultura ou PCR-shigatoxina nas fezes. ▪ A coleta deve ser feita rapidamente em todos os pacientes com MAT, uma vez que atraso na coleta pode não identificar o agente.
Síndrome hemolítico-urêmica atípica ou mediada por complemento (SHUa)	▪ Excluir deficiência severa de Adamts13, presença de shigatoxina e afastar causas secundárias. ▪ Análise genética (painel ou exoma) dos genes da via alternativa do complemento e coagulação.
Defeitos da coagulação: ▪ Trombomodulina. ▪ Diacilglicerol kinase épsilon (DGKe). ▪ Plasminogênio.	Teste genético (painel ou sequenciamento exoma)
Defeito da cobalamina	▪ Altos níveis de homocisteína no sangue. ▪ Níveis normais de vitamina B12. ▪ Acidemia metilmalônica. ▪ Pesquisa genética gene MMACHC.
SHU por pneumococo	▪ Cultura de sangue, líquido pleural, líquor. ▪ Pesquisa de antígeno urinário. ▪ Teste de Coombs direto (positivo em 90% dos casos).
Doenças autoimunes	▪ FAN, anti-DNA ds. ▪ Antifosfolípide. ▪ Anticoagulante lúpico. ▪ Antibeta-2 glicoproteína 1. ▪ Anti-Scl70. ▪ Anca. ▪ C3, C4, CH50.
Drogas: ▪ Inibidor de calcineurina. ▪ Ticlopidina. ▪ Clopidogrel. ▪ Gencitabina. ▪ Quinina.	▪ Alta suspeita clínica. ▪ Observar evolução após remoção da droga e/ou plasmaférese.
Transplante de células hematopoiéticas	▪ Afastar toxicidade por inibidor de calcineurina. ▪ Afastar infecção viral (EBV, polioma). ▪ Afastar anticorpo anti-ABO nos casos ABO incompatíveis. ▪ Tratar doença enxerto *versus* hospedeiro, se presente. ▪ Colher atividade de Adamts13. ▪ Teste genético para SHUa (raspado de mucosa oral para evitar testar DNA do doador em casos de transplante alogênico).

(continua)

• **QUADRO 2** Causas de microangiopatia trombótica e investigação (*continuação*)

Causa	Investigação
Infecção	▪ Sorologias virais hepatites. ▪ PCR para vírus. ▪ Toxoplasmose, CMV, EBV. ▪ H1N1. ▪ Sorologia ou teste rápido dengue. ▪ Sorologia leptospirose. ▪ Painéis de biologia molecular para múltiplos patógenos (respiratório, sangue, gastrointestinal, líquor).
Neoplasia	▪ Rastrear neoplasia maligna em pacientes com > 60 anos que desenvolvem MAT. ▪ Colher atividade de Adamts13 (PTT secundária ou paraneoplásica).
Gestação	▪ PTT gestacional. ▪ Síndrome Hellp. ▪ SHU atípica (75% ocorre nas primeiras 72 horas após o parto).
Pós-transplante renal	▪ Descartar toxicidade por inibidor de calcineurina. ▪ Tratar infecção. ▪ Descartar rejeição mediada por anticorpos. ▪ História prévia ou familiar de MAT fala a favor de recidiva de SHUa.
Hipertensão arterial maligna	▪ Checar se MAT desaparece após o controle dos níveis tensionais. ▪ Investigar causas secundárias. ▪ Investigar SHUa nos casos que evoluem para DRC e quando houver hemólise recidivante.

Adamts13: *a disintegrin and metalloprotease with thrombospondin type-1 repeats, 13th member*; Anca: anticorpo anticitoplasma de neutrófilos; CMV: citomegalovírus; DRC: doença renal crônica; EBV: vírus Epstein-Barr; FAN: fator antinuclear; Hellp: *hemolysis, elevated liver enzymes, low platelets* (hemólise, elevação de enzimas hepáticas e baixas plaquetas); MAT: microangiopatia trombótica; PCR: proteína C reativa; MMACHC: acidemia metilmalônica; PTT: púrpura trombocitopênica trombótica; SHU: síndrome hemolítico-urêmica; SHU: síndrome hemolítico-urêmica atípica.
Fonte: Kdigo, 2017.

O que é síndrome hemolítico--urêmica atípica?

A síndrome hemolítico-urêmica atípica (SHUa) é uma MAT causada pela incapacidade de autorregulação da via alternativa do complemento. Como consequência do desbalanço dessa via, ocorre formação maciça do complexo de ataque à membrana (CAM, C5b-9) – perforina –, provocando dano grave às células endoteliais em todo o organismo. Uma vez lesada a célula endotelial, ocorre a formação de trombos de fibrina na microvasculatura, culminando com adesão plaquetária, destruição intravascular mecânica de hemáceas e isquemia tecidual.

Há uma base genética conhecida para quase dois terços dos casos de SHUa, a maioria relacionada a uma mutação inativante das proteínas que inibem a via alternativa: fator H (CFH), fator I (CFI), proteína de cofator de membrana (MCP ou CD46), trombomodulina (THBD), proteínas relacionadas ao fator H 1 a 5 (CFHR1a5) ou a uma mutação do tipo ganho de função dos fatores ativadores dessa via do complemento (C3 ou fator B). A formação de anticorpos IgG antifator H é encontrada quase exclusivamente na faixa etária pediátrica e está associada em 87% dos casos a rearranjos genéticos (grandes deleções homozigóticas) nas proteínas relacionadas ao fator H -1 e -3 (CFHR1-CFHR3).

No registro global de SHUa, cerca de 40% dos pacientes não apresentaram mutações ou variantes de risco nos genes do complemento em uma população de 851 pacientes estudados. O Grupo Brasileiro de Estudos de SHUa & MAT avaliou 34 pacientes com SHUa (17 pediátricos e 17 adultos), e a presença de alterações genéticas consideradas patogênicas/provavelmente patogênicas foi encontrada em 49% dos pacientes.

A presença de níveis plasmáticos baixos de C3 ocorre em menos de 20% dos pacientes, e a presença de níveis normais não exclui o diagnóstico de SHUa. O mesmo ocorre com níveis plasmáticos de fatores do complemento, por exemplo, fator H.

Como diagnosticar um paciente com SHUa?

O diagnóstico de SHUa é feito, portanto, afastando-se outras causas de MAT (Quadro 2), e para isso há necessidade de apoio laboratorial e de rapidez. O teste genético pode ser útil para definir tempo de tratamento, chance de recidiva da SHUa e aconselhamento familiar, mas, por ser exame pouco disponível e demorado, não tem utilidade no manejo imediato do paciente.

Após suspeita diagnóstica, como manejar um paciente com SHUa?

Desde o trabalho seminal publicado por Bell et al. (1991), plasmaférese (PF) ou infusão de plasma (PI) têm sido usadas no manejo de pacientes com SHUa. No entanto, 67% dos pacientes adultos com SHUa tratados com PF/PI necessitaram de diálise ou foram a óbito em três anos, com taxa de mortalidade de 8% na primeira manifestação e de 11% em três anos de seguimento. Em outro estudo populacional, a taxa de mortalidade foi de 2% em adultos e de 8% em crianças em 45 meses de seguimento.

Os anticorpos monoclonais humanizados eculizumabe (Soliris, Alexion Pharma) e ravulizumabe (Ultomiris, Alexion Pharma) ligam-se à proteína C5 do complemento com alta afinidade, evitando, assim, a geração subsequente de C5b-9 (complexo de ataque à membrana). Dessa forma, agem com grande eficiência na fisiopatologia da SHUa, prevenindo a ativação do complemento terminal. O eculizumabe foi aprovado em 2011 pelo FDA (Food and Drug Administration, EUA), assim como pela EMA (European Medicines Agency). No Brasil, foi registrado na Anvisa (Agência Nacional de Vigilância Sanitária) em março de 2017.

Em 80 pacientes (dos quais 22 crianças) tratados com eculizumabe durante manifestações ativas de microangiopatia (hemólise, plaquetopenia e lesão renal), a mediana de tempo para normalização plaquetária foi de 7-8 dias, e para a normalização da desidrogenase láctica a variação de tempo foi de 14-54 dias. O aumento médio da taxa de filtração glomerular (TFG) estimada ao final de 1-2 anos foi 64 mL/min/1,73 m^2 em crianças comparado a 30-35 mL/min/1,73 m^2 em adultos. Nesses estudos prospectivos, menor intervalo entre o diagnóstico e o tratamento com eculizumabe correlacionou-se com maior ganho de função renal.

O uso de plasmaférese ou infusão de plasma é complexo devido à volemia e à dificuldade de acessos adequados, de forma que documentos de consenso recomendam que eculizumabe seja a primeira linha de tratamento de SHUa em crianças, devendo ser iniciado nas primeiras 24 horas do diagnóstico, se disponível. Se indisponível, tentar plasmaférese (60 mL/kg/sessão em crianças maiores) ou infusão de plasma fresco congelado (10 mL/kg/dia) até a estabilização hematológica e renal ou até que o eculizumabe esteja disponível.

O tempo de tratamento com bloqueador de complemento ainda não foi definido e depende de achados genéticos, história familiar, grau de comprometimento da função renal, presença de manifestações extrarrenais e se o paciente é transplantado renal. É fundamental discutir a forma de monitorização e riscos de recidiva. Outros bloqueadores de complemento para SHUa estão sendo estudados e devem estar disponíveis futuramente.

Glomerulopatia do C3

O que é glomerulopatia do C3G?

Glomerulopatia do C3 (C3G) é uma entidade anatomopatológica na qual há predomínio de C3 em glomérulos à IF, com ausência ou traços de imunoglobulinas. Geralmente a indicação da biópsia renal é feita pela presença de hematúria, proteinúria e graus diversos de disfunção renal. O componente C3 sanguíneo encontra-se diminuído em cerca de 60% dos pacientes. O termo foi proposto em 2010 pelo grupo de Colúmbia, sedimentado em 2012 por Sethi e Fervenza e publicado em consenso em 2013. Importante ressaltar que desde a década de 1960 a classificação das glomerulonefrites membranoproliferativas (GNMP) era dividida em tipos 1, 2 e 3 de acordo com o local de deposição de imunocomplexos e/ou complemento. Essa classificação antiga, no entanto, não levava em consideração o mecanismo fisiopatológico causador da lesão.

A definição de C3G, portanto, é feita pela IF glomerular (Figura 1). Subsequentemente, de acordo com a localização dos depósitos de complemento à microscopia eletrônica, ocorre a subdivisão em glomerulonefrite do C3 (C3GN) – quando os depósitos são subendoteliais, subepiteliais ou intramembranosos esparsos – e doença de depósito denso (DDD) – quando os depósitos intramembranosos têm característica globosa e densa (osmiofílicos). Na prática, ambos, C3GN e DDD, têm evolução semelhante, com cerca de 50% de chance de progressão para doença renal crônica terminal (DRCT) em dez anos. Além disso, existe alta chance de recidiva após transplante renal com perda do enxerto.

A base fisiopatológica da C3G é uma desregulação da via alternativa do complemento que pode ocorrer por mutações em proteínas reguladoras do complemento (menos de 20% dos casos) ou por causas adquiridas, que incluem fatores nefríticos C3 (C3NeF – autoanticorpos que estabilizam a via alternativa C3 convertase, C3bBb), autoanticorpos antifator

B e autoanticorpos antifator H. A ativação excessiva do complemento nos capilares glomerulares leva à deposição de seus subprodutos na membrana basal glomerular. Por serem potentes quimiotaxinas, ocorre um influxo leucocitário (fase proliferativa) seguido da formação de nova membrana basal (fase de reparação), o que leva ao aspecto de duplo contorno de membrana à microscopia de luz. Importante frisar que, embora a C3G se apresente na maioria dos casos como padrão de GNMP, outros padrões de glomerulonefrite podem ocorrer (proliferativa mesangial, crescêntica).

Como suspeitar de um caso de C3G?

Segundo o consenso de C3G publicado em 2013, o termo morfológico sugerido é "glomerulonefrite com C3 dominante" para os casos com dominância de depósitos de C3c à IF. Entende-se por dominante uma intensidade de C3c duas vezes maior que a de qualquer outro reagente imune em uma escala de 0 a 3 (incluindo 0, traços, 1+, 2+ e 3+).

Não é incomum que casos típicos de glomerulonefrite pós-infecciosa (GNPI), particularmente aqueles além do estágio agudo, mostrem deposição de C3 sem

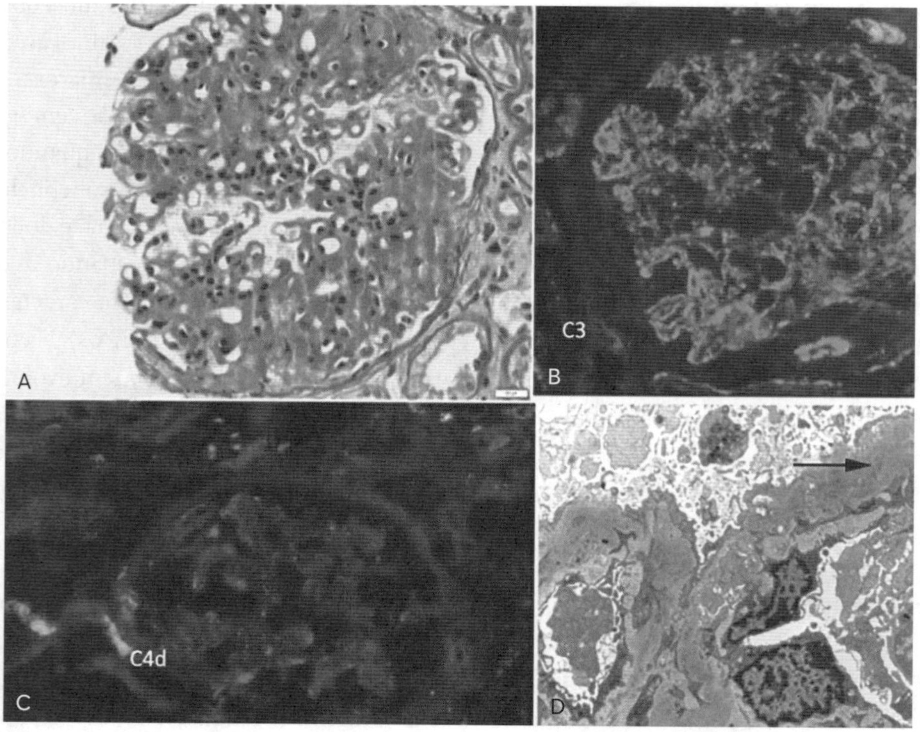

• **FIGURA 1** Glomerulonefite de C3. Biópsia renal com três técnicas. Painel A: microscopia de luz com padrão membranoproliferativo. B: imunofluorescência para C3 3+ difuso (ativação da via alternativa do complemento). C: imunofluorescência negativa para C4d (ausência de ativação da via clássica do complemento). D: microscopia eletrônica com depósito intramembranoso não osmiofílico. (Ver imagem colorida no encarte)

Fonte: cortesia do Dr. Sanjeev Sethi, Mayo Clinic Rochester.

imunoglobulina. Nesse caso, a distinção da C3G dependerá da ausência de características atípicas na microscopia de luz e na microscopia eletrônica, bem como de um curso clínico típico com resolução. No entanto, é importante ressaltar que a C3G pode se manifestar após um episódio infeccioso e que pode haver *humps* (corcovas) subepiteliais na C3G, assim como na GNPI. Portanto, a presença de quaisquer características clínicas ou histológicas atípicas em um caso de GNPI deve levantar a suspeita de C3G.

Outro diagnóstico diferencial importante é a gamopatia monoclonal, que já foi relatada na C3G, sem depósitos clonais no tecido renal. A proteína monoclonal funciona como mediadora da desregulação do complemento, portanto é recomendado que a paraproteinemia seja pesquisada nesses pacientes (sobretudo nos que manifestam a doença após os 50 anos).

Uma vez diagnosticado com C3G, quais são as opções de tratamento?

O tratamento ideal para a C3G é agir no alvo fisiopatológico que leva à ação descontrolada da via alternativa do complemento. Novos inibidores do complemento estão em fases avançadas de investigação, e os resultados devem estar disponíveis em breve. Enquanto isso, recomenda-se que todos os pacientes recebam medidas de renoproteção (antiproteinúricos), controle de hipertensão arterial sistêmica, glicemia e hiperlipidemia. Hábitos de vida saudáveis e diminuição da ingesta proteica também são recomendáveis.

Publicadas em 2021, as diretrizes *Kdigo clinical practice guideline for glomerular diseases,* determinam que, para os pacientes com função renal normal e proteinúria nefrótica ou síndrome nefrótica, pode-se utilizar corticoide por tempo limitado. À medida que a filtração glomerular vai diminuindo, o uso de imunossupressores (sobretudo ácido micofenólico) mostrou-se benéfico em uma população europeia – a remissão foi atingida sobretudo em pacientes jovens com fator C3 nefritogênico e autoanticorpos do que naqueles com variantes genéticas, ocorrendo recidiva de proteinúria em 33% dos pacientes que suspenderam seu uso.

Nos casos em que há a forma crescêntica na biópsia, a associação de ciclofosfamida ao corticoide e medidas de nefroproteção estão indicadas.

O uso de inibidores de SGLT2 (*sodium-glucose cotransporter 2* ou cotransportador 2 de sódio e glicose no túbulo renal) esteve associado a aumento de sobrevida de paciente e de sobrevida renal mesmo em pacientes não diabéticos com filtração glomerular estimada entre 25-75 mL/min/1,73m^2 e desponta como tratamento inespecífico que pode ser associado para pacientes com C3G e DRC.

Considerações finais sobre microangiopatia trombótica

- A MAT é um quadro sindrômico grave caracterizado por anemia hemolítica microangiopática, plaquetopenia e lesão de órgãos.
- Para o diagnóstico de SHUa, é necessário haver apoio laboratorial para afastar outras causas: coleta de atividade de Adamts13, pesquisa de coprocultura/

shigatoxina nas fezes, bem como investigação de causas secundárias de MAT.

- Na SHU atípica, o tratamento de escolha é inibidor de complemento; até que esteja disponível, plasmaférese ou infusão de plasma podem ser empregadas.
- A C3G ocorre por desregulação da via alternativa do complemento com depósito de subprodutos na membrana basal glomerular, levando a uma fase proliferativa e, na sequência, reparação; o padrão de glomerulonefrite membranoproliferativa (GNMP) é o mais comum, mas outros podem existir.
- O diagnóstico de C3G é histológico – glomerulonefrite com C3 dominante –, presença de C3 com intensidade pelo menos duas vezes maior do que qualquer outro componente imune (em uma escala de 0, traços, 1+, 2+ e 3+).
- O tratamento envolve nefroproteção para todos os casos, imunossupressão para casos selecionados e inibidores de SGLT2 para pacientes com DRC; bloqueadores seletivos do complemento estão sendo testados.

GLOMERULONEFRITES RAPIDAMENTE PROGRESSIVAS

De onde vem o termo?

"Glomerulonefrite rapidamente progressiva" (GNRP) se aplica ao desenvolvimento de perda rápida da função da filtração glomerular (de dias a semanas) associada a doença renal caracterizada pela presença de hematúria glomerular (macroscópica ou microscópica) com ou sem proteinúria glomerular (nefrótica ou não nefrótica), com ou sem a expressão clínico-laboratorial de síndrome nefrítica. A maioria das GNRP está associada à presença de crescentes glomerulares (vistos na histomorfologia do tecido renal), em particular quando essas estruturas acometem mais de 50% dos glomérulos (chamadas de glomerulonefrites crescênticas). A GNCr, com perda rápida de função de filtração, se não diagnosticada e tratada, evolui para perda crônica da função renal.

Assim, "rapidamente progressiva" é um diagnóstico clínico laboratorial, e "crescêntica" é um diagnóstico morfológico. Embora o termo GNRP seja clínico-laboratorial, em geral é aplicado como sinônimo de GNCr (diagnóstico histomorfológico), o que não é o achado em todos os casos. *A GNRP é uma urgência diagnóstica.*

Do ponto de vista etiológico, as doenças glomerulares com crescentes incluem causas secundárias a três mecanismos de agressão: pela deposição de anticorpo antimembrana basal glomerular (aMBG), pela deposição de imunocomplexos e as pauci-imunes. O diagnóstico diferencial é importante para a programação da proposta terapêutica. A GNCr apresenta o pior prognóstico entre todas as doenças glomerulares. Sem tratamento, a sobrevida renal é em torno de 10% em três anos.

A biópsia renal é importante para o manuseio das GNRP?

A perda rápida (dias a semanas) de função de filtração glomerular em doenças glomerulares com expressão clínica e laboratorial compatível com processos glomerulares proliferativos, na maioria das vezes, corresponde à observação de crescentes glomerulares na biópsia. Porém, outras causas podem estar envolvidas nessa apresentação, por exemplo, doenças glomerulares proliferativas com IRA (injúria renal aguda) por isquemia, toxicidade, MAT.

A indicação de biópsia renal por GNRP é variável principalmente quando, pela urgência do diagnóstico, se assume que a biópsia evidenciaria a presença das estruturas crescênticas. Observa-se que em torno de 70-80% dos diagnósticos histomorfológicos correspondem a glomerulonefrites proliferativas, sendo cerca de 60% delas definidas como crescênticas (≥ 50% de glomérulos acometidos).

O prognóstico renal dos pacientes com GNRP com crescentes depende da porcentagem de glomérulos acometidos, e recentemente se observou que, independentemente da causa que originou a doença, o aspecto morfológico das crescentes na microscopia óptica, nesse grupo de pacientes, relaciona-se com a sobrevida renal em longo prazo. Originariamente a proposta dessa classificação histológica foi desenvolvida em indivíduos com quadro de glomerulonefrites Anca (anticorpo anticitoplasma de neutrófilos) associadas e baseada na predominância de glomérulos com crescentes celulares e com glomerulosclerose global. As biópsias foram classificadas em:

- Forma crescêntica (≥ 50% dos glomérulos acometidos com a presença de crescentes).
- Forma esclerosante (≥ 50% dos glomérulos com esclerose global).
- Forma focal (≥ 50% dos glomérulos normais).
- Forma mista (não contemplando as formas anteriores).

A forma focal se apresentou com menor comprometimento da filtração glomerular ao diagnóstico e com melhor sobrevida renal quando comparada às outras formas. Essa observação se repetiu em outras etiologias de glomerulonefrites com crescentes.

Outro ponto de alta relevância para o diagnóstico pela biópsia renal compreende a imuno-histologia (sendo a IF a técnica mais utilizada) como ferramenta para diferenciar os mecanismos envolvidos na fisiopatogenia das glomerulonefrites crescênticas. Assim, uma IF positiva em padrão linear (tipo1) permite o diagnóstico de doença por anticorpo antimembrana basal do capilar glomerular (anti-MBG), em padrão granular (tipo 2), e sugere fortemente a possibilidade de associação com doenças sistêmicas (por imunocomplexos), e, em padrão *pauci-imune* (tipo 3), um evento disparador que envolve, na maioria dos casos, a presença de Anca.

Dessa forma, sem dúvida a biópsia renal é uma indicação importante, nos quadros que envolvem GNRP, para avaliar o diagnóstico morfológico, o número de crescentes (celulares, fibróticas) e o padrão da imuno-histologia. Lembrando que GNRP constitui uma urgência diagnóstica e que a biópsia renal, nessa situação clínico-laboratorial, precisa ser encarada como um exame diagnóstico de urgência, respeitadas as contraindicações do procedimento. Além disso, o material precisa ser processado e laudado rapidamente tanto na microscopia de luz quanto na IF (sugere-se menos de 24 horas).

Qual o significado da presença de crescentes em biópsias renais de doenças glomerulares?

Crescente glomerular corresponde a uma lesão de hipercelularidade extracapilar envolvendo 10% ou mais da circunferência da cápsula de Bowman. Essa hipercelularidade pode ser constituída de vários tipos celulares (células epiteliais, monócitos, macrófagos). A hipercelularidade extracapilar deve envolver duas camadas celulares. Crescentes podem ser definidas como celulares (> 75% de células), fibróticas (> 75% de fibrose) ou fibrocelulares. A presença da crescente indica ruptura da membrana basal do capilar glomerular em decorrência da necrose dessa parede capilar (possivelmente precedida por lesão endotelial), culminando com a tentativa de regeneração dessa lesão, que envolve macrófagos, fibrina, proliferação de células epiteliais parietais, além da possibilidade do envolvimento, muito menos frequente, de células epiteliais viscerais (podócitos) e fibroblastos intersticiais, resultando na formação dessa estrutura, que ocupa o espaço de Bowman, impedindo (na dependência do envolvimento circunferencial e do número de glomérulos acometidos) que ocorra a filtração glomerular. Tal evento está associado a várias agressões fisiopatogênicas, que envolvem vasculites de pequenos vasos (Anca-associadas ou não), glomerulonefrites mediadas por imunocomplexos, doença por anticorpo anti-MBG e glomerulonefrites mediadas por complemento.

É importante salientar que essa ruptura da MBG indica um processo de necrose do capilar glomerular, que, em geral, é identificado na histologia como glomerulonefrite necrosante focal e segmentar ou presença de necrose fibrinoide no capilar glomerular. Assim, a presença na biópsia renal de necrose segmentar do capilar glomerular indica o início do estímulo para a formação de crescentes. O número de glomérulos acometidos pela presença de crescentes está relacionado à perda de função de filtração e à chance de melhora em seis meses (Tabela 1).

A evolução da dinâmica de formação e desenvolvimento das crescentes (aumento no número de glomérulos acometidos, regeneração, cicatrização) ainda não está estabelecida. Quando crescentes celulares ocupam mais de 50% dos glomérulos, avaliados morfologicamente, define-se a GNCr e a necessidade de urgência em diagnóstico etiológico se faz presente, na tentativa de inibir a evolução desfavorável da perda de função renal.

• **TABELA 1** Prognóstico de glomerulonefrite crescêntica em relação à proporção de glomérulos afetados

Número de glomérulos com crescentes					
N	100% (66)	90-99% (43)	80-89% (36)	70-79% (35)	60-69% (20)
Melhora da função renal em 6 meses	15%	32%	50%	56%	55%

Fonte: adaptação de Cameron, 1996.

Como conduzir a investigação diagnóstica de GNRP?

As causas de GNRP com crescentes (ou necrose fibrinoide focal e segmentar) ou crescênticas (> 50% dos glomérulos acometidos) são diversas. Podem ser associadas a doenças sistêmicas inflamatórias que envolvem processos infecciosos, LES, crioglobulinemia, granulomatose com poliangiite (GPA) (granulomatose de Wegener), granulomatose eosinofílica com poliangiite (EGPA) (doença de Churg-Strauss), poliangiite microscópica (MPA), síndrome pulmão-rim por aMBG (doença de Goodpasture), vasculite sistêmica por IgA (púrpura de Henoch-Schonlein). Dentre as formas primárias (restritas aos rins) destacam-se as crescênticas pauci-imunes (Anca positivo ou Anca negativo), as crescênticas mediadas por imunocomplexos ou por anticorpo anti-MBG, as membranoproliferativas e a nefropatia por IgA (doença de Berger). Portanto, quando é feito o diagnóstico clínico-laboratorial de rapidamente progressiva (perda rápida de função renal associada a um sedimento urinário que evidencia hematúria glomerular com ou sem leucocitúria e com proteinúria glomerular), a abordagem diagnóstica da causa envolve a pesquisa de fator antinuclear (FAN), anticorpo anticitoplasma de neutrófilos (Anca), pesquisa de anticorpo anti-MBG e avaliação de complemento (as apresentações hipocomplementêmicas sugerem causas associadas a imunocomplexos circulantes ou complementopatias). É importante a exclusão de processos infecciosos (endocardite bacteriana ou similares, hepatite C, glomerulonefrite pós-infecciosa). Deve-se estar atento para o tempo de retorno do resultado dessa investigação; em algumas circunstâncias, a realização da biópsia, se não houver contraindicações, e se for conduzida como uma urgência diagnóstica, pode orientar a fisiopatogenia e assim a abordagem terapêutica.

A presença de Anca é sempre o marcador diagnóstico de vasculite de microcirculação pauci-imune?

Anca, descritos por van der Woude et al. (1985), constituem, desde então, um marcador sorológico de vasculites de microcirculação pauci-imunes. É nesse grupo de pacientes, cuja doença é considerada rara (prevalência estimada de 200-400/milhão de habitantes), que a presença do Anca implica a identificação do que chamamos de vasculites de microcirculação Anca-associadas. O envolvimento renal é comum, frequentemente com quadro de rapidamente progressiva. A identificação do antígeno envolvido na positividade do anticorpo, proteinase 3 (PR3) ou mieloperoxidase (MPO), contribui para o diagnóstico da vasculite. Na GPA (granulomatose de Wegener) predomina Anca-PR3, e na MPA, Anca-MPO. Dessa forma, a identificação antigênica permite um diagnóstico mais individualizado.

A presença de Anca no sangue é um importante marcador de vasculites de microcirculação "pauci-imunes", porém não exclusiva dessas doenças. Como pode ser visto no Quadro 3, a presença morfológica de crescentes (ou de necrose fibrinoide) apresenta uma positividade desse marcador mesmo para situações mediadas por imunocomplexos. A presença de crescentes celulares é mais comum em nefrite lúpica e em nefropatia primária por IgA com Anca positivo. Vale salientar que, embora não haja evidência substanciada, a presença de Anca em pacientes com doenças glomerulares, em particular, proliferativas, independentemente da etiologia, pode identificar um alerta de possível presença de lesão necrosante fibrinoide (e eventual risco do desenvolvimento de crescente). É interessante observar que cerca de 10-20% dos casos de vasculite pauci-imune apresentam Anca não reagente, portanto a ausência desse marcador não exclui a doença.

Quais são as causas mais frequentes de GNRP com crescentes?

Por ser um diagnóstico histomorfológico, para a presença de crescentes (ou de necrose fibrinoide), assim como a identificação da GNCr (> 50% dos glomérulos acometidos), obviamente necessitamos da biópsia renal. Em geral, essa indicação acompanha a presença de perda rápida de função de filtração em indivíduos com evidência de hematúria glomerular (com ou sem proteinúria ou leucocitúria estéril).

Sabe-se que em várias ocasiões a indicação de biópsia renal, em quadros de rapidamente progressiva, é limitada por diversos fatores, tais como o risco do procedimento para o paciente, a dificuldade de obter o diagnóstico de microscopia óptica e de IF com rapidez, situação essa que limita os dados epidemiológicos sobre GNCr. A necessidade de intervenção terapêutica rápida muitas vezes faz indicar a proposta medicamentosa sem o diagnóstico morfológico e etiológico finalizado.

Um dos mais volumosos relatos de GNCr pertence ao registro espanhol de biópsia renal, em glomerulopatias, abrangendo o período de 1994 a 2013, com um total de 2.089 casos (em um contingente de 21.774 biópsias renais realizadas), configurando, portanto, um diagnóstico de GNCr em 8,1% dos casos biopsiados por doenças glomerulares. Em 1.211 (58%) desses casos, a indicação de biópsia renal

QUADRO 3 Identificação da presença de Anca em diferentes grupos de glomerulonefrites com crescentes

Diagnóstico	N	Com crescentes	Anca positivo	Referência
Glomerulonefrite associada a endocardite	49	26/49 (53%)	8/29 (28%)	Boils et al. (2015)
GNCr	28	12 com IF + 16 pauci-imunes	100%	Sumida et al. (2012)
GNCr	126	Com depósito de IC 54% Pauci-imune 46%	100%	Haas et al. (2004)
Glomerulonefrite lúpica	152	33 crescênticas (22%)	10/33 (30,3%)	Yu et al. (2009)
Glomerulopatias	198	$P < 0,05$ presença de crescentes e Anca independentemente da etiologia	41/198 (20,7%)	Pinelli et al. (1999)

Anca: anticorpo anticitoplasma de neutrófilos; GNCr: glomerulonefrite crescêntica; IF: imunofluorescência.
Fonte: elaboração dos autores.

foi de rapidamente progressiva. Nesse registro, 81,4% dos casos corresponderam a glomerulonefrite necrosante pauci-imune (com ou sem Anca) primária ou sistêmica, seguida de 211 casos (10%) de anticorpo anti-MBG (com ou sem comprometimento pulmonar) e o restante mediada por imunocomplexos (8,6%). A princípio, das variáveis avaliadas, apenas a idade > 75 anos esteve associada, em relação a outras faixas etárias, a maior chance do diagnóstico de pauci-imune.

Na Tabela 2 pode-se observar a distribuição de causas de GNCr em alguns estudos publicados. Dos pacientes com glomerulopatias biopsiadas no Hospital das Clínicas da Universidade Estadual de Campinas (Unicamp) no período de 1990 a 2008 (n = 841), 43 tiveram diagnóstico de GNCr, sendo 67,4% tipo 2 (lúpus em 20/43), 27,9% tipo 3 e 4,6% tipo 1 (comunicação pessoal Dra. Maria Almerinda Ribeiro Alves). Esses resultados são muito semelhantes aos obtidos pelo estudo de Chen et al. (2016), assim como o estudo da série de casos (n = 215 com GNCr) na Índia publicado por Gupta et al. (2021). Porém, em geral, a maioria dos casos de glomerulonefrites crescênticas se associa às vasculites de microcirculação pauci-imunes sistêmicas (as mais comuns) ou primárias. As vasculites pauci-imunes são consideradas a causa mais frequente no diagnóstico de rapidamente progressiva, sendo a GPA (Wegener) e a MPA as formas mais comuns. Admite-se que a doença por anticorpo anti-MBG corresponde a cerca de 10% das causas de GNCr. É considerada uma doença rara, porém em cerca de 80% dos casos a apresentação histomorfológica tem mais de 50% de crescentes.

A proporção de crescentes, independentemente da causa, relaciona-se com a gravidade da perda da função de filtração renal em médio e longo prazos.

E quanto à abordagem terapêutica das glomerulonefrites rapidamente progressivas crescênticas?

Como já comentado, sabe-se que a glomerulonefrite rapidamente progressiva crescêntica (GNCr) apresenta o pior prognóstico entre as doenças glomerulares. Sem tratamento, a sobrevida renal é em torno de 10% em três anos, e, dependendo da fisiopatogenia, em particular nos casos de anticorpo anti-MBG com comprometimento pulmonar, a sobrevida do paciente

• **TABELA 2** Causas de glomerulonefrite crescêntica

Referência/país	N	Tipo 1 (anti-MBG)	Tipo 2 (imunocomplexos)	Tipo 3 (pauci-imune)
Jennette (2003) (EUA)	632	15%	24%	60%
Chen et al. (2016) (China)	528	11,6%	60%	25,8%
Koyama et al. (2009) (Japão)	1.772	6,1%	22,2%	64%
Aydin et al. (2021) (Turquia)	200	5,5%	21%	73,5%
Quiroga et al. (2015) (Espanha)	2.089	10%	8,6%	81,4%
Gupta et al. (2021) (Índia)	215	5%	63%	32%

Fonte: elaboração dos autores.

também é inferior a 10%. O diagnóstico da doença que envolve a apresentação de rapidamente progressiva (principalmente associada a quadros de hemorragia pulmonar e creatinina sérica > 4 mg/dL) deve ser o objetivo urgente para a decisão de conduta. A biópsia renal, incluindo IF, deveria estar acessível, tanto na obtenção do material para análise quanto no laudo, o mais rápido possível (sugere-se nas primeiras 24 horas do diagnóstico). O paciente deve ser avaliado com segurança quanto ao diagnóstico etiológico, aos fatores de risco evolutivo, clínicos e histológicos, relacionados à doença propriamente dita e às propostas terapêuticas oferecidas.

É necessário avaliar o risco de imunossupressão (droga, dose e tempo de exposição) de acordo com a idade e as morbidades do paciente. Esses dados podem fornecer critérios mais precisos para a abordagem de cada caso, além de fornecer indícios de evolução. Lembrar que a presença de mais de 80% de crescentes, mais de 50% de crescentes esclerosados, comprometimento pulmonar e etiologia por aMBG glomerular tornam a resposta com ou sem tratamento pior em termos de sobrevida renal.

O diagnóstico etiológico deve ser realizado rapidamente, pois a causa da doença de base determina a proposta terapêutica.

GNRPCr por anticorpo antimembrana basal glomerular (tipo 1): como tratar?

Não há estudos controlados e randomizados que permitam propostas terapêuticas com nível de evidência A e B (diferente de algumas das observadas em pacientes com vasculites Anca positivo e nefrite lúpica crescêntica), exceto pela adição de plasmaférese à imunossupressão (nível de evidência moderado – B).

A recomendação para o tratamento da doença por aMBG (Quadro 4) envolve a associação de corticosteroides, CFF e plasmaférese (considerada nível de evidência C1). É necessário ter sempre em mente que cada paciente deve ser avaliado de acordo com suas individualidades e potenciais riscos.

São considerações importantes:

- A observação de que em cerca de 10% dos casos da doença por aMBG a presença dos anticorpos circulantes não é detectada pelos ensaios rotineiramente utilizados.

• **QUADRO 4** Proposta terapêutica para casos de doença por anticorpo antimembrana basal glomerular (nível de recomendação C1)

Intervenção	Dose	Duração
Plasmaférese	Diária. Troca de 40-50 mL/kg de peso.	Até a negativação do anticorpo (em torno de 14 dias)
CFF (sem informações para uso intravenoso)	2-3 mg/kg/dia via oral (ajustada para idade, peso e efeitos colaterais).	3 meses
Corticosteroide	Pulso 1 g/dia IV por 3 dias e após 1 mg/kg/dia VO. Redução em 6 semanas para 20 mg/dia.	6 meses

CFF: ciclofosfamida; IV: intravenoso; VO: via oral.
Fonte: elaboração dos autores.

- A sugestão de monitoramento do anticorpo sérico para avaliar as raras situações de recidiva (menos de 6%) não tem evidências.
- A presença (em torno de 10-20%) de Anca em associação com aMBG sugere um monitoramento regular pela possibilidade de recidiva e terapia de manutenção semelhante às vasculites de microcirculação.
- O nível de evidência para a proposta terapêutica da doença aMBG é baixo, porém sem intervenção a mortalidade do paciente renal é muito alta.
- A rapidez para diagnóstico e início da intervenção é crucial para a sobrevida do paciente (principalmente quando do comprometimento pulmonar).
- A possibilidade de uso de RTX ou micofenolato para os não responsivos ou com contraindicação é sugerida, porém, até o momento, sem nenhuma evidência.
- A sugestão de transplante renal nesses pacientes, se houver indicação, é com ausência detectável do anticorpo aMBG por pelo menos seis meses.
- A ausência de evidências de que, em pacientes que necessitem diálise, pela gravidade renal da apresentação, a imunossupressão tenha benefícios na sobrevida renal.

GNRPCr por vasculites de microcirculação, sistêmicas ou primárias, pauci-imunes (tipo 3): como tratar?

O tratamento de vasculites sistêmicas pauci-imunes, em particular em pacientes com GPA (granulomatose de Wegener), que apresentam comprometimento pulmonar e renal, evidenciou um aumento importante de sobrevida dos pacientes, em um ano, quando da utilização de corticosteroides e CFF via oral (de 20% de sobrevida sem imunossupressão para 90% quando da terapia associada). Embora essa melhora seja evidente desde a década de 1980, já nessa época os eventos de toxicidade, quer da CFF quer da corticoterapia, como foram propostas, têm sido tema importante de novas tentativas terapêuticas que possam minimizar a agressividade em longo prazo dos benefícios observados, não só nesse grupo de pacientes como em todas as doenças que necessitam dessa estratégia terapêutica.

A associação de glicocorticoides e imunossupressores ainda se mantém a base do tratamento da doença renal que envolve vasculite de microcirculação pauci-imune (sistêmica ou primária). Sugere-se que a abordagem terapêutica desse grupo de doenças quando Anca negativas seja semelhante à das Anca-associadas.

Terapia de indução de remissão

A dinâmica do acompanhamento e abordagem terapêutica dos pacientes com vasculites comporta os momentos de doença ativa, da doença em remissão, da doença refratária e dos períodos de recidiva. Outro conceito importante para o tratamento refere-se à severidade da doença. São consideradas severas as formas que envolvem, em especial, hemorragia alveolar, glomerulonefrite e o sistema nervoso central. Portanto, as formas rapidamente progressivas se encaixam nessa categoria. Assim, grande parte dos estudos que sugerem recomendações no tratamento de indução de remissão em vasculites ativas com envolvimento renal grave (em particular com creatinina > 4 mg/dL), mesmo considerando o RTX menos tóxico, opta pelo uso de CFF. Como pode ser observado no Quadro 5, exceção feita aos casos de envolvimento renal severo, a indução com RTX tem um nível de evidência moderado (B) quando comparado à CFF. O uso da CFF intravenoso ou oral é considerado semelhante, permitindo, assim, uma avaliação que deve envolver a melhor situação individual para a prescrição (aderência, disponibilidade da droga, preferência do paciente). A sugestão do uso preferencial de RTX na terapia de indução (inclusive com doença renal) foi recentemente publicada e sugerida pelo American College of Rheumatology e pela Vasculitis Foundation, porém considerando controversa essa indicação em pacientes com creatinina > 4 mg/dL.

A indicação de plasmaférese associada à imunossupressão, em pacientes com vasculite pauci-imune, segue a recomendação de ser avaliada apenas quando o comprometimento de função renal de filtração for grave (necessidade de diálise) e alto o risco de evolução para falência renal crônica, morte ou hemorragia alveolar (nível de evidência C). Portanto parece consenso que associar a plasmaférese à imunossupressão em todos os casos não favorece a evolução.

Enfim, a terapia de indução em vasculites de microcirculação pauci-imunes, com perda rápida de função renal e presença de crescentes, deve ser avaliada, sempre na dependência dos níveis de evidência, nos riscos de cada intervenção (quer em relação aos efeitos colaterais, quer em relação às características de morbimortalidade da doença), na disponibilidade e facilidade do uso da droga, na aderência e nas características do paciente.

No Quadro 6, há um resumo das sugestões e da duração das propostas terapêuticas sugeridas para a tentativa de indução da remissão da atividade nesse grupo de doenças.

• **QUADRO 5** Nível de evidência de estudos avaliando a superioridade de novas intervenções terapêuticas em pacientes com vasculites Anca-associadas com comprometimento renal (sistêmico ou primário)

Intervenção	Momento da intervenção	Reações adversas	Evolução para diálise	Morte	Remissão sustentada
Plasmaférese associada a terapia-padrão	Indução	Baixo C	Baixo C	Baixo C	Baixo C
CFF em pulso x via oral	Indução	Baixo C	Baixo C	Baixo C	Baixo C
RTX x CFF (excluídos pacientes com Cr > 4 mg/dL)	Indução	Moderado B	Moderado B	Moderado B	Moderado B
MMF x CFF	Indução	Baixo C	Baixo C	Baixo C	Moderado B

Anca: anticorpo anticitoplasma de neutrófilos; CFF: ciclofosfamida; MMF: micofenolato mofetil; RTX: rituximabe.
Níveis de evidência de acordo com a qualidade científica (A = alto, B = moderado, C = baixo, D = muito baixo).
Fonte: elaboração dos autores.

• **QUADRO 6** Intervenções terapêuticas, sugeridas em pacientes com vasculites Anca-associadas com comprometimento renal (sistêmico ou primário), na fase de indução de remissão

Droga	Via de administração	Dose	Regularidade
Glicocorticoides	Intravenoso seguido de oral	0,5-1 g 1 mg/kg/dia	3-5 dias Iniciar redução a partir da semana 4, mantendo dose baixa (< 10 mg) durante a manutenção
CFF	Opção intravenoso Opção via oral	15 mg/kg 2 mg/kg/dia	Semana 0, 2, 4, 7, 10, 13 3-6 meses
RTX	Intravenoso	375 mg/m^2 ou 575-750 mg/m^2	Semana 0, 1, 2, 3 Dias 1 e 15

Anca: anticorpo anticitoplasma de neutrófilos; CFF: ciclofosfamida; RTX: rituximabe.
Fonte: elaboração dos autores.

Como há relatos de vasculites de microcirculação Anca-associadas com presença sérica concomitante de aMBG, a sugestão, nesses casos, é discutir a associação de plasmaférese.

Nos casos de GNRP (em particular nas formas crescênticas com creatinina ≥ 4 mg/dL) acompanhando as vasculites de microcirculação, a CFF e os corticosteroides ainda são o esquema mais utilizado na indução.

Terapia de manutenção

O objetivo da terapia de manutenção é evitar recidivas, e o uso de azatioprina (AZA) com baixa dose de corticosteroides (após indução com CFF nos casos de rapidamente progressiva) por um período de pelo menos 18 meses é recomendado (nível de evidência B em relação a usar para manutenção CFF).

GNRPCr imunomediadas (tipo 2): como tratar?

Nesse grupo de rapidamente progressivas é importante lembrar as diversas possibilidades etiológicas envolvidas, desde a associação com doenças sistêmicas autoimunes (em especial LES) até a associação com processos infecciosos vigentes, sejam virais (vírus da hepatite C, vírus B, HIV), bacterianos (nefrite do *shunt*, endocardite) ou helmínticos (menos comuns para esse tipo de apresentação). O quadro de GNRP também pode estar associado com pós-infecciosa, com crioglobulinemia, com formas idiopáticas de glomerulopatias (em particular formas membranoproliferativas), nefropatia por IgA, glomerulonefrite de C3 (lembrar a necessidade de exclusão com associação de gamopatia monoclonal).

Nos casos associados a infecção vigente a orientação é o tratamento para o agente infeccioso, e o uso de imunossupressão (inclusive corticoterapia) não apresenta evidência e não é recomendado. No restante das etiologias envolvidas, embora os níveis de evidência variem de doença para doença, assim como a dose, a via de administração e a duração do esquema, o uso de corticosteroide em dose alta e de CFF (intravenosa ou via oral) é o recomendado.

Considerações finais sobre GNRPCr

- A GNRPCr é a doença glomerular de pior prognóstico renal.
- É uma síndrome clínico-histomorfológica que apresenta diretrizes terapêuticas com níveis de evidência variáveis, na dependência da etiologia do evento.
- A presença de crescentes (ou necrose fibrinoide) na histomorfologia sem a perda de função de filtração (em dias a semanas) não constitui, a princípio, uma GNRP, devendo o paciente ser monitorado.
- As causas associadas à GNRPCr são diversas, e, quanto mais precoces o diagnóstico etiológico e a opção terapêutica (avaliado o custo-benefício em relação à resposta e aos efeitos colaterais), maior a chance de sobrevida renal e do paciente.
- Feito o diagnóstico clínico-laboratorial, a biópsia renal (desde que não haja contraindicação) é importante para o diagnóstico e para a compreensão etiológica.
- A rapidez diagnóstica, quer do quadro clínico-laboratorial, quer da histomorfologia, quer da etiologia, aumenta a possibilidade de intervenção terapêutica com sucesso.

VASCULITES ANCA-ASSOCIADAS

Quais as doenças que compõem o grupo das VAA?

As vasculites Anca-associadas (VAA) representam um grupo de vasculites sistêmicas que afetam predominantemente pequenos vasos, caracterizadas por inflamação necrotizante sem deposição de imunocomplexos (pauci-imune). Os vasos envolvidos na VAA são tipicamente capilares, arteríolas e vênulas, mas pequenas artérias e veias também podem ser afetadas. A GNCr necrotizante e a hemorragia alveolar devida à capilarite pulmonar representam manifestações clássicas das VAA.

Em 2012, o encontro *Chapel Hill Consensus Conference on the Nomenclature of Vasculitides* definiu a VAA com três síndromes heterogêneas:

1. GPA, previamente denominada granulomatose de Wegener.
2. MPA.
3. EGPA, previamente denominada **síndrome** de Churg-Strauss.

Anca são autoanticorpos dirigidos contra constituintes de grânulos presentes no citoplasma de neutrófilos. Existem dois padrões de fluorescência de Anca:

- *cAnca*: padrão de coloração citoplasmática, dirigidos contra proteinase-3 (PR3). Ocorre em mais de 70% dos pacientes com GPA.
- *pAnca*: padrão de coloração perinuclear. O principal antígeno é a MPO. Ocorre na maioria dos pacientes com MPA, em pacientes com EGPA ou em vasculite limitada ao rim (VLR).

Mais recentemente, testes de ensaio de imunoabsorção enzimática (Elisa), utilizando anticorpos monoclonais anti-PR3 ou anti-MPO, passaram a ser amplamente utilizados. Atualmente, a classificação sorológica de VAA utiliza a nomenclatura

PR3-Anca e MPO-Anca não apenas para caracterizar a natureza da doença, mas também para predizer o prognóstico e a resposta ao tratamento.

Quando suspeitar de que um paciente pode ter VAA?

Acomete pacientes com idade mais avançada, 50-70 anos, principalmente caucasianos. Os pacientes geralmente apresentam sintomas prodrômicos semelhantes a um estado gripal, com febre, mal-estar, anorexia, polimialgia, poliartralgia e perda de peso. Alguns podem apresentar vasculite cutânea (Quadro 7).

Em todas as formas de VAA, o *comprometimento renal* caracteriza-se por GNCr necrotizante pauci-imune (com escassos depósitos de Ig e complemento). Clinicamente, manifesta-se como GNRP, caracterizada por síndrome nefrítica, proteinúria de graus variados e piora rápida da função renal. Pode surgir como síndrome pulmão-rim.

As manifestações extrarrenais mais frequentes em VAA são:

- Comprometimento pulmonar: presença de hemoptise, hemorragia pulmonar, insuficiência respiratória ou prova radiográfica de infiltrado na ausência de evidência de etiologia infecciosa. Hemorragia pulmonar acomete 10% dos casos de VAA.
- Comprometimento do trato respiratório superior: evidências clínicas ou

• **QUADRO 7** Principais características das vasculites Anca-associadas

GPA Granulomatose de Wegener	▪ É uma vasculite necrotizante, com granulomas. ▪ Acometimento renal: GNCr necrotizante pauci-imune. ▪ Geralmente acomete trato respiratório alto (lesões destrutivas do septo nasal, sinusopatia) e baixo (nódulos ou infiltrados pulmonares) em + 80% dos casos. ▪ É frequente também um maior número de órgãos afetados. ▪ cAnca+ em mais de 70% casos. ▪ As recidivas são mais frequentes.
MPA (*Microscopic polyangiitis*)	▪ Vasculite necrotizante sem granulomas. ▪ Acometimento renal: GNCr necrotizante pauci-imune. O acometimento renal é o mais frequente. ▪ O acometimento pulmonar ocorre em 50% dos casos. ▪ Geralmente panca+.
EGPA Síndrome de Churg-Strauss	▪ Vasculite necrotizante, com granulomas, caracterizada pela presença de asma e eosinofilia em sangue periférico e tecidual, além das características da vasculite de pequenos vasos. ▪ É a minoria dos casos de VAA. ▪ Pacientes com EGPA raramente são vistos por nefrologistas.
VLR	▪ Vasculite renal, sem evidência de doença sistêmica. ▪ Geralmente pAnca+.

Anca: anticorpo anticitoplasma de neutrófilos; EGPA: granulomatose eosinofílica com poliangiite; GNCr: glomerulonefrite crescêntica; GPA: granulomatose com poliangiite; MPA: poliangiite microscópica; VAA: vasculites Anca-associadas; VLR: vasculite limitada ao rim.
Fonte: elaboração dos autores.

radiológicas de sinusite, úlceras nas fossas nasais, com ou sem epistaxe, ou otite média.

- Comprometimento articular: artrite. Artralgias e mialgias são comuns.
- Vasculite cutânea: púrpura com ou sem ulceração necrotizante. A biópsia mostra angiite leucocitoclástica na pele.
- Comprometimento gastrointestinal: dor abdominal e/ou hemorragia gastrointestinal não secundária à terapia com corticosteroides. As complicações gastrointestinais (isquemia, sangramento, perfuração) na VAA são raras (6%), mas muito graves quando presentes.
- Comprometimento neurológico: déficit neural multifocal (mononeurite multiplex), eventualmente convulsões.

Exames laboratoriais

Sedimento urinário ativo com hematúria e cilindros hemáticos. Graus variáveis de proteinúria. Presença de anemia (geralmente com leucocitose e trombocitose) e disfunção renal. Aumento de VHS, proteína C reativa e fibrinogênio. A pesquisa de cAnca e pAnca, por IF-Anca e dosagem de anticorpos anti-PR3 e anti-MPO por Elisa são exames fundamentais para o diagnóstico.

Biópsia renal

Em todas as formas de VAA, o padrão típico da lesão glomerular é a GNCr, necrotizante, pauci-imune. A lesão aguda característica nos glomérulos, bem como em outros vasos, é a presença de necrose da parede do vaso (Quadro 8).

Como manejar um paciente com VAA?

Sem tratamento, as VAA seguem um curso progressivo, com evolução fatal. Com o tratamento (Figura 2), a remissão ocorre entre 65-90% dos casos. Entre 25-50% dos que respondem à terapia inicial têm recidiva em 3-5 anos. As recidivas são muito mais frequentes em pacientes com PR3-Anca do que MPO-Anca.

Em caso de apresentação clínica compatível com vasculite de pequenos vasos em associação com sorologia PR3-Anca ou MPO-Anca positiva, a espera pela realização ou notificação de uma biópsia

• **QUADRO 8** Aspectos histológicos da biópsia renal de VAA

Exame	Achados
MO	▪ GNCr necrotizante. Diferentes graus de lesão em glomérulos dentro de uma mesma amostra de biópsia revelam a natureza assíncrona da lesão vasculítica. ▪ Presença de inflamação de pequenas artérias e infiltrado intersticial variável ao redor de lesões necróticas, tanto nos glomérulos como nos vasos sanguíneos. ▪ Granulomas são raros.
IF	Depósitos de Ig ou complemento ausentes ou escassos – padrão pauci-imune.
ME	▪ Edema subendotelial, microtromboses e degranulação de neutrófilos. ▪ Ausência de depósitos imunes.

GNCr: glomerulonefrite crescêntica; IF: imunofluorescência; Ig: imunoglobulina; ME: microscopia eletrônica; MO: microscopia ótica (ou de luz); VAA: vasculites Anca-associadas.
Fonte: elaboração dos autores.

renal não deve atrasar o início da terapia imunossupressora, especialmente em pacientes com função renal se deteriorando rapidamente. Ou seja, quando a biópsia renal não for disponível, iniciar o tratamento com imunossupressores o mais rapidamente possível e, posteriormente, realizar a biópsia renal.

Tratamento de indução

Há décadas, CFF e corticoides são considerados terapia-padrão para a indução de remissão da doença. Esse regime (combinação de altas doses de corticoides com CFF) melhorou o prognóstico de forma significativa, transformando uma doença fatal em doença crônica com episódios de recidiva. A CFF associada ao corticoide tem sido usada como terapia de indução em vários ensaios clínicos randomizados e controlados.

Mais recentemente (Quadro 9), o RTX mostrou ser uma alternativa efetiva de tratamento. Em dois ensaios clínicos, o RTX sozinho ou em combinação com dois pulsos de CFF mostrou-se igualmente eficaz à CFF, com taxa semelhante de complicações infecciosas.

- *Kdigo* 2021: recomendação para tratamento de indução VAA: corticoide em combinação com CFF ou RTX para o tratamento inicial de VAA de início recente (1B).
- *Eular/ERA-EDTA Update 2015*: recomenda para a indução de remissão de VAA de início recente, com risco de vida ou com risco de dano a órgãos, tratamento com CFF + corticoide (1[a]) ou com RTX + corticoide (1B).

Ciclofosfamida

A CFF tem sido o imunossupressor de escolha para tratamento de VAA há décadas. No entanto, apresenta vários efeitos colaterais importantes, como mielossupressão, cistite hemorrágica, infertilidade, além do aumento do risco de infecção e câncer. O uso da CFF pode ser feito por via oral ou endovenosa (EV). Ambos os esquemas são efetivos no tratamento de indução das VAA, sem diferença na mortalidade ou morbidade em longo prazo (Quadro 10). O uso EV garante maior adesão do paciente ao tratamento, mas a dose acumulada de CFF com o uso EV é menor do que por via oral (VO).

• **QUADRO 9** Considerações para a escolha de ciclofosfamida ou rituximabe para terapia de indução

Preferência para CFF	Preferência para RTX
▪ Dificuldade de acesso para RTX.	▪ Crianças e adolescentes.
▪ Glomerulonefrite grave: creatinina sérica > 4 mg/dL. A combinação de RTX + CFF também pode ser considerada (*Rituxvas*).	▪ Preocupação com fertilidade.
	▪ Idosos com fragilidades.
	▪ Necessidade de evitar corticoide.
	▪ Recidiva da doença.
	▪ Doença PR3-Anca.

Anca: anticorpo anticitoplasma de neutrófilos; CFF: ciclofosfamida; Rituxvas: *Rituximab versus cyclophosphamide in Anca associated vasculitis*; RTX: rituximabe.
Fonte: elaboração dos autores.

• **QUADRO 10** Esquema de ciclofosfamida*

CFF EV: 15 mg/kg EV nas semanas 0, 2, 4, 7, 10, 13 (16, 19, 21 e 24 se necessário).
Redução para a idade: ▪ Se 60-70 anos: 12,5 mg/kg. ▪ Se > 70 anos: 10 mg/kg. Redução de acordo com a função renal: ▪ Se TFG < 30 mL/min/1,73m²: reduzir para 2,5 mg/kg.
CFF VO: 2 mg/kg/dia VO por 3 meses: Continuar até 6 meses se ainda em atividade.
Redução para a idade: ▪ Se 60-70 anos: 1,5 mg/kg/dia. ▪ Se > 70 anos: 1 mg/kg/dia. Redução de acordo com função renal: ▪ Se TFG < 30 mL/min/1,73m²: reduzir para 0,5 mg/kg/dia.

CFF: ciclofosfamida; EV: endovenoso; VO: via oral; TFG: taxa de filtração glomerular.
* Sempre acompanhado por corticoide (pulsoterapia + VO).
Fonte: elaboração dos autores.

A duração da terapia com CFF em pacientes com VAA deve ser limitada a 3-6 meses para evitar eventos adversos devido a sua dose acumulada, devendo ser a CFF substituída por uma terapia de manutenção menos tóxica assim que obtida a remissão.

Rituximabe

O RTX começou a ser usado em casos de VAA refratários e naqueles com contraindicação para o uso de CFF. O RTX em VAA ativa foi testado em dois estudos de pesquisa clínica: *Rave* (*Rituximab for Anca associated vasculitis*) e *Rituxvas* (*rituximab versus cyclophosphamide in Anca associated vasculitis*), comparados com regime de CFF (EV e VO). Em ambos os estudos os pacientes receberam inicialmente pulso de corticoide com subsequente redução gradual da dose. A dose de RTX em ambos os estudos foi de 375 mg/m², uma vez por semana, durante quatro semanas. Nesses ensaios o RTX não foi inferior à CFF, e no estudo *Rave* mostrou ser mais eficaz para doença recorrente (Quadro 11).

• **QUADRO 11** Indução com rituximabe*

▪ RTX 375 mg/m², 1 vez por semana, durante 4 semanas ou ▪ RTX 1.000 mg, nas semanas 0 e 2.

* Sempre com corticoide (pulsoterapia + VO).
Fonte: elaboração dos autores.

Corticoide

Os corticoides são usados quase universalmente para VAA. No entanto, a monoterapia com eles não é eficaz. Pulsoterapia com metilprednisolona é especialmente indicada em pacientes com quadro clínico de progressão rápida da glomerulonefrite.

O tratamento com pulsoterapia com metilprednisolona EV é muito utilizado na dose de 1-3 g no total. No entanto, esse tratamento não é baseado em evidências e provavelmente contribui para a toxicidade dos corticoides. Após a indução com CFF, o corticoide oral deve ser reduzido para uma dose de 5 mg/dia em seis meses. *Kdigo* 2021 sugere a seguinte redução de corticoide, baseada no uso de prednisolona. O esquema proposto pode ser adaptado para o uso de prednisona (utilizado no estudo *Pexivas*) (Quadro 12).

• **QUADRO 12** Esquema de corticoide

- Pulsoterapia com metilprednisolona: 500-1.000 mg/dia, EV, durante 3 dias.
- Prednisona: 1 mg/kg/dia, VO, durante 4 semanas, não ultrapassando 60 mg/dia. Desmame em 3-4 meses (alternativa, chegar a 5 mg/dia no 6° mês). A duração da terapia com corticoide deve ser de pelo menos 6 meses e em alguns casos pode ser de até 1-2 anos. Terapia prolongada com corticoide pode ser necessária em pacientes com recidiva.

EV: endovenoso; VO: via oral.
Fonte: elaboração dos autores.

Plasmaférese (Quadro 13)

- *Kdigo* 2021 – *practice points*:
  - Plasmaférese não é recomendada para pacientes com TFG < 50 mL/min, mas pode ser considerada naqueles:
    - com apresentações mais graves (creatinina sérica > 500 mcmol/L ou > 5,65 mg/dL), principalmente se oligúrica com necessidade de diálise ou
    - com rápido aumento da creatinina sérica (GNRP) ou
    - com hemorragia pulmonar difusa e hipoxemia, nos quais a mortalidade precoce é alta;
    - com sobreposição de VAA e doença anti-MBG, a plasmaférese está indicada.
- Recomendações *Eular/ERA-EDTA* (2015):
  - A plasmaférese deve ser considerada na VAA com creatinina sérica > 5,6 mg/dL e/ou devido a GNRP tanto em doença inicial como recidiva (1B).
  - A plasmaférese também pode ser considerada na VAA com hemorragia pulmonar (3C).

• **QUADRO 13** Prescrição de plasmaférese em vasculites Anca-associadas

- 60 mL/kg de reposição em volume, sendo 5% do líquido de reposição, com albumina.
- Adicionar 150-300 mL de plasma fresco ao final de cada sessão de plasmaférese para reposição de fatores de coagulação, se os pacientes tiverem hemorragia pulmonar ou se tiverem sido operados recentemente, incluindo biópsia renal.
- Em casos de VAA: 7 sessões ao longo de 14 dias.
- Em casos com hemorragia pulmonar difusa, plasmaférese diariamente até o sangramento parar e então em dias alternados, totalizando 7-10 sessões. Reposição de albumina com plasma fresco ou congelado.
- VAA associada com anticorpos anti-MBG: plasmaférese diariamente por 14 dias ou até que os anticorpos anti-MBG sejam indetectáveis.

Anti-MBF: antimembrana basal do capilar glomerular; VAA: vasculites Anca-associadas.
Fonte: elaboração dos autores.

Tratamento de manutenção

A terapia de manutenção para prevenir recidiva é iniciada após a remissão, geralmente dentro de 3-6 meses após o início da indução, e geralmente consiste em AZA ou RTX. Não há consenso sobre a duração da terapia de manutenção na VAA. A duração pode ser diferente dependendo do tipo de Anca e do tratamento, e ainda não foi definida.

- *Kdigo* 2021: recomendação para manutenção: recomenda terapia de manutenção com RTX ou AZA e baixa dose de corticoide após a indução da remissão (1C) (Quadro 14).

• **QUADRO 14** Considerações para a escolha de azatioprina ou rituximabe para terapia de manutenção

Preferência para AZA	Preferência para RTX
IgG baixo < 300 mg/dL.	Recidiva da doença.
HbsAg positivo.	Doença PR3-Anca.
Disponibilidade de RTX limitada.	Idosos com fragilidades.
	Necessidade de evitar corticoide.
	Alergia a AZA.

Anca: anticorpo anticitoplasma de neutrófilos; AZA: azatioprina; IgG: imunoglobulina G; RTX: rituximabe.
Fonte: elaboração dos autores.

Se a indução foi feita com CFF, a manutenção pode ser feita com AZA + corticoide em baixas doses ou com RTX sem corticoide. Se a indução foi feita com RTX, se possível, manter a terapia imunossupressora de manutenção com RTX. A duração ideal da manutenção com AZA não é conhecida, mas pode ser entre 18 meses e 4 anos após a indução da remissão. A duração ideal da manutenção com RTX também não é conhecida, mas nos estudos até o momento o RTX foi mantido por 18 meses após a remissão. No caso de manutenção com RTX, não há necessidade de corticoide oral.

O Grupo de Trabalho do *Kdigo* 2021 prefere RTX para terapia de manutenção em pacientes com doença recidivante, PR3-Anca, após indução com RTX e em casos de alergia à AZA. O estudo *Ritazarem* mostrou que, após a indução com RTX para VAA recidivante, a manutenção com RTX diminuiu as recidivas em comparação com a manutenção com AZA. No entanto, alguns cuidados devem ser tomados, pois há poucos dados sobre os efeitos em longo prazo do tratamento de manutenção com RTX. Embora nos estudos clínicos não tenham sido observadas quedas significativas de IgG após RTX, dados observacionais de longo prazo sugerem risco crescente de imunodeficiência secundária nessa população.

Considerar metotrexato (MTX) para terapia de manutenção em pacientes induzidos com MTX ou que são intolerantes à AZA e micofenolato mofetil (MMF), mas não se TFG < 60 mL/min/1,73 m^2.

- *Eular/ERA-EDTA* (2015): recomendação para manutenção (Quadro 15):
  - Para manutenção da remissão da VAA, recomenda o tratamento com uma combinação de corticoide em baixas doses com AZA, RTX, MTX ou MMF (1B).
- Recomenda que a terapia de manutenção de remissão para VAA seja continuada por pelo menos dois anos após a indução da remissão sustentada.

Tratamento de situações especiais

Tratamento da recidiva

Após a indução da remissão, é fundamental a monitorização dos pacientes com VAA para o diagnóstico precoce de reci-

• **QUADRO 15** Escolha do esquema de terapia de manutenção no tratamento de VAA

Drogas	*Kdigo (2021)*	*Eular/ERA-EDTA (2015)*
AZA	▪ 1,5-2 mg/kg/dia no momento da remissão completa até 1 ano após o diagnóstico e depois reduzir 25 mg a cada 3 meses. ▪ AZA estendida até 4 anos: começar com 1,5-2 mg/kg/dia por 18-24 meses, depois diminuir para 1 mg/kg/dia até 4 anos após o diagnóstico, depois diminuir 25 mg a cada 3 meses. Os corticoides também devem ser mantidos em 5-7,5 mg/dia por 2 anos e, em seguida, reduzidos lentamente (1 mg a cada 2 meses).	2 mg/kg/dia (1B)
RTX	▪ 500 mg no momento da remissão completa e depois nos meses 6, 12 e 18 ou ▪ 1.000 mg depois da indução e nos meses 4, 8, 12 e 16 depois da primeira infusão (esquema *Ritazarem*).	(1B)
MMF	2 g/dia (dividido em 2 doses) no momento da remissão completa e manter por 2 anos.	1 g 2 vezes por dia (1B)
MTX	0,3 mg/kg/semana, máximo 25 mg/semana para intolerantes a AZA ou MMF, mas evitar se TFG < 60 mL/min (1C).	20-25 mg/kg/semana (1B)

AZA: azatioprina; RTX: rituximabe; MMF: micofenolato mofetil; MTX: metotrexato; TFG: taxa de filtração glomerular; VAA: vasculites Anca-associadas.
Fonte: elaboração dos autores.

divas com sintomatologia menos avançada. As recidivas ocorrem em 25-50% dos casos que respondem à terapia inicial. Embora a maioria das recidivas seja não grave, um terço das recidivas é grave, com consequências para a sobrevida renal e do paciente.

O tratamento da recidiva segue os mesmos princípios da terapia inicial. As recidivas respondem à imunossupressão com uma taxa de resposta semelhante ao tratamento inicial. As recidivas graves devem ser tratadas com a reintrodução da terapia de indução. Em geral, o RTX é preferido para o tratamento de recidiva de VAA em vista das respostas superiores no estudo *Rave* e no estudo *Ritazarem*. Na análise *post hoc* do estudo *Rave*, pacientes com recidiva tratados com RTX tiveram taxas mais altas de remissão (comparados aos tratados com CFF), particularmente aqueles que tinham vasculite. No estudo *Ritazarem*, a indução com RTX em 187 pacientes com recidiva de GPA e MPA mostrou alta taxa de remissão (> 90%). Ao decidir se vai usar a CFF novamente, considerar a dose acumulada de CFF já administrada (doses acumuladas > 36 g estão associadas à ocorrência de câncer).

O tratamento de recidivas não graves é feito com um aumento temporário na dose de corticoide, o que restaura a remissão da doença na maioria dos pacientes, sem necessidade de CFF. Porém, são comuns recidivas recorrentes dentro de um período de tempo relativamente curto. O uso de MMF, que foi testado em combinação com corticoides para terapia de indução em pacientes recidivantes, também está associado a um aumento da taxa de recidivas futuras, com consequente aumento de exposição a corticoides. Portanto, na diretriz atual, o RTX é preferido.

- *Kdigo* 2021: *practice points*: pacientes com recidiva da doença (com risco de vida ou órgão) devem ser reinduzidos, preferencialmente com RTX.
- *Eular/ERA-EDTA* (2015): para recidiva grave da VAA, com risco de morte ou dano de órgão, recomenda o tratamento com uma combinação de corticoide + CFF (1ª) *ou* corticoide + RTX (1B).

Tratamento da doença refratária

A doença refratária é considerada quando não ocorre remissão da doença após o tratamento de indução com o regime-padrão. A doença refratária é definida pela *Eular* como:

- Não melhora da VAA após quatro semanas de tratamento com terapia de indução (caracterizada por atividade da doença inalterada ou por aumento da atividade da doença) ou
- Ausência de resposta após seis semanas de tratamento (definida como < 50% de redução no escore de atividade da doença, p. ex., por *Birmingham Vasculitis Activity Score* –BVAS), ou
- Doença persistente, crônica, após > 12 semanas de tratamento (definida como a presença de pelo menos um critério principal ou três secundários no escore de atividade da doença).

A piora da função renal e a progressão da DRC podem refletir lesão crônica e não implicam necessariamente doença ativa; nesse contexto, uma nova biópsia renal pode ser considerada para melhor avaliação. Várias pequenas séries sugerem um papel para o RTX na vasculite Anca-resistente.

- *Kdigo* 2021 – *practice points*: a doença refratária pode ser tratada com aumento do corticoide (EV ou oral), pela adição de RTX se a indução com CFF tiver sido usada anteriormente ou vice-versa. A plasmaférese pode ser considerada.
- *Eular/ERA-EDTA* (2015): para pacientes com VAA refratários à terapia de indução de remissão, recomenda-se a mudança de CFF para RTX ou de RTX para CFF. Esses pacientes devem ser tratados em conjunto com, ou encaminhados a, um centro especializado para avaliação adicional e possível inscrição em ensaios clínicos (3C).

Considerações finais sobre vasculite Anca-associada

- As VAA representam um grupo de vasculites sistêmicas que afetam pequenos vasos, caracterizadas por inflamação necrotizante sem deposição de imunocomplexos (pauci-imune). Incluem três doenças:
  - GPA, previamente denominada granulomatose de Wegener.
  - MPA.
  - EGPA, previamente denominada síndrome de Churg-Strauss.
- A detecção de Anca pode ser feita por IF indireta, que mostra dois padrões: cAnca, citoplasmático, dirigido contra proteinase-3 (PR3), que ocorre em mais de 70% dos pacientes com GPA;

e pAnca, perinuclear, dirigido contra MPO, ocorrendo na maioria dos pacientes com MPA, EGPA ou na VLR.

- Atualmente, a classificação sorológica de VAA utiliza a nomenclatura PR-3-Anca e MPO-Anca.
- A GNCr necrotizante pauci-imune, que se manifesta clinicamente por GNRP, é a manifestação renal clássica das VAA.
- Sem tratamento, as VAA seguem um curso progressivo, com evolução fatal. Com o tratamento, a remissão ocorre entre 65-90% dos casos. Entre 25-50% dos que respondem à terapia inicial têm recidiva em 3-5 anos. As recidivas são mais frequentes em pacientes com PR3-Anca do que com MPO-Anca.
- Em caso de apresentação clínica compatível com vasculite de pequenos

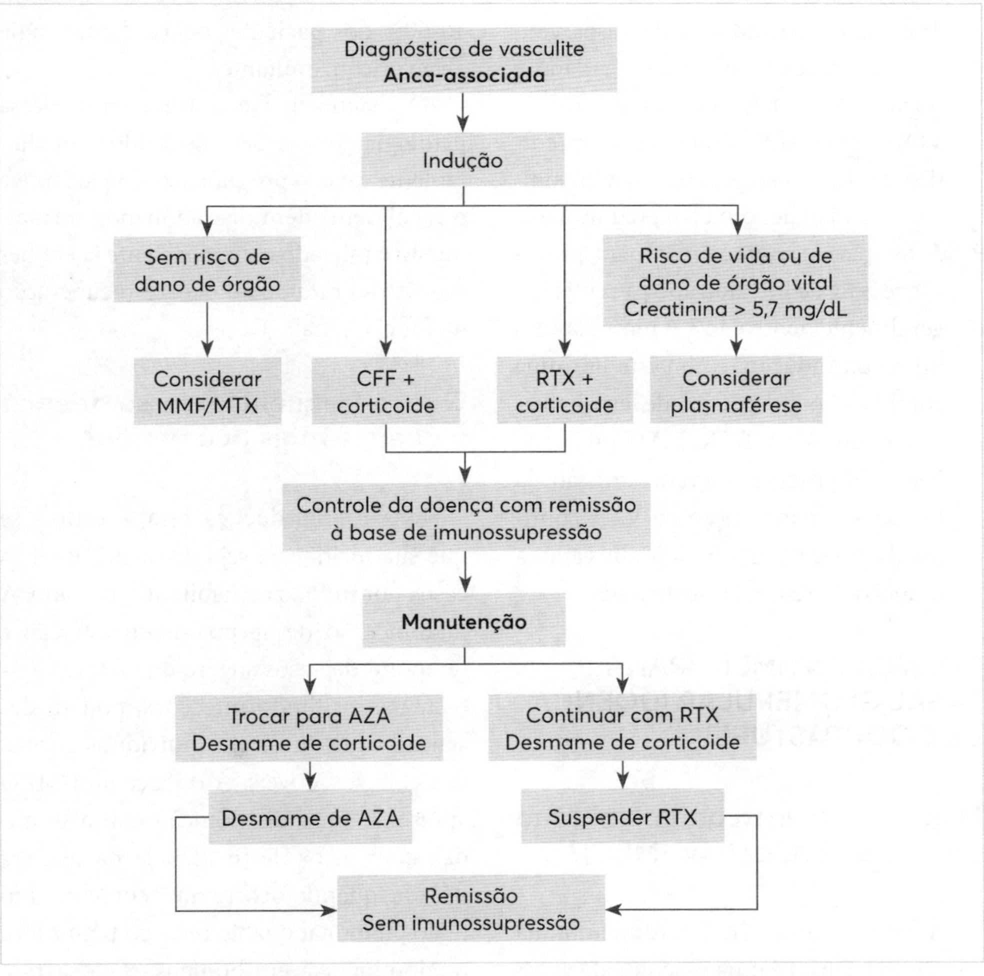

- **FIGURA 2** Algoritmo para o tratamento de vasculite Anca-associada.

AZA: azatioprina; CFF: ciclofosfamida; MMF: micofenolato mofetil; MTX: metotrexato; RTX: rituximabe.

Fonte: elaboração dos autores.

vasos em associação com sorologia positiva PR3-Anca ou MPO-Anca, a espera pela realização de uma biópsia renal não deve atrasar o início da terapia imunossupressora, especialmente em pacientes com função renal se deteriorando rapidamente. Ou seja, quando a biópsia renal não estiver disponível, iniciar o tratamento com imunossupressores o mais rapidamente possível e, posteriormente, realizar a biópsia renal.

- Tratamento de indução de casos com risco de vida ou com risco de dano a órgãos pode ser feito com CFF (EV ou VO) ou com RTX, combinados com corticoides (pulsoterapia com metilprednisolona e manutenção com prednisona).
- A terapia de manutenção para prevenir recidiva é iniciada após a remissão, geralmente dentro de 3-6 meses após o início da indução, e consiste em uma combinação de corticoide em baixas doses com AZA, RTX, MMF ou MTX. Não há consenso sobre a duração da terapia de manutenção na VAA continuada por pelo menos dois anos após a indução da remissão sustentada.

DOENÇA ANTIMEMBRANA BASAL GLOMERULAR (DOENÇA DE GOODPASTURE)

O que é a doença antimembrana basal glomerular (anti-MBG)?

A doença anti-MBG (antimembrana basal glomerular) é uma vasculite de vasos capilares na qual são formados anticorpos contra antígenos presentes na membrana basal glomerular (MBG) e na membrana basal alveolar (MBA).

Os termos "doença de Goodpasture" e "síndrome de Goodpasture" são antigos, mas ainda muito usados. O primeiro é usado como sinônimo de doença anti-MBG, e o segundo para se referir a qualquer causa de GNRP associada a hemorragia alveolar.

Na maioria dos pacientes com doença anti-MBG ocorre formação generalizada de crescentes glomerulares, que se manifesta clinicamente por GNRP, e em 40-60% dos pacientes ocorre hemorragia alveolar concomitante.

O diagnóstico e o tratamento dessa patologia devem ser instituídos imediatamente, pois o prognóstico do paciente e o renal dependem disso. Quando o tratamento é iniciado com o paciente já em hemodiálise, raramente ocorre recuperação da função renal.

Qual a frequência dessa doença e quem é mais acometido?

Essa é uma doença rara, e estima-se que sua incidência seja de menos de dois casos por milhão de habitantes por ano. A identificação de agrupamento espacial e temporal de casos sugere que fatores ambientais, incluindo infecções, podem desencadear doenças em indivíduos geneticamente suscetíveis. A doença anti-MBG apresenta uma distribuição etária bimodal, com picos de incidência na terceira década, quando ocorre um acometimento tanto pulmonar quanto renal com uma leve predominância em homens, e na sexta e sétimas décadas, quando predomina o acometimento renal isolado.

A doença anti-MBG é responsável por aproximadamente 15% das GNCr diagnosticadas por biópsia renal. Porém, devido à baixa frequência, é uma causa rara de DRCT.

Quando suspeitar de doença anti-MBG?

Deve-se suspeitar de doença anti-MBG em todos os pacientes com sinais e/ou sintomas de síndrome nefrítica aguda ou subaguda, particularmente quando associada a hemorragia pulmonar.

A maioria dos pacientes (80-90%) se apresenta com GNRP. Entre os pacientes, 40-60% cursam com hemorragia pulmonar concomitante, e apenas uma minoria com lesão pulmonar isolada.

A apresentação clínica da doença anti-MBG é semelhante à de outras formas de GNRP, com insuficiência renal aguda associada a urinálise mostrando proteinúria (em geral geralmente subnefrótica) e sedimento nefrítico caracterizado por hematúria dismórfica, piúria e cilindros hemáticos e granulares. Pode ocorrer hematúria macroscópica.

Quando o pulmão é acometido, as principais manifestações são tosse, dispneia e hemoptise, que pode ser maciça. Na fase inicial a radiografia e a tomografia de tórax caracteristicamente mostram consolidações parenquimatosas irregulares, bilaterais, peri-hilares simétricas e bibasilares, que poupam os ápices e os ângulos costofrênicos. A broncoscopia pode revelar a origem bilateral da hemorragia pulmonar. O teste de capacidade de difusão de monóxido de carbono (CO) também pode ser usado para detecção de hemorragias pulmonares ocultas radiologicamente devido à alta afinidade da hemoglobina ao CO.

Pacientes com envolvimento pulmonar frequentemente apresentam injúrias pulmonares subjacentes causadas pelo tabagismo, infecções, inalação de cocaína, exposição ao hidrocarboneto, entre outras.

Sinais e sintomas constitucionais como mal-estar, fadiga, febre, artralgia e perda de peso podem estar presentes, mas geralmente apenas por poucas semanas antes do diagnóstico. A presença destes por período prolongado sugere a possibilidade de uma vasculite sistêmica concomitante.

Como conduzir a investigação diagnóstica?

O diagnóstico se baseia na presença do anticorpo anti-MBG, que pode ser detectado tanto no sangue quanto na biópsia renal, associado ou não a evidência de hemorragia alveolar.

O anticorpo patogênico geralmente é da classe IgG. O principal alvo da resposta autoimune na doença anti-MBG é domínio não colágeno (NC1) da cadeia alfa-3 do colágeno tipo IV. O padrão de doença renopulmonar reflete a expressão restrita desse antígeno na membrana basal dos capilares glomerulares e alveolares. Modelos animais sugerem que células T autorreativas também possam contribuir para o desenvolvimento da doença.

Os testes sorológicos para detectar anticorpos anti-MBG circulantes são feitos por Elisa ou, menos frequentemente, por IF. A recomendação é que o resultado esteja disponível após 24 horas da coleta, para que não seja adiado o início do tratamento em pacientes com clínica de GNRP.

É importante salientar que, em cerca de 10% dos pacientes, a pesquisa de anticorpos circulantes é negativa e o diagnóstico dependerá do resultado da biópsia renal. Além de ajudar no diagnóstico, os achados da biópsia também informam sobre a atividade e a cronicidade do envolvimento, o que ajuda a guiar o tratamento.

A biópsia renal deve ser realizada assim que possível em todos os pacientes sem contraindicações clínicas. À IF observa-se o característico depósito linear de IgG em capilares glomerulares e ocasionalmente nos túbulos. Em alguns casos também se detecta deposição de fatores do complemento, como C1q e C3.

Na microscopia ótica, o achado característico, presente em 95% das biópsias, são as crescentes glomerulares. A proporção de crescentes se relaciona fortemente com o grau de insuficiência renal na apresentação. Na doença anti-MBG as crescentes geralmente são todas da mesma idade cronológica, em contraste com outras formas de GNRP, nas quais se observa uma mistura de crescentes celulares, fibrocelulares e fibróticas. Necrose fibrinoide segmentar do tufo capilar glomerular também costuma estar presente.

Quais as variantes da doença anti-MBG?

Dupla positividade para anti-MBG e vasculite Anca-associada

Todo paciente com GNRP com ou sem hemorragia alveolar, durante a investigação inicial, deve ter o Anca dosado, já que a VAA é uma das possíveis causas dessa doença. A doença anti-MBG e a VAA não apenas têm manifestações clínicas semelhantes como 10-50% dos pacientes com doença anti-MBG testam positivo para Anca (geralmente antimieloperoxidase) no momento do diagnóstico e podem ter sinais de vasculite ou uma marcante resposta inflamatória sistêmica.

É muito importante fazer o diagnóstico de dupla positividade para anti-MBG e VAA, pois, diferentemente dos pacientes com doença anti-MBG isolada, esses curam com recidivas mais frequentes e necessitam de terapia imunossupressora de manutenção, de forma semelhante aos pacientes com VAA isolada.

Doença anti-MBG associada a nefropatia membranosa

A doença anti-MBG também pode preceder, coincidir ou ocorrer posteriormente ao diagnóstico da nefropatia membranosa (NM).

Um declínio rápido da função renal em paciente com NM deve levantar a suspeita de doença anti-MBG superposta. Uma nova biópsia é recomendada nesses casos.

Anticorpo antirreceptor de fosfolipase A2 (anti-PLA2R) não costuma ser detectado em casos de doença anti-MBG combinada com NM.

Doença anti-MBG com anticorpo anti-MBG circulante não detectado

Também chamada de doença anti--MBG "atípica", essa variante é cada vez mais descrita. Na maior série, com 20 casos, observaram-se hematúria, proteinúria, disfunção renal leve a moderada, sem hemorragia alveolar. A biópsia renal mostra depósito linear de IgG na MBG, sem GNCr e sem anticorpos circulantes anti-MBG pelos métodos convencionais. A evolução clínica dos pacientes parece ser mais indolente, com maior sobrevida renal (muito superior aos casos de doença "típica"). Na série citada, aproximadamente 10% dos indivíduos com doença anti-MBG apresentavam essa forma "atípica". Embora se ignore a causa do prognóstico mais favorável, sugere-se que possa decorrer de diferenças na especificidade dos antígenos, na subclasse da IgG depositada, na habilidade de fixar o complemento e de recrutar células inflamatórias.

Doença anti-MBG após transplante na síndrome de Alport

A síndrome de Alport é causada por mutações nos genes que codificam domínios não colágeno (NC1) das cadeias de colágeno alfa-3, alfa-4 ou alfa-5 da MBG. A falha na produção normal do colágeno tipo IV resulta em fragilidade estrutural e em perda progressiva da função renal. Após um transplante renal esses pacientes podem desenvolver anticorpos anti-MBG como parte de uma resposta aloimune à presença de "neoantígenos" glomerulares, no caso, domínios NC1 normais presentes nas cadeias alfa-3, alfa-4 e alfa-5 do rim transplantado. É importante ressaltar que os testes sorológicos comercialmente disponíveis para a pesquisa de anticorpo anti-MGB têm especificidade contra o antígeno NC1 da cadeia alfa-3. Por terem especificidade antigênica distinta, é inconstante a detecção de anticorpos circulantes anti-MBG nessa variante.

Anticorpos anti-MBG teciduais podem ser detectados em 5-10% dos pacientes com Alport após transplante renal. Entretanto, o desenvolvimento de glomerulonefrite no enxerto é bem menos frequente, talvez pela imunossupressão do transplante. Entretanto, quando ocorre, a glomerulonefrite costuma ser precoce e com alta taxa de perda da função do enxerto.

Qual a importância de uma intervenção precoce?

O diagnóstico e o tratamento precoce são os principais determinantes da resposta terapêutica e do prognóstico em pacientes com doença anti-MBG. Existe correlação direta entre o valor de creatinina no diagnóstico e a porcentagem de glomérulos com crescentes. Além disso, também há correlação direta entre os níveis de anticorpos anti-MBG e o valor da creatinina na apresentação. Pacientes que necessitam de diálise nas primeiras 72 horas do início do quadro clínico raramente recuperam a função renal, principalmente quando todos os glomérulos já apresentam crescentes na biópsia.

Quem deve ser tratado?

A maioria dos pacientes com doença anti-MBG deve receber o tratamento. Isso inclui aqueles com hemorragia alveolar, independentemente da função renal, e todos com injúria renal que não necessitam de hemodiálise imediatamente.

Discute-se se deve ser feito ou não o tratamento nos doentes sem doença pulmonar e que necessitem de hemodiálise na apresentação, pois as chances de recuperar a função renal são mínimas, especialmente se a biópsia mostrar crescentes em 100% dos glomérulos. Nesses casos, a tendência é tratar casos com doença muito aguda, com GNCr associada a necrose tubular aguda, com coexistência de Anca na sorologia ou casos de pacientes mais jovens.

Como conduzir o tratamento da doença anti-MBG?

As bases do tratamento repousam no tripé de remoção rápida dos anticorpos anti-MBG (plasmaférese), diminuição da inflamação tecidual (corticosteroides) e uso de drogas imunossupressoras para minimizar a produção de novos anticorpos.

Plasmaférese

O esquema de plasmaférese recomendado é com a troca de 1-1,5 de volume de plasma, diariamente por 10-20 dias, utilizando a albumina a 4 ou 5% como solução de reposição. Nos pacientes com hemorragia alveolar ou que serão submetidos a biópsia renal, a reposição deve ser feita com plasma fresco, ao menos nos 2 litros finais do procedimento, visando repor os fatores de coagulação depletados pela plasmaférese.

Anticorpos anti-MBG devem ser dosados semanalmente, principalmente nas primeiras seis semanas. Espera-se um declínio progressivo, geralmente tornando-se indetectáveis 2-4 semanas após o início do tratamento.

Ao final de 2-3 semanas de tratamento, a necessidade de sessões adicionais é determinada pelo estado clínico do paciente e principalmente pelos títulos séricos de anticorpos anti-MBG. Novas sessões podem ser necessárias caso o paciente permaneça com hemorragia alveolar ou com títulos de anticorpos sem declínio substancial.

Caso o paciente desenvolva uma infecção grave no período de realização das aféreses, uma estratégia protetora consiste na infusão de imunoglobulina após cada procedimento.

Uso de corticosteroides e imunossupressores

Devido à raridade da doença, o nível de evidência das recomendações de tratamento é baixo, fundamentando-se principalmente em séries retrospectivas de casos oriundas de centros de referência. A estratégia de imunossupressão tem por base o uso de glicocorticoides e de agentes imunossupressores, geralmente a CFF, e mais recentemente RTX.

A corticoterapia baseia-se no uso de prednisona/prednisolona por via oral 1 mg/kg/dia (máximo 60-80 mg/dia), com redução gradual, até suspensão com seis meses de tratamento. Alguns autores sugerem pulso de três dias com metilprednisolona intravenosa (15-30 mg/kg com o máximo de 1.000 mg/dia) no início do tratamento, porém não há evidência robusta de que o esquema com pulso intravenoso seja superior ao tratamento apenas oral.

A CFF é geralmente feita por via oral com 2 mg/kg/dia por três meses. A dose deve ser reduzida em idosos e ajustada para a função renal. Diferentemente da VAA, na qual se demonstrou equivalência dos esquemas com CFF oral ou venosa, na doença anti-MBG a grande maioria dos estudos emprega e recomenda a via oral.

Outras terapias imunossupressoras na doença anti-MBG são ainda menos estudadas que a CFF. Existe um número crescente de relatos de caso ou pequenas séries com o uso de RTX, mas faltam estudos robustos para recomendar essa droga como primeira opção. Essa estratégia pode ser uma opção para pacientes idosos e frágeis, com alto risco infeccioso. Em geral, a preferência recai no esquema de duas doses de 1.000 mg. A primeira dose é feita após as primeiras sete sessões de plasmaférese, seguida de uma pausa de 48 horas sem nova aférese. Após as sete sessões diárias seguintes de plasmaférese, faz-se a segunda dose. Esse intervalo é preconizado para evitar a remoção de RTX na aférese subsequente.

Como a doença anti-MBG recidiva em menos de 3% dos casos, os pacientes não precisam de terapia de manutenção. A exceção são os pacientes duplamente positivos para anti-MBG e Anca, que têm alto risco de recidiva da vasculite e devem receber terapia de manutenção à semelhança dos pacientes com VAA isolada.

Qual o prognóstico da doença anti-MBG?

Embora seja um determinante de letalidade na fase aguda, o prognóstico do quadro pulmonar é muito bom após o tratamento, sendo raro o desenvolvimento de sequelas respiratórias crônicas.

Os principais fatores determinantes do prognóstico renal são a gravidade da insuficiência renal na apresentação, a proporção de glomérulos com crescentes na biópsia e a presença de oligúria ou anúria na apresentação. A sobrevida renal se correlaciona diretamente com o grau de disfunção renal na apresentação. Em uma coorte de 71 pacientes com doença anti-MBG, todos tratados com a combinação de plasmaférese, CFF e corticoide, avaliou-se o prognóstico em longo prazo. Em pacientes com creatinina menor que 5,7 mg/dL (500 mcmol/L) na apresentação, a sobrevida renal foi de 95 e 94% em 1 e 5 anos, respectivamente. Naqueles com creatinina ≥ 5,7 mg/dL, mas que não necessitavam de diálise, a sobrevida renal foi de 82 e 50%, respectivamente, no período. Entretanto, nos pacientes que precisaram de hemodiálise na apresentação, a recuperação da função renal foi de apenas 8% em 1 ano. Quando a biópsia mostrava crescentes em 100% dos glomérulos, não se observou recuperação da função renal.

NEFRITE LÚPICA

Qual a definição de nefrite lúpica?

O LES é uma doença autoimune multissistêmica que frequentemente provoca lesão renal. O envolvimento renal no LES é definido pela presença de proteinúria persistente acima de 500 mg/dia e/ou pela presença de hematúria e/ou leucocitúria e/ou cilindros celulares no sedimento urinário, na ausência de outras causas de alterações urinárias (infecções urinárias, efeito de drogas etc.).

Os pacientes com nefrite lúpica deverão receber hidroxicloroquina na dose de 5 mg/kg/dia (máximo de 400 mg/dia) e ser tratados de acordo com o tipo de lesão renal que apresentarem na biópsia renal, conforme a classificação da Renal Pathology Society/International Society of Nephrology (RPS/ISN).

Como é feito o manejo dos pacientes com nefrite lúpica de acordo com a classificação histológica?

A classificação é feita em classes (I a VI), e as condutas deverão seguir a seguinte orientação:

Classe I: glomerulonefrite lúpica mesangial mínima

Os pacientes portadores de nefrite lúpica classe I não apresentam achados clínicos relevantes do ponto de vista do sistema geniturinário. Portanto, não deverão receber tratamento específico para nefrite, devendo ser medicados apenas para controle da doença de base (LES).

Classe II: glomerulonefrite lúpica proliferativa mesangial

Os pacientes não devem receber tratamento específico para nefrite, devendo ser medicados apenas para controle da doença de base (LES). O uso de inibidores da enzima conversora da angiotensina (Ieca) ou de bloqueadores do receptor de angiotensina II (BRA) deve ser feito se houver proteinúria > 500 mg/24 horas.

Hipertensão é rara; síndrome nefrótica e piora da filtração glomerular quase nunca ocorrem. Tratamento específico deverá ser implementado apenas se ocorrer progressão para doença mais avançada ou se ocorrer síndrome nefrótica concomitante (podocitopatia lúpica).

Os pacientes deverão ser seguidos no ambulatório, com intervalos entre os retornos de 3-6 meses. A cada retorno deverão ser solicitados exames de rotina:

- Hemograma.
- Sódio e potássio.
- Creatinina.
- Albumina.
- Lipidograma.
- Urina tipo 1.
- Proteinúria 24 horas.
- Dosagem de C3 e C4.
- Fator antinúcleo.

Classe III: glomerulonefrite lúpica focal

Os pacientes portadores dessa lesão renal deverão receber tratamento semelhante aos da classe IV.

Classe IV: glomerulonefrite lúpica difusa

Os pacientes portadores dessa lesão renal deverão receber tratamento de acordo com os graus de atividade e cronicidade que a biópsia renal mostrar. Alto grau de cronicidade indica mau prognóstico, e nesse caso deverá ser avaliada a relação risco-benefício para indicação de pulsoterapia. Graus de atividade elevados indicam lesão aguda com boa resposta à pulsoterapia. O tratamento deverá ser feito conforme a descrição a seguir.

Esquema com ciclofosfamida

Pulsos de CFF, mensais, por 6-12 meses, de acordo com a necessidade (ver a seguir), e posteriormente convertidos para

AZA e prednisona. A dose inicial de CFF deverá ser de 500 mg/m^2 ou 20 mg/kg.

Deverá ser colhido hemograma 15 dias após o pulso. Se a contagem de GB cair abaixo de 4.000/mm^3, a dose de CFF no próximo pulso deverá ser reduzida em 25%. Se a contagem de GB se mantiver acima de 6.000/mm^3, a dose deverá ser elevada em 25% no próximo pulso.

Os pacientes deverão receber *metilprednisolona* associada a CFF no primeiro pulso. A dose deverá ser de 500 mg/kg/dia por três dias. Nos pulsos de CFF subsequentes não é necessário fazer pulso com corticoide.

Após o primeiro pulso com metilprednisolona, deverá ser iniciada prednisona na dose de 1 mg/kg/dia por quatro semanas, com redução para 0,2 mg/kg/dia a cada mês, até que se atinja 10 mg/dia.

Durante os pulsos deverá ser feita proteção gástrica com bloqueadores da bomba de prótons e antieméticos. Proteção contra cistite hemorrágica por CFF deverá ser sempre realizada com:

- Hidratação IV vigorosa com 500 mL de soro fisiológico 0,9%.
- Mesna: dose de 20% da dose total de CFF EV nos tempos 0, 4 e 8 horas após o pulso.

Os pacientes que receberem pulso deverão receber tratamento profiláctico para helmintos e protozoários.

No dia de realização dos pulsos, os pacientes deverão colher os seguintes exames:

- Hemograma.
- Proteína C reativa.
- Urina rotina.
- Creatinina.
- Albumina.
- Proteinúria 24 horas.
- Sódio e potássio.
- Dosagem de C3 e C4.
- Fator antinúcleo.
- Anti-DNA.

O pulso só deverá ser realizado se não houver sinais clínicos ou laboratoriais de infecção e/ou leucopenia. Caso contrário, deverá ser adiado até que esse problema seja resolvido.

Quando ocorrer normalização do sedimento urinário, C3, C4 e função renal, após período mínimo de 6 meses, que pode se prolongar até 12 meses, deverá ser interrompido o esquema de pulsos endovenosos com CFF e iniciado o seguinte esquema:

- AZA: 2-3 mg/kg/dia.
- Prednisona: 5-10 mg/kg/dia.
- MMF na dose de 500 mg de 12 em 12 horas ou micofenolato sódico (MPS) na dose de 360 mg de 12 em 12 horas pode ser utilizado em lugar da AZA.

Em pacientes intolerantes à AZA, MMF e MPS, a manutenção poderá ser feita com *ciclosporina* (2-4 mg/kg/dia) ou tacrolimo (0,1 mg/kg/dia).

Esse tratamento deverá ser mantido por um período mínimo de 2-3 anos, quando deverá ser avaliada sua interrupção ou manutenção. Os exames laboratoriais para avaliação deverão ser realizados a cada três meses, e deverão ser os mesmos solicitados na época dos pulsos.

Esquema com micofenolato mofetil ou micofenolato sódico

Alternativamente, poderá ser usado MMF na dose de 1.000-1.500 mg de 12 em 12 horas ou MPS na dose de 720-1.080 mg de 12 em 12 horas em lugar de pulsos mensais de CFF. O corticosteroide deverá ser usado da mesma forma descrita no esquema com CFF. A dose de MMF poderá ser reduzida para 500 mg de 12 em 12 horas após indução da remissão (ou 360 mg de 12 em 12 horas de MPS) após o período mínimo de 6 meses, que pode se prolongar até 12 meses, e deverá ser mantida por um período de 2-3 anos, para reavaliação posterior.

Belimumabe poderá ser associado ao esquema com micofenolato, e essa associação mostra melhores resultados.

Esquema com rituximabe para casos refratários

Casos refratários à CFF deverão ser convertidos para MMF ou MPS, como tentativa de resgate. Se MMF ou MPS não produzir a resposta desejada, deverá ser feito tratamento com *RTX*, 375 mg/m^2, quatro doses, com intervalo de 15 dias entre elas. Deve ser diluído em 500 mL de soro fisiológico 0,9% e administrado em seis horas, sob observação. Uso de hidrocortisona (500 mg EV) antes do início da infusão deve ser realizado

Classe V: glomerulonefrite lúpica membranosa

Os pacientes portadores dessa lesão renal deverão receber o tratamento descrito a seguir.

Medidas básicas

- Inibidor de enzima conversora (Ieca)/bloqueador do receptor da angiotensina II.
- Diurético de alça para edema.
- Estatina se apresentar hipercolesterolemia e/ou hipertrigliceridemia.

Pacientes com função renal normal e proteinúria não nefrótica deverão receber tratamento apenas com as medidas básicas já descritas, e apenas deverão receber terapia imunossupressora direcionada a outras manifestações extrarrenais.

Pacientes com glomerulonefrite membranosa pura e proteinúria nefrótica deverão receber um dos seguintes esquemas de imunossupressão:

- Prednisona (0,25 mg/kg/dia).
- Medicação imunossupressora:
  - Ciclosporina (3-4 mg/kg/dia) mantendo dosagem sérica no vale de 100-150 ng/mL, ou tacrolimo (0,1 mg/kg/dia) mantendo dosagem sérica no vale de 5-10 ng/mL por 6-12 meses. Está contraindicada em caso de fibrose intersticial moderada ou severa. Esse regime apresenta maior índice de recidivas após a suspensão da droga. Ou
  - MMF (1.000 mg de 12 em 12 horas). Ou
  - MPS (720 mg de 12 em 12 horas). Ou
  - AZA (2 mg/kg/dia).

Os pacientes em uso de AZA deverão realizar hemograma a cada sete dias inicialmente, e estando estabilizada a contagem de GB, a cada 15 dias. A dose de AZA deverá ser corrigida do seguinte modo:

- GB > 5.000/mm^3: manter.
- 4000 < GB < 5.000/mm^3: reduzir a dose pela metade.
- GB < 4.000/mm^3: suspender.

Se não houver remissão da síndrome nefrótica ou se ocorrer piora da função renal, deverá ser usado CFF EV, em esquema semelhante ao usado na classe IV, com manutenção com AZA (2 mg/kg/dia) e prednisona (5-10 mg/kg/dia) por um período de 2-3 anos, dependendo da evolução da proteinúria e da função renal.

Alternativamente à AZA, a manutenção poderá ser realizada com MMF, MPS, ciclosporina ou tacrolimo, conforme descrito na classe IV.

A cada mês deverão ser realizados os seguintes exames para avaliação:

- Hemograma.
- Proteína C reativa.
- Urina tipo 1.
- Creatinina.
- Albumina.
- Proteinúria 24 horas.
- Sódio.
- Potássio.
- Dosagem de C3 e C4.
- Fator antinúcleo.
- Anti-DNA.

Em casos de associação de glomerulonefrite lúpica membranosa com glomerulonefrites classes III ou IV, o tratamento a ser realizado deverá ser o descrito para estas últimas. Alternativamente, pode ser realizado tratamento tríplice com tacrolimo (0,1-0,2 mg/kg/dia, MMF 1.000 mg de 12 em 12 horas) ou MMS (720 mg de 12 em 12 horas) e prednisona (1 mg/kg/dia inicialmente, com redução mensal até atingir 10 mg/dia).

GAMOPATIA MONOCLONAL DE SIGNIFICADO INDETERMINADO

Como se define a gamopatia monoclonal de significado renal?

A gamopatia monoclonal de significado indeterminado (MGUS) é uma desordem clonal assintomática pré-maligna proliferativa de plasmócitos ou linfoplasmocítica definida por:

- Presença de proteína sérica monoclonal em concentração < 3 g/dL.
- Medula óssea < 10% plasmócitos.
- Ausência de lesão em órgãos-alvo: lesão óssea lítica, hipercalcemia, insuficiência renal e anemia.

Frequência: atinge 3% da população caucasiana > 50 anos e é tipicamente detectada como achado incidental na eletroforese de proteínas plasmáticas. A frequência aumenta com a idade.

Quais condições ou doenças estão associadas com a gamopatia monoclonal?

- Desordens de plasmócitos.
- Desordens linfoproliferativas de células B.
- Doenças do colágeno: LES, artrite reumatoide, esclerodermia, síndrome de Sjögren, artrite psoriática.
- Infecções: hepatite C, HIV.

- Desordens dermatológicas: xantomatose plana difusa, pioderma gangrenoso etc.
- Outras: doença de Von Willebrand adquirida, crioglobulinemia, síndrome mielodisplásica, angioedema adquirido etc.

Quais são os subtipos de gamopatia monoclonal?

- Não IgM (IgG, IgA ou IgD): tipo mais comum. Pode progredir para mieloma múltiplo *smoldering* ou sintomático e menos frequentemente para amiloidose de cadeias leves (AL), doença de cadeia leve ou outra desordem linfoproliferativa.
- IgM: pode progredir para macroglobulinemia de Waldenström assintomática ou sintomática ou, mais raramente, para linfoma, amiloidose AL ou mieloma múltiplo IgM.
- Cadeia leve: proteína monoclonal secretada não tem o componente de cadeia pesada. Pode evoluir para mieloma múltiplo *smoldering*, mieloma múltiplo de cadeia leve, amiloidose AL ou doença de cadeia leve.

Ao suspeitar de gamopatia monoclonal, como devo investigar o paciente?

- Eletroforese de proteínas plasmáticas: mostra pico monoclonal em concentração < 3 g/dL.
- Eletroforese de proteínas urinárias: mostra a presença de proteína monoclonal na urina.
- Eletroforese de imunoglobulinas por imunofixação: pode ser realizada no sangue ou na urina. Confirma a presença de componente monoclonal e o subtipo.
- Dosagem de cadeias leves kappa e lambda livres no plasma: é fundamental em cerca de 16% dos pacientes com mieloma múltiplo, que produzem apenas a cadeia leve livre em concentrações muito baixas para serem detectadas pelas técnicas de imunofixação.

Quais achados podem predizer progressão da gamopatia monoclonal para malignidade?

- Mieloma múltiplo: pico gama monoclonal > 3 g/dL com biópsia de medula óssea mostrando ≥ 10% plasmócitos.
- Presença de lesões de órgão-alvo: hipercalcemia, lesões ósseas, insuficiência renal ou anemia.
- Ausência de lesões de órgão-alvo: ≥ 60% de plasmócitos clonais na medula óssea, relação kappa/lambda ou lambda/kappa > 100 ou uma lesão óssea focal à ressonância magnética.
- Mieloma *smoldering*: pico gama monoclonal > 3 g/dL sem os critérios acima.

Quando um paciente com gamopatia monoclonal de significado incerto passa a ter a de significado renal?

Consideram-se pacientes portadores de gamopatia monoclonal de significado renal aqueles com critério para MGUS que demonstram insuficiência renal e deposição de imunoglobulina monoclonal nos rins.

Os mecanismos de lesão são deposição direta de imunoglobulina (cadeia leve), interação com a via alternativa do complemento e MAT. A glomerulopatia da C3 é uma das manifestações da gamopatia monoclonal de significado renal (MGRS), sendo necessária a triagem dos pacientes, mesmo sem deposição de imunoglobulinas à biópsia renal.

- Evolução: evolui para DRC estágio 5 se não for realizado o tratamento do clone B.
- Quadro clínico: inespecífico, podendo haver insuficiência renal, hipertensão arterial, proteinúria e hematúria.
- Diagnóstico: 70-80% não têm gamopatia monoclonal evidente em eletroforese de proteína sérica ou urinária. Fundamental realizar imunofixação e dosagem de cadeias kappa e lambda livres.
- Biópsia renal: deve haver depósitos de imunoglobulina monoclonal, restritos a uma simples classe de cadeia leve e/ou pesada. Padrões de lesão encontrados: amiloidose AL, glomerulonefrite fibrilar, glomerulopatia imunotactoide, crioglobulinemia, doença de depósito de cadeia leve, doença de depósito de cadeia pesada, glomerulonefrite proliferativa com depósito de IgG monoclonal, do C3G, MAT.
- Tratamento: determinado pelo tipo de injúria renal e natureza do clone (plasmócito, linfócito B ou linfoplasmocítico).

MGRS não IgM

- CFF (500 mg VO 1 vez por semana).
- Bortezomibe (1,3 mg/m^2 subcutâneo – SC – 1 vez por semana).
- Dexametasona (40 mg VO 1 vez por semana).
- RTX (375 mg/m^2 por semana por 4 semanas) – se CD20 positivo.

Manter por até seis meses se houver evidência de resposta hematológica e toxicidade aceitável.

MGRS IgM

- RTX (375 mg/m^2 por semana por 4 semanas).
- Reavaliação a cada seis meses e repetir se necessário.

Ausência de proteína monoclonal detectável no plasma ou urina e apenas depósitos em biópsia renal

Não há evidência para realizar tratamento quimioterápico.

Monitorização da resposta

- Eletroforese de proteínas plasmáticas.
- Imunofixação.
- Urina (eletroforese de proteínas urinárias e imunofixação).
- Dosagem de cadeias leves livres no plasma.
- Creatinina sérica.

DOENÇA RENAL DIABÉTICA

O que são a doença renal e a nefropatia diabéticas?

A doença renal diabética (DRD) é um problema de saúde pública em praticamente todos os países. O número de pessoas com diabetes é crescente, e a nefropatia como complicação se apresenta aproximadamente em 30-40% dos portadores de diabetes *mellitus*, tipo 1 e tipo 2, respectivamente. Diabetes *mellitus* (DM) é a causa mais frequente de estágio final da doença renal (EFDR) no mundo.

Embora a DRD tenha comportamento progressivo, como as outras doenças renais crônicas, e haja alto risco de progressão para o EFDR, novas abordagens terapêuticas têm trazido impacto positivo na evolução do DM e suas complicações, em especial as complicações renais e cardiovasculares.

O termo *nefropatia diabética* é originalmente anatomopatológico, refere-se a alterações na estrutura tecidual dos rins, que ocorrem por causa do DM, tipo 1 (DM1) ou tipo 2 (DM2). A hiperglicemia e o ambiente diabético geram um estado inflamatório – com produção de AGE (*advanced glycation end-products*), de espécies reativas de oxigênio, de fatores de crescimento, desequilíbrio hormonal – que culmina com hiperfiltração glomerular, hipertensão glomerular e hipertrofia renal. Leva a uma lesão histológica típica e à progressão para o EFDR (Figura 3). Ocorre espessamento da membrana basal glomerular e expansão da matriz extracelular com deposição precoce em mesângio. Com o avanço da doença, ocorrerão alterações proliferativas e vasculares, glomerulosclerose e fibrose intersticial. Clinicamente se manifesta por albuminúria e hipertensão arterial.

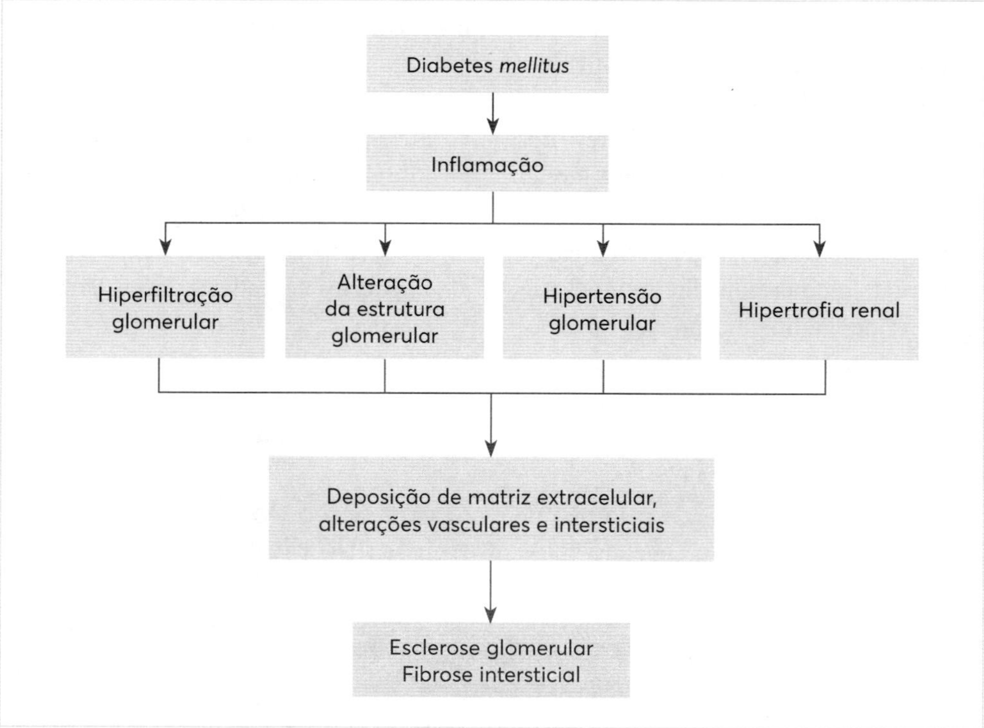

• **FIGURA 3** Fisiopatologia da nefropatia diabética.
Fonte: elaboração dos autores.

Ao longo do tempo, observou-se que *nem todo paciente diabético com doença renal apresentava albuminúria,* mesmo com histologia compatível com a nefropatia diabética. Várias descrições de nefropatia diabética não proteinúrica se sucederam. Essa imprecisão diagnóstica suscitou uma mudança de terminologia. Atualmente se utiliza o termo *doença renal diabética* (DRD) em referência à doença renal causada, presumidamente, pelo DM, mesmo sem evidência de glomerulopatia ou proteinúria. Nos pacientes biopsiados há grupos que utilizam o termo "nefropatia diabética" para os casos com lesão típica. A classificação anatomopatológica, glomerular, proposta pela Renal Pathology Society em 2010 também tem sido utilizada na prática, embora receba críticas na literatura.

Como é diagnosticada a doença renal diabética?

O diagnóstico costuma ser clínico, em especial no DM1, cujo começo da doença é conhecido. Nas fases iniciais o paciente apresenta albuminúria moderadamente elevada (30-300 mg/g de creatinina, A2 pelo critério do *Kdigo* 2021) e persistente, a partir de cinco anos do diagnóstico. Esta precede a albuminúria grave (> 300 mg/g de creatinina, A3 *Kdigo* 2021). Em até 95% dos casos coexiste a retinopatia diabética. Há alto risco de evolução para o EFDR e de morbimortalidade cardiovascular.

Não é necessária a presença da albuminúria para o diagnóstico. Atualmente, 20% dos pacientes com DM1 e 40% dos com DM2 têm DRC *sem proteinúria,* por razões ainda em investigação. É possível que o uso de terapias farmacológicas nefroprotetoras, os avanços no cuidado multidisciplinar e o controle mais rígido da pressão arterial (PA) estejam relacionados a essa ausência de proteinúria.

A *taxa de filtração glomerular persistentemente reduzida* (TFG < 60 mL/min/1,73 m^2) é diagnóstica de DRD se não há outra causa plausível. A ausência de retinopatia na presença de albuminúria pode sugerir um diagnóstico alternativo. Entre 10-20 anos de diagnóstico de DM1, cerca de 15% dos pacientes terão albuminúria moderada (A2) e outros 15% albuminúria grave (A3).

No DM2 o diagnóstico clínico é mais complexo devido à heterogeneidade da doença, embora o conceito de albuminúria e TFG como marcadores acima descritos sejam válidos. Nem a ausência de retinopatia nem o tempo com o diagnóstico de DM são confiáveis para descartar o diagnóstico de DRD. Sugere-se medir a albuminúria e a filtração glomerular pelo menos duas vezes ao ano no paciente de alto risco para DRD. Estão sob risco aumentado para DRD os pacientes com história familiar de DRD (herança poligênica), controle glicêmico inadequado no curso da doença, tagabismo, hipertensão arterial não controlada, complicações macrovaculares e microvasculares

Quais são os diagnósticos alternativos à doença renal diabética no paciente diabético com doença renal crônica?

Diagnósticos de doença renal crônica, alternativos à doença renal diabética

São sugeridos se há:

- Rápida queda de TFG (maior do que 5 mL/min/ano).
- Início precoce (DM1) ou súbito da albuminúria grave.
- Episódios de IRA.
- Albuminúrias muito graves, > 3.000 mg/g ou síndrome nefrótica (em especial se início súbito).
- Sedimento urinário rico. Apenas hematúria microscópica não discrimina bem entre DRD ou outra, mas a presença de cilindro hemático ou dismorfismo eritrocitário aumenta a probabilidade de glomerulonefrite.
- Diagnóstico clínico conjunto de outra doença sistêmica (inflamatória, infecciosa, neoplásica) associada a nefropatia.
- História familiar de doença renal não diabética.

Outros diagnósticos que levam à doença renal crônica encontrados com frequência em pacientes portadores de diabetes *mellitus*

- Nefropatia isquêmica: aterosclerose, hipertensão renovascular, ateroembolismo.
- Episódios prévios de IRA isquêmica ou nefrotóxica.
- Nefrites túbulo-intersticiais (alta exposição a nefrotóxicos ao longo da doença).
- Bexiga neurogênica.

Quais as particularidades terapêuticas na doença renal crônica no paciente portador de diabetes *mellitus*?

Independentemente da TFG, os pacientes devem ser encorajados a aderir à dieta para diabéticos, com pouco sal (< 2 g/dia), praticar atividade física regular (150 min/semana, a depender da tolerância cardiovascular e da limitação física individual), controlar o peso e a obesidade. O hábito de fumar deve ser abandonado.

Quando houver queda da TFG, nos pacientes não dialíticos, incluindo os transplantados renais, a dieta deve conter 0,8 g de proteína/kg/dia. Aqueles dialíticos devem receber entre 1-1,2 g de proteína/kg/dia.

Há evidências de que o controle glicêmico adequado diminui o risco de o paciente diabético desenvolver complicações macro e microvasculares, como a albuminúria e a DRC. A monitorização da glicemia deve ser frequente (contínua quando possível). *O risco de hipoglicemia aumenta quanto mais rígido é o controle glicêmico e quanto pior a função renal.* Nos pacientes com DRC, os níveis da hemoglobina glicada (HbA1C) podem estar subestimados ou superestimados (anemia, uso de eritropoetina – EPO –, uso de ferro, transfusões, aumento de glicosilação na uremia). Mesmo com essa imprecisão, as diretrizes orientam seu uso no monitoramento metabólico de longo prazo. O controle glicêmico pela Hb1C deve ser individualizado, levando em conta o risco de hipoglicemia e a capacidade do paciente de identificar e de responder adequadamente a um episódio de hipoglicemia. A expectativa de vida, as comorbidades, a presença de doença macrovascular e a possibilidade de monitorização frequente e contínua da glicemia são condições a serem avaliadas antes de optar por um alvo de HbA1C (Quadro 16).

• **QUADRO 16** Alvo de controle da hemoglobina glicada no paciente diabético com doença renal crônica

- Desejável entre 6,5-8%.
- Individualizar.
- Ponderar:
  - Risco de hipoglicemia e capacidade de reação a um episódio de hipoglicemia.
  - Comorbidades.
  - Expectativa de vida.
  - Complicações macrovasculares.
  - Condição para monitorização frequente ou contínua da glicemia.

Fonte: elaboração dos autores.

Uma vez com albuminúria e/ou queda da TFG, a progressão para doença renal avançada é a regra. Mecanismos inflamatórios pró-fibróticos que acompanham o diabetes levam ao desenvolvimento de esclerose glomerular e fibrose intersticial. As terapias farmacológicas nefroprotetoras devem ser oferecidas a todos os pacientes (Quadro 17). O uso de inibidores do sistema renina-angiotensina (SRA), em *especial os Ieca e os bloqueadores do receptor AT1 da angiotensina II (BRA),* diminuem essa resposta pró-fibrótica, tanto no DM1 quanto no DM2. Seu uso está associado à diminuição da albuminúria e dos desfechos renais desfavoráveis. Os efeitos nefroprotetores foram independentes dos níveis de PA em diversos estudos. Pode haver aumento da creatinina no início do tratamento, reflexo de alterações hemodinâmicas. Se a creatinina sofrer elevação > 30%, o medicamento deve ser suspenso. O controle da hiperpotassemia deve incluir dieta pobre em potássio e uso de diuréticos. *O uso combinado do Ieca com o BRA como tentativa de bloqueio mais amplo do SRA não deve ser prescrito,* pois estudos não mostraram benefício na proteção renal e houve risco maior de hiperpotassemia e IRA.

Os antagonistas do receptor mineralocorticoide, embora tenham o potencial de diminuir a retenção de sal e água e inibir mecanismos fibrogênicos na DRC, têm uso limitado, pois induzem hiperpotassemia e aumento no risco de IRA. O finerenone, um novo antagonista do receptor mineralocorticoide não esteroide, mostrou-se mais seletivo e potente e menos indutor de hiperpotassemia em estudos pré-clínicos. Os resultados dos estudos clínicos recentemente publicados ainda estão sob discussão.

*No DM2, o uso de inibidores do cotransportador **sódio glicose*** (SGLT2) reduziu o risco de desfechos desfavoráveis renais (albuminúria, perda de função renal progressiva, EFDR) e cardiovasculares (eventos cardiovasculares, morte e hospitalização por insuficiência cardíaca) em 30%, em estudos recentemente publicados. Os pacientes que receberam o inibidor SGLT2 já usavam Ieca ou BRA, e o efeito protetor se mostrou independente do controle glicêmico e da PA. Essa classe de medicamentos é capaz de diminuir a pressão glomerular e de atuar em mecanismos inflamatórios no tecido renal. Como no bloqueio do SRA, pode haver aumento da creatinina no início do tratamento, reflexo de alterações hemodinâmicas. Se a creatinina sofrer elevação > 30%, o medicamento deve ser suspenso.

Os *agonistas do GLP-1* têm efeitos positivos nos desfechos cardiovasculares, até o momento com efeitos indiretos nos desfechos renais, e estão indicados para os pacientes que não podem usar os inibidores SGLT2.

• **QUADRO 17** Medidas nefroprotetoras no diabetes *mellitus*

- Os Ieca ou BRA devem ser prescritos para todos os pacientes com DM1 e DM2 (salvo contraindicação) com hipertensão arterial, bem como nos normotensos com albuminúria ou redução da taxa de filtração glomerular. Suspender se elevação aguda da creatinina > 30%.
- Os inibidores de SGLT2 devem ser prescritos para todos os portadores de DM2, com TFG ≥ 30 mL/min/1,73 m^2 (salvo contraindicações). Suspender se elevação aguda da creatinina > 30%. Não iniciar se TFG < 30 mL/min. Os agonistas do GLP-1 podem ser prescritos nos pacientes que não podem usar os inibidores SGLT2.
- A pressão arterial sistêmica deve ficar entre 120/80 e 130/80 mmHg.
- Deve ser objetivado o melhor controle da glicemia possível, ponderando o risco de hipoglicemia.

BRA: bloqueadores do receptor de angiotensina II; DM: diabetes *mellitus*; Ieca: inibidores da enzima conversora da angiotensina; SGLT2: cotransportador sódio glicose; TFG: taxa de filtração glomerular.
Fonte: elaboração dos autores.

Controlar a PA é essencial para reduzir a progressão da doença renal e o risco cardiovascular. A PA sistólica < 140 mmHg se correlaciona com diminuição de albuminúria. No entanto, uma PA sistólica < 120 mmHg pode aumentar o risco de mortalidade e IRA. As recomendações atuais sugerem manter a PA < 140/90 mmHg para a maioria dos pacientes com DM2 e nefropatia, porém a individualização é necessária, em especial nos pacientes com neuropatia e vasculopatia propensos a hipotensão postural.

Como orientar o tratamento da hiperglicemia no portador de diabetes *mellitus* com doença renal crônica?

Em todos os pacientes diabéticos a TFG e a albuminúria devem ser avaliadas pelo menos anualmente. Na presença de DRD ou doença renal de outra etiologia, esses parâmetros devem ser avaliados com maior frequência. O risco de efeitos adversos das medicações, em especial a hipoglicemia, aumenta com a piora da função renal.

Diabetes *mellitus* tipo 2

Para os pacientes com taxa de filtração glomerular (TFG) ≥ 30 mL/min/1,73m^2, o tratamento de primeira linha deve incluir a metformina e, mais recentemente, os inibidores SGLT2, de preferência em combinação (Quadro 18). Podem ser iniciados juntos ou em sequência. Agem em mecanismos fisiopatológicos diferentes e apresentam baixo risco de hipoglicemia. Ambos diminuem os riscos de complicações do DM, em especial as cardiovasculares. Além da proteção cardiovascular, os inibidores SGLT2 exercem efeito na proteção renal. Seu uso está associado à diminuição do ritmo de progressão da DRD.

A metformina é mais eficiente no controle da glicemia do que os inibidores SGLT2. A combinação dos dois não foi estudada ainda nos pacientes sob uso da metformina com bom controle glicêmico, mas, como o risco de complicações é baixo e o potencial de proteção parece ser alto, as diretrizes já recomendam seu uso combinado independentemente do controle da glicemia.

• **QUADRO 18** Uso da metformina e dos inibidores do cotransportador sódio glicose no diabetes *mellitus* tipo 2 e na doença renal

Metformina	Inibidores do SGLT2
▪ Dose inicial: 500 mg de 12 em 12 horas ou 850 mg 1 vez ao dia. ▪ Titular a cada 7 dias. ▪ Dose máxima 2,55/dia. ▪ TFG de 6 em 6 meses no mínimo.	▪ Dose: – Canaglifozina: 100-300 mg/dia. – Dapaglifozina: 5-10 mg 1 vez ao dia. – Empaglifozina: 10-25 mg/dia. ▪ Iniciar com a dose mais baixa.
▪ TFG 30-44 mL/min/1,73 m²: não iniciar. ▪ Se estiver em uso, diminuir dose pela metade.	TFG < 45 mL/min/1,73m²: considerar reduzir a dose.
▪ TFG < 30 mL/min/1,73m² ou diálise: não iniciar ou suspender. ▪ Monitorizar níveis de vitamina B12 se uso prolongado.	▪ TFG < 30 mL: não iniciar. ▪ Se já está em uso, manter. ▪ Suspender se diálise ou transplante.

SGLT2: cotransportador sódio glicose; TFG: taxa de filtração glomerular.
Fonte: elaboração dos autores.

Nenhuma das duas medicações deve ser iniciada em pacientes com *TFG < 30 mL/min/1,73m²*, de acordo com as evidências atuais. Se o paciente já estiver em uso da metformina antes desse valor, deve ser suspensa. A metformina pode ser prescrita em pacientes transplantados renais. Se o paciente já estiver sob o uso do inibidor SGLT2, este pode ser continuado caso a filtração glomerular caia abaixo de 30 mL/min/1,73m². Deve ser suspenso, no entanto, se o paciente precisar de terapia de substituição renal (diálise ou transplante), pois ainda não há estudos de segurança em pacientes nessas condições (Figura 4).

Os efeitos adversos mais comuns da metformina são os gastrointestinais. Há potencial para causar acidose láctica nos pacientes com TFG mais baixa. O uso crônico pode levar à diminuição da absorção da vitamina B12.

Os efeitos adversos mais comuns dos inibidores do SGLT2 são as infecções genitais fúngicas em homens e mulheres. Houve relato de risco aumentado de amputação de membros inferiores e de fraturas com a canaglifozina, ainda não confirmado em estudos posteriores. Os pacientes podem cursar, ainda que raramente, com cetoacidose, com ou sem hiperglicemia. Precisam ser orientados quanto aos cuidados com os pés, higiene pessoal e hidratação. Sob o uso dos inibidores do SGLT2 há glicosúria e aumento do volume urinário, com predisposição a desidratação. Para prevenir hipotensão e IRA, sugere-se rever uso e dose de diurético nesses pacientes. Se a creatinina aumentar > 30%, o medicamento deve ser suspenso.

Se houver necessidade de acrescentar medicações para o controle da glicemia ou se houver contraindicação dos medicamentos de primeira linha, sugere-se o uso de *agonistas do GLP-1,* que oferecem baixo risco de hipoglicemia e têm impacto positivo na morbidade cardiovascular e, possivelmente, renal. Os inibidores das DPP-4 oferecem baixo risco de hipoglicemia e a linaglipitina não precisa de correção de dose pela TFG. No entanto, não foram demonstrados efeitos protetores renais ou cardiovasculares.

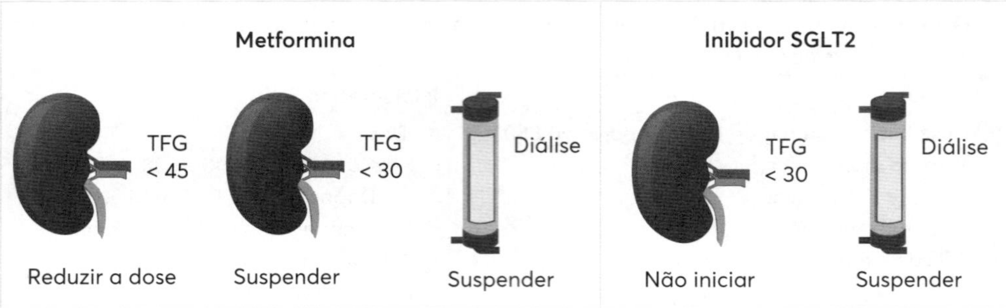

• **FIGURA 4** Orientações do uso de metformina e inibidores do cotransportador sódio glicose de acordo com a taxa de filtração glomerular em mL/min/1,73m^2.

SGLT2: cotransportador sódio glicose; TFG: taxa de filtração glomerular.

Fonte: elaboração dos autores.

Diabetes *mellitus* tipo 1

Até o momento os inibidores do SGLT2 não foram testados quanto aos benefícios cardiovasculares e renais nos portadores do DM1. O cuidado maior nos pacientes com doença renal nesse contexto é a hipoglicemia, que pode ser desencadeada por piora da função renal, sem o ajuste de dose proporcional das insulinas.

Considerações finais sobre a doença renal diabética

Dentre as complicações do DM, a nefropatia é das mais devastadoras. Somar-se-ão, no curso do diabetes, as complicações da DRC. O nefrologista precisa interagir com a equipe multiprofissional que cuida do paciente diabético. Um prognóstico melhor para cada paciente dependerá do envolvimento de todos nesse propósito, pacientes e profissionais. Os profissionais ajudarão com as orientações como especialistas. E, a cada consulta, deverão reforçar com o paciente e seus cuidadores a relevância da mudança dos hábitos de vida e do controle dos fatores de risco cardiovasculares. Incentivar o acompanhamento oftalmológico, o cuidado com a higiene e com os pés e a regularidade às visitas médicas (Figura 5).

Estudos sobre a evolução e o prognóstico do DM com o uso combinado de bloqueio do SRA, as terapias hipoglicemiantes mais atuais e a possível contribuição da monitorização contínua da glicemia estão sendo aguardados com grande expectativa. O alto custo dos novos tratamentos e da monitorização contínua ainda é um entrave para melhorar o cuidado com o portador do DM no nosso país.

DOENÇA RENAL ASSOCIADA AO HIV

Os pacientes portadores de HIV podem desenvolver lesão renal?

Pacientes portadores de HIV apresentam risco de desenvolver IRA e DRC, devido tanto ao uso de drogas nefrotóxicas como à nefropatia associada ao HIV (Hivan) e doença renal por imunocomplexos (Hivick).

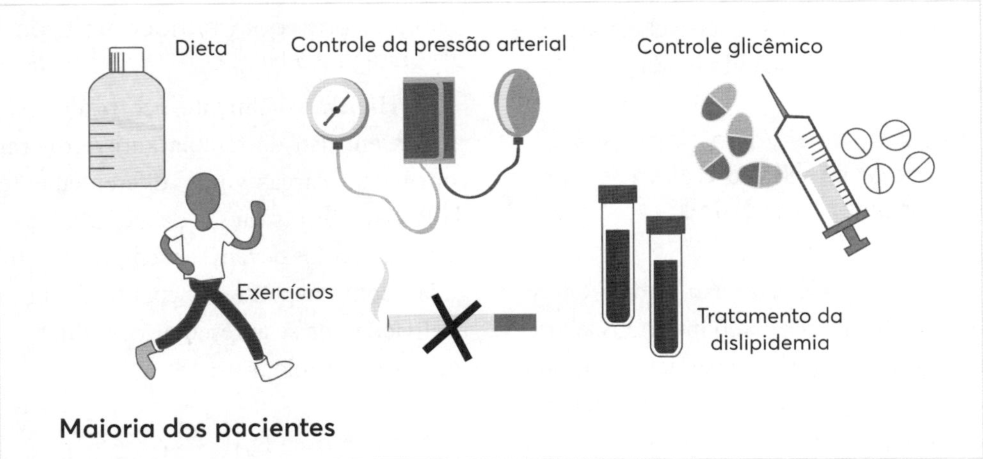

• **FIGURA 5** Orientações gerais ao paciente diabético.
Fonte: elaboração dos autores.

Quais são os fatores de risco para injúria renal aguda em pacientes portadores de HIV?

Além dos fatores de risco tradicionais, como presença de DM, idade avançada e doença renal prévia, há fatores específicos à doença, como baixa contagem de CD4, alta carga viral e coinfecção por hepatite C.

As causas mais comuns de IRA nesse grupo são sepse, depleção de volume e nefrotoxicidade por medicamentos. MAT é menos comum, mas pode ser encontrada em pacientes HIV+.

Nefrotoxicidade

O uso de drogas para tratamento de infecções oportunistas, assim como drogas específicas para o tratamento da doença de base, costuma causar IRA. Dentre os antirretrovirais, alguns são mais tóxicos:

- Tenofovir: é um nucleotídeo inibidor da transcriptase reversa e pode causar IRA ou disfunção tubular proximal, incluindo síndrome de Fanconi. Deve ser evitado em pacientes com *clearance* de creatinina estimado menor do que 60 mL/min/1,73m^2 e deve ser descontinuado em pacientes que apresentam queda do *clearance* de creatinina maior do que 25%, ficando abaixo de 60 mL/min.
- Indinavir e atazanavir: são inibidores da protease que podem causar cristalúria, nefrolitíase e IRA.
- Tratamento de infecções oportunistas: cidofovir e foscarnet, utilizados para tratamento de infecções por citomegalovírus, assim como aciclovir, usado para infecção por herpes, podem causar IRA.
- Sulfametoxazol/trimetoprima e pentamidina: são utilizados para o tratamento de infecção por pneumocistis. Sulfametoxazol/trimetoprima podem causar nefrite intersticial aguda e, quando utilizados por via IV em alta dose, podem causar precipitação intratubular de cristais, levando à IRA. Pentamidina

pode causar IRA reversível em até 25% dos pacientes quando usada.

O que pode levar o paciente portador de HIV a desenvolver doença renal crônica?

A DRC pode estar associada a fatores de risco habituais, como hipertensão arterial, DM e recuperação parcial de episódio de IRA, mas também pode se associar a condições associadas ao HIV, como Hivan e Hivick.

Nefropatia associada ao HIV

Polimorfismo na apolipoproteína A confere risco aumentado e é mais comum em pacientes de raça negra. Do ponto de vista histológico, apresenta-se como glomerulopatia colapsante, com proliferação de podócitos, dilatação microcística dos túbulos e nefrite intersticial. Os pacientes habitualmente apresentam doença avançada pelo HIV, com alta carga viral e baixa contagem de CD4, proteinúria maciça e perda rápida da função renal.

O tratamento antirretroviral é o recomendado nessa condição, associado a drogas inibidoras do SRA, quando não houver contraindicação. Corticosteroides não são indicados e, eventualmente, podem ser uma tentativa em casos sem resposta à terapia-padrão. O prognóstico é ruim e a evolução para DRC avançada é frequente.

Glomeruloesclerose segmentar focal clássica

Também pode ser encontrada em pacientes HIV+, habitualmente naqueles já em uso de terapia antirretroviral.

Doença renal por imunocomplexos associada ao HIV

A Hivick usualmente ocorre em pacientes em uso de terapia antirretroviral com baixas cargas virais, diferentemente da Hivan. Outras causas de glomerulopatias secundárias devem ser sempre investigadas, como hepatite B, hepatite C e lues. A Hivick pode se apresentar com diferentes formas histológicas:

- Nefropatia da IgA.
- GNMP.
- Nefropatia membranosa.
- Glomerulonefrite proliferativa mesangial.
- Glomerulonefrite proliferativa 7 lúpus-*like*.
- A coinfecção de HIV e hepatite C é muito associada a GNMP e é o principal diagnóstico nesses casos, devendo ser tratada com terapia antiviral específica.

LITERATURA RECOMENDADA

Almaani S, Fussner LA, Brodsky S et al. Anca-Associated vasculitis: an update. J Clin Med. 2021;10(7):1446.

Anguiano L, Kain R, Anders HJ. The glomerular crescent: triggers, evolution, resolution, and implications for therapy. Curr Opin Nephrol Hypertens. 2020;29(3):302-9.

Appel GB, Contreras G, Dooley MA et al. Mycophenolate mofetil versus cyclophosphamide for induction treatment of lupus nephritis. J Am Soc Nephrol. 2009;20:1103.

Arimura Y, Muso E, Fujimoto S et al. Evidence-based clinical practice guidelines for rapidly progressive glomerulonephritis 2014. Clin Exp Nephrol. 2016;20(3):322-41.

Austin HA 3rd, Klippel JH, Balow JE et al. Therapy of lupus nephritis: controlled trial of prednisone and cytotoxic drugs. N Engl J Med. 1986;314:614.

Aydin Z, Turkmen K, Dede F et al. Demographic, clinical and laboratory characteristics of rapidly progressive glomerulonephritis in Turkey: Turkish Society of Nephrology-Glomerular Diseases (TSN-Gold) Working Group. Clin Exp Nephrol. 2021;25(2):173-83.

Bajema IM, Wilhelmus S, Alpers CE et al. Revision of the International Society of Nephrology/Renal Pathology Society classification for lupus nephritis: clarification of definitions, and modified National Institutes of Health activity and chronicity indices. Kidney Int. 2018;93(4):789-96.

Balow JE. Nephropathy in the context of HIV infection. Kidney Int. 2005;67:1632.

Bell WR, Braine HG, Ness PM, Kickler TS. Improved survival in thrombotic thrombocytopenic purpura-hemolytic uremic syndrome: clinical experience in 108 patients. N Engl J Med. 1991;325(6):398-403.

Berden AE, Ferrario F, Hagen EC et al. Histopathologic classification of Anca-associated glomerulonephritis. J Am Soc Nephrol. 2010;21(10):1628-36.

Bhailís AM, Azmi S, Kalra P. Diabetic kidney disease: update on clinical management and non-glycaemic effects of newer medications for type 2 diabetes. Ther Adv Endocrinol Metabol. 2021;12:1-15.

Boils CL, Nasr SH, Walker PD et al. Update on endocarditis-associated glomerulonephritis. Kidney Int. 2015;87(6):1241-9.

Bridoux F, Leung N, Hutchison CA et al. Diagnosis of monoclonal gammopathy of renal significance. Kidney Int. 2015;87:698.

Brouet JC, Clauvel JP, Danon F et al. Biologic and clinical significance of cryoglobulins: a report of 86 cases. Am J Med. 1974;57:775.

Cameron JS. Nephrotic syndrome in the elderly. Semin Nephrol. 1996;16(4):319-29.

Caravaca-Fontan F, Diaz-Encarnacion MM, Lucientes L et al. Mycophenolate mofetil in C3 glomerulopathy and pathogenic drivers of the disease. Clin J Am Soc Nephrol. 2020;15(9):1287-98.

Chauvet S, Frémeaux-Bacchi V, Petitprez F et al. Treatment of B-cell disorder improves renal outcome of patients with monoclonal gammopathy-associated C3 glomerulopathy. Blood. 2017;129:1437.

Chen S, Tang Z, Xiang H et al. Etiology and outcome of crescentic glomerulonephritis from a single center in China: a 10-year review. Am J Kidney Dis. 2016;67(3):376-83.

Chung SA, Langford CA, Maz M et al. 2021 American College of Rheumatology/Vasculitis Foundation Guideline for the Management of Antineutrophil Cytoplasmic Antibody-Associated Vasculitis. Arthritis Rheumatol. 2021;73(8):1366-83.

Cohen C, Royer B, Javaugue V et al. Bortezomib produces high hematological response rates with prolonged renal survival in monoclonal immunoglobulin deposition disease. Kidney Int. 2015;88:1135.

D'Agati V, Appel GB. Renal pathology of human immunodeficiency virus infection. Semin Nephrol. 1998;18:406.

De Vita S, Quartuccio L, Isola M et al. A randomized controlled trial of rituximab for the treatment of severe cryoglobulinemic vasculitis. Arthritis Rheum. 2012;64:843.

Dwyer JP, Lewis B. Nonproteinuric diabetic nephropathy: when diabetics don't read the textbook. Med Clin North Am. 2013;97:53-8.

Eustace JA, Nuermberger E, Choi M et al. Cohort study of the treatment of severe HIV-associated nephropathy with corticosteroids. Kidney Int. 2000;58:1253.

Fakhouri F, Fila M, Hummel A et al. Eculizumab discontinuation in children and adults with atypical haemolytic uremic syndrome: a prospective multicentric study. Blood. 2021;137(18):2438-49.

Fauci AS, Haynes BF, Katz P, Wolff SM. Wegener's granulomatosis: prospective clinical and therapeutic experience with 85 patients for 21 years. Ann Intern Med. 1983;98(1):76-85.

Fra GP, Avanzi GC, Bartoli E. Remission of refractory lupus nephritis with a protocol including rituximab. Lupus. 2003;12:783.

Franceschini N, Napravnik S, Eron JJ Jr et al. Incidence and etiology of acute renal failure among ambulatory HIV-infected patients. Kidney Int. 2005;67:1526.

Fremeaux-Bacchi V, Fakhouri F, Garnier A et al. Genetics and outcome of atypical hemolytic uremic syndrome: a nationwide French series comparing children and adults. Clin J Am Soc Nephrol. 2013;8(4):554-62.

Furie R, Rovin BH, Houssiau F et al. Two-year, randomized, controlled trial of belimumab in lupus nephritis. N Engl J Med. 2020;383:1117.

George JN, Nester CM. Syndromes of thrombotic microangiopathy. N Engl J Med. 2014;371(19):1847-8.

Georgianos PI, Agarwal R. Mineralocorticoid receptor antagonism in chronic kidney disease. Kidney Int Rep. 2022;31(4):374-9.

Giuggioli D, Manfredi A, Lumetti F et al. Cryoglobulinemic vasculitis and skin ulcers. Our therapeutic strategy and review of the literature. Semin Arthritis Rheum. 2015;44:518.

Gorevic PD, Kassab HJ, Levo Y et al. Mixed cryoglobulinemia: clinical aspects and long-term follow-up of 40 patients. Am J Med. 1980;69:287.

Greenbaum LA, Fila M, Ardissino G et al. Eculizumab is a safe and effective treatment in pediatric patients with atypical hemolytic uremic syndrome. Kidney Int. 2016;89(3):701-11.

Gumber R, Cohen JB, Palmer MB et al A clone-directed approach may improve diagnosis and treatment of proliferative glomerulonephritis with monoclonal immunoglobulin deposits. Kidney Int. 2018;94(1):199.

Gupta A, Agrawal V, Kaul A et al. Etiological spectrum and clinical features in 215 patients of crescentic glomerulonephritis: is it different in India? Indian J Nephrol. 2021;31(2):157-62.

Haas M, Eustace JA. Immune complex deposits in Anca-associated crescentic glomerulonephritis: a study of 126 cases. Kidney Int. 2004;65(6):2145-52.

Harper L, Morgan MD, Walsh M et al.; EUVAS investigators. Pulse versus daily oral cyclophosphamide for induction of remission in Anca-associated vasculitis: long-term follow-up. Ann Rheum Dis. 2012;71(6):955-60.

Hebert LA, Cosio FG, Neff JC. Diagnostic significance of hypocomplementemia. Kidney Int. 1991;39:811.

Heerspink KJL, Stefánsson BV, Correa-Rotter R et al. Dapagliflozin in patients with chronic kidney disease. N Engl J Med. 2020;383:1436-46.

International Myeloma Working Group updated criteria for the diagnosis of multiple myeloma. Lancet Oncol. 2014;15(12):538-48.

Jennette JC. Rapidly progressive crescentic glomerulonephritis. Kidney Int. 2003;63(3):1164-77.

Jennette JC, Nachman PH. Anca glomerulonephritis and vasculitis. Clin J Am Soc Nephrol. 2017;12(10):1680-91.

Jones RB, Tervaert JW, Hauser T et al.; European Vasculitis Study Group. Rituximab versus cyclophosphamide in Anca-associated renal vasculitis. N Engl J Med. 2010;363(3):211-20.

Kidney disease: improving global outcomes (Kdigo) diabetes work group. Kdigo 2020 clinical practice guideline for diabetes management in chronic kidney disease. Kidney Int. 2020;98(4S):S1-S115.

Kidney disease: improving global outcomes (Kdigo) glomerular diseases work group Kdigo 2021 clinical practice guideline for the management of glomerular diseases. Kidney Int. 2021;100(4S):S-1-S276.

Koyama A, Yamagata K, Makino H et al.; Japan RPGN Registry Group. A nationwide survey of rapidly progressive glomerulonephritis in Japan: etiology, prognosis and treatment diversity. Clin Exp Nephrol. 2009;13(6):633-50.

Kudose S, Santoriello D, Bomback AS et al. The spectrum of kidney biopsy findings in HIV-infected patients in the modern era. Kidney Int. 2020;97:1006.

Kyle RA, Gertz MA, Witzig TE et al. Review of 1027 patients with newly diagnosed multiple myeloma. Mayo Clin Proc. 2003;78:21.

Kyle RA, Larson DR, Therneau TM et al. Clinical course of light-chain smouldering multiple myeloma (idiopathic Bence Jones proteinuria): a retrospective cohort study. Lancet Haematol. 2014;1:e28.

Kyle RA, Rajkumar SV. Plasma cell disorders. In: Goldman L, Ausiello DA (eds.). Cecil textbook of medicine. 22.ed. Philadelphia: WB Saunders; 2004. p.1184.

Kyle RA, Therneau TM, Rajkumar SV et al. Prevalence of monoclonal gammopathy of undetermined significance. N Engl J Med. 2006;354:1362.

Laurinavicius A, Hurwitz S, Rennke HG. Collapsing glomerulopathy in HIV and non-HIV patients: a clinicopathological and follow-up study. Kidney Int. 1999;56:2203.

Leung N, Bridoux F, Hutchison CA et al. Monoclonal gammopathy of renal significance: when MGUS is no longer undetermined or insignificant. Blood. 2012;120:4292.

Levin ML, Palella F, Shah S et al. HIV-associated nephropathy occurring before HIV antibody seroconversion. Am J Kidney Dis. 2001;37:E39.

Levo Y, Gorevic PD, Kassab HJ et al. Association between hepatitis B virus and essential mixed cryoglobulinemia. N Engl J Med. 1977;296:1501.

Licht C, Greenbaum LA, Muus P et al. Efficacy and safety of eculizumab in atypical hemolytic uremic syndrome from 2-year extensions of phase 2 studies. Kidney Int. 2015;87(5):1061-73.

Lim JH, Han MH, Kim YJ et al. Novel histopathologic predictors for renal outcomes in crescentic glomerulonephritis. PLoS One. 2020;15(7):e0236051.

Loirat C, Fakhouri F, Ariceta G et al. An international consensus approach to the management of atypical hemolytic uremic syndrome in children. Pediatr Nephrol. 2016;31(1):15-39.

McAdoo SP, Pusey CD. Anti-glomerular basement membrane disease. Clin J Am Soc Nephrol. 2017;12(7):1162-72.

Michos ED, Tuttle KR. GLP-1 Receptor agonists in diabetic kidney disease. Clin J Am Soc Nephrol. 2021;16(10):1578-80.

Mittal P, Agarwal SK, Singh G et al. Spectrum of biopsy-proven renal disease in northern India: a single-centre study. Nephrology (Carlton). 2020;25(1):55-62.

Neal B, PerkovicV, Mahaffey KW et al. Canagliflozin and cardiovascular and renal events in type 2 diabetes. N Engl J Med. 2017;377:644-7.

Noris M, Caprioli J, Bresin E et al. Relative role of genetic complement abnormalities in sporadic and familial aHUS and their impact on clinical phenotype. Clin J Am Soc Nephrol. 2010;5(10):1844-59.

Palma LMP, Eick RG, Dantas GC et al.; Brazilian Thrombotic, Microangiopathy Atypical Hemolytic Uremic Syndrome Study Group. Atypical hemolytic uremic syndrome in Brazil: clinical presentation, genetic findings and outcomes of a case series in adults and children treated with eculizumab. Clin Kidney J. 2021;14(4):1126-35.

Papadopoulou-Marketou N, Paschou S, Marketos N et al. Diabetic nephropathy in type 1 diabetes. Minerva Med. 2018;109(3):218-28.

Pardo V, Aldana M, Colton RM et al. Glomerular lesions in the acquired immunodeficiency syndrome. Ann Intern Med. 1984;101:429.

Pesce F, Stea ED, Rossini M et al. Glomerulonephritis in AKI: from pathogenesis to therapeutic intervention. Front Med (Lausanne). 2021;7:582272.

Pickering MC, D'Agati VD, Nester CM et al. C3 glomerulopathy: consensus report. Kidney Int. 2013;84(6):1079-89.

Pinelli M, Ribeiro-Alves M. Anais do 7º Encontro Paulista de Nefrologia, 1999. p.63.

Pinelli M, Zollner RL, Ribeiro-Alves MA. Anticorpos anticitoplasma de neutrófilos e glomerulonefrite. In: VII Encontro Paulista de Nefrologia, 1999, Campinas. Anais do VII Encontro Paulista de Nefrologia, 1999.

Qi C, Mao X, Zhang Z et al. Classification and differential diagnosis of diabetic nephropathy. J Diabetes Res. 2017:1-7.

Quiroga B, Vega A, Rivera F et al.; Spanish Registry of Glomerulonephritis. Crescentic glomerulonephritis: data from the Spanish Glomerulonephritis Registry. Intern Med J. 2015;45(5):557-62.

Rajkumar SV, Dimopoulos MA, Palumbo A et al. International Myeloma Working Group updated criteria for the diagnosis of multiple myeloma. Lancet Oncol. 2014;15:e538.

Ramos-Casals M, Stone JH, Cid MC, Bosch X. The cryoglobulinaemias. Lancet. 2012;379:348.

Rao TK, Filippone EJ, Nicastri AD et al. Associated focal and segmental glomerulosclerosis in the acquired immunodeficiency syndrome. N Engl J Med. 1984;310:669.

Ravindran A, Fervenza FC, Smith RJH et al. C3 Glomerulopathy: ten years' experience at Mayo Clinic. Mayo Clin Proc. 2018;93(8):991-1008.

Rodríguez-Rodríguez R, Hojs R, Trevisani F et al. The role of vascular lesions in diabetes across a spectrum of clinical kidney disease. Kidney Int Rep. 2021;6:2392-403.

Roe J, Campbell LJ, Ibrahim F et al. HIV care and the incidence of acute renal failure. Clin Infect Dis. 2008;47:242.

Rovin BH, Adler SG, Barratt J et al. Executive summary of the Kdigo 2021 guideline for the management of glomerular diseases. Kidney Int. 2021;100(4):753-79.

Rovin BH, Caster DJ, Cattran DC et al.; Conference participants. Management and treatment of glomerular diseases (part 2): conclusions from a Kidney disease: improving global outcomes (Kdigo) controversies conference. Kidney Int. 2019 Feb;95(2):281-95.

Ryom L, Mocroft A, Kirk O et al. Association between antiretroviral exposure and renal impairment among HIV-positive persons with normal baseline renal function: the D:A:D study. J Infect Dis. 2013;207:1359.

Schwartz MM, Lewis EJ, Leonard-Martin T et al. Renal pathology patterns in type II diabetes mellitus: relationship with retinopathy. The Collaborative Study Group. Nephrol Dial Transplant. 1998;13:2547-52.

Selby NM, Taal MW. An updated overview of diabetic nephropathy: diagnosis, prognosis, treatment goals and latest guidelines. Diabetes Obes Metab. 2020;22(Suppl 1):3-15.

Sethi S, Fervenza FC. Membranoproliferative glomerulonephritis: a new look at an old entity. N Engl J Med. 2012;366(12):1119-31.

Sethi S, Rajkumar SV. Monoclonal gammopathy-associated proliferative glomerulonephritis. Mayo Clin Proc. 2013;88:1.

Steinberg AD. The treatment of lupus nephritis. Kidney Int. 1986;30:769.

Stone JH, Merkel PA, Spiera R et al.; Rave-ITN Research Group. Rituximab versus cyclophosphamide for Anca-associated vasculitis. N Engl J Med. 2010;363(3):221-32.

Sumida K, Ubara Y, Nomura K et al. Anca-associated crescentic glomerulonephritis with immune complex deposits. Clin Nephrol. 2012;77(6):454-60.

Swanepoel CR, Atta MG, D'Agati VD et al. Kidney disease in the setting of HIV infection: conclusions from a Kidney disease: improving global outcomes (Kdigo) controversies conference. Kidney Int. 2018;93:545.

Tarantino A, Campise M, Banfi G et al. Long-term predictors of survival in essential mixed cryoglobulinemic glomerulonephritis. Kidney Int. 1995;47:618.

Therneau TM, Kyle RA, Melton LJ 3rd et al. Incidence of monoclonal gammopathy of undetermined significance and estimation of duration before first clinical recognition. Mayo Clin Proc. 2012;87:1071.

Trimarchi H. Crescents in primary glomerulonephritis: a pattern of injury with dissimilar actors: a pathophysiologic perspective. Pediatr Nephrol. 2022;37(6):1205-14.

Tunnicliffe DJ, Palmer SC, Henderson L et al. Immunosuppressive treatment for proliferative lupus nephritis. Cochrane Database Syst Rev. 2018;6(6):CD002922.

Tuttle KR, Cherney DZI. Therapeutic transformation for diabetic kidney disease. Kidney Int. 2021;99:301-3.

Umanath K, Lewis JB. Update on diabetic nephropathy: core curriculum 2018. Am J Kidney Dis. 2018;71:884-95.

van der Woude FJ, Rasmussen N, Lobatto S et al. Autoantibodies against neutrophils and monocytes: tool for diagnosis and marker of disease activity in Wegener's granulomatosis. Lancet. 1985;1(8426):425-9.

Vanderschueren S, Mylle M, Dierickx D et al. Monoclonal gammopathy of undetermined significance: significant beyond hematology. Mayo Clin Proc. 2009;84:842.

Verdickt W, Dequeker J. Plasmapheresis combined with corticosteroids and cyclophosphamide in mixed monoclonal cryoglobulinaemia. Acta Clin Belg. 1982;37:237.

Walsh M, Merkel PA, Peh CA et al.; Pexivas Investigators. Plasma exchange and glucocorticoids in severe Anca-associated vasculitis. N Engl J Med. 2020;382(7):622-31.

Walters GD, Willis NS, Cooper TE, Craig JC. Interventions for renal vasculitis in adults. Cochrane Database Syst Rev. 2020;1(1).

Wang S, Shang J, Xiao J, Zhao Z. Clinicopathologic characteristics and outcomes of lupus nephritis with positive antineutrophil cytoplasmic antibody. Ren Fail. 2020;42(1):244-54.

Wanner C, Inzucchi SE, Lachin JM et al. Empagliflozin and progression of kidney disease in type 2 diabetes. N Engl J Med. 2016;375:323-4.

Weidenbusch M, Römmele C, Schröttle A, Anders HJ. Beyond the Lunar trial: efficacy of rituximab in refractory lupus nephritis. Nephrol Dial Transplant. 2013;28:106.

Wyatt CM, Kitch D, Gupta SK et al. Changes in proteinuria and albuminuria with initiation of antiretroviral therapy: data from a randomized trial comparing tenofovir disoproxil fumarate/emtricitabine versus abacavir/lamivudine. J Acquir Immune Defic Syndr. 2014;67:36.

Xie L, He J, Liu X et al. Clinical value of systemic symptoms in IgA nephropathy with Anca positivity. Clin Rheumatol. 2018;37:1953-61.

Yamanouchi M, Furuichi K, Hoshino J et al. Nonproteinuric diabetic kidney disease. Clin Exp Nephrol. 2020;24:573-81.

Yates M, Watts RA, Bajema IM et al. Eular/ERA--EDTA recommendations for the management of Anca-associated vasculitis. Ann Rheum Dis. 2016;75(9):1583-94.

Yu F, Tan Y, Liu G et al. Clinicopathological characteristics and outcomes of patients with crescentic lupus nephritis. Kidney Int. 2009;76(3):307-17.

Zelniker TA, Braunwald E. Mechanisms of cardiorenal effects of sodium-glucose cotransporter 2 inhibitors: JACC state-of-the-art review. J Am Coll Cardiol. 2020;75:422-34.

4

Nefrite intersticial aguda

Vanessa dos Santos Silva
Vinicius Daher Alvares Delfino

INTRODUÇÃO

A nefrite intersticial aguda (NIA) é caracterizada pela presença de infiltrado inflamatório mononuclear e edema no compartimento intersticial e, habitualmente, manifesta-se como injúria renal aguda (IRA).

A NIA é uma das principais causas de IRA, especialmente em pacientes hospitalizados. Quando não identificada ou não tratada de modo assertivo, pode progredir para doença renal crônica (DRC) e necessidade de terapia renal substitutiva, podendo representar entre 2 e 4% das causas de DRC.

Entre as causas de IRA, a prevalência da NIA varia de 10 a 27%. Quanto à etiologia da NIA, em uma série americana de 133 casos confirmados por biópsia, considerada representativa de outras séries menores, drogas representaram 70% dos agentes causadores, seguidas por doenças autoimunes (20%) e por infecções (4%).

POR QUE SEU DIAGNÓSTICO É DESAFIADOR?

Não há um padrão de apresentação clínica característico para a maior parte dos pacientes, o que torna o diagnóstico, além de desafiador, muitas vezes tardio ou de exclusão. Associado ao quadro clínico pouco característico, o diagnóstico definitivo é feito por biópsia renal, um procedimento invasivo e não disponível em grande parte dos serviços de nefrologia do Brasil, contribuindo ainda mais para o diagnóstico tardio.

A eosinofilia (eosinófilos > 500/mm^3) está presente em 25 a 30% dos casos. Em relação à eosinofilúria, embora pequenos estudos iniciais tenham indicado sua utilidade para o diagnóstico de NIA, estudos mais recentes refutam essa utilidade. De fato, um estudo de 2014 envolvendo 566 pacientes com IRA documentada por biópsia e no qual 91 apresentavam NIA, a eosinofilúria, utilizando-se a definição habitual (eosinófilos representando mais de 1% de leucócitos urinários), apresentou sensibilidade de 30 e especificidade de 68%. Disso resultou um valor preditivo positivo de 0,97 e um negativo de 1,1, indicando que esse teste não tem utilidade clínica para o rastreio de NIA. Nesse estudo, a eosinofilúria ocorreu, também, em casos de necrose tubular aguda (NTA) e de glomerulonefrites, condições que frequentemente se encontram no diagnóstico diferencial das NIA.

EXISTE UM GRUPO DE PACIENTES MAIS PREDISPOSTO A DESENVOLVER NEFRITE INTERSTICIAL AGUDA POR DROGAS?

Vários estudos envolvendo séries de casos vêm mostrando que a prevalência de NIA por fármacos aumentou nos últimos anos, e o grupo de pacientes idosos é o que apresenta maior aumento percentual. As razões para tal aumento entre idosos podem estar relacionadas à alta frequência de polifarmácia e, talvez, à predisposição aumentada para desenvolverem reações de hipersensibilidade. Não é incomum indivíduos idosos com NIA estarem em uso de mais de uma medicação suspeita, o que dificulta a identificação do possível agente causal. Sempre que possível, recomenda-se remover as drogas de maior potencial para NIA. Se uma das drogas for de uso indispensável, deve-se tentar administrar outra do mesmo grupo ou de grupo que apresente função semelhante, sob estreita supervisão médico-laboratorial, dada a possibilidade de recorrência da NIA.

EXISTE UM QUADRO CLÍNICO E LABORATORIAL CARACTERÍSTICO?

A história clínica de exposição a drogas tidas como causadoras de NIA é essencial para a suspeita diagnóstica. Quadros de infecções ou doenças autoimunes (especialmente quando há uveíte) também são de relevância para a suspeita clínica.

O quadro clínico de paciente com NIA é inespecífico na maior parte dos casos. A tríade clássica da NIA compreende febre, *rash* cutâneo e eosinofilia, e é mais comum entre pacientes com NIA causada por exposição a drogas, geralmente dentro de um quadro sistêmico de reação de hipersensibilidade. No cômputo geral, a tríade clássica ocorre em até 10% dos casos.

A presença de febre varia de 15 a 35%, e o *rash* cutâneo está presente em 25 a 40% dos casos. O *rash* característico é maculopapular ou morbiliforme, mas necrólise epidérmica tóxica e eritroderma difuso podem ocorrer. Dor lombar ocasionada pelo aumento abrupto do volume renal é referida em cerca de 30% e artralgia em 25 a 45% dos casos, sendo a hematúria macroscópica achado infrequente.

Dentro do quadro sistêmico, o aumento de creatinina pode ser rápido (dias ou semanas) ou mesmo ocorrer ao longo de meses, e a IRA é não oligúrica em metade dos casos. Hipertensão e edema são raros.

Leucocitúria está presente entre 50 a 80% dos casos, e cilindros leucocitários são raros, mas podem ocorrer. A presença de cilindro leucocitário em urina estéril pode corroborar suspeita diagnóstica de NIA. Hematúria isomórfica ocorre entre 20 e 80% dos casos (valor médio 50%). A presença de proteinúria não nefrótica é comum (valor médio = 1,2 g/dia), ocorrendo em cerca de 90% dos pacientes.

Uma consideração muito importante é que cerca de 20% dos casos de NIA não apresentam qualquer alteração no sedimento urinário, de forma que a ausência de alterações no sedimento urinário não deve descartar essa possibilidade diagnóstica, especialmente na presença de uma droga suspeita.

Na busca por novos biomarcadores que auxiliem na identificação da NIA, dentre outras causas de IRA, foi evidenciado que pacientes com NIA têm níveis consistentemente elevados de interleucina 9 (IL-9) e fator de necrose tumoral alfa (TNF-alfa) urinários e que a inclusão dessas dosagens em modelo clínico aumentou a chance de diagnóstico de NIA pré-biópsia.

COMO CONDUZIR A INVESTIGAÇÃO?

Na suspeita de NIA, a abordagem inicial deve ser a busca por causas na história médica, medicações em uso e/ou comorbidades. O Quadro 1, que foi construído com base em várias referências, resume as principais etiologias. A identificação de fatores de risco ajuda a favorecer a hipótese de NIA, ao mesmo tempo que busca descartar outras causas. Como drogas e doenças autoimunes são as principais causas de NIA, a anamnese e o exame físico devem buscar ativamente essas condições. A solicitação de exames sorológicos, a investigação de infecções, de dosagens de autoanticorpos (em pacientes jovens ou portadores de doenças autoimunes) e a eletroforese de proteínas séricas, especialmente quando positivas, podem auxiliar na investigação da NIA e de seus principais diagnósticos diferenciais.

• **QUADRO 1** Principais causas de nefrite intersticial aguda

Etiologia	Exemplos/comentários
Drogas	Vide Quadro 2
Síndrome Dress	▪ Um tipo especial de hipersensibilidade induzida por drogas. ▪ Período de latência maior que o usual para NIA (3 a 8 semanas). ▪ Doença grave. ▪ *Rash* cutâneo maculopapular, acompanhado de febre prolongada, ALT > 100 U/l e eosinofilia (> 1.500/mm^3) formam base de suspeita diagnóstica. ▪ Reativação de HHV6 pode ocorrer.
Sarcoidose	▪ Sarcoidose (forma granulomatosa de NIA); doença sistêmica com acometimento frequente de pulmões e linfonodos, especialmente mediastinais. ▪ Hipercalcemia, por produção de vitamina D ativa pelos granulomas, pode ocorrer, mas, ao contrário da ideia geral, é identificada em apenas 5 a 10% dos casos. ▪ Embora a enzima conversora da angiotensina esteja elevada na maioria dos acometidos, sua dosagem não auxilia no diagnóstico de sarcoidose.
Síndrome Tinu	▪ Desordem autoimune multissistêmica que pode ocorrer em indivíduos predispostos como decorrência de vários gatilhos, incluindo drogas e microrganismos. ▪ Mais comum em adolescentes e mulheres jovens. ▪ Uveíte pode ocorrer durante, antes ou depois do quadro de NIA. ▪ Necessário avaliação oftalmológica para o diagnóstico.

(continua)

• **QUADRO 1** Principais causas de nefrite intersticial aguda (*continuação*)

Etiologia	Exemplos/comentários
Doença associada à IgG4	■ Doença sistêmica grave na qual nódulos ou massas causados por infiltrados de plasmócitos ricos em IgG4 podem acometer diversos órgãos, com tendência a produzir fibrose. ■ Envolvimento de linfonodos, especialmente mediastinais e abdominais, glândulas salivares e pulmonar são bastante frequentes. ■ Considerar, também, na presença de NIA e pancreatite idiopática. ■ Sinais constitucionais habitualmente ausentes. ■ Necessário determinação de IgG total e de IgG4 para o diagnóstico.
DII	■ Doença de Crohn e RCU associadas a várias manifestações renais (nefrolitíase, glomerulopatias, amiloidose, NTA e nefrites intersticiais, sejam elas agudas, crônicas ou granulomatosas). ■ Muitos casos de NIA descritos em pacientes sob tratamento com mesalazina, mas, também, em pacientes virgens de tratamento, sugerindo que a NIA é uma verdadeira manifestação extraintestinal das DII.
Infecções (pielonefrite não incluída)	■ SARS-CoV-2, HIV, BKV (especialmente em transplantados renais), CMV, EBV, Hantavírus, Legionella, Leptospira, Brucella, Salmonella, micoplasma, estreptococo, micobactéria (forma granulomatosa de NIA), toxoplasma.
Autoimune	■ Raramente a NIA ocorre isoladamente nessas doenças. ■ Síndrome de Sjögren, LES, vasculite associada ao Anca (granulomatose com poliangiíte).
Malignidades	■ Leucemia, linfoma, mieloma múltiplo.

ALT: alanina aminotransferase; Anca: anticorpo anticitoplasmático de neutrófilo; BKV: vírus BK; CMV: citomegalovírus; DII: doenças inflamatórias intestinais; Dress: *drug rash with eosinophilia and systemic symptoms*; EBV: Epstein-Barr vírus; Ig: imunoglobulina; IgG4: imunoglobulina G4; HHV6: Herpes-vírus humano 6; HIV: vírus da imunodeficiência humana; LES: lúpus eritematoso sistêmico; NIA: nefrite intersticial aguda; NTA: necrose tubular aguda; RCU: retocolite ulcerativa; SARS-CoV-2: síndrome respiratória aguda grave de coronavírus 2; Tinu: *tubulointerstitial nephritis and uveitis*.
Fonte: elaboração dos autores.

DROGAS SÃO AS PRINCIPAIS CAUSAS DE NEFRITE INTERSTICIAL AGUDA?

Drogas constituem cerca de 70 a 90% dos casos de NIA comprovados por biópsia. A NIA desencadeada por drogas é, na quase totalidade dos casos, uma reação idiossincrática de hipersensibilidade, não mediada por imunoglobulina E (IgE), dose-independente, que tipicamente aparece 7 a 10 dias após o início do medicamento causador. Para casos de NIA por rifampicina (uso intermitente e em altas doses), anti-inflamatórios não esteroides (Aine) e inibidores do *checkpoint* imunológico, postula-se que contribuam para a geração da NIA, respectivamente, anticorpos antirrifampicina, a utilização de vias alternativas modificadoras da função imunológica devido ao bloqueio do ácido araquidônico e o *booster* da imunidade mediada por células.

Esse intervalo de 7 a 10 dias, entretanto, é apenas um balizador e pode ser bem mais curto em casos de reexposição à droga à qual o indivíduo já tenha apresentado hipersensibilidade no passado (podendo acontecer em 1 dia no caso da rifampicina, p. ex.), ou se estender por semanas ou meses (p. ex., inibidores do *checkpoint* imunológico) ou até 1 a 3 anos de uso, como no caso dos inibidores de bomba de prótons (IBP), Aine e ácido 5-aminossalicílico.

Teoricamente, qualquer droga pode desencadear NIA. Há mais de 250 medicamentos descritos e a lista continua crescendo, especialmente pela adição constante de novos fármacos, por exemplo, os inibidores do *checkpoint* imunológico. As classes de drogas mais frequentemente referidas como associadas à NIA são os antibióticos, os IBP e os Aine. Ao longo das últimas décadas, estes últimos e os antibióticos, que eram as principais causas de NIA por drogas no início dos anos 2.000, acabaram cedendo espaço para as novas drogas, especialmente antineoplásicas, que figuram como principal causa nos estudos recentes.

Vale a pena destacar a importância de algumas dessas classes de drogas potencialmente causadoras de NIA, entre elas os Aine, os IBP e o alopurinol, pelo uso frequente e muitas vezes indiscriminado na população geral, os antibióticos (betalactâmicos e quinolonas) e os inibidores do *checkpoint* imunológico, pela importância crescente na população com doenças oncológicas. O Quadro 2 não tem a intenção de ser completo, mas sim de listar as principais drogas ou classes de drogas capazes de deflagrar NIA; algumas drogas, mesmo que não frequentemente descritas como promotoras de NIA, foram adicionadas ao quadro devido à sua frequência de uso. As principais referências utilizadas para a confecção do quadro ficam aqui registradas.

• **QUADRO 2** Drogas mais frequentemente relatadas como associadas à nefrite intersticial aguda

Droga	Exemplos
Antibióticos	Betalactâmicos (penicilinas – incluindo associação de piperacilina/tazobactam, de amoxicilina/clavulanato e carbapenêmicos, cefalosporinas); Fluroquinolonas (ciprofloxacino, levofloxacino, moxifloxacino e norfloxacino), macrolídeos (azitromicina, claritromicina e eritromicina); drogas antituberculose (etambutol, isoniazida, rifampicina); sulfonamidas (sulfametoxazol-trimetoprima), nitrofurantoína, vancomicina.
Aine	▪ A maioria desses fármacos, incluindo inibidores seletivos da COX-2. ▪ Ocasionalmente, os Aine podem acarretar síndrome nefrótica, notadamente associada à presença de lesões mínimas e de nefropatia membranosa. ▪ Nos casos de lesões mínimas, o usual é a NIA intensa com IRA grave, enquanto nos casos de nefropatia membranosa, a NIA costuma estar ausente e a IRA, quando presente, costuma ser branda.

(continua)

• **QUADRO 2** Drogas mais frequentemente relatadas como associadas à nefrite intersticial aguda (*continuação*)

Droga	Exemplos
Redutores da secreção gástrica de HCl	IBP (omeprazol, lansoprazol, pantoprazol e esomeprazol); antagonistas do receptor histamínico H2 (cimetidina, famotidina, ranitidina).
Agentes antineoplásicos	Inibidores do *checkpoint* imunológico (nivolumabe, pembrolizumabe, cemiplimabe, atezolizumabe, ipilimumabe, tremelimumabe); inibidores da tirosina quinase (sorafenibe, sunitimibe); ifosfamida.
Agentes hipouricemiantes	Alopurinol, febuxostato.
Diuréticos	Furosemida, tiazídicos (hidroclorotiazida) /*tiazídicos-like* (clortalidona, indapamida), triantereno, amilorida, acetazolamida.
Anticonvulsivantes	Carbamazepina, fenitoína, fenobarbital, diazepam, lamotrigina, ácido valproico.
Anti-hipertensivos	Ieca (captopril, lisinopril), BRA (candersartana, losartana), BCC (amlodipino, nifedipina).
5-aminossalicilatos	Mesalazina, sulfasalazina.
Anticoagulantes	Warfarina; dabigatrana, apixabana e rivaroxabana (geralmente associada com INR > 3, possivelmente devido a obstruções tubulares por hemácias com edema e inflamação do tecido renal adjacente).
Antivirais	Aciclovir; indinavir, abacavir, atazanavir.
Drogas ilícitas, anabolizantes, suplementos dietéticos para ganho de massa magra	Cocaína/*crack*, canabinoides sintéticos, esteroides androgênicos anabolizantes, suplementos dietéticos.
Estatinas	Atorvastatina, rosuvastatina.
Outras drogas	Acetaminofeno, isotretionina, liraglutida, propiltiouracil, risedronato, sildenafila, imunoglobulinas, interferon-alfa, empaglifozina.

Aine: anti-inflamatórios não esteroides; BCC: bloqueadores dos canais de cálcio; BRA: bloqueadores do receptor AT1 da angiotensina; Cox-2: ciclo-oxigenase 2; IBP: inibidores de bomba de prótons; Ieca: inibidores da enzima de conversão da angiotensina; INR: *international normalized ratio* (razão normalizada internacional); IRA: injúria renal aguda; NIA: nefrite intersticial aguda.
Fonte: elaboração dos autores.

O mecanismo patogênico da NIA por drogas é alérgico, envolvendo imunidade celular na forma de reação de hipersensibilidade tardia do tipo IV, mediada por células T. Drogas podem desencadear essa resposta por diferentes mecanismos. O Quadro 3 apresenta os principais mecanismos envolvidos na patogênese dessa reação.

QUAL O PAPEL DA BIÓPSIA RENAL?

O diagnóstico definitivo de NIA é feito pela biópsia renal. Alguns autores, *experts* na área, consideram que a biópsia pode ser desnecessária para o diagnóstico em alguns casos, por exemplo, em pacientes nos quais é possível documentar claramente o

• **QUADRO 3** Principais mecanismos envolvidos na patogênese da NIA induzida por drogas (drogas aqui referidas como as drogas em si ou algum de seus metabólitos)

1. Atuando como um hapteno (haptenos são pequenos grupamentos químicos que não são imunogênicos em sua forma solúvel, mas que podem se tornar imunogênicos ao se acoplarem a uma proteína) e se ligando a uma proteína componente da membrana basal tubular, dando origem a um neoantígeno.
2. Por terem aparência de um antígeno da membrana basal tubular ou do interstício e promoverem uma resposta imune cruzada.
3. Por se inserirem na membrana basal tubular ou no interstício (antígenos "plantados"), gerando a produção de anticorpos direcionados a eles.
4. Gerando a produção de anticorpos circulantes (formando complexos antígeno-anticorpo) que posteriormente se depositam no interstício.

NIA: nefrite intersticial aguda.
Fonte: elaboração dos autores.

início da IRA após uma droga sabidamente suspeita, esta melhora imediatamente após a suspensão do uso da droga.

Alguns achados ou características tornam a biópsia renal ainda mais necessária:

- IRA grave de rápida evolução, sem insultos renais característicos para NTA.
- Proteinúria significativa ou nefrótica, quando o diagnóstico diferencial com glomerulopatias é importante.
- Quando a droga potencialmente causadora não pode ser facilmente retirada.
- Quando não há melhora rápida da função renal após a retirada da droga suspeita.
- Quando o tratamento empírico pode trazer riscos ao paciente.

Os principais achados da biópsia renal são: edema intersticial e importante infiltrado celular intersticial, primariamente composto de linfócitos T e monócitos. Eosinófilos, plasmócitos e neutrófilos podem estar presentes, assim como granulomas não necrotizantes, mais raramente. Tubulite – células inflamatórias invadindo a membrana basal tubular – costuma estar presente na biópsia renal.

COMO TRATAR?

O tratamento da NIA está diretamente associado à identificação do fator etiológico. Na presença de infecções como causa, o tratamento adequado do quadro infeccioso e o manejo clínico de suporte são fundamentais. Quando a etiologia está associada a doenças com padrão de autoimunidade (Quadro 1), o uso de corticoides e outros imunossupressores está frequentemente indicado.

Como muitas vezes não é possível determinar o início da NIA, o achado ultrassonográfico de rins já contraídos torna desnecessária a biópsia, e o tratamento medicamentoso resume-se à retirada da droga suspeita.

Remoção da droga

Quando há suspeita de NIA associada a drogas, a retirada da medicação, quando possível, seria o primeiro passo, reavaliando a função renal dia a dia. Em casos nos quais a droga possivelmente associada ao processo inflamatório renal não pode ser facilmente removida, ou naqueles em que a remoção não surte o efeito positivo em cerca de 2 a 5 dias, com melhora da função renal, é ainda mais importante a avaliação por meio de biópsia renal para confirmar o diagnóstico e fortalecer a necessidade do tratamento.

Corticosteroides

Mesmo não havendo evidências baseadas em estudos randomizados e controlados, nem diretrizes estruturadas para NIA, estudos observacionais mostram a importância do tratamento específico com corticosteroides na recuperação da função renal, e ressaltam a necessidade de início precoce para melhor prognóstico. Em um estudo espanhol realizado em pacientes com NIA confirmada por biópsia renal, a prescrição de corticosteroides em até 15 dias após a retirada da droga causadora da NIA se associou a melhor chance de recuperação da função renal e melhor creatinina final.

A via de administração dos corticosteroides (comparando seu tratamento intravenoso com tratamento via oral), o tempo de tratamento com altas doses (maior ou menor que 2 semanas) ou a duração total do tratamento não parecem interferir sobremaneira na resposta renal, embora tenham sido avaliados em poucos estudos. Esses dados reforçam ainda que o mais importante para a recuperação da função renal é o tratamento precoce, e este pode ser utilizado por períodos curtos. Em casos em que não há resposta nas primeiras 2 semanas, deve ser considerada a retirada da medicação para evitar os efeitos colaterais dos corticoides.

Deve ficar claro que o uso de corticoterapia não é o tratamento universal da NIA por droga, sendo uma opção para casos nos quais a função renal não melhore rapidamente após 3 a 5 dias da retirada da droga, situação em que a biópsia renal é imprescindível. O uso de corticoides sem biópsia renal é, a nosso ver, uma prática potencialmente prejudicial, pois expõe o paciente aos riscos da corticoterapia sistêmica sem a certeza do diagnóstico histológico, sem a definição da gravidade da NIA e da área percentual de fibrose. Em casos excepcionais nos quais a biópsia esteja contraindicada ou não seja passível de realização rápida por razões próprias dos serviços e nos quais o quadro clínico-laboratorial seja muito sugestivo, um tratamento de prova curto (cerca de 2 semanas) é uma opção possível, desde que o balanço risco/benefício favoreça o denominador.

Embora tanto a via oral quanto a parenteral possam ser utilizadas como tratamento inicial, é nossa preferência iniciar o tratamento endovenoso com 500 mg de metilprednisolona por 3 dias nos casos de NIA com rápida deterioração renal, com comprometimento importante da função renal ao diagnóstico e na IRA dialítica (situações em que a biópsia renal geralmente costuma mostrar NIA importante com áreas de tubulite e pouca fibrose intersticial). Após 3 dias de pulsoterapia esteroide iniciamos prednisona na dose de 0,8 ± 0,2 mg/kg (máximo de 80 mg) por mais 4 semanas – se não houver melhora renal após 2 semanas, a medicação é descontinuada –, com retirada progressiva do medicamento ao longo de mais 4 semanas.

Nos casos em que a opção terapêutica é a corticoterapia oral, o esquema utilizado é o mesmo, com a óbvia exceção do pulso esteroide endovenoso. Para pacientes com contraindicação ao uso de corticosteroides, ou não resposta, outros agentes podem ser utilizados no tratamento, dentre eles micofenolato e infliximabe. O uso do infliximabe é ainda incipiente, mas se mostrou útil na NIA associada aos inibidores do *checkpoint* imunológico.

O uso do micofenolato mofetil (MMF) foi descrito em 2006 para 8 pacientes resistentes a corticosteroides, com NIA de etiologia indeterminada em 3 deles, relacionada a droga em 2 pacientes e relacionada a doença sistêmica autoimune nos outros 3 pacientes. A dose utilizada foi 1.000 a 2.000 mg ao dia, e a média da duração do tratamento foi de 28 meses. O uso do MMF foi bem tolerado e se mostrou uma opção para pacientes resistentes ou com contraindicação a esteroides.

Recentemente, o grupo europeu de pediatria avaliou 171 casos de NIA, e o MMF foi utilizado especialmente quando a etiologia era autoimune, como na Tinu (*tubulointerstitial nephritis and uveitis*) ou em casos de doença sistêmica, com bons resultados. O MMF pode ser uma opção terapêutica nos casos de recorrência de NIA por Aine.

QUAL O PROGNÓSTICO DO PACIENTE QUE APRESENTA NEFRITE INTERSTICIAL AGUDA?

Muito do prognóstico renal depende da pronta identificação e manejo da NIA, que pode progredir dentro de dias a semanas para a forma crônica a partir da ativação de fibroblastos e se manifestar histologicamente por fibrose intersticial e atrofia tubular.

Pacientes com NIA, quando comparados àqueles com NTA, têm pior prognóstico renal, e cerca de 39% dos pacientes com NIA permanecem com DRC após a fase inicial. A resposta ao tratamento é heterogênea e na maioria das vezes incompleta, e a etiologia da NIA, a precocidade na abordagem terapêutica, assim como dados de histologia renal e tratamento realizado, parecem ter influência no prognóstico renal. Em relação à histologia renal, a presença de fibrose intersticial severa se associa a pior prognóstico, e o infiltrado tubulointersticial, a melhor prognóstico renal.

O tratamento com esteroides, na maioria dos casos de NIA associada a drogas ou outras causas, está relacionado a melhor prognóstico, especialmente se utilizado precocemente. A utilização de biomarcadores urinários pode ajudar na predição da resposta à corticoterapia em pacientes com NIA, pois corticoides mostraram-se efetivos em promover melhora da função renal apenas em pacientes com NIA e níveis urinários elevados de IL-9.

Se formos generalizar frequências de respostas, cerca de 40% dos pacientes apresentam remissão completa, outros 45%, remissão parcial, e cerca de 15% não respondem aos tratamentos. Devido às altas taxas de DRC após episódio de NIA, é importante salientar que os pacientes devem ser acompanhados após o episódio agudo.

LITERATURA RECOMENDADA

Ali T, Khan I, Simpson W et al. Incidence and outcomes in acute kidney injury: a comprehensive population-based study. J Am Soc Nephrol. 2007;18(4):1292-8.

Caravaca-Fontán F, Fernández-Juárez G, Praga M. Acute kidney injury in interstitial nephritis. Curr Opin Crit Care. 2019;25(6):558-64.

Chowdry AM, Azad H, Mir I et al. Drug-induced acute interstitial nephritis: prospective randomized trial comparing oral steroids and high-dose intravenous pulse steroid therapy in guiding the treatment of this condition. Saudi J Kidney Dis Transpl. 2018;29(3):598-607.

Cortazar FB, Kibbelaar ZA, Glezerman IG et al. Clinical features and outcomes of immune checkpoint inhibitor-associated AKI: a multicenter study. J Am Soc Nephrol. 2020;31(2):435-46.

DiMaria C, Hanna W, Murone J, Reichart J. Direct oral anticoagulant and AKI: apixaban-induced acute interstitial nephritis. BMJ Case Rep. 2019;12(6):e230371. Corrected and republished in: Drug Ther Bull. 2019;57(11):173-5.

Draibe JB, García-Carro C, Martinez-Valenzuela L et al. Acute tubulointerstitial nephritis induced by checkpoint inhibitors versus classical acute tubulointerstitial nephritis: are they the same disease? Clin Kidney J. 2020;14(3):884-90.

Eddy AA. Drug-induced tubulointerstitial nephritis: hypersensitivity and necroinflammatory pathways. Pediatr Nephrol. 2020r;35(4):547-54.

Fernandez-Juarez G, Perez JV, Caravaca-Fontán F et al.; Spanish Group for the Study of Glomerular Diseases (Glosen). Duration of treatment with corticosteroids and recovery of kidney function in acute interstitial nephritis. Clin J Am Soc Nephrol. 2018;13(12):1851-8.

Fogazzi GB, Ferrari B, Garigali G et al. Urinary sediment findings in acute interstitial nephritis. Am J Kidney Dis. 2012;60(2):330-2.

Fogo AB, Lusco MA, Najafian B, Alpers CE. AJKD atlas of renal pathology: acute interstitial nephritis. Am J Kidney Dis. 2016;67(6):e35-6.

González E, Gutiérrez E, Galeano C et al.; Grupo Madrileño de Nefritis Intersticiales. Early steroid treatment improves the recovery of renal function in patients with drug-induced acute interstitial nephritis. Kidney Int. 2008;73(8):940-6.

Izzedine H, Perazella MA. Anticancer drug-induced acute kidney injury. Kidney Int Rep. 2017;2(4):504-14.

Kim H, Jo SK, Ahn SY et al. Long-term renal outcome of biopsy-proven acute tubular necrosis and acute interstitial nephritis. J Korean Med Sci. 2020;35(26):e206.

Krishnan N, Perazella MA. Drug-induced acute interstitial nephritis: pathology, pathogenesis, and treatment. Iran J Kidney Dis. 2015;9(1):3-13.

Lin JS, Mamlouk O, Selamet U et al. Infliximab for the treatment of patients with checkpoint inhibitor-associated acute tubular interstitial nephritis. Oncoimmunology. 2021;10(1):1877415.

Moledina DG, Perazella MA. Drug-induced acute interstitial nephritis. Clin J Am Soc Nephrol. 2017;12(12):2046-9.

Moledina DG, Wilson FP, Pober JS et al. Urine TNF-α and IL-9 for clinical diagnosis of acute interstitial nephritis. JCI Insight. 2019;4(10):e127456.

Moledina DG, Wilson FP, Kukova L et al. Urine interleukin-9 and tumor necrosis factor-α for prognosis of human acute interstitial nephritis. Nephrol Dial Transplant. 2020;gfaa169.

Muriithi AK, Leung N, Valeri AM et al. Biopsy-proven acute interstitial nephritis, 1993-2011: a case series. Am J Kidney Dis. 2014;64(4):558-66.

Muriithi AK, Nasr SH, Leung N. Utility of urine eosinophils in the diagnosis of acute interstitial nephritis. Clin J Am Soc Nephrol. 2013;8(11):1857-62. Erratum in: Clin J Am Soc Nephrol. 2018;13(7):1079.

Nanavati A, Herlitz LC. Tubulointerstitial injury and drugs of abuse. Adv Chronic Kidney Dis. 2017;24(2):80-5.

Nast CC. Medication-induced interstitial nephritis in the 21st century. Adv Chronic Kidney Dis. 2017;24(2):72-9.

Ng JH, Zaidan M, Jhaveri KD, Izzedine H. Acute tubulointerstitial nephritis and coronavirus. Clin Kidney J. 2021;sfab107.

Nishio Y. Drug induced tubulo-interstitial nephritis, new insight for diagnosis. Sysmex Journal International. 2021;21(1).

Nussbaum EZ, Perazella MA. Diagnosing acute interstitial nephritis: considerations for clinicians. Clin Kidney J. 2019;(12):808-13.

Perazella MA, Markowitz GS. Drug-induced acute interstitial nephritis. Nat Rev Nephrol. 2010; 6(8):461-70.

Perazella MA. Clinical approach to diagnosing acute and chronic tubulointerstitial disease. Adv Chronic Kidney Dis. 2017;24(2):57-63.

Praga M, Appel GB. Clinical manifestations and diagnosis of acute interstitial nephritis. In: Palevsky PM (ed.). Uptodate. Motwani S. Uptodate, 2021. Disponível em: https://www.uptodate.com/contents/clinical-manifestations-and-diagnosis-of-acute-interstitial-nephritis. Acesso em: 16 maio 2022.

Praga M, González E. Acute interstitial nephritis. Kidney Int. 2010;77(11):956-61.

Praga M, Sevillano A, Auñón P, González E. Changes in the aetiology, clinical presentation and management of acute interstitial nephritis, an increasingly common cause of acute kidney injury. Nephrol Dial Transplant. 2015;30(9):1472-9.

Preddie DC, Markowitz GS, Radhakrishnan J et al. Mycophenolate mofetil for the treatment of interstitial nephritis. Clin J Am Soc Nephrol. 2006;1(4):718-22.

Prendecki M, Tanna A, Salama AD et al. Long-term outcome in biopsy-proven acute interstitial nephritis treated with steroids. Clin Kidney J. 2017;10(2):233-9.

Rădulescu D. Drug-induced acute tubulointerstitial nephritis. Internal Medicine. 2020;17(4):77-86.

Raghavan R, Eknoyan G. Acute interstitial nephritis: a reappraisal and update. Clin Nephrol. 2014;82(3):149-62.

Ramachandran R, Kumar K, Nada R et al. Drug-induced acute interstitial nephritis: a clinicopathological study and comparative trial of steroid regimens. Indian J Nephrol. 2015;25(5):281-6.

Ryan R, Choo S, Willows J et al. Acute interstitial nephritis due to sodium-glucose co-transporter 2 inhibitor empagliflozin. Clin Kidney J. 2020;14(3):1020-2.

Schurder J, Buob D, Perrin P et al. Acute interstitial nephritis: aetiology and management. Nephrol Dial Transplant. 2021;36(10):1799-802.

Szajek K, Kajdi ME, Luyckx VA et al. Granulomatous interstitial nephritis in a patient with SARS-CoV-2 infection. BMC Nephrol. 2021;22(1):19.

Wente-Schulz S, Aksenova M, Awan A et al.; International TIN Study Group. Aetiology, course and treatment of acute tubulointerstitial nephritis in paediatric patients: a cross-sectional web-based survey. BMJ Open. 2021;11(5):e047059.

5

Cistos renais

Lucas Bastianelli
Elieser Hitoshi Watanabe
Luiz Fernando Onuchic

INTRODUÇÃO

Os cistos renais constituem as lesões mais comumente encontradas nesse órgão. Tais estruturas, revestidas por epitélio, são geralmente arredondadas e preenchidas por fluido, embora possam ocasionalmente apresentar conteúdo semissólido. Os cistos renais originam-se tipicamente de expansões derivadas de segmentos tubulares ou, raramente, da cápsula de Bowman. Podem ser classificados de acordo com a sua morfologia – simples ou complexos –, podendo ser hereditários, estar associados a defeitos de desenvolvimento renal ou ser adquiridos. Tais lesões podem constituir achados isolados ou fazer parte de síndromes que incluam manifestações extrarrenais.

Neste capítulo serão abordadas questões fundamentais sobre diagnóstico e o manejo de cistos renais enfrentados pelo nefrologista na prática clínica.

QUAL A ETIOLOGIA MAIS FREQUENTE DOS CISTOS RENAIS?

Os cistos simples esporádicos constituem a forma de apresentação cística renal mais comum. Tal realidade foi bem documentada por um estudo que empregou tomografia computadorizada (TC) em potenciais doadores renais, o qual identificou ao menos um cisto $\geq$ 5 mm em 12% dos indivíduos. Cistos simples são achados incidentais frequentes em exames de imagem abdominal e, geralmente, são únicos e localizam-se no córtex renal. À ultrassonografia (US), cistos simples exibem forma arredondada/ovalada, paredes lisas e finas e realce posterior, além de ausência de septos ou detritos internos. Ao exame tomográfico, cistos simples apresentam conteúdo de densidade < 20 unidades Hounsfield (UH), além dos achados morfológicos encontrados na US. Tais cistos são também bem definidos por ressonância magnética (RM), caracterizando-se por parede lisa e fina ($\leq$ 2 mm), conteúdo líquido homogêneo (intensidade de sinal semelhante à do líquido cefalorraquidiano) e ausência de septos ou calcificações.

QUAIS OS FATORES DE RISCO RELACIONADOS AOS CISTOS RENAIS SIMPLES E SUAS ASSOCIAÇÕES MAIS COMUNS?

Os cistos renais simples apresentam prevalência fortemente relacionada à idade, sendo raros em crianças e frequentes em população idosa. Essa associação foi demonstrada por vários estudos, como o de Terada et al., que analisou US renal de 14.314 indivíduos submetidos a triagem em saúde. Nesse estudo, 11,9% dos participantes apresentavam ao menos um cisto renal. Em indivíduos na quarta década de vida, no entanto, esse índice foi de 5,1%, enquanto tal prevalência atingiu 36,1% na oitava década. Cistos simples são mais frequentes no sexo masculino, apresentando relação de 1,4:1 a 2,8:1 em relação ao sexo feminino. Quando não corticais, no entanto, tais cistos não apresentam associação com sexo.

Outros fatores associados à maior frequência de cistos renais simples incluem função renal reduzida, tabagismo e hipertensão arterial, embora os estudos relativos aos dois primeiros fatores apresentem resultados controversos. Vale notar que esses estudos são majoritariamente retrospectivos e incluem populações heterogêneas. Nesse cenário, fatores de confusão, incluindo idade, podem ter sido responsáveis pela aparente associação de cistos simples à taxa de filtração glomerular (TFG) reduzida e ao tabagismo. Níveis mais elevados de pressão arterial (PA) associaram-se à presença de cistos renais em diversos estudos, embora em vários deles tal elevação não tenha preenchido critérios para hipertensão arterial sistêmica (HAS). Tais estudos postulam que a elevação da PA em relação ao grupo controle possa ser justificada pela possível produção de renina pelo epitélio cístico ou liberada secundariamente pelo tecido renal adjacente, sujeito a hipoperfusão tecidual devido à compressão exercida pelo crescimento cístico.

A associação entre cistos simples renais e aneurismas ou dissecções da aorta também foi estabelecida. Um estudo que incluiu 842 indivíduos com aneurisma ou dissecção de aorta torácica encontrou ao menos um cisto renal em 358 pacientes (42,5%), ao passo que na população controle essa frequência foi de 15,3%. A diferença entre os grupos permaneceu significante mesmo quando analisada separadamente por faixas etárias, inclusive em indivíduos mais idosos. Em linha com tais achados, um estudo maior e mais recente confirmou a associação de cistos renais com alterações em aorta torácica e revelou aumento de prevalência dessas lesões em indivíduos com aneurisma de aorta abdominal (52,8% *versus* 17,0% em indivíduos controle).

COMO DEVEMOS AVALIAR E MANEJAR UMA LESÃO CÍSTICA RENAL INCIDENTAL?

A identificação incidental de cistos renais, um achado frequente na prática nefrológica, deve se seguir da distinção entre cisto(s) renal(is) esporádico(s)/isolado(s), cistos associados a doenças renais císticas restritas ao órgão ou de natureza sistêmica e cistos renais associados a síndromes. Os cistos renais isolados devem ser avaliados quanto a seu potencial de malignidade. Nesses casos, achados consistentes com benignidade, incluindo os achados ultrassonográficos referidos previamente, estabelecem o diagnóstico de cisto renal simples.

Na ausência de uma dessas características ou na presença de achados duvidosos, deve-se realizar avaliação por TC ou RM.

Cistos que não preenchem os critérios de benignidade, incluindo massas renais císticas, devem ser avaliados seguindo a classificação de Bosniak, voltada à quantificação do risco de malignidade, conforme o Quadro 1. Segundo tais critérios, massa renal cística é definida com base em inspeção visual subjetiva, sendo composta por menos 25% de componentes de realce. Tal classificação é fundamental para a determinação da conduta, que inclui intervenções invasivas em lesões com maior risco de malignidade. As classes I e II estão associadas a lesões benignas e não necessitam de investigação adicional. As classes III e IV, por sua vez, associam-se a risco significativo de malignidade, podendo requerer ressecção do cisto e/ou investigação adicional. Cistos classificados como IIF apresentam achados adicionais aos da classe II, mas que não se enquadram na classe III. Essas lesões devem ser também avaliadas por outro método de imagem (TC ou RM) e reavaliadas periodicamente. Em caso de achados suspeitos, mas não conclusivos após avaliação por exames de imagem, a lesão deve ser considerada classe III, seguindo o manejo correspondente.

• **QUADRO 1** Classificação de Bosniak e manejo sugerido

Classificação	Características imagem (TC/RM?)	Manejo sugerido
I	Cisto de paredes finas, sem septos, calcificações ou componente sólido. Apresenta densidade menor que 2 UH (semelhante à água) sem realce pós-contraste	Geralmente não necessitam de seguimento
II	Cisto benigno, pode conter alguns septos finos no qual realce perceptível pode estar presente. Pode conter calcificação fina ou espessamento discreto de um segmento pequeno	Geralmente não necessitam de seguimento
IIF	Os cistos podem conter septos finos ou suave espessamento dos septos e das suas paredes. O realce pode ser perceptível nos seus septos ou paredes, mas o realce não é mensurável. Paredes ou septos podem conter calcificação grosseira e nodular. Lesões geralmente com limites bem definidos. Inclui as lesões completamente intrarrenais de alta atenuação, < 3 cm e sem realce	2TC 6M/após 4 imagens a cada 12 meses seguimento por 5 anos
III	Massas císticas "indeterminadas". Apresentam paredes ou septos irregulares ou lisos espessados, com realce mensurável	Referenciar urologista
IV	Massas císticas malignas. Podem ter todos os critérios da categoria III, mas também contêm potenciais componentes de partes moles adjacentes e independentes da parede ou septo	Referenciar urologista

RM: ressonância magnética; TC: tomografia computadorizada; UH: unidades Hounsfield.
Fonte: elaboração dos autores.

QUAIS OS PRINCIPAIS DIAGNÓSTICOS A SEREM CONSIDERADOS DIANTE DE UM PACIENTE COM MÚLTIPLOS CISTOS RENAIS?

Os principais diagnósticos a serem considerados na presença de múltiplos cistos renais compreendem doenças renais císticas monogênicas, incluindo as doenças renais policísticas autossômica dominante e autossômica recessiva, cistos simples múltiplos, doença renal cística adquirida e doenças renais císticas associadas a distúrbios do desenvolvimento de diferentes origens. Tais enfermidades encontram-se representadas no Quadro 2.

QUAL A DOENÇA RENAL CÍSTICA DE MAIOR REPERCUSSÃO CLÍNICA?

A doença renal policística autossômica dominante (DRPAD) consiste na enfermidade renal cística de maior impacto médico, social e econômico. É a doença renal monogênica mais comum, apresentando prevalência estimada de 1:1.000-2.500 a depender da população analisada. Essa moléstia responsabiliza-se por 5 a 10% dos casos de doença renal crônica terminal (DRCT). A DRPAD é tipicamente caracterizada pelo desenvolvimento progressivo de cistos renais bilaterais, compressão do parênquima renal circunjacente, aumento

• **QUADRO 2** Doenças renais císticas

Doenças renais císticas hereditárias
Doenças renais policísticas
▪ Doença renal policística autossômica dominante ▪ Doença renal policística autossômica recessiva
Doenças císticas associadas à fibrose túbulo-intersticial
▪ Doenças renais túbulo-intersticiais, autossômicas dominantes (DRTAD, DRTAD-UMOD, DRTAD-MUC1, DRTAD-REN, DRTAD associada a HNF1B) ▪ Nefronoftises
Doenças renais císticas associadas a tumores
▪ Complexo esclerose tuberosa ▪ Doença de von Hippel-Lindau
Doenças renais císticas adquiridas
▪ Cisto renal simples ▪ Doença renal cística adquirida – Cistos multiloculares solitários – Cistos renais associados à hipocalemia e hiperaldosteronismo – Cistos renais associados ao uso de lítio
Doenças renais císticas do desenvolvimento
Rim multicístico displásico e displasia renal cística
Rim esponjo-medular
Linfangiomatose renal

DRTAD: doença renal túbulo-intersticial autossômica dominante; genes mutados: Umod (uromodulin), MUC1 (mucin-1), REN (renin), HNF1B (*hepatocyte nuclear fator 1 beta*).
Fonte: elaboração dos autores.

progressivo do volume dos rins, distorção da arquitetura desse órgão, fibrose e, a partir de determinado momento em sua evolução, declínio acelerado da função renal. De fato, a maioria dos pacientes progride para doença renal avançada durante a vida, e 70% deles necessitam de terapia renal substitutiva (TRS) até os 70 anos de idade.

A DRPAD é geneticamente heterogênea, sendo causada por variantes no gene *PKD1* (*polycystic kidney disease 1*) na grande maioria dos casos, enquanto variantes no gene *PKD2* (*polycystic kidney disease 2*) respondem pela maior parte dos demais pacientes com a doença. *PKD1* localiza-se na região cromossômica 16p13.3, enquanto *PKD2* mapeia no cromossomo 4q22. Mutações em *PKD1* são encontradas em ~78% das famílias com DRPAD, ao passo que mutações em *PKD2* são detectadas em ~15% delas. *PKD1* codifica policistina-1 (PC1), uma extensa proteína integral de membrana associada à clivagem autoproteolítica em um sítio receptor acoplado à proteína G. Esse processo dá origem a dois fragmentos da proteína que permanecem ligados de maneira não covalente. A porção C-terminal de PC1 pode sofrer outro processo de clivagem, originando um fragmento capaz de migrar para o núcleo, onde exerce um papel de regulação gênica. PC1 também apresenta uma composição de domínios consistentes com participação em adesão célula-célula e célula-matriz. *PKD2*, por sua vez, codifica policistina-2 (PC2), proteína que pertence à família de canais catiônicos receptores de potencial transiente regulados por cálcio. PC2 se expressa no cílio apical primário (CAP), retículo endoplasmático e membrana plasmática. PC1 e PC2 interagem fisicamente por meio de suas porções intracitosólicas C-terminais e se colocalizam no CAP.

Vale destacar que ~7% das famílias com DRPAD permanecem geneticamente não resolvidas após análise mutacional em *PKD1* e *PKD2*. Mutações nos genes *Ganab*, *DNAJB11* e *ALG9* foram detectadas em raras famílias pertencentes a esse grupo. Cabe lembrar, ainda, que vários genes associados à doença hepática policística autossômica dominante (DHPAD) participam do processo de maturação pós-traducional de PC1 no retículo endoplasmático. A mutação de um desses genes, portanto, leva a prejuízo da biogênese de PC1, podendo resultar em um fenótipo cístico que pode ser confundido com as da DRPAD.

QUAL O MECANISMO DE FORMAÇÃO CÍSTICA NA DRPAD E POR QUE OCORRE PERDA PROGRESSIVA DE FUNÇÃO RENAL?

Embora os cistos renais possam se originar de qualquer segmento do néfron ou do ducto coletor, apenas uma absoluta minoria de néfrons serve de origem para cistos na DRPAD. Essa observação é consistente com a formação focal dos cistos e pode ser explicada por um mecanismo molecular de dois eventos. De acordo com essa hipótese, para que uma célula inicie o processo de formação cística é necessário que a atividade funcional de PC1 ou PC2 caia abaixo de um nível crítico. Tal nível só é atingido, no entanto, quando os dois alelos são inativados ou têm sua atividade dramaticamente reduzida.

Esse modelo considera, portanto, que o primeiro evento é a mutação germinativa, enquanto o segundo evento consiste em uma mutação somática no alelo previamente normal. Desse modo, apesar de a DRPAD apresentar um padrão de herança autossômico dominante, no nível celular o processo de formação cística segue um mecanismo recessivo. Vale notar que, ao atingir determinado tamanho, a formação cística se separa do segmento tubular de origem, individualizando-se como estrutura.

A deficiência funcional de PC1 ou PC2 leva a alterações de diversas vias moleculares associadas à cistogênese, entre as quais, alteração da homeostase do cálcio intracelular e consequente aumento dos níveis citosólicos de adenosina monofosfato cíclico (AMPc). Além do aumento do nível citosólico de AMPc, nas células de revestimento do cisto essa molécula promove uma proliferação celular anormalmente aumentada e secreção transepitelial de fluido, participando centralmente do processo de crescimento cístico. O fenótipo de tais células inclui, ainda, aumento da taxa de apoptose, defeitos de polaridade e perda da divisão celular orientada.

O processo de formação e crescimento cístico, por sua vez, acompanha-se de alterações de matriz extracelular e inflamação tecidual, além de promover a compressão de néfrons adjacentes. Esses efeitos levam à perda progressiva de néfrons e ao desenvolvimento de fibrose, culminando na perda gradual de função renal. Interessantemente, células DRPAD utilizam preferencialmente glicólise aeróbica como fonte de energia, reproduzindo um fenótipo metabólico encontrado em células tumorais. A dependência de tal via energética associa-se a uma aparente redução na capacidade celular de utilização adequada de outros substratos energéticos. A constatação de que a deprivação de glicose leva à atenuação do fenótipo cístico renal em modelos animais ortólogos à DRPAD, associada a aumento da taxa de apoptose no epitélio cístico, apoia o conceito de que tais células apresentam inflexibilidade metabólica.

COMO FAZER O DIAGNÓSTICO DE DRPAD?

O primeiro passo para realização do diagnóstico é definir se o paciente apresenta história familiar positiva para DRPAD. Tal achado possibilita a utilização de critérios diagnósticos embasados em achados de exames de imagem que não podem ser utilizados em indivíduos com história familiar negativa ou desconhecida para essa doença. Vale destacar que aproximadamente 15 a 25% dos pacientes com DRPAD não referem história familiar positiva. Na maior parte desses casos, porém, a doença é herdada, situações em que o progenitor afetado faleceu ou apresenta uma doença leve ainda não detectada. Na ausência de história familiar positiva, portanto, deve-se investigar os pais com exames de imagem ou obter informações médicas prévias sempre que possível. Na impossibilidade de obter dados suficientes dos pais, a investigação de outros parentes pode ser realizada. Aproximadamente 5% dos casos de DRPAD, contudo, são causados por mutação *de novo* ou mosaicismo.

Em pacientes com história familiar positiva para DRPAD podem-se utilizar os critérios ultrassonográficos definidos por Pei et al. Esses critérios, expostos no Quadro 3, ancoram-se no número e na distribuição de cistos renais de acordo com faixa etária para definir o diagnóstico da doença em indivíduos com 15 anos ou mais. Esse estudo também definiu critérios de exclusão diagnóstica para indivíduos com história familiar positiva com idade igual ou superior a 40 anos e estão mostrados no Quadro 4. Na época da realização desse estudo os aparelhos utilizados eram capazes de detectar lesões com diâmetro igual ou maior que 1 cm.

Com a evolução e melhora da sensibilidade, aparelhos atuais têm sido capazes de identificar cistos de até 0,5 cm, o que eleva a sensibilidade e diminui de maneira discreta a especificidade e o valor preditivo positivo (de 100 para 97,3). Apesar disso, alguns autores concordam com a manutenção desses critérios, mesmo quando utilizada RM ou TC para identificação de cistos renais de 5 mm ou mais. Um estudo subsequente baseado em RM definiu a detecção de mais de 10 cistos na soma de ambos os rins para o diagnóstico de pacientes com 16 a 40 anos e história familiar positiva para DRPAD. Esse mesmo estudo definiu a presença de menos de 5 cistos, também na soma de ambos os rins, como exclusão diagnóstica para a doença nessa mesma população. Grande parte

• **QUADRO 3** Critérios ultrassonográficos definidos por Pei et al.

Critérios ultrassonográficos para diagnóstico de DRPAD em pacientes sem genótipo familiar conhecido (Pei et al. 2009)	
Idade	Critérios
Entre 15 e 39 anos	3 ou mais cistos uni ou bilateralmente
Entre 40 e 59 anos	2 ou mais cistos em cada rim
Critérios baseados em ressonância nuclear magnética para diagnóstico de DRPAD em pacientes sem genótipo familiar conhecido (Pei et al. 2015)	
Entre 16 e 40 anos	>10 cistos em ambos os rins
Critérios diagnósticos em pacientes com história familiar negativa de DRPAD	
Presença de 10 ou mais cistos (≥ 5 mm) em cada rim, principalmente se os rins estiverem aumentados e/ou se houver cistos hepáticos e outras características clínicas sugestivas de DRPAD, além da ausência de características inequívocas de outro distúrbio cístico	

DRPAD: doença renal policística autossômica dominante.
*Artigo original incluía o critério de 4 ou mais cistos em cada rim para pacientes com 60 anos ou mais.
Fonte: elaboração dos autores.

• **QUADRO 4** Critérios de exclusão diagnóstica para indivíduos com história familiar positiva com idade igual ou superior a 40 anos

Critérios de exclusão diagnóstica por ultrassonografia	
Entre 15-59 anos	Ausência de cistos renais*
Critérios de exclusão diagnóstica por ressonância nuclear magnética	
Entre 16 e 40 anos	Menos de 5 cistos em ambos os rins**

* Conforme Kdigo 2015 0 ou 1 cisto.
** Opinião de especialista.
Fonte: elaboração dos autores.

dos especialistas, no entanto, advoga que, levando em consideração os achados do estudo, em pacientes com 16 a 30 anos e história familiar positiva, tal exclusão só deve ser feita na ausência de cistos renais à RM, conforme apresentado no Quadro 4.

Em pacientes com história familiar negativa ou indeterminada para DRPAD, achados altamente sugestivos para a doença podem ser empregados. Tais achados consistem na detecção de 10 ou mais cistos com pelo menos 5 mm em cada rim, associada à exclusão de outras doenças renais císticas. O diagnóstico de DRPAD, nesses casos, é ainda mais fortalecido pela presença de rins aumentados e/ou de manifestações extrarrenais, como cistos hepáticos.

QUANDO DEVEMOS CONSIDERAR O TESTE GENÉTICO EM DRPAD?

Na grande maioria dos casos o diagnóstico pode ser realizado com base nos critérios supracitados. Em pacientes com resultados de imagem duvidosos ou necessidade de estabelecer diagnóstico preciso (como em candidato a doador para transplante), contudo, indica-se a realização de teste genético molecular para DRPAD. Teste genético também pode ser empregado em casos de suspeita de DRPAD sem história familiar aparente. Outras indicações incluem apresentações atípicas, DRP precoce e grave, presença de insuficiência renal sem aumento significativo do volume renal, DRPAD associado a manifestações sindrômicas, doença muito discordante entre os indivíduos de uma mesma família, no aconselhamento genético, quando necessário, e na avaliação de possível doador aparentado no qual não foi possível definir ou excluir o diagnóstico com exames de imagem.

COMO DEVEMOS AVALIAR UM POTENCIAL DOADOR RENAL RELACIONADO SOB RISCO DE DRPAD?

Comumente, familiares de pacientes com DRPAD com DRCT procuram os centros transplantadores com o desejo de serem doadores. O nefrologista deve saber, portanto, como excluir o diagnóstico de DRPAD em um indivíduo com história familiar positiva. Inicialmente o médico responsável por essa avaliação deve ter em mente que a presença de cistos na população geral não é incomum. Rule et al. avaliaram a prevalência de cistos renais em 1.948 doadores potenciais submetidos a exame de TC. Na faixa de 19 a 49 anos, 22% possuíam pelo menos um cisto renal de tamanho igual ou maior que 5 mm. Pacientes com diagnóstico de DRPAD foram excluídos dessa análise. Em doadores potenciais sob risco da doença os critérios imagenológicos de exclusão supracitados devem ser aplicados, com base nos Quadros 3 e 4. Nos casos em que tais critérios não sejam suficientes para definir ou excluir DRPAD, recomenda-se a realização do teste genético.

QUAIS OS PRINCIPAIS DIAGNÓSTICOS DIFERENCIAIS PARA DRPAD?

A idade do paciente, a presença de história familiar positiva para outras doenças genéticas e a existência de manifestações clínicas associadas auxiliam no diagnóstico diferencial da DRPAD. Esse grupo de enfermidades compreende moléstias adquiridas e genéticas que se manifestam na idade adulta na ausência de história familiar de DRPAD. As principais doenças renais císticas encontram-se listadas no Quadro 2.

COMO ESTRATIFICAR O PROGNÓSTICO NA DRPAD E QUAL A IMPORTÂNCIA DE FAZÊ-LO?

A evolução da DRPAD apresenta grande variabilidade. Diante desse cenário, a estimativa da taxa de progressão da doença renal em determinado paciente torna-se fundamental, uma vez que permite esclarecer ao indivíduo acometido sobre seu provável prognóstico, avaliar a indicação potencial de tratamento farmacológico com tolvaptan e organizar um plano terapêutico de longo prazo.

O genótipo do paciente constitui um forte fator prognóstico. Pacientes com mutação em *PKD1*, em média, apresentam rins mais císticos que aqueles com mutação em *PKD2* e evoluem mais rapidamente para DRCT (58 *versus* 79 anos). Interessantemente, a presença de mutação germinativa em *PKD1* indutora de truncamento (produção da proteína incompleta ou ausência de produção) de PC1 associa-se a uma idade mediana de início de DRCT mais baixa que mutações nesse gene não causadoras de truncamento da proteína (55 *versus* 67 anos).

A DRPAD caracteriza-se pelo aumento progressivo do volume renal. Analisando essa realidade, o Consórcio para Estudos de Imagem Radiológica da Doença Renal Policística (Crisp) mostrou que a taxa de crescimento do volume renal total (TKV, *total kidney volume*) consistiu em um marcador substituto para prever a velocidade futura de perda de função renal. Nessa linha, estudos posteriores revelaram que a taxa de crescimento anual do TKV ajustado para a altura do paciente (HtTKV) consistia em um modelo mais preciso em tal predição quando aplicada em pacientes com apresentação típica da doença, ou seja, com distribuição bilateral, relativamente simétrica e difusa dos cistos renais. Além disso, esse estudo de Irazabal et al. demonstrou que a taxa de crescimento anual de HtTKV poderia ser estimada com base em um exame de RM ou de TC e na idade em que tal exame foi realizado. Esse estudo deu origem à classificação de Mayo (Figura 1), que classifica pacientes com apresentação típica da doença (identificada como 1, representando cerca de 95% dos casos) nas categorias 1A, 1B, 1C, 1D e 1E (Figura 2), seguindo uma ordem crescente de predição de maior taxa de declínio futura da TFG, exposta na Tabela 1. A classificação pode ser realizada por meio do *site* de suporte da clínica Mayo. O TKV pode ser fornecido pelo radiologista em exame de RM ou TC, ou pode ser calculado pelo próprio nefrologista empregando as ferramentas fornecidas pelo mesmo *site* (https://www.mayo.edu/research/documents/pkd-center-adpkd-classification/doc-20094754). Pacientes classificados como 1C, 1D e 1E são denominados sob risco de doença rapidamente progressiva. Vale mencionar, contudo, que a classificação de Mayo não se aplica a pacientes com apresentação atípica da doença (identificada como 2, compreendendo apenas aproximadamente 5% dos casos).

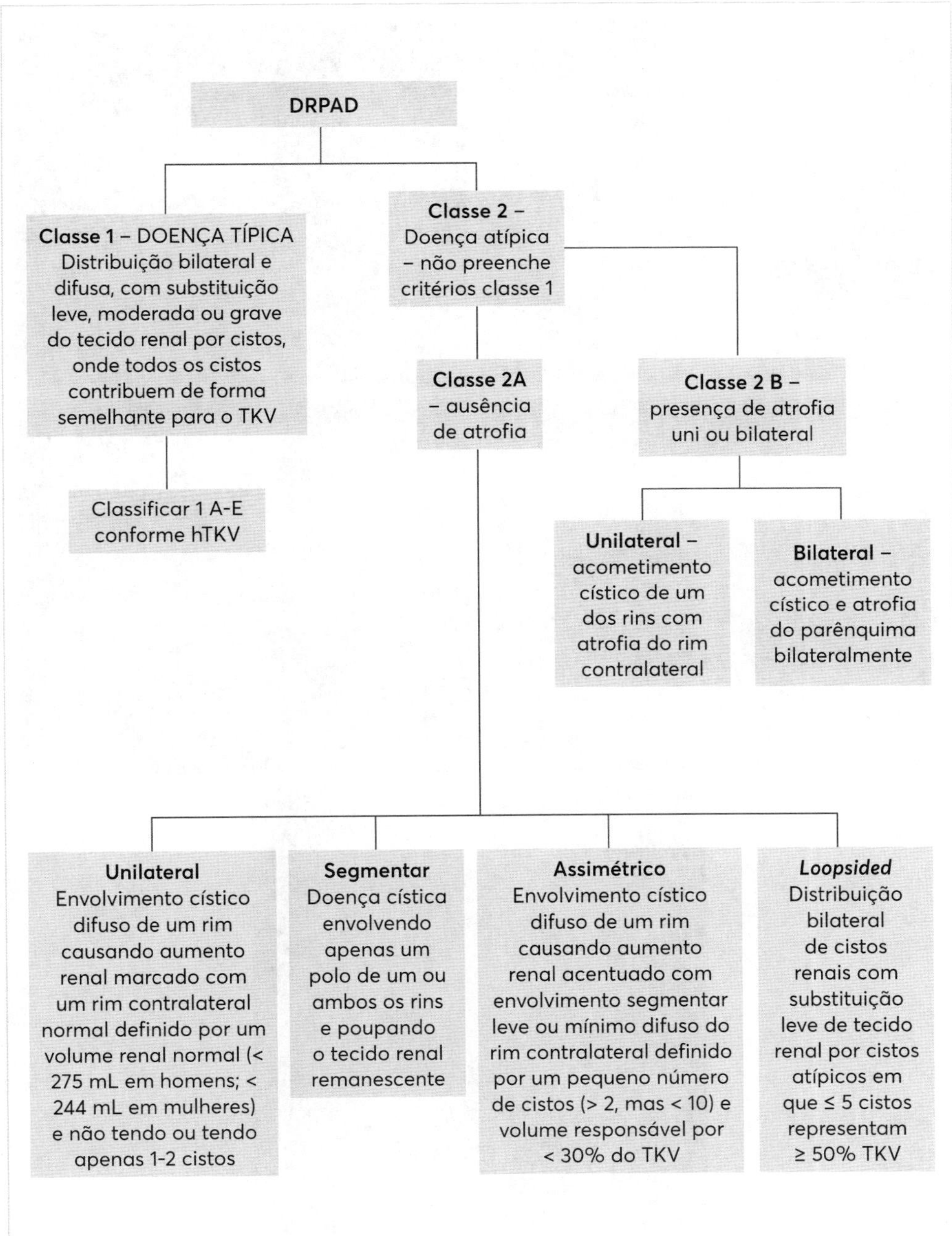

• **FIGURA 1** Algoritmo para a classificação de pacientes com doença renal policística autossômica dominante de acordo com a classificação da Clínica Mayo.

Fonte: adaptação de Irazabal et al., 2015.

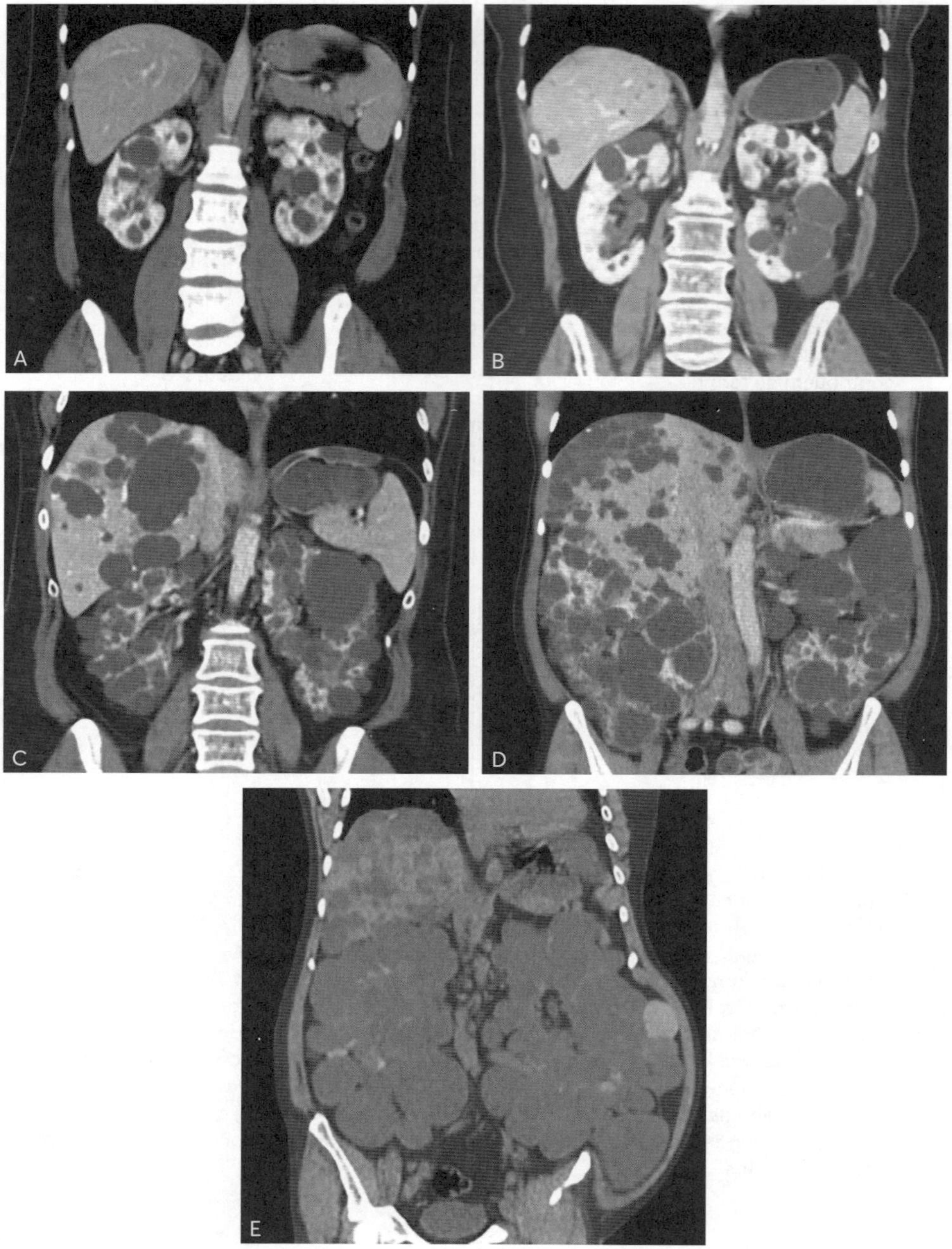

• **FIGURA 2** Imagens representativas de tomografias computadorizadas de pacientes classificados de 1A-E segundo a classificação da Clínica Mayo.

Fonte: acervo dos autores.

• **TABELA 1** Taxa de declínio futura da taxa de filtração glomerular estimada a partir da classificação de Mayo para as formas típicas de doença renal policística autossômica dominante

	Crescimento hTKV anual	Queda esperada da taxa de filtração glomerular ano (mL/min)	Queda esperada da taxa de filtração glomerular ano (mL/min)
		Homem	**Mulher**
1A	< 1,5%	-0,23	0,03
1B	1,5%-3%	-1,33	-1,13
1C	**3%-4,5%**	**-2,36**	**-2,43**
1D	**4,5%-6%**	**-3,48**	**-3,29**
1E	**> 6%**	**-4,78**	**-4,58**

Comportamento em relação ao crescimento e perda de função conforme classificação. Em negrito os progressores rápidos.
Fonte: adaptação de Irazabal et al., 2015.

Outro sistema de classificação de gravidade da doença renal, denominado PROPKD e associado a um escore, também foi desenvolvido, incluindo o tipo de mutação, o sexo e informações clínicas. A aplicação desse escore, contudo, é limitada pelo fato de necessitar do genótipo do paciente – o que não é disponível na grande maioria dos casos – e de não poder ser realizada em pacientes com menos de 35 anos na ausência de hipertensão arterial e de um evento urológico.

Outros fatores prognósticos associados a uma progressão mais rápida da doença renal na DRPAD incluem sexo masculino (segundo alguns estudos), hipertensão arterial, obesidade e sobrepeso, início precoce de sintomas associados à doença, excreção urinária de sódio e proteinúria.

QUAIS AS MANIFESTAÇÕES CLÍNICAS EXTRARRENAIS ASSOCIADAS À DRPAD MAIS RELEVANTES?

Uma vez que *PKD1* e *PKD2* se expressam em vários tecidos/órgãos, as manifestações extrarrenais da DRPAD não se constituem em surpresa. Entre eles, o principal órgão afetado é o fígado, associando-se ao desenvolvimento de cistos hepáticos em 83% de uma população acometida de 15 a 46 anos. A carga cística hepática progride com a idade e mostra-se mais acentuada no sexo feminino, provavelmente em decorrência da exposição hormonal. Em contraste com o fenótipo renal, o acometimento hepático geralmente não se associa à perda de função, restringindo-se a sintomas expansivos/compressivos como dor, empachamento e sintomas decorrentes de refluxo gastroesofágico. Em similaridade com a doença cística renal, contudo, cistos hepáticos também estão sujeitos a complicações potencialmente graves, como rompimento/sangramento e infecção. Em decorrência da expansão cística progressiva no fígado, os pacientes também podem apresentar elevação de enzimas canaliculares.

A potencial morbimortalidade associada ao acometimento do sistema cardiovascular torna tais manifestações muito relevantes no universo clínico da DRPAD.

Tais fenótipos incluem valvopatias cardíacas, principalmente mitral, cardiomiopatia dilatada, hipertrofia de ventrículo esquerdo, derrame pericárdico e aneurismas aórticos e intracranianos, estes de maior relevância na prática clínica.

Aneurismas intracranianos (AIC) apresentam prevalência de 9 a 12% em pacientes com DRPAD, significativamente aumentada em relação à população geral. Na presença de história familiar de AIC esse valor atinge 22%. No momento ainda não é claro se o rastreio de AIC deve ser feito em todos os pacientes adultos com DRPAD ou se deve ser realizado em determinados casos e situações.

Uma das abordagens recomenda que, antes da definição do rastreio, todos os pacientes sejam orientados quanto aos riscos e benefícios do rastreio, do achado e do tratamento de um AIC, bem como ao risco de ruptura de um aneurisma não detectado. Essa abordagem também inclui realizar ângio-RM ou ângio-TC pré-sintomática nos seguintes pacientes:

- Com história familiar de AIC associado a DRPAD.
- A serem submetidos a uma grande cirurgia.
- Que trabalhem em funções de alto risco, em que a perda de consciência decorrente de um aneurisma roto colocaria as vidas de outros sob risco.
- Na vigência de anticoagulação crônica.

Vale mencionar, ainda, que alguns centros realizam tal rastreio em todos os pacientes avaliados para potencial transplante renal. Flahault et al., entretanto, publicaram em 2018 dados que revelaram, na população com DRPAD analisada, que a taxa de ruptura de AIC é alta nessa doença, apesar de rastreio dirigido, e que envolve na maioria das vezes pacientes sem fatores de risco familiares. Nesse estudo, tais autores mostraram que a análise de custo-efetividade sugere que rastreio para AIC possa ser proposto para todos os pacientes com DRPAD. Com base nesses dados, atualmente indicamos em nosso serviço rastreio para AIC para todos os pacientes adultos com DRPAD. O método preferido para rastreio é a ângio-RM magnética (ângio-RM) de encéfalo 3D *time-of-flight*, que não requer o uso de contraste. Na presença de contraindicações para ângio-RM, o rastreio pode ser feito com ângio-TC. Os fatores associados ao maior risco de rompimento de AIC não diferem dos de pacientes com AIC sem DRPAD. Quando identificado AIC, recomendamos que o paciente seja referenciado para avaliação de um especialista.

Várias outras manifestações extrarrenais associadas à DRPAD merecem atenção clínica, podendo exigir seguimento específico e/ou intervenção. Suas principais informações e frequências encontram-se no Quadro 5.

QUAIS AS COMPLICAÇÕES MAIS FREQUENTES NA DRPAD E COMO DEVEM SER MANEJADAS?

Pacientes com DRPAD desenvolvem HAS em uma idade média de 31 anos. Vale notar que, em contraste com outras doenças renais, 50 a 70% dos pacientes se manifestam antes de uma redução significativa

• **QUADRO 5** Manifestações extrarrenais associadas a doença renal policística autossômica dominante

Manifestação	Frequência	Indicação de *screening*
Prolapso de valva mitral	25%	Somente se apresentar sintomas
Derrame pericárdico	35%	Somente se apresentar sintomas
Cisto aracnoide	8-12	Sem indicação de *screening*
Aneurismas de aorta	Relatos de caso/aparentemente maior associação em localização torácica	Sem indicação de *screening*
Divertículo colônico	Até 50%	Sem indicação de *screening*
Hérnias abdominais	Sem prevalência relatada	Sem indicação de *screening*
Cisto pancreático	10%	Sem indicação de *screening*
Cisto vesícula seminal	40%	Sem indicação de *screening*/sem associação com infertilidade
Bronquiectasia	Até 37%	Sem indicação de *screening*/ geralmente assintomático
Fibrose hepática congênita	Relatos de caso	Sem indicação de *screening*

Fonte: adaptação de Chapman et al., 2015.

da TFG. Dados disponíveis sugerem um papel central do sistema renina-angiotensina-aldosterona no desenvolvimento da HAS associada à DRPAD, decorrente de áreas intrarrenais de isquemia setorial causadas pela expansão dos cistos. Outros sistemas, contudo, também contribuem para o desenvolvimento de HAS nessa doença, como disfunção endotelial, redução dos níveis de óxido nítrico e ativação do sistema nervoso simpático.

Hematúria é uma complicação comum na evolução da doença, sendo frequentemente macroscópica. Admite-se que seja determinada pela ruptura de um cisto no sistema coletor. Episódios recorrentes não são incomuns, e a manifestação precoce de hematúria macroscópica se associa a progressão mais rápida da doença renal. Hemorragia intracística sem exteriorização de hematúria também é comum na DRPAD, uma vez que muitos cistos não se comunicam com o sistema coletor. Nesse caso a apresentação é de dor, tipicamente súbita e em um ponto bem definido. Febre e leucocitose transitórias podem ocorrer mesmo na ausência de infecção concomitante. Apesar de o sangramento cístico ser a causa mais frequente de hematúria na doença, diante dessa manifestação é importante levantar a suspeição de outras etiologias, como infecção, nefrolitíase e, em casos de hematúria prolongada e/ou em indivíduos acima de 50 anos, a possibilidade de lesão neoplásica. O manejo inicial baseia-se em repouso, hidratação e analgesia e, em pacientes em uso de medicações antiplaquetárias e anticoagulantes, na suspensão de tais drogas se possível. Ácido tranexâmico pode ser utilizado na ausência de melhora, desde que adequadamente acompanhado e na ausência de contraindicações. Recomenda-se, também, a suspensão temporária de inibidor da enzima de conversão da angiotensina I (Ieca) ou bloqueador do receptor da angiotensina II (BRA) nos pacientes que estejam em uso dessas medicações. A maioria dos casos apresenta resolução do quadro em até 1 semana com essas medidas, entretanto alguns pacientes podem evoluir com sangramento importante e/ou persistente. Esses casos podem requerer abordagem intervencionista, na forma de embolização do vaso rompido ou, em situações extremas de refratariedade às demais medidas, de nefrectomia.

Até 50% dos pacientes com DRPAD terão um episódio de infecção do trato urinário (ITU) ao longo da vida. Assim como na população geral, são mais frequentes no sexo feminino e a ITU baixo é mais comum. Bactérias Gram-negativas são os principais agentes causadores. A suspeita de infecção cística, por sua vez, deve ser considerada na presença da tríade de febre (geralmente por mais de 3 dias), dor local em topografia consistente com a suspeita e elevação de proteína C reativa (PCR), geralmente acima de 5 mg/dL. A investigação inicial deve ser feita com urina tipo I, urocultura com antibiograma e hemocultura. É importante realçar que o sedimento urinário pode ser normal e a urocultura negativa na infecção de cisto renal, uma vez que o cisto infectado pode não estar em contato com a via excretora. Nesse contexto, mesmo nessa situação o tratamento deve ser instituído.

Na ausência de resposta à antibioticoterapia ou na presença de febre persistente, ou em casos de maior repercussão clínica, recomenda-se a realização de exames de imagem. US e TC sem contraste não se mostraram úteis para diagnóstico dessa complicação, contudo podem contribuir para a exclusão de outros diagnósticos. RM na presença de achados como aumento de sinal na difusão, espessamento de parede, nível líquido e presença de gás, principalmente em cistos maiores que 5 cm, tem se traduzido em maior acurácia diagnóstica, apesar de diminuir com o aumento do TKV. O método de imagem com melhor eficácia diagnóstica para infecção de cisto é a PET-CT (*positron emission tomography/computed tomography* com 18 fluorodesoxiglicose – 18FDG). Sua utilização para esse fim é limitada, contudo, devido a sua baixa ou não disponibilidade na maioria dos centros médicos.

Uma vez que cistos maiores não mantêm comunicação com o glomérulo, a penetração do antimicrobiano no cisto depende de sua lipossolubilidade. Além de preencherem esse critério, quinolonas e sulfametoxazol-trimetropina apresentam cobertura para bactérias Gram-negativas, condições que as tornam uma boa escolha inicial. O cloranfenicol também constitui opção em algumas situações. Mudanças podem ser realizadas conforme a positividade das culturas. A terapia deve ser prolongada, com duração entre 4 e 6 semanas. Em casos de recorrência pós-tratamento, a terapia antimicrobiana pode ser reinstituída, de modo a completar o tratamento por um período de 2 a 3 meses. Caso não ocorra melhora ou o paciente apresente piora clínica, recomendam-se novos exames de imagem para identificar possíveis complicações e, caso necessário, realização da punção/drenagem do cisto suspeito. Essa medida não apenas permite a identificação do agente causador como também exerce papel terapêutico. O controle da eficácia do tratamento baseia-se na remissão da febre, na normalização da PCR e em duas ou mais hemoculturas e/ou uroculturas negativas.

Pacientes com DRPAD também podem desenvolver pielonefrite aguda, consistindo em diagnóstico diferencial de infecção cística. O tratamento de pielonefrite na DRPAD deve ser mantido por 10 a 14 dias, assim como na população sem DRPAD. Em casos de dúvida diagnóstica entre pielonefrite aguda e infecção cística, o paciente deve ser manejado de acordo com a última condição.

A nefrolitíase é também frequentemente encontrada nessa população, ocorrendo em até 36% desses pacientes. O desenvolvimento de estase urinária decorrente de alterações da arquitetura da via excretora renal é provavelmente o principal fator causal no desenvolvimento de cálculos renais. Além disso, alterações metabólicas também têm sido associadas à nefrolitíase na DRPAD. Em contraste com a população geral, os cálculos analisados são mais frequentemente de ácido úrico, seguidos pelos de oxalato de cálcio. Dentre os formadores de cálculo, 70% parecem apresentar hipocitratúria. Um estudo mostrou que, na DRPAD, volume renal superior a 500 mL se associou de forma independente com nefrolitíase. Diante da suspeita dessa complicação, a investigação deve ser realizada com TC de abdome sem contraste, além da investigação de alterações metabólicas potenciais. Litotripsia, quando indicada, pode ser realizada por via extracorpórea, ureteroscopia flexível ou nefrolitotomia percutânea. Quando apropriadamente indicados e realizados em centros experientes, tais procedimentos não parecem estar associados a maior índice de complicações que em pacientes sem DRPAD.

A maioria dos pacientes com DRPAD apresenta dor crônica durante a evolução da doença. Fatores envolvidos na gênese de dor renal incluem distensão capsular, tração do pedículo renal e cronificação de episódio de dor aguda. Dor lombar mecânica também é frequentemente referida em DRPAD. Tal complicação é possivelmente causada por mudança no centro de gravidade em pacientes com aumento muito acentuado de volume renal e/ou hepático. O tratamento da dor na DRPAD inclui abordagem multidisciplinar, integrando tratamento farmacológico, fisioterapia e, em alguns casos, psicoterapia. Casos não responsivos a tratamento clínico podem necessitar de abordagens invasivas, tais como fenestração e/ou aspiração de cistos que apresentem alta probabilidade causativa da dor e passíveis de tais abordagens. Bloqueio do plexo celíaco seguido ou não por radioablação do nervo esplâncnico maior também consiste em uma abordagem alternativa quando medidas invasivas dirigidas aos cistos potencialmente responsáveis pela gênese da dor não são possíveis ou eficazes. Casos refratários ao bloqueio do plexo celíaco podem ser submetidos a denervação renal. A nefrectomia total consiste no último recurso para o tratamento de dor renal em DRPAD e, tanto quanto possível, deve ser reservada a pacientes com DRC avançada.

QUAIS SÃO AS MEDIDAS TERAPÊUTICAS GERAIS PARA A DRPAD?

Complicações cardiovasculares constituem a principal causa de óbitos em pacientes com DRPAD. Vale notar que a HAS apresenta forte associação com morbidade e mortalidade cardiovascular nessa população. Os principais estudos dirigidos a avaliar metas pressóricas em pacientes hipertensos, no entanto, não incluíram pacientes com DRPAD. Nesse cenário, o estudo *Halt-PKD* (*Halt progression of polycystic kidney disease*) avaliou dois níveis de controle de PA em pacientes hipertensos com DRPAD, com idade de 18-49 anos e TFG estimada (TFGe) acima de 60 mL/min/1,73 m^2, tratados com lisinopril + telmisartan ou lisinopril + placebo. Esses grupos foram comparados quanto a um alvo de PA denominado convencional (120-130/70-80 mmHg) com um alvo denominado baixo (95-110/60-75 mmHg). O grupo com controle rigoroso da PA apresentou menor taxa anual de crescimento do TKV que o grupo de controle convencional. Esse estudo também mostrou uma diferença estatisticamente marginal (P = 0,05) para uma menor taxa de declínio da TFGe no grupo de controle rigoroso da PA após o quarto mês de início do estudo. A combinação de lisinopril e telmisartan não alterou a taxa de aumento do TKV nem de declínio da TFGe. Tais achados embasam a recomendação de controle rigoroso da PA (≤ 110/75 mm Hg) em indivíduos com idade entre 18 e 49 anos e TFGe acima de 60 mL/min/1,73 m^2, particularmente em pacientes sob risco de progressão rápida da doença.

Nos demais pacientes com DRPAD, recomenda-se uma meta pressórica ≤ 130/80-85 mmHg. Ieca ou BRA constitui o anti-hipertensivo de escolha inicial. A adição de betabloqueador consiste em uma boa opção quando terapia adicional é requerida. Apesar de um potencial efeito de estímulo ao crescimento cístico decorrente de um aumento no nível sérico de vasopressina, o uso de diurético pode ter um efeito positivo em determinados pacientes que requeiram ampliação do esquema anti-hipertensivo, por aumentar a excreção urinária de sódio. Vale notar que um estudo clínico recente não detectou aceleração da doença renal em uma coorte de pacientes com DRPAD. Bloqueadores de canal de cálcio também podem se associar a um efeito teórico de estímulo ao crescimento cístico, porém suas consequências sobre a progressão da doença humana ainda não são claras. Quando a ampliação do esquema farmacológico anti-hipertensivo for necessária, portanto, diuréticos e bloqueadores de canal de cálcio também podem ser utilizados, desde que com a devida cautela.

Controle de ingestão de sódio

Um estudo inicial em que a ingestão média de sódio foi de 4,3 g/dia identificou a associação entre maior excreção urinária desse cátion e aumento do TKV em pacientes com DRPAD. Uma análise posterior do estudo *Halt-PKD* também revelou que a ingestão de sódio se associou à taxa de crescimento do TKV em pacientes com TFGe > 60 mL/min/1,73 m^2 e ao declínio da TFGe e a risco para desfecho composto de redução de 50% na TFGe, DRCT ou morte em pacientes com TFGe entre 25 e 60 mL/min/1,73 m^2. O efeito benéfico renal associado à menor ingestão de sal na DRPAD pode estar relacionado ao melhor controle pressórico ou à menor secreção de vasopressina. Nessa linha, um estudo mais recente mostrou associação entre a diminuição de excreção de sódio e níveis plasmáticos diminuídos de copeptina, um marcador substituto da vasopressina. Tais estudos amparam a recomendação atual de ingestão diária de sódio de 2,3 a 3 g. Na prática clínica, a ingestão de sal/sódio pode ser quantificada pela mensuração da massa de sódio em urina de 24 horas.

Recomendação de ingestão hídrica

O aumento da osmolalidade plasmática consiste no principal gatilho para a liberação de vasopressina, fator associado ao crescimento cístico. O aumento da ingestão hídrica distribuída ao longo do dia, portanto, reduz a secreção de vasopressina, potencialmente atenuando o crescimento dos cistos renais e, consequentemente, lentificando a progressão da DRPAD. Ensaios clínicos encontram-se em andamento para investigar a relevância da ingestão hídrica aumentada sobre o curso da doença renal em tais pacientes. Uma vez que tal terapia apresenta baixo risco potencial de eventos adversos, atualmente recomendamos ingestão de água aumentada em pacientes com DRPAD e TFGe maior que 30 mL/min/1,73 m^2, desde que não estejam sob risco de hiponatremia (p. ex., tomando diurético tiazídico) e não apresentem distúrbio miccional. Nesses pacientes, a ingestão hídrica deve ser suficiente para reduzir a osmolalidade urinária a ≤ 280 mOsm/kg H_2O. A monitoração dessa medida pode ser feita pela determinação da osmolalidade urinária em uma amostra da primeira urina da manhã ou em urina de 24 horas.

Ingestão proteica

Estudos envolvendo o efeito da ingestão proteica sobre a progressão da doença renal na DRPAD apresentaram resultados controversos. Em um estudo inicial, pacientes com dieta muito baixa em proteína apresentaram tendência a menor declínio da TFG que aqueles submetidos a dieta baixa em proteína. Posteriormente, no estudo *Crisp*, a ingestão estimada de proteína se associou a maior aumento do TKV e maior declínio da TFG, embora apenas em análise univariável. Um último estudo que abordou esse tema, contudo, não detectou efeito deletério de ingestão mais alta de proteína sobre o curso da doença renal na DRPAD. Diante desse cenário incerto, a maior parte dos especialistas recomenda uma dieta com 0,8 a 1 g/kg de peso/dia de proteína, sendo que os pacientes com TFGe < 30 mL/min/1,73 m^2 devem ser orientados a uma dieta com 0,8 g/kg de peso/dia de proteína.

Tratamento de dislipidemia na DRPAD

Estudos pré-clínicos iniciais em modelos animais de DRPAD demonstraram efeito benéfico de estatinas na evolução renal. Tais achados embasaram a realização de um estudo clínico randomizado unicêntrico com seguimento de 3 anos que avaliou o efeito de pravastatina sobre a volumetria e a função renal em pacientes de 8 a 22 anos com DRPAD. Lisinopril foi administrado em todos os pacientes desse estudo. O grupo tratado com pravastatina apresentou menor crescimento do HtTKV que o grupo placebo. Uma análise *post-hoc* do estudo *Halt-PKD*, contudo, não foi capaz de demonstrar benefício de terapêutica com estatina na progressão da doença renal em população adulta com DRPAD. Um estudo adicional encontra-se em andamento. Vale mencionar que um estudo retrospectivo mostrou benefício de tratamento com estatina em pacientes com DRC e TFGe ≥ 30 mL/min/1,73 m². Diante do cenário exposto, atualmente grande parte dos especialistas na doença recomenda a manutenção de níveis de LDL ≤ 100 mg/dL em pacientes com DRPAD.

Orientações dietéticas específicas

Estudos recentes revelaram que células deficientes em PC1 são aparentemente mais dependentes de glicose como fonte energética. Modelos animais de DRPAD submetidos a restrição calórica responderam com melhora do fenótipo cístico. A análise da população do estudo *Halt-PKD* demonstrou que o aumento do IMC na faixa de sobrepeso e obesidade está associado a maior aumento anual de TKV em estágio precoce da DRPAD, apresentando maior probabilidade de elevação desse valor a 7% ou acima. Em um dos modelos, enquanto sobrepeso apresentou *odds ratio* de 2,3, a presença de obesidade o elevou para 3,95. A obesidade também se associou de forma independente com um declínio maior da TFGe. Com base em tais achados, recomenda-se que pacientes com DRPAD sejam mantidos com IMC dentro da faixa normal. Um estudo mais recente mostrou, ainda, que alterações dietéticas que induzem cetose inibiram a progressão da doença em modelos animais de doença renal policística. Estudos clínicos avaliando os efeitos de dieta cetogênica e restrição calórica encontram-se em andamento.

EXISTE TERAPIA MEDICAMENTOSA ESPECÍFICA PARA A DRPAD? QUAIS OS PACIENTES COM INDICAÇÃO PARA RECEBÊ-LA?

O tolvaptan constitui a primeira medicação específica à DRPAD, realidade demonstrada fundamentalmente pelos estudos *Tempo* (*Tolvaptan in patients with autosomal dominant polycystic kidney disease*) 3:4, publicado em 2012, e *Reprise* (*Replicating evidence of preserved renal function: an investigation of tolvaptan safety and efficacy in ADPKD*), publicado em 2017. Esse fármaco é um antagonista potente do receptor V2 da vasopressina, capaz de reduzir os níveis intracelulares de AMPc nas células de revestimento cístico. O tolvaptan reduziu a taxa de crescimento do TKV e a taxa de declínio da TFGe em pacientes de 18 a 50 anos com DRPAD, TFGe ≥ 60 mL/min e TKV ≥ 750 mL, e diminuiu a taxa de declínio da TFGe em pacientes em estágio mais avançado da doença (TFGe de 25 a 65 ou 25-44 mL/min/1,73 m² a depender da idade). A extrapolação dos resultados desses dois estudos estima que o aumento de sobrevida renal é tão maior quanto maior a função renal do paciente no início do tratamento.

É importante destacar que nem todos os pacientes com DRPAD apresentam indicação de tratamento com tolvaptan. De acordo com o grupo da Mayo Clinic, esse fármaco deve ser indicado para pacientes sob risco ou com evidência de progressão rápida da doença renal, dentro da faixa de idade de 18 a 55 anos e com TFGe ≥ 25 mL/min/1,73 m^2. Segundo esse grupo de especialistas, os pacientes com DRPAD sob risco de progressão rápida da doença devem ser identificados pelas classificações 1C, 1D e 1E da Mayo Clinic. Pacientes classificados como 1B, contudo, devem ser reavaliados após 2 a 3 anos da avaliação inicial para confirmar ou não sua classificação. Pacientes com apresentação atípica, classificados como 2A ou 2B, não devem ser considerados para tratamento com tolvaptan. Vale mencionar que outros grupos de especialistas recomendam critérios alternativos para selecionar pacientes com DRPAD, sob risco de doença rapidamente progressiva para tratamento com tolvaptan. Embora nosso grupo priorize os critérios recomendados por esse grupo estadunidense, é opção do nefrologista seguir esses ou outros critérios disponíveis em sua prática clínica.

A dose inicial desse fármaco utilizada nos estudos *Tempo* e *Reprise* foi de 45 mg de manhã e de 15 mg à tarde. Tal dose foi elevada gradualmente até a dose-alvo de 90 mg de manhã e 30 mg à tarde, se e conforme tolerada. O tolvaptan apresenta, no entanto, efeitos adversos potenciais relevantes. Por esse motivo, seu uso deve ser cuidadosamente monitorado. Aproximadamente 5% dos pacientes tratados com esse fármaco nos estudos *Tempo* 3:4 e *Reprise* apresentaram elevação de enzimas hepáticas com necessidade de interrupção do tratamento. No primeiro estudo também se detectou aumento da incidência de elevação clinicamente significativa de bilirrubina, o que não ocorreu no segundo devido à implementação de monitorização mensal de enzimas hepáticas e bilirrubina. O tolvaptan também pode induzir queda inicial de TFGe por efeitos hemodinâmicos, efeito geralmente transitório, mas que necessita de monitoramento. Outros efeitos adversos frequentemente observados no tratamento com tolvaptan incluem poliúria, polaciúria, noctúria, sede, fadiga e hiperuricemia; hipernatremia também pode ocorrer. Os pacientes devem ser orientados acerca das complicações do tratamento e devem ser monitorados periodicamente e rigorosamente em relação à evolução clínica e aos exames séricos.

O esquema terapêutico empregado nos estudos iniciais permanece sendo aceito, com as doses diárias administradas pela manhã e 8 horas depois. Muitos especialistas em DRPAD, no entanto, advogam que a dose de tolvaptan deve ser ajustada até que um bloqueio persistente da vasopressina seja estabelecido, efeito traduzido por uma osmolalidade urinária ≤ 280 mOsm/kg H_2O em amostra da primeira urina da manhã. Esse esquema terapêutico também é atualmente aceito, com a maior parte dos pacientes sendo mantida com doses abaixo de 90/30 mg ao dia. É importante realçar o intenso efeito aquarético do tolvaptan, o que requer hidratação aumentada e rigorosa do paciente. Vale dizer que um esquema com dose inicial mais baixa e titulação mais gradual pode tornar o processo de ascensão da dose de tolvaptan mais tolerável em determinados pacientes, reduzindo a taxa de descontinuação da droga. Uma redução inicial da TFGe de 5 a 10 mL/min/1,73 m^2 é frequentemente observada. Se a queda da TFGe se aproxima de 20%, recomenda-se investigar o paciente para outras causas de perda de função renal e reduzir ou interromper a droga, que pode ser reintroduzida em dose mais baixa posteriormente.

Vários estudos demonstraram contribuição da superativação de MTOR (*mammalian/mechanistic target of Rapamycin*) no desenvolvimento cístico na DRPAD. Além disso, a inibição dessa via em diferentes modelos animais ortólogos e não ortólogos a essa doença levou à atenuação do fenótipo cístico. Os dois estudos clínicos de fase 3 utilizando inibidores dessa via, contudo, não demonstraram benefício desses fármacos no curso da doença renal, dentro das condições estudadas. Com base nesses estudos, o uso dessa classe de drogas não é recomendado atualmente para tratamento da DRPAD.

Estudos clínicos com análogos da somatostatina também foram avaliados na DRPAD, devido a seu efeito de redução nos níveis intracelulares de AMPc. Esses estudos, no entanto, não conseguiram demonstrar efeitos protetores consistentes sobre o curso da doença renal em pacientes com TFGe > 40 mL/min/1,73 m^2. Em pacientes em estágio mais avançado da doença, esse fármaco se associou à identificação do crescimento do volume renal, mas não à menor taxa de declínio da TFGe. Em pacientes com doença hepática policística (DHP) severa, no entanto, o uso de análogos de somatostatina foi capaz de reduzir o volume hepático. Tal efeito se associou à melhora dos sintomas relacionados e dos índices de qualidade de vida, e persistiu pelo tempo de seguimento dos estudos. Tais achados amparam a indicação de terapia com octreotida ou lanreotida em casos de DHP severa e sintomática quando outras opções melhores não forem disponíveis ou factíveis. Tais opções terapêuticas para tratamento desses pacientes incluem punção aspirativa com ou sem escleroterapia para cistos grandes e de fácil acesso, fenestração cística laparoscópica ou por via cirúrgica aberta, bloqueio do plexo celíaco seguido ou não de bloqueio do nervo esplâncnico maior em casos de dor refratária, ressecção hepática parcial e transplante hepático.

QUANDO DEVEMOS REALIZAR NEFRECTOMIA EM PACIENTES COM DRPAD? EXISTE INDICAÇÃO DE REALIZAÇÃO PREVIAMENTE AO TRANSPLANTE RENAL?

A nefrectomia de rins policísticos volumosos consiste em procedimento com maior potencial de dificuldades técnicas e complicações perioperatórias que a nefrectomia de rins de tamanho normal. Na DRPAD, a nefrectomia se associa a morbidade e mortalidade significativas, além do risco de sensibilização perioperatória devido à necessidade potencial de hemotransfusão. Ao considerar esse procedimento, portanto, deve-se ponderar tais riscos, bem como a redução potencial de função renal decorrente da diminuição da massa renal. A nefrectomia pré-transplante deve ser realizada caso a equipe cirúrgica julgue o espaço insuficiente para a implantação do enxerto. Rins nativos geralmente evoluem com redução de suas dimensões nos anos subsequentes ao transplante renal, diminuindo o risco de compressão do enxerto pelos órgãos nativos. Outras indicações potenciais para nefrectomia antes de transplante renal em pacientes com DRPAD incluem infecção recorrente e/ou grave, sangramento recorrente ou severo não resolvido por abordagem conservadora e radiologia intervencionista, nefrolitíase sintomática, dor intratável e suspeita de malignidade.

A DIÁLISE PERITONEAL PODE SER REALIZADA EM PACIENTE COM DRPAD?

Embora restrições de espaço intra-abdominal, risco aumentado de hérnias de parede abdominal e frequência aumentada de divertículos colônicos possam trazer alguma dificuldade, a DRPAD não constitui contraindicação para diálise peritoneal (DP). Estudos que avaliaram pacientes com DRPAD em DP não identificaram diferenças na ocorrência de peritonites nem na sobrevida do método quando comparados a pacientes nessa modalidade por outras causas de DRCT. A hérnia de parede abdominal mostrou-se mais comum em pacientes com DRPAD que em controles, mas todos os pacientes foram capazes de retornar à DP após correção cirúrgica. Uma vez que rins policísticos podem impor dificuldades técnicas para a implantação do cateter abdominal, recomendamos que sua inserção seja realizada por equipe cirúrgica adequadamente habilitada e sob visualização direta.

ACONSELHAMENTO GENÉTICO E MANEJO DA GESTAÇÃO

Todos os pacientes com DRPAD devem receber orientações sobre riscos potenciais associados à reprodução e receber aconselhamento genético. Embora alguns estudos tenham associado infertilidade masculina e anormalidades do esperma a DRPAD, ainda não sabemos com certeza se homens com essa doença apresentam infertilidade com maior frequência. Os pacientes devem estar cientes, no entanto, de que existe risco de transmissão da doença de 50% para cada filho gerado. Além disso, mulheres hipertensas com mais de 3 gestações evoluem com pior desfecho renal. Outra informação importante é a de que gestações múltiplas e o uso de estrógenos exógenos constituem fatores de risco para DHP severa. Esses dados sustentam a recomendação de evitar reposição hormonal exógena e anticoncepcionais hormonais em pacientes com DHP sintomática ou severa. Em pacientes gestantes ou em planejamento reprodutivo, devem-se substituir as medicações potencialmente teratogênicas, em particular Ieca/BRA. O tolvaptan também é contraindicado na vigência de gestação e lactação.

QUAIS SÃO AS PRINCIPAIS CARACTERÍSTICAS PATOGENÉTICAS E CLÍNICAS DE DRPAR? COMO MANEJÁ-LA?

A doença renal policística autossômica recessiva (DRPAR) caracteriza-se pelo desenvolvimento de dilatações císticas difusas dos ductos coletores renais e por defeitos de remodelamento da placa ductal hepatobiliar, processo que se segue de fibrose hepática congênita (FHC). Essa enfermidade apresenta-se geralmente na faixa etária pediátrica, mas pode se manifestar na idade adulta. Vale notar que, enquanto os casos de DRPAR de apresentação neonatal geralmente exibem fenótipo renal proeminente, a maioria dos casos que se manifestam na adolescência ou em adultos apresenta sintomas ocasionados por acometimento hepático. Essa doença apresenta ampla variabilidade de gravidade, incluindo desde um quadro perinatal grave associado a altas taxas de mortalidade até casos tardios. de manifestação hepática com envolvimento renal leve ou mesmo sem manifestações renais clinicamente identificáveis.

A DRPAR apresenta incidência estimada em 1:20.000 nascidos vivos, distribui-se igualmente entre os sexos e é mais frequente em caucasianos. Quase todos os casos da doença são causados por mutações em *PKHD1* (*polycystic kidney and hepatic disease 1*), gene que codifica fibrocistina/poliductina (FPC). Essa proteína localiza-se no CAP e no corpo basal de células tubulares renais, e interage com o PC2. Além de sua expressão em túbulos coletores e porção ascendente espessa da alça de Henle, a FPC também é encontrada nas células epiteliais dos ductos biliares e pancreáticos. Sua expressão também se estende aos pulmões. Vale notar, no entanto, que em raras famílias a DRPAR é causada por mutações no gene *DZIP1L* (*DAZ Interacting zinc finger protein 1 like*).

Com exceção dos casos consanguíneos, os pacientes apresentam tipicamente mutações patogênicas distintas nos dois alelos de *PKHD1*, configurando heterozigose composta. Vale lembrar que cerca de 1 a cada 70 indivíduos da população geral é carreador de mutação patogênica nesse gene. Variantes bialélicas associadas ao truncamento de FPC têm sido associadas a elevada mortalidade perinatal. Um estudo que analisou uma extensa coorte de pacientes com DRPAR mostrou que tal combinação de variantes de fato se associou a casos graves. Pacientes que sobrevivem ao primeiro ano de vida apresentam tipicamente ao menos uma variante que não ocasiona truncamento da proteína. Algumas dessas variantes, entretanto, podem levar à perda intensa da atividade de FPC, de modo que sua combinação com outra variante de efeito patogênico severo pode determinar o desenvolvimento de um fenótipo grave. Interessantemente, algumas famílias apresentam ampla variabilidade de gravidade, sugerindo a participação de *loci* modificadores na determinação do fenótipo da DRPAR.

Manifestações clínicas

A forma perinatal constitui a apresentação clássica da DRPAR, em que a enfermidade se manifesta com rins acentuadamente aumentados, simétricos, hiperecogênicos e com perda da diferenciação corticomedular. Nessa fase, os cistos são geralmente microscópicos e raramente detectados por USG. Esses casos apresentam insuficiência renal precoce, traduzida em baixo débito urinário e consequente diminuição do volume do líquido amniótico. Oligo-hidrâmnio extremo é responsável pelo desenvolvimento da sequência de Potter, caracterizada por alterações de membros e face, desenvolvidas por compressão intraútero, e por hipoplasia pulmonar. Pacientes com acometimento renal neonatal grave associado a insuficiência respiratória apresentam mortalidade próxima a 30%. Oitenta por cento dos pacientes que sobrevivem ao primeiro mês de vida, no entanto, apresentam sobrevida superior a 15 anos. A maioria dos pacientes com DRPAR evolui para DRCT.

Uma grande coorte de sobreviventes ao período neonatal mostrou sobrevida renal de 86% aos 5 anos de idade e de 42% aos 20 anos. Nesses casos, a idade de apresentação da doença consiste no principal fator prognóstico. Outra coorte histórica demonstrou sobrevida livre de DRCT após 20 anos em 36% dos pacientes com apresentação no primeiro ano de vida. Essa taxa foi de 80% naqueles diagnosticados entre 1 e 20 anos, e 88% nos indivíduos com apresentação acima de 20 anos. Após o período neonatal, a USG pode detectar pequenos cistos, geralmente de até 3 mm, localizados principalmente na medula renal. TC e RM podem detectar dilatações radiais, representando dilatações fusiformes dos ductos coletores. A nefrocalcinose também constitui um achado frequente em crianças com DRPAR, sendo identificável em até 50% dos casos. Durante a vida adulta as dilatações ductais podem sofrer transformação cística, podendo dificultar o diagnóstico diferencial com a DRPAD. Nesses casos o perfil de crescimento renal ao longo da vida pode auxiliar a distinguir as duas doenças, uma vez que o volume renal ajustado pelo peso corpóreo apresenta elevação progressiva na DRPAD enquanto na DRPAR esse índice se eleva nos primeiros anos de vida, seguido de um platô e, em alguns casos, de redução volumétrica. Outras manifestações renais incluem déficit de concentração urinária, hiponatremia, defeitos de acidificação urinária e taxa aumentada de episódios de ITU.

A HAS é uma manifestação frequente na DRPAR, podendo ser muitas vezes severa e demandar tratamento com múltiplos anti-hipertensivos. Alguns estudos sugerem que a ativação do sistema renina-angiotensina-aldosterona local seja fundamental na gênese dessa manifestação clínica, amparando o uso de Ieca ou BRA como drogas de primeira escolha no tratamento da HAS associada à DRPAR.

Todos os pacientes com DRPAR apresentam algum grau de FHC. O acometimento hepático pode evoluir com dilatações dos ductos biliares e com hipertensão portal e suas manifestações correlatas, como hepatoesplenomegalia, hiperesplenismo e varizes de esôfago. Casos de DRPAR com dilatações difusas pronunciadas de vias biliares são classificados como síndrome de Caroli, condição muitas vezes associada a colangites de repetição.

Diagnóstico e manejo clínico

O diagnóstico de DRPAR é estabelecido classicamente com base em achados ultrassonográficos demonstrando rins aumentados hiperecogênicos com baixa diferenciação corticomedular e as alterações hepáticas coexistentes típicas da doença. Em alguns casos, no entanto, o diagnóstico de DRPAR pode se tornar desafiador, uma vez que outras doenças podem cursar com associação de fibrose em rins de tamanho aumentado ou normal, cistos renais e FHC. Tais condições incluem desordens causadas por mutações no gene *HNF1B* (*hepatocyte nuclear fator 1 beta*) e genes relacionados às nefronoftises, além da DRPAD. Nos casos de diagnóstico incerto, RM pode ser útil para refinar a caracterização renal e hepática. O teste gênico é capaz de identificar mutações em *PKHD1* em aproximadamente 80 a 85% dos casos com forte evidência clínica da doença. Esse teste pode ser também realizado em casais com história de filho previamente acometido com a finalidade de realizar diagnóstico pré-implantação. O manejo clínico da DRPAR consiste no monitoramento, reconhecimento e tratamento precoce das complicações associadas à doença. Em crianças com DRCT, a modalidade de diálise deve ser definida conforme a experiência de cada centro. O transplante renal consiste no tratamento de primeira escolha para a DRCT nesses pacientes, não apresentando recidiva no enxerto.

QUAIS AS BASES DA PATOGÊNESE E AS PRINCIPAIS CARACTERÍSTICAS DAS NEFRONOFTISES? QUAIS SÃO AS PRINCIPAIS SÍNDROMES QUE SE ASSOCIAM A ELA?

A nefronoftise (NFT) constitui uma causa genética frequente de DRCT em crianças e adolescentes. Essa entidade apresenta um padrão de herança autossômico recessivo. A incidência da NFT juvenil, sua forma mais frequente, foi estimada em torno de 1:50.000 nascidos vivos no Canadá e na Finlândia, embora uma grande variação seja observada entre os estudos disponíveis. O conjunto das diferentes formas de NFT respondem por 2,4 a 15% das crianças que atingem DRCT, constituindo uma das principais causas de necessidade de TRS nessa faixa etária. A NFT exibe intensa heterogeneidade genética. De fato, mutações em mais de 20 genes já foram identificadas como causadoras da doença, nomeados de *NPHP1* a *NPHP21*. Além disso, mais de 90 genes já foram relacionados a esse fenótipo renal em pacientes com outras doenças associadas à NFT. Atualmente é possível encontrar mutações causativas em aproximadamente 50% dos pacientes com NFT. A maior parte dos genes associados a esse fenótipo renal está relacionada ao CAP e/ou ao centrossomo, sendo responsável por componentes estruturais ou funcionais dessas estruturas celulares.

Cerca de 20 a 25% dos casos de NFT são causados por mutações em *NPHP1*. Expressões clínicas da perda funcional dos genes associados a NFT compreendem principalmente manifestações renais. Manifestações oftalmológicas, neurológicas, esqueléticas e hepáticas também podem ocorrer. Aproximadamente 20% dos casos de NFT associam-se a manifestações extrarrenais, inseridas em síndromes clínicas. A associação mais frequentemente encontrada é a retinose pigmentar, constituindo a síndrome de Senior-Loken. A presença de alterações neurológicas também é frequentemente encontrada, geralmente compondo a síndrome de Joubert, definida por aplasia do vérmis cerebelar, nistagmo e coloboma. Outras associações sindrômicas incluem apraxia oculomotora (síndrome de Cogan), epífises falangianas em forma de cone (síndrome de Mainzer-Saldino) e costelas curtas (síndrome asfixiante de Jeune).

A NFT pode também se associar à síndrome de Meckel-Gruber. Essa doença se caracteriza por displasia cística renal associada a encefalocele occipital, polidactilia, microftalmia, fibrose hepática e óbito perinatal. A NFT também pode se associar à síndrome de Bardet-Biedl, manifestada por rins císticos, retinose pigmentar, obesidade, polidactilia e/ou hipogenitalismo. Pacientes com a síndrome orofaciodigital tipo 1 também podem apresentar fenótipo renal compatível com NFT. Essa doença apresenta herança dominante ligada ao X, associa-se à letalidade masculina e se caracteriza por malformações em cavidade oral, face e mãos, déficit cognitivo e desenvolvimento de rins císticos na idade adulta.

Exames de imagem de pacientes com NFT geralmente demonstram rins de tamanho normal ou diminuído. Esses órgãos apresentam-se hiperecogênicos e com perda da diferenciação corticomedular à US. Pequenos cistos na transição corticomedular são observados em cerca da metade dos pacientes na forma juvenil da doença, a mais comum. A identificação dessas lesões, entretanto, não é necessária para o diagnóstico de NFT. Vale notar que US renal pode não ser capaz de detectar cistos renais pequenos na NFT. Em casos suspeitos de NFT, portanto, RM renal deve ser considerada para melhor avaliação da presença de cistos renais quando não detectados por US. A redução renal e a perda da diferenciação corticomedular consistem na tradução radiológica da atrofia tubular e da fibrose túbulo-intersticial. Essas anormalidades, juntamente com o espessamento e a desintegração da membrana basal tubular, constituem os achados histológicos clássicos da NFT, achados bastante similares aos da DRTAD.

As NFT são classificadas clinicamente em formas infantil, juvenil e adolescente, segundo a idade mediana de início de DRCT: 1, 13 e 19 anos, respectivamente. Interessantemente, casos de evolução para DRCT em idades mais avançadas têm sido crescentemente relatados, constituindo formas de início tardio da doença. Vale destacar que os casos de NFT infantil, forma majoritariamente causada por mutações em *NPHP2*, podem constituir diagnóstico diferencial para DRPAR ou DRPAD de manifestação precoce. Isso decorre da presença de rins císticos e aumentados nessa forma da doença. Mutações em *NPHP2*, no entanto, podem levar a *situs inversus*, hipertensão e a achados extrarrenais que, quando presentes, podem auxiliar na distinção entre essas doenças.

Os sintomas renais típicos da NFT incluem poliúria, enurese secundária e polidipsia resultante do déficit de concentração urinário. Anemia e baixa estatura são outros achados potencialmente associados. Quase a totalidade dos casos de NFT evolui com perda progressiva da função renal, atingindo DRCT antes dos 30 anos. Ao contrário da forma infantil, a

HAS é geralmente ausente na forma juvenil antes de fases avançadas de DRC. Os pacientes devem receber a recomendação de manter hidratação e de não realizar restrição salina na fase poliúrica da doença. O transplante renal constitui ótima opção terapêutica para os pacientes que requerem TRS, uma vez que não se observa recorrência de NFT nos enxertos renais.

QUAIS AS BASES DA PATOGÊNESE DO COMPLEXO ESCLEROSE TUBEROSA E COMO OS PACIENTES DEVEM SER CONDUZIDOS?

O complexo esclerose tuberosa (CET) é uma doença monogênica de herança autossômica dominante que se caracteriza pelo desenvolvimento de neoplasias em vários órgãos e tecidos, principalmente pele, sistema nervoso central, rins, coração e pulmões. Essa entidade apresenta incidência estimada de 1:5.800-10.000 nascidos vivos. A enfermidade é causada por mutações nos genes *TSC1* ou *TSC2* (*tuberous sclerosis complex* 1 e 2, respectivamente). Interessantemente, ~70% dos pacientes não apresentam história familiar positiva para a doença, observação consistente com alto índice de mutações *de novo*. *TSC1* e *TSC2* codificam, respectivamente, hamartina e tuberina, proteínas constituintes de um complexo que inibe a atividade de mTOR complexo 1. Essa via é responsável por promover proliferação e hipertrofia celular. A redução da atividade de hamartina e tuberina, portanto, leva ao desenvolvimento de tumores e estados hiperproliferativos em vários tecidos.

O diagnóstico de CET pode ser estabelecido utilizando critérios clínicos/radiológicos ou por meio de teste genético molecular. Os critérios clínicos/radiológicos incluem 11 critérios maiores e 6 menores (Quadro 5). O diagnóstico é definido pela presença de pelo menos dois critérios maiores (exceto se renal e pulmonar) ou um critério maior e dois menores. O diagnóstico é considerado "possível" na presença de um critério maior isolado ou dois ou mais critérios menores. Interessantemente, linfangioleiomiomatose (LAM) e angiomiolipomas (AML) podem se associar em pacientes sem CET. No caso da presença dessa associação, o diagnóstico de CET requer a presença de ao menos um critério menor adicional. O diagnóstico dessa doença também pode ser feito com a identificação de mutações patogênicas em testes genéticos de *TSC1* e *TSC2*, seguindo os critérios apresentados no Quadro 5.

Alterações dermatológicas são as mais comuns no CET, afetando cerca de 90% dos pacientes. Os achados cutâneos mais frequentes incluem máculas hipomelanóticas, angiofibroma de face, placas fibróticas em fronte, fibromas periungueais e lesões com aspecto de couro cru (*shagreen patch*) em dorso. As lesões em sistema nervoso central (SNC) mais comuns são as displasias corticais e os nódulos subependimários. O desenvolvimento de astrocitomas de células gigantes também constitui uma manifestação relevante, ocorrendo em crianças e adultos jovens e podendo gerar efeitos compressivos por crescimento e/ou hidrocefalia por compressão de drenagem liquórica. Epilepsia e déficit cognitivo estão presentes em até 85 e 50% dos casos, respectivamente, sendo responsáveis pela maior morbidade associada ao CET. A LAM pulmonar, doença cística associada a quadro obstrutivo de pequenas vias aéreas, acomete quase exclusivamente mulheres. Essa manifestação atinge cerca de 30% das pacientes com CET e pode evoluir com perda grave de função pulmonar e pneumotórax de repetição. Complicações associadas às manifestações renais constituem a causa mais frequente de mortalidade associada ao CET. O envolvimento renal inclui classicamente AML e cistos renais. Interessantemente, a LAM pulmonar pode também ocorrer na forma esporádica, associando-se a AML em cerca de 50% dos casos.

Aproximadamente 35 a 50% dos pacientes com CET desenvolvem cistos renais. Tais cistos podem ocorrer em diversos padrões, sendo múltiplos cistos simples o mais comumente encontrado. Vale destacar que alguns pacientes apresentam um fenótipo cístico grave e evoluem com perda acelerada de função renal, necessitando geralmente de TRS na segunda década de vida. Esses casos são atribuídos a deleções em 16p13.3 que incluem as porções 3' dos genes adjacentes *PKD1* e *TSC2*, condição denominada síndrome de contiguidade gênica.

As AML constituem a manifestação renal mais comum do CET, acometendo até 80% dos pacientes. No CET, o sexo feminino se associa a maior número e tamanho de AML, provavelmente devido aos hormônios femininos. AML consistem em tumores geralmente benignos, provenientes de células epitelioides perivasculares. É importante notar que esses tumores são também encontrados com frequência de até 2,2% na população geral. Quando associados ao CET, contudo, os AML são comumente múltiplos, maiores e/ou bilaterais.

AML grandes, em crescimento rápido, e particularmente com aneurismas intratumorais maiores que 0,5 cm, apresentam risco aumentado de sangramento, uma complicação grave e potencialmente fatal. Por esse motivo, embolização profiláctica e, em casos selecionados, nefrectomia parcial eram sistematicamente indicadas para tumores com risco aumentado de hemorragia. Essas intervenções, no entanto, envolvem perda de massa renal funcional, tornando-se problemáticas em pacientes com rins severamente acometidos por múltiplos AML.

Estudos mais recentes comprovaram segurança e eficácia de inibidores de mTOR (imTOR) na redução de AML renais. No estudo *Exist-2* (*everolimus for angiomyolipoma associated with tuberous sclerosis complex or sporadic lymphangioleiomyomatosis*), 42% dos pacientes em uso de imTOR apresentaram redução ≥ 50% do volume dos AML após 8 meses de tratamento, enquanto a resposta foi nula no grupo controle. Com base nesses estudos, o consenso internacional de CET preconiza tratamento com sirolimo ou everolimo para todos os pacientes que apresentem lesões com tamanho > 3 cm. Uma vez que tumores de 3 a 4 cm raramente apresentam sangramento, e tendo em vista a toxicidade potencial do tratamento com essas drogas, em nosso serviço consideramos esse tratamento para AML associados a CET com alto risco de sangramento: diâmetro ≥ 4 cm, aneurismas intratumorais ≥ 0,5 cm, crescimento acima de 0,5 cm/ano e tumores hipervascularizados.

Interessantemente, um pequeno estudo também sugeriu um efeito de imTOR em cistos renais associados ao CET. Esse estudo analisou 15 pacientes que utilizaram imTOR e detectou diminuição tanto no volume quanto na carga renal cística.

O seguimento de pacientes com CET deve ser realizado por equipe multidisciplinar, de acordo com o perfil de acometimento sistêmico de cada paciente. A avaliação renal deve incluir exame de imagem inicial, preferencialmente RM de abdome, com o objetivo de identificar AML de alto risco de sangramento, outras complicações associadas aos AML, lesões com potencial de malignidade e presença e padrão de acometimento cístico renal. Esses exames de imagem devem ser repetidos anualmente para pacientes com AML, podendo ser espaçados para cada 2 a 3 anos em pacientes com tumores pequenos, nos quais não haja surgimento de novas lesões ou crescimento dos AML por 2 a 3 anos. Nos exames de imagem renal, é importante avaliar a presença de tumores renais com características de malignidade, incluindo crescimento acelerado, presença de necrose central, calcificações e lesões sem gordura detectável. US é suficiente para o seguimento de AML esporádicos (não associados ao CET) pequenos, entretanto TC, ou preferencialmente RM, deve ser realizada para tumores maiores, visando a avaliação mais detalhada do tumor, incluindo o padrão de vascularização. Lesões suspeitas para malignidade devem ser biopsiadas sempre que possível. Abordagem cirúrgica antes da biópsia também pode ser considerada em casos com alto potencial de malignidade.

As pacientes com CET devem ser orientadas a evitar exposição a estrógenos sempre que possível, uma vez que esses hormônios se associam ao crescimento de AML e à aceleração de LAM. De fato, o crescimento acelerado de AML já foi descrito com o uso de contraceptivos orais, estimulação ovariana e gestação. No aconselhamento genético, os pacientes devem ser alertados sobre a chance de 50% de transmissão da doença para cada filho. Também deve ser esclarecido que o acometimento parental leve não garante que o fenótipo da prole não será intenso, uma vez que o CET apresenta intensa variabilidade intrafamiliar. Diagnóstico genético pré-implantação pode ser utilizado; devem-se levar em consideração, no entanto, os potenciais malefícios de estimulação ovariana para coleta de óvulos e gestação no caso de pacientes do sexo feminino.

QUAIS SÃO AS PRINCIPAIS INFORMAÇÕES MÉDICAS SOBRE A DOENÇA DE VON HIPPEL-LINDAU?

A doença de Von Hippel-Lindau (VHL) é uma doença autossômica dominante caracterizada pelo desenvolvimento de tumores benignos e malignos em vários órgãos e tecidos. Tais manifestações incluem angioglioblastomas de SNC e retina, carcinoma de células renais (CCR), feocromocitoma, tumores em saco endolinfático auditivo, cistoadenomas serosos e neoplasias neuroendócrinas de pâncreas, e cistoadenomas de ligamento largo ou epidídimo. A VHL apresenta uma incidência de ~1:36.000 e é causada por mutações em *VHL* (*Von Hippel-Lindau*). Esse gene codifica uma proteína envolvida na supressão de HIF-1a (*hypoxia-inducible fator 1a*), fator que favorece a proliferação celular e a angiogênese.

O diagnóstico de VHL pode ser feito com base na associação de um tumor tipicamente ligado à doença (hemangioblastoma, CCR ou feocromocitoma) e história familiar positiva. Na ausência de história familiar, a VHL é definida pela presença de dois ou mais hemangioglioblastomas de SNC ou um hemangioglioblastoma e um tumor visceral. O diagnóstico molecular é também comercialmente disponível e pode ser realizado com a detecção de mutações patogênicas em heterozigose no gene *VHL*.

A VHL pode ser clinicamente classificada em tipo 1, em famílias com baixa incidência de feocromocitoma, e tipo 2, com elevada incidência dessa neoplasia. A VHL tipo 2, por sua vez, é subdividida em 2A e 2B, conforme apresente baixa ou alta frequência de CCR, respectivamente.

A incidência de CCR aumenta com a idade, atingindo seu pico aos 44 anos; tais tumores são geralmente multicêntricos e bilaterais. O seguimento dessas lesões pode ser conservador nos tumores pequenos, enquanto a nefrectomia parcial é indicada para tumores maiores que 3 cm. O tratamento atual visa à máxima preservação da massa renal. Vale destacar que mais de 70% dos pacientes desenvolverão CCR ao longo da vida, sendo essa a principal causa de mortalidade associada à doença. Cistos renais estão presentes em cerca de 70% dos pacientes, porém, ao contrário de outras doenças renais císticas, apresentam alto índice de associação com malignidade. Feocromocitomas foram relatados em 18% dos pacientes, estando associados a uma mediana de idade de 30 anos. O rastreio dos diversos acometimentos sistêmicos de VHL deve ser realizado por uma equipe multidisciplinar, devendo incluir exame físico dirigido, exames radiológicos e exames laboratoriais. Recomenda-se a realização de US abdominal anual para detecção de CCR e feocromocitoma. A avaliação laboratorial compreende a dosagem de metanefrinas e normetanefrinas séricas e urinárias anualmente. Cabe lembrar que pacientes com VHL podem apresentar feocromocitomas ocultos. De fato, esses tumores não se associam a sintomas em aproximadamente um terço dos casos. Por esse motivo, pacientes com VHL requerem atenção redobrada durante procedimentos que envolvam anestesia, devido ao potencial de desenvolvimento de crises hipertensivas intraoperatórias severas.

QUAIS AS CARACTERÍSTICAS FUNDAMENTAIS DA DOENÇA RENAL TÚBULO-INTERSTICIAL AUTOSSÔMICA DOMINANTE E COMO SE DEVE MANEJÁ-LA?

A doença renal túbulo-intersticial autossômica dominante (DRTAD) é uma entidade de terminologia recente que agrupa doenças monogênicas de transmissão autossômica dominante caracterizadas por atrofia tubular, fibrose intersticial e ausência de lesões glomerulares significativas. Pacientes com DRTAD desenvolvem DRC progressiva, evoluindo para DRCT em idade bastante variável, de 17 a mais de 70 anos. Pacientes com DRTAD apresentam tipicamente história familiar de DRC de padrão de herança autossômico dominante associado a sedimento urinário inocente e proteinúria ausente ou mínima. US renal geralmente mostra rins de tamanho normal ou discretamente diminuído, associados a perda de diferenciação corticomedular. É importante notar que esse diagnóstico deve excluir o uso de medicamentos potencialmente associados a nefrite túbulo-intersticial, particularmente nos casos com história familiar negativa. A biópsia renal não é atualmente recomendada para o diagnóstico na maioria dos casos, não fazendo parte da rotina diagnóstica de pacientes com suspeita de DRTAD. Esse exame demonstra fibrose intersticial e atrofia tubular, espessamento e lamelação de membranas basais tubulares e, em alguns casos, microcistos. A imunofluorescência é tipicamente negativa. Embora formações císticas renais não estejam sempre presentes, elas são frequentemente encontradas, justificando a inclusão de DRTAD neste capítulo.

Atualmente é possível identificar mutações causativas em aproximadamente 60% dos casos de DRTAD. Os principais genes mutados nessa desordem são *Umod* (*uromodulin*), *MUC1* (*mucin-1*), *REN* (*renin*) e *HNF1B*. Para definir o defeito genético primário, as diretrizes em consenso *Kidney disease: improving global outcomes* (*Kdigo*) de 2015 recomentam a nomenclatura de DRTAD seguida pelo gene mutado (p. ex., DRTAD-*Umod*). Caso o gene afetado não seja conhecido, deve-se utilizar o termo DRTAD-NOS (*not otherwise specified*).

DRTAD-*UMOD*

O gene *Umod* codifica uromodulina, proteína também conhecida como glicoproteína de Tamm-Horsfall. Essa proteína é expressa na porção ascendente espessa da alça de Henle e no túbulo distal inicial. O principal mecanismo de patogênese da DRTAD-*Umod* tem sido atribuído à retenção da proteína mutante no retículo endoplasmático (ER), provavelmente devido a defeitos de enovelamento da proteína mutante. Interessantemente, a atividade da uromodulina se associa a maior expressão dos transportadores cotransportador Na-K-2Cl e cotransportador Na-Cl. De acordo com esse mecanismo, mutações em *Umod* associadas a perda de função promovem discreta perda urinária de sódio e leve redução no volume extracelular, levando a um aumento de reabsorção de sódio acoplado a urato no túbulo proximal. Esse mecanismo seria o responsável pela hipouricosúria e hiperuricemia classicamente encontradas na DRTAD-*Umod*. De fato, em muitos casos a elevação da uricemia é identificável já na infância, e frequentemente os pacientes desenvolvem gota durante a adolescência. A perda de função renal torna-se frequentemente detectável durante a adolescência e nos adultos jovens.

O diagnóstico de DRTAD-*Umod* requer a realização de teste genético em pelo menos um dos familiares sob suspeita clínica. O diagnóstico molecular não é essencial nos demais familiares com história e investigação consistentes com a doença.

O tratamento da DRTAD-*Umod* fundamenta-se no tratamento da gota e da hiperuricemia. Pacientes que apresentem gota devem receber alopurinol ou febuxostat (ainda não comercializado no Brasil) para prevenção de novos episódios. O efeito de drogas hipouricemiantes sobre o curso da DRC é incerto; até o momento não há estudos que comprovem que tais medicações aumentam a sobrevida renal.

O transplante renal constitui excelente opção de TRS na DRTAD-*Umod*, tendo em vista que essa doença não recidiva no enxerto. Familiares sob risco e com intenção de doação renal devem realizar o teste genético para exclusão diagnóstica, mesmo que apresentem função renal normal e ausência de outros sinais da doença.

DRTAD-*MUC1*

Quase a totalidade das mutações em *MUC1* associadas à DRTAD decorrem da inserção de uma citosina em uma sequência de repetição em tandem de número variável na região codificadora de *MUC1*. Essas mutações resultam em mudança no quadro de leitura, levando à geração de uma proteína com um segmento aberrante de aminoácidos seguido de truncamento. Mucina-1 constitui uma mucoproteína com funções de aderência, proteção celular e sinalização intracelular, expressa em vários tecidos humanos, inclusive na porção ascendente espessa da alça de Henle e no túbulo contorcido distal. Na DRTAD-*MUC1* a proteína mutante se acumula no citoplasma, ativando vias de apoptose e promovendo fibrose túbulo-intersticial.

Essa forma da DRTAD caracteriza-se por declínio lento e progressivo da função renal e não se associa a manifestações extrarrenais. De fato, apesar de a incidência de HAS, hiperuricemia e gota aumentar nos estágios mais avançados de DRC, esses índices não diferem dos exibidos por outras etiologias de DRC. A exemplo de outras formas de DRTAD, o sedimento urinário é inocente, enquanto a US evidencia classicamente rins de tamanho normal, muitas vezes com cistos pequenos, embora os rins possam ser de tamanho reduzido se a DRC é avançada.

O diagnóstico de DRTAD-*MUC1* pode ser feito em pacientes com quadro clínico-laboratorial compatível com a doença e com pelo menos um familiar com o diagnóstico firmado por teste genético. A análise mutacional, no entanto, não é disponível comercialmente, sendo realizada apenas por centros de pesquisa no exterior.

Não há tratamento específico para a DRTAD-*MUC1*. O tratamento fundamenta-se no manejo da DRC e suas complicações. O transplante renal constitui o tratamento de escolha para os pacientes que atingem DRCT. Recomenda-se também a realização de teste genético em familiares sob risco que desejem realizar doação renal.

DRTAD-*REN*

A DRTAD-*REN* é uma entidade muito rara. Mutações no gene *REN* ocasionam perda de função da proteína precursora da renina. Tal alteração em heterozigose acarreta menor atividade sistêmica desse hormônio. As manifestações clínicas dessa forma de DRTAD incluem anemia na infância e discreta hipoativação do SRAA, com tendência à hipotensão por perda urinária de sódio, hipercalemia, hiperuricemia e suscetibilidade aumentada à desidratação. O manejo clínico inclui a não restrição de sódio e evitar desidratação. A administração da fludrocortisona pode corrigir a hipotensão, além de melhorar a hipercalemia quando presente. Em casos de anemia acentuada e sintomática, o tratamento com eritropoetina pode ser empregado.

DRTAD-*HNF1B*

O fenótipo de DRTAD pode também decorrer de mutações no gene *HNF1B*. Vale lembrar, no entanto, que a maior parte de pacientes com mutações nesse gene apresenta predominância de manifestações extrarrenais. O produto de *HNF1B* constitui um fator de transcrição importante de expressão renal e pancreática. Nos rins esse fator está envolvido no desenvolvimento e organização de diversos segmentos tubulares. Mutações em *HNF1B* se associam a uma miríade de manifestações clínicas que apresentam frequências variadas. Tais manifestações incluem, além de DRTAD, diabetes de desenvolvimento precoce tipo Mody5 (*mature onset diabetes of the young* 5), alterações de enzimas hepáticas, FHC, malformações pancreáticas, anormalidades congênitas de rins e trato urinário, agenesia renal, doença glomerulocística, hiperuricemia em indivíduos jovens, carcinoma cromófobo de células renais, hiperparatireoidismo precoce e autismo. A maior parte dos pacientes com mutações nesse gene apresenta algum grau de DRC e cerca de 20% evoluem para DRCT. As manifestações renais mais comuns em adultos são o espectro hipoplasia/displasia renal e múltiplos cistos renais; hipomagnesemia é também um achado frequente.

Vale ressaltar que indivíduos afetados da mesma família frequentemente apresentam manifestações substancialmente diferentes entre si. Esse fato, aliado à grande variabilidade de acometimentos associados a mutações em *HNF1B*, pode fazer com que o nefrologista não identifique a presença de história familiar e de manifestações dessa doença. O diagnóstico molecular é atualmente disponível. Não existe tratamento específico para essa desordem. A avaliação desses pacientes deve incluir rastreio para a presença de hipomagnesemia, hiperglicemia, hiperuricemia, elevação de enzimas hepáticas e alterações anatômicas do trato urinário. Familiares que desejem se tornar doadores renais devem ser submetidos a teste diagnóstico molecular, mesmo que assintomáticos e sem manifestação da doença.

QUAIS SÃO AS INFORMAÇÕES FUNDAMENTAIS AO NEFROLOGISTA SOBRE O RIM ESPONJO-MEDULAR?

O rim esponjo-medular (REM) caracteriza-se por ectasias ou dilatações císticas dos ductos coletores papilares, podendo envolver uma ou mais pirâmides renais. Essa entidade é geralmente esporádica e apresenta incidência estimada de 5:10.000-100.000 na população geral. A litíase renal atinge cerca de 8,5% dos pacientes, consistindo na complicação mais frequente associada ao REM. Os cálculos são geralmente constituídos de sais de cálcio, são comumente recorrentes e podem estar associados a nefrocalcinose com ou sem acidose tubular renal distal. Hipercalciúria e hipocitratúria também são achados frequentes. Pielonefrite pode ocorrer com maior frequência, provavelmente devido à estase urinária, e é mais comum no sexo feminino. A coexistência de outras malformações renais também é comum, incluindo rim em ferradura, anormalidades congênitas do rim contralateral e anormalidades pieloureterais. Outras condições potencialmente associadas incluem tumor de Wilms, hemi-hipertrofia ou síndrome de Beckwith-Wiedemann, FHC e doença de Caroli.

A uro-TC apresenta boa sensibilidade para identificação de dilatações císticas pré-papilares dos ductos coletores, revelando imagens em escova ou buquê de flores. A fase pré-contraste permite, ainda, a identificação de cálculos renais e nefrocalcinose medular. A maioria dos pacientes não apresenta sintomas ou complicações associadas ao REM. Não há tratamento específico para essa desordem. O acompanhamento clínico baseia-se na identificação e tratamento das complicações associadas e na correção de distúrbios metabólicos.

QUAIS AS CARACTERÍSTICAS FUNDAMENTAIS DO RIM MULTICÍSTICO DISPLÁSICO?

O rim multicístico displásico (RMD) constitui uma forma acentuada de displasia renal. Apresenta incidência estimada de 0,3-1:1.000 nascidos vivos, constituindo a causa mais comum de cistos renais em crianças. É geralmente unilateral e pode estar associado a malformações urológicas, ou ainda se manifestar como parte de uma síndrome. O RMD ocorre majoritariamente de forma esporádica, mas pode estar presente em doenças hereditárias; os cistos são geralmente grandes e de paredes finas, substituindo o parênquima renal.

O RMD é comumente detectado por US pré-natal e confirmado após o nascimento. Na grande maioria dos casos o rim afetado não é funcional, mas pode apresentar função renal em alguns pacientes, embora muito deprimida. O rim e/ou vias urinárias contralaterais apresentam alguma anormalidade em até 40% dos casos. Tais alterações incluem refluxo vesicoureteral, estenose de junção ureteropélvica e, mais raramente, megaureter e ureterocele. O órgão comprometido involui durante a vida em 20 a 75% dos casos, e, na maior parte dos casos, ocorre vicariância renal contralateral, que resulta em função renal dentro dos limites da normalidade. A possibilidade de transformação maligna de RMD é remota, de modo que sua remoção não deve ser realizada na ausência de complicações ou de sinais de malignidade. Alguns indivíduos portadores de RMD apresentam algum grau de hipo/displasia no rim contralateral. Nesses casos, existe maior risco de evolução com HAS e perda acelerada de função renal. Tais complicações potenciais justificam o seguimento clínico desses pacientes, particularmente dos que não apresentam sinais claros de vicariância do rim contralateral.

QUAIS AS PRINCIPAIS CARACTERÍSTICAS DA DOENÇA CÍSTICA ADQUIRIDA?

A doença renal cística adquirida (DRCA) geralmente se desenvolve em indivíduos portadores de doença renal crônica (DRC) avançada. Nessa condição, cistos renais se desenvolvem bilateralmente, apresentando tamanho geralmente pequeno, menor que 0,5 cm de diâmetro. Mais raramente, a DRCA também pode se desenvolver em indivíduos em fases mais precoces de DRC. A grande maioria dos casos ocorre em pacientes com depuração de creatinina < 50 mL/min, sendo sua frequência progressivamente maior para TFG menores e maior tempo de DRC, especialmente em pacientes em diálise. De fato, a DRCA é encontrada em mais de 90% dos indivíduos com mais de 10 anos em diálise. Achados de imagem típicos incluem rins bilateralmente reduzidos ou de dimensões normais associados a diminuição da espessura e aumento da ecogenicidade cortical. É importante lembrar que outras doenças renais císticas devem ser excluídas para se estabelecer o diagnóstico de DRCA, particularmente nos pacientes que evoluem para DRCT. Tal avaliação deve incluir análise de história familiar, investigação de potenciais manifestações renais e extrarrenais, e avaliação por imagem do padrão de acometimento cístico.

Além das complicações potencialmente associadas a cistos renais, como hemorragia e infecção, a DRCA se associa a risco aumentado de desenvolvimento de CCR. Tal fato é ilustrado por um estudo de centro único que incluiu 260 pacientes submetidos a nefrectomia no ato do transplante renal, no qual se identificou CCR em 4,2% dos indivíduos, prevalência consideravelmente maior que na população geral. Notavelmente, em 91% desses casos observou-se concomitância com DRCA. O risco de malignidade é maior em cistos de crescimento acelerado e com componente sólido. Na DRCA, os cistos renais devem ser avaliados quanto ao risco de malignidade por meio de exames de imagem, seguidos de manejo e seguimento adequados a tal risco. Nessa população, o rastreio deve ser individualizado e realizado preferencialmente em indivíduos jovens com poucas comorbidades e naqueles em fila de transplante renal. Essa medida é fútil em pacientes idosos com muitas comorbidades, dada a elevada taxa de mortalidade nos anos subsequentes.

O USO DE MEDICAÇÕES PODE SE ASSOCIAR AO DESENVOLVIMENTO DE CISTOS RENAIS?

Embora não seja comum, alguns pacientes em uso prolongado de lítio podem desenvolver múltiplos cistos renais. Nesse caso, os cistos apresentam tamanho reduzido, alcançando poucos milímetros e apresentando distribuição bilateral em córtex e medula renal. Essa medicação é utilizada no tratamento de afecções psiquiátricas, principalmente em transtorno afetivo bipolar, e seu perfil amplo de toxicidade renal também inclui diabetes *insipidus* nefrogênico, acidose tubular renal, proteinúria nefrótica e fibrose intersticial.

LITERATURA RECOMENDADA

Belibi FA, Reif G, Wallace DP et al. Cyclic AMP promotes growth and secretion in human polycystic kidney epithelial cells. Kidney Int. 2004;66(3):964-73.

Bergmann C, Guay-Woodford LM, Harris PC et al. Polycystic kidney disease. Nat Rev Dis Primers. 2018;4(1):50.

Bisceglia M, Galliani CA, Senger C et al. Renal cystic diseases: a review. Advances in Anatomic Pathology. 2006;13(1):26-56.

Bissler JJ, Kingswood JC, Radzikowska E et al. Everolimus for angiomyolipoma associated with tuberous sclerosis complex or sporadic lymphangioleiomyomatosis (Exist-2): a multicentre, randomised, double-blind, placebo-controlled trial. Lancet. 2013;381(9869):817-24.

Cadnapaphornchai MA, George DM, McFann K et al. Effect of pravastatin on total kidney volume, left ventricular mass index, and microalbuminuria in pediatric autosomal dominant polycystic kidney disease. Clin J Am Soc Nephrol. 2014;9(5):889-96.

Carriazo S, Perez-Gomez MV, Cordido A et al. Dietary care for ADPKD patients: current status and future directions. Nutrients. 2019;11(7):1576.

Chapman AB, Devuyst O, Eckardt KU et al.; Conference Participants. Autosomal-dominant polycystic kidney disease (ADPKD): executive summary from a Kidney disease: improving global outcomes (Kdigo) controversies conference. Kidney Int. 2015;88(1):17-27.

Chapman AB, Johnson A, Gabow PA, Schrier RW. The renin-angiotensin-aldosterone system and autosomal dominant polycystic kidney disease. N Engl J Med. 1990;323(16):1091-6.

Chebib FT, Perrone RD, Chapman AB et al. A practical guide for treatment of rapidly progressive ADPKD with tolvaptan. J Am Soc Nephrol. 2018;29(10):2458-70.

Cornec-Le Gall E, Alam A, Perrone RD. Autosomal dominant polycystic kidney disease. Lancet. 2019;393(10174):919-35.

Cornec-Le Gall E, Audrézet MP, Rousseau A et al. The PROPKD score: a new algorithm to predict renal survival in autosomal dominant polycystic kidney disease. J Am Soc Nephrol. 2016;27(3):942-51.

Cornec-Le Gall E, Torres VE, Harris PC. Genetic complexity of autosomal dominant polycystic kidney and liver diseases. J Am Soc Nephrol. 2018;29(1):13-23.

Devuyst O, Olinger E, Weber S et al. Autosomal dominant tubulointerstitial kidney disease. Nat Rev Dis Primers. 2019;5(1):60.

Eckardt KU, Alper SL, Antignac C et al.; Kidney disease: improving global outcomes. autosomal dominant tubulointerstitial kidney disease: diagnosis, classification, and management: a Kdigo consensus report. Kidney Int. 2015;88(4):676-83.

Flahault A, Trystram D, Nataf F et al. Screening for intracranial aneurysms in autosomal dominant polycystic kidney disease is cost-effective. Kidney Int. 2018;93(3):716-26.

Grantham JJ, Torres VE, Chapman AB et al.; Crisp Investigators. Volume progression in polycystic kidney disease. N Engl J Med. 2006;354(20):2122-30.

Guay-Woodford LM, Bissler JJ, Braun MC et al. Consensus expert recommendations for the diagnosis and management of autosomal recessive polycystic kidney disease: report of an international conference. J Pediatr. 2014;165(3):611-7.

Hildebrandt F, Benzing T, Katsanis N. Ciliopathies. N Engl J Med. 2011;364(16):1533-43.

Irazabal MV, Rangel LJ, Bergstralh EJ et al. Imaging classification of autosomal dominant polycystic kidney disease: a simple model for selecting patients for clinical trials. J Am Soc Nephrol. 2015;26(1):160-72.

Lam HC, Siroky BJ, Henske EP. Renal disease in tuberous sclerosis complex: pathogenesis and therapy. Nat Rev Nephrol. 2018;14(11):704-16.

Lantinga MA, Drenth JP, Gevers TJ. Diagnostic criteria in renal and hepatic cyst infection. Nephrol Dial Transplant. 2015;30(5):744-51.

Nordstrom-O'Brien M, van der Luijt RB, van Rooijen E et al. Genetic analysis of von Hippel-Lindau disease. Hum Mutat. 2010;31(5):521-37.

Northrup H, Aronow ME, Bebin EM et al.; International Tuberous Sclerosis Complex Consensus Group. Updated international tuberous sclerosis complex diagnostic criteria and surveillance and management recommendations. Pediatr Neurol. 2021;123:50-66.

Pei Y, Hwang YH, Conklin J et al. Imaging-based diagnosis of autosomal dominant polycystic kidney disease. J Am Soc Nephrol. 2015;26(3):746-53.

Pei Y, Obaji J, Dupuis A et al. Unified criteria for ultrasonographic diagnosis of ADPKD. J Am Soc Nephrol. 2009;20(1):205-12.

Perrone RD, Malek AM, Watnick T. Vascular complications in autosomal dominant polycystic kidney disease. Nat Rev Nephrol. 2015;11(10):589-98.

Qian F, Watnick TJ, Onuchic LF, Germino GG. The molecular basis of focal cyst formation in human autosomal dominant polycystic kidney disease type I. Cell. 1996;87(6):979-87.

Rahbari-Oskoui F, O'Neill WC. Diagnosis and management of acquired cystic kidney disease and renal tumors in ESRD patients. Semin Dial. 2017;30(4):373-9.

Rednam SP, Erez A, Druker H et al. Von Hippel-Lindau and hereditary pheochromocytoma/paraganglioma syndromes: clinical features, genetics, and surveillance recommendations in childhood. Clin Cancer Res. 2017;23(12):e68-e75.

Rule AD, Sasiwimonphan K, Lieske JC et al. Characteristics of renal cystic and solid lesions based on contrast-enhanced computed tomography of potential kidney donors. Am J Kidney Dis. 2012;59(5):611-8.

Sarhan OM, Alghanbar M, Alsulaihim A et al. Multicystic dysplastic kidney: impact of imaging modality selection on the initial management and prognosis. Journal of Pediatric Urology. 2014;10(4):645-9.

Schrier RW, Abebe KZ, Perrone RD et al.; HALT-PKD Trial Investigators. Blood pressure in early autosomal dominant polycystic kidney disease. N Engl J Med. 2014;371(24):2255-66.

Silverman SG, Pedrosa I, Ellis JH et al. Bosniak classification of cystic renal masses, version 2019: an update proposal and needs assessment. Radiology. 2019;292(2):475-88.

Simms RJ, Ong AC. How simple are "simple renal cysts"? Nephrol Dial Transplant. 2014;29(Suppl 4):iv106-12.

Terada N, Ichioka K, Matsuta Y et al. The natural history of simple renal cysts. J Urol. 2002;167(1):21-3.

Torres VE, Abebe KZ, Schrier RW et al. Dietary salt restriction is beneficial to the management of autosomal dominant polycystic kidney disease. Kidney Int. 2017;91(2):493-500.

Torres VE, Chapman AB, Devuyst O et al.; Reprise Trial Investigators. Tolvaptan in later-stage autosomal dominant polycystic kidney disease. N Engl J Med. 2017;377(20):1930-42.

Torres VE, Chapman AB, Devuyst O et al.; Tempo 3:4 Trial Investigators. Tolvaptan in patients with autosomal dominant polycystic kidney disease. N Engl J Med. 2012;367(25):2407-18.

Wolf MT, Hildebrandt F. Nephronophthisis. Pediatr Nephrol. 2011;26(2):181-94.

6

Infecção urinária

Lígia Camera Pierrotti
Samirah Abreu Gomes
Affonso Celso Piovesan
David Machado

INTRODUÇÃO

A infecção do trato urinário (ITU) é uma das infecções mais frequentes em pacientes ambulatoriais e internados. É a infecção mais comum adquirida na comunidade em mulheres, e estima-se que 40 a 50% delas apresentarão pelo menos um episódio de ITU ao longo da vida, majoritariamente antes dos 25 anos. Das mulheres com diagnóstico de ITU, 20 a 30% terão recorrência da infecção em até 3 meses.

A ITU é a segunda ou terceira causa mais comum de infecção nosocomial no paciente hospitalizado, e estima-se que mais de 80% das ITU nosocomiais sejam relacionadas ao uso de cateteres intravesicais.

Em homens a ocorrência de ITU é cerca de 50 vezes menor que em mulheres, sendo ainda mais rara até os 60 anos, com incidência estimada em cerca de 0,9 a 2,4 casos por mil. Com o envelhecimento, é comum o aparecimento de disfunções miccionais, especialmente obstrução ao esvaziamento adequado da bexiga por hiperplasia prostática benigna.

O episódio de ITU pode ser classificado como infecção do trato urinário baixo (cistite) ou do trato urinário alto (pielonefrite), complicada ou não complicada, com base nas características do indivíduo (Figura 1 e Quadro 1).

A ITU é definida pela presença de bacteriúria significativa, acompanhada da presença ou ausência de sintomas, e seu manejo deve considerar o sexo do paciente, comorbidades, alterações geniturinárias, incluindo a presença de cálculos renais, cateteres e sondas, e a recorrência da infecção.

Bacteriúria significativa é definida pela presença de uma ou mais espécies de bactérias em quantidade significativa ($\geq 10^5$ unidades formadoras de colônia (UFC)/mL em uma amostra de urina de fluxo médio ou $\geq 10^2$ UFC/mL em uma amostra de urina cateterizada), independentemente da presença de piúria, em duas amostras de urina consecutivas em mulheres e em amostra de urina única em homens.

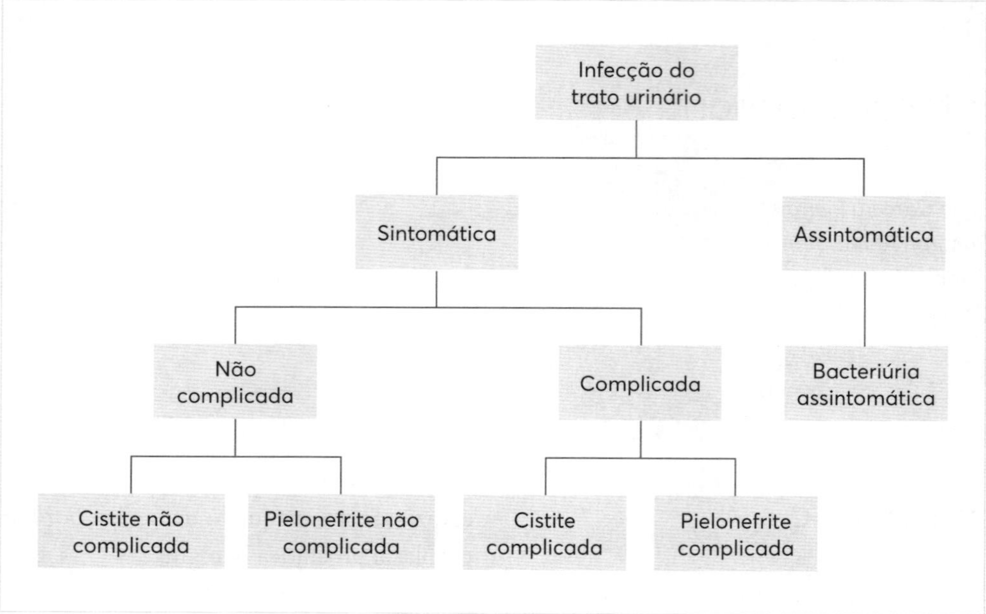

• **FIGURA 1** Classificação das infecções do trato urinário.
Fonte: elaboração dos autores.

• **QUADRO 1** Classificação das infecções do trato urinário

Tipo de ITU	Definição
Cistite	Infecção da bexiga.
Pielonefrite	Infecção do trato urinário superior.
ITU não complicada	ITU aguda, esporádica ou recorrente inferior (cistite não complicada) e/ou superior (pielonefrite não complicada), limitada a mulheres não grávidas sem anormalidades anatômicas e funcionais relevantes conhecidas no trato urinário ou comorbidades.
ITU complicada	ITU em paciente com chance aumentada de curso complicado: todos os homens, mulheres grávidas, pacientes com anormalidades anatômicas ou funcionais relevantes do trato urinário, cateteres urinários de demora, doenças renais e/ou com outros fatores concomitantes – como diabetes e condições de imunossupressão.
ITU recorrente	Recorrências de ITU não complicadas e/ou complicadas, com frequência de pelo menos 3 ITU/ano ou 2 ITU nos últimos 6 meses.
ITU associada a cateter	ITU em pessoa cujo trato urinário está atualmente cateterizado ou que colocou um cateter nas últimas 48 horas.

ITU: infecção do trato urinário.
Fonte: elaboração dos autores.

CISTITE

A cistite caracteriza-se por sintomas como disúria, urgência ou aumento da frequência urinária, sensação de plenitude vesical ou desconforto abdominal na região inferior do abdome, sensibilidade suprapúbica e hematúria. Febre, calafrios e mal-estar podem ser observados em pacientes com cistite, embora sejam mais frequentemente associados a ITU de vias urinárias superiores.

A cistite aguda é a manifestação mais frequente da ITU e é mais prevalente em mulheres do que em homens devido às características anatômicas das mulheres, que favorecem a ocorrência dessa infecção, especificamente, a curta distância da uretra ao ânus e a abertura uretral à bexiga. Os principais fatores de risco relacionados são intercurso sexual, uso de espermicida e história prévia de ITU.

Mulheres na pós-menopausa são especialmente propensas a apresentar ITU, relacionada a vários fatores, como alterações hormonais, pH vaginal, alteração da flora vaginal e incontinência. Outras populações de maior risco para apresentarem cistite incluem pacientes diabéticos, portadores de bexiga neurogênica e injúrias medulares, gestantes, homens com hipertrofia prostática e presença de sondas e cateteres em trato geniturinário, ou indivíduos após procedimentos urológicos.

PIELONEFRITE

A pielonefrite ocorre por infecção ascendente do trato urinário inferior, ou, menos frequentemente, pelo acometimento renal da via hematogênica. O envolvimento das vias urinárias superiores caracteriza-se por febre, dor no flanco e sensibilidade no ângulo costovertebral, náuseas e/ou vômitos. Embora a cistite possa progredir para pielonefrite, essa evolução é rara, e a pielonefrite ocorre sem ocorrência prévia de cistite, mais comumente relacionada a fatores intrínsecos do próprio hospedeiro e da bactéria, acometendo o parênquima renal. As complicações de pielonefrite incluem abscesso renal, pielonefrite enfisematosa, sepse e comprometimento da função renal.

Em gestantes, a pielonefrite ocorre em até 2% das gestações e representa a causa não obstétrica mais comum de hospitalização durante a gestação.

COMO SÃO O MANEJO CLÍNICO E O TRATAMENTO DAS INFECÇÕES DO TRATO URINÁRIO

A *Escherichia coli* é o patógeno responsável por 75 a 95% das cistites agudas não complicadas e das pielonefrites. Outras bactérias que comumente causam ITU são *Proteus mirabilis*, *Klebsiella pneumoniae* e *Staphylococcus saprohyticus*.

O tratamento das ITU baseia-se na antibioticoterapia, direcionada para os patógenos mais comuns. A ocorrência do aumento de resistência antimicrobiana da *E. coli* e de outros uropatógenos tem justificado as modificações recentes nas diretrizes de tratamento, resumidas nos quadros a seguir. Tais diretrizes levam em consideração o padrão de resistência antimicrobiana local e características do paciente. A escolha da antibioticoterapia deve ser pela droga ativa de menor espectro, e o tempo de tratamento deve ser pelo menor tempo possível, conforme apresentado no Quadro 2.

No Brasil, a fosfomicina e a nitrofurantoína são as drogas mais ativas contra isolados bacterianos de cistite não complicada em mulheres, com suscetibilidade superior a 90% para as duas drogas, consideradas então como agentes de primeira linha terapêutica. Taxas de resistências mais altas (acima de 20%) foram identificadas para ampicilina e sulfametoxazol-trimetropima em nosso meio, drogas que no passado já foram muito utilizadas para o tratamento de ITU.

O tempo de tratamento de pielonefrite varia conforme a droga utilizada, e não deve ser prolongado para pacientes com hemoculturas positivas.

O tratamento de ITU complicada envolve um número aumentado de bactérias multidroga resistentes (MDR), e o tratamento antimicrobiano empírico deve considerar a epidemiologia local das causas de ITU complicada, com ajuste, quando necessário, guiado pelo resultado final da cultura de urina e do antibiograma. De maneira geral, o tratamento de ITU por microrganismo MDR inclui monoterapia ou terapia combinada, a depender da bactéria isolada e das concentrações inibitórias mínimas reportadas.

INFECÇÃO DO TRATO URINÁRIO RECORRENTE NA MULHER, O QUE FAZER?

O uso de antibioticoprofilaxia na mulher com ITU recorrente está indicado em situações em que outras medidas de prevenção da recorrência da infecção falharam. Nesses casos, a antibioticoprofilaxia pode ser indicada no momento pós-coito ou de forma contínua. A antibioticoprofilaxia pós-coito é bastante eficaz para mulheres com história de ITU associada temporalmente à atividade sexual de

• **QUADRO 2** Tratamento de infecção do trato urinário não complicada

Condição	Droga	Dose	Duração
Cistite em mulheres não gestantes – primeira linha	Fosfomicina	3 g	Dose única
	Nitrofurantoína	100 mg 6/6 horas	5 dias
Cistite em mulheres não gestantes – segunda linha	Cefuroxima	250 mg 12/12 horas	7 dias
	Amoxicilina-clavulanato	500/125 mg 8/8 horas ou 875/125 mg 12/12 horas	7 dias
Cistite em mulheres gestantes	Fosfomicina	3 g	Dose única
	Nitrofurantoína	100 mg 6/6 horas	5 dias*
	Amoxicilina-clavulanato	500/125 mg 8/8 horas ou 875/125 mg 12/12 horas	7 dias
	Cefuroxima	250 mg 12/12 horas	7 dias
Pielonefrite	Ceftriaxona	1 g a cada 24 horas (IV)	10 a 14 dias
	Ciprofloxacina	500 mg 12/12 horas	7 dias

IV: intravenoso.
* Não usar após 37 semanas de gestação.
Fonte: adaptação de de Rossi et al., 2020.

coito, indicada para as mulheres com 2 a 3 episódios de ITU recorrente por ano. Para mulheres com mais de 4 episódios de ITU recorrente por ano, ou associada à atividade sexual de coito mais frequente, ou para aquelas com ITU recorrente não associada à atividade coital, o uso de profilaxia contínua é recomendado, com posologias de antibioticoprofilaxia diária, 3 vezes por semana ou semanal. Nesses casos, o controle da ITU recorrente usualmente se dá apenas durante os períodos de profilaxia antibiótica, com retorno da incidência da ITU recorrente nos períodos sem profilaxia.

Utilizam-se essas medicações de forma prolongada, por períodos que variam de 6 a 12 meses. Apesar de sua alta efetividade, há alta resistência a esse tipo de terapia por parte dos pacientes, a intolerância gastrointestinal é bastante comum, diminuindo a aderência ao tratamento, e a seleção de bactérias resistentes ao antibiótico utilizado ou mesmo a outros antibacterianos por mecanismos de resistência cruzada deve ser considerada.

Dessa maneira, deve-se dar preferência ao uso de drogas com as quais essa ocorrência é menos comum. A nitrofurantoína e o sulfametoxazol-trimetropima são os antibióticos mais comumente prescritos. A fosfomicina, por manter o nível terapêutico na urina por pelo menos 48 horas, também é uma opção atraente devido à posologia mais cômoda.

As opções de antimicrobianos para a antibioticoprofilaxia estão listadas no Quadro 3.

COMO PODE SER FEITO O TRATAMENTO PROFILÁCTICO DE ITU SEM ANTIBIÓTICOS?

Diversos tratamentos não envolvendo o uso de antibióticos têm sido propostos para o tratamento de infecções urinárias de repetição. Reposição de estrógeno, vacinas, preparados de lactobacilos de uso vaginal ou oral, *cranberry* têm sido os mais estudados.

Existem receptores de estrógeno na vagina, uretra, trígono vesical e musculatura do assoalho pélvico. A perda desse hormônio em mulheres pós-menopausa leva a uma série de condições que favorecem a maior incidência de ITU. A perda do tônus muscular aumenta a chance de cistocele e de incontinência urinária. Alterações do pH vaginal levam a mudanças na flora vaginal com a diminuição de lac-

• **QUADRO 3** Opções de antimicrobianos para a antibioticoprofilaxia de ITU recorrente em mulheres

	Antibiótico	Esquema posológico
Esquema pós-coito	Sulfametoxazol-trimetoprima (400/80 mg)	Dose única pós-coito
	Nitrofurantoína (100 mg)	100 mg pós-coito
	Ciprofloxacina	500 mg pós-coito
Esquema contínuo	Nitrofurantoína (100 mg/dia)	Uso diário
	Fosfomicina (3 g/dose)	Uso a cada 10 dias

ITU: infecção do trato urinário.
Fonte: elaboração dos autores.

tobacilos, reduzindo a competição natural com as bactérias causadoras de ITU. A falta de estrogênio diminui consideravelmente a produção de imunoglobulinas (Ig) secretoras e a produção de muco vaginal, que dificultam a aderência de bactérias patológicas.

A reposição de estrógenos por via vaginal normalmente é feita pelo uso de cremes e tem resultados superiores à reposição por via oral. Comparado com o uso de cremes de placebo, há redução de cerca de 50% no número de novos episódios de ITU, sendo a literatura relativamente homogênea com relação a esses resultados.

Agentes imunomoduladores como o OM-89, um lisado de 18 diferentes sorotipos *de E. coli*, estimulam a imunidade natural, aumentando o número de neutrófilos e estimulando a capacidade de fagocitose de macrófagos. Aumentam ainda a secreção de IgG e IgA pela uretra e pelo epitélio vaginal. Resultados de estudos clínicos randomizados, placebo-controlados, mostram uma redução do número de episódios de ITU em cerca de 50%.

O uso de preparados de *cranberry* para prevenção de ITU recorrentes, de todas as terapias não envolvendo antibióticos, é o mais estudado. Não há compreensão definitiva do mecanismo de ação dessa substância, mas alguns estudos sugerem que previnem a adesão bacteriana ao epitélio do trato urinário. Devido à grande variedade de formas de uso (comprimidos, sucos, cremes etc.), é difícil comparar resultados de estudos. Algumas metanálises realizadas concluíram que, comparado ao uso de placebo, o uso de *cranberries* não apresenta resultados superiores para a prevenção de ITU recorrentes.

QUAL A INDICAÇÃO DE RASTREIO E TRATAMENTO DE BACTERIÚRIA ASSINTOMÁTICA?

A bacteriúria assintomática (BA) é um achado bastante frequente na população, particularmente em determinados indivíduos com condições clínicas especiais (Quadro 4). A BA é definida pela presença de uma ou mais espécies de bactéria em exame de cultura de urina com $\geq 10^5$ UFC/mL, independentemente da presença de piúria em exame de sedimento urinário, na ausência de sinais ou sintomas de ITU.

O uso inapropriado de rastreio e tratamento de BA em indivíduos sem sinais e sintomas sugestivos de ITU acarreta o uso aumentado e desnecessário de antibioticoterapia, associado à ocorrência indesejável de efeitos adversos e ao maior desenvolvimento de resistência bacteriana. Dessa forma, o rastreio e o tratamento de BA devem ser recomendados apenas para situações em que de fato o manejo da BA tenha impacto benéfico (Quadro 5).

O rastreio e o tratamento de BA estão indicados apenas para gestantes e antes de procedimentos urológicos que antecipem o risco de sangramento de mucosa. Nessas situações, a BA apresenta risco aumentado de evoluir para ITU sintomática associada a complicações, e por isso tem indicação de rastreio e tratamento.

Nas demais situações, o rastreio e o tratamento da BA não estão indicados. Mulheres têm maior incidência de BA em relação aos homens, mas o tratamento da BA nas mulheres não gestantes, assim como em diversas outras condições clínicas, não diminui o risco de ITU e, portanto, também não é recomendado. A BA por bactérias multidrogas resistentes não é indicação de tratamento, exceto nas condições de indicação de rastreio e tratamento de BA, conforme mencionado.

Nas condições de indicação de rastreio e tratamento de BA, exame urinário com cultura de urina deve ser realizado e o tratamento antimicrobiano, guiado pelo resultado da cultura e teste de antibiograma da bactéria isolada.

COMO TRATAR A BACTERIÚRIA ASSINTOMÁTICA EM SITUAÇÕES ESPECIAIS?

Gestantes

A BA ocorre em 1,9 a 9,5% das mulheres durante a gestação, e está associada ao maior risco de progressão de ITU sintomática e pielonefrite. A BA não tratada está relacionada em progressão para pielonefrite em até 40% das gestantes, e seu tratamento diminui o risco de ocorrência de pielonefrite para 3%. Também está associada a neonatos de baixo peso e parto prematuro.

• **QUADRO 4** Prevalência de bacteriúria assintomática reportada em diferentes populações

População	Prevalência
Crianças	< 1 a 2%
Mulheres adultas	
Pré-menopausa	1 a 5%
Pós-menopausa (idade 50 a 70 anos)	2,8 a 8,6%
Gestantes	1,9 a 9,5%
Idosos (acima de 70 anos)	
Mulheres	10,8 a 16%
Homens	3,6 a 19%
Indivíduos hospitalizados	15 a 50%
Indivíduos com diabetes	
Mulheres	10,8 a 16%
Homens	0,7 a 11%
Indivíduos com injúria medular	
Uso de cateter vesical intermitente	23 a 69%
Esfincterotomia/uso de cateter *condom*	57%
Uso de cateter de demora	
Curta duração (< 30 dias)	3 a 5%/dia-cateter
Longa duração	100%
Transplantados renais	
Primeiro mês pós-transplante	23 a 24%
1° ao 12° mês pós-transplante	10 a 17%
A partir de 12 meses pós-transplante	2 a 9%

Fonte: adaptação de Nicolle et al., 2019.

Deve ser rastreada pelo menos 2 vezes durante a gravidez, no início e no terceiro trimestre. O tempo de antibioticoterapia para o tratamento de BA na gestação é de 5 a 7 dias, exceto o uso da fosfomicina, indicada como dose única (Quadro 6).

Pacientes que serão submetidos a procedimentos urológicos

A BA deve ser rastreada e tratada antes de procedimentos urológicos que provocam sangramento da mucosa, pela associação com ITU complicada, bacteremia e sepse. Exemplo de procedimento urológico associado a sangramento de mucosa com indicação de rastreio e tratamento de BA pré-procedimento é a ressecção transuretral da próstata ou bexiga, ureteroscopia, incluindo litotripsia percutânea. O tempo de antibioticoterapia para o tratamento de BA é de 1 a 2 dias.

Colocação de sondas e cateteres, cistoscopia sem biópsia, colocação de implantes urológicos (como esfíncteres urinários ou próteses penianas), entre outros, são exemplos de procedimentos urológicos sem indicação de rastreio e tratamento de BA pré-procedimento.

Idosos

Pacientes acima de 65 anos têm incidência aumentada de BA e ITU, mas a definição de BA nessa população muitas vezes é dificultada pela maior incidência de sinais e sintomas inespecíficos, particularmente em indivíduos com dificuldade funcional e/ou cognitiva que limitam o acesso à história clínica. A presença de bactéria na urina, com ou sem a presença de leucocitúria, com sintomas clínicos localizados em trato urinário, ou sintomas inespecíficos de infecção, como sonolência e confusão mental, na ausência de qualquer evidência de infecção de outro foco, é sugestiva de ITU nessa população. A ocorrência de alterações urinárias macroscópicas, como alteração da cor e do odor, não são critérios de ITU, e não devem ser critérios utilizados para indicação de antibioticoterapia na ausência de outros sinais e sintomas sugestivos de ITU.

Pacientes transplantados de órgão sólido

Para pacientes transplantados renais, a BA é uma condição muito comum, mas seu tratamento a partir de 30 dias do transplante não está associado a menor ocorrência de pielonefrite, melhor evolução do enxerto ou do paciente, portanto não está indicada. No primeiro mês pós-transplante renal a ocorrência de cultura positiva, mesmo na ausência de sinais e sintomas sugestivos de ITU, é geralmente tratada, pois nesse período inicial a definição de BA nessa população fica muito prejudicada pelo *status* pós-cirúrgico do paciente, muitas vezes levando à menor percepção de sintomas como disúria e polaciúria.

Devido à possibilidade de ocorrência de pielonefrite na ausência de sinais e sintomas, embora rara, o tratamento de BA persistente na vigência de piora da função renal sem outra explicação deve ser considerado caso a caso.

O papel da BA pré-transplante no risco de desenvolvimento de ITU no período precoce pós-transplante ainda não é definido, mas o rastreio sistemático da BA no dia do procedimento do transplante e o tratamento são realizados pela maioria dos serviços de transplante renal.

Em pacientes transplantados de órgão sólido não renal a ITU é uma complicação pouco comum, e o rastreio e o tratamento da BA não estão indicados.

Neutropenia

Em indivíduos com neutropenia de alto risco (contagem absoluta de neutrófilos < 100 células/mm^3 e duração ≥ 7 dias) não há evidência suficiente, hoje, para recomendar ou ser contra o rastreio e o tratamento da BA; nesses pacientes, é incerta a frequência da BA e a sua evolução para ITU, ficando, a critério clínico, a decisão caso a caso.

Em indivíduos com neutropenia febril de baixo risco (contagem absoluta de neutrófilos > 100 células/mm^3 e duração < 7 dias), o risco de evolução de BA para ITU é muito baixo, portanto o rastreio e o tratamento da BA não estão indicados.

Pacientes com lesão da medula espinal

Pacientes com lesão da medula espinal frequentemente sofrem de dificuldade de esvaziamento vesical e de incidência elevada de BA. O rastreio e o tratamento da BA nessa condição não estão indicados, mas episódios de ITU nesses indivíduos podem ocorrer com apresentação clínica atípica, como mal-estar, letargia, piora da incontinência urinária, espasticidade e disreflexia autonômica, com ou sem ocorrência de febre. Nessas situações, o rastreio de BA e o tratamento com antibiótico devem ser considerados caso a caso.

• **QUADRO 5** Condições clínicas com indicação ou não indicação do rastreio e tratamento de bacteriúria assintomática

Com indicação de rastreio e tratamento de BA	Sem indicação de rastreio e tratamento de BA
Gestantes	Crianças. Mulheres não gestantes. Homens.
Procedimentos urológicos que antecipem a ocorrência de sangramento de mucosa, p. ex., ressecção transuretral da próstata ou bexiga e ureteroscopia, incluindo litotripsia percutânea	Demais procedimentos urológicos, p. ex., colocação de sondas e cateteres, cistoscopia sem biópsia.
	Procedimentos cirúrgicos não urológicos.
	Pacientes diabéticos.
	Pacientes em diálise.
	Pacientes com cateteres urinários de curta (< 30 dias) ou longa duração.
	Pacientes transplantados renais há > 30 dias do transplante.

(continua)

• **QUADRO 5** Condições clínicas com indicação ou não indicação do rastreio e tratamento de bacteriúria assintomática (*continuação*)

Com indicação de rastreio e tratamento de BA	Sem indicação de rastreio e tratamento de BA
	Pacientes transplantados de órgão sólido não renal.
	Neutropenia.*
	Alterações no aspecto da urina (cor, odor, turvação), na ausência de sinais e sintomas sugestivos de ITU.

BA: bacteriúria assintomática; ITU: infecção do trato urinário.
* Ver comentários no texto.
Fonte: elaboração dos autores.

• **QUADRO 6** Antibioticoterapia recomendada para tratamento de bacteriúria assintomática na gestação

Antibiótico	Dose	Duração	Comentário
Fosfomicina	3 g	Dose única	
Nitrofurantoína	100 mg 6/6 horas	5 dias	Não usar após 37 semanas de gestação
Cefalexina	500 mg 6/6 horas	7 dias	Outras cefalosporinas podem ser usadas
Cefuroxima	250 mg 12/12 horas	7 dias	
Amoxicilina	500 mg 8/8 horas ou 875 mg 12/12 horas	7 dias	Tratamento de escolha para o grupo Estreptococo grupo B (*Streptococcus agalactiae*) e *Enterococcus faecalis*

Fonte: de Rossi et al., 2020.

COMO E QUANDO INVESTIGAR UM PACIENTE COM INFECÇÃO DO TRATO URINÁRIO?

Ao exame físico, em mulheres, é importante atentar para a presença de cistocele, prolapso vesical e incontinência urinária de esforço. Esses achados aumentam consideravelmente o risco para ITU de repetição. Em homens, deve-se questionar a respeito do hábito miccional e de sintomas de obstrução do trato urinário inferior, realizando exame prostático após os 50 anos.

A investigação por exames de imagem varia conforme o tipo de infecção (alta ou baixa), o sexo, a frequência dos episódios e a faixa etária.

Em crianças é recomendada a investigação por ultrassonografia em ITU baixas com primeiro episódio antes de 2 anos e em ITU febris independentemente da faixa etária. A uretrocistografia é indicada quando a ultrassonografia apresenta alterações ou após o segundo episódio de ITU febril.

Em mulheres, a realização de ultrassonografia é indicada em casos de ITU altas ou ITU de repetição. A medida de resíduo pós-miccional deve ser realizada em situações excepcionais e na vigência de fatores de risco como neuropatias degenerativas, especialmente diabetes. A uretrocistografia deve ser realizada em casos de pielonefrites de repetição.

A investigação de homens com ITU de repetição deve focar primariamente a identificação de fatores que dificultam o esvaziamento vesical. Assim, a ultrassonografia de vias urinárias e de próstata com medida de resíduo pós-miccional é o exame inicial. O estudo urodinâmico é indicado em casos nos quais há alterações do hábito miccional de etiologia duvidosa. Normalmente é utilizado para confirmar a obstrução em casos de homens sintomáticos com próstata pequena ou quando há outros fatores, não obstrutivos, que possam interferir na contratilidade vesical, por exemplo, diabetes, Parkinson ou outras neuropatias degenerativas. Comparando a pressão de micção com o fluxo urinário obtido, faz-se o diagnóstico diferencial entre obstrução e hipocontratilidade.

SEXO ANAL E INFECÇÃO DO TRATO URINÁRIO É UMA REALIDADE?

A patogênese da ITU em mulheres jovens saudáveis é complexa, podendo ser influenciada por vários fatores biológicos e comportamentais do hospedeiro e pela virulência do patógeno. Os patógenos infectantes nas ITU adquiridas na comunidade originam-se da flora fecal, sendo a *E. coli* a predominante (responsável por 80 a 90% dessas ITU). A colonização vaginal com uropatógenos, um pré-requisito para infecção da bexiga, pode ser facilitada pela relação sexual, fator de risco preditor de ITU. Embora a maioria dos estudos tenha explorado a associação entre a relação sexual vaginal heterossexual e a ITU em mulheres jovens saudáveis, a possível associação com a relação sexual anal heterossexual pode acontecer.

Segundo dados brasileiros do Ministério da Saúde, a prevenção de infecções sexualmente transmissíveis (IST) por meio do uso do preservativo masculino é muito pouco lembrada (25,5%), e, quando se trata de uma população sexualmente ativa e com parceiros fixos, sobretudo com sexo anal heterossexual, essa porcentagem é ainda menor, em torno de 18%. Assim, o risco do sexo anal heterossexual como fator relacionado à ITU em mulheres sexualmente ativas é uma possibilidade, e o preservativo masculino deve ser sempre recomendado não apenas para evitar ITU, mas para prevenção de infecções sexualmente transmissíveis (IST). Em uma situação mais específica de sexo anal homossexual entre homens, a proteção é ainda mais importante pelo risco de uretrites, além de IST. No sexo anal entre mulheres, seja com manuseio de brinquedos sexuais ou a própria manipulação digital, deve-se também ter atenção à higienização manual e evitar o mesmo dedo quando há manipulação anal e ou vaginal, além do uso de preservativos adequados disponíveis para essas práticas sexuais.

EXISTE DISÚRIA NÃO INFECCIOSA?

O conceito de disúria se traduz em desconforto, queimação ou sensação de dor durante a micção. Desconforto ou incômodo pélvico também podem estar associados às causas não infecciosas, porém com componente inflamatório agudo ou crônico. Embora a ITU seja a causa mais comum de disúria, qualquer doença infecciosa ou inflamatória que afete o sistema geniturinário pode causar disúria. Dentre essas causas inflamatórias não infecciosas pode-se citar a cistite intersticial, mais comum nas mulheres do que em homens. Embora esse sintoma seja incomum, sua incidência aumenta com o avanço da idade pelos problemas prostáticos.

A cistite intersticial até o momento é muito pouco entendida em termos de mecanismos fisiopatológicos e entra no diagnóstico diferencial de dor pélvica crônica. Isso pode ter um grande impacto negativo na qualidade de vida de várias mulheres. Em termos epidemiológicos, pode acometer 90% das mulheres e apenas 10% dos homens, em geral na terceira e quarta décadas de vida. Os sinais e sintomas da cistite intersticial variam de pessoa para pessoa e também podem variar com o tempo, aumentando periodicamente em resposta a fatores desencadeantes comuns, como menstruação, ficar sentado por um longo tempo, estresse, exercícios e atividade sexual. Dentre os principais sinais e sintomas destacam-se a dor na pelve ou entre a vagina e o ânus nas mulheres, a dor entre o escroto e o ânus (períneo) nos homens, a dor pélvica crônica, a necessidade urgente e persistente de urinar, a micção frequente, muitas vezes em pequenas quantidades, ao longo do dia e da noite (até maior que 40 vezes ao dia, p. ex.), a dor ou desconforto enquanto a bexiga enche e o alívio após urinar, a dor durante o ato sexual.

Embora os sinais e sintomas de cistite intersticial possam ser semelhantes aos de uma infecção crônica do trato urinário, geralmente não há infecção. No entanto, os sintomas podem piorar se uma pessoa com cistite intersticial contrair uma ITU. A cistite intersticial pode estar associada a outro distúrbio de dor crônica, como síndrome do intestino irritável ou fibromialgia. Os sintomas da cistite intersticial em homens muitas vezes são erroneamente associados à prostatite.

A cistite intersticial pode resultar em uma série de complicações, incluindo capacidade da bexiga reduzida, enrijecimento da parede desta, baixa qualidade de vida. A micção frequente e a dor podem interferir nas atividades sociais, no trabalho e em outras atividades da vida diária, além de problemas de intimidade sexual e dos relacionamentos pessoais. Por fim, a dor crônica e a interrupção do sono associadas à cistite intersticial podem causar estresse emocional e levar à depressão. A avaliação de um especialista na área junto a uma equipe multidisciplinar envolvendo psicólogas e psiquiatras é fortemente recomendada para um tratamento mais adequado.

INFECÇÃO URINÁRIA EM TRANSEXUAIS: QUAIS OS PONTOS DE ATENÇÃO?

O transexualismo é uma total inversão de identidade de gênero, e o objetivo é a mudança de toda a maneira de viver, com todas as conotações sociais, muito além de uma transformação cirúrgica. Atualmente vem se tornando uma realidade em nosso meio, e precisamos estar preparados para tratar infecções urinárias que podem acontecer. Em homens transexuais (feminino para masculino) são realizadas a histerectomia e a ooforectomia. A faloplastia ainda é discutível e em geral mais ligada a complicações e esteticamente ainda insatisfatória. Em mulheres transexuais (masculino para feminino) são realizadas a ressecção da haste do pênis e a remoção dos testículos. A pele peniana invertida é usada para criar uma neovagina. A próstata permanece *in situ*, enquanto a uretra é encurtada.

As investigações sobre o impacto da cirurgia de redesignação sexual no trato urinário inferior têm se concentrado até agora nas complicações urológicas pós-operatórias diretas. Pacientes transexuais são propensos a estenose uretral devido à reconstrução peniana, seja em feminino para masculino, mas também em masculino para feminino, porque grandes partes da uretra são cortadas. Por outro lado, o desenvolvimento da próstata e do esfíncter masculino sob substituição hormonal cruzada é pouco claro, o que pode promover a incontinência urinária de esforço.

Poucos estudos têm clareza em relação à incidência de ITU nos transexuais. Estudos com número bem pequeno de transexuais revelam que existem ITU recorrente com maior frequência em mulheres transexuais (masculino para feminino), mas precisamos ficar atentos e tentar fazer o diagnóstico diferencial entre uretrites e prostatites. Para melhor abordagem, sugerimos fortemente que esses casos necessitam de equipe multiprofissional, incluindo urologistas e infectologistas, além do nefrologista. Estudos com maior número de pacientes são necessários para termos maior conhecimento sobre as ITU em transgêneros, bem como estratégias para tratamento.

COMO PROCEDER EM PACIENTES COM ITU SOB USO DE INIBIDORES DO COTRANSPORTADOR DE SÓDIO-GLICOSE TIPO 2?

Os inibidores do cotransportador de sódio-glicose tipo 2 (SGLT2) são drogas redutoras de glicose eficazes que atuam bloqueando o transportador SGLT2 no túbulo proximal renal, o que, por sua vez, causa glicosúria. O uso de inibidores de SGLT2 vem aumentando rapidamente, em grande parte impulsionado pelos resultados de estudos de desfecho cardiovascular mostrando reduções nos principais eventos cardiovasculares, insuficiência cardíaca e progressão da doença renal em pessoas com diabetes *mellitus* tipo 2 (DM2). Apesar desse resultado positivo, permanecem preocupações sobre alguns dos efeitos adversos desse grupo de drogas, em particular o risco de cetoacidose, infecções genitais fúngicas, infecções bacterianas do trato urinário e infecções graves, notadamente a gangrena de Fournier.

O DM2 está associado a um risco aumentado de ~60% de ITU bacteriana, o que provavelmente se deve a uma combinação de fatores: a presença de glicosúria, a maior aderência da bactéria ao uroepitélio e a deficiência de respostas imunológicas celulares e humorais. Além disso, a BA é mais comum em pessoas com DM2 do que em pessoas sem diabetes *mellitus*, conforme já mencionado. Os riscos de infecção são 2 a 3 vezes maiores em mulheres do que em homens, são mais comuns em pessoas com mais de 60 anos e estão associados à fragilidade.

A ocorrência de infecções micóticas genitais e de infecções do trato urinário foi maior nos ensaios clínicos sob uso de inibidores de SGLT2, mas geralmente foram de intensidade leve a moderada e levaram a poucas interrupções (< 0,2%). A maior parte dos pacientes responde à terapia antimicrobiana inicial e não requer tratamento adicional.

A ocorrência de infecções graves, incluindo sepse e pielonefrite aguda, motivou o Food and Drug Administration (FDA) a emitir avisos e instituir mudanças na bula desses medicamentos. Os eventos graves são raros (p. ex., < 1 em mil pacientes para pielonefrite e < 1 em 500 pacientes para urossepse), mas os dados do ensaio controlados e randomizados e de metanálises não excluem a possibilidade de um aumento de 11% no risco, o que, embora modesto, pode ser importante, já que milhões de pessoas com DM2 são tratadas com esses medicamentos.

O risco de infecções fúngicas genitais é real, e todos os pacientes devem ser alertados sobre isso e aconselhados sobre o tratamento com medicamentos antifúngicos tópicos ou orais, se ocorrer infecção – não há necessidade de interromper o inibidor de SGLT2, a menos que as infecções sejam frequentes ou não se resolvam com tratamento-padrão.

No geral, para a maioria das pessoas com DM2, os benefícios da classe de drogas inibidoras de SGLT2 parecem superar os riscos de infecção urinária, e a monitorização de sintomas e o tratamento precoce devem ser instituídos. Por outro lado, o uso de inibidores de SGLT2 deve ser evitado em pacientes com infecções bacterianas frequentes do trato urinário. A interrupção temporária da dapagliflozina deve ser considerada no tratamento de pielonefrite ou urossepse.

LITERATURA RECOMENDADA

Ahmed H, Davies F, Francis N et al. Long-term antibiotics for prevention of recurrent urinary tract infection in older adults: systematic review and meta-analysis of randomized trials. BMJ Open. 2017;7(5):e015233.

Alraek T, Soedal LI, Fagerheim SU et al. Acupuncture treatment in the prevention of uncomplicated recurrent lower urinary tract infections in adult women. Am J Public Health. 2002;92(10):1609-11.

Beerepoot MA, Geerlings SE, van Haarst EP et al. Nonantibiotic prophylaxis for recurrent urinary tract infections: a systematic review and meta-analysis of randomized controlled trials. J Urol. 2013;190(6):1981-9.

Clar C, Gill JA, Court R, Waugh N. Systematic review of SGLT2 receptor inhibitors in dual or triple therapy in type 2 diabetes. BMJ Open. 2012;2(5):e001007.

Cortes-Penfield NW, Trautner BW, Jump RLP. Urinary tract infection and asymptomatic bacteriuria in older adults. Infect Dis Clin North Am. 2017;31(4):673-88.

de Rossi P, Cimerman S, Truzzi JC et al. Joint report of SBI (Brazilian Society of Infectious Diseases), Febrasgo (Brazilian Federation of Gynecology and Obstetrics Associations), SBU (Brazilian Society of Urology) and SBPC/ML (Brazilian Society of Clinical Pathology/Laboratory Medicine): recommendations for the clinical management of lower urinary tract infections in pregnant and non-pregnant women. Braz J Infect Dis. 2020;24(2):110-9.

Donnan JR, Grandy CA, Chibrikov E et al. Comparative safety of the sodium glucose co-transporter 2 (SGLT2) inhibitors: a systematic review and meta-analysis. BMJ Open. 2019;9(1):e022577.

Figueiredo IR, Paes SC, Freire RNB et al. Use of sodium-glucose cotransporter-2 inhibitors and urinary tract infections in type 2 diabetes patients: a systematic review. Rev Assoc Med Bras. 2019;65(2):246-52.

Forxiga: Summary of product characteristics. AstraZeneca and Bristol-Myers Squibb. Disponível em: http://www.ema.europa.eu/docs/en_GB/document_library/EPAR_-_Product_Information/human/002322/WC500136026.pdf. Acesso em: 17 jun. 2022.

Goldman JD, Julian K. Urinary tract infections in solid organ transplant recipients: Guidelines from the American Society of Transplantation Infectious Diseases Community of Practice. Clin Transplant. 2019;33(9):e13507.

Jabbour S, Seufert J, Scheen A et al. Dapagliflozin in patients with type 2 diabetes mellitus: a pooled analysis of safety data from phase IIb/III clinical trials. Diabetes Obes Metab. 2018;20(3):620-8.

Jepson RG, Williams G, Craig JC. Cranberries for preventing urinary tract infections. Cochrane Database Syst Rev. 2012;10(10):CD001321.

Lema V. Urinary tract infection in young healthy women following heterosexual anal intercourse: case reports. Afr J Reprod Health. 2015;19(2):134-9.

Lenger SM, Bradley MS, Thomas DA et al. D-mannose vs other agents for recurrent urinary tract infection prevention in adult women: a systematic review and meta-analysis. Am J Obstet Gynecol. 2020;223:265.e1-13.

Nicolle LE, Gupta K, Bradley SF et al. Clinical practice guideline for the management of asymptomatic bacteriuria: 2019 update by the Infectious Diseases Society of America. Clinical Infectious Diseases. 2019;68(Issue 10):83-e110.

Palmer SC, Tendal B, Mustafa RA et al. Sodium-glucose cotransporter protein-2 (SGLT-2) inhibitors and glucagon-like peptide-1 (GLP-1) receptor agonists for type 2 diabetes: systematic review and network meta-analysis of randomised controlled trials. BMJ. 2021;372:m4573.

Perrotta C, Aznar M, Mejia R et al. Oestrogens for preventing recurrent urinary tract infection in postmenopausal women. Cochrane Database Syst Rev. 2008;(2):CD005131.

Raz R, Gennesin Y, Wasser J et al. Recurrent urinary tract infections in postmenopausal women. Clin Infect Dis. 2000;30(1):152-6.

Schaeffer AJ, Nicolle LE. Clinical practice: urinary tract infections in older men. N Engl J Med. 2016;374(6):562-71.

Shuman EK, Chenoweth CE. Urinary catheter-associated infections. Infect Dis Clin North Am. 2018;32(4):885-97.

Taha Neto KA, Nogueira Castilho L, Reis LO. Oral vaccine (OM-89) in the recurrent urinary tract infection prophylaxis: a realistic systematic review with meta-analysis. Actas Urol Esp. 2016;40(4):203-8.

Tullus K, Shaikh N. Urinary tract infections in children. Lancet. 2020;395(10237):1659-68.

U. S. Food & Drug. FDA warns about rare occurrences of a serious infection of the genital area with SGLT2 inhibitors for diabetes. Disponível em: https://www.fda.gov/drugs/drug-safety-and-availability/fda-revises-labels-sglt2-inhibitors-diabetes-include-warnings-about-too-much-acid-blood-and-serious. Acesso em: 1 mar. 2022.

Wilding J. SGLT2 inhibitors and urinary tract infections. Nat Rev Endocrinol. 2019;15:687-8.

7

Litíase urinária

David Machado
Alexandre Danilovic
Samirah Abreu Gomes
Tamara da Silva Cunha

INTRODUÇÃO

A urolitíase é uma doença prevalente no mundo todo. Estima-se que acometa 3 a 7,1% das mulheres e 8 a 19% dos homens. Atualmente, está entre as 10 queixas mais comuns em salas de emergência e determina uma carga econômica e clínica no sistema de saúde de grande preocupação. Um aumento na formação de pedras, particularmente entre mulheres, foi observado de tal forma que a relação masculino:feminino parece estar diminuindo. Evidências recentes também sugerem que pode haver um aumento na incidência de certas composições de pedras, como o ácido úrico, um tipo de pedra claramente ligado a fatores de risco dietéticos e metabólicos.

QUAIS OS PRINCIPAIS FATORES MODIFICÁVEIS OU NÃO MODIFICÁVEIS DE LITÍASE URINÁRIA?

Fatores genéticos e comportamentais podem estar relacionados com a formação de cálculos urinários. Entre os fatores comportamentais podemos enumerar fatores dietéticos que já foram independentemente associados ao aumento do risco de formação de um cálculo renal, por exemplo: maior ingestão de proteína animal, sal, oxalato, frutose, bebidas açucaradas e suplementos de vitamina C e menor ingestão de cálcio, líquidos e potássio.

Embora a maioria dos estudos tenha se concentrado em um fator dietético isolado e sua respectiva associação com a incidência de um cálculo renal, estudos mais recentes buscaram integrar diferentes graus de adesão a certos padrões de dieta e sua respectiva associação com cálculos urinários. Dessa forma, tais estudos poderiam integrar potenciais interações e sinergismos entre nutrientes individuais e representar de forma mais global o efeito da dieta sobre o risco de nefrolitíase. Nesse contexto, foi demonstrado que maior adesão à dieta Dash (*dietary approaches to stop hypertension*) e à dieta mediterrânea foi associado a menor risco de desenvolvimento de cálculos renais em estudos longitudinais.

Apesar da elucidação sobre os principais fatores dietéticos modificáveis para prevenção de litíase renal, um estudo de seguimento de longo prazo recentemente publicado demonstrou que, após o diagnóstico de um cálculo renal, poucos fatores dietéticos foram efetivamente modificados no estilo de vida do indivíduo acometido, ressaltando a necessidade de medidas mais eficazes de comunicação médico-paciente e de apoio para mudanças em seu seguimento.

A presença de síndrome metabólica e o ganho de peso também foram associados a maior risco de formação de cálculos urinários. O baixo pH urinário decorrente do ganho de peso e/ou a síndrome metabólica estão associados a maior risco de formação de cálculos de ácido úrico.

Entre os fatores não modificáveis, tem destaque o perfil genético do indivíduo acometido. Algumas doenças monogênicas, tais como cistinúria, doença de Dent, acidose tubular renal distal e deficiência de adenina fosforribosiltransferase (APRT), podem estar associadas com a ocorrência de cálculos renais. Entretanto, são causas raras e correspondem a menos de 1% do total de casos. Acredita-se que fatores genéticos envolvendo vários *loci* podem resultar em absorção intestinal e excreção urinária de cálcio alteradas. É possível que essa contribuição multigênica possa explicar a presença frequente de um histórico familiar positivo entre indivíduos formadores de cálculos renais.

Algumas condições clínicas adquiridas também podem estar associadas com a formação de cálculos urinários, tais como hiperparatireoidismo primário, rim esponjo-medular, doença inflamatória intestinal e gota. O uso recorrente de antibióticos também foi associado a maior risco de desenvolvimento de cálculos urinários, possivelmente por seu impacto na flora intestinal e absorção pelo trato gastrointestinal. A realização de *bypass* gastrointestinal também pode elevar o risco de formação de cálculos urinários pelo potencial impacto na absorção de oxalato e redução da citratúria e do volume urinário. A ocorrência de infecções repetidas do trato urinário por germes produtores de urease também pode elevar o risco de formação de cálculos urinários de estruvita.

O histórico de medicamentos e suplementos em uso atual ou prévio deve ser detalhado em todos os pacientes com cálculos urinários, uma vez que algumas medicações podem interferir nos mecanismos de acidificação urinária e aumentar o risco de formação de cálculos urinários (p. ex., acetazolamida, topiramato); outras medicações podem gerar cristais provenientes de seus próprios metabólitos e contribuir para a formação de cálculos urinários (p. ex., indinavir, atazanavir); e suplementos de vitamina D utilizados sem supervisão médica podem ter impacto na absorção e excreção de cálcio urinário.

EM QUAIS PACIENTES E QUANDO INVESTIGAR A LITÍASE URINÁRIA?

Todos os pacientes com cálculos renais documentados devem receber uma avaliação radiológica para avaliar o tamanho e a localização do(s) cálculo(s).

Todos os pacientes, desde o primeiro episódio, devem submeter o cálculo ou seu fragmento para análise cristalográfica, uma vez que permite classificar o paciente de acordo com a composição encontrada, estimar seu risco de recorrência e oferecer aconselhamento mais especializado. Também deve ser oferecido a todos os pacientes, desde o primeiro episódio, um aconselhamento para mudanças no estilo de vida que promovam menor risco de formação de novos cálculos e um estudo bioquímico básico, incluindo: creatinina, ácido úrico e cálcio sérico. A dosagem de PTH e de 25-OH vitamina D pode ser solicitada de acordo com a avaliação clínica inicial.

Por outro lado, uma avaliação metabólica que inclua estudos com urinas de 24 horas costuma ser oferecida a pacientes com litíase recorrente ou com diagnóstico de múltiplos cálculos em sua primeira avaliação. Já os pacientes com cálculo renal único, em seu primeiro episódio, devem ser avaliados quanto ao risco de recorrência para que possa ser discutida a necessidade de um estudo de urina de 24 horas nesse primeiro momento.

No Quadro 1 estão listados os principais critérios para classificar um indivíduo com litíase de alto risco desde o primeiro episódio. Todos os pacientes que apresentem pelo menos um dos critérios de alto risco de recorrência podem ser aconselhados a realizar o estudo metabólico com urina de 24 horas desde o primeiro episódio.

Pacientes com litíase recorrente ou pacientes classificados como alto risco em seu primeiro episódio podem realizar a coleta de urina com dosagem de: volume, creatinina, cálcio, citrato, oxalato e ácido úrico. A inclusão de ureia e sódio em urina de 24 horas pode ser interessante para uma avaliação da quantidade de proteína e sal ingeridos, respectivamente. A urinálise para determinação do pH urinário com potenciômetro e uma avaliação adequada da cristalúria contribuem para uma avaliação metabólica completa desses pacientes.

• **QUADRO 1** Classificação de litíase de alto risco desde o primeiro episódio

- Início precoce – especialmente nefrolitíase em crianças e adolescentes.
- Forte histórico familiar.
- Cálculos compostos de brushita.
- Cálculos de ácido úrico.
- Cálculos infecciosos – estruvita.
- Cálculo renal em rim único.
- Suspeita de hiperparatireoidismo primário.
- Nefrocalcinose.
- Doença renal policística.
- Anormalidades gastrointestinais (doença inflamatória intestinal, *bypass* jejunoileal, ressecção de intestino).
- Sarcoidose.
- Bexiga neurogênica.
- Suspeita de causa genética (cistinúria, hiperoxalúria primária, 2,8 – di-hidroxiadeninúria, xantinúria, síndrome de Lesch-Nyhan, fibrose cística).
- Rim espongiomedular.
- Rim ferradura.
- Outras anormalidades anatômicas (estenose de JUP, divertículo calicinal, refluxo vesicoureteral).

JUP: junção ureteropiélica.
Fonte: adaptação de Türk et al., 2021.

COMO DEVE SER FEITA A ANÁLISE METABÓLICA PARA A INVESTIGAÇÃO E QUAL A INDICAÇÃO E A IMPORTÂNCIA DA ANÁLISE DO CÁLCULO?

A avaliação metabólica de um indivíduo com cálculo renal pode incluir exames bioquímicos séricos, urinálise e estudos em urina de 24 horas, além da análise cristalográfica do cálculo ou seu fragmento.

Conforme mencionado, todos os pacientes desde o primeiro episódio devem submeter o cálculo para análise com a finalidade de determinar sua composição, auxiliando na classificação de risco do paciente e em seu aconselhamento.

O tipo de método de análise do cálculo interfere na qualidade da informação obtida. Métodos físico-químicos de análise (*kits* com testes qualitativos) estão em desuso mundialmente devido à baixa acurácia e ao erro estimado na literatura em torno de 70%. São aceitos como métodos seguros de análise de cálculos renais aqueles que incluem infravermelho ou difração de raio X.

Cabe ressaltar que, dentro de métodos validados de análise, o uso isolado do infravermelho ou do difrator de raio X pode levar à perda do diagnóstico de fases cristalinas, que poderia auxiliar no manejo do paciente. Dessa forma, a combinação de um desses métodos com a análise morfoconstitucional do cálculo renal, identificando todas as fases cristalinas e componentes minoritários, proporciona o diagnóstico mais preciso.

O Quadro 2 resume a importância de oferecer a análise do cálculo renal desde o primeiro episódio. Destaca-se que o detalhamento da fase cristalina durante a análise morfoconstitucional permite também estabelecer o grau de recorrência previsto e definir pacientes de risco para algumas condições, tais como acidose tubular renal e hiperoxalúria primária. Assim, a análise cristalográfica oferece informações relacionadas ao diagnóstico, prognóstico e permite tratamento mais específico.

Os exames bioquímicos séricos geralmente oferecidos a pacientes com cálculos renais incluem: creatinina, ácido úrico, cálcio sérico, podendo ser incluídos paratormônio (PTH) e 25OH vitamina D, de acordo com a avaliação clínica. Outros exames, incluindo um painel eletrolítico mais completo, podem ser solicitados a pacientes com suspeita de tubulopatias ou acidose tubular renal. Exames para avaliação de síndrome metabólica também poderiam ser incluídos na avaliação inicial.

Uma avaliação metabólica que inclua estudos com urinas de 24 horas costuma ser oferecida a pacientes com litíase recorrente ou com diagnóstico de múltiplos cálculos em sua primeira avaliação. Já os pacientes com cálculo renal único, em seu primeiro episódio, devem ser avaliados quanto ao risco de recorrência para que possa ser dis-

• **QUADRO 2** Importância da análise cristalográfica do cálculo renal desde o primeiro episódio

- Estratificar, desde o primeiro episódio, pacientes como alto risco de acordo com a composição encontrada (p. ex., cálculos de ácido úrico, brushita e infecciosos).
- Estabelecer o grau de atividade metabólica e a taxa de recorrência pela análise morfoconstitucional realizada.
- Promover o diagnóstico precoce de formas raras de nefrolitíase (p. ex., cálculos de cistina, xantina e di-hidroxiadenina).
- Fortalecer a indicação de teste genético para morfologias suspeitas de condição genética subjacente (p. ex., hiperoxalúria primária).
- Auxiliar na correspondência entre a composição encontrada e os achados em urina de 24 horas para tratamento mais apropriado.
- Permitir o diagnóstico de composições mistas obtendo uma abordagem terapêutica completa.
- Oferecer o diagnóstico de litíase medicamentosa secundária a metabólitos da própria droga.

Fonte: elaboração dos autores.

cutida a necessidade de um estudo de urina de 24 horas nesse primeiro momento. No Quadro 3 estão listados os principais critérios para classificar um indivíduo com litíase de alto risco desde seu primeiro episódio. Todos os pacientes que apresentem pelo menos um dos critérios de alto risco de recorrência podem ser aconselhados a estudo metabólico com urina de 24 horas desde o primeiro episódio.

Idealmente, a coleta de urina de 24 horas é realizada em dois momentos distintos, permitindo uma avaliação mais ampla do perfil do paciente. Na prática, a realização de duas coletas de urina de 24 horas é difícil para o paciente, e a tomada de decisão com base em um resultado pode ser aceitável.

O Quadro 3 resume os principais exames solicitados em urina de 24 horas e seus valores de referência. Podem ser incluídas as dosagens de sódio e ureia, oferecendo informações sobre a ingestão de sódio e a ingestão proteica, respectivamente.

A urinálise com medida do pH de urina com potenciômetro é considerada importante para uma avaliação completa de pacientes com cálculos renais tanto no diagnóstico quanto no seguimento. A determinação da cristalúria, com metodologia apropriada, permite o diagnóstico de algumas causas raras (cristais de cistina, cristais de di-hidroxiadenina), e também uma avaliação prognóstica e de seguimento.

USO DE ÍNDICES DE SUPERSATURAÇÃO URINÁRIA NA PRÁTICA CLÍNICA

A supersaturação relativa dos cristais urinários tem sido amplamente utilizada para avaliar o risco de formação de cálculos renais. Em termos de cristalização, os papéis independentes do pH urinário, volume e excreções em 24 horas de solutos como cálcio, fosfato, oxalato, citrato, sódio, ácido úrico e sulfato têm sido usados para prever o risco de formação de cálculos, mas é a interdependência desses fatores que, em última análise, determina os níveis de supersaturação e o risco de formação de cálculos *per se*.

A supersaturação urinária tem sido utilizada para estimar o risco de cristalização e pode ser determinada experimentalmente, mas é trabalhosa e demorada. Para superar isso, programas de computador foram desenvolvidos e levam em consideração a concentração de componentes individuais e sua tendência a formar diferentes espécies químicas em solução. Os principais programas são Equil, Jess e

• **QUADRO 3** Principais valores de referência em estudos de urina de 24 horas

Volume	Aproximadamente 30 mL/kg/dia
Creatinina	Aproximadamente 15 a 20 mg/kg/dia
Cálcio	< 4 mg/kg/dia
Citrato	> 330 mg/24 horas (preferencialmente > 450 mg/24 horas)
Ácido úrico	< 750 mg/24 horas
Oxalato	< 40 mg/24 horas

Fonte: elaboração dos autores.

Lithorisk, sendo o programa Equil o mais utilizado na área de investigação.

Uma alternativa ao uso de *software* é fornecida pelo índice de Tiselius para oxalato de cálcio (APCaOx) e fosfato de cálcio (APCaP). Para cálculo do índice de Tiselius são necessários apenas 5 parâmetros urinários, em oposição a 12 a 15 parâmetros necessários para os programas mencionados. Os programas Equil, Jess e Lithorisk já foram comparados entre si e também com o índice de Tiselius, revelando uma boa correspondência entre todos eles. Além disso, os mesmos programas já foram comparados com a composição efetiva do cálculo formado, mostrando também uma ótima correspondência. Esses dados oferecem uma oportunidade de incorporação futura desses programas à prática clínica.

QUAL EXAME DE IMAGEM DEVE SER REALIZADO NA SUSPEITA DE LITÍASE URINÁRIA?

Diante de um quadro clínico suspeito, o diagnóstico da litíase é feito por meio da anamnese, exame físico, exames laboratoriais e de imagem. Nessa situação, os exames de imagem são utilizados para determinar se há cálculo renal e para avaliar sinais de obstrução urinária (p. ex., hidronefrose). Se um cálculo for detectado, o tamanho e a localização do cálculo são usados para prever a probabilidade de eliminação espontânea e guiar o manejo. Além disso, a densidade e a aparência de um cálculo na tomografia computadorizada (TC) às vezes podem ser usadas para prever sua composição mineral, o que é importante para guiar o tratamento. Um exame de imagem imediato é indicado em pacientes com febre ou rim solitário, e quando o diagnóstico é duvidoso.

A radiografia simples de abdome identifica apenas cálculos suficientemente grandes e radiopacos, como os de cálcio, estruvita e cistina. Além de não detectar obstruções do trato urinário, ela não é um bom método para cálculos sobrepondo estruturas ósseas, pequenos e radiotransparentes, bem como para os de ácido úrico, xantina e triantereno. No Quadro 4 estão listadas as características de diferentes cálculos ao raio X. Isoladamente, a radiografia simples apresenta sensibilidade de 44 a 77% e especificidade de 80 a 87%, mas pode acrescentar na falta de tomografia helicoidal, quando associada a outros métodos, como ultrassonografia (US) e urografia excretora.

Vários fatores seriam responsáveis pela baixa sensibilidade da radiografia simples na detecção dos cálculos: estes podem ser obscurecidos por gases intestinais, sombras ósseas ou posicionamento incorreto do paciente, a magnificação geométrica pode distorcer seu tamanho e sua localização exata pode ser difícil de ser determinada. Flebólitos e calcificações vasculares também limitam a especificidade do exame.

Podem ser usados para o diagnóstico e também para a evolução, tanto em pacientes em observação clínica de cálculos não obstrutivos quanto para acompanhamento pós-procedimento.

A urografia excretora possui sensibilidade e especificidade superiores às da radiografia simples na detecção de cálculos, porém é menos sensível e específica que a

• **QUADRO 4** Características de diferentes cálculos ao raio X

Radiopaco	Baixa radiopacidade	Radiotransparente
Oxalato de cálcio di-hidratado	Fosfato de amônio magnesiano (estruvita)	Ácido úrico
Oxalato de cálcio monoidratado	Apatita (fosfato de cálcio)	Urato de amônio
Fosfato de cálcio	Cistina	Xantina
		2,8-di-hidroxiadenina
		Medicamentosos

Fonte: Türk et al., 2021.

TC. É um exame que pode determinar o nível e o grau de obstrução do trato urinário, além de oferecer informações de forma indireta sobre a função renal. Alguns centros utilizam a urografia excretora para o seguimento de cálculo ureteral ou para avaliação da anatomia após a remoção do cálculo.

A US dos rins e da bexiga detecta de forma confiável a hidronefrose e tem a vantagem de não envolver radiação ionizante. É a modalidade de imagem inicial de escolha em pacientes grávidas. Além disso, em centros onde não esteja disponível a TC de baixa dose de radiação, a US pode representar uma alternativa à TC com dose-padrão de radiação do abdome e da pelve sem contraste, o que minimiza a dose de radiação cumulativa em pacientes submetidos a múltiplos episódios de imagem para nefrolitíase. A Tabela 1 traz a dose de radiação a que um indivíduo é exposto em exames de investigação de litíase urinária.

A US é menos precisa e apresenta maior variabilidade do que a TC de abdome e pelve sem contraste para o diagnóstico de nefrolitíase. Em uma metanálise foi mostrado que sua sensibilidade é de 70,2% e a especificidade de 75,4%, comparada à TC. Como a TC detecta nefrolitíase não diagnosticada com US, às vezes uma TC é realizada após uma US negativa para avaliar se há um cálculo quando o índice de suspeita clínica permanece alto. O ultrassom também é menos preciso do que a TC na medição do tamanho do cálculo, no número de cálculos e na definição da localização ureteral. Em alguns casos, mesmo um ultrassom positivo pode levar a uma TC de acompanhamento para permitir o planejamento do tratamento.

A US tem baixa sensibilidade (11 a 24%) para o diagnóstico de ureterolitíase. Cálculos ureterais proximais e os distais próximos à junção ureterovesical podem ser visualizados, enquanto, para cálculos de ureter médio, o ultrassom demonstra principalmente sinais indiretos de obstrução, como a dilatação ureteropielocalicial.

A US (quando necessário, usando avaliação do índice de resistência renal e US transvaginal/transabdominal com bexiga cheia) tornou-se a principal ferramenta de diagnóstico radiológico na avaliação de pacientes grávidas com suspeita de cólica renal. No entanto, as alterações fisiológicas normais na gravidez podem mimetizar a obstrução ureteral.

A ressonância magnética do abdome e da pelve, também chamada de urorressonância, raramente é usada para nefrolitíase.

Os cálculos são mal vistos na ressonância magnética. Como o exame não envolve radiação ionizante, pode ser utilizado, como procedimento de segunda linha, para definir o nível de obstrução do trato e visualizar cálculos como um defeito de enchimento em pacientes grávidas. O contraste de gadolínio intravenoso geralmente não é administrado e deve ser evitado na paciente grávida, assim como em pacientes com disfunção renal moderada ou avançada.

Atualmente a TC helicoidal sem contraste constitui a modalidade de imagem de escolha, "padrão-ouro", nos pacientes que se apresentam com cólica renal aguda. Esse exame pode determinar o diâmetro do cálculo e a densidade, além de fornecer detalhamento anatômico de estruturas renais, perirrenais, peritoneais e retroperitoniais, ajudando no diagnóstico diferencial com outras doenças inflamatórias abdominais.

A sensibilidade é de aproximadamente 95% e a especificidade de aproximadamente 98%, nos quadros de cólica renal. Para TC de baixa dose de radiação, uma metanálise demonstrou sensibilidade de 93,1% e especificidade de 96,6%.

A TC sem contraste pode detectar cálculos de ácido úrico e xantina, que são radiotransparentes em radiografias simples, porém o mesmo não se aplica a cálculos de indinavir. Esse exame é muito útil na programação de procedimentos como a litotripsia extracorpórea por ondas de choque, pois pode determinar a densidade e a estrutura interna do cálculo, assim como a distância da pele ao cálculo.

A TC de baixa dose pode ser menos confiável para detectar cálculos pequenos (< 2 mm) e ureterais em pacientes com obesidade (IMC > 30 kg/m^2). Em pacientes com índice de massa corporal (IMC) < 30, a TC de baixa dose mostrou ter uma sensibilidade de 86% para detectar cálculos ureterais < 3 mm e 100% para os > 3 mm.

O uso de contraste endovenoso na TC deve ser considerado caso a remoção do cálculo seja planejada e o sistema coletor renal precise ser avaliado, tendo como exemplo as situações anatômicas complexas como malformações e os casos de cirurgias renais prévias. Outra situação de indicação de contraste inclui a diferenciação entre ureterais distais e flebólitos pélvicos.

Na Figura 1 pode-se ver o fluxograma de escolha do método de imagem em litíase urinária. A TC de abdome e pelve sem contraste realizada com protocolos de baixa dose de radiação é o exame preferido para a maioria dos adultos com suspeita de nefrolitíase. Se a TC não estiver disponível, a US dos rins e da bexiga, inclusive

• **TABELA 1** Exposição à radiação em exames de investigação de litíase urinária

Método	Exposição de radiação (mSv)
Radiografia simples	0,5 a 1
Urografia excretora	1,3 a 3,5
Tomografia de baixa dose de radiação	0,97 a 1,9
Tomografia dose-padrão de radiação	4,5 a 5
Tomografia com contraste	25 a 35

Fonte: elaboração dos autores.

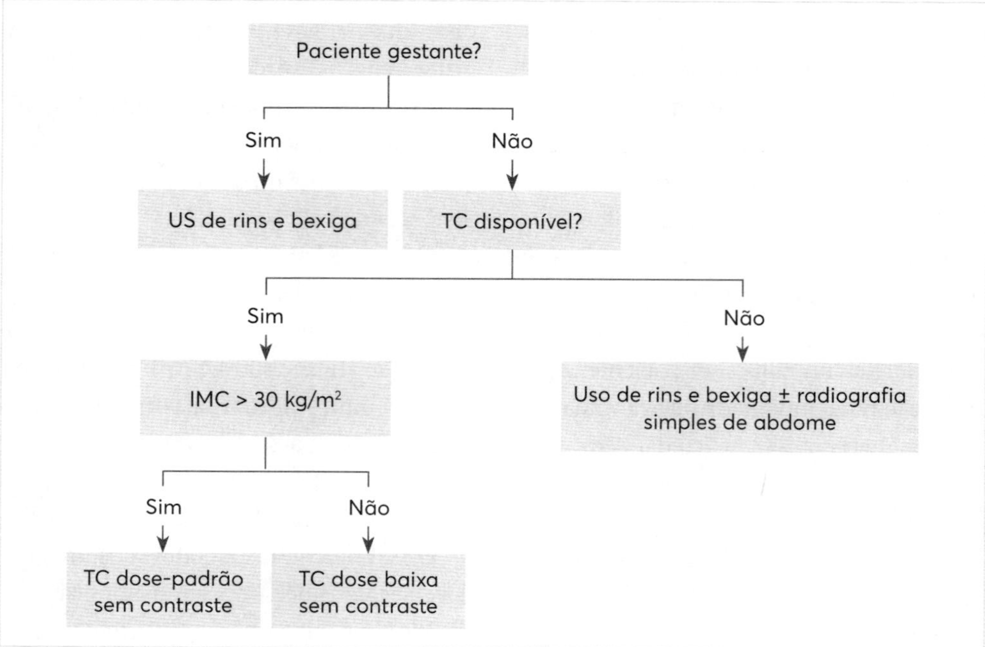

• **FIGURA 1** Fluxograma de escolha do método de imagem em litíase urinária.
IMC: indíce de massa corporal; TC: tomografia computadorizada; US: ultrassonografia.
Fonte: elaboração dos autores.

em combinação com a radiografia abdominopélvica, é a opção de segunda linha para a imagem inicial. Essa escolha é determinada por considerações de precisão diagnóstica, dose cumulativa de radiação ao longo do tempo e a necessidade de informações sobre o planejamento do tratamento caso o exame seja positivo. Pacientes que podem estar grávidas devem ser submetidas a teste de gravidez antes de TC ou radiografia abdominal.

COMO CONDUZIR UM PACIENTE COM LITÍASE ASSINTOMÁTICA (ACHADO DE EXAME DE IMAGEM)?

Alguns pacientes podem ser diagnosticados com nefrolitíase assintomática quando um exame de imagem do abdome é realizado para outros fins ou quando a imagem de vigilância é realizada naqueles com história prévia de cálculos.

Cerca de 10 a 25% desses pacientes tornam-se sintomáticos ou requerem intervenção. Assim, pacientes assintomáticos podem se beneficiar de uma avaliação metabólica e de terapia médica apropriada para prevenir o crescimento de quaisquer cálculos existentes e prevenir a formação de novos cálculos. Pacientes com múltiplos cálculos assintomáticos devem ser submetidos a avaliação metabólica; já em pacientes assintomáticos com um cálculo único, que não justifica uma avaliação metabólica completa, a vigilância ativa com exames de imagem repetidos dentro de 1 a 2 anos para verificar crescimento e novos cálculos é recomendada. Pacientes com cálculos > 5 mm, diabetes *mellitus* (DM), hiperuricemia ou cálculos caliciais médios ou superiores correm maior risco de desenvolver eventos relacionados aos cálculos e, portanto, também devem receber recomendação de acompanhamento regular.

Pacientes mais jovens (com idade < 50 anos) e aqueles com crescimento de cálculos > 1 mm por ano apresentaram probabilidade significativamente maior de apresentar sintomas e/ou necessidade de intervenção cirúrgica.

O manejo conservador é uma opção para adultos saudáveis, com contraindicação para cirurgia ou grávidas, e para os que têm acesso a cuidados de saúde e podem aderir à vigilância ativa (imagem após 6 meses, depois anualmente).

O paciente deve ser encaminhado para remoção do cálculo se surgirem sintomas, obstrução ou infecção recorrente, ou se o cálculo crescer. A remoção do cálculo deve ser considerada se o paciente preferir a remoção ao tratamento conservador; se planeja engravidar em um futuro próximo; se tem cálculos diverticulares caliciais, cálculos maiores que 10 mm ou patologia renal; ou não é adequado para gestão conservadora.

Os candidatos a doadores renais com cálculos renais assintomáticos devem ser avaliados para uma causa subjacente. Pacientes com anormalidades metabólicas evidentes que estão associadas ao aumento do risco de cálculos são geralmente excluídos da doação de rim.

QUAL A TAXA DE RECORRÊNCIA DE LITÍASE RENAL E O IMPACTO DO TRATAMENTO NA REDUÇÃO DE RECORRÊNCIA?

Taxas de recorrência após um evento inicial de cálculo sintomático são relatadas como de 30 a 50% dentro de 10 anos da primeira apresentação. Os pacientes são, portanto, geralmente motivados a explorar estratégias de prevenção.

Geralmente os pacientes têm o desejo de investigar a causa da litíase, assim como de realizar tratamento preferencialmente medicamentoso, em vez de cirúrgico, mas muitas vezes essa avaliação não é realizada pelos médicos.

O impacto do tratamento na redução da recorrência pode ser analisado para cada intervenção. A seguir será visto, como exemplo, o impacto de uma mudança de hábito de vida e depois de um tratamento medicamentoso.

O aconselhamento básico sobre dieta e ingestão de líquidos demonstrou ser eficaz na redução das taxas de recorrência de cálculos.

Em um estudo prospectivo, 199 pacientes com um primeiro cálculo de oxalato de cálcio foram divididos em grupo 1 – para uma recomendação de alta ingestão de líquidos para produzir pelo menos 2 litros de urina por dia – e grupo 2 – para nenhuma terapia ou grupo. Após seguimento de 5 anos, a incidência de formação de novos cálculos foi significativamente menor nos pacientes tratados do que naqueles do grupo controle (12 *versus* 27%).

Em uma metanálise de ensaios randomizados e controlados e de estudos observacionais sobre a ingestão de fluidos, a redução do risco ficou na faixa de 60 a 80%.

A terapia medicamentosa é indicada se a litogênese permanecer ativa (como evidenciado pela formação de novos cálculos, aumento de cálculos antigos ou eliminação frequente de cálculos) ou se houver melhora insuficiente na química da urina, apesar da tentativa de modificação da dieta ao longo de um período de 3 a 6 meses. Os diuréticos tiazídicos podem reduzir a excreção de cálcio em até 50% e são usados no tratamento de hipercalciúria em pacientes com cálculos recorrentes de oxalato de cálcio. Em uma metanálise de 5 estudos de diuréticos tiazídicos em comparação com o tratamento-padrão, a terapia com tiazídicos foi associada a uma redução significativa no número de novas recorrências de cálculos (risco relativo 0,52, IC 95% 0,39-0,69).

COMO MONITORAR A RECORRÊNCIA DE LITÍASE?

Pacientes que recebem tratamento para prevenir cálculos renais recorrentes devem ser monitorados regularmente para avaliar a resposta à terapia. Esse monitoramento consiste em uma avaliação metabólica e em exames de imagem.

A resposta à terapia dietética e/ou medicamentosa é monitorada por coletas de urina de 24 horas em caso de paciente com cálculos de oxalato de cálcio e fosfato de cálcio; isso também pode ser feito de forma mais seletiva para pacientes com cálculos de ácido úrico, cistina ou estruvita.

A primeira medição de urina de 24 horas de acompanhamento é sugerida 8 a 12 semanas após o início da prevenção farmacológica da recorrência de cálculos. Isso permite que a dosagem do medicamento seja ajustada se os fatores de risco urinários não se normalizarem, com outras medições de urina de 24 horas, se necessário. Uma vez normalizados os parâmetros urinários, é suficiente realizar a avaliação da urina de 24 horas a cada 12 meses.

Além da passagem do cálculo, a imagem é a maneira mais sensível de detectar a atividade do cálculo, definida como crescimento de cálculo existente ou formação de novo cálculo. A imagem abdominal simples tem as vantagens de estar prontamente disponível e associada à exposição limitada à radiação e do menor custo em comparação com outras modalidades. A radiografia simples fornece uma avaliação aceitável da atividade do cálculo na maioria dos pacientes com cálculos radiopacos, enquanto a US renal é preferida para a maioria dos pacientes com cálculos radiolúcidos, pois não há exposição à radiação ionizante e geralmente é menos dispendiosa que a TC. Um intervalo de imagem de 1 ano é recomendado para pacientes estáveis, mas isso pode ser adaptado com base na atividade do cálculo ou nos sinais clínicos.

Recomenda-se também que os cálculos recorrentes sejam considerados para análise, pois sua composição pode diferir do cálculo inicial.

QUAIS SÃO AS MEDIDAS PREVENTIVAS GERAIS DE LITÍASE?

O objetivo do tratamento preventivo da litíase urinária engloba medidas para evitar a recorrência da litíase ou o crescimento de cálculos urinários existentes.

Certas medidas preventivas são aplicáveis a todos os pacientes com cálculos renais, independentemente do tipo de cálculo ou risco individual, como as orientações sobre a ingestão de fluidos, sal, frutas e vegetais.

Todos os pacientes formadores de cálculos, independentemente do tipo de cálculo e de seu risco individual, devem seguir as medidas preventivas gerais. O principal foco é a normalização de hábitos alimentares e riscos do estilo de vida. As medidas preventivas gerais podem ser vistas no Quadro 5.

Ingestão de líquidos

Uma relação inversa entre a alta ingestão de líquidos e a formação de cálculos foi repetidamente demonstrada. Na discussão sobre o impacto do tratamento na redução de recorrência foi citado um estudo no qual a ingestão aumentada de líquido para produzir pelo menos 2 litros de urina por dia determinou redução na incidência de formação de novos cálculos. Para todos os pacientes com cálculos renais, sugere-se a ingestão de líquidos suficiente para produzir consistentemente pelo menos 2 litros de urina por dia. A ingestão de líquidos deve ser distribuída ao longo do dia, aumentando a taxa de fluxo de urina e diminuindo a concentração de soluto na urina.

O tipo de bebida pode afetar a formação de cálculos renais. A água é a escolha ideal, mas outras bebidas não calóricas também são eficazes. Aconselhamos os pacientes a evitar bebidas que contenham calorias, como refrigerantes adoçados, para evitar ganho de peso com o aumento geral da ingestão de líquidos. Três estudos de coorte prospectivos, envolvendo 194.095 participantes, sugerem que bebidas açucaradas (incluindo refrigeran-

• **QUADRO 5** Recomendação de medidas preventivas gerais

Ingestão de líquidos	■ Quantidade de fluidos: 2 a 3 L/dia. ■ Ingestão distribuída ao longo do dia. ■ Bebidas de pH neutro. ■ Diurese 2 a 2,5 L/dia. ■ Objetivo de densidade urinária: < 1.010.
Dieta balanceada	■ Rica em vegetais e fibras. ■ Conteúdo normal de cálcio: 1 a 1,2 g/dia. ■ Conteúdo limitado de NaCl: 4 a 5 g/dia. ■ Conteúdo de proteína animal limitado: 0,8 a 1 g/kg/dia.
Normalização dos fatores de risco (estilo de vida)	■ Índice de massa corpórea: manter índice normal. ■ Atividade física adequada. ■ Equilíbrio da perda excessiva de líquidos.

Fonte: Türk et al., 2021.

tes de cola e não cola) estão associadas a risco aumentado de desenvolver cálculos renais, enquanto o consumo de café (incluindo café descafeinado), chá, cerveja, vinho e suco de laranja está associado a risco menor.

Embora o chá fermentado e o chá com leite tenham alto teor de oxalato, ambos apresentam baixa disponibilidade de oxalato (biodisponibilidade de 0,08 e 0,03%), e o consumo de grandes quantidades de chá parece ter impacto insignificante na excreção urinária de oxalato. O menor risco de formação de cálculos com o consumo de cerveja e vinho está possivelmente relacionado à inibição da liberação do hormônio antidiurético (ADH). O suco de laranja (que contém potássio e citrato) foi associado a menor risco calculado de formação de cristais, possivelmente devido em parte ao aumento da excreção urinária de citrato, que inibe a nucleação espontânea e a aglomeração de cristais de oxalato de cálcio. Por outro lado, o suco de laranja tem alguns efeitos indesejáveis: não diminui a excreção de cálcio, aumenta modestamente a excreção de oxalato e o aumento da ingestão calórica pode levar ao ganho de peso. Em comparação, o suco de limão contém quase 5 vezes a concentração de ácido cítrico em comparação com o suco de laranja e é uma fonte dietética barata e bem tolerada de citrato. A ingestão de cerca de 120 mL de suco de limão concentrado por dia (misturado com água como limonada para um volume total de 2 litros) resultou em aumento dos níveis de citrato urinário em 11 de 12 pacientes (aumento médio de 142 para 346 mg/dia) que não eram aderentes ou eram intolerantes à terapia convencional de reposição de citrato.

Sódio

A ingestão diária de sódio (NaCl) não deve exceder 3 a 5 g. A alta ingestão afeta negativamente a composição urinária: a excreção de cálcio é aumentada pela redução da reabsorção tubular; o citrato urinário é reduzido devido à perda de bicarbonato; há risco aumentado de formação de cristais de urato de sódio.

Embora a contribuição independente da redução da ingestão de sódio na dieta na formação de cálculos seja desconhecida, a limitação da ingestão de sódio é provavelmente um componente importante de um regime – dieta contendo quantidade normal de cálcio (30 mmol por dia), quantidades reduzidas de proteína animal (52 g por dia) e de sal (50 mmol de cloreto de sódio por dia), que demonstrou reduzir a formação recorrente de cálculos.

Frutas, vegetais e fibras

A ingestão de frutas e vegetais deve ser incentivada devido aos efeitos benéficos das fibras, embora o papel destas últimas na prevenção de recorrências de cálculos seja discutível. O conteúdo alcalino de uma dieta vegetariana também aumenta o pH urinário. Esse benefício é principalmente o resultado do aumento da excreção de citrato. Além disso, estudos observacionais encontraram consistentemente um risco substancialmente menor de formação de cálculos incidentes em pessoas com dietas ricas em potássio.

Perda de peso

O controle de peso pode ser útil na prevenção da recorrência de cálculos, uma vez que obesidade e ganho de peso são fatores de risco para cálculos renais, principalmente em mulheres. Todavia, não existem ensaios clínicos que tenham demonstrado que a perda de peso reduz o risco de cálculos recorrentes.

Proteína animal

Não deve ser ingerida em excesso, sendo limitada a 0,8 a 1 g/kg de peso corporal. O consumo excessivo de proteína animal tem vários efeitos que favorecem a formação de cálculos, incluindo hipocitratúria, pH urinário baixo, hiperoxalúria e hiperuricosúria.

Quais as medidas preventivas específicas para cada distúrbio metabólico?

Além das medidas preventivas gerais para todos os tipos de cálculos, os pacientes com tipos específicos de cálculos devem ser submetidos às medidas preventivas adicionais, apresentadas no Quadro 6.

COMO FAZER O MANEJO PRÁTICO DE LITÍASE RENAL NA GESTAÇÃO E EM PACIENTES COM PERDA MINERAL ÓSSEA?

Gestação

Pacientes litiásicos que cursam com algumas situações clínicas especiais tais como gestação e perda mineral óssea devem ser tratados mais de perto para que se obtenha melhor controle clínico e se previna a formação de cálculos.

Durante a gestação, várias mudanças fisiológicas e anatômicas do trato urinário acontecem para adaptar a gestante a uma nova fase corporal. As gestantes litiásicas devem ser consideradas alto risco, e várias particularidades do quadro clínico e diagnóstico e tratamento serão discutidas a seguir.

Mulheres formadoras de cálculos renais quando gestantes aumentam os riscos de prematuridade, necessidade de cesárea, recém-nascidos com baixo peso ao nascer, diabetes gestacional e pré-eclâmpsia. Adicionalmente, a gestação por si só também aumenta o risco de aparecimento de cálculos renais, sobretudo a partir da sétima semana gestacional, pela dilatação das vias urinárias, que pode persistir inclusive no pós-parto por até 45 dias. Essa "hidronefrose" fisiológica aumenta o risco de formação de cálculos renais, bem como de infecção do trato urinário superior.

Em comparação com mulheres normais, o cálcio urinário fica elevado no primeiro trimestre da gravidez e permanece assim até o parto. No pós-parto, em geral, volta dentro da normalidade. Sabe-se que esse aumento deriva em grande parte do aumento da reabsorção de cálcio pelo trato gastrointestinal (TGI), por si só impulsionado por um grande aumento na 1,25 vitamina D sérica. Suplementos minerais são comuns durante a gravidez, portanto as taxas de absorção do TGI podem estar muito acima do normal. Embora as perdas de cálcio na urina sejam anormalmente altas pela hiperfiltração gestacional, o objetivo principal de maior absorção de cálcio intestinal

QUADRO 6 Recomendação de medidas preventivas específicas

Tipo de cálculo	Objetivo terapêutico específico	Medida preventiva
Oxalato de cálcio	■ Diminuir a concentração dos fatores litogênicos (cálcio e oxalato) e aumentar as concentrações de inibidores da formação de cálculos, como o citrato.	**Modificação da dieta:** ■ Aumentar a ingestão de líquidos, cálcio dietético, potássio e fitato pode ser benéfico. Obs.: 1) Dieta pobre em cálcio → redução do cálcio livre intestinal → aumento da absorção de oxalato (não quelado) e aumento de excreção de oxalato. 2) Dieta pobre em cálcio → balanço negativo de cálcio e diminuição de densidade óssea. ■ Reduzir a ingestão de oxalato, proteína animal, sacarose, frutose, sódio, vitamina C suplementar e cálcio suplementar (em oposição ao cálcio dietético). ■ Ingestão de suco de limão (e cítricos).
	■ Tratar condição específica como hiperparatireoidismo.	
	■ Depleção de volume, levando a um aumento compensatório na reabsorção proximal de sódio e, portanto, na reabsorção passiva de cálcio.	**Medicamentos:** ■ Diurético tiazídico: clortalidona 12,5 a 100 mg/dia; hidroclorotiazida 25 a 100 mg/dia; indapamida 2,5 mg/dia (associados a dieta pobre em sódio). Obs.: 1) atenção ao nível de K (nível baixo de K reduz a excreção de citrato).
	■ Aumentar a excreção urinária de citrato.	■ Citrato de potássio 30 a 40 mEq/dia dividido em 2 a 3 doses ou bicarbonato de potássio 25 a 50 mEq/dia dividido em 2 doses.
	■ Diminuir a absorção intestinal de oxalato.	■ Carbonato de cálcio ou citrato (1 a 4 g/dia) com as refeições (quelante de oxalato no lúmen intestinal). Colestiramina.
	■ Evitar a ingestão excessiva de vitamina C (aumenta a excreção de oxalato).	■ Evitar a ingestão excessiva de vitamina C (limite: 90 mg/dia).
	■ Tratamento em indivíduos com hiperoxalúria primária.	■ Ingestão hídrica > 3 L/dia. ■ Aumento da concentração urinária de fosfato, citrato e magnésio. ■ Redução da ingestão de oxalato na dieta. ■ Uso de piridoxina em altas doses ■ Lumasiran (RNA de interferência → alvo a glicolato oxidase → depleção do substrato para a síntese de oxalato).

(continua)

QUADRO 6 Recomendação de medidas preventivas específicas (*continuação*)

Tipo de cálculo	Objetivo terapêutico específico	Medida preventiva
Fosfato de cálcio	■ Mesmos fatores de risco dos cálculos de oxalato de cálcio (exceto hiperoxalúria e pH urinário mais alto).	
Ácido úrico	■ Alcalinização urinária → aumenta a solubilidade do ácido úrico.	■ Citrato de potássio ou bicarbonato de potássio.
	■ Reduzir a ingestão de purinas.	■ Reduzir a ingestão de purinas (< 500 mg/dia).
	■ Reduzir a produção de ácido úrico com inibidores da xantina oxidase.	■ Inibidor da xantina oxidase (alopurinol 100 a 300 mg/dia).
Cistina	■ Alcalinização urinária.	■ Citrato de potássio ou bicarbonato de potássio.
	■ Reduzir a precipitação de cistina.	■ Uso de drogas contendo tiol (por exemplo, tiopronina, D-penicilamina).
Estruvita (fosfato de amônio magnesiano)	■ Remoção completa do cálculo cirúrgico, terapia antimicrobiana de curto ou longo prazo e administração de inibidores de urease.	■ Cirurgia. ■ Terapia antimicrobiana. ■ Inibidores de urease (como ácido aceto-hidroxâmico).
Sem anormalidade metabólica	■ Reduzir a excreção de cálcio.	■ Diurético tiazídico (?).

RNA: *ribonucleic acid* (ácido ribonucleico).
Fonte: elaboração dos autores.

é a proteção do esqueleto fetal; portanto, o cálcio mineral ósseo materno é frequentemente mobilizado para esse fim, mas após o parto tudo se normaliza, a não ser que a paciente já tenha hipercalciúria idiopática não controlada antes de ficar gestante.

Em relação ao pH urinário, as gestantes em geral apresentam elevação do pH em torno de 6,4, o que favorece mais a formação de cálculos de fosfato de cálcio (brushita). Por outro lado, durante a gestação, na maioria das vezes, quando o pH da urina aumenta, o mesmo ocorre com o citrato urinário, que protege contra a formação de cálculos porque se liga o cálcio em um complexo solúvel e inibe a formação e o crescimento de cristais. Mas o alto teor de citrato na urina nem sempre acompanha o alto pH da urina. Assim, diante de uma situação de gestação, dosagens séricas de urina e a monitorização da pressão arterial precisam ser feitas dentro de um cronograma de risco.

Todos os cuidados modernos durante a gestação empregam suplementos de cálcio adequados, e eles são apropriados para pacientes com litíase. Existem evidências de que a alta ingestão de cálcio durante a gravidez pode reduzir o risco de pré-eclâmpsia e não aumentar o risco de cálculos.

Dentro dos limites impostos pela gravidez, um bom volume de urina, acima de 2 litros por dia, é praticamente a única atitude prática para a redução do risco, uma vez que tiazídicos e citrato de potássio e alopurinol são contraindicados durante a gestação. Mudanças na dieta e restrição alimentar podem não ser seguras, e quando necessárias devem ser realizadas e supervisionadas pelos médicos responsáveis pelo acompanhamento da gestante.

Outro importante ponto são os sintomas de dores lombares e a possível confusão com diagnóstico de obstrução da via urinária. Diante dessa situação, exames complementares devem ser feitos. O ultrassom é seguro e pode ajudar para o diagnóstico de obstrução por cálculo na gravidez, podendo ser feito a qualquer momento. A ressonância nuclear magnética pode ajudar a distinguir a obstrução do cálculo da dilatação normal do trato urinário quando o ultrassom deixa margem de dúvida. A tomografia de abdome não é recomendada, sobretudo nos 3 primeiros meses. A análise da urina é sempre mandatória para afastar infecção do trato urinário e risco de parto prematuro ou aborto. Se necessário analgesia, as recomendações são para o uso de dipirona e paracetamol. Cerca de 80% das gestantes conseguem eliminar cálculos ureterais, entretanto, em casos muito sintomáticos, uma avaliação urológica e a necessidade de intervenção cirúrgica podem ser o tratamento de escolha.

Finalmente, o risco aumentado de formação de cálculos renais não deve impedir nenhuma mulher de engravidar, porém as pacientes precisam ser bem informadas sobre o potencial risco e serem orientadas na prevenção juntamente com os colegas da obstetrícia.

Pacientes litiásicos com perda mineral óssea

A hipercalciúria idiopática (HI) é conhecida como a anormalidade metabólica mais comum (40 a 50%) entre os pacientes formadores de cálculos, podendo levar à perda mineral óssea e a risco de fratura ao longo da vida. Os mecanismos fisiopatogênicos responsáveis pela HI ainda não estão totalmente esclarecidos, mas acredita-se que a HI representa uma anormalidade sistêmica dos fluxos de cálcio no intestino, rins e ossos, provavelmente induzida por uma desregulação da 1,25 di-hidroxi-vitamina D ($1,25(OH)_2D_3$). Assim, a HI caracteriza-se pelo aumento da absorção intestinal de cálcio e/ou redução da reabsorção tubular renal de cálcio e/ou aumento da reabsorção óssea, associados a níveis séricos normais de PTH e a níveis normais ou elevados de vitamina D ($1,25(OH)_2D_3$). Adicionalmente, níveis séricos reduzidos de fósforo podem ser encontrados eventualmente em alguns pacientes. Embora aconteça perda urinária de cálcio, não encontramos hipocalcemia, e, como os níveis de vitamina D são em geral normais, isso mantém o PTH em nível normal, o que descarta a presença de hiperparatireoidismo secundário.

Em relação ao comprometimento ósseo na HI, uma diminuição da densidade mineral óssea (DMO) no osso trabecular e cortical foi relatada em várias séries na literatura, e alguns estudos também relataram um aumento dos marcadores de reabsorção óssea. Em um estudo de coorte retrospectivo de base populacional, a porcentagem de pacientes com formação de cálculos de cálcio com uma primeira fratura vertebral foi 4 vezes maior que as taxas esperadas na população geral. A histomorfometria óssea anormal em pacientes com hipercalciúria foi previamente descrita pelo nosso grupo, bem como por outros pesquisadores. Os principais achados incluíram aumento da reabsorção óssea, baixa formação óssea e defeito de mineralização. Dados da literatura sugeriram que a elevação de citocinas como interleucina 1 e 6 (IL-1 e IL-6) e fator de necrose tumoral alfa (TNF-alfa) em monócitos do sangue periférico poderia ser responsável pelo aumento da reabsorção óssea, levantando a hipótese de que a reabsorção óssea poderia representar o mecanismo primário que leva à hipercalciúria. Entretanto, a razão para essas alterações ósseas permanece ainda não esclarecida. Adicionalmente, não está definido se a perda renal tubular de cálcio leva à osteopenia por uma elevação secundária na reabsorção óssea ou se a perda de massa óssea é primária, resultando em consequente hipercalciúria. Ainda nessa direção, em 2008 nosso grupo descreveu pela primeira vez na literatura uma maior expressão do RANKL (ativador do receptor do ligante do fator nuclear κB) no tecido ósseo de pacientes com hipercalciúria idiopática, sugerindo que o aumento da reabsorção óssea nesses pacientes é mediado pelo RANKL. Portanto, para pacientes com hipercalciúria idiopática uma abordagem diagnóstica envolvendo densitometria óssea e marcadores de reabsorção óssea são necessários para avaliação melhor de cada paciente.

A história clínica é fundamental no paciente com nefrolitíase e deve ser investigada quanto a antecedentes familiares, doenças sistêmicas associadas, dieta, atividade física, profissão e ambiente de trabalho (exposição a ar-condicionado etc.), além de informações sobre o uso contínuo e regular de medicamentos que afetem o metabolismo de cálcio (especialmente diuréticos de alça, tiazídicos, anticonvulsivantes, corticosteroides, estrógeno, vitamina D, bisfosfonatos etc.) ou de suplementos nutricionais, vitaminas, isotônicos ou sais de cálcio. Outras alterações metabólicas que podem comumente se associar com a hipercalciúria, tais como acidose tubular renal distal, hipocitratúria, hiperuricosúria, hiperoxalúria, devem ser também investigadas e concomitantemente tratadas. Em pacientes idosos, sobretudo as mulheres em pós-menopausa, deve-se investigar e descartar a presença de osteoporose como causa de hipercalciúria. De qualquer modo, devido ao frequente acometimento ósseo na HI, a investigação de osteopenia ou osteoporose é necessária mesmo em mulheres em fase de pré-menopausa, indivíduos jovens do sexo masculino e crianças.

O tratamento adequado requer alta ingestão de cálcio (800-1.000 mg/dia), baixa ingestão de sódio (6 g/dia), moderação da ingestão de proteínas (0,9 mg/kg/peso), uso de citrato e também uso de medicamentos diuréticos tiazídicos e às vezes o uso de bisfosfonatos também, que reduzem a hipercalciúria e consequentemente evitam um balanço negativo de cálcio e a perda mineral óssea. Recentemente, demonstramos no nosso meio uma comparação entre o uso de tiazídico como a hidroclorotiazida e a indapamida (tiazídico-*like*). Claramente ambos são bem similares no controle da hipercalciúria e na preservação e na tendência de melhora da massa óssea em médio e longo prazos evidenciada pela densitometria óssea. Doses de clortalidona ou hidroclorotiazida não devem ultrapassar 25 mg/dia para evitar efeitos colaterais, porém em casos mais graves as doses mais altas podem ser necessárias. A indapamida preferencialmente deve ser indicada para pacientes do sexo masculino (parece ter menor efeito na inibição da libido) e/ou com hiperuricemia ou ainda pacientes intolerantes aos tiazídicos clássicos. Em termos de mecanismos de ação, os diuréticos tiazídicos são reconhecidos mundialmente como drogas coadjuvantes na melhora da massa óssea, por estimular a proliferação e a atividade dos osteoblastos e o aumento da formação e mineralização óssea, e portanto a utilização dessa classe de medicamentos oferece vantagem dupla para pacientes com hipercalciúria e perda de massa óssea.

Em relação ao citrato de potássio, essa droga é um coadjuvante no tratamento da hipercalciúria porque reduz a saturação urinária por se complexar com o cálcio. Além disso, essa droga também atua aumentando a dissociação do ácido úrico, diminuindo a chance de sua precipitação e impedindo a formação de cálculos mistos com o oxalato de cálcio. Evidências na literatura sugerem ainda que agentes alcalinizantes inibem a reabsorção óssea, melhoram a massa óssea e induzem hipocalciúria, além de estimular a atividade osteoblástica. A dose terapêutica diária varia de 30 a 60 mEq e de acordo com a tolerância gástrica de cada paciente e deve ser usada com cautela em pacientes com risco de hipercalemia.

Os bisfosfonatos são popularmente conhecidos pelo efeito antirreabsortivo ósseo e pela ampla utilização clínica no tratamento da osteoporose. Estudos clínicos confirmaram que pacientes litiásicos com hipercalciúria idiopática diminuem a calciúria e podem ser associados aos tiazídicos para obtenção de melhor resultado clínico.

Até o momento não existe consenso em relação ao uso de suplementos à base de cálcio e vitamina D para pacientes litiásicos hipercalciúricos, apesar de alguns investigadores terem observado que o efeito hipercalciúrico não foi importante. Alguns estudos demonstraram uma associação de ingestão de vitamina D com a formação de cálculos renais, entretanto outros autores não confirmaram esses achados. Na prática clínica a reposição é realizada nos valores tidos atualmente como normais entre 30 e 35 pg/mL. Estudos futuros precisam ser realizados para melhor determinação do risco de formação de litíase e o uso desses suplementos.

Por fim, a atividade física moderada é recomendada para pacientes litiásicos com hipercalciúria. Estudos populacionais evidenciaram que a atividade física pode evitar a formação de cálculos renais e também ser coadjuvante na melhora da massa óssea, porém os mecanismos de ação ainda não foram completamente elucidados.

Como conclusão, pacientes litiásicos, sobretudo com hipercalciúria, estão sob risco de perda de massa óssea e de fratura em longo prazo. Portanto, uma avaliação clínica incluindo densitometria óssea associada ao tratamento adequado e individualizado é recomendada para minimizar os riscos de osteopenia e osteoporose nessa população.

COMO FAZER O TRATAMENTO DA UROLITÍASE?

Tratamento da cólica renal

A cólica renal ocorre pela dilatação do sistema coletor causada pela obstrução da via urinária pelo cálculo. Os anti-inflamatórios não esteroides (p. ex., diclofenaco 50 mg via oral a cada 8 horas por 3 a 10 dias) e a dipirona (1 g via oral a cada 6 horas por 3 a 10 dias) são os medicamentos de escolha para o tratamento da cólica renal e têm melhor eficácia analgésica do que os opioides (nível de evidência 1b). Deve-se evitar o uso de anti-inflamatórios não esteroides em pacientes com redução da função renal, insuficiência cardíaca classe II-IV, insuficiência coronariana e doença arterial periférica e cerebral. A dipirona não é recomendada nos últimos 3 meses da gestação. Se a dor for refratária à analgesia, o tratamento ativo da obstrução deve ser feito pela drenagem com cateter duplo J ou nefrostomia ou então pela remoção do cálculo (nível de evidência 1b). Até o momento não há evidência que suporte o uso de diuréticos e hidratação excessiva durante a crise aguda. A recorrência da dor é menor em pacientes tratados com diclofenaco 50 mg via oral, de 8 em 8 horas, por 7 dias.

A obstrução do rim associada a sinais de infecção do trato urinário e/ou anúria é uma emergência urológica. A drenagem urgente logo após a estabilização hemodinâmica do paciente e a administração de antibiótico de largo espectro visando combater bactérias Gram-negativas deve ser realizada pela colocação de cateter duplo J ou de nefrostomia (nível de evidência 1b). O tratamento definitivo do cálculo deve ser postergado até o tratamento da infecção.

A eliminação espontânea de cálculos ureterais é menos provável com o aumento do diâmetro do cálculo. Aproximadamente 75% dos cálculos ureterais < 5 mm são eliminados espontaneamente em até 4 semanas. Entretanto, cálculos entre 5 e 10 mm têm apenas 47% de chance de passagem espontânea.

A terapia medicamentosa expulsiva com alfa-bloqueadores (p. ex., tansulosina 0,4 mg via oral 1 vez ao dia por 4 semanas) deve ser utilizada apenas em pacientes informados e com cálculos ureterais entre 5 e 10 mm quando a remoção ativa do cálculo não estiver indicada (nível de evidência 1a). Esse tratamento aumenta em 29% a chance de passagem de cálculo entre 5 e 10 mm. O tratamento expulsivo deve ser descontinuado se surgirem complicações como dor refratária, infecção ou piora de função renal. Os alfa-bloqueadores têm como efeitos colaterais mais comuns a hipotensão e a ejaculação retrógrada.

RECOMENDAÇÕES GERAIS PARA INTERVENÇÕES EM CÁLCULO URINÁRIO

Infecções urinárias devem ser tratadas sempre que uma intervenção for planejada. Uma dose única de antibiótico na indução anestésica parece ser suficiente em pacientes sem história de infecção urinária (nível de evidência 2a). Não se recomenda profilaxia com antibiótico antes de litotripsia extracorpórea, exceto na presença de cateter duplo J ou nefrostomia, cálculos de infecção ou bacteriúria (nível de evidência 1a).

Pacientes com distúrbios hemorrágicos ou que não podem interromper o tratamento anticoagulante não podem ser submetidos a litotripsia extracorpórea ou a nefrolitotripsia percutânea. A ureteroscopia é a alternativa com menor morbidade (nível de evidência 2a).

TRATAMENTO DE CÁLCULOS URETERAIS

As indicações de tratamento ativo de cálculos ureterais são: cálculos com pequena chance de passagem espontânea, dor refratária, obstrução persistente e piora da função renal (nível de evidência 2b). Pacientes com cálculos ureterais podem ser tratados com ureteroscopia ou com litotripsia extracorpórea. O sucesso do tratamento é significativamente maior com ureteroscopia do que com litotripsia extracorpórea. Além disso, a necessidade de tratamentos auxiliares e de novos tratamentos é menor com a ureteroscopia. No entanto, a litotripsia extracorpórea tem menor morbidade do que a ureteroscopia (nível de evidência 1a). Ureteroscopia anterógrada percutânea pode ser considerada em cálculos ureterais proximais > 15 mm impactados ou quando o ureter tem acesso retrógrado muito difícil, como em derivações urinárias (nível de evidência 1b).

Algumas situações especiais são mais desafiadoras, como o cálculo ureteral em gestantes. A litotripsia extracorpórea é contraindicada. O tratamento ativo de cálculos ureterais em gestantes por ureteroscopia causa menos morbidade do que trocas regulares de cateter duplo J para alívio da obstrução. Se possível, o tratamento eletivo de cálculos ureterais em gestantes é melhor durante o segundo trimestre. O acompanhamento obstétrico é necessário durante qualquer intervenção na gestante (nível de evidência 1b).

TRATAMENTO DE CÁLCULOS RENAIS

As indicações para tratamento ativo de cálculos renais incluem: crescimento do cálculo; cálculos em pacientes com alto risco de recorrência; obstrução urinária; infecção urinária; cálculos sintomáticos (dor, hematúria); cálculos > 15 mm; cálculos < 15 mm se a observação não for possível; preferência do paciente; comorbidades; situação social do paciente (profissão ou viagem).

A litotripsia extracorpórea, a ureteroscopia flexível e a nefrolitotripsia percutânea são modalidades de tratamento ativo para cálculos renais. Cálculos > 20 mm devem ser tratados preferencialmente por nefrolitotripsia percutânea. Quanto maior o volume de cálculo e a complexidade do sistema coletor do rim, menor é o sucesso da nefrolitotripsia percutânea (variando de 100 a 30%) e maiores as complicações. Se houver contraindicação para nefrolitotripsia percutânea em paciente com cálculo renal > 20 mm, o procedimento de escolha será a ureteroscopia flexível. O tratamento de cálculos renais < 20 mm pode ser feito por litotripsia extracorpórea ou ureteroscopia flexível.

São contraindicações para litotripsia extracorpórea: gestação, distúrbios de coagulação, infecção urinária não tratada, malformações esqueléticas ou obesidade que não permitam localizar o cálculo, aneurisma arterial nas proximidades do cálculo, obstrução anatômica distal ao cálculo. Infecção urinária não tratada é contraindicação para ureteroscopia. São contraindicações da nefrolitotripsia percutânea: infecção urinária não tratada, neoplasia maligna do rim e gestação.

O uso de anticoagulantes deve ser suspenso antes de nefrolitotripsia percutânea. Pacientes com infecção urinária ou cálculos complexos devem receber antibiótico guiado por cultura de urina por 7 dias antes da nefrolitotripsia percutânea (nível de evidência 1b). As complicações associadas à nefrolitotripsia percutânea são febre 10,8%, transfusão 7%, complicações torácicas 1,5%, sepse 0,5%, lesão de órgão vizinho 0,4%, embolização 0,4%, urinoma 0,2% e óbito 0,05% (nível de evidência 2b). O risco de transfusão sanguínea em nefrolitotripsia percutânea em cálculos complexos pode ser reduzido pela administração de ácido tranexâmico na indução anestésica, em pacientes sem risco de eventos cardiovasculares (nível de evidência 1a).

O sucesso da litotripsia extracorpórea para cálculos renais < 20 mm chega a 50% para uma sessão e depende da eficácia do litotridor, modo de aplicação da terapia, tamanho, localização e composição do cálculo e de dados antropométricos do paciente. O uso rotineiro de cateter duplo J não é recomendado, pois não melhora o sucesso do tratamento nem reduz o número de tratamentos auxiliares. A frequência de 60-90 choques/min melhora o sucesso e reduz a lesão tecidual (nível de evidência 1a). A lesão renal causada pela aplicação das ondas de choque pode ser reduzida pela aplicação de energias progressivamente maiores (nível de evidência 1b). Não há evidências de que a litotripsia extracorpórea cause efeitos adversos em longo prazo como hipertensão e diabetes. O acoplamento entre o paciente e a máquina também é importante, pois as bolhas de ar no gel de acoplamento podem desviar até 99% das ondas de choque.

Alguns fatores reduzem em muito o sucesso de tratamento com a litotripsia extracorpórea: ângulo infundíbulo-pélvico agudo (polo inferior), infundíbulo longo, grande distância pele-cálculo, infundíbulo estreito ou cálculos cuja composição é resistente à litotripsia extracorpórea (oxalato de cálcio monoidratado, brushita ou cistina). Nesses casos, a ureteroscopia flexível é o tratamento de escolha (nível de evidência 1a).

A ureteroscopia flexível já é o procedimento mais realizado para tratamento de cálculos renais no Brasil e no mundo devido à incorporação tecnológica e à versatilidade do procedimento. A chance de o paciente com cálculo < 20 mm ficar sem nenhum cálculo residual após uma única ureteroscopia flexível é de 75%, e a de restarem fragmentos < 2 mm é de 85%. Cálculos renais > 20 mm também podem ser tratados por ureteroscopia flexível, com sucesso de 91% em 1,45 procedimento/paciente e 4,5% de complicações Clavien ≥ 3 (nível de evidência 2b). É possível realizar ureteroscopia flexível bilateral para tratamento de cálculos renais. Ureteroscopia flexível bilateral para tratamento de cálculos renais < 20 mm tem taxas de sucesso similares, porém com mais complicações, mais visitas de emergência e maior elevação de creatinina que procedimentos unilaterais (nível de evidência 1a). As complicações de ureteroscopias são em geral de pequena complexidade, variando entre 9 e 25%. A avulsão ureteral e a estenose são raras (< 1%). Ureteroscopia em cálculo proximal tem maior risco de complicação do que em cálculo distal (nível de evidência 2a).

Após 1 a 3 meses do tratamento ativo, deve-se fazer um exame de imagem para detectar fragmentos de cálculo residuais e complicações. Cálculos residuais > 5 mm têm maiores chances de necessitar de uma nova intervenção, e cálculos > 2 mm têm maior probabilidade de apresentar crescimento ao longo do acompanhamento de um ano (nível de evidência 2a). A TC é o exame de escolha para determinar que o paciente ficou sem cálculos residuais. No entanto, se o cirurgião não conseguiu completar a cirurgia e cálculos residuais > 2 mm restaram no rim para uma nova intervenção, pode-se fazer uma US e poupar radiação ionizante para o paciente (nível de evidência 2a). Os cálculos residuais após nefrolitotripsia percutânea são mais bem tratados por ureteroscopia flexível do que por litotripsia extracorpórea.

A nefrectomia por cálculos urinários é raramente indicada, exceto em casos de infecção renal com ameaça à vida ou em rins já sem função. São preditores de complicações da nefrectomia por cálculo urinário o tamanho do rim ≥ 12 cm, abscesso renal, sepse e maior classificação de risco anestésico da Sociedade Americana de Anestesiologia (ASA).

TRATAMENTO DOS CÁLCULOS DE BEXIGA

Os cálculos vesicais são raros, afetando menos de 5% dos casos de urolitíase. A maioria dos casos ocorre em adultos com obstrução infravesical ou infecção urinária crônica ou presença de corpo estranho intravesical. Assim, a obstrução infravesical deve ser sempre investigada nos casos de cálculos vesicais. Em crianças, a litíase vesical está associada a desnutrição, principalmente com dieta pobre em proteína. Existem poucos dados sobre seu melhor tratamento. Diferentes taxas de sucesso são descritas, sendo: litotripsia extracorpórea (75 a 100%), cistolitotripsia transureteroscópica (63 a 100%), cistolitotripsia percutânea (89 a 100%) e cirurgia aberta (100%). O acesso percutâneo apresenta menor morbidade, com resultados semelhantes ao tratamento transuretral, principalmente em homens, enquanto a litotripsia extracorpórea apresenta as menores taxas de eliminação de cálculos e fica reservada aos pacientes de alto risco cirúrgico (nível de evidência 3).

LITERATURA RECOMENDADA

Aboumarzouk OM, Somani BK, Monga M. Flexible ureteroscopy and holmium: YAG laser lithotripsy for stone disease in patients with bleeding diathesis: a systematic review of the literature. Int Braz J Urol. 2012;38:298.

Aragão IA, Conte PHP, Vieralves RR et al. Investigação diagnóstica da litíase renal. Disponível em: https://www.urologiauerj.com.br/livro-uro/capitulo-22.pdf. Acesso em: 1 mar. 2022.

Batagello CA, Vicentini FC, Monga M et al. Tranexamic acid in patients with complex stones undergoing percutaneous nephrolithotomy: a randomised, double-blinded, placebo-controlled trial. BJU Int. 2022;129(1):35.

Borghi L, Meschi T, Amato F et al. Urinary volume, water and recurrences in idiopathic calcium nephrolithiasis: a 5-year randomized prospective study. J Urol. 1996;155(3):839-43.

Borghi L, Schianchi T, Meschi T et al. Comparison of two diets for the prevention of recurrent stones in idiopathic hypercalciuria. N Engl J Med. 2002;346(2):77-84.

Brinkley LJ, Gregory J, Pak CY. A further study of oxalate bioavailability in foods. J Urol. 1990;144(1):94-6.

Campschroer T, Zhu X, Vernooji RW, Lock MW. Alpha-blockers as medical expulsive therapy for ureteral Stones. Cochrane Database Syst Rev. 2018;4:CD008509.

Cheungpasitporn W, Rossetti S, Friend K et al. Treatment effect, adherence, and safety of high fluid intake for the prevention of incident and recurrent kidney stones: a systematic review and meta-analysis. J Nephrol. 2016;29:211-9.

Chew BH, Brotherhood HL, Sur RL et al. Natural history, complications and re-intervention rates of asymptomatic residual stone fragments after ureteroscopy: a report from the EDGE Research Consortium. J Urol. 2016;195:982.

Chew BH, Flannigan R, Kurtz M et al. A single dose of intraoperative antibiotics is sufficient to prevent urinary tract infection during ureteroscopy. J Endourol. 2016;30:63.

Cifci E, Çoban G, Çiçek T, Gönülalan U. The diagnostic value of magnetic resonance urography using a balanced turbo field echo sequence. Eur Radiol. 2016;26(12):4624-31.

Cloutier J, Villa L, Traxer O, Daudon M. Kidney stone analysis: "Give me your stone, I will tell you who you are!". World J Urol. 2015;33(2):157-69.

Coe FL, Worcester EM, Evan AP. Idiopathic hypercalciuria and formation of calcium renal stones. Nat Rev Nephrol. 2016;12(9):519-33.

Cunha TDS, Gomes SA, Heilberg IP. Thiazide and thiazide-like diuretics in nephrolithiasis. J Bras Nefrol. 2021;43(1):103-9.

Curhan GC. Comparison of dietary calcium with supplemental calcium and other nutrients as factors affecting the risk for kidney stones in women. Ann Intern Med. 1997;126(7):497.

Danilovic A, Cavalani A, Rocha BA et al. Assessment of residual stone fragments after retrograde intrarenal surgery. J Endourol. 2018;32(12):1108.

Danilovic A, Ferreira TAC, Maia GVA et al. Predictors of surgical complications of nephrectomy for urolithiasis. Int Braz J Urol. 2019;45(1):100.

Danilovic A, Rocha BA, Marchini GS et al. Computed tomography window affects kidney stones measurements. Int Braz J Urol. 2019;45(5):948.

Danilovic A, Rocha BA, Torricelli FCM et al. Size is not everything that matters: preoperative CT predictors of stone free after RIRS. Urology. 2019;132:63.

Danilovic A, Torricelli FCM, Marchini GS et al. Does previous standard percutaneous nephrolithotomy impair retrograde intrarenal surgery outcomes? Int Braz J Urol. 2021;47(6):1198.

Danilovic A, Torricelli FCM, Marchini GS et al. Prospective evaluation of bilateral retrograde intrarenal surgery: is it really safe? J Endourol. 2021;35(1):14.

Danilovic A, Torricelli FCM, Marchini GS et al. Residual stone fragments after percutaneous nephrolithotomy: shockwave lithotripsy vs retrograde intrarenal surgery. J Endourol. 2021;35(5):609.

Daudon M, Bader CA, Jungers P. Urinary calculi: review of classification methods and correlations with etiology. Scanning Microsc. 1993;7(3):1081-104.

Daudon M, Frochot V. Crystalluria. Clin Chem Lab Med CCLM. 2015;53(s2). Disponível em: https://www.degruyter.com/document/doi/10.1515/cclm-2015-0860/html. Acesso em: 30 jan. 2022.

Daudon M, Jungers P, Bazin D, Williams JC. Recurrence rates of urinary calculi according to stone composition and morphology. Urolithiasis. 2018;46(5):459-70.

Dion M, Ankawi G, Chew B et al. CUA guideline on the evaluation and medical management of the kidney stone patient: 2016 update. Can Urol Assoc J. 2016;10(11-12):E347-E358.

Drake T, Grivas N, Dabestani S et al. What are the benefits and harms of ureteroscopy compared with shockwave lithotripsy in the treatment of upper ureteral stones? A systematic review. Eur Urol. 2017;72:772.

Fankhauser CD, Kranzbühler B, Poyet C et al. Long-term adverse effects of extracorporeal shock-wave lithotripsy for nephrolithiasis and ureterolithiasis: a systematic review. Urology. 2015;85:991.

Ferraro PM, Curhan GC, Gambaro G, Taylor EN. Antibiotic use and risk of incident kidney stones in female nurses. Am J Kidney Dis Off J Natl Kidney Found. 2019;74(6):736-41.

Ferraro PM, Curhan GC, Gambaro G, Taylor EN. Total, dietary, and supplemental vitamin c intake and risk of incident kidney stones. Am J Kidney Dis Off J Natl Kidney Found. 2016;67(3):400-7.

Ferraro PM, Mandel EI, Curhan GC et al. Dietary protein and potassium, diet-dependent net acid load, and risk of incident kidney stones. Clin J Am Soc Nephrol. 2016;11(10):1834-44.

Ferraro PM, Taylor EN, Gambaro G, Curhan GC. Dietary and lifestyle risk factors associated with incident kidney stones in men and women. J Urol. 2017;198(4):858-63.

Ferraro PM, Taylor EN, Gambaro G, Curhan GC. Soda and other beverages and the risk of kidney stones. Clin J Am Soc Nephrol. 2013;8(8):1389-95.

Ferraro PM, Cunha TS, Taylor EN, Curhan GC. Temporal trends of dietary risk factors after a diagnosis of kidney stones. CJASN. 2022;17(1):83-9.

Ferraro PM, Taylor EN, Gambaro G, Curhan GC. Vitamin D intake and the risk of incident kidney stones. J Urol. 2017;197(2):405-10.

Fink HA, Wilt TJ, Eidman KE et al. Medical management to prevent recurrent nephrolithiasis in adults: a systematic review for an American College of Physicians Clinical Guideline. Ann Intern Med. 2013;158(7):535-43.

Fontenelle LF, Sarti TD. Kidney stones: treatment and prevention. Am Fam Physician. 2019;99(8):490-6.

Freitas RMC, Silva LC, Santos JLS, Tavares Junior WC. Avaliação dos métodos de imagem no diagnóstico da urolitíase: revisão da literatura. Radiol Bras. 2004;37(4):291-4.

Frochot V, Daudon M. Clinical value of crystalluria and quantitative morphoconstitutional analysis of urinary calculi. Int J Surg. 2016;36:624-32.

Fwu CW, Eggers PW, Kimmel PL et al. Emergency department visits, use of imaging, and drugs for urolithiasis have increased in the United States. Kidney Int. 2013;83:479-86.

Gambaro G, Croppi E, Coe F et al. Metabolic diagnosis and medical prevention of calcium nephrolithiasis and its systemic manifestations: a consensus statement. J Nephrol. 2016;29(6):715-34.

Gambaro G, Croppi E, Coe F et al.; Consensus Conference Group. Metabolic diagnosis and medical prevention of calcium nephrolithiasis and its systemic manifestations: a consensus statement. J Nephrol. 2016;29(6):715-34.

Ge H, Zheng X, Na Y et al. Bilateral same-session ureterosopy for treatment of ureteral calculi: a systematic review and meta-analysis. J Endourol. 2016;30:1169.

Geraghty R, Abourmarzouk O, Rai B et al. Evidence for ureterorenoscopy and laser fragmentation (URSL) for large renal stones in the modern era. Curr Urol Rep. 2015;16:54.

Giordiano EA, Tondin LM, Miranda RC, Baptista DR. Avaliação da ingestão alimentar e excreção de metabólitos na nefrolitíase. J Bras Nefrol. 2014;36:437-45.

Goldfarb DS, Avery AR, Beara-Lasic L et al. A twin study of genetic influences on nephrolithiasis in women and men. Kidney Int Rep. 2018;4(4):535-40.

Gomes SA, dos Reis LM, Noronha IL et al. RANKL is a mediator of bone resorption in idiopathic hypercalciuria. Clin J Am Soc Nephrol. 2008;3(5):1446-52.

Gomes SA, Lage A, Lazaretti-Castro M et al. Response to an oral calcium load in nephrolithiasis patients with fluctuating parathyroid hormone and ionized calcium levels. Braz J Med Biol Res. 2004;37(9):1379-88.

Heidenreich A, Desgrandschamps F, Terrier F. Modern approach of diagnosis and management of acute flank pain: review of all imaging modalities. Eur Urol. 2002;41(4):351-62.

Heilberg IP, Martini LA, Szejnfeld VL et al. Bone disease in calcium stone forming patients. Clin Nephrol. 1994;42(3):175-82.

Heilberg IP, Schor N, Santos DR. Diretrizes AMB: litíase urinária. Disponível em: https://arquivos.sbn.org.br/uploads/lit.pdf. Acesso em: 1 mar. 2022.

Heilberg IP, Weisinger JR. Bone disease in idiopathic hypercalciuria. Curr Opin Nephrol Hypertens. 2006;15(4):394-402.

Ishii H, Aboumarzouk OM, Somani BK. Current status of ureteroscopy for stone disease in pregnancy. Urolithiasis. 2014;42:1.

Jeong IG, Kang T, Bang JK et al. Association between metabolic syndrome and the presence of kidney stones in a screened population. Am J Kidney Dis. 2011;58(3):383-8.

Kang DH, Cho KS, Ham WS et al. Comparison of high, intermediate, and low frequency shock wave lithotripsy for urinary tract stone disease: systematic review and network meta-analysis. PLoSOne. 2016;11:e0158661.

Korkes F, Gomes SA, Heilberg IP. Diagnóstico e tratamento de litíase ureteral. Braz J Nephrol. 2009;31(1):55-61.

Lentine KL, Kasiske BL, Levey AS et al. Kdigo: clinical practice guideline on the evaluation and care of living kidney donors. Transplantation. 2017;101(8S Suppl 1):S1-S109.

Li X, Zhu W, Lam W et al. Outcomes of long-term follow-up of asymptomatic renal stones and prediction of stone-related events. BJU Int. 2019;123(3):485-92.

Lu Y, Tianyong F, Ping H et al. Antibiotic prophylaxis for shock wave lithotripsy in patients with sterile urine before treatment may be unnecessary: a systematic review and meta-analysis. J Urol. 2012;188:441.

Maalouf NM, Cameron MA, Moe OW et al. Low urine pH: a novel feature of the metabolic syndrome. Clin J Am Soc Nephrol. 2007;2(5):883-8.

Mazzucchi E, Brito AH, Danilovic A et al. Comparison between two shock wave regimens using frequencies of 60 and 90 impulses per minute for urinary stones. Clinics. 2010;65(10):961.

Misael da Silva AM, dos Reis LM, Pereira RC et al. Bone involvement in idiopathic hypercalciuria. Clin Nephrol. 2002;57(3):183-91.

Pathan AS, Mitra B, Cameron PA. A systematic review and meta-analysis comparing the efficacy of nonsteroidal anti-inflammatory drugs, opioids, and paracetamol in the treatment of acute renal colic. Eur Urol. 2018;73:583.

Pearle MS, Goldfarb DS, Assimos DG et al. Medical management of kidney stones: AUA guideline. J Urol. 2014;192(2):316-24.

Pearle MS, Goldfarb DS, Assimos DG et al.; American Urological Association. Medical management of kidney stones: AUA guideline. J Urol. 2014;192(2):316-24.

Pedro RN, Aslam AU, Bello JO et al. Nutrients, vitamins, probiotics and herbal products: an update of their role in urolithogenesis. Urolithiasis. 2020;48(4):285-301.

Perez Castro E, Osther PJS, Jinga V et al. Differences in ureteroscopic stone treatment and outcomes for distal, mid-, proximal, or multiple ureteral locations: the Clinical Research Office of the Endourological Society ureteroscopy global study. Eur Urol. 2014;66:102.

Pishchalnikov YA, Neucks JS, VonDerHar RJ et al. Air pockets trapped during routine coupling in dry head lithotripsy can significantly decrease the delivery of shock wave energy. J Urol. 2006;176:2706.

Preminger GM, Tiselius HG, Assimos DG et al.; EAU/AUA Nephrolithiasis Guideline Panel. 2007 guideline for the management of ureteral calculi. J Urol. 2007;178(6):2418-34.

Ramsey S, Robertson A, Ablett MJ et al. Evidence-based drainage of infected hydronephrosis secondary to ureteric calculi. J Endourol. 2010;24(2):185-9.

Thongprayoon C, Vaughan LE, Chewcharat A, Risk of symptomatic kidney stones during and after pregnancy. Am J Kidney Dis. 2021;78(3):409-17.

Rodriguez A, Curhan GC, Gambaro G et al. Mediterranean diet adherence and risk of incident kidney stones. Am J Clin Nutr. 2020;111(5):1100-6.

Rodriguez A, Cunha TDS, Rodgers AL et al. Comparison of supersaturation outputs from different programs and their application in testing correspondence with kidney stone composition. J Endourol. 2021;35(5):687-94.

Rule AD, Lieske JC, Li X et al. The Roks nomogram for predicting a second symptomatic stone episode. J Amer Soc Nephrol. 2014;25:2685-7.

Seitz C, Desai M, Häcker A et al. Incidence, prevention, and management of complications following percutaneous nephrolitholapaxy. Eur Urol. 2012;61:146.

Seitz C, Liatsikos E, Porpiglia F et al. Medical therapy to facilitate the passage of stones: what is the evidence? Eur Urol. 2009;56:455.

Seltzer MA, Low RK, McDonald M et al. Dietary manipulation with lemonade to treat hypocitraturic calcium nephrolithiasis. J Urol. 1996;156(3):907-9.

Skolarikos A, Laguna MP, Alivizatos G et al. The role for active monitoring in urinary stones: a systematic review. J Endourol. 2010;24:923.

Skuginna V, Nguyen DP, Seiler R et al. Does stepwise voltage ramping protect the kidney from injury during extracorporeal shockwave lithotripsy? Results of a prospective randomized trial. Eur Urol. 2016;69:267.

Srisubat A, Potisat S, Lojanapiwat B et al. Extracorporeal shock wave (ESWL) versus percutaneous nephrolithotomy (PCNL) or retrograde intrarenal surgery (RIRS) for kidney stones. Cochrane Database Syst Rev. 2014;11:CD007044.

Streeper NM. Asymptomatic renal stones: to treat or not to treat. Curr Urol Rep. 2018;19(5):29.

Sun X, Xia S, Lu J et al. Treatment of large impacted proximal ureteral stones: randomized comparison of percutaneous antegrade ureterolithotripsy versus retrograde ureterolithotripsy. J Endourol. 2008;22:913.

Sur RL, Krambeck AE, Large T et al. A randomized controlled trial of preoperative prophylactic antibiotics for percutaneous nephrolithotomy in moderate to high infectious risk population: a report from the Edge Consortium. J Urol. 2021;205(5):1379.

Taylor EN, Curhan GC. Dietary calcium from dairy and non-dairy sources and risk of symptomatic kidney stones. J Urol. 2013;190(4):1255-9.

Taylor EN, Curhan GC. Fructose consumption and the risk of kidney stones. Kidney Int. 2008;73(2):207-12.

Taylor EN, Curhan GC. Oxalate intake and the risk for nephrolithiasis. J Am Soc Nephrol. 2007;18(7):2198-204.

Taylor EN, Fung TT, Curhan GC. DASH-style diet associates with reduced risk for kidney stones. J Am Soc Nephrol. 2009;20(10):2253-9.

Taylor EN, Stampfer MJ, Curhan GC. Obesity, weight gain, and the risk of kidney stones. JAMA. 2005; 293(4):455-62.

Tessaro CZW, Ramos CI, Heilberg IP. Influence of nutritional status, laboratory parameters and dietary patterns upon urinary acid excretion in calcium stone formers. J Bras Nefrol. 2018;40(1):35-43.

Theriault B, Morin F, Cloutier J. Safety and efficacy of Tamsulosin as medical expulsive therapy in pregnancy. World J Urol. 2020;38:2301.

Thongprayoon C, Vaughan LE, Chewcharat A et al. Risk of Symptomatic Kidney Stones During and After Pregnancy. Am J Kidney Dis. 2021;78:409.

Torricelli FC, Marchini GS, Yamauchi FI et al. Impact of renal anatomy on shock wave lithotripsy outcomes for lower pole kidney stones: results of a prospective multifactorial analysis controlled by computerized tomography. J Urol. 2015;193:2002.

Torricelli FCM, Mazzucchi E, Danilovic A et al. Surgical management of bladder stones: literature review. Rev Col Bras Cir. 2012;40(3):227.

Türk C, Neisius A, Petřík A et al. 2021 EAU guidelines on urolithiasis. Disponível em: https://uroweb.org/wp-content/uploads/EAU-Guidelines-on-Urolithiasis-2021-V2-1.pdf. Acesso em: 2 fev. 2022.

Türk C, Petřík A, Sarica K et al. EAU guidelines on diagnosis and conservative management of urolithiasis. Eur Urol. 2016;69(3):468-74.

Uribarri J, Oh MS, Carroll HJ. The first kidney stones. Ann Intern Med. 1989;111:1006-9.

Valovska MI, Pais VM Jr. Contemporary best practice urolithiasis in pregnancy. Ther Adv Urol. 2018;10:127.

Wong C, Teitge B, Ross M et al. The accuracy and prognostic value of point-of-care ultrasound for nephrolithiasis in the emergency department: a systematic review and meta-analysis. Acad Emerg Med. 2018;25(6):684-98.

Xiang H, Chan M, Brown V et al. Systematic review and meta-analysis of the diagnostic accuracy of low-dose computed tomography of the kidneys, ureters and bladder for urolithiasis. J Med Imaging Radiat Oncol. 2017;61(5):582-90.

Yallappa S, Amer T, Jones P et al. Natural history of conservatively managed ureteral stones: analysis of 6600 patients. J Endourol. 2018;32:371.

Parte 2

Hipertensão arterial

8

Avaliação da pressão arterial fora do consultório: quando e como?

Andrea Pio-Abreu
Rogerio Andrade Mulinari
Decio Mion Junior
Audes Diógenes de Magalhães Feitosa

INTRODUÇÃO

Há mais de cinco décadas reconhece-se a ocorrência de diferentes valores de pressão arterial (PA) nas atividades diárias, quando comparadas às medidas casuais ou de consultório. Estas, por sua vez, estão sujeitas a inúmeros fatores de erro, destacando-se a influência do observador e do ambiente onde a medida é realizada, além de propiciar menor número de leituras, o que diminui a reprodutibilidade ao longo do tempo. Com o passar das décadas, estudos robustos foram demonstrando que a avaliação da pressão arterial fora do consultório possui maior correlação com desfechos cardiovasculares quando comparada à medida no consultório. Nesse sentido, destaca-se a monitorização ambulatorial da pressão arterial (Mapa) nas 24 horas, considerada padrão-ouro na medida da PA, seguida pela medida residencial da pressão arterial (MRPA).

Antes de nos debruçarmos sobre os conceitos fundamentais da medida fora do consultório, é importante destacar que o primeiro passo é reconhecer os aspectos relativos aos equipamentos para realização da Mapa e da MRPA. Com isso, o nefrologista poderá identificar se o equipamento está adequado para uso. Nesse sentido, antes de medir a pressão do paciente, o que é importante verificar no aparelho?

É importante verificar, por meio de consulta ao *site* do fabricante, se o equipamento a ser adquirido está validado pela Aami (Association for the Advancement of Medical Instrumentation) ou pela BHS (British Hypertension Society). Além disso, é fundamental saber se o aparelho está calibrado, e estabelecer junto ao fabricante um contato para novas calibrações anuais, ou conforme orientado. O tamanho correto do manguito também é importante, devendo ser adequado à circunferência do braço. Levando em consideração que estes equipamentos são utilizados na prática clínica, e não pelo próprio paciente, é importante adquirir diferentes tamanhos de manguito.

SE OS VALORES DA MEDIDA DA PRESSÃO ARTERIAL DIFEREM DENTRO E FORA DO CONSULTÓRIO, COMO CLASSIFICAR OS PACIENTES NESSAS CONDIÇÕES?

Além da hipertensão e da normotensão verdadeiras, as medidas da PA fora do consultório pela Mapa ou pela MRPA possibilitam classificarmos os pacientes em duas outras condições: a hipertensão do avental branco (HAB) e a hipertensão mascarada (HM). Além disso, é possível identificar o efeito do avental branco e a hipertensão mascarada não controlada. A seguir estão descritos esses diversos conceitos, e o prognóstico da HAB e da HM (Quadro 1).

Normotensão verdadeira

A normotensão verdadeira caracteriza-se por valores normais tanto na PA no consultório (< 140/90 mmHg) quanto na Mapa de 24 horas (< 130/80 mmHg) ou na MRPA (< 130/80 mmHg).

Hipertensão verdadeira

A hipertensão verdadeira é definida quando a PA no consultório apresenta valores sistematicamente anormais (≥ 140/90 mmHg), enquanto apresenta medidas anormais de 24 horas pela Mapa (≥ 130/80 mmHg) ou pela MRPA (≥ 130/80 mHg).

Hipertensão e efeito do avental branco

Na HAB há valores anormais na medida da PA no consultório (≥ 140/90 mmHg) e normais pela Mapa durante o período de vigília ou pela MRPA (< 130/80 mmHg). Mais recentemente, tem-se considerado também HAB quando há PA anormal no consultório (≥ 140/90 mmHg) e média de PA de 24 horas < 130/80 mmHg. Portanto, na HAB ocorre mudança de diagnóstico de HA no consultório para normotensão fora dele.

No efeito do avental branco (EAB) as medidas da PA no consultório são maiores do que fora dele. Com base em estudos de MRPA, diferenças iguais ou superiores a 15 mmHg na PAS e/ou 9 mmHg na PAD indicam EAB significativo (Figura 1). Nesse sentido, ao contrário da HAB, não ocorre mudança no diagnóstico de HA, ou seja, se o indivíduo é normotenso, permanecerá normotenso; se é hipertenso, continuará sendo hipertenso.

Hipertensão mascarada

A HM ocorre quando há valores normais na medida da PA no consultório (< 140/90 mmHg) e valores anormais de PA pela Mapa durante o período de vigília (> 135/85 mmHg) ou pela MRPA (≥ 130/80 mmHg). Da mesma forma que ocorre com a HAB, considera-se que as pressões arteriais de 24 horas e durante o sono devam ser consideradas no diagnóstico. Assim, se a PA for < 140/90 mmHg no consultório, em pacientes sob tratamento ou não, e a PA de 24 horas for ≥ 130/80 mmHg ou a PA durante o sono for ≥ 120/70 mmHg, o diagnóstico de HM também deverá ser confirmado. Importante ressaltar que se aplica a denominação "hipertensão mascarada não controlada" quando hipertensos medicados têm PA aparentemente controlada no consultório, porém descontrolada fora dele.

• **QUADRO 1** Suspeita clínica, prognóstico e abordagem da hipertensão do avental branco e da hipertensão mascarada

	Quando suspeitar?	Qual o significado clínico? Como é o prognóstico? Como abordar?
HAB	Ocorre em aproximadamente 15 a 30% dos casos. Não há sinais clínicos que apontem especificamente para a HAB. Sabe-se que os grupos de maior prevalência são indivíduos jovens ou idosos, do sexo feminino, com medidas normais fora do consultório e classificação de hipertensão estágio I no consultório, sem lesões de órgãos-alvo.	A HAB apresenta risco cardiovascular intermediário entre normotensos e hipertensos. Isso significa que os pacientes classificados dessa forma devem permanecer em seguimento clínico para reavaliação da pressão arterial, já com orientações de mudanças de estilo de vida. No entanto, ainda não há evidências de benefícios de intervenções medicamentosas nesse grupo.
HM	Ocorre em 10 a 15% dos casos. Deve-se suspeitar sobretudo em jovens com PA no consultório normal ou limítrofe, com medidas ocasionalmente elevadas fora do consultório, e com lesão de órgãos-alvo (p. ex., hipertrofia de ventrículo esquerdo, retinopatia hipertensiva, surgimento de albuminúria moderada). Deve-se suspeitar ainda em indivíduos com PA limítrofe, e histórico familiar positivo para hipertensão arterial ou risco cardiovascular elevado. Finalmente, há algumas condições clínicas mais associadas à HM, destacando-se o diabetes *mellitus*. Outras condições são a obesidade e a doença renal crônica. Especificamente em relação à HM não controlada (em pacientes tratados com anti-hipertensivos), os fatores associados são níveis mais baixos de ansiedade durante a consulta, utilização de medicação apenas antes da consulta médica (má adesão) e diabetes *mellitus*.	A HM implica maior risco cardiovascular quando comparada à normotensão, e similar à hipertensão. Há maior prevalência de lesões de órgãos-alvo em indivíduos com HM do que em indivíduos normotensos. Nesse sentido, embora não seja consensual, está indicado o tratamento medicamentoso, em associação às mudanças no estilo de vida. Recomenda-se acompanhar a PA pela medida fora do consultório.

HAB: hipertensão do avental branco; HM: hipertensão mascarada; PA: pressão arterial.
Fonte: elaboração dos autores.

O efeito do mascaramento (EM) ocorre quando há diferenças iguais ou inferiores a –1 mmHg na pressão arterial sistólica (PAS) e/ou na pressão arterial diastólica (PAD) no consultório quando comparada à pressão fora do consultório (Figura 1).

MONITORIZAÇÃO AMBULATORIAL DA PRESSÃO ARTERIAL (MAPA)

Quando?

A Mapa é o método que permite o registro indireto e intermitente da PA durante 24 horas, ou mais, enquanto o paciente realiza suas atividades habituais na vigília e durante o sono. Suas principais indicações e utilidades estão descritas, respectivamente, no Quadro 2 e na Figura 2.

Como?

Os profissionais envolvidos na instalação da Mapa devem ser experientes, tanto no que se relaciona à instalação do aparelho no paciente quanto ao necessário conhecimento sobre o *software* do computador a ser utilizado e sobre todo o protocolo de instalação, realização e retirada do aparelho. O protocolo de instalação envolve tanto os procedimentos adotados pelos profissionais de saúde quanto as orientações ao paciente sobre como proceder durante o exame, incluindo a anotação do diário de atividades (horários em que acordou, dormiu, fez as refeições, realizou atividades específicas, apresentou sintomas). O protocolo de retirada do aparelho envolve tanto a conferência das anotações no diário do paciente quanto a leitura das medidas válidas, e a transferência de dados para o *software.*

Cabe ressaltar aqui o protocolo de realização do exame. Recomenda-se que o aparelho seja programado para medir a PA no mínimo a cada 30 minutos, de forma que, ao final das 24 horas, obtenham-se ao menos 16 medidas válidas

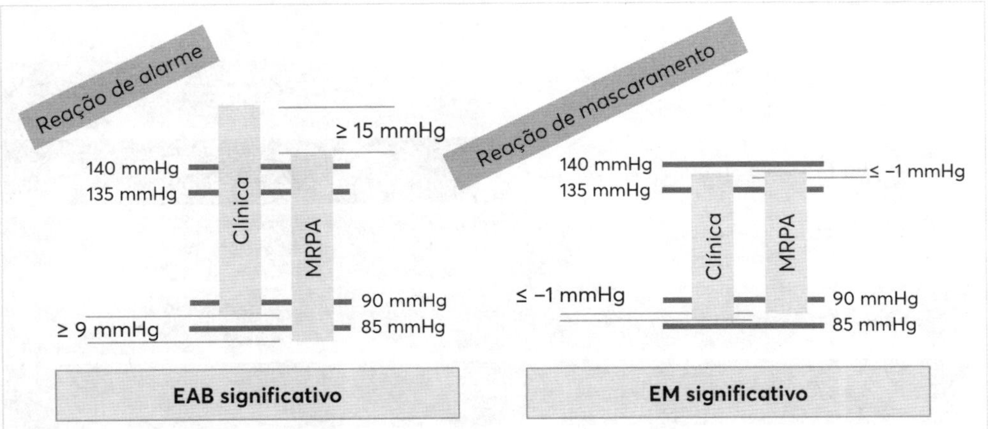

• **FIGURA 1** Pontos de corte para definir efeito do avental branco significativo e efeito de mascaramento significativo.

EAB: efeito do avental branco; EM: efeito de mascaramento.

Fonte: elaboração dos autores.

no período da vigília e 8 durante o sono. Em situações especiais e a critério clínico, pode-se recomendar a realização de um número maior de medidas, pelo risco de maiores perdas. Da mesma forma, podem ser aceitos números menores de medidas, a depender do motivo da solicitação pelo médico. Grande parte dos serviços adota a programação de medidas a cada 15 ou 20 minutos durante a vigília e a cada 20 ou 30 minutos durante o sono.

Os dados a serem analisados na Mapa são o comportamento da PA sistólica e diastólica nas 24 horas, na vigília e no sono (valores descritos na Tabela 1). Além disso, deve ser analisado o comportamento da pressão arterial durante o sono. A análise da presença do descenso durante o sono é importante, se ausente ou atenuado (Tabela 2), pois possui implicações prognósticas ruins. Outros itens que devem ser analisados no exame são os episódios de hipotensão (quando presentes), a correlação da pressão com medicamentos tomados, atividades e possíveis sintomas apresentados pelo paciente, e a presença de picos da PA.

• **QUADRO 2** Principais indicações para a monitorização ambulatorial da pressão arterial

Confirmação diagnóstica da hipertensão arterial.
Identificação da hipertensão mascarada. Identificação da hipertensão mascarada em pacientes tratados.
Identificação da hipertensão do avental branco. Identificação do efeito do avental branco.
Identificação da hipertensão resistente verdadeira e da pseudo-hipertensão resistente.
Avaliação de sintomas, sobretudo sugestivos de hipotensão.
Disfunção autonômica.
Grande variabilidade pressórica.

Fonte: elaboração dos autores.

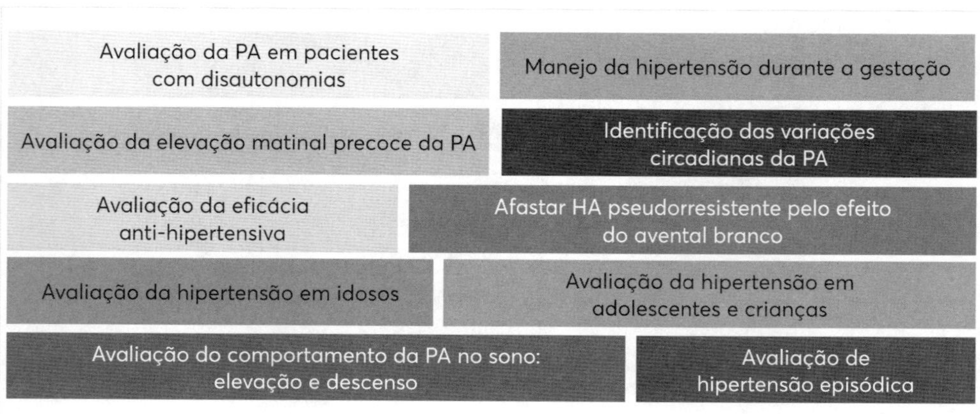

• **FIGURA 2** Principais utilidades da monitorização ambulatorial da pressão arterial.

PA: pressão arterial; HA: hipertensão arterial.

Fonte: elaboração dos autores.

• **TABELA 1** Valores normais do comportamento da pressão arterial pela Mapa

Categoria	Pressão arterial sistólica (mmHg)	Pressão arterial diastólica (mmHg)
Mapa 24 horas	< 130	< 80
Vigília	< 135	< 85
Sono	< 120	< 70

Mapa: monitorização ambulatorial da pressão arterial.
Fonte: elaboração dos autores.

• **TABELA 2** Classificação do comportamento da pressão arterial entre os períodos de vigília e sono (descenso noturno)

Descenso presente	≥ 10%
Descenso ausente ou ascensão da PA	≤ 0%
Descenso atenuado	> 0 < 10%
Descenso acentuado	> 20%

PA: pressão arterial.
Fonte: elaboração dos autores.

Estes são definidos como elevações significativas em pelo menos duas medidas da PA, de forma progressiva, atingindo um valor acima das elevações anteriores e posteriores. Importante considerar que não há consenso sobre o percentual de elevação para ser considerado pico.

MONITORIZAÇÃO RESIDENCIAL DA PRESSÃO ARTERIAL (MRPA)

Quando?

A MRPA é o método destinado a fazer os registros da PA fora do ambiente do consultório e por um período longo de tempo. Deverá ser realizada com aparelhos automáticos, digitais e que utilizem a técnica oscilométrica validada pelo método auscultatório, com armazenamento dos dados no equipamento para emitir o laudo. Os mesmos critérios do aparelho de Mapa são necessários no de MRPA: o equipamento deve ser validado e calibrado, e o manguito deve ser próprio para a circunferência do paciente.

Uma característica fundamental desse método é obedecer a um protocolo previamente estabelecido e normatizado. Portanto, não deve ser confundido com a automedida da pressão arterial (Ampa), que não obedece a nenhum protocolo preestabelecido, sendo as medidas realizadas aleatoriamente e feitas por decisão do próprio paciente ou até mesmo a pedido médico. As principais indicações da MRPA estão descritas no Quadro 3. Importante ressaltar que uma limitação da MRPA quando comparada à Mapa é a impossibilidade de avaliar o comportamento da pressão arterial noturna. Ao mesmo tempo, a MRPA tem a vantagem de trazer um efeito benéfico na adesão à medicação e no controle da PA, especialmente quando combinada com orientação e aconselhamento pelo médico.

QUADRO 3 Principais indicações da MRPA

Confirmação diagnóstica da hipertensão arterial.
Identificação da hipertensão do avental branco. Identificação do efeito do avental branco.
Identificação da hipertensão mascarada. Identificação do efeito do mascaramento.
Verificação da eficácia do tratamento anti-hipertensivo.
Confirmação da hipertensão resistente.
Presença de grande variabilidade pressórica na consulta médica.

MRPA: monitorização residencial da pressão arterial.
Fonte: elaboração dos autores.

Como?

Até o momento não há consenso sobre o melhor protocolo para a realização da MRPA, sendo descritos diversos na literatura. Independentemente do protocolo escolhido, é importante considerar que a reprodutibilidade da MRPA está diretamente relacionada ao número de medidas realizadas. No Quadro 4 está descrito o protocolo sugerido nas diretrizes brasileiras mais recentes de MRPA.

A Diretriz Brasileira de HA 2020 recomenda que os valores de referência de anormalidade de MRPA passem a ser ≥ 130/80 mmHg, em substituição aos valores ≥ 135/85 mmHg recomendados previamente pela 7ª Diretriz Brasileira de HA e pelas 6ª Diretrizes de Monitorização Ambulatorial da Pressão Arterial e 4ª Diretrizes de Monitorização Residencial da Pressão Arterial. De fato, a MRPA e a Mapa na vigília não devem ser consideradas medidas de PA iguais. A Mapa na vigília mede a PA durante as atividades habituais do paciente, incluindo trabalho, transporte, refeições, e em momentos de repouso e estresse. Por outro lado, a MRPA é derivada de um protocolo rígido em que o paciente faz as medidas apenas em ambiente calmo, após repouso de pelo menos 3 minutos, ao amanhecer e ao anoitecer. Nesse contexto, é comum que os valores de Mapa na vigília sejam ligeiramente mais altos do que da MRPA.

QUADRO 4 Exemplo de protocolo para realização da MRPA

Horário das medidas	Pela manhã e à noite (ou no entardecer).
Número de medidas	Três medidas pela manhã e três medidas à noite (ou no entardecer). O intervalo entre as medidas deve ser de 1 minuto.
Número mínimo de medidas válidas	Neste protocolo há 24 medidas idealmente realizadas. Destas, pelo menos 14 devem ser válidas, desde que distribuídas ao longo dos dias do exame.
Período de verificação	O período de verificação é de no mínimo 5 dias. O primeiro dia deve ser excluído do protocolo.

MRPA: monitorização residencial da pressão arterial.
Fonte: elaboração dos autores.

A média da PA a ser considerada para definição de normalidade é a do período total. A depender da indicação clínica, a análise das médias nos períodos da manhã e da tarde podem ser úteis (p. ex., para o estabelecimento de estratégias de tratamento medicamentoso).

A AVALIAÇÃO DA PRESSÃO ARTERIAL FORA DO CONSULTÓRIO DEVE FAZER PARTE DA ROTINA DO NEFROLOGISTA?

Pacientes renais crônicos possuem grande variabilidade pressórica, por uma série de fatores: aumento da retenção de sal e água, aumento da sensibilidade do barorreceptor, alteração do sistema nervoso simpático, maior ativação do sistema renina-angiotensina-aldosterona, disfunção endotelial, estresse oxidativo, inflamação e aumento da rigidez arterial.

Numerosos estudos usando Mapa de 24 horas já demostraram o aumento dos riscos cardiovascular e renal associados à variabilidade pressórica em renais crônicos em tratamento conservador, em diálise e em transplantados renais. Os padrões circadianos de PA mais importantes frequentemente observados nesses pacientes são a ausência ou atenuação do descenso noturno, além de PA noturna elevada (hipertensão noturna). Outro padrão comumente encontrado em pacientes com doença renal crônica (DRC) é a hipertensão mascarada, que também tem se mostrado fortemente associada a lesões cardiovasculares. Tais estudos, portanto, corroboram a importância da avaliação da PA fora do consultório nesses pacientes.

Trabalhos recentes têm focado a cronoterapia anti-hipertensiva no manejo de pacientes hipertensos com DRC, mostrando que a administração de medicamentos na hora de dormir melhora o controle pressórico, diminui a PA durante o sono e reduz eventos cardiovasculares. Nesse sentido, a Mapa pode ser útil para avaliar a efetividade do esquema anti-hipertensivo, tanto no que se relaciona à média nas 24 horas, apontando para o necessário aumento ou redução dos anti-hipertensivos, quanto ao comportamento da pressão arterial no sono, apontando para o necessário ajuste do horário da tomada das medicações. Trata-se de uma conduta de excelência diante da hipertensão no renal crônico, com impacto relevante em desfechos cardiovasculares e, inclusive, renais.

O diagnóstico acurado da hipertensão arterial nos pacientes renais crônicos dialíticos exige que a medida da PA seja realizada fora do consultório (Quadro 5). Quando não é possível realizar Mapa, ou mesmo a MRPA, pode-se recomendar a medida domiciliar (Ampa) para o diagnóstico de hipertensão. Para pacientes em diálise peritoneal, recomenda-se que sejam feitas duas medidas diárias com intervalo de 1 a 2 minutos, ao longo de 7 dias. Para pacientes em hemodiálise, recomenda-se que sejam feitas também duas medidas diárias, ao longo de 6 dias consecutivos sem diálise (serão necessárias, portanto, cerca de 2 semanas, não considerando os dias de sessão). Os pacientes em hemodiálise sempre devem ser orientados a não medirem a PA no braço com fístula arteriovenosa.

• **QUADRO 5** Mapa em pacientes dialíticos: valores considerados anormais

Hemodiálise	PA média ≥ 130/80 mmHg ao longo de 24 horas de monitoramento durante um dia sem diálise do meio da semana, e, se possível, estendido para 44 horas.
Diálise peritoneal	PA média ≥ 130/80 mmHg ao longo de 24 horas de monitoramento.

Mapa: monitorização ambulatorial da pressão arterial; PA: pressão arterial.
Fonte: elaboração dos autores.

Finalmente, é muito importante reforçar que, após o início da terapia renal substitutiva (TRS) em pacientes renais crônicos e hipertensos, há frequente mudança do comportamento pressórico, com necessário ajuste dos medicamentos anti-hipertensivos. A medida da PA no consultório e/ou durante a sessão de diálise não são bons parâmetros para esse fim.

LITERATURA RECOMENDADA

Barroso WKS, Rodrigues CIS, Bortolotto LA et al. Diretrizes Brasileiras de Hipertensão Arterial – 2020. Arq Bras Cardiol. 2021;116(3):516-658.

Brandão AA, Alessi A, Feitosa AM et al. 6ª Diretrizes de Monitorização Ambulatorial da Pressão Arterial e 4ª Diretrizes de Monitorização Residencial da Pressão Arterial. Arq Bras Cardiol. 2018;110(5 Suppl 1):1-29.

Feitosa ADM, Mota-Gomes MA, Nobre F et al. What are the optimal reference values for home blood pressure monitoring? Arq Bras Cardiol. 2021;116(3):501-3.

Mion Jr D, Nobre F, Oigman W et al. Mapa: monitorização ambulatorial da pressão arterial. MRPA – Mapa 5d: monitorização residencial da pressão arterial. 6.ed. São Paulo: Atheneu; 2020.

Stergiou GS, Palatini P, Parati G et al. 2021 European Society of Hypertension practice guidelines for office and out-of-office blood pressure measurement. J Hypertens. 2021;39(7):1293-302.

9

Como abordar a hipertensão no paciente renal crônico?

Cibele Isaac Saad Rodrigues
Rogério Baumgratz de Paula

INTRODUÇÃO

A hipertensão arterial é companheira frequente da doença renal crônica (DRC), podendo ser causa ou consequência. Definição, fisiopatologia, metas e tratamento constituem grandes desafios na prática clínica do nefrologista.

A Diretriz de prática clínica para o controle da pressão arterial (PA) na DRC para pacientes que não estão em terapia renal substitutiva (TRS) do *Kdigo – Kidney disease: improving global outcomes 2021* – apresentou uma atualização sobre esse tópico, posto que a última era de 2012. Passados 9 anos, as novas recomendações são baseadas em revisões sistemáticas de estudos relevantes e na avaliação da qualidade das evidências. O escopo da nova Diretriz inclui aferição adequada da PA por meio da chamada "medida padronizada de consultório", sugere novas metas pressóricas, mudanças no estilo de vida (MEV) e escolha de medicamentos para grupos específicos de pacientes.

A meta de PA sistólica proposta para a maioria dos pacientes com DRC não dialisados pelo *Kdigo* é inferior a 120 mmHg, o que difere das Diretrizes brasileiras de hipertensão arterial (HA) 2020 e de outros documentos, cuja PA-alvo é de 130/80 mmHg.

A medida denominada "padronizada de consultório", não disponível na maioria dos serviços de atendimento a hipertensos, traz a meta para patamares mais baixos do que aqueles que possam ser suportados em diversos pacientes. Os bloqueadores do sistema renina-angiotensina (SRA) ainda representam a pedra angular recomendada na intervenção terapêutica medicamentosa, independentemente do nível de ritmo de filtração glomerular estimado (RFG-e), da presença de diabetes ou de albuminúria.

MEDIDA DA PRESSÃO ARTERIAL

Como medir a pressão arterial no consultório?

Atualmente a medida preconizada em consultório é aquela denominada "padronizada" ou "desacompanhada", que foi utilizada no estudo *Sprint* (*Systolic blood pressure intervention trial*) e, por esse motivo, tem sido também chamada medida *Sprint*.

É recomendado o uso de aparelhos automáticos de braço, validados, calibrados, com tamanho de manguito apropriado à circunferência braquial, com medidas repetidas, preferencialmente desacompanhadas, porque reduzem o efeito do avental branco e se correlacionam melhor com o risco cardiovascular (CV) e renal do que quando se utiliza a medida de consultório não padronizada. Para tanto, é necessário estabelecer um fluxo de trabalho e treinamento para a utilização dessas técnicas. A diferença entre essas medidas pode ser vista na Figura 1. Para detalhamento da técnica correta da medida da PA, que não é escopo deste capítulo, podem-se consultar as Diretrizes brasileiras de HA 2020.

Mas essa medida de pressão arterial é factível?

A medida padronizada da PA é uma metodologia semelhante à utilizada nos estudos *Accord* (*Action to control cardiovascular risk in diabetes*/Ação para controlar o risco cardiovascular no diabetes) e *Sprint* (*Systolic blood pressure intervention trial*/Ensaio clínico sobre intervenção para pressão arterial sistólica). Embora a maioria das medidas tenha sido realizada sem auxílio profissional no *Sprint*, muitas ocorreram na presença do médico. Acredita-se que a diferença na PA entre as medições com (padronizada) e sem auxílio (convencional) chegue a 7 mmHg, com valores similares aos obtidos na monitorização da PA diurna. Há algumas desvantagens, como a necessidade de aparelhos oscilométricos que façam medidas repetidas,

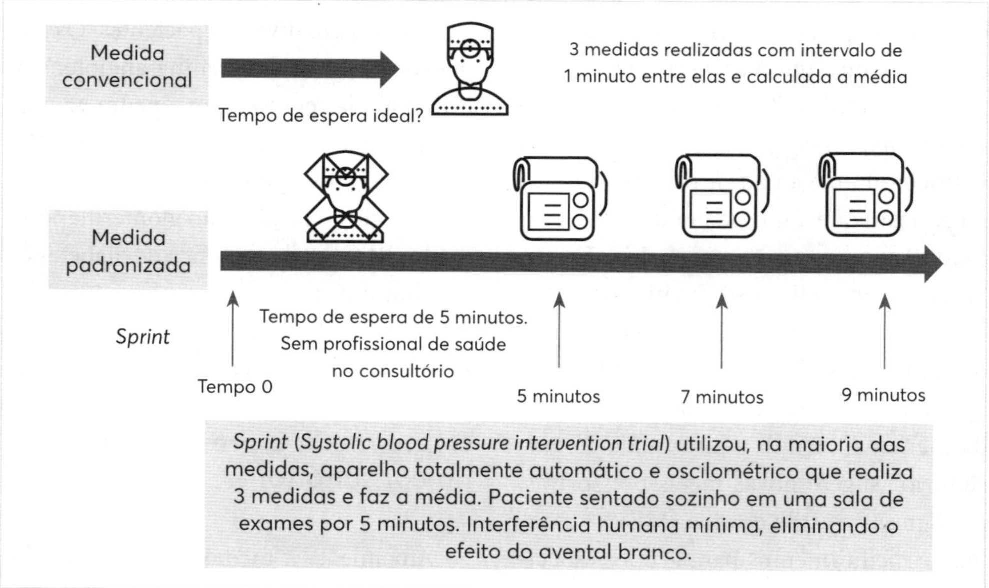

• **FIGURA 1** Método *standard vs*. método padronizado de medida da pressão arterial no estudo *Sprint*.

Fonte: elaboração dos autores.

que são muito sensíveis, porém são caros; uma sala para que o paciente fique confortavelmente sentado e sozinho; há aumento no tempo de consulta para 25 minutos em média (em vez dos 15 minutos habituais), portanto são necessários mais profissionais capacitados para assistir o mesmo número de pessoas, encarecendo o procedimento, cujo resultado benéfico é sentido em longo prazo.

Respondendo então à pergunta: a medida feita da forma padronizada é mais fidedigna, mas não é factível na maioria dos serviços disponíveis para a população brasileira (Figura 2).

Devo fazer monitorização ambulatorial da pressão arterial em DRC? Quais são os valores considerados normais?

A resposta é sim (Quadro 1). Diretrizes atuais recomendam a realização da monitorização ambulatorial da pressão arterial (Mapa) mesmo em pacientes renais crônicos com PA normal em consultório, particularmente em tabagistas, idosos e pacientes de alto risco CV, bem como naqueles com diagnóstico de doença CV. Há vários fenótipos de HA que são diagnosticados pela Mapa em DRC: cerca de 30% da HA do avental branco, de 30 a 60% de HA mascarada e uma porcentagem grande de indivíduos sem descenso noturno (*non dippers*) ou *risers*, chegando a 80% nos pacientes em diálise. Na impossibilidade de realizar a Mapa, a MRPA (monitorização residencial da PA) constitui uma boa alternativa.

• **QUADRO 1** Valores normais da PA na monitorização ambulatorial da PA em DRC e como realizá-la

Valores normais da Mapa na DRC	Mapa de 24 horas < 130/80 mmHg
Orientação quanto à realização da Mapa.	Realizar, sempre que possível, e em um dia normal e representativo das atividades habituais do indivíduo.

DRC: doença renal crônica; Mapa: monitorização ambulatorial da pressão arterial.
Fonte: elaboração dos autores.

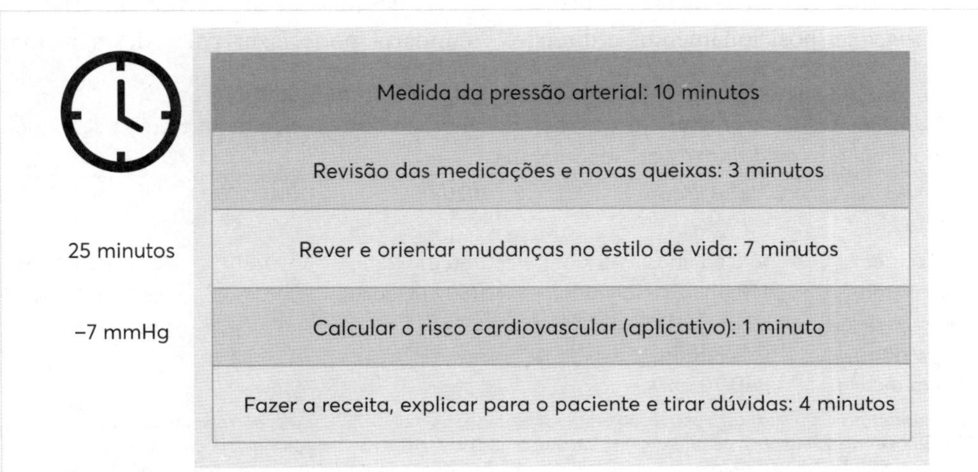

• **FIGURA 2** Tempo médio de consulta padronizada.
Fonte: elaboração dos autores.

FISIOPATOLOGIA DA HIPERTENSÃO ARTERIAL NA DOENÇA RENAL CRÔNICA: POR QUE DEVO SABER?

A fisiopatologia da HA na DRC é multifatorial e pode ser resumida como um *status* de hipervolemia, com retenção de sódio e água, além de desbalanço entre fatores vasoconstritores (sistema-renina-angiotensina-aldosterona – SRAA – e sistema nervoso simpático) e vasodilatadores. Conhecer esses fatores orienta as medicações a serem prescritas e otimizadas, a fim de que se obtenham melhores resultados em termos de controle (atingimento de metas) e de retardo na progressão da DRC.

QUAIS SÃO AS METAS PRESSÓRICAS QUE SE DEVEM BUSCAR NA HIPERTENSÃO ARTERIAL DA DOENÇA RENAL CRÔNICA?

É possível verificar as metas dos principais *guidelines*/posicionamentos e diretrizes resumidas no Quadro 2. Como se pode notar, a maioria dos documentos preconiza como alvo 130/80 mmHg, considerando medida convencional da PA para todos os pacientes, independentemente da presença de albuminúria ou de diabetes *mellitus*. A única diferença está localizada no *Kdigo 2021*, pelos motivos já explicitados.

QUE EXAMES DEVEM SER SOLICITADOS PARA O RENAL CRÔNICO HIPERTENSO EM ACOMPANHAMENTO AMBULATORIAL?

Na primeira consulta é obrigatório solicitar exames laboratoriais e de imagem. Depois, para o acompanhamento, em periodicidade de acordo com o estágio da DRC, presença de lesões em órgãos-alvo da HA, controle de fatores de risco em que se busca a normalização dos exames de acordo com as metas preconizadas para cada um deles. O Quadro 3 sumariza esses exames.

A pesquisa de hipertensão arterial secundária pode fazer parte dessa rotina,

• **QUADRO 2** Metas pressóricas na hipertensão arterial da doença renal crônica, segundo os mais recentes *guidelines* e posicionamentos.

Guidelines recentes	ESC/ESH 2018	ISH 2020	DBHA 2020	Kdigo 2021
Com ou sem albuminúria, presença de DM ou não (PA em mmHg)	▪ 18 a 65 anos: PAS < 140 a 130, se tolerado. ▪ 65 anos: PAS 130-139, se tolerado. ▪ PAD 70 a 79.	< 130/80 e < 140/80 em idosos.	< 130/80.	PA < 120/80 em medida de PA padronizada.

DBHA: Diretrizes brasileiras de hipertensão arterial; DM: diabetes *mellitus*; ESC: European Society of Cardiology; ESH: European Society of Hypertension; ISH: International Society of Hypertension; *Kdigo: Kidney diseases: improving global outcomes*; PA: pressão arterial; PAD: pressão arterial diastólica; PAS: pressão arterial sistólica.
Fonte: elaboração dos autores.

• **QUADRO 3** Avaliação laboratorial e de exames de imagem para o renal crônico hipertenso

Avaliação laboratorial mínima:
▪ Dosagem de ureia e da creatinina sérica – com estimativa do RFG-e. ▪ Urina tipo I, com pesquisa de dismorfismo eritrocitário em caso de hematúria. ▪ Razão proteinúria/creatininúria ou albuminúria/creatininúria. ▪ Colesterol total e frações. ▪ Triglicérides. ▪ Potássio. ▪ Glicemia (HbA1c, em diabéticos). ▪ Ácido úrico.
Exames de imagem:
▪ Eletrocardiograma. ▪ Ecocardiograma. ▪ Ultrassom renal com a medida do tamanho renal e do córtex (com Doppler de artérias renais, quando indicado).

Fonte: elaboração dos autores.

em caso de suspeita clínica. A biópsia renal deve ser indicada, de acordo com a necessidade.

QUAIS MUDANÇAS NO ESTILO DE VIDA REALMENTE FAZEM DIFERENÇA NO CONTROLE PRESSÓRICO?

As medidas mais eficazes e recomendadas por evidências científicas no hipertenso renal crônico são a restrição de sódio na dieta e a atividade física individualizada. Todas as demais são extrapoladas da população de hipertensos em geral, que se mostraram bastante eficazes e seguras. Por isso mesmo, o *Kdigo 2021* só trata dessas duas, sem se aprofundar nas demais.

Restrição de sódio na dieta

A ingestão de sal deve ser < *2 g/dia de sódio* (correspondendo a 5 g de cloreto de sódio) entre pacientes com DRC com PA elevada, exceto para pacientes com nefropatia perdedora de sódio. A dieta do tipo Dash (*dietary approaches to stop hypertension*) pode ser uma boa opção, mas, sempre que possível, as mudanças de hábito alimentar devem ser realizadas por nutricionista e levar em conta as preferências do paciente e sua condição socioeconômica.

Atividade física moderada

Pacientes com HA e DRC devem realizar atividade física de intensidade moderada por *pelo menos 150 minutos por semana, ou em grau compatível com sua tolerância física e CV.* Ou seja, essa é uma MEV que deve ser individualizada. Muitos renais crônicos são diabéticos, frágeis, além de acumularem comorbidades que devem ser consideradas na prescrição de atividade física, tais como idade, limitações físicas, estado cognitivo e risco de quedas. Os benefícios são a melhora na sobrevida e na qualidade de vida, mesmo se não for obtido o objetivo proposto pelos *guidelines*/posicionamentos/diretrizes, que é de 150 min/semana. Quando essa meta não for atingida, ainda assim, deve-se insistir com exercícios compatíveis com as limitações encontradas.

Perda de peso

O ideal é manter um peso corporal saudável, ou seja, índice de massa corporal (IMC) (kg/m^2) < 25 em adultos e, de acordo com o Ministério da Saúde, IMC entre 22 e < 27 em idosos, e circunferência da cintura (CC) < 90 cm em homens e < 80 cm em mulheres, embora não existam estudos específicos para renais crônicos e essas sejam extrapolações da população hipertensa em geral.

Outras medidas

Novamente, assim como para a perda de peso, não há recomendações baseadas em evidências em HA na DRC. Já foi comprovado que cessar o tabagismo, reduzir o consumo de álcool, adotar dieta saudável e medidas para correção da apneia obstrutiva do sono (AOS) reduz a PA na população geral e potencialmente nos renais crônicos, desde que aplicados de modo individualizado e seguro.

O QUE SE DEVE PRESCREVER NO TRATAMENTO MEDICAMENTOSO?

O trio de ouro no tratamento da hipertensão

Como habitualmente esses pacientes são considerados hipertensos refratários ou resistentes, a necessidade de associação de medicamentos é uma realidade quando se deseja obter controle pressórico (meta). Impõe-se ao nefrologista o desafio de saber combinar fármacos anti-hipertensivos que ajam sinergicamente, considerando os mecanismos fisiopatológicos envolvidos, nas maiores doses suportadas, com menos efeitos colaterais e melhor comodidade posológica.

O chamado "trio de ouro" ou tripé do tratamento da hipertensão resistente e refratária recebe o mesmo título quando se trata de HA na DRC, conforme se pode verificar na Figura 3.

Os *guidelines* do American College of Cardiology e American Heart Association (ACC/AHA) 2017 e do European Society of Cardiology e European Society of Hypertension (ESC/ESH) 2018 sugeriram o uso de bloqueadores dos canais de cálcio e diuréticos tiazídicos associados a bloqueadores do SRAA como terapia de primeira linha. As recomendações mais recentes para a abordagem medicamentosa do tratamento da hipertensão em pacientes com DRC encontram-se nas diretrizes *Kdigo 2021*. Relatam que os bloqueadores do SRAA reduzem o risco de progressão para DRC, eventos CV e mortalidade por todas as causas. Na prática, entretanto, há um declínio surpreendente no uso de bloqueadores de SRAA na DRC avançada, mesmo por nefrologistas, e os benefícios de seu uso em desfechos nessa população de pacientes classificados como estágios 4 e 5 ainda são limitados.

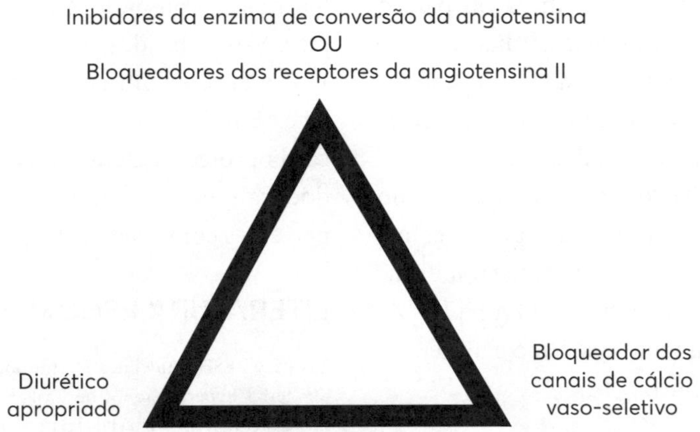

• **FIGURA 3** O trio de ouro no tratamento medicamentoso da hipertensão arterial na doença renal crônica.

Fonte: elaboração dos autores.

Se o controle pressórico não for obtido com essas três classes de medicamentos, quais os próximos passos?

Atualmente, fala-se em "octeto medicamentoso", com adição de classes farmacológicas complementares que visam ao bloqueio de sistemas vasoconstritores. Além do "trio de ouro", são parte desse octeto:

1. Espironolactona, um antagonista dos receptores mineralocorticoides (ARM), com efeito diurético suave e anti-hipertensivo. Seu mecanismo de ação ocorre pela competição com aldosterona pelos sítios de receptores nos túbulos distais, aumentando a excreção de sódio e água e a retenção de potássio e hidrogênio. Em breve o finerenone deve ter seu lançamento nacional e poderá compor essa classe de ARM, com maior especificidade e menos efeitos colaterais, especialmente a ginecomastia. Para qualquer ARM, deve-se sempre fazer controle rigoroso da função renal e do potássio sérico em pacientes com DRC.
2. Alfa-2A: agonista alfa-2 de ação central, em particular a clonidina, que é um fármaco agonista dos receptores adrenérgicos alfa-2, que age como agonista dos receptores alfa-2 no núcleo do trato solitário, reduzindo o efluxo simpático, com consequente diminuição de resistência vascular periférica, resistência vascular renal, frequência cardíaca e PA.
3. Beta-B: betabloqueadores, têm múltiplos efeitos, desde ação central e periférica, efeitos cardíacos, até inibição da produção de renina pelo aparelho justaglomerular. Os cardiosseletivos como o metoprolol e aqueles com bloqueio alfa e beta-B, como o carvedilol, são preferenciais. Beta-B são indicados como escolha inicial em casos de angina, pós-infarto do miocárdio, insu-

ficiência cardíaca, arritmia ou para o controle da frequência cardíaca.

4. Alfa-1B: bloqueador alfa-1 adrenérgico, muito pouco utilizado na atualidade. Não será abordado.
5. VD: vasodilatador arterial direto, como hidralazina e minoxidil, pode ser associado como último fármaco anti-hipertensivo no controle da PA na HA da DRC, geralmente associado a diuréticos de alça e beta-B.

Há novidades no tratamento?

Os últimos estudos disponíveis também destacaram os resultados promissores do novo antagonista do receptor mineralocorticoide seletivo, não esteroide, chamado finerenone, na redução de eventos CV e renais entre pacientes com doença renal secundária ao diabetes. Contudo, é preciso precaução, porque os bloqueadores do SRAA e os ARM podem estar associados à diminuição do RFG estimado e à hipercalemia, exigindo, portanto, acompanhamento rigoroso de volume (diurese e peso); ajustes adequados na dieta e adição de diurético de alça (furosemida), especialmente nos estágios 4 e 5 de DRC, quando os tiazídicos ou tiazídicos símiles (clortalidona e indapamida) são menos eficazes; ou, ainda, pode-se prescrever medicamentos que diminuam as concentrações de potássio.

Pode-se considerar os inibidores de SGLT2 como anti-hipertensivos?

Os inibidores do cotransportador de sódio-glicose 2 (SGLT2) agem nos túbulos renais, causando glicosúria e natriurese. São utilizados para o tratamento do DM e apresentam ação anti-hipertensiva leve. Ensaios clínicos têm demonstrado cardioproteção, atenuação da evolução da doença renal e de morte CV ou renal em pacientes com e sem DM2.

LITERATURA RECOMENDADA

2018 ESC/ESH guidelines for the management of arterial hypertension. The Task Force for the Management of Arterial Hypertension of the European Society of Cardiology and the European Society of Hypertension. Journal of Hypertension. 2018;36:1953-2041.

Barroso WKS, Rodrigues CIS, Bortolotto LA et al. Diretrizes Brasileiras de Hipertensão Arterial – 2020. Arq Bras Cardiol. 2021;116(3):516-658.

Bakris GL, Agarwal R, Anker SD et al. Effect of finerenone on chronic kidney disease outcomes in type 2 diabetes. N Engl J Med. 2020;383:2219-29.

Bakris G, Ali W, Parati G. ACC/AHA versus ESC/ESH on hypertension guidelines: JACC guideline comparison. J Am Coll Cardiol. 2019;73(23):3018-26.

Cheung AK, Rahman M, Reboussin DM; Sprint Research Group. Effects of intensive BP control in CKD. J Am Soc Nephrol. 2017;28(9):2812-23.

Kalaitzidis RG, Elisaf MS. Treatment of hypertension in chronic kidney disease. Current Hypertension Reports. 2018;20:64.

Kidney Disease: Improving Global Outcomes (Kdigo) Blood Pressure Work Group. Kdigo 2021 clinical practice guideline for the management of blood pressure in chronic kidney disease. Kidney Int. 2021;99(3S):S1-S87.

Ku E, Lee BJ, Wei J, Weir MR. Hypertension in CKD: core curriculum 2019. Am J Kidney Dis. 2019;74(1):120-31.

Unger T, Borghi C, Charchar F et al. 2020 International Society of Hypertension. Global hypertension practice guidelines. Hypertension. 2020;75:1334-57.

Yugar-Toledo JC, Moreno Júnior H, Gus M et al. Posicionamento brasileiro sobre hipertensão arterial resistente – 2020. Arq Bras Cardiol. 2020;114(3):576-96.

10

Hipertensão secundária

Andrea Pio-Abreu
Luciano F. Drager
Madson Q. Almeida

INTRODUÇÃO

A hipertensão arterial secundária é a hipertensão arterial (HA) decorrente de uma causa identificável, que potencialmente pode ser tratada. A intervenção específica para cada caso pode melhorar significativamente o controle pressórico, ou mesmo trazer a cura da doença. Nesse sentido, sua identificação é fundamental, pelo risco de ser tratada como hipertensão primária ou essencial. Ao mesmo tempo, a triagem de todos os hipertensos para hipertensão secundária não é viável ou custo-efetiva, tendo em vista que sua prevalência fica em torno de 5 a 20% (a depender da casuística) de todos os pacientes hipertensos.

Nesse sentido, *quando devemos investigar a hipertensão secundária?* Devem ser investigados pacientes com hipertensão resistente (definida como descontrole pressórico mesmo na vigência de três agentes anti-hipertensivos de diferentes classes, incluindo um diurético, em doses otimizadas, tendo já sido excluída a pseudorresistência), pacientes com piora abrupta da pressão arterial (PA), HA em pacientes jovens (idade inferior a 30 anos) e sem fatores de risco para HA primária (obesidade, história familiar positiva de HA), hipertensão acelerada ou maligna e início da hipertensão antes da puberdade. Importante considerar também achados clínicos sugestivos de algumas condições, quando associados à HA (Quadro 1).

Neste capítulo o leitor poderá contar com conceitos abordados de forma prática, de acordo com o que é realizado na rotina em serviços de referência em hipertensão secundária, com integração da nefrologia com a cardiologia e endocrinologia. Importante ressaltar que, dentre as causas detalhadas de hipertensão secundária, não será abordada a doença renal crônica, tendo em vista já estar presente em capítulo próprio neste livro.

Outro ponto importante a ser comentado é que, apesar de a coarctação da aorta ser uma causa de hipertensão secundária que acomete predominantemente crianças, não é raro diagnosticá-la em adultos, quando encaminhados tardiamente para investigação da hipertensão em centros de maior complexidade. Nesse sentido, será abordada também com mais detalhes, junto às demais causas.

• **QUADRO 1** Achados clínicos associados às causas de hipertensão secundária

Causa de hipertensão secundária	Quais os sinais e sintomas sugestivos?	Como investigar?
Uso de medicamentos que aumentam a PA, drogas ilícitas, álcool, entre outros	Na maior parte das vezes não há sintomas ou sinais sugestivos além do aumento pressórico, uma vez que os efeitos colaterais do medicamento (ou substância) podem estar ausentes. Descartar na anamnese antes de considerar outras causas de hipertensão secundária.	Anamnese. Em casos excepcionais, sobretudo relativos à suspeita de uso de drogas ilícitas não mencionadas pelo paciente, faz-se necessária a investigação junto a uma equipe multidisciplinar.
Doença renal parenquimatosa	Sintomas inespecíficos como edema, anorexia, noctúria, fadiga, náuseas. Nos estágios mais avançados da doença renal crônica podem ocorrer outros sintomas, como vômitos, sangramento digestivo, distúrbios neurológicos.	Urina I, creatinina (taxa de filtração glomerular estimada), dosagem de proteinúria (albuminúria), US de rins e vias urinárias.
Doença renovascular	Piora da função renal por medicamentos que bloqueiam o sistema renina-angiotensina-aldosterona (em geral na estenose bilateral ou em rim único), piora abrupta do controle pressórico, sopro abdominal, edema agudo de pulmão súbito e/ou de repetição, hipertensão resistente em pacientes com aterosclerose manifesta em outro local (coronárias, carótidas etc). A hipertensão renovascular aterosclerótica acomete pessoas acima de 50 anos, enquanto a displasia fibromuscular acomete com maior frequência pacientes jovens, neste caso com predominância do sexo feminino.	Ultrassom com Doppler de artérias renais (exame de escolha para triagem), angiografia por RNM ou TC, arteriografia renal (padrão-ouro, somente se necessário). Quanto ao ultrassom com Doppler pré e pós-captopril, geralmente é indicado somente para avaliar valor preditivo de resposta, nos casos de discutível intervenção cirúrgica.
Apneia obstrutiva do sono	Ronco, sonolência diurna, presença de síndrome metabólica.	Polissonografia ou poligrafia residencial (vide valores de referência no texto – item "Apneia obstrutiva do sono: como abordar?").

(continua)

QUADRO 1 Achados clínicos associados às causas de hipertensão secundária (*continuação*)

Causa de hipertensão secundária	Quais os sinais e sintomas sugestivos?	Como investigar?
Hiperaldosteronismo primário	Sintomatologia é rara. Há suspeição clínica diante de hipertensão resistente (mesmo sem outros achados clínico-laboratoriais), hipertensão associada à presença de nódulo adrenal de etiologia a esclarecer, e/ou hipertensão associada à hipocalemia.	Aldosterona: há diferentes pontos de corte adotados para a aldosterona na literatura (> 10 até > 15 ng/dL). Ressaltamos que o ponto de corte > 15 ng/dL pode se relacionar a subdiagnóstico. A relação com a renina ou atividade plasmática de renina é importante para afastar hiperaldosteronismo secundário: relação aldosterona/renina ≥ 2 ou relação aldosterona/atividade plasmática de renina ≥ 30 (corrigir potássio). Testes confirmatórios quando necessário (soro fisiológico, furosemida, captopril, fludrocortisona). Exames de imagem: TC com cortes finos ou RNM. Cateterismo de veias adrenais, quando indicado (*vide* item "Hiperaldosteronismo primário: como investigar e tratar?").
Hipertireoidismo	Intolerância ao calor, perda de peso, palpitações, exoftalmia, hipertermia, reflexos exaltados, tremores, taquicardia	TSH e T4 livre.
Hipotireoidismo	Fadiga, aumento do peso, perda de cabelo, há diastólica.	TSH e T4 livre.
Feocromocitoma	Hipertensão paroxística com cefaleia, sudorese e palpitações. Importante ressaltar que essa tríade pode estar incompleta. Emagrecimento pode ocorrer.	Metanefrinas plasmáticas livres, catecolaminas séricas e metanefrinas urinárias (urina de 24 horas). TC ou RNM
Síndrome de Cushing	Hipertensão (em geral leve), aumento de peso com tendência à obesidade central, diminuição da libido, fadiga, hirsutismo, amenorreia, "fácies em lua cheia", estrias purpúreas.	Cortisol salivar, cortisol urinário de 24 horas e teste de supressão: cortisol matinal (às 8 horas) e 8 horas após a administração de dexametasona (1 mg) à meia-noite. RNM.
Hiperparatireoidismo	Litíase urinária, osteoporose, depressão, letargia, fraqueza ou espasmos musculares, sede, poliúria.	Cálcio sérico e PTH.
Coarctação de aorta	Ausência de pulsos femorais ou redução de sua amplitude, PA diminuída em membros inferiores, alterações na radiografia de tórax.	Radiografia de tórax, ecocardiograma, angiorressonância, tomografia computadorizada, cateterismo cardíaco (*vide* "Coarctação de aorta: como abordar, especialmente o paciente adulto?").

HA: hipertensão arterial; PA: pressão arterial; PTH: paratormônio; RNM: ressonância nuclear magnética; TC: tomografia computadorizada; TSH: hormônio tireoestimulante.
Fonte: elaborado pelos autores.

Finalmente, em relação às causas secundárias de origem endócrina, serão detalhadas as que trazem maior impacto ao controle da pressão arterial. Não abordaremos a obesidade como causa de hipertensão secundária, porém é importante reforçar que a consideramos dessa forma, assim como diversos autores e diretrizes.

Ao final deste capítulo, desejamos que o leitor reforce, junto aos demais conceitos, o seguinte: por maiores que sejam os necessários avanços nos métodos diagnósticos laboratoriais e radiológicos, não é possível suspeitar de hipertensão secundária, ou mesmo investigá-la, sem uma adequada anamnese e um criterioso exame clínico.

CAUSAS NÃO ENDÓCRINAS

Hipertensão renovascular: como e quando abordar?

A hipertensão renovascular é a segunda maior causa de hipertensão secundária, perdendo apenas para a doença renal parenquimatosa. É decorrente de estenose de artéria renal (EAR) significativa (> 70%) de uma ou ambas as artérias renais, o que desencadeia a hiperativação do sistema renina-angiotensina-aldosterona, com consequente aumento da pressão arterial. A EAR pode ser de origem aterosclerótica, sendo essa a mais frequente (90% dos casos), seguida pela displasia fibromuscular (9%) e pelas vasculites (1%). Há ainda causas mais raras, como compressões intrarrenais (carcinoma, sarcoma, outros tumores), e extrarrenais (hematoma retroperitoneal, aneurisma de aorta).

A hipertensão renovascular é responsável por 1 a 5% de todos os casos de hipertensão da população geral e por mais de 5% dos casos de hipertensão secundária em adultos jovens. Quando pensamos especificamente na população idosa com doença aterosclerótica manifesta, a prevalência pode chegar a assustadores 40%, a depender da população estudada. Por exemplo, pacientes submetidos a estudos vasculares com diagnóstico de doença vascular periférica podem ter prevalência de 12 a 45% de EAR aterosclerótica, enquanto pacientes submetidos a angiografia coronária podem ter prevalência de 14 a 40%. Levando em consideração, portanto, o envelhecimento da população e o aumento de outros fatores de risco para a aterosclerose na população geral (obesidade, diabetes, dislipidemia), podemos imaginar que a hipertensão renovascular certamente está presente na rotina do atendimento de pacientes hipertensos, sobretudo no contexto nefrológico.

Diante da suspeição clínica (Quadro 1), a maior parte dos autores considera o ultrassom com Doppler de artérias renais o exame de triagem adequado, em função de suas ótimas sensibilidade (> 80%) e especificidade (> 90%), além do baixo custo quando comparado à angiotomografia e à angiorressonância de artérias renais. As medidas diretas analisadas nesse exame são a velocidade de pico sistólico (VPS), alterada quando > 150 cm/s, e a relação renal/aorta, alterada quando > 3. As medidas indiretas são a descrição do padrão "*parvus-tardus*" e a relação renal/segmentar > 5.

Excepcionalmente, pode haver dificuldade técnica do exame nos pacientes com obesidade central acentuada, com doença renal crônica avançada ou com rim único, impactando em menor sensibilidade do método. Nesses casos e salvo contraindicação, a investigação pode ser iniciada com outros métodos de imagem, como a angiotomografia (Figura 1) e a angiorressonância (Figura 2), cujas sensibilidade e especificidade se aproximam da arteriografia (padrão-ouro). Esta, por sua vez, pode ser indicada precocemente em algumas condições clínicas: diagnóstico prévio de vasculite (p. ex., arterite de Takayasu), e em pacientes cuja intervenção já foi decidida. É importante ressaltar o risco pelo uso do contraste na angiotomografia em pacientes com comprometimento severo (crônico ou agudo) da função renal, e o risco de fibrose sistêmica nefrogênica pelo gadolínio na angiorressonância, estando esta contraindicada para pacientes renais crônicos em estágios avançados, ou com injúria renal aguda (IRA).

O exame de imagem pela angiotomografia ou angiorressonância, da mesma forma que a arteriografia, possibilita estimar a gravidade da EAR, localizá-la (terço proximal, médio ou distal em relação à aorta) e identificar padrões típicos, como é o caso da displasia fibromuscular, com aspecto clássico de "colar de contas". Além disso, possibilita identificar outros territórios acometidos, tanto na doença aterosclerótica quanto na displasia fibromuscular e nas vasculites (necessários exames de angiorressonância ou tomografia para avaliação completa da aorta torácica, ramos carotídeos e vasos intracranianos).

Após a confirmação do diagnóstico, deve-se avaliar se o tratamento será clínico ou intervencionista. Tal decisão se relaciona, sobretudo, a quatro fatores:

1. A etiologia da EAR (aterosclerótica *versus* não aterosclerótica), o grau da EAR (>70%).
2. O local de acometimento (unilateral *versus* bilateral), e o quadro clínico do paciente no que se refere ao controle pressórico.
3. A evolução da função renal.
4. Possíveis episódios de edema agudo de repetição decorrentes da hipertensão renovascular, ou angina instável.

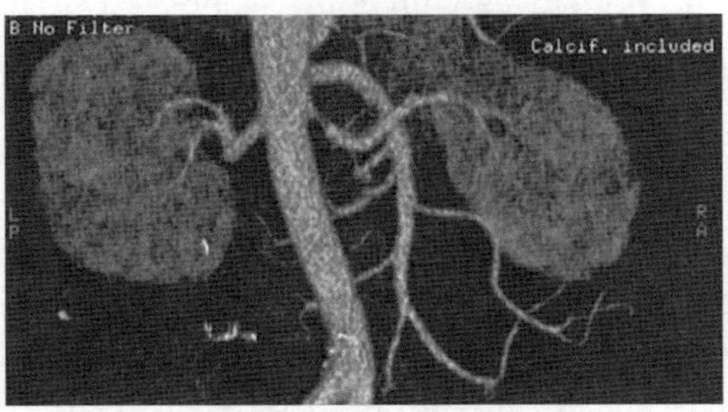

• **FIGURA 1** Estenose aterosclerótica acentuada (estimada em 90%) no óstio da artéria renal esquerda.
Fonte: acervo dos autores.

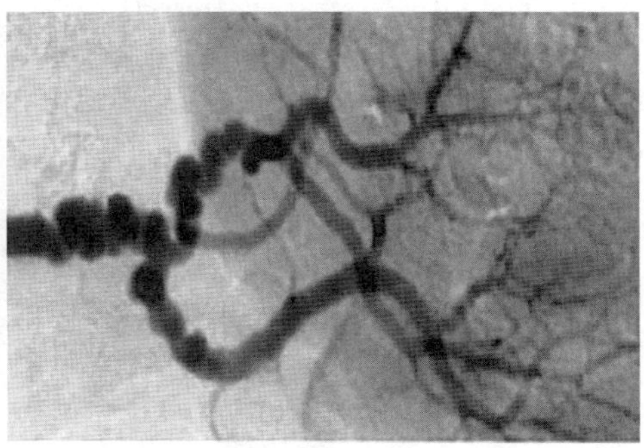

• **FIGURA 2** Padrão de "contas de colar" da displasia fibromuscular.
Fonte: acervo dos autores.

Em suma, está indicado tratamento intervencionista em pacientes com EAR significativa (> 70%) por displasia fibromuscular ou por vasculite (uni ou bilateral), em pacientes com estenose significativa aterosclerótica com acometimento bilateral (ou estenose em rim único), em casos de hipertensão refratária ao tratamento (ou hipertensão maligna com lesões de órgãos-alvo), piora desproporcional da função renal, episódios de edema agudo de pulmão ou angina instável.

Na maior parte dos pacientes que possuem EAR aterosclerótica unilateral, o tratamento deve ser clínico, desde que seja alcançado adequado controle pressórico, assim como boa evolução da função renal. Nesse tratamento, preconizam-se os inibidores da enzima conversora de angiotensina (Ieca), ou os bloqueadores dos receptores de angiotensina (BRA), como tratamento de escolha da hipertensão, além de um controle rigoroso do perfil lipídico e dos demais fatores de risco para progressão da aterosclerose. Importante ressaltar, finalmente, que, nos casos de estenose bilateral de artérias renais (ou estenose em rim único), estão contraindicadas as classes de Ieca e BRA, pelo risco de IRA. São motivo de muitas dúvidas a introdução ou suspensão desses anti-hipertensivos após o diagnóstico de EAR. Basicamente, devemos lembrar: na EAR unilateral, consistem no tratamento de escolha. Na EAR bilateral ou em rim único, consistem em contraindicação absoluta. Neste último caso, Ieca ou BRA podem ser reintroduzidos após intervenção, com acompanhamento criterioso da pressão arterial e da função renal, pesando risco e benefício. A conduta deve ser sempre individualizada. Outras dúvidas frequentes estão presentes no Quadro 2.

O tratamento intervencionista, quando indicado, deve ser feito de forma individualizada, levando em consideração a etiologia e a gravidade da EAR, a anatomia, o possível acometimento em outros territórios arteriais e condições clínicas associadas. A angioplastia com implante de *stent* é geralmente o tratamento de revascularização de escolha da EAR aterosclerótica. Os *stents* melhoram os resultados preditivos e hemodinâmicos na revascularização renal, e estudos sugerem que as taxas de reestenose são em geral muito baixas e ocorrem preferencialmente em até 1 ano.

Já nos casos de fibrodisplasia, a angioplastia isolada (sem o uso de *stent*) é o tratamento de escolha, se a lesão for localizada. Naqueles casos em que a anatomia é desfavorável para a realização do procedimento percutâneo, no caso de lesões com grande extensão ou na presença de aneurisma da aorta concomitante, está indicada a revascularização cirúrgica. Esta é em geral adotada nos casos de EAR por vasculites.

Finalmente, em função de a rotina nefrológica englobar pacientes transplantados que podem evoluir com estenose arterial do enxerto, cabe aqui uma breve menção ao tratamento. Diferentemente da EAR, a intervenção percutânea da estenose da artéria do rim transplantado (Eart) é a terapia de escolha por apresentar bons resultados e poucas complicações. A angiografia rotacional tridimensional (3D-RA), quando disponível, pode ser uma ferramenta auxiliar que ajuda na avaliação do diâmetro do vaso, grau de estenose, assim como na escolha do tamanho do *stent*, nos casos de Eart.

QUADRO 2 Dúvidas frequentes sobre hipertensão renovascular nas rotinas assistencial e acadêmica

	Dúvidas nas práticas clínica e acadêmica	Resposta
Suspeita clínica	O sopro abdominal está sempre presente no exame clínico de um paciente com hipertensão renovascular?	Não, pelo contrário. O sopro abdominal é pouco sensível e muito específico. Ou seja, estando presente, tem alto valor preditivo. Mas sua ausência não prejudica a suspeita clínica.
	Em pacientes idosos sem fatores de risco para aterosclerose, posso descartar suspeita de hipertensão renovascular?	Não. Apesar de a maior causa ser realmente a EAR aterosclerótica, não é raro nos depararmos com pacientes idosos com diagnóstico tardio de fibrodisplasia, ou mesmo de vasculite.
	Paciente jovem, com claudicação e hipertenso. Penso em hipertensão renovascular aterosclerótica?	Não. Neste caso pensar primeiro em vasculite, examinando criteriosamente pulsos e a pressão arterial em membros superiores e inferiores.
	Após a introdução de bloqueadores do sistema renina--angiotensina-aldosterona, quando devemos considerar a possibilidade de hipertensão renovascular?	Quando ocorrer aumento superior a 30% da creatinina em relação ao valor basal.
Investigação radiológica	Ultrassom com Doppler de artérias renais: mesmo sendo o exame de escolha para triagem, quando devo considerar que o exame pode ser falso-negativo?	Em casos de DRC avançada, em pacientes com obesidade central, e quando o examinador não tem experiência com o método.
	Angiotomografia: pacientes com DRC têm maior risco de agudização pela nefropatia induzida pelo contraste. É uma contraindicação ao exame?	Não é uma contraindicação absoluta. Pesar risco/benefício. Em caso de EAR unilateral aterosclerótica, em paciente com pressão arterial e função renal controladas, o risco é maior que o benefício, tendo em vista que não traçará conduta cirúrgica.
		Em caso de Doppler prévio sugestivo de estenose bilateral, ou EAR em rim único, ou suspeita de displasia fibromuscular ou vasculite, o benefício é maior que o risco. Nestes casos, é importante monitorar a função renal por 72 horas pós-procedimento.
	Angiorressonância: em pacientes com DRC, a partir de que estágio da doença há o risco de fibrose sistêmica nefrogênica pelo gadolínio?	O uso de gadolínio está formalmente contraindicado para pacientes com injúria renal aguda, DRC estágios 4 ou 5 (TFGe < 30 mL/min/1,73 m^2), e dialíticos.

(continua)

QUADRO 2 Dúvidas frequentes sobre hipertensão renovascular nas rotinas assistencial e acadêmica (*continuação*)

	Dúvidas nas práticas clínica e acadêmica	Resposta
Tratamento	O tratamento intervencionista cura a hipertensão arterial?	▪ Em pacientes com EAR aterosclerótica, o objetivo não é a cura, e sim o controle da pressão arterial (> 70% dos casos) e a estabilização da função renal. ▪ Em pacientes com EAR por fibrodisplasia, pode ocorrer a cura da hipertensão (> 90% dos casos), quando não há associação com hipertensão essencial ou primária. ▪ Nas vasculites, pode haver a cura da hipertensão, salvo recidiva da EAR pela atividade da doença, ou aumento da pressão arterial decorrente do esquema imunossupressor.
Seguimento	Feito o tratamento, quais os cuidados necessários no seguimento de pacientes com EAR?	▪ Investigar leitos arteriais carotídeos e cerebrais em pacientes com diagnóstico de EAR por displasia fibromuscular. ▪ Investigar possíveis acometimentos em outros sítios arteriais, nos pacientes com vasculite. ▪ Em pacientes com vasculite, avaliar rotineiramente a atividade inflamatória da doença para o adequado controle clínico, com necessária reavaliação tomográfica após episódios de atividade. ▪ Repetir a investigação radiológica nos pacientes pós-angioplastia ou revascularização, diante de aumento significativo da pressão arterial, piora da função renal ou sintomatologia associada. ▪ Tratar de forma criteriosa todos os componentes da síndrome metabólica, em pacientes com EAR aterosclerótica.

DRC: doença renal crônica; EAR: estenose de artéria renal; TFGe: taxa de filtração glomerular estimada.
Fonte: elaboração dos autores.

Apneia obstrutiva do sono: como abordar?

A apneia obstrutiva do sono (AOS) é um dos distúrbios do sono mais frequentes, sendo caracterizada pelo colapso intermitente das vias aéreas superiores durante o sono, acarretando obstruções totais (apneias) e parciais (hipopneias). As pausas respiratórias levam ao aumento do esforço respiratório e geram redução da pressão intratorácica, que aumenta a pressão transmural do ventrículo esquerdo, provocando quedas cíclicas da saturação de oxigênio (a chamada hipóxia intermitente), hipercapnia (usualmente discreta) e fragmentação do sono.

A prevalência da AOS é alta na população geral, e depende dos critérios diagnósticos. Em adultos, acomete cerca de 9,6% das mulheres e 24,8% dos homens. Nos pacientes com HAS, estima-se ao redor de 56%. Em hipertensos resistentes, a AOS é uma condição comumente associada, com prevalência de até 64% em algumas casuísticas.

A AOS aumenta o risco para o desenvolvimento da HAS. Um estudo de coorte espanhol com seguimento médio de 12,2 anos também mostrou uma associação independente entre as formas mais graves da AOS e a incidência de HAS (Figura 3). De forma interessante, um subgrupo de pacientes que tratou a AOS apresentou um efeito protetor para o surgimento da HAS.

A suspeita clínica começa com uma busca ativa por sinais e sintomas relacionados ao distúrbio de sono (Quadro 1). Embora essa suspeita seja simples e muitas

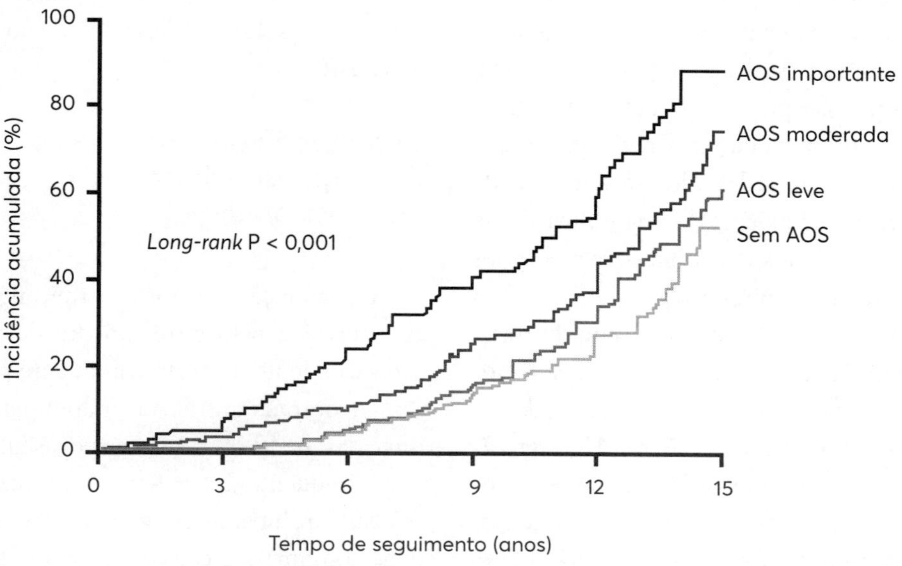

• **FIGURA 3** Presença da AOS e incidência da HAS. O tratamento da AOS pode reduzir esse risco.
AOS: apneia obstrutiva do sono; HAS: hipertensão arterial sistêmica.
Fonte: adaptação de Marin et al., 2012.

vezes possa partir do próprio paciente ou de seus familiares, muitos não reportam queixas de sono durante uma consulta.

O exame de triagem para a AOS é a chamada polissonografia noturna ou mesmo a poligrafia (monitor simplificado, que não conta com dados de eletroencefalografia). A AOS é classificada em leve, moderada e grave, de acordo com a soma dos eventos respiratórios (apneia e hipopneias) por hora de sono. Considera-se um valor normal quando a soma dos eventos é menor do que 5 eventos por hora de sono. Definimos apneia leve, moderada e grave quando o índice de apneia e hipopneia fica entre 5 e 14 episódios, entre 15 e 29 episódios e > 30 eventos por hora de sono, respectivamente.

Feito o diagnóstico de AOS moderada a grave, deve-se iniciar o tratamento, cujo padrão-ouro é o CPAP (derivado do inglês *continuous positive airway pressure*), que é basicamente um aparelho gerador de pressão positiva contínua na via aérea. Essa pressão positiva garante a manutenção da patência da via aérea superior durante o sono, refletindo em aumento da saturação de oxiemoglobina noturna e na diminuição dos despertares relacionados aos eventos respiratórios.

No que diz respeito ao efeito do tratamento da AOS sobre a PA, os resultados são em geral modestos (reduções da PA sistólica em torno de 3 mmHg, aproximadamente), provavelmente justificados pela mistura de pacientes normotensos e hipertensos nos estudos e pela adesão nem sempre adequada ao uso do CPAP. Estudos randomizados mostraram que o impacto do tratamento da AOS sobre a PA é maior em pacientes com hipertensão resistente (em torno de 5 mmHg em média), e na HAS refratária (descontrole pressórico apesar do uso de 5 classes de anti-hipertensivos em doses otimizadas) o efeito do CPAP parece ser particularmente significante.

Vale a pena ressaltar que existe uma impressão geral de que o CPAP usualmente não é tolerado pelos pacientes. Nesse contexto, a telemonitorização do CPAP trouxe grandes avanços à monitorização do paciente em tratamento da AOS. Essa tecnologia está permitindo diagnósticos mais precoces de situações que podem contribuir para a má adesão, bem como aumentando o engajamento dos pacientes à terapêutica. No Brasil, estudo de "mundo real" com a telemonitorização em mais de 31 mil pacientes mostra que a adesão ao CPAP é boa na maioria deles, ao contrário do conceito que vários profissionais apresentam sobre a tolerabilidade ao uso do CPAP.

Coarctação de aorta: como abordar, especialmente o paciente adulto?

A coarctação da aorta é tipicamente caracterizada pelo estreitamento da porção ascendente da aorta (raramente pode ser encontrada na aorta abdominal). É uma das malformações cardiovasculares mais frequentes, constituindo cerca de 7% das cardiopatias em geral (sexta causa mais comum) e a causa mais comum de HAS de origem congênita. Acomete mais pessoas do sexo masculino, em uma proporção de 2:1 a 3:1.

O reconhecimento clínico é relativamente simples, mas, pela falta do hábito por grande parte dos médicos de palpar os pulsos e aferir a pressão arterial dos membros superiores e inferiores, essa condição permanece subdiagnosticada ou diagnosticada tardiamente, limitando muitas vezes as possibilidades terapêuticas. Em crianças, a coarctação é uma causa importante de insuficiência cardíaca e de HA, e está frequentemente associada a outras cardiopatias congênitas, tais como a valva aórtica bicúspide, ou com condições como a síndrome de Turner. O problema maior é quando a criança é assintomática, sobretudo nos casos de persistência do canal arterial ou de coarctação discreta.

Não é raro nos depararmos com pacientes adultos sem histórico de sintomas na infância e que permanecem assintomáticos ou apresentam sintomas/sinais inespecíficos (como epistaxe, cefaleia e sensação de fraqueza nas pernas aos esforços), recebendo diagnóstico tardio da coarctação, na fase adulta. Podemos nos deparar com pacientes adultos hipertensos resistentes, sem qualquer outra sintomatologia decorrente da coarctação. Ao mesmo tempo, podemos nos deparar com pacientes adultos com sintomas mais graves de insuficiência cardíaca, angina, dissecção de aorta ou hemorragia intracerebral inexplicada (há evidências sugerindo um aumento na frequência de aneurismas cerebrais em pessoas com coarctação de aorta), sem qualquer investigação prévia para coarctação.

Nesse sentido, ao investigarmos causas secundárias de hipertensão em um paciente adulto, o exame clínico criterioso é fundamental. O achado mais importante é a diferença de pressão sistólica entre os membros superiores e inferiores. A pressão diastólica usualmente é similar. Caracteristicamente, o paciente apresenta HA em membros superiores (80% dos casos) e pressão arterial sistólica diferencial de pelo menos 10 mmHg em relação aos membros inferiores, estando o paciente em decúbito. O pulso femoral é frequentemente diminuído, podendo também ocorrer um atraso no tempo entre o pulso braquial e o femoral.

É importante notar que a origem da artéria subclávia e a gravidade da coarctação influenciam, em muito, os achados da pressão arterial e da característica dos pulsos. Como a origem da coarctação é usualmente distal à artéria subclávia esquerda, a elevação da pressão arterial é detectada em ambos os braços. Em alguns casos mais graves, a pressão arterial nos membros inferiores pode ser muito baixa ou mesmo ausente. No entanto, nos casos em que a coarctação é proximal à origem da artéria subclávia esquerda, o pulso braquial esquerdo é diminuído (e semelhante aos pulsos femorais). Mais raramente (cerca de 3 a 4% dos casos), tanto a artéria subclávia esquerda quanto a direita originam-se após a área da coarctação, resultando em pressões arteriais e características do pulso semelhantes nos quatro membros.

Uma vez que outras condições clínicas podem também cursar com diferenças de pulso e pressão arterial, essas condições devem ser consideradas no diagnóstico diferencial. A palpação dos pulsos é tão importante que casos de hipertensão renovascular (descrita no item anterior) podem ser suspeitados pela ausência de pulsos palpáveis (como é o caso das vasculites por arterite de Takayasu, p. ex.), assim como coarctação e outras doenças no contexto da clínica médica, como a própria aterosclerose e a dissecção da aorta.

Acrescenta-se ao exame clínico na coarctação a ausculta torácica, que pode revelar sopro sistólico interescapular relacionado ao local da coarctação. Outro achado é um sopro sistólico amplo, em crescendo-decrescendo, devido à dilatação das artérias intercostais colaterais. A claudicação nas pernas é rara, ocorrendo mais comumente quando há associação com coarctação de aorta abdominal.

O diagnóstico é feito por métodos de imagem: inicialmente por meio de radiografia de tórax, eletrocardiograma e ecocardiograma, sendo seguidos por angiotomografia, angiorressonância e, eventualmente, cateterismo cardíaco.

Na radiografia de tórax pode ser observada, em adultos, uma área cardíaca frequentemente normal, ao contrário das crianças, em que a radiografia de tórax pode mostrar sinais compatíveis com cardiomegalia e congestão pulmonar. Nesse sentido, é importante observar outros achados que podem estar presentes na radiografia de pacientes adultos: configuração em forma do número 3 da aorta torácica proximal descendente, devido a ambas as dilatações, pré e pós-estenóticas (Figura 4), e presença de chanfraduras, em decorrência da corrosão de arcos costais posteriores (sinal de Roesler), que pode estar presente em 50% dos casos.

No que se relaciona ao ecocardiograma, o transtorácico constitui um dos exames mais comumente solicitados após a suspeita clínica de coarctação de aorta, podendo não só estabelecer o diagnóstico e a gravidade da coarctação de aorta como também detectar alterações cardíacas congênitas, hipoplasia do istmo e repercussões da coarctação sobre o remodelamento cardíaco.

Quanto à angiorressonância magnética e à TC, recomendações recentes das diretrizes norte-americanas de doenças congênitas no adulto estabeleceram que todo paciente com o diagnóstico de coarctação de aorta deve ter no mínimo um exame de angiorressonância ou tomografia para avaliação completa da aorta torácica e dos vasos intracranianos. Esses exames claramente definem não só o local e a gravidade da coarctação (Figura 5), mas também a presença e a extensão dos vasos colaterais.

Finalmente, em decorrência do desenvolvimento de métodos não invasivos, o cateterismo tem sido cada vez mais utilizado já na fase de intervenção terapêutica. No entanto, o cateterismo cardíaco é necessário quando há defeitos cardíacos complexos. Em adultos, está indicado quando for cogitada a indicação de tratamento percutâneo ou cirúrgico e houver suspeita de doença coronariana associada.

Feito o diagnóstico, a abordagem da coarctação da aorta é usualmente invasiva (angioplastia com balão/*stent* ou com correção cirúrgica). O tratamento medicamentoso também é importante, especialmente para o controle da pressão arterial no período pré e pós-intervenção. Nesse sentido, as medicações consideradas de escolha para o controle da pressão arterial, tanto no período pré-operatório (reduzindo a chance da hipertensão paradoxal pós-operatória) quanto para a hipertensão

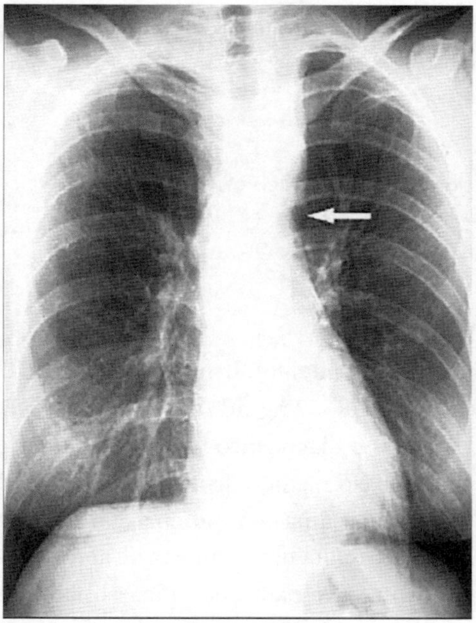

• **FIGURA 4** Radiografia de tórax de um paciente com coarctação de aorta. A seta indica o ponto aproximado da coarctação e a consequente configuração em forma do número 3.
Fonte: acervo dos autores.

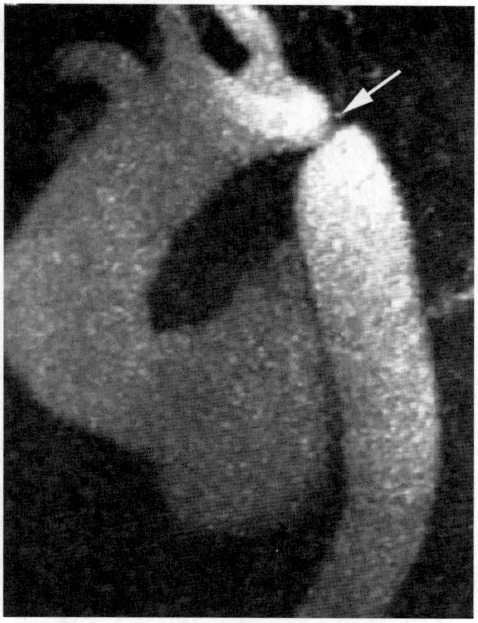

• **FIGURA 5** Reconstrução volumétrica de uma angiorressonância magnética, mostrando um paciente com coarctação de aorta na região do istmo.
Fonte: acervo dos autores.

residual após a cirurgia, incluem betabloqueadores, Ieca e BRA.

Importante destacar que nos adultos com coarctação da aorta não existem evidências conclusivas acerca do melhor tratamento (incluindo o efeito sobre a pressão arterial), uma vez que faltam estudos randomizados com poder adequado nessa área. Em geral, as indicações de intervenção incluem a presença de HAS, insuficiência cardíaca e um gradiente de pressão por meio da coarctação maior que 20 mmHg, pelo Doppler ou medido pelo cateterismo, bem como evidência de circulação colateral na angiorressonância. A cirurgia deve ser indicada quando houver associação de hipoplasia do arco aórtico ou quando não for possível a dilatação.

CAUSAS ENDÓCRINAS

Hiperaldosteronismo primário: como investigar e tratar?

O hiperaldosteronismo primário (HP) é a causa mais frequente de hipertensão secundária de origem endócrina, com uma prevalência estimada em 5%, chegando a 10 a 20% em centros de referência para hipertensão. O HP está associado a uma elevada morbimortalidade cardiovascular quando comparado à hipertensão essencial, devendo ser investigado em algumas situações (Quadros 1 e 3).

O rastreio do HP deve ser feito a partir da determinação da relação aldosterona/

• **QUADRO 3** Indicações para rastreamento do hiperaldosteronismo primário

HA e hipocalemia espontânea ou induzida por diuréticos.
HA e incidentaloma adrenal.
HA resistente.
HA e AOS.
HA e história familiar de hipertensão precoce ou acidente vascular cerebral < 40 anos.
HA e parentes de primeiro grau com diagnóstico de HP.

AOS: apneia obstrutiva do sono; HA: hipertensão arterial.
Fonte: Funder et al., 2016.

atividade plasmática de renina (A/APR) ou aldosterona/renina (A/R), com posterior realização de testes confirmatórios, quando indicado (Figura 6). Na avaliação inicial, é recomendada a suspensão de diuréticos (incluindo espironolactona) por 4 a 6 semanas antes da realização do rastreamento. Se a renina estiver suprimida, geralmente não é necessária a troca de outras medicações anti-hipertensivas. Caso a renina esteja desbloqueada (> 4 uUI/mL), as medicações anti-hipertensivas devem ser substituídas por hidralazina, verapamil e/ou clonidina. O rastreio para HP é considerado positivo se a relação A/APR ≥ 30 ou A/R ≥ 2 com um valor de aldosterona ≥ 10 ng/dL.

A realização de testes confirmatórios não é necessária em pacientes com hipocalemia espontânea, aldosterona ≥ 20 ng/dL e renina suprimida. Uma relação A/APR ≥ 100 também dispensaria a realização de testes confirmatórios.

O teste da infusão salina consiste em administrar uma sobrecarga salina (2 litros de soro fisiológico a 0,9%) por 4 horas com dosagens de renina e aldosterona no início e após 4 horas. Um valor de aldo > 6,8 ng/dL confirma HP. O teste da furosemida endovenosa consiste na administração de 40 mg de furosemida EV e dosagem de A e R no início e após 2 horas (deambulação intermitente). Uma renina < 13uUI/mL ou APR < 2 ng/mL/hora confirma HP.

Após o diagnóstico hormonal, a TC de abdome é o método de investigação inicial para avaliar uma lesão adrenal. No entanto, a TC apresenta uma acurácia de aproximadamente 60% para determinar o lado da produção de aldosterona. Dessa forma, o cateterismo de veias adrenais está indicado nas situações de menor acurácia da TC:

- TC com adrenais normais.
- TC com espessamento ou nódulos adrenais bilaterais.
- Se lesão adrenal unilateral em pacientes com diagnóstico da HA após 40 anos em virtude da maior prevalência de incidentaloma adrenal nessa faixa.

Quanto ao tratamento, vai depender da causa. A doença unilateral pode ser decorrente de um adenoma produtor de aldosterona (aldosteronoma), de hiperplasia micronodular unilateral ou de micronódulos subcapsulares produtores de aldosterona. Nesses casos, está indicado o tratamento cirúrgico através da adrenalectomia unilateral videolaparoscópica. A taxa de remissão completa da HA varia de 30 a 50%.

No HP causado por doença bilateral, o tratamento é medicamentoso com antago-

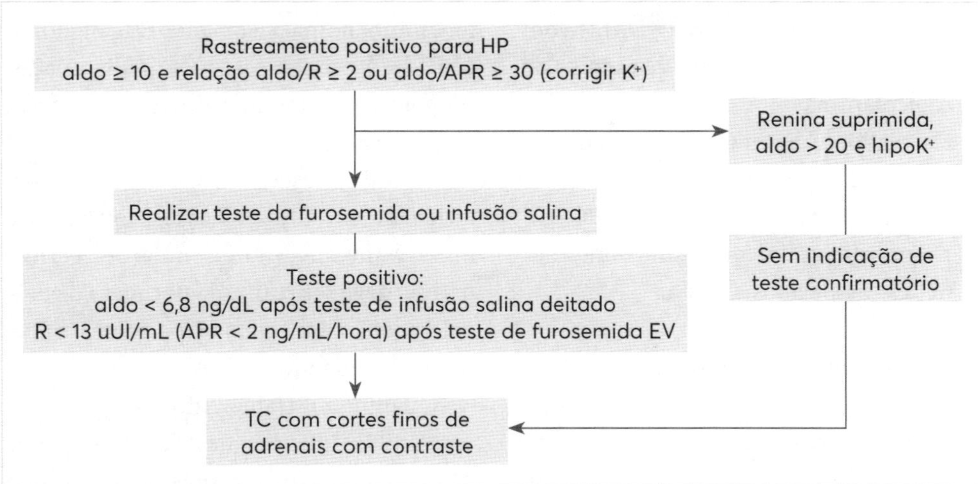

• **FIGURA 6** Investigação diagnóstica do hiperaldosteronismo primário.

Aldo: aldosterona; APR: atividade plasmática de renina; EV: endovenoso; HP: hiperaldosteronismo primário; R: renina; TC: tomografia computadorizada.

Fonte: adaptação de Funder et al., 2016.

nistas dos receptores de mineralocorticoides. No Brasil, a opção disponível é a espironolactona, que deve ser iniciada com uma dose de 50 mg (100 mg caso tenha função renal normal) com progressão até 200 mg (podendo-se atingir até 400 mg/dia) em dose única diária. O alvo principal do tratamento medicamentoso deve ser o desbloqueio da renina, que está associado à redução da incidência cumulativa de eventos cardiovasculares quando comparado a pacientes em tratamento medicamentoso que não atigiram o desbloqueio da renina.

Feocromocitomas e paragangliomas simpáticos: como abordar?

Feocromocitomas e paragangliomas (PPGL) são tumores neuroendócrinos derivados das células cromafins da medula adrenal (feocromocitomas, 80%) ou dos gânglios simpáticos paravertebrais torácicos e abdominais ou dos gânglios parassimpáticos cervicais ou da base do crânio (paragangliomas, 20%). Os PPGL são responsáveis por 0,6% dos casos de HA em adultos. A prevalência de doença metastática é maior nos paragangliomas do que nos feocromocitomas (38,5 *vs.* 15,2%).

Os feocromocitomas e paragangliomas simpáticos devem ser investigados nas seguintes situações:

- Sinais e sintomas de excesso de catecolaminas (espontâneos ou provocados).
- Eventos cardiovasculares na presença de sinais e sintomas de PPGL.
- Incidentaloma adrenal com ou sem HA (densidade > 10 UH na fase sem contraste).
- Indivíduos jovens (≤ 50 anos), índice de massa corporal (IMC) normal

e diabetes *mellitus* tipo 2 (DM2) com ou sem sinais e sintomas de excesso de catecolaminas.

- Carreadores de mutações em genes de suscetibilidade para PPGL.
- História prévia ou familial de PPGL.
- Diagnóstico clínico de síndromes genéticas associadas a PPGL.

Quanto à apresentação clínica, a HA é a mais comum. Paroxismos estão presentes em aproximadamente 50% dos casos, enquanto o restante dos pacientes apresenta HA mantida ou, menos frequentemente (10 a 15% dos casos), pressão arterial normal. A investigação bioquímica inicial para os pacientes com suspeita de PPGL deve ser feita por meio da dosagem de metanefrinas plasmáticas livres ou metanefrinas fracionadas em urina de 24 horas por cromatografia líquida com espectrometria de massa. As metanefrinas plasmáticas devem ser coletadas após 30 minutos em decúbito dorsal, já que a coleta em posição sentada aumenta em até 3 vezes resultados falso-positivos. Incrementos > 2 vezes o limite superior da normalidade são raros em pacientes sem PPGL.

A investigação topográfica dos PPGL deve ser iniciada somente após a confirmação do diagnóstico bioquímico. Como 90% dos PPGL estão localizados no abdome, o exame de imagem inicial deve ser uma TC ou ressonância magnética (RM) de abdome. Para a maioria dos casos, a RM não apresenta nenhuma vantagem adicional em relação à TC, que possui uma excelente resolução espacial. A cintilografia com metaiodobenzilguanidina (MIBG) está indicada para pacientes com feocromocitoma > 5 cm ou paraganglioma (devido ao maior risco de malignidade) ou para pacientes com doença multifocal ou mestastática.

Os PPGL estão associados à hereditariedade em 40% dos casos. Em virtude disso, a investigação de mutações germinativas deve ser realizada por meio de painel genético em todos os pacientes, naturalmente, quando for possível.

Quanto ao tratamento, os pacientes com PPGL funcionantes devem ser submetidos a um preparo pré-operatório que consiste no bloqueio alfa-adrenérgico para prevenir complicações cardiovasculares. Esse preparo deve ser iniciado no mínimo 14 dias antes da cirurgia a fim de permitir o adequado controle pressórico e da frequência cardíaca. O tratamento deve incluir também uma dieta rica em sódio e líquidos para corrigir a depleção volêmica causada pela vasoconstrição e evitar hipotensão grave no pós-operatório. O uso de bloqueadores seletivos dos receptores alfa-1 (prazosina ou doxazosina de liberação lenta) está indicado para o controle da HA e dos sintomas adrenérgicos. A dose inicial de doxazosina é 1 mg 2 vezes ao dia e deve ser titulada em geral até 6 a 12 mg/dia. O objetivo do tratamento é manter a pressão < 130 × 80 mmHg em decúbito dorsal e a pressão sistólica > 90 mmHg em ortostase.

Se o paciente apresentar hipotensão postural, a dose do alfa-bloqueador deve ser ajustada para evitar hipotensão postural, e outras classes de anti-hipertensivos devem ser adicionadas (preferencialmente bloqueadores de canal de cálcio). O uso de betabloqueador deve ser iniciado somente nos pacientes que já estão em uso de alfa-bloqueador e apresentaram taquicardia reflexa durante o alfa-bloqueio. Os bloqueadores alfa-1 devem ser suspensos 12 horas antes da cirurgia para evitar hipotensão refratária após a ressecção do tumor. A ressecção cirúrgica está indicada inicialmente para os tumores primários, sendo a via preferencial laparoscópica.

LITERATURA RECOMENDADA

Barroso WKS, Rodrigues CIS, Bortolotto LA et al. Diretrizes Brasileiras de Hipertensão Arterial – 2020. Arq Bras Cardiol. 2021;116(3):516-658.

Chetan D, Mertens LL. Challenges in diagnosis and management of coarctation of the aorta. Curr Opin Cardiol. 2022;37(1):115-22.

Cooper CJ, Murphy TP, Cutlip DE et al. Revascularization versus medical therapy for renal-artery stenosis. N Engl J Med. 2009;361(20):1953-62.

Cooper CJ, Murphy TP, Cutlip DE et al. Coral Investigators. Stenting and medical therapy for atherosclerotic renal-artery stenosis. N Engl J Med. 2014;370(1):13-22.

Dobrek L. An outline of renal artery stenosis pathophysiology: a narrative review. Life (Basel). 2021;11(3):208.

Drager LF, Lorenzi-Filho G, Cintra FD et al. 1º posicionamento brasileiro sobre o impacto dos distúrbios de sono nas doenças cardiovasculares da Sociedade Brasileira de Cardiologia. Arq Bras Cardiol. 2018;111(2):290-340.

Funder JW, Carey RM, Mantero F et al. The management of primary aldosteronism: case detection, diagnosis, and treatment: an Endocrine Society Clinical Practice Guideline. The Journal of Clinical Endocrinology and Metabolism. 2016;101(5):1889-916.

Fuster V, Brandenburg RO, McGoon DC, Giuliani ER. Clinical approach and management of congenital heart disease in the adolescent and adult. Cardiovasc Clin. 1980;10:161-97.

Gottlieb DJ, Punjabi NM. Diagnosis and management of obstructive sleep apnea: a review. JAMA. 2020;323(14):1389-400.

Herrmann SM, Textor SC. Renovascular hypertension. Endocrinol Metab Clin North Am. 2019;48(4):765-78.

Hundemer GL, Curhan GC, Yozamp N et al. Cardiometabolic outcomes and mortality in medically treated primary aldosteronism: a retrospective cohort study. Lancet Diabetes Endocrinol. 2018;6(1):51-9.

Lenders JWM, Kerstens MN, Amar L et al. Genetics, diagnosis, management and future directions of research of phaeochromocytoma and paraganglioma: a position statement and consensus of the Working Group on Endocrine Hypertension of the European Society of Hypertension. J Hypertens. 2020;38(8):1443-56.

Marin JM, Agusti A, Villar I et al. Association between treated and untreated obstructive sleep apnea and risk of hypertension. JAMA. 2012;307:2169-76.

Pio-Abreu A, Moreno Jr H, Drager LF. Obstructive sleep apnea and ambulatory blood pressure monitoring: current evidence and research gaps. J Hum Hypertens. 2021;35(4):315-24.

Stout KK, Daniels CJ, Aboulhosn JA et al. 2018 AHA/ACC guideline for the management of adults with congenital heart disease: executive summary: a report of the American College of Cardiology/American Heart Association Task Force on Clinical Practice Guidelines. Circulation. 2019;139(14):e637-e697.

Unger T, Borghi C, Charchar F et al. 2020 international society of hypertension global hypertension practice guidelines. Hypertension. 2020;75(6):1334-57.

Williams B, Mancia G, Spiering W et al. 2018 ESC/ESH guidelines for the management of arterial hypertension. Eur Heart J. 2018;39(33):3021-104.

11

Abordagem da hipertensão arterial em pacientes com síndrome metabólica, diabetes *mellitus* tipo 2, idosos e gestantes

Fernando Antonio de Almeida
Sebastião Ferreira Filho
Carlos Eduardo Poli de Figueiredo

INTRODUÇÃO

Este capítulo tratará de três condições clínicas especiais em pacientes com hipertensão arterial. Duas delas são condições muito frequentes na prática médica e nefrológica, a síndrome metabólica/diabetes *mellitus* tipo 2 e a hipertensão em idosos. A terceira é uma condição clínica muito especial, a hipertensão arterial na gestação, sobre a qual muitas vezes o nefrologista é chamado a avaliar, opinar e acompanhar, fazendo parte da equipe de assistência.

Seguindo os propósitos deste livro e a recomendação dos editores, trataremos de aspectos essencialmente práticos da associação da hipertensão arterial e essas condições clínicas, porém levando em conta as bases fisiológicas e fisiopatológicas mais aceitas, de forma a tornar o raciocínio clínico direto e objetivo e as condutas mais adequadas para o conhecimento corrente, sempre baseadas em evidências científicas.

Ao final é apresentada uma bibliografia criteriosamente selecionada, que dá suporte às recomendações aqui apresentadas e constitui boas sugestões de leitura para uma consulta mais aprofundada sobre esses temas.

COMO DEVE SER A ABORDAGEM DE PESSOAS COM HIPERTENSÃO ARTERIAL ACOMPANHADA DE SÍNDROME METABÓLICA OU DIABETES *MELLITUS* TIPO 2?

No sentido de padronizarmos os conceitos dos temas a serem tratados neste tópico, é importante apresentarmos os critérios utilizados para definir essas duas doenças. Nesse sentido, os critérios para o diagnóstico de síndrome metabólica (SM) e de diabetes *mellitus* tipo 2 (DM2) são apresentados nos Quadros 1 e 2, respectivamente.

Boa parte das pessoas que procuram atendimento ambulatorial para tratamento da hipertensão arterial (HA) tem como doenças associadas a SM ou o DM2. A prevalência de SM na população adulta brasileira é estimada em 30%, e a de DM2 em 8%. Assim como a hipertensão, a prevalência de ambas aumenta com a idade. A HA, que já tem alta prevalência na população geral adulta (32%), nas pessoas com

SM chega a 53%, e naquelas com DM2 é superior a 60%. Ainda mais importante, a concomitância de HA com a SM ou a DM2 amplifica o risco de complicações cardiovasculares e renais.

Hipertensão e diabetes são as causas mais frequentes de doença renal crônica (DRC), e a SM é também um fator de risco importante para a perda da função renal. Por isso, é indispensável que o nefrologista que pretende exercer a atividade profissional de forma ambulatorial, em um serviço de saúde institucional ou em consultório particular, esteja bem informado, atualizado e capacitado para o atendimento das pessoas com essas doenças, particularmente quando associadas.

• **QUADRO 1** Critérios para o diagnóstico de síndrome metabólica*

- Circunferência abdominal > 102 cm (homens) e > 88 cm (mulheres).
- HDL colesterol < 40 mg/dL (homens) e < 50 mg/dL (mulheres).
- Triglicerídeos ≥ 150 mg/dL.
- Pressão arterial ≥ 135/85 mmHg ou em tratamento medicamentoso.
- Glicemia ≥ 110 mg/dL.

* A presença de três ou mais critérios é necessária para o diagnóstico de síndrome metabólica
Fonte: Diretrizes da Sociedade Brasileira de Diabetes 2019-2020.

• **QUADRO 2** Critérios para o diagnóstico de diabetes *mellitus* tipo 2*

- Glicemia em jejum ≥ 126 mg/dL.
- Glicemia aleatória ≥ 200 mg/dL.
- HbA1c ≥ 6,5%.

* DM2: comumente manifesto na idade adulta, associado ao sobrepeso/obesidade e hiperinsulinemia (com resistência à ação insulínica).
HbA1c: dosagem de albumina em amostra isolada de urina e de hemoglobina glicada.
Fonte: Diretrizes da Sociedade Brasileira de Diabetes 2022.

QUAIS SÃO AS PARTICULARIDADES CLÍNICAS E FISIOPATOLÓGICAS QUANDO ESSAS DOENÇAS ESTÃO ASSOCIADAS NA MESMA PESSOA?

A resistência à ação da insulina é o mecanismo fisiopatológico primordial da SM e do DM2. Ainda que haja alguma discussão sobre o fato de que a própria HA possa contribuir para a resistência à ação da insulina, a maioria dos pesquisadores admite que o principal mecanismo fisiopatológico para o desenvolvimento de resistência insulínica na SM e no DM2 é o excesso de peso e o acúmulo de gordura central (abdominal). O excesso de peso e a obesidade centrípeta são fenômenos certamente mediados por fatores genéticos, individuais e ambientais, mas quase sempre estão associados ao consumo alimentar excessivo e ao sedentarismo.

A relação fisiopatológica entre a obesidade (SM e DM2), a resistência insulínica e a HA é apresentada na Figura 1. Uma vez presente, a resistência insulínica e a consequente hiperinsulinemia são responsáveis pela retenção de sódio (e água) e ativação neuro-humoral, em particular do sistema renina-angiotensina-aldosterona e do sistema nervoso simpático. Todos esses mecanismos, ainda associados à síndrome de apneia/hipopneia obstrutiva do sono, são fatores que dificultam o controle da pressão arterial (PA), sendo comum a HA resistente ou refratária ao tratamento em indivíduos obesos com SM ou DM2.

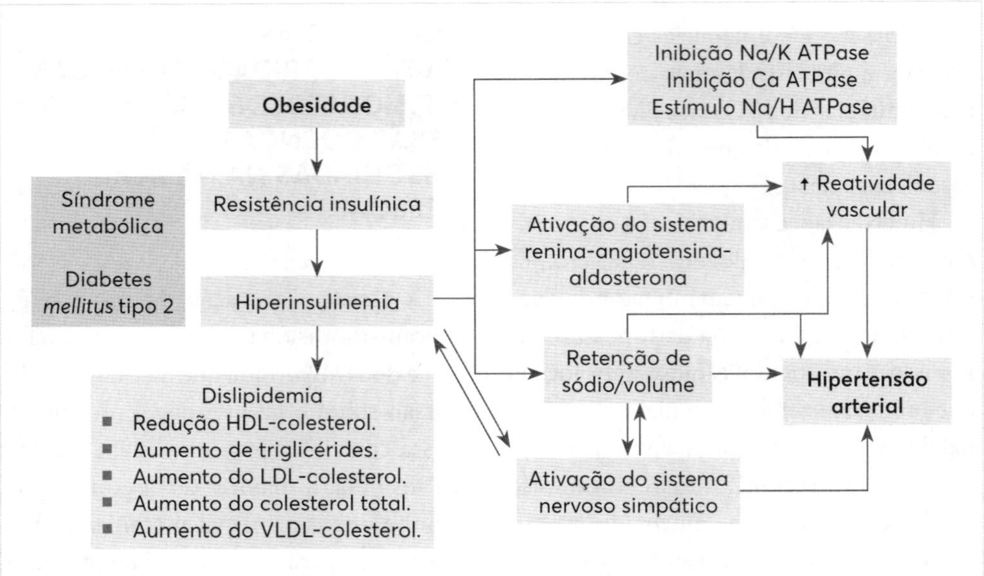

• **FIGURA 1** Fisiopatologia da associação obesidade, resistência insulínica e hipertensão arterial.
Fonte: elaboração dos autores.

QUAIS OS PRINCIPAIS PONTOS DA ABORDAGEM CLÍNICA DO PACIENTE COM HIPERTENSÃO ARTERIAL ASSOCIADA À SÍNDROME METABÓLICA OU AO DIABETES *MELLITUS*?

Entendidas as particularidades que envolvem a associação entre essas doenças, o médico e a equipe de saúde envolvida no atendimento precisam buscar as informações que caracterizam essa condição clínica. Assim, é fundamental que a observação clínica registre e deixe disponível a todos que atendem o paciente uma história clínica completa que não apenas identifique os diagnósticos das condições clínicas e dados laboratoriais, mas também registre como a doença se desenvolveu, quais são as condições físicas e sociais da pessoa acometida; como mora, com quem mora, como se alimenta, quem cozinha em casa, se trabalha, se faz atividade física regularmente, o tipo de atividade física, quanto tempo por semana.

Ainda na anamnese, devem-se identificar sintomas sugestivos de retinopatia (perda da acuidade visual e manchas na visão), nefropatia (edema, anemia, urina com espuma, nictúria), neuropatia periférica (formigamento, dor nas extremidades, alterações tróficas nos pés) e neuropatia autonômica (gastroparesia, obstipação intestinal e diarreia, impotência, mal-estar ou quedas ao levantar-se). Quando começou a utilizar medicação anti-hipertensiva e hipoglicemiantes orais, insulina, que medicações utiliza(ou), doses e regime de administração.

No exame físico é fundamental registrar peso, altura, índice de massa corporal, circunferência abdominal e a circunferência braquial, que deve nortear o tamanho da bolsa de borracha a ser utilizada para a aferição correta da PA. A medida da PA deve ser feita pelo menos duas vezes na posição sentada ou deitada (utilizando-se a média para as condutas) e necessariamente duas vezes em pé, pois é comum a hipotensão postural (definida como redução ≥ 20 mmHg na pressão sistólica ou ≥ 10 mmHg na pressão diastólica) no paciente diabético com neuropatia autonômica.

No exame cardiovascular, além da cuidadosa ausculta cardíaca, pulmonar e da verificação da presença de edema de extremidades, deve-se dar especial atenção à palpação dos pulsos periféricos, pois a obstrução arterial de extremidades é comum. No paciente com DM2 há mais de 5 anos é indispensável a realização do exame de fundo de olho para identificar possível retinopatia, pela presença de exsudatos, hemorragias e neovascularização.

QUAIS SÃO OS EXAMES COMPLEMENTARES INDISPENSÁVEIS PARA A AVALIAÇÃO DO PACIENTE COM HIPERTENSÃO ASSOCIADA À SÍNDROME METABÓLICA OU DIABETES *MELLITUS*?

Além dos exames habituais da rotina anual para pacientes com hipertensão (creatinina, potássio, glicemia, colesterol total, HDL-colesterol, triglicérides, ácido úrico, urina tipo I e eletrocardiograma), nos pacientes com SM ou DM2 recomenda-se ampliar a rotina com a dosagem de albumina em amostra isolada de urina e de hemoglobina glicada (HbA1C). A rotina laboratorial deve ser repetida anualmente. A albuminúria é um importante marcador de risco cardiovascular e renal, e a HbA1C pode definir o diagnóstico de DM2 (> 6,5%) e auxiliar no controle glicêmico em longo prazo.

QUAIS AS METAS DE CONTROLE PRESSÓRICO NO PACIENTE COM DIABETES OU SÍNDROME METABÓLICA?

Nos últimos anos houve muitos estudos randomizados e metanálises que pretenderam responder a essa importante questão. O principal estudo nesse sentido, afinal incluiu o maior número de pacientes, foi o *Accord* (*Action to control cardiovascular risk in diabetes*), que comparou os desfechos clínicos em pacientes com DM2 e hipertensão às metas de controle da pressão sistólica < 140 mmHg *versus* < 120 mmHg. As metas pressóricas foram alcançadas, e os participantes do grupo com a meta mais baixa tiveram menor risco de acidente vascular cerebral (redução de 41%), mas não houve diferença em relação aos eventos cardiovasculares e morte combinados. Em contrapartida, os pacientes alocados para o controle com metas < 120 mmHg tiveram maior risco de eventos adversos, incluindo hipotensão, hipocalemia e piora da filtração glomerular estimada.

Outros estudos e metanálises mostraram ser benéfica a redução da PA para valores próximos a 130/80 mmHg e arriscado atingir valores inferiores à pressão sistólica de 120 mmHg. Com base nesses estudos, as diretrizes das Sociedades Americana, Europeia, Canadense e Brasileira de Hipertensão recomendam valores < 130/80 mmHg, e as Sociedades Americana e Brasileira de Diabetes recomendam valores < 140/90 mmHg, mas estas aceitam que sejam buscados valores próximos a 130/80 mmHg e os recomendam na doença renal do diabetes. Nós acompanhamos a recomendação de valores < 130/80 mmHg nos pacientes com SM ou DM2.

QUAIS AS ESTRATÉGIAS MAIS EFETIVAS PARA ATINGIR AS METAS RECOMENDADAS, GARANTINDO PROTEÇÃO RENAL E CARDIOVASCULAR ÀS PESSOAS COM HIPERTENSÃO E SÍNDROME METABÓLICA OU DIABETES *MELLITUS*?

Entendendo-se os mecanismos fisiopatológicos subjacentes fica evidente que o combate ao sobrepeso e à obesidade tem papel central no manuseio da HA associada a SM ou DM2. Perder peso reduz a resistência insulínica e desarma todo o mecanismo fisiopatológico esboçado na Figura 1. Perder peso é a estratégia não farmacológica mais efetiva para reduzir a PA. De forma prática, pode-se considerar que a cada quilograma de peso perdido a pressão sistólica reduz 1 mmHg, acompanhando-se de diminuição proporcional da pressão diastólica.

A hiperinsulinemia é também responsável por maior retenção renal de sódio. Consequentemente, a restrição de sódio é também medida terapêutica bastante efetiva e deve acompanhar a orientação dietética no sentido da reeducação alimentar, que inclui, particularmente, a restrição de carboidratos e de gorduras saturadas.

A atividade física regular também tem papel central entre as medidas não farmacológicas para as mudanças de estilo de vida e a redução da PA. Embora qualquer aumento da atividade física seja importante para indivíduos sedentários, manter 150 minutos ou mais de atividade física regular por semana é uma forma bastante efetiva de combater o excesso de peso, a resistência insulínica e a HA.

Outras medidas não farmacológicas são recomendadas, mas sem o mesmo impacto sobre a PA que a perda de peso, a restrição de sódio e a atividade física regular. Entre elas recomenda-se maior consumo de potássio e de cálcio, controle do estresse, exercícios de relaxamento e a respiração lenta.

O tratamento farmacológico da HA associada à SM e à DM2 não difere muito das orientações gerais para o uso de medicamentos na hipertensão de modo geral. Embora algumas classes de medicamentos sejam mais efetivas nessas condições clínicas, as classes de anti-hipertensivos mais comumente usadas, diuréticos, inibidores da enzima conversora da angiotensina (Ieca), bloqueadores dos receptores da angiotensina II (BRA) e os bloqueadores de canais de cálcio (BCC) são os mais utilizados. Quando essa associação de condições clínicas está presente, recomenda-se que o tratamento medicamentoso seja iniciado com um Ieca ou um BRA, pois, além de bloquearem um sistema que está hiperativo, são medicamentos que melhoram o aproveitamento periférico da insulina e reduzem o risco de desenvolvimento de diabetes em pacientes hipertensos.

Em pacientes que já apresentam a nefropatia do diabetes (albuminúria ≥ 30 g/g de creatinina ou ritmo de filtração glomerular estimado < 60 mL/min/1,73m²), os Ieca ou BRA só não devem ser introduzidos se houver contraindicações, a mais comum sendo a hiperpotassemia. Ainda assim, pelo potencial efeito benéfico, pode-se tentar o uso de Ieca ou BRA associado à restrição de potássio na dieta. Recomenda-se o uso de doses plenas dos Ieca ou BRA para alcançar a melhor proteção cardiovascular e renal.

A segunda classe de medicamentos habitualmente associada é a dos diuréticos tiazídicos em doses efetivas em função da retenção de volume habitualmente observada em pessoas obesas. A terceira classe de anti-hipertensivos (ou segunda, caso os diuréticos sejam contraindicados) são os BCC.

Caso seja necessário, a espironolactona pode ser utilizada como o quarto medicamento e, em sua impossibilidade ou em caso de refratariedade a esse esquema terapêutico, pode-se associar um simpatolítico de ação central (clonidina ou metildopa).

Estudos recentes têm demonstrado que uma nova classe de medicamentos antidiabéticos, os inibidores dos cotransportadores de sódio-glicose 2 (SGLT2), além de ter efeito protetor renal e cardiovascular, apresentam um discreto efeito anti-hipertensivo, provavelmente pela ação diurética, impedindo a reabsorção de sódio e glicose no túbulo contorcido proximal.

COMO ABORDAR O IDOSO COM HIPERTENSÃO ARTERIAL?

A HA tem alta prevalência na população acima de 60 anos, e estima-se que 2/3 dos homens e 3/4 das mulheres sejam portadores de HA aos 70 anos. Ressalva-se que, no paciente idoso, é mais importante diagnosticar sua condição funcional do que se basear apenas na respectiva idade cronológica para as condutas terapêuticas. Assim, é importante verificar o grau de fragilidade já na primeira consulta e sua evolução nos acompanhamentos médicos seguintes.

A constatação do nível de fragilidade e da condição funcional permitem planejar ações individualizadas para precaver ou retardar a fragilidade, além de definir a relação risco/benefício das estratégias diagnósticas e terapêuticas de pacientes idosos com doença cardiovascular. A versão brasileira da Escala Clínica de Fragilidade, baseada na pontuação do *Canadian Study of Health and Aging*, é uma ferramenta que permite determinar de maneira rápida e fácil o grau de fragilidade do paciente idoso (Figura 2). Segundo essa escala, pacientes portadores de DRC já seriam considerados vulneráveis.

Assim, caberá ao nefrologista ficar atento para algumas condições observadas durante a anamnese e o exame físico nos idosos em seu consultório ou ambulatório. Verificar todas as prescrições de medicamentos em uso ou usadas anteriormente, assim como exames laboratoriais prévios, verificando, no que diz respeito à terapia anti-hipertensiva, seus possíveis efeitos colaterais. A presença de comorbidades deve ser perguntada ao paciente ou a seu acompanhante.

A consulta médica do idoso pode demorar mais que o tempo dedicado a um paciente jovem, e muitas vezes é necessário que retorne ao consultório para completar toda a avaliação. Em resumo, sempre procurar identificar comorbidades associadas à hipertensão; anamnese e

Escala Clínica de Fragilidade	
	1. Muito ativo: pessoas que estão robustas, ativas, com energia e motivadas. Essas pessoas normalmente se exercitam regularmente. Elas estão entre as mais ativas para a sua idade.
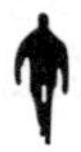	2. Ativo: pessoas que não apresentam nenhum sintoma ativo de doença, mas estão menos ativas que as da categoria 1. Frequentemente se exercitam ou são muito ativas ocasionalmente, por exemplo, em determinada época do ano.
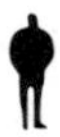	3. Regular: pessoas com problemas de saúde bem controlados, mas que não se exercitam regularmente além da caminhada de rotina.
	4. Vulnerável: apesar de não depender dos outros para ajuda diária, frequentemente os sintomas limitam as atividades. Uma queixa comum é sentir-se mais lento e/ou mais cansado ao longo do dia.
	5. Levemente frágil: essas pessoas frequentemente apresentam lentidão evidente e precisam de ajuda para atividades instrumentais da vida diária (AIVD) mais complexas (finanças, transporte, trabalho doméstico pesado, medicações). Tipicamente, a fragilidade leve progressivamente prejudica as compras e passeios desacompanhados, o preparo das refeições e as tarefas domésticas.
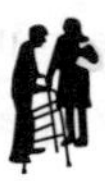	6. Moderadamente frágil: pessoas que precisam de ajuda em todas as atividades externas e na manutenção da casa. Em casa, frequentemente têm dificuldade com escadas e necessitam de ajuda no banho. Podem necessitar de ajuda mínima (apoio próximo) para se vestir.
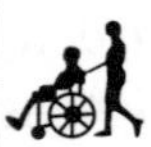	7. Muito frágil: completamente dependentes para cuidados pessoais, por qualquer causa (física ou cognitiva). No entanto, são aparentemente estáveis e sem alto risco de morte (dentro de 6 meses).
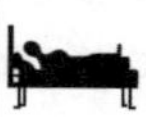	8. Severamente frágil: completamente dependentes, aproximando-se do fim da vida. Tipicamente incapazes de se recuperarem de uma doença leve.
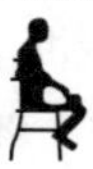	9. Doente terminal: aproximando-se do fim da vida. Esta categoria se aplica a pessoas com expectativa de vida < 6 meses, sem outra evidência de fragilidade. **Pontuando fragilidade em pessoas com demência** O grau de fragilidade corresponde ao grau de demência. Sintomas comuns na demência leve incluem esquecimento dos detalhes de um evento recente, apesar da recordação do evento em si, repetindo a mesma pergunta/história, o afastamento de eventos sociais. Na demência moderada, a memória recente está muito comprometida, apesar de aparentemente lembrar bem de fatos do passado. Quando solicitadas, elas são capazes de fazer o cuidado pessoal. Na demência severa, elas não conseguem realizar cuidados pessoais sem ajuda.

• **FIGURA 2** Escala de Fragilidade do *Canadian Study of Health and Aging*.
Fonte: elaboração dos autores com base em *Canadian Study on Health and Aging* e Rockwood et al.

exame físico detalhados, verificando prescrições anteriores e atuais; lembrar que alguns anti-hipertensivos podem agravar comorbidades preexistentes.

QUE PRECAUÇÕES DEVEMOS TER AO FAZER O DIAGNÓSTICO DA HIPERTENSÃO ARTERIAL NO IDOSO?

A hipertensão sistólica isolada (HSI), hoje reconhecida por valores de PA sistólica maiores ou iguais a 140 mmHg e pressão diastólica menor que 90 mmHg, constitui o tipo de HA mais encontrado nos idosos. No entanto, o médico deverá pensar em outras formas de apresentação da HA. O Quadro 3 resume algumas delas, tais como a pseudo-hipertensão, a hipertensão do avental branco, a hipertensão mascarada, a suspeita de hiato auscultatório e, a mais comum, HSI.

QUAIS AS PECULIARIDADES DA HIPERTENSÃO ARTERIAL NO IDOSO, INCLUINDO A FISIOPATOLOGIA?

As principais características fisiopatológicas associadas à HA no paciente idoso são: sensibilidade aumentada ao sódio, aumento da rigidez dos grandes vasos arteriais, disfunção endotelial e menor sensibilidade dos barorreceptores (BR), que trazem consequências clínicas como veremos a seguir.

Nos indivíduos idosos, as alterações da hemodinâmica sistêmica decorrentes das modificações posturais (MPo) produzem sinais e sintomas detectáveis nas consultas médicas, identificados quando se realiza a medida da PA e na posição supina (deitada) ou sentada e a seguir na posição ortostática (em pé). O reconhecimento de tais alterações ajuda nas orientações ao paciente, tais como a prevenção de quedas, perdas de consciência e tonturas. Além disso, a avaliação do comportamento dos pacientes em relação às MPo é útil para os que se submeterão à prescrição de drogas anti-hipertensivas ou estão em uso delas, auxiliando no prognóstico de eventos cardiovasculares, muitas vezes graves, principalmente nos pacientes idosos e muito idosos (acima de 80 anos).

Algumas situações hemodinâmicas decorrentes das MPo, como o ato de levantar-se da posição supina para a ortostática (S→O), podem causar hipotensão ou hipertensão posturais, que são reduções ou elevações na PA durante o ortostatismo (Tabela 1). Outra situação é o movimento contrário ao descrito acima, ou seja, passar da posição ortostática para a posição supina (O→S), com suas possíveis implicações na hemodinâmica sistêmica dos pacientes. Assim, as MPo, tanto S→O e O→S, são situações de baixa e alta pressão sobre os BR do seio carotídeo, ou seja, os atos de se levantar e o de se deitar durante a vida cotidiana testam a integridade de todo o arco reflexo do sistema autonômico simpático e parassimpático. Entender as variações da hemodinâmica sistêmica, do débito cardíaco (DC), do volume sistólico ventricular (VS), da frequência cardíaca (FC) e da resistência periférica total (RPT), durante as MPo, particularmente em idosos, é indispensável para quem prescreve drogas anti-hipertensivas, que interferem nesse mecanismo hemodinâmico complexo.

QUADRO 3 Características da hipertensão arterial no idoso

Peculiaridade	Quando suspeitar	Etiologia	Como diagnosticar	Situação associada
Pseudo- -hipertensão	■ Valores falsamente elevados de PA devido à rigidez arterial. ■ Suspeitar quando HA grave sem LOA; hipotensão após tratamento com anti- -hipertensivos em dose baixa.	Arteriosclerose pronunciada, calcificação da parede arterial e enrijecimento dos vasos.	■ Manobra de Osler: é positiva se artéria radial permanece palpável mesmo após não estar mais pulsátil com o manguito insuflado com pressão superior à PAS. ■ Medida intra-arterial da PA.	Pode levar ao tratamento medicamentoso excessivo e provocar hipotensão.
HAB	PA elevada no consultório e normal em casa.	Resposta de alerta, ansiedade.	Medir PA fora do consultório: Mapa, MRPA, Ampa; realizar aferições seriadas no consultório.	Pode levar ao tratamento medicamentoso em excesso.
Hipertensão mascarada	PA normal no consultório e anormalmente elevada fora do consultório.		Avaliar por Mapa ou MRPA.	Associada a aumento do RCV; preditor independente de LOA.
Presença de hiato auscultatório	Período silencioso entre a 1ª e a 3ª fase de Korotkoff.	Arteriosclerose (idosos), colagenoses (↑ rigidez da parede arterial).	Insuflar manguito 20 a 30 mmHg acima da PAS, palpando o pulso radial para garantir que está ouvindo o 1º som de Korotkoff.	Subestimação da PAS e superestimação da PAD.
HIS	■ PAS ≥ 140 mmHg e PAD ≤ 90 mmHg. ■ PP.	Menor distensibilidade e elasticidade dos vasos de grande capacitância, como a aorta.	Aumento da VOP.	
HO e HPP	Redução ≥ 20 mmHg na PAS e ≥ 10 mmHg na PAD na posição ortostática.	Menor resposta dos barorreceptores à hipotensão; polineuropatia periférica; doença de Parkinson.	Sempre medir a PA em duas posições (deitado ou sentado e em pé).	Diurético, antidepressivo, vasodilatador, simpatolíticos, nitratos; evitar refeições copiosas, grande consumo de carboidratos e de álcool.

Ampa: automedida da pressão arterial; HA: hipertensão arterial; HAB: hipertensão do avental branco; HIS: hipertensão arterial sistólica isolada; HO: hipotensão ortostática; HPP: hipotensão pós-prandial; LOA: lesão em órgãos-alvo; Mapa: monitorização ambulatorial da pressão arterial; MRPA: monitorização residencial da pressão arterial; PA: pressão arterial; PAD: pressão arterial diastólica; PAS: pressão arterial sistólica; PP: pressão de pulso; RCV: risco cardiovascular; VOP: velocidade da onda de pulso.

Fonte: elaboração dos autores.

Com o envelhecimento existe a substituição progressiva do tecido elástico por fibras de colágeno, que são calciofílicas. O decorrente enrijecimento das paredes dos vasos arteriais centrais aumenta as velocidades de propagação da onda de pulso arterial (VOP) em direção à circulação periférica (centrífuga) e das ondas reflexas que retornam ao coração (centrípeta). A superposição dessas duas ondas, período protomesossistólico, causa aumento dos níveis da PA sistólica, redução da PA diastólica e alargamento da pressão de pulso observadas nos idosos. Atualmente se considera a medida da VOP no trecho carotídeo-femoral padrão-ouro para avaliar a rigidez arterial dos vasos centrais. Idosos com velocidades menores que 7,6 m/s, na ausência de comorbidades, são considerados portadores de boa saúde vascular e correspondem a menos de 4% da população de indivíduos com mais de 60 anos. Em uma população idosa de área urbana no Brasil, os valores da VOP encontrados, ajustados para PAS, idade e gênero, foram em média de 9,1 m/s para normotensos e de 9,4 m/s para os hipertensos não controlados. Por outro lado, em muitos idosos a amplificação da PP pode ser melhor preditora de eventos e de mortalidade que a VOP.

QUAIS AS METAS PRESSÓRICAS A SEREM ATINGIDAS NO IDOSO COM HIPERTENSÃO ARTERIAL?

De acordo com as Diretrizes Brasileiras de Hipertensão Arterial 2020, são considerados hipertensos os indivíduos com PAS ≥ 140 mmHg e/ou PAD ≥ 90 mmHg. Porém, como estabelecido no início deste capítulo, é mais importante a condição funcional (incluindo fragilidade, comorbidades, tolerabilidade) do que a idade cronológica para estabelecer a meta terapêutica individual no idoso. Os valores pressóricos recomendados para esse grupo etário, tanto para o início de tratamento quanto para as metas a serem obtidas, estão descritos na Tabela 1.

QUAIS ESPECIFICIDADES DEVEM SER LEVADAS EM CONTA PARA O TRATAMENTO DA HIPERTENSÃO ARTERIAL NO INDIVÍDUO IDOSO?

Tratamento não farmacológico

Toda a terapia deve ser precedida e continuada por medidas não farmacológicas, tais como:

• **TABELA 1** Recomendações para as metas pressóricas e tratamento de pessoas idosas com hipertensão arterial

	Pressão arterial sistólica (consultório)		Pressão arterial diastólica (consultório)	
Condição global	Limiar para o tratamento	Meta para o tratamento	Limiar para o tratamento	Meta para o tratamento
Hígidos*	≥ 140	130 a 139	≥ 90	70 a 79
Idosos frágeis	≥ 160	140 a 149	≥ 90	70 a 79

*Hígidos incluindo fragilidade leve.
Idosos frágeis = fragilidade moderada e severa.
Fonte: adaptação de Barroso et al., 2021.

- Restrição de sódio: a cada 2 g de sal retirados da dieta ocorrem reduções, em média, de 4,3 mmHg na PAS e 2 mmHg na PAD. Cuidados com a hiponatremia, perda do apetite acentuando a má nutrição, são necessários.
- Incentivar a ingestão de alimentos ricos em potássio: cuidado com a hiperpotassemia nos pacientes com DRC, condição clínica muito frequente.
- Redução de peso corporal:
  - Cuidado, se somada à restrição de sódio, pode potenciar a queda da PAS.
  - Cuidado com a perda de massa muscular, agravando a sarcopenia.
- Recomendar exercícios físicos aeróbicos e de resistência:
  - Cuidado com recomendações aleatórias, sem que haja previamente um exame minucioso das condições físicas e cardiovasculares.
  - Devem ser indicados simultaneamente com a perda de peso.
  - Cuidado. Tenha a certeza de que existe ingestão adequada de alimentos, garantindo preservação da massa muscular.
- Restrição ao tabagismo e ao excesso de bebidas alcoólicas: o hábito de fumar e o uso de bebidas alcoólicas devem ser investigados durante a anamnese.
- Analisar todos os medicamentos em uso e suas possíveis interações com os anti-hipertensivos prescritos e possíveis associações com comorbidades.

Tratamento farmacológico

A prudência indica que, no tratamento farmacológico inicial, a monoterapia ou a combinação de drogas em baixas dosagens podem causar menos efeitos colaterais aos pacientes. Se necessário, aumentar progressivamente a dosagem do medicamento em monoterapia ou pensar na associação de drogas em baixa dosagem. Os aumentos graduais devem ocorrer a cada 2 semanas, se possível.

As drogas indicadas para os indivíduos idosos são as mesmas prescritas para os mais jovens. No entanto, quando se trata de anti-hipertensivos na população idosa, é necessário observar os seguintes pontos:

- Diuréticos tiazídicos ou "tiazídicos-*like*", bloqueadores dos canais de cálcio, inibidores da enzima de conversão da angiotensina II ou bloqueadores dos receptores de angiotensina II podem ser usados como a primeira opção nos idosos hipertensos.
- Betabloqueadores não devem ser usados como terapia inicial, exceto em pacientes com insuficiência cardíaca ou infarto do miocárdio como comorbidades.
- Betabloqueadores não devem ser usados em pneumopatias crônicas (asma, DPOC – doença pulmonar obstrutiva crônica), porém, se compensados e se existe a necessidade da terapia, os betabloqueadores cardiosseletivos poderão ser administrados.
- Betabloqueadores concomitantes com drogas usadas para o tratamento de pacientes com Alzheimer podem induzir bradicardias graves.
- Outras classes de medicamentos, tais como os inibidores da acetilcolinesterase, antagonistas da aldosterona e tratamentos invasivos para redução da descarga simpática, podem ser excepcionalmente utilizados e com cuidados redobrados.

- O risco de queda do idoso deve ser lembrado pelos médicos e cuidadores, quando se utilizam todos os hipotensores, inclusive os diuréticos.

Situações especiais presentes nos idosos que devem ser consideradas

- Estado funcional e fragilidade (ver a escala clínica de fragilidade descrita na Figura 2: permite programar o tratamento individualizado.
- Declínio cognitivo e demência: vários estudos epidemiológicos apontam que o tratamento anti-hipertensivo reduz o declínio cognitivo, causado tanto por danos vasculares como pela doença de Alzheimer. Assim, mais uma vez, é necessário verificar as interações medicamentosas, principalmente com os medicamentos anticolinesterásicos.
- Polifarmácia e aderência: polifarmácia, por definição, é o uso concomitante de 5 ou mais medicações. Está associada com alta probabilidade de eventos adversos, interações medicamentosas e pior adesão ao tratamento proposto.
- Desintensificação e desprescrição: em algumas situações é necessário reduzir as doses dos medicamentos usados e até mesmo sua retirada. Por exemplo, nos pacientes que mantêm níveis pressóricos muito baixos acompanhados de sintomatologia ou de agravamento da perfusão em órgãos vitais e naqueles sob cuidados paliativos em estados terminais.
- Hipotensão postural: uma medida que auxilia na introdução da medicação hipotensora e durante a terapia é a medida da PAS nas posições deitada, sentada e em pé. Deve-se ficar atento à hipotensão postural ou ortostática, definida como reduções de 20 mmHg nos valores sistólicos quando na posição ortostática em relação à supina ou qualquer redução da PA acompanhada de sintomas. A melhor opção para controlar a HO são medidas não farmacológicas, tais como hidratação, ingestão adequada de sódio, levantar-se vagarosamente e meias compressivas nos membros inferiores.
- Hipotensão pós-prandial: lembrar que um dos sintomas mais comuns da hipotensão pós-prandial é a sonolência após as refeições. Evitar o uso de bebidas alcoólicas e a ingestão excessiva de carboidratos e de gorduras nas principais refeições. Fracionar as refeições em pequenas quantidades.

COMO ABORDAR A GESTANTE COM HIPERTENSÃO ARTERIAL?

Para avaliar e assistir adequadamente a gestante com HA, precisamos estabelecer os critérios diagnósticos e a classificação dos diferentes distúrbios hipertensivos. Hipertensão na gestação ocorre quando a pressão arterial sistólica (PAS) está em 140 mmHg ou mais, e/ou a pressão arterial diastólica (PAD) pelo menos ≥ 90 mmHg, confirmada por outra medida realizada com o intervalo de 4 horas, preferencialmente com a paciente sentada ou em decúbito lateral esquerdo. O uso da monitorização ambulatorial da pressão arterial (Mapa) e da monitorização residencial da pressão arterial (MRPA) ainda é controverso na gestação, mas a Sociedade Internacional para o Estudo da Hipertensão na Gestação (ISSHP) recomenda o uso da Mapa antes da vigésima semana de gestação e da MRPA para o seguimento, utilizando como valores para detecção de HA a PA ≥ 135/85 mmHg na vigília com a Mapa e PA ≥ 130/80 mmHg com a MRPA. São particularmente úteis para a detecção de hipertensão do avental branco e de hipertensão mascarada, mencionadas no texto sobre os idosos.

Com o diagnóstico de hipertensão na gestação definido, classificaremos o distúrbio hipertensivo em uma das quatro categorias tradicionais, conforme apresentado no Quadro 4: pré-eclâmpsia, hipertensão crônica, hipertensão crônica com pré-eclâmpsia sobreposta ou hipertensão gestacional.

Chamamos a atenção para o diagnóstico de algumas complicações:

- Eclâmpsia quando ocorrem convulsões tônico-clônicas sem outra etiologia.
- Síndrome Hellp (hemólise, enzimas hepáticas elevadas, baixa contagem de plaquetas) na presença de hemólise, elevação de enzimas hepáticas e trombocitopenia.
- Pres (síndrome de encefalopatia posterior reversível) pela presença de edema vasogênico e sinais hiperintensos na porção posterior do cérebro na ressonância nuclear magnética (RNM), além de estar associada a alterações visuais, convulsão, cefaleia e alteração de sensório.
- Síndrome da vasoconstrição cerebral reversível, que se caracteriza por estreitamento de artérias do cérebro com cefaleia em trovoada ou sinais neurológicos focais.

• **QUADRO 4** Classificação dos distúrbios hipertensivos da gestação

Categoria	Características
Pré-eclâmpsia (com ou sem sinais de gravidade)	PAS ≥ 140 mmHg ou PAD ≥ 90 mmHg, ou ambos, em geral após 20 semanas de gestação e frequentemente com proteinúria. Na ausência de proteinúria, considerar o diagnóstico quando houver sinais de gravidade: trombocitopenia (< $100.000.10^9$/L), creatinina > 1,1 mg/dL ou 2x creatinina basal, elevação de 2x das transaminases hepáticas, edema agudo de pulmão, dor abdominal, sintomas visuais ou cefaleia, convulsões, sem outros diagnósticos alternativos.
Hipertensão crônica	HA presente antes da gestação ou das 20 semanas de gestação; ou HA que não normaliza no período pós-parto.
Hipertensão crônica com pré-eclâmpsia sobreposta	Pré-eclâmpsia em mulher com hipertensão crônica.
Hipertensão gestacional	PAS ≥ 140 mmHg e/ou PAD ≥ 90 mmHg, em mulher com PA previamente normal, após 20 semanas de gestação, medida em duas ocasiões com pelo menos 4 horas de intervalo, sem proteinúria ou sinais de gravidade, e que retorna ao normal no período pós-parto.

HA: hipertensão arterial; PAD: pressão arterial diastólica; PAS: pressão arterial sistólica.
Fonte: Peraçoli et al., 2020.

Na gestação consideramos clinicamente relevante proteinúria de pelo menos 0,3 g/g de creatininúria (equivalente a 300 mg em 24 horas ou ++ em fitas reagentes). Idealmente a proteinúria deve ser quantificada, porém podemos utilizar fitas reagentes na impossibilidade de realizar a medição. Quando PAS ≥ 160 mmHg e/ou PAD ≥ 110 mmHg, definimos a hipertensão como grave na gestante.

A pré-eclâmpsia pode ser com ou sem sinais de gravidade. O termo pré-eclâmpsia leve não é recomendável, pois as gestantes podem evoluir de maneira súbita com desfechos desfavoráveis. Os principais elementos para essa diferenciação estão no Quadro 4. Os sinais premonitórios sugestivos da iminência de eclâmpsia são cefaleia, fotofobia, fosfenos e escotomas, hiporreflexia, náuseas e vômitos, dor epigástrica ou em hipocôndrio direito.

Outros contextos clínicos indicam deterioração clínica e necessidade de intervenções urgentes: Hellp, eclâmpsia, descolamento prematuro de placenta, hipertensão refratária com três medicamentos, edema pulmonar, comprometimento cardíaco, alterações laboratoriais progressivas (trombocitopenia, elevação de enzimas hepáticas, injúria renal e alterações na vitalidade fetal).

A idade gestacional em que ocorre a manifestação da pré-eclâmpsia é importante. Consideramos pré-eclâmpsia precoce quando é abaixo de 34 semanas de gestação e tardia quando com 34 semanas ou mais. A pré-eclâmpsia precoce pode estar associada a maior isquemia placentária, crescimento intrauterino restrito e desfechos adversos maternos e perinatais.

Se considerarmos os critérios diagnósticos, podemos estabelecer que, ao confirmarmos a presença de hipertensão, deveríamos solicitar, no mínimo, exame comum de urina (urina tipo I), proteinúria e creatininúria em amostra de urina quantificada, creatinina sérica, hemograma com plaquetas e enzimas hepáticas. A elevação do ácido úrico sérico pode auxiliar, ainda que controversa. Ácido úrico acima de 6 mg/dL está associado à proteinúria e com complicações. Desidrogenase láctica, bilirrubinas e haptoglobina podem auxiliar na diferenciação de anemia microangiopática.

A fisiopatologia da pré-eclâmpsia está relacionada com redução da perfusão placentária, liberação de fatores antiangiogênicos que resultam na síndrome multissistêmica materna com disfunção endotelial e inflamação. Com base nesses conceitos e em estudos para avaliação de pré-eclâmpsia, tem sido crescente o emprego da dosagem do PIGF (*placental endotelial growth factor*), sFlt-1 (*soluble fms-like tyrosine kinase receptor-1*) e cálculo da razão sFlt1/PlGF, porém esses testes ainda não são universalmente disponíveis.

PODEMOS PREVENIR A PRÉ-ECLÂMPSIA?

O risco de pré-eclâmpsia é considerado elevado em algumas situações, como pré-eclâmpsia prévia, gestação múltipla, hipertensão crônica, DM, DRC crônica e doença autoimune como lúpus e, particularmente, síndrome antifosfolipídio. O risco é moderado em nuliparidade, obesidade, história familiar de pré-eclâmpsia, idade maior que 35 anos e desfechos obstétricos adversos previamente ou intervalo de mais de 10 anos entre as gestações.

São consideradas efetivas duas estratégias para prevenir pré-eclâmpsia: o uso do ácido acetilsalicílico (AAS) e a suplementação de cálcio. O uso de AAS 75 a 150 mg a partir da 12ª semana de gestação é recomendado na presença de 1 critério de alto risco ou 2 fatores de risco moderado. Para pacientes de alto risco e com ingestão de cálcio baixa (< 600 mg/dia) são recomendados 1 a 2 g de cálcio ao dia. Podemos utilizar uma calculadora de risco para pré-eclâmpsia, disponível em: https://fetalmedicine.org/research/assess/ preeclampsia/first-trimester.

QUAL O OBJETIVO DO TRATAMENTO?

O objetivo do tratamento das pacientes com hipertensão na gestação é reduzir a morbidade e a mortalidade. Aproximadamente um quarto das mortes maternas no Brasil está relacionado à hipertensão. A interrupção da gestação é o único tratamento efetivo para a pré-eclâmpsia, porém precisamos lembrar que visamos preservar a mãe, mas também reduzir o risco do feto. Se for *seguro* para a gestante é importante tentarmos prolongar a gestação buscando a viabilidade do feto e a redução da prematuridade. Nas pacientes com lesão em órgãos-alvo devemos reduzir a progressão das lesões, assim como reduzir as complicações cardíacas, cerebrovasculares, renais, além das complicações obstétricas e fetais.

COMO TRATAR A HIPERTENSÃO NA GESTAÇÃO?

O tratamento é dividido em tratamento não farmacológico e farmacológico.

O tratamento não farmacológico isoladamente não deve ser empregado quando a PAS estiver acima de 160 mmHg por mais de 15 minutos, para evitar lesão neurológica irreversível, pois valores de PAS > 155 mmHg, em especial > 160 mmHg, estão associados com maior ocorrência de acidente vascular encefálico.

Em pacientes com pré-eclâmpsia é sugerido repouso relativo em hospital ou hospital-dia, com monitoramento da PA, peso, diurese, sinais premonitórios e sintomas, sinais de bem-estar fetal e monitoramento periódico de exames que indiquem sinais de gravidade. Se a hipertensão for grave, a internação hospitalar é mandatória. Sugere-se conduta expectante entre 34 e 37 semanas de gestação em mulheres estáveis, sem piora clínica ou hipertensão grave, porém não é recomendada a partir de 37 semanas de gestação em mulheres com hipertensão gestacional e pré-eclâmpsia. A decisão do momento ideal de parto é muito difícil antes de 32 a 34 semanas. Após 34 semanas, o parto é efetivo em hospitais que tenham estrutura neonatal adequada, porém existe tendência a tentar postergar o parto até as 37 semanas, se for considerado seguro.

O tratamento medicamentoso tem três aspectos principais: o emprego de corticosteroide para buscar a maturidade pulmonar, a prescrição de sulfato de magnésio para a prevenção e o tratamento de eclâmpsia e o uso de anti-hipertensivos para controlar a PA e reduzir o risco de hipertensão grave.

O uso de corticosteroides para maturação pulmonar é uma decisão obstétrica se o parto for indicado antes de 34 semanas e a condição clínica materna e fetal permitir a espera de 48 horas.

Para prevenção e tratamento de eclâmpsia recomenda-se o uso de sulfato de magnésio. Os principais esquemas para uso de magnésio estão muito bem detalhados nas diretrizes da Rede Brasileira de Estudos Sobre Hipertensão na Gravidez (RBEHG) e disponíveis na internet (https://congressorbehg.webnode.com/protocolo-de-pre-eclampsia-2020/). A dose inicial é de 4 g intravenosa (IV) seguida por 1 g IV por hora; ou alternativamente, 4 g intravenosa mais 2 doses de 5 g intramuscular (IM), seguida por 5 g IM a cada 4 horas. Muita atenção para a concentração de magnésio disponível em cada instituição, para evitar intoxicação.

Anti-hipertensivos têm indicação na urgência em caso de hipertensão grave (PAS > 160/PAD > 110 mmHg) ou na presença de sinais premonitórios. O uso de anti-hipertensivos na hipertensão não grave reduz o risco de hipertensão grave, que está associada a desfechos adversos maternos e fetais. O início de anti-hipertensivo é geralmente recomendado quando a PA estiver acima de 150-160/100-110 mmHg com o objetivo de manter a PA entre 120-160/80-100 mmHg.

Não existe consenso sobre qual a medicação a ser empregada. Revisões sistemáticas mostram que o medicamento a ser escolhido depende da experiência do médico assistente. Lembrar que Ieca, BRA e o inibidor direto de renina são contraindicados na gestação. Atenolol e prazosin devem ser evitados se possível. Cuidado para evitar hipotensão, com consequente hipoperfusão placentária e sofrimento fetal.

Geralmente iniciamos com monoterapia com fármacos considerados de "primeira linha" (metildopa, nifedipina de ação prolongada ou betabloqueadores – exceto atenolol). Se necessário, associar outro medicamento de primeira linha ou de segunda linha (diurético tiazídico, clonidina e hidralazina), evitando a combinação de medicamentos da mesma classe farmacológica. Na pré-eclâmpsia os diuréticos podem causar depleção do volume intravascular e resultar em redução da perfusão placentária.

O Quadro 5 apresenta os anti-hipertensivos recomendados para uso na gestação, com base no protocolo 1 da RBEHG 2020.

COMO TRATAR A EMERGÊNCIA HIPERTENSIVA NA GESTAÇÃO?

Em emergência hipertensiva o tratamento pode ser por via oral ou intravenosa. Em geral são prescritos nifedipina (10 mg) por via oral ou hidralazina IV. Há uma tendência atual de dar preferência à nifedipina 10 mg, que pode ser repetida na dose de 10 a 20 mg a cada 20 a 30 minutos VO, se não houver resposta após a terceira dose (30 mg), fazer hidralazina IV na dose de 5 mg a cada 20 a 30 minutos até a dose de 15 a 30 mg. A ampola de hidralazina contém 1 mL, na concentração de 20 mg/mL. Diluir uma ampola (1 mL) em 19 mL de água destilada, assim se obtém a concentração de 1 mg/mL. A hidralazina pode ser usada em infusão contínua de 5 mg/hora (diluir 80 mg – 4 mL de hidralazina – em 500 mL de soro fisiológico e manter infusão de 30 mL/hora).

• **QUADRO 5** Medicamentos anti-hipertensivos utilizados na gestação

Classe do fármaco	Fármaco	Posologia
Simpatolíticos de ação central, alfa-2-agonistas	Metildopa Comprimidos de 250 e 500 mg	750 a 2.000 mg/dia 2 a 4x/dia
	Clonidina Comprimidos de 0,1 e 0,2 mg	0,2 a 0,6 mg/dia 2 a 3x/dia
Bloqueadores de canais de cálcio	Nifedipina retard Comprimidos de 10 e 20 mg	20 a 120 mg/dia 1 a 3x/dia
	Nifedipina de liberação rápida Comprimidos de 10 e 20 mg	20 a 60 mg/dia 2 a 3x/dia
	Anlodipino Comprimidos de 2,5; 5 e 10 mg	5 a 20 mg/dia 1 a 2x/dia
Vasodilatador periférico*	Hidralazina Drágeas de 25 e 50 mg	50 a 150 mg/dia 2 a 3x/dia
Betabloqueadores*	Metoprolol Comprimidos de 25, 50 e 100 mg	100 a 200 mg/dia 1 a 2 x/dia
	Pindolol Comprimidos de 5 e 10 mg	10 a 30 mg/dia 2 a 3x/dia
	Carvedilol Comprimidos de 6,25 e 12,5 mg	12,5 a 50 mg/dia 1 a 2 x/dia Recomenda-se iniciar com 12,5 mg/dia por 2 dias e a partir de então aumentar a dose

* Recomendamos essas medicações como terceiro fármaco para associação de medicamentos para controle pressórico ou no caso de impossibilidade de uso dos medicamentos de primeira escolha.
Fonte: Peraçoli et al., 2020.

Se o controle não é obtido, na presença de sinais premonitórios, o uso de sulfato de magnésio deve ser iniciado para prevenção de eclâmpsia e a interrupção da gestação deve ser considerada.

Em situações excepcionais, como a presença de edema agudo de pulmão e hipertensão grave e refratária, o uso de nitroprussiato de sódio pode ser considerado como a opção preferencial para o controle urgente da PA, por no máximo 4 horas, pelo risco de impregnação fetal pelo cianeto. As diretrizes da Rede Brasileira de Estudos Sobre Hipertensão na Gravidez, disponíveis na internet (https://congressorbehg.webnode.com/protocolo-de-pre-eclampsia-2020/), apresentam uma tabela prática e detalhada com o esquema de infusão recomendado para o uso de nitroprussiato de sódio.

O OBSTETRA PRECISA DO NEFROLOGISTA PARA TRATAR A HIPERTENSÃO NA GESTAÇÃO?

O obstetra é qualificado e tem experiência no manejo de gestantes com hipertensão, e geralmente não precisa de outro especialista. Apesar disso, a assistência multidisciplinar é geralmente bem-vista e benéfica. Os nefrologistas têm maior experiência com os anti-hipertensivos e com complicações clínicas diversas, particularmente na hipertensão crônica. A participação do nefrologista é particularmente importante nas pacientes com DRC, injúria renal aguda e na detecção de síndromes clínicas como as vasculites e microangiopatias trombóticas primárias. Em longo prazo, o seguimento dessas gestantes por um nefrologista é desejável devido aos riscos cardiovasculares e renais futuros. As síndromes hipertensivas são um marcador de risco futuro para a gestante e para o feto, e essas mulheres e seus filhos devem ser acompanhados ao longo da vida.

LITERATURA RECOMENDADA

Barroso W, Rodrigues C, Bortolotto L et al. Diretrizes Brasileiras de Hipertensão Arterial – 2020. Arq Bras Cardiol. 2021;116(3):516-658.

Diretrizes da Sociedade Brasileira de Diabetes 2019-2020. Disponível em: http://www.saude.ba.gov.br/wp-content/uploads/2020/02/Diretrizes-Sociedade-Brasileira-de-Diabetes-2019-2020.pdf. Acesso em: 1 mar. 2022.

Diretrizes da Sociedade Brasileira de Diabetes 2022. Disponível em: https://diretriz.diabetes.org.br/. Acesso em: 5 ago. 2022.

Feitosa-Filho GS, Peixoto JM, Pinheiro JES et al. Updated geriatric cardiology guidelines of the Brazilian Society of Cardiology – 2019. Arq Bras Cardiol. 2019;112(5):649-705.

Kahlaee HR, Latt MD, Schneider CR. Association Between chronic or acute use of antihypertensive class of medications and falls in older adults: a systematic review and meta-analysis. Am J Hypertens. 2018;31(4):467-79.

Peraçoli JC, Ramos JGL, Sass N et al. Pré-eclâmpsia/eclâmpsia – Protocolo n. 01 – Rede Brasileira de Estudos sobre Hipertensão e Gravidez (RBEHG), 2020. Disponível em: https://congressorbehg.webnode.com/protocolo-de-pre-eclampsia-2020/. Acesso em: 1 mar. 2022.

Perna S, Francis MD, Bologna C et al. Performance of Edmonton Frail Scale on frailty assessment: its association with multi-dimensional geriatric conditions assessed with specific screening tools. BMC Geriatr. 2017;17(1):2.

Rockwood K, Song X, MacKnight C et al. A global clinical measure of fitness and frailty in elderly people. CMAJ. 2005;113:489-98.

Stortecky S, Schoenenberger AW, Moser A et al. Evaluation of multidimensional geriatric assessment as a predictor of mortality and cardiovascular events after transcatheter aortic valve implantation. JACC Cardiovasc Interv. 2012;5(5):489-96.

The Accord Study Group. Effects of Intensive Blood-Pressure Control in Type 2 Diabetes Mellitus. N Engl J Med. 2010;362:1575-85.

Vidigal FC, Bressan J, Babio N, Salas-Salvadó J. Prevalence of metabolic syndrome in Brazilian adults: a systematic review. BMC Public Health. 2013;13:1198.

Parte 3

Doença renal crônica

12

Doença renal crônica

João Egídio Romão Junior
Ana Matilde Schramm
Karla Cristina Petruccelli

INTRODUÇÃO

A doença renal crônica (DRC) pode ser considerada uma das epidemias do século XXI, e constitui um sério problema médico e de saúde pública em todo o mundo. Estima-se que entre 8 e 10% da população adulta mundial apresente alguma forma de dano renal, havendo uma estimativa de crescimento da prevalência de 5 a 7% ao ano. A DRC é mais frequente em países pobres do que em países desenvolvidos, e mais relacionada à presença de diabetes e/ou hipertensão. Os gastos associados a tratamento com diálise e transplante consomem 2 a 3% dos orçamentos da saúde de países desenvolvidos, com uma distribuição bastante desigual da oferta de tratamento entre as nações.

A doença é responsável por mudanças drásticas na qualidade de vida dos pacientes e tem diversas repercussões nos demais órgãos e sistemas, aumentando a morbimortalidade. Ainda que seja uma patologia insidiosa e de evolução arrastada, apresenta fatores de risco e progressão bem determinados, sendo, portanto, passível de prevenção, principalmente quando de seu diagnóstico em fases iniciais da DRC.

Finalmente, os testes diagnósticos para detecção de disfunção e de lesão renal, além de tratamentos específicos, são de baixo custo e estão amplamente disponíveis no país, mas são inadequadamente utilizados na prática clínica geral.

CONCEITO, CLASSIFICAÇÃO E DIAGNÓSTICO

Qual a definição de doença renal crônica?

A DRC é definida como a presença de anormalidades na estrutura e na função dos rins, persistindo por mais de 3 meses, e com implicação na saúde do paciente.

Que anormalidades podem ser consideradas como marcadores de alterações estruturais renais na definição da DRC?

Os principais marcadores são a presença de proteinúria, de albuminúria (o marcador mais sensível), alterações no sedimento urinário (hematúria, leucocitúria, cilindros hemáticos e leucocitários), alterações eletrolíticas secundárias a lesões tubulares renais, alterações histológicas renais (diagnosticadas em histologia/biópsia renal), anormalidades estruturais renais (em exames de imagem renal) e a história de transplante renal.

Qual o critério usado de taxa de filtração glomerular para definir doença renal crônica?

A taxa de filtração glomerular (TFG) é aceita como o melhor índice indicador de função renal. A DRC é definida quando há uma TFG inferior a 60 mL/min/1,73 m^2, que é considerada uma TFG reduzida. Pacientes com TFG < 15 mL/min/1,73 m^2 são considerados portadores de falência ou insuficiência renal crônica.

Quais os principais sintomas da síndrome doença renal crônica?

A DRC é geralmente assintomática nos estágios iniciais, sendo tipicamente identificada em exames de rotina, de controle ou incidentais. É pouco comum os pacientes apresentarem inicialmente sintomas como hematúria, edema, "urina espumosa", noctúria, alterações urinárias ou dor lombar. A partir das fases mais avançadas, os sintomas incluem fadiga, astenia, anorexia, perda inexplicável de peso, edemas, anemia, náuseas e vômitos, gosto metálico na boca, neuropatia periférica, hipervolemia que pode chegar a edema agudo pulmonar, pericardite e alterações do sistema nervoso central (dificuldade e concentração, letargia). Não há correlação direta absoluta entre os níveis de ureia ou creatinina séricos e o início desses sintomas.

Qual marcador é o mais utilizado na prática clínica para definir a função renal de um paciente?

Os rins apresentam diversas funções, incluindo as funções excretoras, endócrinas e metabólicas. A TFG é componente da função excretora renal, mas é aceita como o melhor índice indicador de função renal. Uma redução mantida na TFG ocorre após lesões estruturais renais, e a redução de outras funções renais ocorre em paralelo com a redução da TFG. Embora esta possa ser medida por métodos de depuração (*clearances*) como creatinina, iohexol ou iodotalamato, na prática clínica sugere-se usar as equações que estimam a TFG – taxa de filtração glomerular estimada (TFGe).

Qual o indicador endógeno mais usado para estimar a função renal?

A creatinina sérica é o marcador endógeno de filtração glomerular mais usado para estimar a TFG. É fácil de ser dosada, de baixo custo e está disponível em quase todos os laboratórios de análises clínicas. Tem alta especificidade, porém baixa sensibilidade. Seus níveis séricos aumentam acima dos valores de referência somente em fase tardia da DRC e apresentam variações interindividuais mediadas por sexo, raça e massa muscular. Assim, isoladamente não deve ser usada para firmar o diagnóstico precoce de DRC.

Existe diferença entre a taxa de filtração glomerular e a depuração (*clearance*) de creatinina?

A depuração da creatinina é marcador da TFG, porém excede a TFG real porque a creatinina, além de ser filtrada pelo glomérulo, é secretada no túbulo contornado proximal. A depuração da creatinina pode ser medida com base na massa excretada de creatinina e da creatinina sérica, ou estimada usando equações com base na creatinina sérica.

Qual a importância e quais são as limitações do uso da depuração de creatinina para medir a função renal?

A depuração (*clearance*) de creatinina calculada a partir da urina de 24 horas, ajustada para uma superfície corporal de 1,73 m^2, que é o valor médio normal para adultos jovens, tem sua principal importância em sua ampla difusão, no custo acessível e na boa correlação com o padrão-ouro de estimativa da TFG. Uma das maiores limitações é a diminuição de sua acurácia com o declínio da TFG, devido ao aumento proporcional da secreção tubular de creatinina, resultando em resultados superestimados. Ademais, depende do bom controle da coleta urinária, o que pode gerar uma série de erros pré-analíticos.

Qual a indicação de uso e quais são as limitações na dosagem de cistatina para avaliar a função renal?

A cistatina C é produzida em uma taxa constante por todas as células nucleadas do organismo, sendo filtrada livremente pelos glomérulos, e não é secretada ao longo dos túbulos. Sua produção independe da massa muscular, do sexo e da dieta do paciente, o que a torna uma alternativa válida como biomarcador da TFG. As principais indicações de uso são em populações nas quais o estado nutricional e a massa muscular podem interferir na estimativa da TFG, por exemplo, pacientes cirróticos, anoréxicos, oncológicos e cardiopatas graves. As principais limitações são o preço do teste, a existência de uma associação significativa entre a cistatina sérica e vários marcadores inflamatórios, e a presença de alteração de função tireoidiana.

Quais as fórmulas validadas para a estimação da taxa de filtração glomerular em adultos?

Diversas fórmulas foram desenvolvidas e validadas para estimação da TFG. A fórmula do consenso *CKD-EPI* (*Chronic kidney disease epidemiology collaboration*), baseada na creatinina sérica, apresenta boa acurácia, sendo a mais indicada e a mais usada. Em situações que exijam maior acurácia sugere-se o uso da equação com cistatina C e creatinina. Para pacientes idosos, propõe-se usar a equação *BIS1* (*Berlin Initiative Study-1*), e para obesos, a equação de Salazar-Corcoran. Essas fórmulas estão disponíveis para cálculo em aplicativos gratuitos para computadores pessoais e *smartphones,* e algumas delas podem ser vistas no Quadro 1.

Qual a fórmula mais usada para a estimação da taxa de filtração glomerular em crianças?

Para crianças, propõe-se o uso da fórmula de Schwartz. Essa fórmula está disponível para cálculo em aplicativos gratuitos para computadores pessoais e *smartphones*.

$$\text{TFGe (mL/min/1,73 m}^2\text{)} = \frac{\text{constante k} \times \text{altura (cm)}}{\text{Pcr (mg/dL)}}$$

Constante k = 0,45 para neonatos; 0,55 para meninas; 0,70 para meninos.

Quais as categorias da doença renal crônica baseadas na taxa de filtração glomerular?

Uma vez estabelecido o diagnóstico de DRC, o próximo passo seria a determinação do estágio (ou categoria) da doença, de acordo com a TFG do paciente e em categorias de acordo com a albuminúria. A DRC é estratificada em seis estágios funcionais, G1 a G5, de acordo com o valor da TFG, como apresentado no Quadro 2. A categoria G5 é também denominada insuficiência renal crônica. Para pacientes mantidos em terapia de substituição renal, a sigla passa a ser G5D. Essa classificação é de grande importância para análises clínicas, epidemiológicas, didáticas e conceituais.

Quais os estágios da doença renal crônica baseados na intensidade da albuminúria?

As categorias de albuminúria podem ser definidas pela albuminúria de 24 horas (taxa de excreção de albumina – TEA, em mg/24 horas) ou, preferencialmente, pela relação albumina/creatinina (RAC) em uma amostra isolada de urina (RAC em mg/g de creatinina), mostradas no Quadro 3.

É aceito como normal TEA ≤ 30 mg/dia ou, mais adequada, uma RAC ≤ 30 mg/g de creatinina. Em fita de imersão específica são considerados como referência valores

• **QUADRO 1** Fórmulas usadas para estimativas da taxa de filtração glomerular

MDRD	186 × [creatinina sérica (mg/dL)]$^{-1.154}$ × (idade)$^{-0,203}$ × 0,742 (se mulher) × 1,21 (se negro)
Crockroft-Gault	(140 – idade) × (peso em kg)/creatinina sérica (mg/dL) × 72 × (0,85 se mulher)
CKD-EPI	Mulher com creatinina ≤ 0,7 equação: 144 × (CrS/0,7) – 0,329 × (0,993) idade
	Mulher com creatinina > 0,7 equação: 144 × (CrS/0,7) – 1,20 × (0,993) idade
	Homem com creatinina ≤ 0,9 equação: 144 × (CrS/0,7) – 0,411 × (0,993) idade
	Homem com creatinina > 0,9 equação: 144 x (CrS/0,7) – 1,209 × (0,993) idade
BIS1	3,736 x creatinina$^{-0,87}$ × idade$^{-0,95}$ × 0,82 (se mulher)
Obesos	Homem = [137 × idade] × [(0,285 × peso) + (12,1 × altura^2)/Pcr × 51 Mulher = [145 – idade] × [(0,287 × peso) + (9,74 × altura^2)]/Pcr × 60

BIS1: Berlin Initiative Study-1; CKD-EPI: Chronic kidney disease epidemiology collaboration; MDRD: *modification of diet in renal disease.*
Fonte: elaboração dos autores.

• **QUADRO 2** Categorias da doença renal crônica baseadas na taxa de filtração glomerular

Categoria	TFG (mL/min/1,73m^2)	Característica da TFG
G1	> 90	Normal ou aumentada
G2	60 a 89	Levemente reduzida
G3a	45 a 59	Leve a moderadamente reduzida
G3b	30 a 44	Moderada ou severamente reduzida
G4	15 a 29	Severamente reduzida
G5	< 15	Falência real

TFG: taxa de filtração glomerular.
Fonte: elaboração dos autores.

• **QUADRO 3** Categorias da doença renal crônica baseadas na albuminúria dos pacientes

Categoria	TEA (mg/24 horas)	RAC (mg/g)	Grau de albuminúria
A1	< 30	< 30	Normal ou aumento leve
A2	30 a 300	30 a 300	Aumento moderado
A3	> 300	> 300	Aumento

RAC: reação albumina/creatinina; TEA: taxa de excreção de albumina.
Fonte: elaboração dos autores.

≤ 30 mg/dL ou ≤ 30 mg/g de creatinina. Entretanto, embora se aceitem valores de albuminúria leve até como normal em teste de triagem de DRC, a presença de albuminúria persistente (por mais de 3 meses) deve ser considerada como indicativo de agressão e lesão glomerular renal. Comparada com a proteinúria, a albuminúria é um marcador mais sensível e específico de lesão glomerular. Deve-se sempre usar a urina da manhã em jejum, evitando uso de urina muito diluída.

Qual a importância da presença de proteinúria em portadores de doença renal crônica?

Proteinúria significa a presença de quantidades anormais e aumentadas de proteína na urina, sendo importante na triagem, no diagnóstico e no controle da DRC. Os pacientes podem relatar "urina espumosa" em casos de proteinúria intensa. Essa perda anormal de proteínas na urina pode ser devida a um aumento da permeabilidade glomerular às proteínas (proteinúria por lesão glomerular), a uma reabsorção tubular incompleta de proteínas de baixo peso molecular normalmente filtradas (proteinúria tubular) ou a um aumento da concentração plasmática de proteínas anormais (paraproteinemias). Também pode ser resultado de inflamação do trato urinário, especialmente em casos de cistites. No diagnóstico precoce de DRC a proteinúria é de alta especificidade, mas de baixa sensibilidade, perdendo importância por ocorrer tardiamente após lesão glomerular.

Quais os valores de referência para a proteinúria em adultos?

Em adultos são considerados normais valores menores que 300 mg por 24 horas

(Tabela 1). Um método prático é utilizar a relação proteinúria/creatinina em amostra isolada de urina, havendo boa relação desta com a proteinúria de 24 horas. Quando há suspeita de proteinúria tubular ou de paraproteinemias, exames específicos devem ser considerados (eletroforese de proteínas, imunofixação de proteínas séricas ou urinárias, pesquisa de proteína de Bence-Jones).

• **TABELA 1** Valores de referência normais de proteinúria, de acordo com o exame utilizado

Tipo de exame	Referência
Proteinúria de 24 horas	< 300 mg/24 horas
Fita de imersão	< 30 mg/dL
Relação proteinúria/creatinina (em amostra isolada de urina)	< 200 mg/g
Síndrome nefrótica	> 3,5 g/24 horas

Fonte: elaboração dos autores.

Qual a importância de analisar a albuminúria no paciente com doença renal crônica?

A albumina é o principal componente da proteinúria urinária em muitas doenças. Além de ser o marcador mais sensível e precoce de lesão renal, a presença e a intensidade da albuminúria está associada à velocidade de progressão da DRC, a aumento do risco de mortalidade global e a aumento do risco de mortalidade cardiovascular dos pacientes (Figura 1).

Existe relação entre a intervenção medicamentosa reduzindo a albuminúria e a redução do risco de mortalidade de pacientes com DRC.

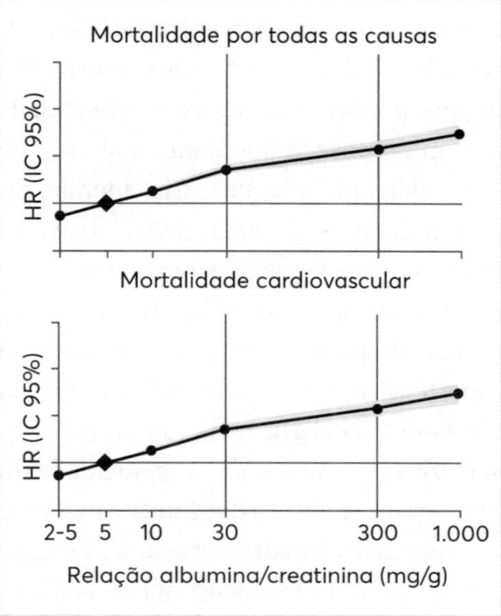

• **FIGURA 1** Relação entre a albumina e o risco de mortalidade.

HR: *hazard ratio*; IC: intervalo de confiança.

Fonte: elaboração dos autores.

Quais elementos detectados no sedimento urinário estão relacionados no diagnóstico de doença renal crônica?

O sedimento urinário pode ser importante no diagnóstico precoce da DRC. Podem-se detectar hematúria (dismorfismo eritrocitário marcado indica lesão glomerular), cilindro hemático (indica glomerulopatias), cilindro leucocitário (indicativo de pielonefrite/nefrite intersticial), corpúsculos gordurosos (indicativo de proteinúria com síndrome nefrótica).

Como diferenciar a doença renal crônica da injúria renal aguda?

Na história clínica, investigar as principais causas de DRC, como diabetes, hipertensão, doença renal policística, alterações urológicas e nefrites recorrentes; alguns pontos que sugerem cronicidade devem ser observados, como mal-estar de longa data, prurido, noctúria, anemia, hipertensão arterial e neuropatia. No exame físico, os sinais que sugerem cronicidade são pigmentação da pele, onicopatia em banda, sinais de retinopatia diabética ou hipertensiva. Em exames de imagem, ao ultrassom renal são mais comumente observados o aumento da ecogenicidade do parênquima renal e a diminuição ou perda da diferenciação corticomedular, exceção para pacientes diabéticos; outros achados possíveis são a redução do tamanho renal e a obstrução no trato urinário.

Como e quando fazer triagem para detecção de doença renal crônica?

Como a maioria dos pacientes com DRC é assintomática em fases iniciais, a triagem ativa pode ter papel importante na detecção e tratamento precoces da doença. Os testes sugeridos são a TFGe e a RAC urinária (amostra isolada), recomendados para pessoas com idade > 60 anos, para portadores de diabetes ou hipertensão e pessoas com história familiar de doença renal.

Quando referenciar o paciente com doença renal crônica ao nefrologista?

Recomenda-se encaminhar o paciente com DRC a serviço especializado de nefrologia quando a TFG < 30 mL/min/1,73 m^2 (estágios G4 e G5), quando houver queda rápida e sustentável da TFG, pacientes com albuminúria > 300 mg/g ou proteinúria > 500 mg/24 h, pacientes com cilindros hemáticos ou hematúria glomerular (dismorfismo eritrocitário marcado), DRC com hipertensão refratária ou calculose renal recorrente.

CAUSAS E PROGRESSÃO

Quais sãs as causas mais associadas à doença renal crônica em adultos?

Determinar a causa da DRC é importante, não só por definir sua etiologia, mas também para estabelecer prognóstico e tratamento. As causas principais de DRC são doenças sistêmicas (hipertensão, diabetes, lúpus eritematoso) e doenças renais primárias (glomerulopatias primárias, nefropatias túbulo-intersticiais, vasculites, doenças císticas e anormalidades congênitas renais). Devem-se investigar outros fatores de risco para DRC, como uso de medicamentos nefrotóxicos (anti-inflamatórios e antibióticos), calculose renal e história familiar de doença renal.

Quais as principais causas da doença renal crônica em crianças?

As alterações estruturais congênitas do trato urinário (Cakut, do inglês *congenital anomalies of the kidney and urinary tract*) respondem por até 49% dos casos. Em segundo lugar está a síndrome nefrótica corticorresistente, seguida das glomerulonefrites primárias.

Quais situações clínicas podem ser causas de albuminúria elevada em pacientes sem doença renal crônica e com taxa de filtração glomerular normal?

A albuminúria pode ser detectada temporariamente em condições clínicas como infecção do trato urinário (ITU), contaminação com sangue menstrual, exercícios físicos extenuantes, em pacientes com proteinúria ortostática e em pacientes com sepse.

Quais os principais fatores de risco para o desenvolvimento da doença renal crônica?

São consideradas fatores de risco elevados a presença de hipertensão, do diabetes e uma história familiar de DRC. Como fatores de risco moderados, são citadas doenças sistêmicas (como o lúpus e o mieloma múltiplo), infecções urinárias de repetição, história de calculose urinária, presença de uropatias, adultos > 60 anos e os transplantados de rim.

Quais os principais fatores de risco para a progressão da doença renal crônica?

Entre os principais fatores de progressão estão: albuminúria, tabagismo, idade avançada, presença de síndrome metabólica, doenças cardiovasculares, acidose metabólica, exposição a nefrotoxinas e episódios de injúria renal aguda (IRA).

Quais os principais fatores associados com uma progressão acelerada da perda de função renal em portadores de doença renal crônica?

Uma redução na TFGe > 5 mL/min/1,73 m^2/ano é considerada uma progressão acelerada da DRC. Os principais fatores associados à progressão acelerada da DRC são a própria causa da DRC, o estágio da TFG, hipertensão descontrolada, albuminúria maciça, idade, obesidade, presença de doença cardiovascular, exposição a agentes nefrotóxicos, hiperglicemia sem controle e raça.

Qual a escolha e quais as indicações do uso de métodos de imagem para avaliar a causa da doença renal crônica?

As técnicas de imagem permitem um diagnóstico mais preciso e precoce de lesão renal. O exame mais usado é a ultrassonografia renal, que pode mostrar alterações na estrutura renal, na ecogenicidade do córtex renal, a presença de cálculos e massas renais e obstrução do trato urinário. Outros exames de imagem para o diagnóstico de lesões renais e suas indicações principais são resumidos no Quadro 4.

Quando indicar a realização de biópsia renal em portadores de doença renal crônica?

Indica-se biópsia renal percutânea em pacientes com DRC sem explicações, com

• **QUADRO 4** Métodos de imagem utilizados no diagnóstico de lesões renais

Método	Indicação diagnóstica
Raio X simples	Presença de cálculos. Nefrocalcinose.
Urografia excretora	■ Número, tamanho e forma dos rins. ■ Assimetria de função e tamanho real. ■ Visibilização dos cálices, ureteres e bexiga. ■ Presença de obstrução no trato urinário.
Angiografia renal	■ Estenose e obstrução da artéria renal. ■ Trombose de veia renal. ■ Lesões expansivas renais (tumores e cistos).
Tomografia computadorizada	■ Detecção e localização de lesões expansivas renais (tumores e cistos). ■ Obstrução do trato urinário. ■ Cálculos em trato urinário (localização, dimensões e densidade).
Ultrassonografia	■ Tamanho, número, simetria e localização renal. ■ Cálculos renais, nefrocalcinose. ■ Ecogenicidade e espessura do córtex renal. ■ Detecção e localização de lesões expansivas renais (tumores e cistos). ■ Obstrução do trato urinário.
Cintilografia renal	■ Assimetria de tamanho e de função renal. ■ Evidência funcional de estenose de artéria renal. ■ Pielonefrite aguda. ■ Presença de cicatrizes em superfície renal.
Ultrassonografia com Doppler	■ Alterações no fluxo sanguíneo renal. ■ Estenose e obstruções arteriais renais.
Ressonância nuclear magnética	■ Detecção e localização de lesões expansivas renais (tumores e cistos). ■ Fluxo sanguíneo em grandes vasos.

Fonte: elaboração dos autores.

rins de tamanho normal, quando da perda aguda ou inexplicada de função renal e da presença de proteinúria marcada.

Que cuidados devemos ter com o uso de contrastes radiográficos em portadores de doença renal crônica?

Contrastes radiográficos iodados são relacionados a IRA ou agudização de portadores de DRC. Para pacientes com TFG < 60 mL/min/1,73 m^2 e com indicação eletiva de exames usando contrastes radiográficos, devem ser observados cuidados específicos de proteção renal, incluindo adequada hidratação antes, durante e após o procedimento, uso de menor volume do radiocontraste, evitar agentes de osmolalidade elevada, descontinuar e evitar potenciais medicamentos nefrotóxicos antes do procedimento. Tais cuidados devem ser observados principalmente em pacientes > 70 anos, diabéticos, com insuficiência cardíaca, desidratados, em uso de diuréticos e inibidores do sistema renina-angiotensina-aldosterona (SRAA). O controle da TFGe deve ser realizado após 48 a 96 horas do procedimento.

Qual a contraindicação do uso de gadolínio em ressonância nuclear magnética em portadores de doença renal crônica?

O uso de gadolínio em portadores de DRC está associado ao aparecimento de fibrose sistêmica nefrogênica (FSN), quadro clínico semelhante ao da esclerodermia. Recomenda-se não usar gadolínio em pacientes com TFG < 30 mL/min/1,73 m^2, havendo alternativas para diagnóstico por imagem. Em condições nas quais o uso do gadolínio seja imprescindível, preferencialmente usar preparação de quelato macrolídeo (gadobutrol - Gadovist®-, o gadoterado meglumina - Dotarem® - e o gadoteridol - Prohance®), na menor dose possível.

MANEJO AMBULATORIAL

Quais as frequências de realização da dosagem de creatinina sérica e da albuminúria em portadores de doença renal crônica?

Para pacientes portadores de DRC ou de doenças relacionadas à DRC (diabetes, hipertensão, p. ex) recomenda-se a dosagem de creatinina sérica (com estimativa da TFG) e de albuminúria pelo menos uma vez ao ano. Exames mais frequentes devem ser considerados em pacientes com TFG reduzida ou albuminúria elevada, situações relacionadas a progressão mais rápida da disfunção renal (Figura 2).

Frequência de exames ao ano			Categorias de albuminúria persistente		
			A1 < 30 mg/g	A2 30 a 300 mg/g	A3 > 300 mg/g
Categorias de TFG (mL/min/1,73^2)	G1	≥ 90	1	1	2
	G2	60 a 89	1	1	2
	G3a	45 a 59	1	2	3
	G3b	30 a 44	2	3	3
	G4	15 a 29	3	3	4+
	G5	< 15	4+	4+	4+

• **FIGURA 2** Sugestão de frequência de exames em pacientes com doença renal crônica, estratificados por categorias de taxa de filtração glomerular e de albuminúria. (Ver imagem colorida no encarte.)

Fonte: adaptação de *Kidney disease: improving global outcomes* (Kdigo).

Como definir o prognóstico de pacientes portadores de doença renal crônica estratificados quanto à taxa de filtração glomerular e à albuminúria?

Na predição do prognóstico da evolução da DRC é importante considerar a causa da DRC, a categoria (G) da TFG e a intensidade da albuminúria (A), fatores de risco independentes entre si. O aumento da albuminúria leva a uma redução mais rápida da TFG, e à medida que a TFG cai as complicações tendem a aumentar. A Figura 3 mostra o prognóstico da DRC em relação à TFG e à albuminúria, com a cor verde mostrando baixo risco, a amarela um risco moderado, a laranja um risco elevado e a vermelha um risco muito elevado no prognóstico da DRC.

A doença renal crônica é sempre irreversível?

Em pacientes com DRC a doença é progressiva e irreversível em seu curso, e o objetivo do tratamento é retardar sua progressão e prevenir a morte cardiovascular precoce. Entretanto, a DRC pode ser reversível parcial ou totalmente em alguns casos, que devem ser ativamente investigados, como em portadores de glomerulopatias primárias, uso de medicamentos nefrotóxicos, hipovolemia e em obstrução do trato urinário inferior.

Prognóstico da DRC TFG e albuminúria *Kdigo* 2012				Albuminúria		
				A1 < 30 mg/g	A2 30 a 300 mg/g	A3 > 300 mg/g
TFG (mL/min/1,73²)	G1	Normal ou elevada	≥ 90			
	G2	Redução leve	60 a 89			
	G3a	Redução leve/moderada	45 a 59			
	G3b	Redução moderada/severa	30 a 44			
	G4	Redução severa	15 a 29			
	G5	Falência renal	< 15			

• **FIGURA 3** Prognóstico da evolução da função renal em pacientes com doença renal crônica, estratificados por categorias de taxa de filtração glomerular e albuminúria. (Ver imagem colorida no encarte.)

Fonte: adaptação de *Kidney disease: improving global outcomes* (*Kdigo*).

Quais as principais causas de mortalidade em pacientes com doença renal crônica?

As doenças cardiovasculares constituem a principal causa de morte entre os pacientes com DRC, seguidas de infecções e neoplasias.

Pacientes portadores de doença renal crônica têm maior risco de mortalidade global e cardiovascular?

Sim, têm. Pacientes portadores de DRC apresentaram maior risco de mortalidade por todas as causas e cardiovascular comparados com a população geral. Para pacientes com DRC e sem albuminúria, o risco de mortalidade foi constante com a redução da TFG até 75 mL/min/1,73 m^2. Para um mesmo valor de TFG, a presença de albuminúria entre 30 e 300 mg/g e > 300 mg/g de creatinina aumenta o risco relativo ajustado de mortalidade global e de mortalidade cardiovascular (Figura 4).

Pacientes portadores de doença renal crônica têm maior suscetibilidade para desenvolver injúria renal aguda?

Sim, a queda da TFG e o aumento da proteinúria estão fortemente relacionados a maior risco de IRA, ou seja, agudização da DRC. A DRC é o principal fator de risco para IRA em pacientes hospitalizados, principalmente em pacientes hipovolêmicos, em uso de medicamentos nefrotóxicos (anti-inflamatórios, contraste

Mortalidade por todas as causas	RAC < 10	RAC 10 a 29	RAC 30 a 299	RAC > 300
TFGe > 105	1,1	1,5	2,2	5
TFGe 90 a 105	Ref	1,4	1,5	3,1
TFGe 75 a 90	1	1,3	1,7	2,3
TFGe 60 a 75	1	1,4	1,8	2,7
TFGe 45 a 60	1,3	1,7	2,2	3,6
TFGe 30 a 45	1,9	2,3	3,3	4,9
TFGe 15 a 30	5,3	3,6	4,7	6,6

Mortalidade cardiovascular	RAC < 10	RAC 10 a 29	RAC 30 a 299	RAC > 300
TFGe > 105	0,9	1,3	2,3	2,1
TFGe 90 a 105	Ref	1,5	1,7	3,7
TFGe 75 a 90	1	1,3	1,6	3,7
TFGe 60 a 75	1,1	1,4	2	4,1
TFGe 45 a 60	1,5	2,2	2,8	4,3
TFGe 30 a 45	2,2	2,7	3,4	5,2
TFGe 15 a 30	14	7,9	4,8	8,1

• **FIGURA 4** Risco de mortalidade de pacientes com doença renal crônica, estratificados por categorias de taxa de filtração glomerular e de albuminúria. (Ver imagem colorida no encarte.)
Fonte: adaptação de *Kidney disease: improving global outcomes* (Kdigo).

radiográfico e antibióticos), com baixa perfusão arterial renal (insuficiência cardíaca, insuficiência hepática, instabilidade hemodinâmica) e naqueles submetidos a cirurgias de grande porte.

Quais as implicações da presença de taxa de filtração glomerular reduzida na possibilidade de toxicidade medicamentosa em portadores de doença renal crônica?

Erros na dosagem de medicamentos com eliminação por via renal são comuns em pacientes com DRC e podem estar associados à toxicidade ao rim (resultando em IRA ou agudização da DRC) ou à toxicidade sistêmica. É comum nesses pacientes um risco aumentado em interação de medicamentos devido a farmacocinética e farmacodinâmica alteradas, requerendo ajuste na dosagem de muitas drogas. Assim, a definição precisa da TFG e o ajuste na dosagem de diversos medicamentos são imperativos em portadores de DRC.

Qual o impacto da doença renal crônica na qualidade de vida desses pacientes?

Apesar de ser assintomática no início, a DRC traz diversas repercussões negativas na qualidade de vida dos pacientes à medida que a TFG declina. As limitações da dieta e da ingestão de líquidos são as principais queixas no tratamento conservador, e a evolução do quadro para a fase dialítica pode trazer consigo limitações físicas, afastamento das atividades rotineiras, entre outras. A dependência da diálise pode ainda levar o paciente à depressão e angústia, que comprometem sua adesão ao tratamento.

A presença de taxa de filtração glomerular reduzida e/ou de albuminúria anormal em idosos pode ser considerada indicativo de doença renal crônica?

Pacientes idosos têm maior probabilidade de terem uma TFG reduzida e mesmo albuminúria elevada, por mais de 3 meses, embora tais achados ainda não representem obrigatoriamente DRC, podendo refletir doenças vasculares sistêmicas ou mesmo senescência renal. Independentemente da interpretação, sugere-se que esses idosos sejam acompanhados como se tivessem DRC.

Como interpretar uma taxa de filtração glomerular reduzida sem marcadores de lesão renal, por mais de 3 meses, em portadores de outras doenças (insuficiência cardíaca, cirrose hepática, hipotireoidismo)?

Uma série de doenças não renais pode cursar com redução significativa da TFG. Essa TFG reduzida reflete quase sempre alterações hemodinâmicas renais, mais do que lesão renal, estando associada à gravidade e a pior prognóstico da doença de base. A presença de marcadores de lesão renal como albuminúria sugere a presença de DRC, e em algumas situações pode haver suspeita de lesão parenquimatosa grave e passível de tratamento específico, podendo haver indicação de biópsia renal para definir o quadro clínico.

Qual a interpretação de uma depuração (*clearance*) de creatinina < 60 mL/min/1,73 m^2 em pessoas em dieta com intensa restrição de proteínas?

Em pacientes apresentando desnutrição severa ou anorexia nervosa, e mesmo em vegetarianos e veganos, devido à perda da massa muscular, a creatinina sérica pode não ser o marcador adequado de avaliação da função renal. Nesses casos podem ser usados a cistatina ou radioisótopos na avaliação da TFG.

Após realizar o diagnóstico, quais as condutas estratégicas no tratamento conservador da DRC?

Uma vez definido o diagnóstico, passa-se a observar as estratégias terapêuticas para o tratamento conservador da DRC. Os objetivos destas são: retardar a progressão da doença renal, prevenir complicações da DRC, modificar comorbidades presentes e, finalmente, preparar o paciente para a terapia de substituição renal indicada (Figura 5).

Quais as principais recomendações nutricionais para os pacientes com doença renal crônica?

A dieta do paciente com DRC é importante não só para manter sua qualidade de vida e promover a nutrição adequada, mas também para retardar o ritmo de progressão da DRC. Baseia-se principalmente em restrição proteica individualizada, devendo ser encaminhada por profissional especializado, uma vez que a restrição pode levar à desnutrição. Adicionalmente, deve-se restringir o consumo de sal, de potássio e de fósforo. Mais detalhes encontram-se no Capítulo 15, sobre nutrição e DRC.

Uma dieta hipoproteica tem indicação para todo paciente com doença renal crônica em fase pré-dialítica?

Não. A dieta hipoproteica é uma das principais medidas para retardar o ritmo de progressão da DRC, porém é desaconselhada para pacientes com sinais de desnutrição energético-proteica. Sugere-se evitar dietas com ingestão proteica > 1,3 g/kg de peso/dia em pacientes com DRC com risco de progressão e manter dieta com ingestão proteica < 0,8 g/kg de peso/dia somente para pacientes com TFG < 30 mL/min/1,73 m^2, sempre acompanhada de orientações educacionais de nutricionista. Ver o Capítulo 15, sobre nutrição e DRC.

Quais os níveis terapêuticos alvo para manter a pressão arterial de portadores de doença renal crônica?

Nos pacientes hipertensos com DRC e com albuminúria < 30 mg/g recomenda-se que a pressão arterial (PA) seja mantida ≤ 140/90 mmHg. Para pacientes com DRC e albuminúria > 30 mg/g sugere-se manter PA ≤ 130/80 mmHg, incluindo um medicamento inibidor do sistema renina-

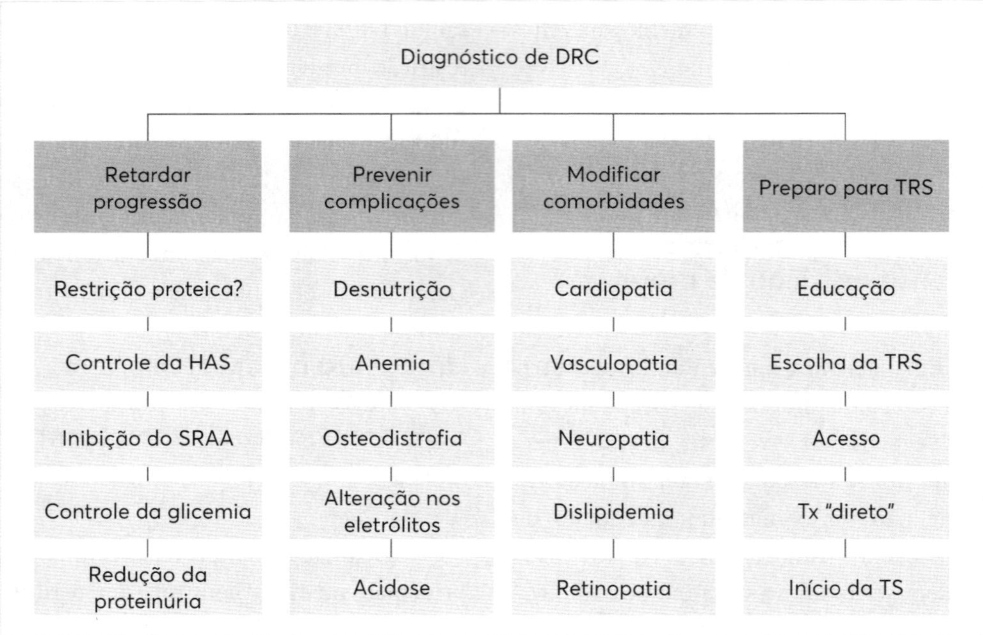

• **FIGURA 5** Estratégia sugerida para tratamento de pacientes, após firmado diagnóstico de doença renal crônica.

DRC: doença renal crônica; HAS: hipertensão arterial sistêmica; SRAA: sistema renina-angiotensina-aldosterona; TRS: terapia renal substitutiva; Tx: transplante.

Fonte: elaboração dos autores.

-angiotensina-aldosterona (inibidores da enzima de conversão de angiotensina – Ieca – ou bloqueadores de receptores de angiotensina – BRA). Recomenda-se sempre monitorizar a ocorrência de eventos adversos, especialmente redução da TFG e alterações eletrolíticas.

Como manejar a hipotensão postural em portadores de doença renal crônica?

Deve-se, sempre que possível, substituir ou reduzir as doses de drogas vasodilatadoras ou que reduzam o volume intravascular (diuréticos, nitratos, alfa-bloqueadores, antidepressivos tricíclicos e inibidores da fosfodiesterase). Outras medidas são correção da anemia, evitar saunas e banhos quentes, modificar o padrão de exercícios físicos utilizando a posição deitada ou sentada, usar meias-calças elásticas, dormir com a cabeceira elevada e usar fludrocortisona, midodrina (agonista alfa-1-seletivo) e atomoxetina (bloqueador seletivo da recaptura de noradrenalina).

Como orientar e monitorizar a ingestão de sal em pacientes com doença renal crônica em tratamento conservador?

É recomendada a ingestão de no máximo 5 g de sal por dia. A aderência a essa orientação pode ser monitorada pela dosagem do sódio urinário em 24 horas. Divide-se o valor obtido (em mEq) por 17,1 para obter a equivalência em gramas de sal na amostra, uma vez que cada grama de sal de cozinha contém 17,1 mEq de sódio. Em função da dificuldade da coleta de urina de 24 horas, pode-se utilizar fórmula baseada em valores de sódio obtidos em amostra isolada de urina (Quadro 5).

• **QUADRO 5** Fórmulas para estimativa do sódio urinário (propostas por Tanaka et al.)

Sódio urinário estimado (g/dia)	
Homens	0,96 + (peso em kg x 0,03) + (sódio da amostra de urina em g/L x 0,63)
Mulheres	0,15 + (peso em kg x 0,03) + sódio da amostra de urina em g/L x 0,63

Fonte: elaboração dos autores.

Como e quando estão indicados os medicamentos que inibem/bloqueiam o sistema renina-angiotensina-aldosterona em portadores de doença renal crônica?

Os Ieca e os BRA são as drogas de escolha para pacientes com proteinúria. Seu uso é recomendado desde as fases precoces da DRC, uma vez que previnem a progressão da doença. Embora haja evidência limitada sobre o uso nas fases G4 e G5, parece haver benefício no retardo da progressão e na mortalidade. Foi observado que a descontinuação esteve associada com maior risco de terapia renal substitutiva (TRS) em pacientes com diabetes. Recomenda-se o controle do potássio e da creatinina entre 5 e 7 dias do início da terapia para detecção de hipercalemia e/ou flutuação da TFG.

No bloqueio medicamentoso do sistema renina-angiotensina-aldosterona existe indicação do uso de associação de Ieca com BRA? Por quê?

Não. A terapia combinada de IECA e BRA está associada com maior risco de hipercalemia e piora aguda da função renal. Além disso, acompanhamentos de pacientes com diabetes e DRC em longo prazo não demonstraram benefício cardiovascular ou renal no uso da terapia combinada.

Quais as orientações básicas para o controle glicêmico em pacientes diabéticos portadores de doença renal crônica?

Os valores ideais de hemoglobina glicada (HbA1c) ainda não foram estabelecidos na DRC, mas estudos mostraram que um controle mais intensivo da glicemia esteve associado com redução da albuminúria e progressão mais lenta da doença. O valor-alvo da HbA1c deve ser individualizado, procurando manter nível < 7% em pacientes diabéticos com DRC com pouca comorbidade, os mais jovens, com maior expectativa de vida e menor suscetibilidade de episódios de hipoglicemia. Para pacientes mais velhos, com alta comorbidade e baixa expectativa de sobrevida, pode-se manter HbA1c próximo a 8%. O uso desse marcador, entretanto, perde sua exatidão para o monitoramento da glicemia nas fases mais avançadas da

DRC, quando a vida média das hemácias está reduzida. Ver a seção de doença renal do diabetes no Capítulo 3.

Quais os cuidados com a prescrição de metformina para pacientes diabéticos com doença renal crônica?

A metformina é o medicamento preferencial para iniciar o tratamento de pacientes com diabetes tipo 2. Para pacientes com DRC avançada (estágios G4 e G5), ocorre o risco, mesmo muito reduzido, de ocorrência de acidose láctica grave. Assim, recomenda-se manter doses usuais de metformina se TFG > 45 mL/min/1,73 m^2, reduzir a dose pela metade para pacientes com TFG entre 30 e 44 mL/min/1,73 m^2 e descontinuar seu uso em pacientes com TFG < 30 mL/min/1,73 m^2. Para todos os pacientes em uso de metformina, esse uso deve ser suspenso temporariamente em casos de internações hospitalares ou em situações clínicas que possam reduzir a TFG do paciente com DRC.

Quais os hipoglicemiantes orais permitidos em pacientes com doença renal crônica de acordo com a taxa de filtração glomerular?

O controle da glicemia e o manejo de medicamentos hipoglicemiantes são fundamentais em portadores de DRC. A maioria dessas drogas tem metabolismo/eliminação renal e necessita de adequação de doses de acordo com a TFG do paciente. Para TFG > 60 mL/min/1,73 m^2, todas as drogas podem ser utilizadas em prescrições-padrão. Para TFG < 60 mL/min/1,73 m^2, cuidados específicos devem ser observados, principalmente para evitar episódios de hipoglicemia prolongada (Quadro 6).

Os inibidores da SGLT-2 (iSGLT2) podem ser usados no manejo da doença renal crônica em pacientes não diabéticos?

Nos últimos anos, o resultado de grandes estudos com o uso de iSGLT2 (empagliflozina, canagliflozina e dapagliflozina) em pacientes com diabetes tipo 2 mostrou resultados espetaculares na redução da progressão da doença renal e da albuminúria desses pacientes diabéticos, desfechos impactantes e que mudaram a história natural dessa patologia. Mais recentemente, tais resultados excelentes foram descritos em pacientes não diabéticos com DRC. Em 2022, a indicação de uso desses medicamentos para tais pacientes foi aprovada pelas agências reguladoras brasileiras, tendo sido incluída em bula.

A albuminúria presente na doença renal crônica tem possibilidade de ser revertida? Se revertida, está relacionada a melhor prognóstico renal e cardiovascular para esse paciente?

Sim, o tratamento com drogas antiproteinúricas pode diminuir a perda de proteínas na urina e reduzir a progressão da DRC. A redução da albuminúria também está associada com uma diminuição do risco cardiovascular em longo prazo.

• **QUADRO 6** Uso de hipoglicemiantes orais em doentes portadores de doença renal crônica

Metformina	Se TFG > 60 mL/min: dose plena. 45 a 60 mL/min: máx. 1.500 mg/dia + FR (monitorização anual). 30 a 45 mL/min: máx. 1.000 mg/dia + FR (monitorização semestral). < 30 mL/min: não usar.
Sulfunilureia Glibenclamida, glipizida, gliclazida, glimepirida	Não usar na DRC: risco de hipoglicemia. Gliclazida somente se TFG > 45 mL/min. Glipizida não requer ajuste de dose (eliminação hepática).
Glinidas	Repaglinida: metabolismo hepático; uso até em diálise. Iniciar com dose baixa (0,5 mg/dia).
Acarbose	Não usar se TFG < 30 mL/min ou creatinina > 2,5 mg/dL.
Glitazon Pioglitazona	Se TFG < 60 mL/min: cuidado no uso. Se TFG < 30 mL/min: não usar.
Análogos do rGLP-1 Liraglutida, exenatida, lixisenatida, dulaglutida	Se TFG < 30 mL/min: NÃO USAR. Efeitos colaterais potenciais.
Inibidores do DPP-4 Sitagliptina, vildagliptina, saxagliptina, linagliptina	Linagliptina não requer ajuste de dose. Sitagliptina e vildagliptina: redução de dose até diálise.
Inibidores do SGLT2 Empagliflozina, canagliflozina e dapaglifozina	Se TFG < 30 mL/min: não iniciar. Perdem efeito anti-hiperglicemiante de TFG < 30 mL/min.

DRC: doença renal crônica; FR: função renal; rGLP-1: receptor do GLP-1; SGLT2: cotransportador de sódio-glicose tipo; TFG: taxa de filtração glomerular.
Fonte: elaboração dos autores.

Como reverter parcial ou totalmente albuminúria elevada na doença renal crônica?

A principal medida é o bloqueio do SRAA com o uso dos Ieca ou dos BRA, que diminuem a hipertensão intraglomerular e a proteinúria. Devem ser usados na maior dose tolerada pelo paciente. Os inibidores da SGLT-2 têm se mostrado capazes de reduzir a RAC urinária, porém seu uso para essa finalidade ainda é *off-label*.

Quais as vacinas permitidas e indicadas para pacientes com doença renal crônica?

Pacientes portadores de DRC são suscetíveis a infecções, inclusive as virais. Assim, o esquema do Programa Nacional de Imunização deve ser observado em todo paciente com DRC, conforme o Quadro 7.

Pacientes com doença renal crônica podem engravidar?

Mulheres com DRC tendem à infertilidade, porém dados precisos a respeito são difíceis de achar. A gravidez em pacientes com DRC está relacionada com piora da hipertensão, aumento da proteinúria, parto prematuro e baixo peso ao nascer. A piora da função renal pode ocorrer e depende do estágio da DRC antes da gravidez, sendo mais provável se a creatinina for > 2 mg/dL, se a TFG for < 40 mL/min e se a proteinúria for > 1 g/24 horas.

• **QUADRO 7** Esquema de vacinação para adultos

Vacina	Tipo	Doses
Hepatite B	Recombinante	Fases G3-4: 1 dose nos meses 0, 1, 2 e 6. Reforço se Anti-HBs < 10 U/mL.
Influenza	Inativada	Doses anuais.
Pneumococo	Inativada	13-valente: mês 0. 23-valente: mês 2, com reforço a cada 5 anos.
Hepatite A	Inativada	Meses 0 e 6.
Herpes-zóster	Recombinante	Meses 0 e 2-6.
Varicela	Vírus vivo atenuado	Meses 0 e 2.
Tétano/difteria	Inativada	Imunização primária: meses 0, 2 e 4. Reforço a cada 10 anos.
MMR (sarampo, caxumba e rubéola)	Vírus vivo atenuado	Meses 0 e 1.

Fonte: elaboração dos autores.

Como prescrever anticoncepção na doença renal crônica?

Os eventos adversos, comuns em pacientes DRC que engravidam, contribuem muito para a morbidade e mortalidade da mãe e da criança, razão pela qual a contracepção é necessária e a gravidez deve ser planejada, se possível. Antes de prescrevê-los, é importante conhecer os prós e os contras dos medicamentos contraceptivos, embora não existam estudos específicos para a população com DRC. Aqueles à base de estrogênio aumentam o risco para eventos tromboembólicos, principalmente em pacientes diabéticas, hipertensas, lúpicas e portadoras de hipertrigliceridemia, não sendo recomendados para as pacientes com DRC. Contraceptivos à base de progesterona não afetam a proteinúria e a pressão arterial. Drogas injetáveis de ação prolongada estão mais relacionadas com perda óssea e maior risco de trombose, porém os comprimidos parecem ter menos efeitos colaterais. Métodos contraceptivos de barreira são mais seguros, embora percam em efetividade. O dispositivo intrauterino (DIU) hormonal é altamente eficaz e pode ser usado inclusive em pacientes em imunossupressão.

Quais anticoagulantes orais são permitidos na doença renal crônica dependendo da taxa de filtração glomerular?

O uso de anticoagulantes orais deve ser avaliado em função de critérios de risco/benefício pela utilização dos escores de risco de embolia sistêmica (CHA2DS-2-VASc) e de sangramento (HAS-Bled). Os anticoagulantes orais diretos representam uma alternativa segura para os portadores de DRC, desde que observados os ajustes posológicos proporcionais à queda da TFG.

• **QUADRO 8** Uso de anticoagulantes orais em portadores de doença renal crônica

TFG (mL/min)	Apixaban	Rivaroxaban	Edoxaban	Dabigatran
≥ 90 mL/min	5 mg 2x/dia	20 mg 1 x/dia	60 mg 1x/dia	150 mg 2x/dia
50 a 89 mL/min	5 mg 2x/dia	20 mg 1x/dia	60 mg 1x/dia	150 mg 2x/dia
30 a 49 mL/min	5 mg 2x/dia	15 mg 1x/dia	30 mg 1x/dia	110 mg 2x/dia
15 a 29 mL/min	2,5 mg 2x/dia	15 mg 1x/dia	30 mg 1x/dia 15 mg 1x/dia se < 60 kg	Contraindicado
< 15 mL/min	?	10 mg 1x/dia	Contraindicado	Contraindicado

TFG: taxa de filtração glomerular.
Fonte: adaptação de Mavrakanas et al., 2020.

COMPLICAÇÕES

Quais as principais causas de anemia no paciente com doença renal crônica?

A anemia é uma ocorrência comum na DRC, sugerindo-se que a dosagem de hemoglobina seja realizada 1 a 2 vezes ao ano nesses doentes. O diagnóstico é feito quando se detectam níveis de hemoglobina < 13 g/dL em homens e < 12 g/dL em mulheres. É quase sempre multifatorial, motivada principalmente pela diminuição de produção da eritropoetina endógena, apesar de a deficiência de ferro (absoluta e funcional) ter grande influência. Mais detalhes no Capítulo 13, sobre anemia na DRC.

Quais fatores são responsáveis pelas alterações no metabolismo ósseo na doença renal crônica?

Os estágios iniciais da DRC envolvem aumento dos níveis de fator de crescimento fibroblástico 23 (FGF-23), que aumenta a fosfatúria e suprime a produção de 1,25 vitamina D. O aumento do fósforo sérico e a diminuição da 1,25 vitamina D levam à hipocalcemia, que estimula a produção de paratormônio (PTH) (hiperparatireoidismo secundário). Recomenda-se a dosagem sérica de cálcio, fósforo, PTHi e fosfatase alcalina em portadores de DRC, 1 a 2 vezes ao ano. Mais detalhes no Capítulo 14, sobre distúrbio mineral e ósseo na DRC.

Qual a frequência da hipercalemia nos pacientes com doença renal crônica? Quais as consequências? Como tratar?

A prevalência de hipercalemia em portadores de DRC varia de 14 a 20%, sendo mais frequente entre indivíduos diabéticos, oligúricos e/ou usuários de medicamentos bloqueadores do SRAA. Associa-se a aumento da mortalidade por todas as causas, particularmente da morte súbita de origem cardíaca e de arritmias severas. Provoca fraqueza muscular, podendo chegar à paralisia. O tratamento depende da presença ou não de emergência hipercalêmica. Nos casos de menor gravidade, o tratamento baseia-se na restrição dietética de potássio, uso de diuréticos espoliadores de potássio, correção da acidose metabólica e uso de resinas trocadoras de potássio como o Sorcal®, patiromer e ciclossilicato de zircônio sódico. Em caso de emergência, são necessárias medidas de estabilização da membrana celular (gluconato de cálcio), desvio do íon para o compartimento intracelular (beta-2-agonistas, bicarbonato de sódio ou solução de insulina e glicose) e remoção de potássio pelo uso de diuréticos ou diálise.

Quando e como tratar a acidose metabólica nos pacientes com doença renal crônica?

A DRC leva à retenção de íons H^+, diminuição de ácido titulável e diminuição da reabsorção de bicarbonato. Consequentemente, há acidose metabólica progressiva, que piora à medida que a DRC progride. O hiato iônico tende a permanecer normal até os estágios mais avançados, quando a retenção de íons como fosfato, sulfato e urato torna o hiato iônico maior. A acidose metabólica crônica leva a alterações como maior reabsorção óssea e osteopenia, aumento do catabolismo, piora do hiperparatireoidismo, redução da atividade da bomba de Na^+K^+ATPase em hemácias e miócitos cardíacos (prejudicando a contratilidade do miocárdio e levando à insuficiência cardíaca), inflamação sistêmica e hipotensão. Também está associada à progressão da DRC e maior mortalidade. Portanto, o tratamento da acidose metabólica deve focar a manutenção do bicarbonato sérico entre 22 e 26 mEq/L, usando bicarbonato de sódio preferencialmente oral (0,5 a 1 mEq/kg/dia). Outras opções para o tratamento são citrato de sódio, citrato de cálcio, acetato de cálcio e carbonato de cálcio. Alguns estudos mostram benefícios em uma dieta rica em alimentos alcalinos e pobre em alimentos ácidos, porém esta possui potencial para causar hipercalemia, por ser rica em frutas e verduras.

COMORBIDADES

Por que as doenças cardiovasculares são a principal causa de morte em pacientes com doença renal crônica?

A DRC é fator de risco independente para as doenças cardiovasculares, mesmo em seus estágios iniciais. Entre as principais associações estão hipertensão, diabetes, dislipidemia e idade avançada, frequentes nos pacientes com DRC. Outros fatores podem contribuir, como retenção de toxinas urêmicas, anemia, aumento de citocinas, balanço de cálcio positivo, alterações do metabolismo ósseo e estado inflamatório persistente.

Quais são os sinais e sintomas da neuropatia urêmica e como tratá-la?

A polineuropatia urêmica é comum em pacientes nos estágios avançados da DRC. Costuma ser distal, simétrica e associada a desmielinização e degeneração axonal. Cursa com parestesias, sensação de queimação, e casos mais severos mostram fraqueza muscular, mioclonia e até paralisia. Sua causa não está bem estabelecida, mas pode estar associada a deficiência de zinco, tiamina e biotina, assim como ao acúmulo de moléculas médias como fenóis, monoinositol e beta-2-microglobulina. O diagnóstico diferencial inclui neuropatia diabética, lúpus, vasculite sistêmica, mieloma múltiplo e amiloidose. Nos pacientes em tratamento conservador é uma indicação para iniciar TRS. Como alternativa, pode ser usada a gabapentina ou a pregabalina, ajustadas pela TFG.

Há evidências dos benefícios de tratamento da dislipidemia nos pacientes com doença renal crônica? Como tratá-la de acordo com a taxa de filtração glomerular?

A dislipidemia é comum em todos os estágios da DRC, sendo a hipertrigliceridemia e os baixos níveis de HDL as alterações mais comuns. Quanto maior a proteinúria, maior a dislipidemia. Porém, ao contrário da população em geral, a dislipidemia não está associada à mortalidade em pacientes com DRC, provavelmente devido à presença de desnutrição ou inflamação nesses pacientes. Assim, a dieta do paciente deve ser ajustada conforme a apresentação da dislipidemia, apesar de frequentemente não ter grande benefício como medida isolada, e deve ser associada a perda de peso, atividade física e diminuição do consumo de álcool.

Pacientes em tratamento conservador com doença aterosclerótica estabelecida (história de insuficiência coronariana, cerebrovascular ou arterial periférica), acima de 50 anos e TFG > 60 mL/min/1,73m^2, devem ser tratados e se beneficiam com o uso de estatinas, preferencialmente a atorvastatina, que não requer ajuste da dose, por ter metabolização hepática. As demais estatinas devem ter sua dose ajustada nos estágios G3-G5 da DRC, e o principal efeito colateral é a toxicidade muscular, com risco para rabdomiólise. Os fibratos não são comumente indicados, pois tendem a ter maiores efeitos colaterais, principalmente se prescritos junto com estatinas. No entanto, valores muito elevados de triglicerídeos podem levar à pancreatite; o risco-benefício deve ser pesado e os casos devem ser tratados individualmente.

Quando e como tratar a hiperuricemia no paciente com doença renal crônica?

Hiperuricemia é comum em portadores de DRC, e estudos observacionais mostraram benefícios cardiovasculares (redução de massa de ventrículo esquerdo e melhoria de função endotelial) ao reduzir os níveis séricos de ácido úrico com medicamentos, como alopurinol e rasburicase. Entretanto, não existem evidências que suportem o tratamento de hiperuricemia especificamente com o objetivo de reduzir a progressão da DRC.

A doença renal crônica aumenta o risco de infecção e sepse?

Sim. Pacientes com DRC têm disfunção do sistema imune, independentemente da causa de base da DRC, com aumento significativo da morbimortalidade. Alguns mecanismos responsáveis são: alteração da microbiota e da barreira intestinal pela uremia, estresse oxidativo, produção de citocinas pró-inflamatórias, inflamação crônica mediada por interleucina 1 (IL-1), fator de necrose tumoral alfa (TNF-alfa) e interferon-gama, alterações na linhagem celular linfoide afetando linfócitos T e B e aumento da apoptose celular.

Qual a relação entre as infecções do trato urinário de repetição e a doença renal crônica?

Além da imunidade reduzida, anemia, desnutrição, inflamação e deficiência de vitaminas comuns na DRC, a diminuição da filtração glomerular torna o tratamento das ITU nos pacientes com DRC um desafio, uma vez que é necessária uma concentração adequada de antibióticos na urina para que a infecção seja debelada, e isso sofre grande influência da redução da TFG. Dessa maneira, germes resistentes vão sendo cada vez mais selecionados e mais difíceis de erradicar. A diminuição progressiva da diurese também tende a facilitar a proliferação de bactérias.

TERAPIA RENAL SUBSTITUTIVA

Por que pacientes com história de transplante renal bem-sucedido devem ser considerados portadores de doença renal crônica?

Os pacientes transplantados de rim são considerados portadores de DRC, independentemente da TFG ou da presença de marcadores de lesão renal, pois resultados histológicos de biópsia renal de rins transplantados revelam anormalidades patológicas, mesmo em pacientes sem redução da TFG ou sem albuminúria. Os receptores de transplante de rim têm risco aumentado de mortalidade e desfechos renais em comparação com a população em geral e necessitam de manejo médico especializado.

Como escolher a modalidade de terapia renal substitutiva?

Caso não existam contraindicações, a escolha da modalidade de tratamento pode ser baseada na preferência do paciente, desde que devidamente esclarecido sobre os postos positivos e negativos de cada modalidade. Devem ser levados em conta estilo de vida, características psicológicas do paciente, adesão ao tratamento, presença de comorbidades, suporte familiar e condições socioeconômicas. O encaminhamento precoce ao nefrologista permite um tempo oportuno para preparação do início da diálise.

LITERATURA RECOMENDADA

Burgner A, Hladunewich MA. Contraception and CKD. CJASN. 2020;15:563-5.

Chen TK, Knicely DH, Grams ME. Chronic kidney disease diagnosis and management: a review. JAMA. 2019;322:1294-304.

Kdigo 2021: Clinical practice guideline for the management of blood pressure in chronic kidney disease. Kidney Intern. 2021;99:S1-S87.

Kidney Disease: Improving Global Outcomes (Kdigo) CKD Work Group. Clinical practice guidelines for the evaluation and management of chronic kidney disease. Kidney Int. 2012;3(Suppl 1):1-150.

Kidney Disease: Improving Global Outcomes (Kdigo) Diabetes Work Group. Clinical practice guideline for diabetes management in chronic kidney disease. Kidney Int. 2020;98:S1-S115.

Kirsztajn GM. Avaliação do ritmo de filtração glomerular. J Bras Patol Med Lab. 2007;43:257-64.

Levey AS, Bosch JP, Lewis JB et al. A more accurate method to estimate glomerular filtration rate from serum creatinine: a new prediction equation. Modification of diet in renal disease study group. Ann Intern Med. 1999;130:461-70.

Mavrakanas TA, Charytan DM, Winkelmayer WC. Direct oral anticoagulants in chronic kidney disease: an update. Curr Opin Nephrol Hypertens. 2020;29:489-96.

Nóbrega AM, Gomes CP, Lemos CC et al. Is it possible to use modification of diet in renal disease (MDRD) equation in a Brazilian population? J Nephrol. 2006;19:196-9.

Romão Jr JE. Doença renal crônica: definição, epidemiologia e classificação. J Bras Nefrol. 2004;26:1-3.

Schwartz GJ, Brion LP, Spitzer A. The use of plasma creatinine concentration for estimating glomerular filtration rate in infants, children, and adolescents. Pediatr Clin North Am. 1987;34:571-90.

Serpa Neto A, Rossi FMB, Amarante RDM, Rossi M. Desempenho preditivo de 12 equações para estimativa da taxa de filtração glomerular em pacientes gravemente obesos. Einstein (São Paulo). 2011;9:294-301.

Syed-Ahmed M, Narayanan M. Immune dysfunction and risk of infection in chronic kidney disease. Adv Chronic Kidney Dis. 2019;26:8-15.

Wheeler DC, Stefánsson BV, Jongs N et al. Effects of dapagliflozin on major adverse kidney and cardiovascular events in patients with diabetic and non-diabetic chronic kidney disease: a prespecified analysis from the Dapa-CKD trial. Lancet Diabetes Endocrinol. 2021;9:22-31.

13

Anemia da doença renal crônica

Renato Watanabe
Maria Eugênia F. Canziani

INTRODUÇÃO

A anemia é uma complicação da doença renal crônica (DRC), de prevalência elevada, sendo mais observada nos estágios avançados da DRC. Segundo o estudo *National Health and Nutrition Examination Survey (Nhanes)*, a anemia relacionada à DRC esteve presente em 17,4, 50,3 e 53,4% dos pacientes com DRC nos estágios 3, 4 e 5, respectivamente. Além disso, a prevalência da anemia pode aumentar em pacientes com comorbidades, como o diabetes e a idade mais avançada.

Uma forte associação entre a presença de anemia e o desenvolvimento e a progressão de doenças cardiovasculares, como a hipertrofia ventricular esquerda e a insuficiência cardíaca, tem sido descrita. Essa associação está presente tanto em pacientes com DRC na fase pré-dialítica como naqueles submetidos à diálise. Além disso, a anemia se relaciona a piora da qualidade de vida, da capacidade física e a aumento da morbimortalidade na população com DRC. Em estudo que incluiu cerca de 940 mil pacientes com DRC na fase pré-dialítica, a presença de anemia esteve associada a maior risco de eventos cardiovasculares, hospitalização e óbito. O mesmo quadro foi observado em um estudo recente de Toft et al., que, ao avaliar pacientes com DRC, estágios 3 a 5D, observaram maior risco de hospitalização, ocorrência de eventos cardiovasculares e óbito nos pacientes com Hb < 8 g/dL.

COMO FAZER O DIAGNÓSTICO DE ANEMIA?

A anemia é definida pela concentração de Hb menor que 13 g/dL, para homens, e menor que 12 g/dL, para mulheres, acima de 15 anos. Em crianças, a anemia é diagnosticada quando o valor da Hb é menor que 11 g/dL, para a faixa etária de 5 meses a 5 anos, menor que 12 g/dL, entre 5 e 12 anos, e menor que 15 g/dL, entre 12 e 15 anos. O diagnóstico de anemia não deve ser confundido com o alvo terapêutico preconizado nas diretrizes da Sociedade Brasileira de Nefrologia (SBN) e da Kidney disease: improving global outcomes (Kdigo), o qual é de 10 a 12 g/dL em pacientes com DRC.

QUAIS SÃO AS CAUSAS DE ANEMIA NO PACIENTE COM DOENÇA RENAL CRÔNICA?

A baixa concentração de eritropoietina (EPO) e a deficiência de ferro são os principais responsáveis por essa complicação. A EPO é uma glicoproteína com 165 aminoácidos produzida em fibroblastos renais altamente diferenciados, sensíveis à hipóxia. Esse hormônio atua em seus receptores presentes em células da linhagem eritroide na medula óssea, que, quando ativados, geram uma cascata de fosforilação de mediadores citoplasmáticos com efeito antiapoptótico. A EPO, ao se ligar no receptor, é internalizada e degradada na própria célula em que atua.

A deficiência de ferro contribui de forma importante para a presença da anemia nessa população. O ferro é um elemento essencial para o metabolismo, exercendo funções como proliferação e reparo celular, síntese de DNA, produção de energia e transporte de oxigênio pelas hemácias. O estoque de ferro é regulado pela hepcidina, um hormônio produzido pelo fígado e excretado pelos rins. A síntese e a secreção da hepcidina são reguladas por vários fatores, entre eles hipóxia, estoque de ferro, eritroferrone e a presença de inflamação. A hepcidina se liga à ferroportina, poro situado na membrana de células que armazenam o ferro, impedindo sua liberação e diminuindo, assim, a disponibilização de ferro para produção de hemoglobina. Outros fatores contribuem para deficiência de ferro em pacientes com DRC, tais como a perda de sangue durante o tratamento de hemodiálise (p. ex., a ocorrência de hematomas em punções dos acessos vasculares para hemodiálise, coagulação do sistema extracorpóreo), o sangramento do trato gastrointestinal e a disfunção plaquetária.

Podemos dividir a deficiência de ferro em absoluta e funcional. A deficiência absoluta é definida pela redução de ferro circulante e nos estoques de ferro da medula óssea, fígado e baço. Já a deficiência funcional se caracteriza por baixas concentrações séricas de ferro e de estoques adequados. A deficiência funcional geralmente está relacionada a processo inflamatório e infeccioso, sendo mediada pelo aumento da concentração de hepcidina.

Vale lembrar que outras causas de anemia precisam ser investigadas em pacientes com DRC antes do início de seu tratamento, por exemplo, a presença de inflamação e/ou infecção, hiperparatireoidismo secundário, perdas sanguíneas, deficiência de ácido fólico e de vitamina B12.

COMO MONITORAR A ANEMIA NESSA POPULAÇÃO?

Segundo as diretrizes atuais, a avaliação inicial da anemia em pacientes com DRC deve incluir uma avaliação clínica para afastar causas não relacionadas à DRC, e a realização dos seguintes exames: hemograma, contagem de reticulócitos, perfil de ferro, que compreende o índice de saturação de transferrina (IST) e a ferritina, dosagem sérica de vitamina B12 e folato. A deficiência absoluta de ferro nos pacientes em fase pré-dialítica ou em diálise peritoneal é caracterizada por IST ≤ 20% e ferritina ≤ 100 ng/mL, e, naqueles em hemodiálise, por IST ≤ 20% e ferritina ≤ 200 ng/mL. Por outro lado, a deficiência funcional é caracterizada por IST ≤ 20%, associado a níveis de ferritina normais ou elevados. Como a ferritina é uma proteína que pode estar aumentada em resposta a inflamação e infecção, valor de ferritina > 100 ng/mL pode ser um fator confundidor. A presença de proteína C reativa (PCR) elevada pode auxiliar na caracterização daquelas condições.

A diretriz da SBN e a resolução do Ministério da Saúde preconizam uma avaliação mensal da Hb sérica e trimestral do perfil de ferro, para os pacientes em tratamento da anemia com agentes estimulantes da eritropoiese (AEE) e/ou suplementação de ferro.

COMO TRATAR A ANEMIA?

Os pacientes em diálise com Hb abaixo de 10 g/dL e estoques de ferro adequados devem ser considerados para tratamento com EPO recombinante humana (EPO rHu) (Quadro 1). Trata-se de um AEE de meia-vida curta e que pode ser administrado de 1 a 3 vezes na semana para manutenção de níveis adequados de Hb. Outros AEE, tais como a darbepoetina e os estimuladores contínuos de receptor da EPO, possuem meia-vida mais longa, de 15 e 30 dias, respectivamente, mas não estão disponíveis no mercado brasileiro.

A dose inicial da EPO rHu é calculada considerando as características clínicas e a concentração da Hb de cada paciente. As doses de manutenção devem ser otimizadas, visando à menor flutuação possível da Hb, mantendo-a na faixa entre 10 e 12 g/dL, com as menores doses possíveis de medicação. Quando necessários, os ajustes são, em geral, realizados mensalmente.

QUADRO 1 Tratamento com EPO rHu

Doses iniciais e recomendações
A dose inicial de EPO rHu deve ser de 50 a 150 U/kg/semana, dividida em 1 a 3 vezes, esperando-se um aumento de 1 a 2 g/dL de Hb por mês: ■ Se a resposta for < 1 g/dL, deve-se considerar um aumento de 25 a 50% na dose de EPO rHu. ■ Se a resposta for > 2 g/dL ou se Hb já estiver alcançando a faixa-alvo, deve-se considerar uma redução de 25 a 50% na dose de EPO rHu.
A utilização de EPO rHu deve ser interrompida temporariamente sempre que a hemoglobina for ≥ 13 g/dL, reiniciando-se assim que Hb < 12 g/dL com dose 25 a 50% menor que a anterior.
Os estoques de ferro devem estar adequados antes do início da EPO rHu.

EPO: eritropoietina recombinante humana.
Fonte: elaboração dos autores.

A via de administração da EPO rHu é preferencialmente subcutânea, que permite a utilização de doses menores do hormônio. Em pacientes em hemodiálise, especialmente crianças, a EPO rHu pode ser administrada por via endovenosa, devido à praticidade e ao conforto.

Na observação de resposta inadequada à EPO rHu, deve-se considerar a presença de deficiência absoluta ou funcional de ferro, doença infecciosa, inflamatória ou maligna, perda sanguínea (aguda ou crônica), doença hematológica associada (talassemia, hemoglobinopatias, doenças mielodisplásicas etc.), deficiência de B12 ou folato, hemólise, intoxicação por alumínio, hiperparatireoidismo secundário, desnutrição grave, diálise inadequada, entre outras comorbidades.

Em casos de neoplasia, visando melhorar a qualidade de vida do paciente, o uso de EPO rHu pode ser indicado, e nessa condição a Hb deve ser mantida próximo de 10 g/dL, pelo risco aumentado de eventos trombóticos.

Quanto à suplementação de ferro, a via oral está indicada para o uso nas fases iniciais da DRC. Com a progressão da doença, a presença de processos inflamatórios e a elevação das concentrações de hepcidina, observa-se uma diminuição da absorção intestinal de ferro. Assim, nas fases mais avançadas da DRC, incluindo a fase dialítica, a utilização de ferro endovenoso é mais indicada. Essa suplementação tem como objetivos manter os níveis de ferritina > 200 ng/mL e IST > 20%, além de aumentar a Hb, utilizando a menor dose possível dos AEE, conforme o Quadro 2.

Atualmente, no Brasil, a suplementação endovenosa de ferro é em geral realizada utilizando o sacarato de hidróxido férrico. Esse medicamento deve ser administrado diluído em 100 mL de soro fisiológico 0,9%, durante a sessão de hemodiálise. Também temos disponíveis a derisomaltose férrica (Monofer®) 100 mg e a carboximaltose férrica (Ferinject®) de 500 mg/mL, que devem ser prescritas considerando as concentrações de IST e ferritina. A carboximaltose férrica pode ser administrada diluída ou em bólus, diretamente na linha venosa do dialisador. Apresenta uma facilidade posológica, sendo permitida sua administração, em dose única, de 1.000 mg diluída em 250 mL de soro fisiológico 0,9%, com infusão em 15 a 30 minutos. Essa possibilidade é mais cômoda, principalmente para utilização em pacientes em tratamento conservador e diálise peritoneal. Vale lembrar que, por aumentar a concentração de fator de crescimento fibroblástico 23 (FGF-23) e induzir fosfatúria, existem relatos na literatura de ocorrência de hipofosfatemia com o uso de carboximaltose férrica em pacientes com DRC na fase pré-dialítica.

• **QUADRO 2** Suplementação de ferro

Doses iniciais e recomendações
A suplementação de ferro deve ser iniciada na presença de anemia e durante o tratamento com EPO, para manter a saturação de transferrina entre 20 e 4%.
A dose inicial de ferro baseia-se no perfil de ferro: ▪ IST < 20% e ferritina < 200 ng/mL: considerar a utilização de sacarato de hidróxido férrico na dose de 100 mg, em 10 sessões consecutivas de hemodiálise, ou 200 mg, em 5 sessões. ▪ IST 20 a 40% e ferritina 200 a 800 ng/mL: considerar administração de sacarato de hidróxido férrico na dose de 50 mg por semana, 100 mg de 15/15 dias ou 200 mg por mês. ▪ IST < 20% e ferritina > 800 ng/mL: considerar administração de sacarato de hidróxido férrico na dose de 50 mg por semana.
Considerar reduzir ou suspender a suplementação de ferro quando a IST for > 40% e sempre suspender quando > 50%.
A reposição de ferro deve ser suspensa na vigência de quadro infeccioso ativo.

EPO: eritropoietina; IST: índice de saturação de transferrina.
Fonte: elaboração dos autores.

QUAIS SÃO OS EFEITOS COLATERAIS DO TRATAMENTO COM ERITROPOIETINA E FERRO?

Pacientes tratados com AEE são expostos a concentrações suprafisiológicas de EPO, podendo levar a eventos adversos.

Além da piora da hipertensão arterial, alguns estudos demonstraram aumento do risco de eventos cardiovasculares e acidente vascular cerebral em pacientes na pré-diálise e em diálise, relacionados à concentração elevada de Hb. Vale ressaltar que, mais que Hb alta, doses altas de AEE se relacionam a eventos trombóticos, incluindo acesso vascular, malignidade e risco aumentado de morte. Outros sintomas menos frequentes, como sinais gripais inespecíficos, artralgias, efeitos gastrointestinais, como náuseas, vômitos e diarreia, conjuntivite, reações cutâneas e edema de pálpebra, de possível origem alérgica, podem acometer esses pacientes.

Já a utilização de ferro aumenta o risco para infecção e mortalidade cardiovascular. Algumas formulações de ferro endovenoso aumentam o risco de eventos cardiovasculares e mortalidade.

QUANDO SE DEVE CONSIDERAR A TRANSFUSÃO SANGUÍNEA?

As diretrizes sobre o tratamento da anemia na DRC não têm um nível de Hb em consenso para indicar a transfusão de concentrado de hemácias nos casos de anemia não aguda. Segundo as diretrizes da SBN, a indicação de transfusão sanguínea deve ser feita quando o paciente apresenta sinais e sintomas clínicos importantes, como descompensação cardíaca, precordialgia, instabilidade hemodinâmica, hipotensão postural, cansaço, entre outros, ou naqueles pacientes com Hb < 6 g/dL, mesmo sem apresentar nenhum sintoma clínico.

Antes da transfusão sanguínea, todos os prós e contras devem ser considerados. O principal benefício é a melhora rápida dos sintomas clínicos, além da diminuição comprovada do risco de morte. Como pontos negativos devem-se considerar a ocorrência de alossensibilização, reações transfusionais, sobrecarga de ferro e transmissão viral (hepatite B, hepatite C e vírus da imunodeficiência – HIV), esta última atualmente rara.

O QUE HÁ DE NOVO NO TRATAMENTO DA ANEMIA?

A expressão gênica da EPO é mediada por fatores de transcrição conhecidos como fatores induzidos por hipóxia (HIF). Os HIF (HIF-1, 2 e 3) são compostos por duas subunidades (alfa e beta) presentes no citoplasma celular, sendo o HIF-2 a isoforma responsável pela regulação da EPO. Em condição de normoxia, a enzima prolil-4-hydroxilase degrada o HIF no citoplasma, enquanto em condição de hipóxia essa enzima é bloqueada e as subunidades alfa e beta do HIF-2 migram para o núcleo celular, induzindo a produção de vários genes, incluindo o da EPO.

Os estabilizadores do HIF são uma nova classe de medicamentos para o tratamento da anemia. Esses medicamentos mimetizam a situação de hipóxia, bloqueando a enzima prolil-4-hydroxilase de maneira transitória, reversível e dose-dependente. Com isso, os estabilizadores de HIF aumentam a produção de EPO (fígado/rim), além de melhorar a mobilização e a utilização de ferro. Com a utilização desses agentes, observa-se uma diminuição na concentração da hepcidina. Apesar de um efeito direto não poder ser totalmente afastado, acredita-se que essa queda seja mediada pelo eritroferrone. Esse hormônio é produzido pelas células progenitoras na medula óssea em resposta ao aumento da eritrogênese.

Uma publicação recente, que apresenta os resultados dos principais estudos de fases 2 e 3, envolvendo pacientes com DRC em fase não dialítica e dialítica, demonstrou que a administração de estabilizadores de HIF aumentou e manteve a concentração de Hb, de maneira dose-dependente. Esses estudos comprovam a não inferioridade em relação à utilização de EPO e darbopoetina, tanto em pacientes sem como naqueles com tratamento prévio. Em relação ao perfil de ferro, observaram-se aumento de transferrina e diminuição de hepcidina e ferritina, sugerindo maior utilização de ferro na medula óssea.

No estudo *Dolomites* a utilização de estabilizadores de HIF diminuiu a necessidade de reposição de ferro endovenoso comparado ao tratamento com darbopoetina. Já no estudo *Sierras* observou-se uma diminuição da necessidade de transfusão nesse grupo de pacientes com estabilizadores de HIF, comparados àqueles com EPO rhu. Curiosamente, o tratamento com essa nova classe de droga mostrou uma boa resposta mesmo em pacientes com PCR elevada, sugerindo que essa possa ser uma opção terapêutica para pacientes com resistência à EPO, semelhante ao que havia sido reportado em ensaios experimentais. Por outro lado existem dados controversos na literatura sobre a eficácia dessa classe de medicamentos em reduzir eventos cardiovasculares (Barratt et al., 2021). Além disso, dados recentes sugerem um possível aumento de risco de eventos trombóticos e hipertensão arterial com uso de estabilizadores de HIF (Abdelazeem et al., 2022). Alguns estudos ainda estão em andamento, sendo que em alguns países esses medicamentos já são comercializados.

LITERATURA RECOMENDADA

Abdelazeem B, Shehata J, Abbas KS et al. The Efficacy and Safety of Roxadustat for the Treatment of Anemia in Non-Dialysis Dependent Chronic Kidney Disease Patients: An Updated Systematic Review and Meta-Analysis of Randomized Clinics Trials. PLoS One. 2022;17(4):e0266243.

Arezes J, Foy N, McHugh K et al. Erythroferrone inhibits the induction of hepcidin by BMP6. Blood. 2018;132(14):1473-7.

Awan AA, Walther CP, Richardson PA et al. Prevalence, correlates and outcomes of absolute and functional iron deficiency anemia in nondialysis-dependent chronic kidney disease. Nephrol Dial Transpl. 2021;36(1):129-36.

Babitt JL, Eisenga MF, Volker HH et al. Controversies in optimal anemia management: conclusions from a Kidney disease: improving global outcomes (Kdigo) conference. Kidney Int. 2021;99:1280-95.

Barratt J, Sulowicz W, Schomig M et al. Efficay and Cardiovascular Safety of Roxadustat in Dialysis-Dependent Chronic Kidney Disease: Pooled Analysis of Four Phase 3 Studies. Adv Ther. 2021;38:5345-60.

Block GA, Block MS, Smits G et al. A pilot randomized trial of ferric citrate coordination complex for the treatment of advanced CKD. J Am Soc Nephrol. 2019;30:1495-504.

Brasil. Ministério da Saúde. Secretaria de Atenção à Saúde. Portaria n. 365, de 15 de fevereiro de 2017. Protocolo clínico e diretrizes terapêuticas anemia na doença renal crônica.

Bruick RK, McKnight SL. A conserved family of prolyl-4-hydroxylases that modify HIF. Science. 2001;294(5545):1337-40.

Diretriz para o tratamento da anemia no paciente com doença renal crônica. JBN Supl. 2007;29:3-32.

Emrich IE, Lizzi F, Siegel JD et al. Hypophosphatemia after high-dose iron repletion with ferric carboxymaltose and ferric derisomaltose-the randomized controlled HOMe aFers study. BMC Med. 2020;18(1):178-88.

Faul C, Amaral AP, Oskouei B et al. FGF23 induces left ventricular hypertrophy. J Clin Invest. 2011;121:4393-408.

Fishbane S, Spinowitz B. Update on anemia in ESRD and earlier stages of CKD: core curriculum 2018. Am J Kidney Dis. 2018;71(3):423-35.

Gafter-Gvili A, Schechter A, Rozen-Zvi B. Iron deficiency anemia in chronic kidney disease. Acta Haematol. 2019;142:44-50.

Gutierrez OM, Mannstadt M, Isakova T et al. Fibroblast growth factor 23 and mortality among patients undergoing hemodialysis. N Engl J Med. 2008;359:584-92.

Haase VH. Hypoxia-inducible factor-prolyl hydroxylase inhibitors in the treatment of anemia of chronic kidney disease. Kidney International Supplements. 2021;11:8-25.

Hanna RM, Streja E, Kalantar-Zadeh K. Burden of anemia in chronic kidney disease: beyond erythropoietin. Adv Ther. 2021;38(1):52-75.

Jelkmann W. Molecular biology of erythropoietin. Intern Med. 2004;43(8):649-59.

Kidney Disease: Improving Global Outcomes (Kdigo) Anemia Work Group. Kdigo clinical practice guideline for anemia in chronic kidney disease. Kidney Int Suppl. 2012;2:279-335.

Lein A. Anemia and left ventricular hypertrophy in chronic kidney disease populations: a review of the current state of knowledge. Kidney Int Suppl. 2002;80:35-8.

Li X, Cole SR, Kshirsagar AV et al. Safety of dynamic intravenous ironion strategies in hemodialysis patients. Clin J Am Soc Nephrol. 2019:14:728-37.

Mikhail A, Brown C, Williams JA et al. renal association clinical practice guideline on anaemia of chronic kidney disease. BMC Nephrol. 2017; 18(1):345-74.

Moist LM, Troyanov S, White CT et. al. Canadian Society of Nephrology commentary on the 2012 Kdigo clinical practice guideline for anemia in CKD. Am J Kidney Dis. 2013;62:860-73.

Solak Y, Cetiner M, Siriopol D et al. Novel masters of erythropoiesis: hypoxia inducible factors and recent advances in anemia of renal disease. Blood Purif. 2016;42(2):160-7.

St Peter WL, Guo H, Kabadi S et al. Prevalence, treatment patterns, and healthcare resource utilization in Medicare and commercially insured nondialysis-dependent chronic kidney disease patients 68 with and without anemia in the United States. BMC Nephrol. 2018;19:67-78.

Stauffer ME, Fan T. Prevalence of anemia in chronic kidney disease in the United States. PLoS One. 2010;9:e84943.

Toft G, Heide-Jorgensen U, van Haalen H et al. Anemia and clinical outcomes in patients with nondialysis dependent or dialysis dependent severe chronic kidney disease: a Danish population-based study. J Nephrol. 2020;33:147-56.

Volke M, Gale DP, Maegdefrau U et al. Evidence for a lack of a direct transcriptional suppression of the iron regulatory peptide hepcidin by hypoxia-inducible factors. PLoS One. 2009 Nov 18;4(11):e7875.

14

Distúrbio mineral e ósseo da doença renal crônica

Lilian Pires de Freitas do Carmo
Lilian Andrade da Rocha
Ana Paula Santana Gueiros
Melani Ribeiro Custódio
Carolina Lara Neves
Leandro Júnior Lucca

HIPERPARATIREOIDISMO SECUNDÁRIO NA DOENÇA RENAL CRÔNICA: TRATAMENTO CLÍNICO

Quando iniciar o tratamento do hiperparatireoidismo secundário na doença renal crônica?

O tratamento do hiperparatireoidismo secundário (HPTS) depende dos níveis de paratormônio (PTH) e do estágio da doença renal crônica (DRC). Para fins didáticos e práticos, dividiremos o tratamento conforme o estágio da doença: DRC E3-5 e E5D.

Quais os níveis de paratormônio que indicam o tratamento do HPTS?

Pacientes com doença renal crônica E3-5

Os níveis adequados de PTH para pacientes com DRC E3-5 não são unanimidades na literatura. No entanto, se aumentarem progressivamente, sugerimos avaliar os níveis séricos de cálcio, fósforo, fração de excreção urinária de P (FePO4), quando possível, fosfatase alcalina (FA) e 25-hidroxivitamina D (25-vit D) e corrigir, se necessário, as alterações encontradas. Nesse caso, dosagens bioquímicas mais frequentes devem ser realizadas, evitando-se assim a elevação progressiva dos níveis de PTH.

Pacientes com doença renal crônica E5D

Os níveis séricos de PTH para pacientes com DRC E5D não devem permanecer abaixo de 2 ou acima de 9 vezes o valor superior do método de dosagem. Em pacientes com elevação progressiva dos níveis de PTH, mesmo que entre 2 e 9 vezes o valor superior do método, devem-se levar em consideração os níveis de cálcio, fósforo, FA e 25-vit D, corrigi-los, se necessário, antes de iniciar o tratamento do HPTS propriamente dito.

Como iniciar o tratamento do HPTS?

Pacientes com DRC E3-5

Sempre corrigir os níveis séricos de cálcio, fósforo e 25-vit D: sais de cálcio para hipocalcemia, orientação dietética e/ou uso de quelantes de fósforo para hiperfosfatemia e uso de ergocalciferol (vitamina D2) ou de colecalciferol (vitamina D3) para hipovitaminose D.

Após a correção da hipocalcemia, hiperfosfatemia e deficiência de 25-vit D, se o paciente ainda apresentar níveis de PTH persistentemente elevados, o tratamento com calcitriol, na dose inicial de 0,25 a 0,5 mcg/dia, deve ser considerado.

O uso do calcitriol oral na forma de pulsoterapia pode também ser usado nesses pacientes em caso de não resposta ao tratamento habitual com dose diária fixa. O uso do cinacalcete em pacientes com DRC E3-5 é *off-label* e controverso entre os nefrologistas, mas tem sido considerado em casos de pacientes que, apesar do uso da 25-hidroxivitamina D e do calcitriol, persistem com PTH elevado. Nesses casos, deve-se ressaltar o risco de hipocalcemia.

Pacientes com doença renal crônica E5D

Corrigir os níveis de cálcio, fósforo ou 25-vit D com as mesmas medidas preconizadas para pacientes nos estágios da DRC E3-5. Se os níveis séricos de PTH continuarem se elevando, o tratamento com análogos da vitamina D (como o paricalcitol) e/ou calcimiméticos (como o cinacalcete) deve ser implementado.

Qual droga (paricalcitol ou cinacalcete) deve-se escolher para iniciar o tratamento do HPTS?

Para pacientes em diálise, a escolha da droga para iniciar o tratamento do HPTS deve levar em consideração os níveis séricos do cálcio e do fósforo. Se seus níveis séricos estiverem dentro da normalidade, qualquer uma das medicações pode ser utilizada, ficando essa decisão a critério do nefrologista.

Na presença de hipercalcemia e/ou hiperfosfatemia, o uso de paricalcitol deve ser evitado. Nesse caso, recomenda-se iniciar o tratamento com o cinacalcete. Na presença de hipocalcemia, o uso de cinacalcete deve ser evitado até a correção dela. Nessa situação, recomenda-se iniciar o tratamento com paricalcitol.

Tanto o paricalcitol quanto o cinacalcete são, igualmente, considerados de primeira linha para iniciar o tratamento do HPTS. A associação de paricalcitol e cinacalcete é recomendada para otimizar, quando necessário, o controle dos níveis séricos de PTH.

Como a apresentação do paricalcitol em nosso meio é a injetável, nos pacientes em diálise peritoneal o calcitriol oral pode ser usado, na forma de pulsoterapia, em substituição ao paricalcitol. Essa mesma conduta pode ser utilizada naqueles pacientes com HPTS persistente pós-transplante renal.

Após a definição da droga, como conduzir o tratamento do HPTS?

A dose inicial do paricalcitol é de 0,04 mcg/kg a 0,1 mcg/kg por sessão de diálise, após o término da diálise. Para pacientes em hemodiálise (HD) diária, o paricalcitol deve ser administrado também 3 vezes na semana.

A prescrição do cinacalcete deve ser sempre iniciada com 30 mg/dia e, se necessário, aumentada a cada 2 a 4 semanas, com novos controles do cálcio, fósforo e PTH. Vale ressaltar que, para melhor absorção e tolerância da droga, o cinacalcete deve ser sempre administrado imediatamente após as maiores refeições do dia.

Para otimização do tratamento do HPTS, principalmente em suas formas moderada e grave, a associação de paricalcitol e cinacalcete deve ser considerada.

Quais os efeitos adversos a que se deve atentar após o início do tratamento do HPTS?

- Análogos da vitamina D (calcitriol ou paricalcitol): hipercalcemia e/ou hiperfosfatemia.
- Cinacalcete: hipocalcemia e intolerância gastrointestinal.

Hipercalcemia e/ou hiperfosfatemia após o início do tratamento com análogos da vitamina D (calcitriol ou paricalcitol): como proceder?

Pacientes tratados com paricalcitol que desenvolvam hipercalcemia e/ou hiperfosfatemia devem ter a dose reduzida, a medicação suspensa ou associada ao cinacalcete.

Hipocalcemia e/ou intolerância gástrica após o início do tratamento com cinacalcete: como proceder?

Pacientes tratados com cinacalcete que desenvolvam hipocalcemia devem ter sua dose reduzida ou suspensa. Outro recurso é o uso do quelante de fósforo à base de cálcio, que pode substituir o sevelamer ou se associar a ele; se não corrigir a hipocalcemia, acrescentar paricalcitol.

Com relação à intolerância gástrica, que geralmente acontece após doses iguais ou superiores a 60 mg/dia, recomendamos, antes da suspensão do cinacalcete, o fracionamento das doses conforme a preferência do paciente. A associação de inibidores de bomba de prótons e/ou antieméticos deve ser considerada.

Quais os níveis de PTH que exigem a suspensão de paricalcitol, calcitriol e/ou cinacalcete?

Pacientes que apresentarem níveis de PTH abaixo de 150 pg/mL devem ter as medicações suspensas.

Como proceder com as drogas (paricalcitol, calcitriol e/ou cinacalcete) quando se atinge a meta terapêutica de PTH?

Ao atingir a meta terapêutica desejada do PTH, deve-se reduzir a dose do calcitriol em 50%, o paricalcitol em 2 a 4 mcg/sessão de HD e o cinacalcete não deve ter sua dose alterada no momento.

Qual a conduta para os pacientes que não respondem ao tratamento farmacológico do HPTS?

A falência do tratamento com paricalcitol e/ou cinacalcete está relacionada principalmente a seus efeitos colaterais e à presença de HPTS grave. Pacientes refratários ao tratamento farmacológico do HPTS devem ser encaminhados para paratireoidectomia (PTX).

Qual a meta de 25-hidroxivitamina D a ser objetivada em todos os estágios da doença renal crônica?

No paciente renal crônico, dialítico ou não, o nível sérico de 25-vit D deve estar entre 30 e 100 ng/mL. Não há definição do valor ideal para esses pacientes, entretanto se deve objetivar o valor entre 30 e 50 ng/mL.

HIPERPARATIREOIDISMO SECUNDÁRIO NA DOENÇA RENAL CRÔNICA: TRATAMENTO CIRÚRGICO

Quando indicar a paratireoidectomia no tratamento do HPTS?

A PTX deve ser indicada em pacientes com HPTS não responsivo ao tratamento clínico, que habitualmente apresentam níveis séricos de PTH persistentemente acima de 800 pg/mL, associado a uma ou mais das seguintes condições:

- Hipercalcemia e/ou hiperfosfatemia refratárias.
- Doença óssea avançada e debilitante, fraturas, tumor marrom, calcificações extraósseas (tecidos moles e/ou cardiovasculares, calcifilaxia).
- Presença de glândulas paratireoides volumosas ao ultrassom Doppler (diâmetro $\geq$ 1 cm^3).

Quando indicar a paratireoidectomia no tratamento do HPTS persistente após o transplante renal?

O HPTS persistente após o transplante é assim denominado quando há presença de glândulas paratireoides autônomas, caracterizado no momento da avaliação do paciente por hipercalcemia acompanhada de PTH mais elevado do que o esperado para a função renal. Indicação de PTX no HPTS persistente:

- Na presença de hipercalcemia grave (cálcio total $\geq$ 14 mg/dL ou cálcio iônico $\geq$ 1,80 mmol/L), a qualquer momento do transplante renal.
- Quando ocorre perda progressiva e inexplicada da função do enxerto atribuída à hipercalcemia.

Nos demais pacientes, se possível, aguardar até 1 ano após o transplante pela resolução espontânea do HPTS persistente ou por resposta adequada ao tratamento clínico com cinacalcete.

Se o paciente é candidato ao transplante renal e apresenta HPTS grave e de difícil manejo, qual o melhor momento de realizar a paratireoidectomia?

O ideal é que a PTX seja realizada antes do transplante renal, principalmente quando há possibilidade de programar o procedimento com antecedência, como no caso do transplante renal intervivos. A PTX prévia pode mitigar os riscos de hipercalcemia grave na fase inicial do transplante. Evitar PTX de urgência e disfunção do enxerto secundária a hipercalcemia ou ao procedimento cirúrgico.

Como deve ser realizado o preparo cirúrgico do paciente para a paratireoidectomia?

A avaliação cardiológica pré-operatória deve seguir os protocolos institucionais.

A cintilografia de paratireoides com sestamibi e a ultrassonografia Doppler cervical são importantes para localização e identificação das glândulas, facilitando o ato cirúrgico. A cintilografia auxilia na localização de glândulas ectópicas e é essencial na reabordagem cirúrgica do HPTS. Em pacientes dialíticos é recomendado excluir a intoxicação por alumínio, por meio do teste a desferroxamina (DFO) ou pela biópsia óssea (BxO), quando aquele for negativo e se existir elevada suspeita de intoxicação.

Qual a melhor técnica de paratireoidectomia a ser realizada?

As principais técnicas cirúrgicas para PTX são: PTX total com autoimplante ou subtotal. A escolha da técnica dependerá das características clínicas do paciente e do aspecto das paratireoides identificadas no intraoperatório. No paciente jovem ou com perspectiva de transplante renal, a preferência é por PTX subtotal.

As duas técnicas apresentam resultado satisfatório, mas também podem apresentar complicações, como recidiva do HPTS ou hipoparatireoidismo definitivo. A PTX retira o tecido com aspecto de hiperplasia nodular, mantendo cerca de duas vezes o tamanho de uma glândula normal do tecido aparentemente saudável.

O paciente foi submetido à paratireoidectomia. Como fazer a monitorização da fome óssea?

A fome óssea ocorre em praticamente todos os pacientes, e é a principal complicação observada no pós-operatório da PTX. Após a queda abrupta do PTH, o cálcio se desloca para o tecido ósseo, onde ocorre intensa atividade osteoblástica para mineralizar a matriz osteoide. Além da hipocalcemia, observam-se hipofosfatemia e elevação da fosfatase alcalina. Nesse período, os pacientes necessitam de reposição de doses elevadas de cálcio e de calcitriol, além de dieta rica em cálcio e fósforo.

O controle laboratorial se faz com a avaliação dos níveis séricos de cálcio, preferencialmente iônico, pelo menos 2 vezes ao dia até a estabilização dos níveis séricos e a alta hospitalar.

Recomendação importante é a dosagem do potássio no pós-operatório imediato, visto que pode ocorrer hiperpotassemia. A avaliação do PTH deve ser feita, preferencialmente, no primeiro pós-operatório.

Em pacientes transplantados ou em tratamento conservador, devem-se monitorar diariamente os níveis séricos de creatinina. Na dificuldade de controlar a hipocalcemia, avaliar os níveis séricos do magnésio, pois sua correção ajuda a corrigir a hipocalcemia.

O Quadro 1 apresenta sugestões de doses para prescrição inicial. A individualização é necessária, e o tempo de hospitalização varia de acordo com os ajustes da reposição até a estabilização da calcemia.

• **QUADRO 1** Sugestões de condutas no pós-operatório de paratireoidectomia de pacientes dialíticos e transplantados renais

Pós-operatório	Dosagens laboratoriais	Tratamento
PO imediato Paciente dialítico	Cálcio Potássio	▪ Iniciar a reposição de cálcio endovenoso na dose de 1 a 4 mg/kg/hora, em bomba de infusão. Solução de gluconato de cálcio 10% (98 mg de cálcio por ampola de 10 mL) ou cloreto de cálcio a 10% (272 mg de cálcio por ampola de 10 mL), de preferência em acesso venoso central ou veia periférica de grande calibre. ▪ Diálise (preferencialmente dialisado com [cálcio] de 3,5 mEq/L). ▪ Suspender quelantes de fósforo e calcimimético. ▪ Corrigir hipercalemia (solução polarizante, gluconato de cálcio e/ou diálise).
PO imediato Paciente transplantado	Cálcio Creatinina	▪ Hidratação endovenosa. ▪ Suspender calcimimético, diurético de alça e bisfosfonato.
Dias seguintes Paciente dialítico	Cálcio Potássio PTH	▪ Associar $CaCO_3$ (pó ou comprimido, na dose inicial de 5 a 15 g) e calcitriol (0,75 a 2,5 mcg), divididos em 2 ou 3 tomadas ao dia, longe das refeições. ▪ Ajustar a velocidade de infusão da reposição endovenosa, a fim de manter o CaS ≥ 7,5 mg/dL ou o CaI ≥ 1,0 mmol/L. ▪ Aumentar progressivamente as medicações por via oral, visando suspender a infusão endovenosa de cálcio.
Dias seguintes Paciente transplantado	Cálcio Creatinina PTH	▪ Suplementação de $CaCO_3$ (3 g) e calcitriol (0,75 mcg), divididos em 2 a 3 tomadas/dia, longe das refeições. ▪ Avaliar a necessidade de hidratação endovenosa diariamente. ▪ Avaliar a necessidade de manter reposição de cálcio endovenosa.

$CaCO_3$: carbonato de cálcio; CaI: cálcio iônico; CaS: cálcio sérico; PO: pós-operatório; PTH: paratormônio.
Fonte: elaboração dos autores.

Após a alta hospitalar, como conduzir a fome óssea ambulatorialmente?

Sugere-se monitorar cálcio e fósforo séricos semanalmente, nas primeiras 4 semanas. Após esse período e com os níveis séricos controlados, as visitas podem ser espaçadas e os ajustes realizados conforme os resultados dos exames laboratoriais.

Na fase de acompanhamento tardio da fome óssea, a fosfatase alcalina (marcador de formação óssea) pode direcionar o fim da fome óssea, orientando para menor reposição de cálcio e calcitriol. É importante também manter níveis adequados de vitamina D e repor com colecalciferol, caso necessário. Sugere-se monitorar o PTH a cada 3 meses no primeiro ano.

DOENÇA ÓSSEA ADINÂMICA

Qual a definição e a prevalência da doença óssea adinâmica?

A doença óssea adinâmica (DOA) se caracteriza pela baixa remodelação óssea. A taxa de formação óssea está diminuída, assim como a matriz osteoide, o número de osteoblastos e de osteoclastos. Praticamente não se observa fibrose na medula óssea. A prevalência da DOA vem aumentando, atingindo cerca de 50 e 70% nos pacientes com DRC estágios 2-5 e 5D, respectivamente.

Quais os sintomas causados pela doença óssea adinâmica?

Geralmente a DOA cursa com poucos sintomas, exceto quando associada à intoxicação alumínica, causando dor óssea e fraqueza muscular. Entretanto, a DOA tem importância clínica relevante, pois se associa à fratura e à calcificação vascular, corroborando para desfechos clínicos desfavoráveis.

Quais os fatores que levam os pacientes a desenvolverem a doença óssea adinâmica?

Pacientes com DOA costumam ser mais idosos e apresentam comorbidades como diabetes *mellitus* e desnutrição. Além disso, muitos pacientes desenvolvem DOA após o tratamento intensivo do HPTS, seja por meio do uso de calcitriol ou análogos da vitamina D e/ou calcimiméticos, seja pela PTX. Com relação à modalidade dialítica, a DOA é mais prevalente em pacientes tratados com diálise peritoneal.

O Quadro 2 evidencia as condições que podem ser determinantes na patogênese da DOA.

• **QUADRO 2** Condições determinantes da patogênese da doença óssea adinâmica

Supressão da secreção de PTH: ▪ Tratamento intensivo do HPTS: doses elevadas de ativadores do receptor de vitamina D (calcitriol ou análogos) e/ou calcimiméticos. ▪ Sobrecarga de cálcio: quelantes à base de cálcio e/ou banhos com concentração de cálcio elevada. ▪ Após a paratireoidectomia.
Resistência do osso à ação do PTH: ▪ Deficiência de calcitriol. ▪ Hiperfosfatemia. ▪ Inflamação. ▪ Toxinas urêmicas.
Intoxicação por alumínio.

HPTS: hiperparatireoidismo secundário; PTH: paratormônio.
Fonte: elaboração dos autores.

Como diagnosticar a doença óssea adinâmica?

A BxO é o padrão-ouro, mas seu caráter invasivo e a falta de disponibilidade na maioria dos centros são fatores que dificultam sua realização.

Na prática diária, o diagnóstico de DOA se baseia nos parâmetros bioquímicos e hormonais que refletem a remodelação óssea (especialmente o PTH e a fosfatase alcalina). Assim, níveis séricos de PTH menores que 150 pg/mL são bons preditores de DOA, principalmente se associados a níveis reduzidos de fosfatase alcalina.

Como tratar a doença óssea adinâmica?

A prevenção e o tratamento da DOA se baseiam no controle das condições anteriormente descritas que se associam à doença.

Pacientes com DOA apresentam homeostase do cálcio anormal, com dificuldade de incorporação desse mineral pelo osso, elevando o risco de sobrecarga de cálcio. Assim, deve-se evitar o uso de quelantes de fósforo à base de cálcio e se recomenda o uso de dialisado com concentrações reduzidas de cálcio (2,5 mEq/L). Essas propostas têm por objetivo estimular a secreção do PTH, restaurar a remodelação óssea e evitar ou estabilizar a progressão da calcificação vascular.

O tratamento com PTH recombinante, teriparatida (PTH 1-34) tem por objetivo restaurar a remodelação óssea, melhorando a atividade osteoblástica e osteoclástica. O uso desse agente anabólico deve ser avaliado de forma criteriosa, visto que não existem evidências de eficácia e segurança em pacientes com DRC. A liberação dessa medicação pelos órgãos governamentais se destina ao tratamento da osteoporose, dificultando sua administração para pacientes com DRC e DOA. O tratamento com essa medicação não deve exceder 2 anos devido ao risco do desenvolvimento de osteossarcoma.

Os pacientes com diagnóstico de DOA, ou com risco de desenvolvê-la, devem ser avaliados rigorosamente, visando à descontinuação de qualquer fator que contribua para a supressão excessiva da secreção do PTH, principalmente a sobrecarga de cálcio. Consideramos que a prevenção dos fatores de risco é a principal estratégia a ser seguida.

No Quadro 3 observam-se as principais medidas para o manejo da DOA.

• **QUADRO 3** Pontos-chave no manejo da doença óssea adinâmica

Evitar:
▪ Sobrecarga de cálcio: suspender sais de cálcio, suspender o uso de calcitriol ou análogos da vitamina D. ▪ Supressão excessiva do PTH: suspender calcitriol ou análogos da vitamina D e/ou calcimiméticos. ▪ A intoxicação pelo alumínio.
Considerar: ▪ O uso de quelantes livres de cálcio, como o cloridrato de sevelamer. ▪ O uso de dialisado com concentração de cálcio reduzida (2,5 mEq/L). ▪ O tratamento da intoxicação alumínica com DFO.
Dúvidas: uso de PTH recombinante (teriparatida).

DFO: desferroxamina; PTH: paratormônio.
Fonte: elaboração dos autores.

OSTEOPOROSE NA DOENÇA RENAL CRÔNICA

Qual a importância da osteoporose associada ao distúrbio mineral e ósseo na doença renal crônica (DMO-DRC)?

Os pacientes com DRC, principalmente aqueles com HPTS grave (PTH superior a 800 pg/mL), apresentam risco aumentado de fraturas devido ao comprometimento do osso cortical. A presença adicional de osteoporose (perda de massa óssea), a deterioração da microarquitetura e o comprometimento da resistência óssea aumentam esse risco.

Em qual estágio da doença renal crônica pode-se ter a presença da osteoporose?

Assim como na população geral, a osteoporose pode estar presente em pacientes em qualquer estágio da DRC, principalmente se coexistirem fatores de risco, que podem ser visualizados no Quadro 4.

• **QUADRO 4** Fatores de risco para o surgimento da osteoporose

Perda do osso trabecular: ■ Menopausa. ■ Idade avançada. ■ Fratura espontânea prévia. ■ História familiar de fratura. ■ Terapia com corticosteroides ou inibidores da calcineurina. ■ Artrite reumatoide. ■ Diminuição do peso corporal. ■ Tabagismo. ■ Alcoolismo. ■ Hipogonadismo.

(continua)

• **QUADRO 4** Fatores de risco para o surgimento da osteoporose (*continuação*)

Perda da qualidade óssea: ■ Diabetes *mellitus*. ■ Acidose metabólica. ■ Hipovitaminose D. ■ Estresse oxidativo. ■ Outros.

Fonte: elaboração dos autores.

Como fazer o diagnóstico de osteoporose nos pacientes com DMO-DRC?

A medida da massa óssea pode ser obtida por meio da densitometria óssea (DXA), método não invasivo, de baixo custo e de fácil acesso, apesar de não avaliar a qualidade do osso e de não indicar o tipo histológico da doença óssea. O Quadro 5 mostra como interpretar a DXA.

• **QUADRO 5** Definição de osteoporose e desvios padrão utilizados no diagnóstico da osteoporose por meio da densitometria óssea

Definição de osteoporose: Densidade mineral óssea ≤ 2,5 desvios padrão abaixo do pico de massa óssea encontrada no adulto jovem.	Resultados (em desvios padrão): > 1,0 = normal −1 a −2,5 = osteopenia < −2,5 = osteoporose

Fonte: elaboração dos autores.

Quais pacientes têm indicação de realizar a densitometria óssea?

Apesar de divergências quanto ao valor preditivo do risco de fraturas em pacientes com DRC, a DXA está indicada para pacientes com fratura prévia, com o uso crônico de medicação que leva à perda de massa óssea, HPTS grave e outros casos específicos.

Quais marcadores bioquímicos auxiliam no diagnóstico da osteoporose e no monitoramento do tratamento?

As dosagens de PTH e de fosfatase alcalina são importantes para avaliar o provável tipo de remodelação óssea, e a dosagem da 25-OH vitamina D para verificar a necessidade de sua reposição, prevenindo anormalidades na mineralização óssea.

Qual o papel e a indicação de biópsia óssea no diagnóstico da osteoporose no paciente renal crônico?

A BxO é considerada padrão-ouro para o diagnóstico da osteoporose, analisando a remodelação, a mineralização e a microarquitetura óssea. Entretanto, é reservada para casos especiais devido à dificuldade em sua realização e por haver poucos centros especializados.

As indicações da BxO são mostradas no Quadro 6.

Como fazer o tratamento não farmacológico da osteoporose na doença renal crônica?

As recomendações do Quadro 7 são indicadas para todos os pacientes, em todos os estágios da DRC, com osteopenia ou osteoporose.

Como fazer o tratamento farmacológico da osteoporose na doença renal crônica?

Como recomendação essencial, a primeira conduta a ser adotada em todos os

• **QUADRO 6** Indicações de biópsia óssea para o diagnóstico da osteoporose na doença renal crônica

- Casos em que se tenha dúvida quanto ao tipo histológico de doença óssea apresentada pelo paciente.
- Para orientar a terapêutica no tratamento da osteoporose, especialmente em pacientes dialíticos.

Fonte: elaboração dos autores.

• **QUADRO 7** Tratamento não farmacológico da osteoporose

Mudança de hábitos de vida:

- Dieta adequada, especialmente nas quantidades de cálcio e proteínas.
- Atividade física:
  - Exercícios com peso: melhora a BMD e a resistência muscular.
  - Exercícios para equilíbrio: para prevenção de quedas.
- Tabagismo: abandonar o hábito.
- Álcool: consumo moderado.
- Ajustar o IMC para a faixa de normalidade.

BMD: densidade mineral óssea; IMC: índice de massa corporal.
Fonte: elaboração dos autores.

estágios da DRC, antes do uso de drogas específicas para osteoporose, é o controle dos distúrbios metabólicos (hiperfosfatemia, hipocalcemia, HPTS e hipovitaminose D), mantendo os níveis séricos dentro do recomendado.

Quais as drogas disponíveis para tratamento da osteoporose?

Antirreabsortivos

Os bisfosfonatos inibem a reabsorção e preservam a formação óssea, e entre eles o alendronato de sódio é o mais usado. Entretanto, apresenta meia-vida longa (excreção renal), devendo ser evitado quando o paciente tem TFGe < 30 mL/min/1,73m^2. Não há estudos mostrando segurança do uso de bisfosfonatos nos estágios avançados da DRC. Efeitos indesejados:

- Osteonecrose de mandíbula e doença de baixa remodelação podem ocorrer, embora sejam menos frequentes quando se usam as apresentações orais;
- Gastroesofágicos: esofagite.

O denosumabe é um anticorpo monoclonal humano que diminui a atividade dos osteoclastos e a reabsorção óssea e pode aumentar a densidade mineral óssea em coluna, quadril e rádio, independentemente da função renal. O efeito na prevenção de fraturas é questionado na DRC. Efeito indesejado: hipocalcemia

Anabólicos

Teriparatida é um peptídeo recombinante do PTH humano que estimula a formação óssea. Geralmente é usado em pacientes com baixos níveis séricos de PTH, levando ao ganho de massa óssea, principalmente na coluna lombar de pacientes com DRC. Efeito indesejado: hipotensão arterial, sendo pouco observada. Advertência: uso máximo por 2 anos, podendo ocorrer o surgimento de osteossarcoma no uso a longo prazo.

Como tratar a osteoporose nos diferentes estágios da doença renal crônica?

As melhores condutas são:

- E1-E3: com osteoporose e/ou alto risco de fraturas de fragilidade e o DMO-DRC controlado: tratamento como o da população geral, geralmente com bisfosfonatos e acompanhamento periódico.
- E4: segue o mesmo critério acima se não apresentar alterações do DMO-DRC. Do contrário, primeiro tratar essas alterações.
- E5-5D: com osteoporose e alterações do DMO-DRC: controlar primeiramente essas alterações. O tratamento da osteoporose deve ser individualizado; se possível, realizar BxO antes da escolha do medicamento.

Como tratar a osteoporose nos pacientes em diálise peritoneal? E nos pacientes transplantados?

- Pacientes em *diálise peritoneal* com osteoporose: seguir as mesmas recomendações de pacientes em HD.
- Pacientes *transplantados de rim* que apresentam osteoporose e TFGe > 30 mL/min/1,73 m^2: tratamento como na população geral. Os demais seguem as

determinações equivalentes aos outros estágios da DRC.

Se a opção for por denosumabe, recomendamos a associação com calcitriol para evitar a hipocalcemia.

INTOXICAÇÃO POR ALUMÍNIO

O que é? Como se instala?

A retenção anormal de alumínio pode ocorrer em pacientes com DRC, provocando intoxicação e podendo cursar com encefalopatia, doença óssea e anemia microcítica. As principais fontes de intoxicação são a água utilizada na diálise e o uso de quelantes de fósforo, que contêm alumínio.

Nas últimas décadas a prevalência de intoxicação por alumínio vem diminuindo e raramente é observada em pacientes que dialisam com água corretamente tratada (deionizador e osmose reversa). Todas as formas de osteodistrofia renal podem apresentar depósitos de alumínio no tecido ósseo. Anteriormente, a maior incidência ocorria na osteomalacia.

Quando suspeitar de intoxicação por alumínio?

Quando o paciente apresentar:

- Tratamento dialítico prolongado, especialmente em HD.
- Concentração do alumínio no dialisado superior a 5 mcg/L.
- Anemia refratária ao tratamento clínico, geralmente do tipo hipocrômica/microcítica.
- Sinais de neurotoxicidade: agitação, confusão mental, mioclonias, convulsão, alucinações, distúrbios da marcha e da fala.
- Sinais de comprometimento ósseo: dores ósseas, mialgia, fraqueza muscular e fraturas.

Quando realizar o teste de desferroxamina?

- Sempre que houver suspeita clínica.
- Exposição aguda ou crônica ao alumínio.
- Alumínio sérico superior a 40 mcg/L.

Como fazer e interpretar esse teste?

DFO – apresentação farmacológica – frasco ampola com 500 mg em pó + diluente.

Pacientes em hemodiálise:

- Realizar uma coleta de sangue (pré-teste), antes da primeira HD da semana, para determinação dos níveis séricos basais de alumínio. Após o término da sessão de HD, infundir por via intravenosa o DFO (5 mg/kg de peso, diluídos em 100 mL de solução glicosada a 5% ou fisiológica a 0,9%, durante 30 minutos).
- Realizar outra coleta de sangue (pós-teste), antes da segunda HD da semana, para determinação do delta de alumínio (delta = valor pós-teste – valor pré-teste). O resultado do teste é positivo quando o delta > 50 mcg/L.

Pacientes em diálise peritoneal:

- Realizar uma coleta de sangue (pré-teste), após interrupção da diálise peritoneal e com a cavidade abdominal vazia, para determinação dos níveis séricos basais de alumínio. Infundir por via intravenosa o DFO (5 mg/kg de peso, diluídos em 100 mL de solução glicosada a 5% ou fisiológica a 0,9%, durante 30 minutos).
- Realizar outra coleta de sangue (pós-teste) após 5 horas, para determinação do delta de alumínio. Como na HD, o resultado do teste é positivo quando o delta > 50 mcg/L.

Observações:

- Quando os níveis séricos de alumínio forem superiores a 100 mcg/L não se realiza teste a DFO pelo risco de manifestações neurológicas. Esse resultado dispensa o teste e indica o tratamento com DFO.
- Os níveis de ferritina sérica podem ser um fator confundidor na interpretação do teste:
  - delta de alumínio > 50 mcg/L e níveis de ferritina < 100 ng/mL = teste falso-positivo.
  - delta de alumínio < 50 mcg/L e níveis de ferritina > 500 ng/mL = teste falso-negativo.

Quando se deve pedir biópsia óssea para investigar a intoxicação por alumínio? Como interpretar a biópsia óssea?

A BxO deve ser solicitada quando houver suspeita clínica ou teste da DFO inconclusivo ou negativo.

Considera-se a BxO positiva para intoxicação por alumínio quando se obtém coloração positiva recobrindo ≥ 30% das traves ósseas.

Como tratar a intoxicação alumínica?

As principais alterações esperadas e as melhores condutas a serem adotadas após o teste da DFO (TDFO) podem ser contempladas no Quadro 8.

CALCIFILAXIA NA DOENÇA RENAL CRÔNICA

A calcifilaxia é exclusiva da doença renal crônica?

Pacientes em diálise são mais frequentemente acometidos. No entanto, essa complicação também é observada nos pacientes em tratamento conservador, em transplantados e, ocasionalmente, em indivíduos com função renal normal.

Quais os fatores de risco para o desenvolvimento de calcifilaxia na doença renal crônica?

O Quadro 9 resume os principais fatores de risco para o desenvolvimento da calcifilaxia nos pacientes com DRC.

Como fazer o diagnóstico da calcifilaxia na doença renal crônica?

O diagnóstico da calcifilaxia é clínico. Notam-se lesões na pele, principalmente

• **QUADRO 8** Possíveis resultados, conduta e tempo sugerido de tratamento em face do TDFO

Resultado	Conduta	Tempo de tratamento
TDFO delta > 50	HD: 5 mg/kg/semana, diluído em 100 mL de SG 5%; administrar em 30-60 min no final da HD. DP: 5 mg/kg/semana intraperitoneal (na bolsa de maior permanência).	6 meses. Interromper a infusão por 1 mês e fazer novo TDFO. Agir conforme o resultado.
Alumínio pré > 100 mcg/L	Não administrar DFO (podem surgir sintomas neurológicos). Aumentar dose de diálise até alumínio pré < 100 mcg/L. Dosar alumínio após 1 mês e reavaliar.	12 meses Interromper a infusão por 1 mês e fazer novo TDFO. Se necessário, tratar mais 6 meses.
TDFO > 300 mcg/L ou sintomas neurológicos no momento do TDFO	DFO 1 a 5 horas antes da HD/DP.	12 meses. Interromper a infusão por 1 mês e fazer novo TDFO. Se necessário, tratar mais 6 meses.
2 TDFO com delta < 50 em intervalo de 3 a 4 meses	Paciente tratado.	

DFO: desferroxamina; DP: diálise peritoneal; HD: hemodiálise; SG: soro glicosado; TDFO: teste a desferroxamina. Os principais efeitos colaterais esperados com o uso da DFO são a retinopatia, a ototoxicidade, a mucormicose e a septicemia por *Yersinia enterocolitica*.
Fonte: elaboração dos autores.

• **QUADRO 9** Fatores de risco para o desenvolvimento de calcifilaxia em pacientes com doença renal crônica

Sexo feminino	Deficiência do receptor da vitamina D e do receptor de FGF-23
Paciente de DRC em diálise, em tratamento conservador e transplantado renal	Deficiência do gene CD73
Diabetes *mellitus*	Trombofilia hereditária
Uso de inibidores da vitamina K_2 (warfarina)	Deficiência de proteína C
Deficiência de vitamina K (pacientes com doenças hepáticas, submetidos à cirurgia bariátrica e obesos)	Anticoagulante lúpico
Hipercalcemia, hiperfosfatemia e níveis séricos de PTH muito reduzidos ou muito elevados	Doenças autoimunes
(HPTS)	Injeções subcutâneas de repetição (insulina, heparina, PTH recombinante etc.)
Administração de análogos da vitamina D (calcitriol ou paricalcitol)	Perda de peso acelerada
Deficiências de fetuína-A e da MGP	Uso de medicações como ferro intravenoso e PTH recombinante

DRC: doença renal crônica; FGF-23: fator de crescimento fibroblástico 23; HPTS: hiperparatireoidismo secundário; MGP: proteína de matriz Gla; PTH: paratormônio.
Fonte: elaboração dos autores.

nas extremidades (membros, dedos, nariz, pênis, orelha etc.), e menos frequentemente na região abdominal. As lesões geralmente têm halo violáceo (lembrando lesão isquêmica), fundo necrótico e/ou endurecimento subcutâneo à palpação. Especial atenção para o quadro de dores intensas na região das lesões, geralmente lancinantes e de difícil controle.

A biópsia de pele não é condição *sine qua non* para o diagnóstico de calcifilaxia e deve ser realizada somente quando houver dúvida, na borda da lesão e na ausência de infecção, evitando o risco de septicemia. A Figura 1 mostra imagens de lesões em diferentes sítios.

Qual o tratamento para a calcifilaxia nos pacientes com doença renal crônica?

O tratamento deve ser multidisciplinar:

- Controlar os fatores de risco como as alterações do metabolismo mineral, interromper o uso de warfarina, intensificar o programa de diálise etc.
- Fazer controle efetivo da dor (se necessário, não se furtar ao uso de morfina).
- Tratar infecção secundária com antibióticos de largo espectro.
- Usar o tiossulfato de sódio (TSS) endovenoso, que é a droga mais utilizada

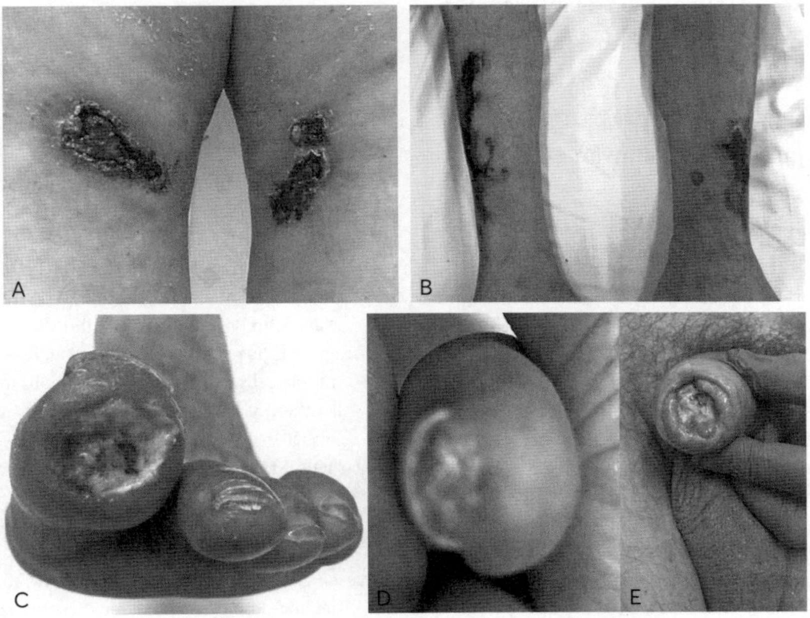

• **FIGURA 1** A: lesões na região da coxa. B: lesão na região das pernas. C: lesão no hálux. D: lesão subungueal por depósitos cálcicos. E: lesão em glande.

Fonte: acervo dos autores.

no tratamento da calcifilaxia. Na literatura indica-se 12,5 a 25 g diluído em 250 mL de SG 5%, administrado em 30 a 60 minutos após a HD, 3 vezes por semana, com tempo de duração variável, geralmente até 3 meses depois do desaparecimento das lesões. De forma prática, pode-se utilizar a dose de 25 g, 3 vezes por semana, independentemente do peso. A utilização do TSS intralesional é apresentada em relatos de caso, mas pouco utilizada. Não utilizamos esse expediente.

- O uso de bisfosfonatos é descrito na literatura com diferentes apresentações e doses. Em nossa unidade usamos o pamidronato de sódio 1 mg/kg, diluído em soro glicosado 5% 250 mL, administrado em bomba de infusão por 2 a 4 horas. Recomenda-se repetir a dose após 30 dias.
- A oxigenoterapia hiperbárica é descrita como terapia adjuvante em alguns casos.

LITERATURA RECOMENDADA

Andía JBC. Aluminum toxicity: its relationship with bone and iron metabolism. Nephrol Dial Transplantat. 1996;(Supp 3):69-73.

Andress DL. Adynamic bone in patients with chronic kidney disease. Kidney Int. 2008;73:1345-54.

Ansell JE, Kumar R, Deykin D. The spectrum of vitamin K deficiency. JAMA. 1977;238(1):40-2.

Araujo MJCLN, Ramalho JAM, Elias RM et al. Persistent hyperparathyroidism as a risk factor for long-term graft failure: the need to discuss indication for parathyroidectomy. Surgery. 2018;163:1144-50.

Barreto FC, Barreto DV, Moyses RM et al. Osteoporosis in hemodialysis patients revisited by bone histomorphometry: a new insight into an old problem. Kidney Int. 2006;69(10):1852-7.

Barreto FC, Costa C, Reis LMD, Custodio MR. Bone biopsy in nephrology practice. J Bras Nefrol. 2018;40(4):366-74.

Bover J, Bailone L, Lopez-Baez V et al. Osteoporosis, bone mineral density and CKD-MBD: treatment considerations. J Nephrol. 2017;30(5):677-87.

Bover J, Ureña P, Brandenburg V et al. Adynamic bone disease: from bone to vessels in chronic kidney disease. Semin Nephrol. 2014;34:626-40.

Bover J, Ureña P, Ruiz-García C et al. Clinical and practical use of calcimimetics in dialysis patients with secondary hyperparathyroidism. Clin J Am Soc Nephrol. 2016;11(1):161-74.

Brandenburg VM, Kramann R, Rothe H et al. Calcific uraemic arteriolopathy (calciphylaxis): data from a large nationwide registry. Nephrol Dial Transplant. 2017;32:126.

Cai P, Tang X, Qin W et al. Comparison between paricalcitol and active non-selective vitamin D receptor activator for secondary hyperparathyroidism in chronic kidney disease: a systematic review and meta-analysis of randomized controlled trials. Int Urol Nephrol. 2016;48:571-84.

Cejka D, Kodras K, Bader T, Hass M. Treatment of hemodialysis-associated adynamic bone disease with teriparatide (PTH1-34): a pilot study. Kidney Blood Press Res. 2010;33:221-6.

Chen CL, Chen NC, Hsu CY et al. An open-label, prospective pilot clinical study of denosumab for severe hyperparathyroidism in patients with low bone mass undergoing dialysis. J Clin Endocrinol Metab. 2014;99(7):2426-32.

Desmet C, Beguin C, Swine C, Jadoul M; Universite Catholique de Louvain Collaborative G. Falls in hemodialysis patients: prospective study of incidence, risk factors, and complications. Am J Kidney Dis. 2005;45(1):148-53.

Drake MT, Clarke BL, Khosla S. Bisphosphonates: mechanism of action and role in clinical practice. Mayo Clin Proc. 2008;83(9):1032-45.

Durham AL, Speer MY, Scatena M et al. Role of smooth muscle cells in vascular calcification: implications in atherosclerosis and arterial stiffness. Cardiovasc Res. 2018;114(4):590-600.

Haarhaus M, Evenepoel P. Differentiating the causes of adynamic bone in advanced chronic kidney disease informs osteoporosis treatment. Kidney Int. 2021;100(3):546-58.

Haese PC, Couttenye MM, Goodman WG et al. Use of the low-dose desferrioxamine test to diagnose and differentiate between patients with aluminium related bone disease, increased risk for aluminium toxicity, or aluminium overload. Nephrol Dial Transplant. 1995;10:1874-84.

Hernandes FR, Canziani MEF, Barreto FC et al. The shift from high to low turnover bone disease after parathyroidectomy is associated with the progression of vascular calcification in hemodialysis patients: a 12-month follow-up study. Plos One. 2017;6:1-10.

Jamal SA, Bauer DC, Ensrud KE et al. Alendronate treatment in women with normal to severely impaired renal function: an analysis of the fracture intervention trial. J Bone Miner Res. 2007;22(4):503-8.

Jorgetti V, López BD, Caorsi H et al. Different patterns of renal osteodystrophy in Iberoamerica. Am J Med Sci. 2000;320(2):76-80.

Kdigo 2017 clinical practice guideline update for the diagnosis, evaluation, prevention, and treatment of chronic kidney disease: mineral and bone disorder (CKD-MBD). Kidney Int Suppl. 2017;7:1-59.

Ketteler M, Block GA, Evenepoel P et al. Executive summary of the 2017 Kdigo chronic kidney disease-mineral and bone disorder (CKD-MBD) guideline update: what's changed and why it matters. Kidney Int. 2017;92:26-36.

Kidney disease: improving global outcomes CKD-MBD. Kdigo clinical practice guideline for the diagnosis, evaluation, prevention, and treatment of chronic kidney disease-mineral and bone disorder (CKD-MBD). Kidney Int Suppl. 2009:S1-130.

Klein GL. Aluminum toxicity to bone: a multisystem effect? Osteoporos Sarcopenia. 2019;5(1):2-5.

Kurz P, Monier-Faugere MC, Bognar B et al. Evidence for abnormal calcium homeostasis in patients with adynamic bone disease. Kidney Int. 1994;46(3):855-61.

Lau WL, Obi Y, Kalantar-Zadeh K. Parathyroidectomy in the management of secondary hyperparathyroidism. Clin J Am Soc Nephrol. 2018;13:952-61.

Malluche HH, Mawad HW, Monier-Faugere MC. Renal osteodystrophy in the first decade of the new millennium: analysis of 630 bone biopsies in black and white patients. J Bone Miner Res. 2011;26(6):1368-76.

Malluche HH. Aluminum and bone disease in chronic renal failure. Nephrol Dial Transplantat. 2002;17(2):21-4.

Moe SM, Abdalla S, Chertow GM et al. Effects of cinacalcet on fracture events in patients receiving hemodialysis: the Evolve Trial. J Am Soc Nephrol. 2015;26:1466-75.

National Kidney F. K/DOQI clinical practice guidelines for bone metabolism and disease in chronic kidney disease. Am J Kidney Dis. 2003;42:S1-201.

Neves MC, Rocha LA, Cervantes O, Santos RO. Initial surgical results of 500 parathyroidectomies for hyperparathyroidism related to chronic kidney disease: mineral and bone disorder. J Bras Nefrol. 2018;40(4):319-25

Nigwekar SU, Kroshinsky D, Nazarian RM et al. Calciphylaxis: risk factors, diagnosis, and treatment. Am J Kidney Dis. 2015;66(1):133-46.

Nigwekar SU, Thadhani R, Brandenburg VM. Calciphylaxis. N Engl J Med. 2018;378:1704.

NIH Consensus Development Panel on Osteoporosis Prevention, Diagnosis, and Therapy, March 7-29, 2000: highlights of the conference. South Med J. 2001;94(6):569-73.

Ok E, Asci G, Bayraktaroglu S et al. Reduction of dialysate calcium level reduces progression of coronary artery calcification and improves low bone turnover in patients on hemodialysis. J Am Soc Nephrol. 2016;27:2475-86.

Patel SG, Saunders ND, Jamshed S et al. Multimodal preoperative localization improves outcomes in reoperative parathyroidectomy: a 25-year surgical experience. Am Surg. 2019;85(9):939-43.

Perez-Ricart A, Galicia-Basart M, Comas-Sugranes D et al. Long-term effectiveness of cinacalcet in non-dialysis patients with chronic kidney disease and secondary hyperparathyroidism. Kidney Res Clin Pract. 2019;38:229-3.

Rottembourg J, Urena-Torres P, Toledano D et al. Factors associated with parathyroid hormone control in haemodialysis patients with secondary hyperparathyroidism treated with cinacalcet in real-world clinical practice: Mimosa study. Clin Kidney J. 2019;12:871-9.

Santos PW, He J, Tuffaha A, Wetmore JB. Clinical characteristics and risk factors associated with mortality in calcific uremic arteriolopathy. Int Urol Nephrol. 2017;49:2247.

Schafer C, Heiss A, Schwarz A et al. The serum protein alpha 2-Heremans-Schmid glycoprotein/fetuin-A is a systemically actinginhibitor of ectopic calcification. J Clin Investig. 2003;112(3):357-66.

Shea MK, Booth SL, Gundberg CM et al. Adulthood obesity is positively associated with adipose tissue concentrations of vitamin K and inversely associated with circulating indicators of vitamin K status in men and women. J Nutr. 2010;140(5):1029-34.

Sprague SM, Bellorin-Front E, Jorgetti V et al. Diagnostic accuracy of bone turnover markers and bone histology in patients with CKD treated by dialysis. Am J Kidney Dis. 2016;67(4):559-66.

Sprague SM, Wetmore JB, Gurevich K et al. A randomized trial of cinacalcet versus vitamin d analogs as monotherapy in secondary hyperparathyroidism (Paradigm). Clin J Am Soc Nephrol. 2015;10:1031-40.

Tang JA, Friedman J, Hwang MS et al. Parathyroidectomy for tertiary hyperparathyroidism: a systematic review. Am J Otolaryngol, 2017;38(5):630-5.

Yamamoto J, Nakazawa D, Nishio S et al. Impact of weekly teriparatide on the bone and mineral metabolism in hemodialysis patients with relatively low serum parathyroid hormone: a pilot study. Ther Apher Dial. 2020;24(2):146-53.

15

Nutrição e doença renal crônica

Cristiane Moraes
Cristina Martins

INTRODUÇÃO

O estado nutricional tem papel fundamental na saúde e nos desfechos clínicos de pacientes com doença renal crônica (DRC). Não há dúvidas de que a desnutrição tem alta prevalência e está intimamente associada a resultados clínicos adversos e a aumento da taxa de hospitalização, complicações e mortalidade nessa população.

Por outro lado, a relação da obesidade com a mortalidade ainda precisa de maiores esclarecimentos científicos. Parece evidente que o problema está associado diretamente ao risco de desenvolvimento da DRC, além de promover a hipertensão, o diabetes, a resistência periférica à insulina, a dislipidemia e a albuminúria. Porém, embora estudos apresentem associação entre obesidade e risco de progressão da DRC, há outros que não demonstram impacto. Em diálise, particularmente hemodiálise (HD), o índice de massa corporal (IMC) elevado tem sido inversamente correlacionado com mortalidade. O fenômeno é chamado de epidemiologia reversa ou "paradoxo da obesidade". Já o excesso de ingestão de sódio e líquido está relacionado a hipertensão, edema, aumento do estresse oxidativo e insuficiência cardíaca. Níveis séricos elevados de fósforo causam hiperparatireoidismo secundário e calcificação de artérias, e aumentam a mortalidade cardiovascular.

A intervenção em nutrição, desde que bem planejada e implantada de forma individualizada, com monitoramento frequente e boa adesão, possibilita manutenção ou restabelecimento do estado nutricional, redução de complicações, melhora da sobrevida, do prognóstico e da qualidade de vida dos pacientes. Para ótimos resultados é importante traduzir todas as recomendações técnicas em um modelo de dieta que contemple variedade de alimentos, que respeite a rotina e os aspectos sociais do paciente, bem como o desenvolvimento de um plano alimentar factível e que possibilite boa adesão do paciente. A conduta nutricional não deve ser impositiva, mas sim realizada em comum acordo com o paciente.

COMO REALIZAR A TRIAGEM DE DESNUTRIÇÃO DE PACIENTES COM DOENÇA RENAL CRÔNICA?

A triagem visa identificar o risco de desnutrição. Para a triagem, há diversos instrumentos disponíveis validados para populações clínicas. Existem algumas características importantes para a seleção de um instrumento para triagem: deve ser simples e independente da doença, idade ou local de aplicação. Ou seja, deve ser validado para uso universal, e pode ser aplicado em qualquer ambiente de prática e por diversos profissionais ou por leigos, como pacientes, cuidadores e familiares.

Não há sugestão de instrumento específico para triagem de risco de desnutrição para pacientes com DRC. Porém, o MST (*Malnutrition Screening Tool* – Instrumento de Triagem de Desnutrição) tem os melhores graus de validade, concordância e confiabilidade, independentemente de idade, história clínica ou local de atendimento do paciente. O instrumento tem boa generalização e foi validado para pacientes em cuidados crônicos e agudos, hospitalizados, ambulatoriais e em reabilitação. A simplicidade do MST permite que o instrumento seja aplicado pelo próprio paciente, familiares e cuidadores, além de profissionais da saúde. Portanto, pode ser recomendado para triagem de risco de desnutrição para pacientes com DRC. Para pacientes com DRC G3-G4, a triagem de risco de desnutrição pode ser realizada a cada 3 a 6 meses. Para pacientes com DRC G5-G5D, ela pode ser recomendada mensalmente.

- A triagem identifica o risco de desnutrição e utiliza instrumentos simples.
- Pode ser aplicada por leigos, como o próprio paciente, cuidadores e familiares.
- O instrumento MST pode ser indicado para triagem de pacientes com DRC.
- A triagem deve ser frequente. Aos pacientes com DRC G3-G4, pode ser recomendada a cada 3 a 6 meses. Àqueles com DRC G5-G5D, mensalmente.
- Quando identificado risco de desnutrição, o paciente deve ser encaminhado para avaliação em nutrição, por nutricionista especializado em DRC.

Outra ferramenta que pode ser utilizada para triagem, como complemento do MST, é a avaliação da força de preensão palmar pela dinamometria, quando viável. Recomendada pelas diretrizes de sarcopenia, a dinamometria foi incluída como parte precoce da avaliação para identificar possível risco de perda de massa muscular (< 27 kg para homens e < 16 kg para mulheres), indicando a necessidade de um olhar mais atento ao estado nutricional do paciente. Nesse contexto, na prática clínica, o ideal seria realizar avaliações de dinamometria em série (sempre que o paciente realizar uma consulta), gerando, dessa forma, um padrão dos valores obtidos na avaliação. Assim, quando ocorrer diminuição dos valores médios da força de preensão palmar, somados a outros achados do MST, como perda de apetite e perda de peso não intencional, indicam-se estratégias para corrigir o estado nutricional do paciente.

COMO DIAGNOSTICAR DESNUTRIÇÃO E OBESIDADE DE PACIENTES COM DOENÇA RENAL CRÔNICA?

A avaliação nutricional visa diagnosticar problemas em nutrição, como desnutrição e obesidade. Em relação ao diagnóstico de desnutrição, não há indicador isolado que cumpra a tarefa. Muitos são difíceis de ser interpretados na presença de enfermidade hepática, hiperidratação, anemia e inflamação crônica. Vários sinais físicos, como alterações dermatológicas e oculares, não têm causa nutricional, mas da uremia. O peso corporal medido pode não ser acurado, devido à retenção hídrica. Mas a perda não intencional maior que 10% nos últimos 6 meses é considerada significativa para diagnóstico de desnutrição. O julgamento clínico deve ser usado para interpretar o peso corporal (p. ex., peso medido, histórico de alterações, medições em série; ajustes para suspeita de impacto de edema, ascite e órgãos policísticos), devido à ausência de normas de referência-padrão.

A ingestão proteica de pacientes estáveis com DRC pode ser avaliada pela cinética da ureia. A PNA (*protein equivalent nitrogen appearance rate*) pode ser usada para complementação da avaliação em nutrição, mas não deve ser interpretada isoladamente, pois é influenciada por fatores não nutricionais.

Assim como o peso, a avaliação de quantidade das massas muscular e gordurosa tem limitações para pacientes com DRC que apresentem edema. As dobras cutâneas do tríceps, subescapular e outras, avaliam a espessura do tecido adiposo subcutâneo nos membros e no tronco. Porém, podem ter baixa precisão.

A bioimpedância (BIA) de multifrequência pode ser usada para avaliar a composição corporal de adultos com DRC G5D em HD. Nesse caso, é ideal que seja realizada depois de pelo menos 30 minutos do término da sessão, para permitir a redistribuição dos líquidos corporais. Para adultos com DRC G3-5 ou G5D em diálise peritoneal (DP), não há evidências suficientes para sugerir a BIA para avaliar a composição corporal. Já o ângulo de fase baixo (em torno de 4,6 graus) foi associado à desnutrição e à maior mortalidade em diálise.

O índice de creatinina avalia a sua cinética, mas é insatisfatório para avaliar a massa corporal magra. Um dos problemas é o fato de ele refletir a soma da ingestão de alimentos ricos em creatina e creatinina e a produção endógena desta, pelo músculo esquelético. Além disso, é influenciado pelo estado catabólico, pela função renal residual e pela condição de hidratação.

A qualidade da massa muscular parece ser mais importante do que sua quantidade. A avaliação da força e da função musculares possibilita a identificação precoce de perda de massa corporal. Há associação entre força de preensão palmar baixa (abaixo de 22,5 kg para homens e de 7 kg para mulheres) e mortalidade de todas as causas em pacientes em diálise.

A força muscular pode ser medida de forma direta, por meio da dinamometria. Esta pode incluir testes de força de preensão palmar e, também, de pinçamento dos dedos, entre outros. Outros indicadores de força e capacidade de exercício físico em pacientes com DRC, como velocidade de marcha e atividades de vida diária (AVD), também estão associados com mortalidade. A qualidade de vida é um indicador que engloba força e capacidade de exercício, e também está associada com o estado nutricional.

Especificamente para o diagnóstico de desnutrição, grande número de instrumentos tem sido proposto e validado para pacientes com DRC. A avaliação subjetiva global (*Subjective Global Assessment*, SGA) é um instrumento clássico, validado diversas vezes em todos os estágios da DRC. Além disso, a SGA tradicional deu origem a diversos outros instrumentos, como a Avaliação Subjetiva Global Pontuada Gerada pelo Paciente (*Patient Generated – SGA*, PG-SGA), a SGA de Sete Pontos e o Escore de Desnutrição-Inflamação (*Malnutrition-Inflammation Score*, MIS). Todos foram associados com mortalidade em pacientes com DRC.

Porém, para contemplar o critério de universalidade, a MCC (*Malnutrition Clinical Characteristics* – Características Clínicas da Desnutrição) parece ser um instrumento ideal. Ele utiliza três categorias de desnutrição com base na etiologia para cada indicador, e não inclui o IMC ou a albumina sérica. Dois dos seguintes indicadores diagnosticam a desnutrição: redução da ingestão energética, perda de peso, perda de gordura corporal, perda de massa muscular, acúmulo de líquido e redução da força de preensão palmar. A desnutrição, avaliada pela MCC, foi associada à mortalidade em idosos, em pacientes graves, com boa sensibilidade, precisão, valor preditivo positivo e valor preditivo negativo. A MCC parece identificar mais pacientes com desnutrição grave, comparada à SGA. A vantagem da MCC em relação à SGA é a objetividade do instrumento.

Devido aos riscos para a desnutrição, à falta de conhecimento em relação aos cuidados e às alterações metabólicas que podem ser minimizadas, é produtivo recomendar a avaliação em nutrição dentro do primeiro mês de início da diálise e mensalmente, a partir disso. Pacientes com DRC G4-5 ou pós-transplante renal, pelo menos a cada 3 meses, e aqueles com DRC G1-3, a cada 6 meses ou de acordo com achados em avaliação de triagem de risco nutricional. O ideal é realizar a triagem de risco nutricional visando prevenir estados mais graves de desnutrição.

Em relação à obesidade, a gordura abdominal, mais do que o IMC, identifica risco cardiovascular. A circunferência da cintura (CC) pode ser usada, mas tem baixa confiabilidade para mudanças ao longo do tempo. O índice de conicidade (IC), ou taxa da circunferência da cintura/estatura, é mais sensível do que a CC e o IMC para detectar risco cardiovascular e de doenças crônicas.

- O diagnóstico em nutrição de pacientes com DRC é feito por meio de avaliação criteriosa, por nutricionista especializado.
- Os indicadores mais importantes para diagnóstico de desnutrição em pacientes com DRC são: perda involuntária de peso, IMC baixo (< 18 kg/m^2), ingestão de energia e de proteínas abaixo do recomendado e redução da força e da funcionalidade musculares.
- O indicador mais importante para o diagnóstico de obesidade em pacientes com DRC é o excesso de gordura abdominal, que pode usar o índice de conicidade para a medida.

QUAL É A RECOMENDAÇÃO DE ENERGIA PARA PACIENTES COM DOENÇA RENAL CRÔNICA?

Não há muitos estudos sobre gasto energético de pacientes com DRC. Além do gênero e da idade, há diversos fatores que podem alterar as necessidades de energia, como massa muscular, função da tireoide, inflamação, diabetes e hiperparatireoidismo. Por exemplo, o aumento do gasto energético pode ser mascarado pela baixa atividade física e pela massa muscular reduzida.

A recomendação de energia para pacientes com DRC é de 25-35 kcal/kg/dia para que sejam contemplados os diversos fatores que podem influenciar o gasto energético e necessidades de ajustes em caso de desnutrição ou obesidade.

Em caso de obesidade, a recomendação de energia pode ser mais baixa por quilograma de peso, para manter o peso corporal, pelo fato de a gordura corporal ser metabolicamente menos ativa. Ou seja, 35 kcal/kg/dia pode superestimar o gasto energético. Por outro lado, pacientes hipercatabólicos podem necessitar de mais energia.

As equações de Harris-Benedict e Schofield parecem superestimar as necessidades energéticas. Portanto, julgamento clínico e monitoramento são essenciais para a recomendação de energia a pacientes com DRC.

- A recomendação de energia é de 25-35 kcal/kg/dia para pacientes metabolicamente estáveis, com base na idade, sexo, atividade física, estado nutricional, estágio da DRC e comorbidades associadas.

QUAL É A RECOMENDAÇÃO DE PROTEÍNAS PARA PACIENTES COM DOENÇA RENAL CRÔNICA?

Para pacientes com DRC G3-G5, há dois princípios fisiológicos que embasam o controle na ingestão proteica:

1. Redução de acúmulo de toxinas urêmicas, que pode evitar sinais clínicos e retardar o início de diálise.
2. Redução de hiperfiltração renal e de fibrose intersticial, que pode retardar a queda da taxa de filtração glomerular (TFG).

Porém, no momento, há dificuldade para definir a quantidade ideal de proteínas para pacientes com DRC G3-5. A razão é a falta de uniformidade nos protocolos de estudos em relação às quantidades ofertadas de proteínas, aos estágios e etiologias da DRC e à avaliação da adesão à ingestão prescrita. A restrição em torno de 0,6 g/kg/dia de proteínas foi demonstrada segura. Porém, a maioria dos estudos excluiu pacientes desnutridos e utilizou somente medidas antropométricas e albumina sérica como indicadores de estado nutricional. Por outro lado, há estudos que mostraram redução discreta, mas significativa, da massa muscular, embora não avaliando força e funcionalidade. Outra particularidade em relação à restrição proteica é o paciente idoso com redução leve da TFG e com baixa probabilidade de progressão. Este pode não se beneficiar de restrição proteica.

A ingestão proteica pode influenciar diretamente a microbiota intestinal de pacientes com DRC e promover progressão da doença e piora do risco cardiovascular. Porém, ainda não há resultados em relação a quantidades específicas relacionadas à disbiose.

Em suma, o grau de restrição de proteína não deve ser baseado somente na TFG. Deve considerar fatores múltiplos, como idade, estado nutricional e funcional, velocidade de progressão da DRC, sobrevida do paciente *versus* prognóstico renal, impacto da dieta no controle de outras comorbidades e viabilidade de monitoramento da nutrição. Além disso, deve considerar o desejo do indivíduo, após ter sido informado sobre potenciais benefícios e dificuldades da restrição proteica.

Em pacientes metabolicamente estáveis recomenda-se o cálculo de 0,55 a 0,6 g/kg ou 0,28-0,43 g/kg/dia cetoanálogos adicionais para atender às necessidades de proteína (0,55 a 0,6 g/kg/dia). Para pacientes DRC G3-G5 em risco de desnutrição, desnutridos, diabéticos ou outras situações de catabolismo, a recomendação de proteínas é de 0,6 a 0,8 g/kg de peso por dia, podendo atingir valores maiores, por exemplo, naqueles pacientes em estado crítico e/ou hipercatabólicos até que o estado nutricional seja restaurado para uma nova adequação de ingestão proteica

Para indivíduos hipercatabólicos, como aqueles com internação hospitalar recente, doenças infecciosas ou inflamatórias ativas, neoplasias e perda de peso recente significativa, a restrição proteica não é recomendada, pois a baixa ingestão está associada a altas taxas de hospitalização e risco de mortalidade. Já em caso de a terapia dialítica não ser opção ou necessitar ser postergada (maturação de acesso vascular, organização de transplante preemptivo), a restrição proteica é recomendada.

Pacientes com DRC G5D apresentam perda de aminoácidos e proteínas durante procedimentos dialíticos, dificuldades de síntese de novas proteínas e hipercatabolismo proteico muscular, devido à acidose metabólica, processos inflamatórios e outros fatores. Portanto, a necessidade proteica é maior do que aquela de indivíduos saudáveis. A recomendação é de 1,2 g/kg de peso por dia para pacientes em HD, inclusive para diabetes. Porém, a necessidade pode ser mais elevada, dependendo do nível de estresse e de alterações metabólicas. Além disso, quantidades mais altas de proteínas podem ser indicadas para manter o controle glicêmico, em caso de hiperglicemia ou hipoglicemia.

Os cetoanálogos são análogos de aminoácidos essenciais sem o radical nitrogênio. Em teoria, a reação de transaminação pode incorporar o nitrogênio disponível e formar o aminoácido correspondente. Assim, ao mesmo tempo que suprem a necessidade de aminoácidos essenciais na dieta muito restrita em proteínas, os cetoanálogos poderiam promover a diminuição do excesso de nitrogênio e reduzir a carga de compostos nitrogenados tóxicos.

A dieta com cerca de 0,3 a 0,4 g/kg/dia de proteína suplementada com cetoanálogos é recomendada para preservação da TFG, redução da proteinúria e melhora de marcadores de complicações, como acidose, resistência à insulina e distúrbios do metabolismo mineral e ósseo. Para resultados satisfatórios, sem risco de desnutrição, a dieta deve ser prescrita para pacientes sem diabetes, que estejam metabolicamente estáveis, acompanhados frequentemente e, sobretudo, motivados para boa adesão ao tratamento.

Há algumas evidências sobre proteínas provenientes de alimentos de origem vegetal exercerem efeito mais baixo sobre a TFG, comparadas às de origem animal. Isso poderia evitar ou minimizar a hiperfiltração glomerular e suas respectivas consequências, com retardo no ritmo de progressão da DRC. Porém, os estudos clínicos no assunto ainda são inconclusivos, pois o benefício pode ser devido, principalmente, à menor ingestão proteica, independentemente da origem.

No entanto, a dieta à base de proteínas vegetais pode propiciar outros benefícios para pacientes com DRC, como menos carga ácida, gorduras saturadas e fósforo biodisponível. Há um modelo interessante que propõe o uso de 50% ou mais do total de proteínas à base de fontes de proteína de origem vegetal. Todavia, há alguns pontos de atenção que devem ser considerados para a prescrição desse modelo:

- Estado nutricional do paciente.
- Níveis de potássio sérico.
- Adequação de ingestão de aminoácidos.
- Controle glicêmico.
- Adesão à dieta.

Todavia, há um crescente número de publicações sobre dietas vegetarianas com futuro promissor no que diz respeito a dados mais seguros em relação à quantidade de proteínas recomendadas nesse modelo. Assim, incentivar de forma gradual e segura uma dieta com maior teor de fibras e, consequentemente, frutas, verduras e legumes e melhor controle proteico tem inúmeros benefícios para pacientes com DRC, desde que realizada de forma individualizada.

- A recomendação de proteínas para adultos com DRC G3-G5 é de 0,6 a 0,8 g/kg/dia, com aporte energético adequado. A variação mais baixa é recomendada para preservação da função renal de pacientes sem risco nutricional. A taxa mais elevada tem o mesmo objetivo, mas contempla a necessidade daqueles com diabetes *mellitus*, desnutrição, idade avançada e/ou outras condições de risco.
- Para adultos com DRC G5D, em HD ou DP, a recomendação proteica é de 1,2 g/kg/dia, com ingestão energética adequada.
- A dieta com aproximadamente 0,3 a 0,4 g/kg/dia de proteína suplementada com cetoanálogos, ou aminoácidos essenciais, para pacientes com DRC G4-5 diminui o risco de falência renal, reduz a proteinúria e pode ter efeitos benéficos sobre complicações metabólicas, sem causar prejuízos no estado nutricional.
- Embora as proteínas de origem vegetal possam ter ação biológica positiva e possível benefício clínico para pacientes com DRC, as evidências são insuficientes para recomendar a substituição de proteínas animais por vegetais.
- Efeitos benéficos a pacientes com DRC podem estar associados não somente ao tipo de proteína, mas ao padrão dietético, baseado em maior proporção de alimentos de origem vegetal.
- Uma dieta com maior proporção de proteína vegetal deve ser prescrita de

forma cautelosa e individualizada para não gerar prejuízos ao estado nutricional e distúrbios eletrolíticos no paciente com DRC.

QUAIS SÃO AS RECOMENDAÇÕES DE FÓSFORO PARA PACIENTES COM DOENÇA RENAL CRÔNICA?

O equilíbrio fisiológico do fósforo sérico depende, em conjunto, de sua absorção intestinal na dieta, da filtração glomerular e da excreção e reabsorção tubular no rim, assim como do equilíbrio entre a formação e a reabsorção óssea.

A hiperfosfatemia é, normalmente, observada quando a TFG está abaixo de 45 mL/minuto. Mas há escassez de estudos bem desenhados sobre a relação entre níveis séricos de fósforo e a ingestão alimentar. Atualmente, quantidades específicas não são recomendadas. Ajustes devem ser feitos na ingestão alimentar de fósforo para manter os níveis séricos do mineral nas variações normais, de acordo com os dados bioquímicos de cada paciente.

Quando houver indicação de restrição de fósforo, é razoável considerar a biodisponibilidade das fontes (p. ex., animal, vegetal, de aditivos). A recomendação é que a ingestão seja ajustada para manter os níveis séricos normais do mineral. Dessa forma, a recomendação é individualizada, e deve considerar a ingestão alimentar, particularmente com escolha de alimentos que contenham menos fósforo inorgânico, que tem absorção intestinal mais alta. Os alimentos processados, que contêm aditivos de fosfato (fósforo inorgânico), tendem a apresentar valor nutricional mais baixo e muitas vezes são ricos em sódio e em aditivos de potássio.

A forma de preparo (método de cozimento) também pode influenciar significativamente o teor de fósforo dos alimentos. Para pacientes em diálise, com recomendação de dietas mais ricas em proteína, uma estratégia para a restrição de fósforo é selecionar fontes alimentares com taxa fósforo/proteína baixa (p. ex., clara de ovo, carnes) e evitar laticínios.

Pacientes em uso de quelante de fósforo devem ter a dieta ajustada em fósforo e, após realizado o ajuste da dieta, pode ser necessário reavaliar a quantidade de cápsulas de quelante de fósforo por refeição.

- Para pacientes adultos com DRC G3-5D, a ingestão alimentar de fósforo deve ser ajustada para manter os níveis séricos do mineral dentro da normalidade.
- Restrição na ingestão de fósforo deve ser indicada na presença de hiperfosfatemia persistente e progressiva, e após a avaliação, também, de níveis séricos de cálcio e PTH.
- A intervenção em nutrição deve considerar não somente a quantidade de fósforo, mas suas fontes dietéticas e a presença de aditivos em alimentos processados.

QUAIS SÃO AS RECOMENDAÇÕES DE POTÁSSIO PARA PACIENTES COM DOENÇA RENAL CRÔNICA?

Embora seja indicado manter os níveis de potássio sérico dentro da faixa de normalidade, alterações são comuns em pacientes com DRC, particularmente naqueles com distúrbios tubulares e TFG baixa.

Atualmente as evidências são escassas em relação ao efeito da restrição da ingestão alimentar nos níveis séricos do mineral, pois parece haver associação fraca entre eles.

No assunto, é essencial compreender que diversos fatores, além da ingestão alimentar, podem influenciar o potássio sérico, entre eles o uso de certos medicamentos, a função renal residual, os estados de hidratação e ácido-básico, a glicemia, a função adrenal, o estado catabólico e problemas gastrointestinais, como vômitos, diarreia, constipação e sangramento. Todos devem ser avaliados antes de recomendar restrições de alimentos ricos em potássio. Estes incluem frutas e hortaliças, que, por outro lado, são boas fontes de fibras e micronutrientes.

O período de restrição de potássio deve ser o suficiente para controlar os níveis séricos desse mineral, devendo o paciente retomar, após seu controle, uma dieta com moderada ingestão de potássio. Essa dieta possui benefícios nutricionais e de controle ácido-básico, bem como favorece a saúde da microbiota intestinal e o controle de toxinas urêmicas.

Quando há indicação de restrição, um aspecto primário é evitar alimentos ultraprocessados que contêm aditivos de potássio. O potássio dos aditivos pode aumentar o teor do mineral nos alimentos em 20%.

- Avaliar aspectos extra-alimentares como causa de hiperpotassemia antes de realizar a restrição de potássio na dieta.
- A ingestão alimentar de potássio, de forma prudente, deve ser ajustada para manter seus níveis séricos dentro da normalidade.
- Não se devem realizar medidas de controle de potássio em pacientes com potássio sérico normal.

QUAIS SÃO AS RECOMENDAÇÕES DE SÓDIO PARA PACIENTES COM DOENÇA RENAL CRÔNICA?

O sódio é o cátion extracelular responsável pelo equilíbrio dos fluidos corporais. Entretanto, com a progressão da DRC, o balanço pode ser comprometido com a ingestão excessiva e/ou excreção inadequada dele.

Estudos mostraram melhores resultados no controle da pressão arterial e na excreção de sódio em pacientes com DRC G3-5 e G5D com dietas com restrição do mineral.

Embora geralmente recomendado 2 a 2,3 g/dia para pacientes com DRC G3-5D, não há consenso sobre o que significa ingestão elevada de sódio. A recomendação deve ser individualizada e ajustada para pressão arterial, TFG, estado de hidratação e ganho de peso interdialítico (GPID), presença de acidose, glicemia, grau de catabolismo e perdas, como gastrointestinais (vômitos e diarreia).

- A ingestão alimentar de sódio é recomendada em < 2,3 g/dia, em conjunto com intervenções farmacológicas aplicáveis.

QUAIS SÃO O GANHO DE PESO INTERDIALÍTICO E A INGESTÃO HÍDRICA RECOMENDADOS PARA PACIENTES EM HEMODIÁLISE?

Para pacientes em HD, o GPID deficiente ou excessivo está relacionado com aumento do risco de morbidade e mortalidade. O GPID recomendado é, geralmente, estabelecido entre 2 e 4% do peso seco do paciente. Não há estudos controlados que definam a quantidade recomendada de ingestão de líquidos para alcançar o GPID adequado. Porém, o volume de excreção urinária é bom indicador para a recomendação individualizada.

O GPID deficiente tem relação com ingestão alimentar baixa e desnutrição. Portanto, pode ser bom indicador de risco nutricional. Por outro lado, grande número de pacientes em HD têm GPID acima do recomendado. O problema tem efeitos negativos nos desfechos cardiovasculares, na qualidade de vida e nos custos de saúde, já que pode exigir mais cuidados e tempo de diálise.

O excesso de GPID tem relação com a ingestão elevada de sódio e de líquido. Pacientes com função renal residual têm mais facilidade para controlar o GPID. As consequências diretas da retirada de excesso de GPID na diálise são a sede e a xerostomia.

A sede tem relação com osmolaridade sérica alta, devido à ingestão elevada de sódio e pela própria uremia. A sede ocorre, geralmente, após a sessão de HD e segue por horas, devido à perda de água e sódio durante o procedimento. Além do controle na ingestão de sódio e líquido, outra estratégia para controle do GPID é a seleção de dialisato com concentração mais baixa de sódio.

A bioimpedância (BIA) e a bioimpedância por espectroscopia (BIS) têm sido usadas para monitorar o estado de hidratação e estabelecer metas de peso seco em pacientes com DRC G1-G5D.

- Para pacientes em HD, o GPID recomendado é de 2 a 4% do peso corporal seco.
- A ingestão diária recomendada de líquidos para pacientes em HD depende do GPID.
- Individualizar a ingestão de líquidos pelo volume urinário.

DEVE SER FEITA SUPLEMENTAÇÃO DE VITAMINAS E OLIGOELEMENTOS NA ROTINA DE PACIENTES COM DOENÇA RENAL CRÔNICA?

Há algumas evidências que indicam que pacientes com DRC podem apresentar deficiência em certos micronutrientes. As razões são múltiplas, como ingestão alimentar subótima ou desequilibrada, prescrições dietéticas que limitam fontes alimentares, perda durante procedimentos dialíticos, absorção ineficiente, uso de certos medicamentos e alteração do metabolismo, em decorrência da própria DRC.

Porém, ainda não há evidências suficientes que indiquem benefício ou prejuízo da suplementação rotineira para esses pacientes, e a maioria dos estudos foi realizada em HD contínua. Obviamente, indivíduos desnutridos e aqueles com ingestão deficiente têm indicação de suplementação de vitaminas e minerais.

Em certas situações, concomitantes à DRC, há aumento do risco de deficiência, como gestação, idade avançada, cirurgia de *bypass* gástrico, anorexia, má absorção, vegetarianos e em uso de certos medicamentos.

Para adultos com DRC G1-5D, a suplementação de folato, vitamina B12 e/ou complexo B é recomendada para corrigir deficiência/insuficiência, com base em sinais e sintomas clínicos. Mas não há evidências como tratamento da hiper-homocisteinemia e redução de desfechos cardiovasculares.

Da mesma forma, não há recomendação de suplementação rotineira de selênio ou zinco, pelo fato de haver pouca evidência de benefício para o estado nutricional ou inflamatório. Quando indicada, a suplementação deve estar de acordo com as quantidades recomendadas para a população saudável (*Recommended Dietary Allowances*, RDA), exceto em casos específicos.

Em caso de deficiência/insuficiência de 25 (OH) vitamina D, a suplementação é recomendada na forma de colecalciferol ou ergocalciferol. Vitaminas lipossolúveis, como A e E, não têm indicação de suplementação rotineira, devido ao risco de toxicidade. Pacientes que recebem medicamentos anticoagulantes, que inibem a atividade da vitamina K (p. ex., warfarina), não têm indicação de suplementação da vitamina.

O ideal é que os suplementos sejam adaptados às necessidades individuais de vitaminas e oligoelementos, para evitar excessos.

- A ingestão alimentar de pacientes com DRC G3-5D deve suprir a necessidade de vitaminas e oligoelementos da mesma forma que para a população saudável.
- A suplementação individualizada é indicada quando a avaliação ou monitoramento em nutrição indicarem risco ou presença de deficiência.
- Pacientes de DRC G5D apresentam perdas durante o procedimento dialítico e podem necessitar de suplementação quando a ingestão alimentar estiver insuficiente por períodos longos de tempo.
- Vitaminas lipossolúveis devem ser suplementadas apenas em caso de deficiência.

QUANDO E COMO INDICAR SUPLEMENTOS NUTRICIONAIS ORAIS PARA PACIENTES COM DOENÇA RENAL CRÔNICA?

A oferta de alimentos e nutrientes, juntamente com educação e aconselhamento em nutrição, devem priorizar a via oral. Quando há necessidade de reforço, os suplementos nutricionais orais (SNO) são indicados. Tentativas de no mínimo 3 meses com SNO são recomendadas para pacientes em qualquer fase da DRC que estejam em risco nutricional ou em desnutrição, caso o aconselhamento baseado em alimentos não tenha sido suficiente para alcançar as necessidades de energia e proteínas.

Os SNO podem ser industrializados, artesanais (elaborados a partir de alimentos) ou mistos (industrializados misturados com alimentos).

A composição/característica ideal e a frequência de uso de SNO ainda não estão definidas. Quando não há alterações metabólicas graves, e se o aporte com SNO não ultrapassar 20 a 25% da necessidade total do paciente, formulações não especializadas podem ser indicadas. Já em caso de o paciente apresentar alterações metabólicas (p. ex., hipercalemia, hiperfosfatemia), são recomendadas formulações especializadas.

Na escolha do SNO, é essencial considerar o aporte de energia e de proteínas como parte da oferta planejada ao paciente. A maior limitação do uso de SNO é a baixa adesão e/ou a descontinuação. Efeitos colaterais gastrointestinais podem influenciar na adesão. Portanto, explorar características como sabor, cheiro, aparência, textura e versatilidade pode auxiliar na aceitabilidade.

Os pacientes podem ser aconselhados a não substituir refeições por SNO e usá-los, preferencialmente, 2 a 3 vezes ao dia, 1 hora após as refeições. Uma estratégia tem sido o fornecimento de SNO durante as sessões de HD. Mas a ingestão durante a sessão ainda apresenta controvérsias, pois pode resultar em hipotensão, que está relacionada a riscos e mortalidade. Além disso, alimentos ou líquidos ingeridos durante a diálise podem aumentar o risco de engasgos e broncoaspiração, e necessitam de cuidados especiais, sobretudo mais recentemente, devido à pandemia de Covid-19. Dessa forma, pode-se recomendar o uso de SNO após a sessão de diálise.

- Os SNO são recomendados quando a ingestão somente com a dieta não alcança as necessidades de energia e proteína, e há risco ou presença de desnutrição.
- Formulações-padrão de SNO são recomendadas, exceto em casos de alterações metabólicas que exijam ajustes na composição química.

QUANDO E COMO INDICAR A NUTRIÇÃO ENTERAL PARA PACIENTES COM DOENÇA RENAL CRÔNICA?

A nutrição enteral (NE) é indicada quando não houve sucesso na manutenção ou recuperação do estado nutricional somente com a via oral, e na presença de anorexia, confusão mental, letargia, coma e outros. É recomendada tentativa de NE para aqueles com ingestão alimentar cronicamente subótima, quando a via oral com alimentos e SNO não consegue alcançar as necessidades e recuperar o estado nutricional do paciente. Porém, há pouca evidência de sucesso da NE na rotina de pacientes adultos com DRC. Critérios de indicação podem ser as comorbidades, o estado geral e as perspectivas de sobrevida.

Em relação ao tipo de formulações, os reais benefícios de formulações especializadas para pacientes com DRC ainda são inconclusivos. O tipo depende do aporte necessário, da quantidade ingerida de alimentos e da condição metabólica do paciente. Formulações especializadas para pacientes com DRC G5HD podem ser preferidas, pois permitem aporte energético e de nutrientes com redução de eletrólitos (sódio, potássio e fósforo) e maior densidade calórica (favorece o balanço hídrico), comparadas às formulações-padrão.

- A NE é indicada para pacientes adultos com DRC G3-5D quando a ingestão oral (dieta e SNO) estiver insuficiente para alcançar as necessidades de energia e nutrientes, e existir risco ou presença de desnutrição.
- Formulações especializadas podem ser indicadas de acordo com necessidades individuais do paciente.

QUANDO E COMO INDICAR A NUTRIÇÃO PARENTERAL E A NUTRIÇÃO PARENTERAL INTRADIALÍTICA PARA PACIENTES COM DOENÇA RENAL CRÔNICA?

Quando a via enteral não é recomendada ou suficiente para o aporte necessário de nutrientes, é sugerida a nutrição parenteral, que pode ser parcial ou total, de acordo com a necessidade de cada paciente.

Para aqueles em HD, a nutrição parenteral intradialítica (NPID) é opção para complementar o aporte nutricional, particularmente quando a ingestão oral é insuficiente e não há adesão ao uso de SNO, ou há perda parcial da capacidade de absorção de nutrientes, em risco ou presença de desnutrição. Volumes de 1 litro de NPID são bem tolerados por sessão, e as formulações podem ser individualizadas em quantidades de glicose, aminoácidos, lipídios, vitaminas, oligoelementos e eletrólitos específicos.

As vantagens da NIPD incluem a não necessidade de instalação de acesso venoso e a ultrafiltração na terapia dialítica, que evita a sobrecarga hídrica recebida pela infusão. A NPID oferece segurança para o paciente, pois é realizada durante a diálise, com assistência profissional especializada. As perdas de nutrientes durante a HD parecem ser menores com a NPID, mas a interação de nutrientes com a membrana dialítica ainda não está clara.

Embora não deva ser indicada para substituir a via oral ou em caso de necessidade de nutrição parenteral (NP) total, sob o ponto de vista metabólico e nutricional a NPID pode ser considerada eficiente para controlar o hipercatabolismo do procedimento de HD. Três vezes por semana, a NPID pode ofertar quantidades de nutrientes semelhantes ao uso diário de SNO. O aporte é em torno de 1.000 kcal e 50 a 60 g de aminoácidos a cada vez, aproximadamente 3.000 kcal e 150 a 180 g de aminoácidos por semana. Uma vantagem da NPID é a taxa de retenção de nutrientes via parenteral, que é de quase 100%, comparada à intestinal, que fica em torno de 60%.

- A NP deve ser indicada quando há impedimento do uso da via intestinal, como em caso de obstrução, má absorção, entre outros.
- A NPID é indicada para pacientes em HD quando a ingestão da dieta e de SNO não alcança as necessidades de energia e nutrientes, e há risco ou presença de desnutrição.

LITERATURA RECOMENDADA

Anderson J, Peterson K, Bourne D, Boundy E. Effectiveness of intradialytic parenteral nutrition in treating protein-energy wasting in hemodialysis: a rapid sistematic review. J Ren Nutr. 2019;29(5):361-9.

Bossola M, Pepe G, Vulpio C. The frustrating attempt to limit the interdialytic weight gain in patients on chronic hemodialysis: new insights into an old problem. J Ren Nutr. 2018;28(5):293-301.

Burgel CF, Teixeira PP, Leites GM et al. Concurrent and predictive validity of AND-Aspen Malnutrition Consensus is satisfactory in hospitalized patients: a longitudinal study. JPEN J Parent Enter Nutr. 2021;45(5):1061-71.

Carrero JJ, González-Ortiz A, Avesani CM et al. Plant-based diets to manage the risks and complications of chronic kidney disease. Nature Rev Nephrol. 2020;16(9):525-42.

Chewcharat A, Takkavatakarn K, Wongrattanagorn S et al. The effects of restricted protein diet supplemented with ketoanalogue on renal function, blood pressure, nutritional status, and chronic kidney disease-mineral and bone disorder in chronic kidney disease patients: a systematic review and meta-analysis. J Ren Nutr. 2020;30(3):189-99.

Clase CM, Carrero JJ, Elison DH et al. Potassium homeostasis and management of dyskalemia in kidney disease: conclusions from a Kidney disease: improving global outcomes (Kdigo) controversies conference. Kidney Int. 2020;97:42-61.

Cruz-Jentoft AJ, Bahat G, Bauer J et al. Writing Group for the European Working Group on Sarcopenia in Older People 2 (EWGSOP2), and the Extended Group for EWGSOP2. Sarcopenia: revised European consensus on definition and diagnosis. Age

Ageing. 2019;48(1):16-31. Erratum in: Age Ageing. 2019;48(4):601.

Fotiadou E, Georgianos PI, Chourdakis M et al. Eating during the hemodialysis session: a practice improving nutritional status or a risk factor for intradialytic hypotension and reduced dialysis adequacy? Nutrients. 2020;12(1703).

Gritter M, Vogt L, Yeung SMH et al. Randomized placebo-controlled clinical trial assessing the renoprotective effects of potassium supplementation in chronic kidney disease. Nephron. 2018;140:48-57.

Hwang S, Lee DH, Min J, Jeon JY. Handgrip strength as a predictor of all-cause mortality in patients with chronic kidney disease undergoing dialysis: a meta-analysis of prospective cohort studies. J Ren Nutr. 2019;29(6):471-9.

Ikizler TA, Burrowes J, Byham-Gray L et al. KDOQI nutrition in CKD Guideline Work Group. KDOQI clinical practice guideline for nutrition in CKD: 2020 update. Am J Kidney Dis. 2020;76(3):S1-S107.

Jankowska M, Rutkowski B, Debska-Slizien A. Vitamins and microelement bioavailability in different stages of chronic kidney disease. Nutrients. 2017;9(9):282.

Kalantar-Zadeh K, Joshi S, Schlueter R et al. Plant-dominant low-protein diet for conservative management of chronic kidney disease. Nutrients. 2020;12(7):1931.

Kistler BM, Benner D, Burrowes JD et al. Eating during hemodialysis treatment: a consensus statement from the International Society of Renal Nutrition and Metabolism. J Ren Nutr. 2018;28(1):4-12.

Koppe L, de Oliveira MC, Fouque D. Ketoacid analogues supplementation in chronic kidney disease and future perspectives. Nutrients. 2019;11(9):2071.

Lambert K, Beer J, Dumont R et al. Weight management strategies for those with chronic kidney disease: a consensus report from the Asia Pacific Society of Nephrology and Australia and New Zealand Society of Nephrology 2016 Renal Dietitians Meeting. Nephrology. 2018;23(10):912-20.

Leonberg-Yoo AK, Wang W, Weiner DE, Lacson E Jr. Oral nutritional supplements and 30-day readmission rate in hypoalbuminemic maintenance hemodialysis patients. Hemodial International. 2019;23(1):93-100.

Piccoli GB, Lippi F, Fois A et al. Intradialytic nutrition and hemodialysis prescriptions: a personalized stepwise approach. Nutrients. 2020;12(3).

Rastogi A, Bhatt NSR, Beto J. Management of hyperphosphatemia in end-stage renal disease: a new paradigm. J Ren Nutr. 2021;31(1):21-34.

Saran R, Padilla RL, Gillespie BW. A randomized trial of dietary sodium restriction in stage 3-4 CKD. Clim J Am Soc Nephrol. 2017;12(3):399-407.

Vavruk AM, Martins C, Mazza do Nascimento M. Validation of malnutrition clinical characteristics in critically ill patients. Nutr Clin Pract. 2021;36(5):993-1002.

Watson EL, Major RW, Wilkinson TJ et al. The association of muscle size, strength and exercise capacity with all-cause mortality in non-dialysis-dependent CKD patients. Clin Physiol Funct Imaging. 2020;40(6):399-406.

Wong MMY, McCullough KP, Bieber BA et al. Interdialytic weight gain: trends, predictors, and associated outcomes in the international Dialysis outcomes and practice patterns study (Dopps). Am J Kidney Dis. 2017;69(3):367-79.

Wright M, Southcott EHM, Wineberg S. Clinical practice guideline on undernutrition in chronic kidney disease. BMC Nephrology. 2019;20(370).

Zambelli CMSF, Gonçalves RC, Alves JTM et al. Diretriz Braspen de terapia nutricional no paciente com doença renal. Braspen J. 2021;36(2):2-22.

Parte 4

Hemodepuração crônica

16

Hemodiálise crônica: prescrição e adequação

Felipe Costa Neves
Marcelo Mazza do Nascimento

INTRODUÇÃO

A doença renal crônica (DRC) tornou-se uma epidemia em todo o mundo. Estudos populacionais estimam a prevalência de DRC em torno de 7%, sendo a hipertensão arterial e o diabetes *mellitus* as principais etiologias. De acordo com o Censo da Sociedade Brasileira de Nefrologia (SBN) de 2021, estima-se que aproximadamente 148 mil pessoas realizam tratamento dialítico no Brasil, estando 90% delas em hemodiálise (HD) convencional.

A HD é um processo no qual a composição de determinada solução (sangue) é modificada pela exposição a outra solução (dialisato), através de uma membrana semipermeável.

O transporte de solutos entre essas soluções acontece por dois mecanismos: difusão e convecção (ultrafiltração – UF). Entretanto, a intensidade desse transporte é dependente de diversos fatores, entre eles o peso molecular de cada soluto.

A ureia é produto da metabolização hepática dos aminoácidos e representa a principal forma de excreção das escórias nitrogenadas pelo organismo. Tem peso molecular de 60 Da e é de fácil mensuração na prática clínica. Além disso, transporta-se rápido através de membranas semipermeáveis, sendo, portanto, utilizada como marcador para avaliação de adequação da HD.

Representado no Quadro 1, o spKt/V (*single pool* Kt/V ou Kt/V de compartimento único) de ureia é uma razão adimensional que representa o volume de plasma depurado de ureia (Kt) dividido pelo volume de distribuição de ureia (V). Seu resultado varia de acordo com o peso seco do paciente, hematócrito, fluxo de sangue, fluxo do dialisato e tempo de diálise.

• **QUADRO 1** spKt/V

K	Depuração de ureia na porção aquosa do sangue (mL/min) pelo dialisador.
t	Duração da sessão de diálise (minutos).
V	Volume de distribuição de ureia (mililitros) = água corporal total.

Fonte: elaboração dos autores.

A ESCOLHA DO DIALISADOR

Qual dialisador escolher?

O dialisador é o local de interação entre o sangue e o dialisato. Nele ocorre o transporte de água e soluto através de uma membrana semipermeável. Como as trocas na HD acontecem principalmente por difusão, da solução mais concentrada para a menos concentrada, os fluxos de sangue e dialisato têm sentidos opostos durante seu percurso no dialisador.

Atualmente, os dialisadores possuem membranas sintéticas (poliamida, polissulfona, polimetilmetacrilato), não utilizando mais membranas de celulose, que eram responsáveis por um número considerável de reações anafiláticas.

Existem diversas marcas e tipos de dialisadores diferentes no mercado brasileiro. Recomenda-se que as especificações do dialisador sejam avaliadas para uma escolha individualizada para cada paciente. Além da depuração de ureia e beta-2-microglobulina, outros parâmetros devem ser levados em consideração no momento da escolha.

Quais parâmetros avaliar na escolha do dialisador?

Área de superfície de membrana

O rim humano tem uma superfície aproximada de 1,6 m^2. Os dialisadores atualmente disponíveis têm área de superfície de membrana variando entre 0,8 e 2,5 m^2. Em geral, quanto maior a área de superfície do dialisador, maior a depuração de ureia.

A escolha da área de superfície de membrana do dialisador usualmente é feita de forma empírica. Entretanto, sabe-se que, para alcançar um spKt/V adequado, a área de superfície da membrana do dialisador deve ser igual ou maior que a superfície corpórea do paciente. Barreira et al. (1998) propuseram que a relação da área de superfície de membrana do dialisador sobre o peso seco do paciente deve ser maior ou igual a 0,024.

Dessa forma, para um paciente com peso seco de 70 kg, altura 1,70 m e superfície corpórea de 1,82 m^2, recomenda-se um dialisador com área mínima de superfície de membrana de 1,7 m^2. Sugestões para escolha do dialisador baseadas na área de superfície da membrana estão representadas no Quadro 2.

Entretanto, outros aspectos, como coeficiente de UF, espessura da membrana e coeficiente de transferência de massa, também são considerados na escolha correta do dialisador.

• **QUADRO 2** Escolha do dialisador por área de superfície de membrana

1. A área de superfície de membrana do dialisador deve ser igual ou superior à superfície corpórea do paciente.
2. A relação da área de superfície de membrana do dialisador sobre o peso seco deve ser maior ou igual a 0,024.

Fonte: elaboração dos autores.

Coeficiente de ultrafiltração

Representa o volume (em mililitros) de água plasmática filtrada por hora, para cada mmHg de pressão transmembrana (PTM). Pela definição tradicional, dialisadores de alto fluxo são aqueles com coeficiente de UF (K_{UF}) maior que 20 mL/h por mmHg.

Coeficiente de transferência de massa

Representa a depuração teórica máxima (mL/min) do dialisador para determinado soluto, levando em consideração o uso de fluxos infinitos de sangue e dialisato.

Recomenda-se um coeficiente de transferência de massa (K_0A) de ureia maior que 800 para as diálises de maior eficiência. Os dialisadores com K_0A menor que 500 devem ser utilizados apenas para diálise de baixa eficiência.

FLUXO DE SANGUE E ACESSO VASCULAR

O fluxo de sangue é o principal determinante de uma diálise eficiente. Implica dizer que, para uma diálise adequada, deve-se ter um acesso vascular pérvio e funcionante. Idealmente, o acesso vascular de escolha deve ser uma fístula arteriovenosa (FAV), confeccionada o mais distal possível e em membro não dominante. Entretanto, muitos pacientes iniciam HD por cateter de curta ou longa permanência. O Capítulo 18 sobre acesso vascular para hemodepuração crônica discute em detalhes as indicações para os diferentes tipos de acesso.

Qual fluxo de sangue prescrever?

O fluxo de sangue deve ser prescrito de forma individualizada de acordo com o acesso vascular, as comorbidades do paciente, o alvo do spKt/V e outros parâmetros de adequação dialítica.

Nas primeiras sessões de diálise em pacientes crônicos, devem ser utilizados baixos fluxos de sangue e dialisato para evitar síndrome do desequilíbrio osmótico. Recomenda-se iniciar a terapia dialítica com fluxos de sangue 150-200 mL/min, com aumento progressivo nas sessões subsequentes.

Os cateteres de curta permanência, em geral, fornecem fluxos de sangue máximos de 280 mL/min, enquanto os de longa permanência podem atingir fluxos de até 380 mL/min. FAV maduras habitualmente permitem fluxos de sangue entre 300 e 450 mL/min.

Para a maioria dos pacientes no esquema convencional de HD, três sessões por semana, um fluxo de sangue de 350 mL/min, com fluxo de dialisato de 500 mL/min e tempo de terapia de 4 horas por sessão, permite adequado controle clínico e metabólico.

Qual agulha escolher?

Nas primeiras punções da FAV sugere-se a escolha de agulha de menor calibre, como a 17 Gauge (G). Quando possível, recomenda-se que o calibre da agulha seja aumentado, acompanhando o aumento do fluxo de sangue conforme a Tabela 1. Na maioria das FAV maduras são utilizadas agulhas de calibres 15 e 16G. Cumpre ressaltar que o aumento no fluxo de sangue sem aumento correspondente do calibre da agulha pode levar à hemólise, problemas no acesso e inadequação da diálise.

DIALISATO

A solução de diálise é formada pela mistura de uma solução ácida a outra básica. Na grande maioria das soluções, a base é composta por bicarbonato e o ácido, através de ácido acético, com posterior conversão em acetato e bicarbonato.

Essas soluções são constituídas por bicarbonato, sódio, potássio, cálcio, magnésio e algumas delas glicose, em concentrações variáveis de acordo com especificações dos fabricantes (Tabela 2).

A composição de cada solução de diálise deve ser idealmente avaliada e ajustada de forma individualizada conforme a necessidade de correção dos distúrbios hidreletrolíticos e ácido-base do paciente. A oferta de glicose no dialisato também pode ser ajustada a fim de evitar episódios graves de hipoglicemia.

• **TABELA 1** Agulhas para punção de FAV e fluxos de sangue correspondentes

Fluxo de sangue	Calibre da agulha
Até 300 mL/min	17 G
300 a 350 mL/min	16 G
350 a 450 mL/min	15 G
> 450 mL/min	14 G

Fonte: adaptação de van Loon, 2015.

• **TABELA 2** Composição de uma solução de diálise após diluição

Bicarbonato	32 mEq/L
Sódio	136 a 138 mEq/L
Potássio	2 mEq/L
Cálcio	2,5 a 3,5 mEq/L
Magnésio	1 mEq/L
Glicose	1 g/L (100 mg/dL)

Fonte: elaboração dos autores.

Qual fluxo de dialisato prescrever?

O fluxo de dialisato (banho) padrão é 500 mL/min. Idealmente, esse fluxo deve ser 1,5 a 2 vezes o valor do fluxo de sangue.

Quando o acesso vascular atinge fluxos de sangue elevados, pode-se ajustar o fluxo de banho para incremento da depuração do dialisador em 5 a 10%, desde que se tenha uma K_0A compatível.

Atualmente existem máquinas de HD disponíveis no mercado com ajustes minuciosos no fluxo do dialisato. Dessa forma, o banho pode ser ajustado ao dobro do fluxo de sangue, otimizando o controle metabólico do paciente. Entretanto, algumas máquinas fornecem fluxos de dialisato específicos, geralmente 300, 500 ou 800 mL/min.

Deve-se usar uma concentração de bicarbonato no dialisato igual para todos?

Infelizmente as diretrizes clínicas do Ministério da Saúde para o cuidado ao paciente com DRC não contemplam a dosagem de bicarbonato sérico como rotina mensal para os pacientes em terapia dialítica. Entretanto, recomenda-se que o bicarbonato ofertado seja ajustado conforme as necessidades de cada paciente, buscando-se idealmente uma concentração de bicarbonato sérico pré-diálise de 20 a 23 mEq/L.

O bicarbonato-padrão do dialisato é 32 mEq/L, mas a maioria das máquinas de HD possuem ajuste de bicarbonato ofertado ao paciente, tanto para mais quanto para menos (24 a 40 mEq/L).

Qual o valor de sódio ideal no dialisato?

O sódio é o principal determinante da osmolalidade e do volume extracelular. Balanço positivo de sódio resulta em aumento da osmolalidade, sede, expansão do volume extracelular e consequente aumento do ganho ponderal interdialítico (GPID), contribuindo para hipertensão arterial e sobrecarga de ventrículo esquerdo.

Nas primeiras décadas de terapia dialítica crônica, eram utilizados valores maiores de sódio no dialisato. Entretanto, devido a sua maior relação com a mortalidade, o valor da concentração de sódio no dialisato considerado ideal tem diminuído ao longo das últimas décadas. Hoje se considera seguro um valor de sódio no dialisato de 136 a 138 mEq/L.

Para pacientes que chegam com altos níveis pressóricos à sessão de diálise, valores de sódio mais baixos (135 a 136 mEq/L) devem ser considerados – o que pode contribuir para um balanço negativo do íon e consequente otimização do controle pressórico. Por outro lado, pacientes com episódios frequentes de hipotensão intradialítica e baixo GPID podem se beneficiar de concentrações maiores de sódio no dialisato (138 a 142 mEq/L). Essa medida é controversa e pode ser tentada após outras medidas, como redução de temperatura e aumento no tempo ou frequência da HD.

Eventualmente, podem ser aplicados níveis variáveis de sódio durante a sessão (linear, decrescente, exponencial) – estratégia com benefícios ainda controversos, conhecida como "perfil de sódio".

Há risco de arritmia com discalemias?

Considerando a elevada taxa de mortalidade por doenças cardiovasculares na população com DRC dialítica, é imprescindível a manutenção dos níveis séricos de potássio e magnésio dentro da normalidade.

A concentração de potássio nas soluções de diálise varia entre as regiões do mundo. O estudo *Dopps* (*The dialysis outcomes and practice patterns study*) mostrou uma prevalência no uso de concentrações de potássio menores que 2 mEq/L de aproximadamente 62% na Espanha e menor que 3% nos EUA. No Brasil, os concentrados polieletrolíticos para hemodiálise (CPHD) disponíveis têm concentração final de potássio, após a diluição, de 1 a 2 mEq/L.

A concentração de potássio no dialisato recomendada para a maioria dos pacientes e habitualmente utilizada nas unidades de diálise é 2 mEq/L. Entretanto, caso o potássio sérico seja inferior a 4,5 mEq/L antes da diálise, o paciente pode se beneficiar de soluções com maior concentração de potássio (3 mEq/L, p. ex.), quando disponível. Apesar de amplamente utilizada, a manipulação da solução de diálise, com acréscimo de cloreto de potássio no CPHD ácido, não é recomendada (*off-label*). Em pacientes com tendência a hipocalemia, a reposição cautelosa de potássio, oral ou venosa, pode ser avaliada.

Diversos pesquisadores têm investigado a associação de morte súbita cardíaca e níveis de potássio no dialisato. Concentrações de 1 mEq/L, ou inferiores, têm sido associadas a piores desfechos e podem ser utilizadas apenas em pacientes selecionados e de forma transitória. Jadoul et al. (2012), analisando dados do *Dopps*, evidenciaram maior incidência de morte súbita com concentrações de potássio menores que 3 mEq/L.

Como evitar episódios de hipoglicemia na hemodiálise?

Há disponíveis no mercado soluções com concentrações de glicose de 100 e 200 mg/dL. Concentrações maiores de glicose no dialisato podem contribuir para hiperglicemia em pacientes diabéticos e favorecer o influxo celular de potássio, dificultando sua remoção durante as sessões de HD.

Para pacientes com risco de hipoglicemia durante as sessões de diálise, recomenda-se considerar monitorização regular da glicemia capilar, vigilância e intervenção precoce, se necessário.

Quem deve usar dialisato com baixa concentração de cálcio?

A concentração de cálcio no dialisato pode variar por diversas indicações e deve ser individualizada. Sabe-se que níveis elevados de cálcio em pacientes com DRC têm relação com aumento do risco de calcificações vasculares e calcifilaxia. Por outro lado, concentrações menores de cálcio podem induzir episódios de hipotensão intradialítica e piora do hiperparatireoidismo.

As concentrações de cálcio no dialisato variam de 2,5 a 3,5 mEq/L. Recomenda-se o uso de soluções com baixo cálcio naqueles pacientes com uso de quelantes à base de cálcio, doença óssea de baixo remodelamento e hipercalcemia.

Qual a temperatura ideal do dialisato?

A temperatura do dialisato pode variar de 34,5 a 36,5°C. Sugere-se o uso da menor temperatura possível sem causar desconforto ao paciente. Uma prescrição inicial com temperatura de dialisato de 36°C costuma ser adequada, podendo ser reduzida para pacientes com tendência a hipotensão, ou aumentada para pacientes com tendência a hipertensão. Idealmente, após a redução da UF, a temperatura deve ser o primeiro parâmetro ajustado nos casos de hipo/hipertensão, antes de considerar alterações da concentração de sódio do dialisato.

O uso de dialisato frio está associado a menor atordoamento miocárdico (*myocardial stunning*). Entretanto, para pacientes diabéticos, vasculopatas e/ou com doença arterial obstrutiva periférica, deve-se evitar o uso de temperaturas muito baixas no dialisato pelo risco de sintomas relacionados à vasoconstrição.

PESO SECO E TAXA DE ULTRAFILTRAÇÃO

Qual a melhor definição de peso seco?

Existem diversas definições de peso seco na literatura. Daugirdas et al. (2015) definem peso seco como o peso pós-diálise em que todo o excesso de fluido corporal foi removido, abaixo do qual o paciente, na maioria das vezes, desenvolverá sintomas de hipotensão/hipovolemia. Thomson et al. (1967) definem que o peso seco não é apenas a ausência de edema, mas o limite da volemia que deve ser alcançado ao final da sessão de diálise para permitir que o paciente ganhe algum peso até a próxima sessão sem se tornar hipertenso. O paciente deve estar euvolêmico, em seu peso considerado ideal, com níveis pressóricos controlados e sem edema ao final da sessão.

O peso seco, portanto, deve ser avaliado a cada sessão de diálise e na rotina de prescrição mensal das unidades de HD. Pacientes com GPID elevado, dispneia, ortopneia, tosse seca e edema provavelmente precisarão de redução no peso seco. Por outro lado, câibras e hipotensão podem sinalizar a necessidade de aumento no peso seco.

Existe taxa de ultrafiltração máxima?

O GPID está associado com hipertensão, hipertrofia do ventrículo esquerdo e morte súbita. London et al. (2001) demonstraram melhora de sobrevida com redução da massa ventricular esquerda após controle volêmico adequado.

Recomenda-se que o GPID seja no máximo 1 kg ao dia. Entretanto, a variação de peso segura deve ser individualizada, principalmente em pacientes idosos e com baixo peso.

Considera-se uma taxa segura de UF de até 10 mL/k/h. Para um adulto de 70 kg, essa taxa seria de até 700 mL/h, e, em uma sessão de HD com duração de 4 horas, o volume seguro de UF seria menor do que 2.800 mL.

Estudos demonstram que taxas de UF maiores que 13 mL/kg/h estão associadas a sintomas intradialíticos e aumento da mortalidade. Jadoul et al. (2012), analisando dados do *Dopps*, evidenciaram maior incidência de morte súbita com taxas de UF maiores que 5,7%. Dessa forma, o controle da ingesta de sódio e do GPID deve ser encorajado com frequência durante as sessões de diálise.

Exames complementares na avaliação do peso seco?

A avaliação volêmica do paciente em HD avançou bastante nas últimas décadas. Atualmente a melhora da propedêutica, agregando ultrassonografia à beira do leito e bioimpedância, trouxe parâmetros objetivos a essa avaliação. Além disso, parâmetros laboratoriais como peptídeo natriurético do tipo B (BPN), quando elevado, podem sugerir sobrecarga volêmica.

A ultrassonografia se tornou um instrumento comum nas unidades de diálise, principalmente devido à necessidade de intervenções vasculares para acesso venoso. Essa ferramenta pode ajudar bastante na análise do estado volêmico do paciente.

Veia cava pletórica, de calibre aumentado, bem como a presença de linhas B de Kerley pulmonares, são parâmetros que podem indicar necessidade de maior UF e ajuste de peso seco.

AVALIAÇÃO DE ADEQUAÇÃO DIALÍTICA

No início da diálise regular, na década de 1960, havia pouca atenção à dose de diálise prescrita e aos parâmetros de adequação. O primeiro modelo reprodutível de mensuração da efetividade de diálise foi por meio da avaliação da velocidade de condução nervosa, que melhorava uma diálise descrita como "suficiente".

Desde então, diversas propostas para adequação de diálise, incluindo dosagem de albumina, aumento do hematócrito e até o modelo da cinética de ureia têm sido descritas. O spKt/V de ureia tem sido utilizado desde 1985 para avaliação de adequação de diálise, inicialmente em HD, posteriormente adaptado à diálise peritoneal.

Atualmente técnicas mais modernas para avaliação da adequação dialítica têm sido descritas, como análise da condutividade do dialisato e absorbância ultravioleta (UV). Essas técnicas reduzem os riscos à equipe diante da exposição ao sangue do paciente, diminuindo também a necessidade de coletas sanguíneas frequentes. Entretanto, o spKt/V de ureia é o parâmetro de adequação de diálise mais utilizado nas unidades de diálise.

Qual o spKt/V alvo?

Lowrie et al. (1981), por intermédio do National Cooperative Dialysis Study (NCDS), randomizaram pacientes dialíticos em quatro grupos com o objetivo de avaliar quanto de diálise seria suficiente para evitar internações não relacionadas ao acesso vascular. Esse estudo mostrou que pacientes com níveis mais baixos de nitrogênio ureico no sangue (BUN) apresentavam menor taxa de mortalidade e hospitalizações.

Análises posteriores desse estudo demonstraram que um spKt/V de ureia mínimo a ser alcançado deveria ser 1,0, permitindo, dessa forma, redução no tempo de diálise dos pacientes desde que o *clearance* fosse otimizado com um dialisador eficiente.

O estudo *Dopps* (2004) observou aumento de mortalidade nos pacientes com spKt/V menor que 1,2. Mais recentemente, o *KDOQI* (2015) recomendou um alvo de spKt/V ureia de 1,4/sessão para pacientes em HD 3 vezes por semana, com o mínimo de 1,2.

Em 2018, a Portaria n. 1.675 do Ministério da Saúde, que dispõe sobre os critérios para organização, funcionamento e financiamento do cuidado da pessoa com DRC, trouxe como indicador de qualidade na assistência um alvo de spKt/V > 1,3, que deve ser alcançado por mais de 70% dos pacientes em uma unidade de HD.

Hemodiálise 3 vezes por semana apenas?

Para a maioria dos pacientes, a rotina de ida às clínicas de diálise é 3 vezes por semana. No entanto, a prescrição e a adequação de diálise não devem se basear apenas em um valor de spKt/V alvo. A busca pelo controle volêmico, clínico e metabólico deve sinalizar a necessidade de aumento na frequência e no tempo semanal da terapia dialítica.

Quando o tratamento dialítico é realizado com frequência maior que 4 vezes semanais, considera-se HD frequente. Segundo o Censo da SBN de 2021, cerca de 2% dos pacientes em TRS realizam 5 sessões ou mais de HD por semana.

Um estudo clínico randomizado realizado em 2010, comparando HD 3 vezes na semana *versus* 6 vezes na semana, demonstrou melhores desfechos no spKt/V de ureia, mortalidade e redução da massa ventricular esquerda. A HD frequente também foi associada a melhor controle da hipertensão arterial e da hiperfosfatemia. Entretanto, o grupo em HD frequente teve maior necessidade de intervenção no acesso vascular.

Dessa forma, ao analisar risco cardiovascular, comorbidades e necessidade de controle do GPID do paciente, deve-se individualizar a prescrição e o regime de diálise. Esquemas alternativos ao convencional, como hemodiálise diária de curta duração (HDDCD) e HD noturna longa, são discutidos com mais detalhes no Capítulo 19.

Qual a importância da função renal residual para a adequação da diálise?

O declínio da função renal residual (FRR) está associado ao aumento de hospitalizações e de mortalidade em pacientes dialíticos, tanto em HD quanto em diálise peritoneal. A diurese residual é importante para o controle metabólico e o manejo volêmico. Sabe-se que a doença renal de base tem um papel importante na evolução para o declínio da FRR. Pacientes com glomerulopatias, diabetes *mellitus* e história de insuficiência cardíaca tendem a progredir para perda de função renal mais rapidamente.

Alguns estudos observacionais mostraram tendência ao declínio da FRR em pacientes com as seguintes características: sexo masculino, hiperfosfatemia, aumento dos níveis séricos de fator de crescimento fibroblástico 23 (FGF-23), proteinúria, hipoalbuminemia, tabagismo, uso de membranas de celulose e inflamação. Por outro lado, já foi sugerido o efeito protetor na FRR do uso de inibidor de conversão da angiotensina (Ieca) e estatinas.

Antes mesmo do início da terapia renal substitutiva, o paciente renal crônico é exposto a diversas situações que podem levar ao declínio da FRR: episódios de hipotensão, hospitalizações e procedimentos cirúrgicos diversos, além do uso de drogas nefrotóxicas como antibióticos, anti-inflamatórios não esteroides e contraste.

Episódios de hipotensão intradialítica, sintomática ou não, frequentes nos pacientes em HD, podem levar à hipoperfusão renal com consequente necrose tubular aguda e perda da diurese residual. Soma-se a isso a perda da resposta cardiovascular à hipotensão, muito comum em pacientes com disautonomia, idosos e diabéticos.

A ingesta exacerbada de sódio leva à ativação do sistema renina-angiotensina-aldosterona, com retenção hidrossalina, aumento do GPID e consequente necessidade de elevadas taxas de UF na HD. Nesse contexto, existe risco de hipotensão intradialítica e perda da diurese residual.

Dessa forma, recomendam-se estratégias para preservação da FRR (Quadro 3), como adesão à dieta hipossódica, controle do GPID e mudanças no estilo de vida.

CONSIDERAÇÕES FINAIS

O arsenal da terapia dialítica tem avançado nas últimas décadas, permitindo que a prescrição de HD seja cada vez mais individualizada. Da mesma forma, novas estratégias propedêuticas podem auxiliar no ajuste de peso seco e do controle volêmico adequado, trazendo maior sobrevida aos pacientes em HD. O Quadro 4 traz uma sugestão de prescrição de HD crônica convencional, com particularidades de cada item a ser prescrito.

• **QUADRO 3** Estratégias para preservação da função renal residual

1. Restrição hidrossalina.
2. Evitar hipotensão intradialítica, com controle do GPID e taxas de UF mais baixas.
3. HD frequente para pacientes com GPID excessivo.
4. HD incremental para pacientes com controle metabólico e volêmico adequados.
5. Evitar o uso de drogas nefrotóxicas.
6. Uso de membranas biocompatíveis.
7. Início de Ieca/BRA/estatina quando indicação clínica.
8. Controle da hiperfosfatemia, do hiperparatireoidismo e da anemia.
9. Busca de euvolemia durante procedimentos cirúrgicos de grande porte.
10. Cessação do tabagismo.

BRA: bloqueadores de receptores da angiotensina; GPID: ganho ponderal interdialítico; HD: hemodiálise; Ieca: inibidores da enzima conversora de angiotensina; UF: ultrafiltração.
Fonte: elaboração dos autores.

• **QUADRO 4** Modelo de prescrição de hemodiálise crônica convencional

Parâmetro	Prescrição	Observações
Acesso vascular	FAV	É o acesso ideal para a maioria dos pacientes. Deve ser confeccionada o mais distal possível e em membro não dominante. Alguns pacientes, entretanto, podem dialisar por cateter de longa permanência.
Duração (t)	4 horas	Tempo variando de acordo com as necessidades do paciente. Evitar duração da sessão inferior a 3 horas em pacientes em HD convencional 3 vezes por semana.
Fluxo de sangue (Qb)	350 a 400 mL/min	Fluxos podem variar de 200 (nas primeiras sessões e nas diálises de baixa eficiência) a 450 mL/min a depender de ajustes no spKt/V e do controle metabólico.
Fluxo do dialisato (Qd)	500 mL/min	Fluxos variando de 300 (nas primeiras sessões e nas diálises de baixa eficiência) a 800 mL/min para ajustes no spKt/V e controle metabólico.
Sódio	136 a 138 mEq/L	Reduzir a 135 mEq/L em pacientes hipertensos, hipervolêmicos ou com hiponatremia (não variar mais que 8 mEq do sódio sérico). Em pacientes com tendência a hipotensão intradialítica e sem elevado ganho ponderal interdialítico, o aumento na concentração de sódio do dialisato (138 a 142 mE/L) pode ser considerado – idealmente após outras medidas serem tentadas, como redução de temperatura do dialisato, aumento no tempo da sessão ou frequência semanal. Níveis elevados de sódio podem induzir balanço positivo de sódio, estimular a sede, aumento da ingesta hídrica e, consequentemente, elevar o ganho ponderal interdialítico.
Potássio	2 mEq/L	Evitar concentrações menores do que 2 mEq/L.
Cálcio	3 mEq/L	Usar soluções com concentrações maiores de cálcio aumenta o risco de balanço positivo de cálcio, calcifilaxia e complicações vasculares. Concentrações menores de cálcio podem ser utilizadas para pacientes com doença óssea de baixo remodelamento.

(continua)

• **QUADRO 4** Modelo de prescrição de hemodiálise crônica convencional (*continuação*)

Parâmetro	Prescrição	Observações
Magnésio	1 mEq/L	Considerar aumento da concentração para pacientes com risco de arritmias.
Bicarbonato	32 mEq/L	Valor-padrão da maioria dos dialisatos. Começar com valores mais elevados na primeira sessão de HD, reduzindo a 24 a 28 mEq/L nas sessões subsequentes. Tentar ajustar conforme a dosagem de bicarbonato sérico. Pode precisar de ajustes em pacientes com pneumopatias.
Heparina	Variável	Ver especificações no Capítulo 20 deste livro – "Anticoagulação na hemodiálise crônica".
UF efetiva	Variável	Ajuste conforme o peso seco. Evitar taxas de UF maiores que 10 mL/kg/h.
UF total	Variável	Considerar a soma da UF efetiva + o volume de SF 0,9% utilizado para *priming* do dialisador e lavagem (*flushing*) durante a terapia.
Glicose	100 mg/dL	Para pacientes com risco de hipoglicemia.
Temperatura	36,5°C	Reduzir até 35 a 35,5°C para pacientes hipotensos. Evitar reduções significativas nos diabéticos e vasculopatas.

FAV: fístula arteriovenosa; HD: hemodiálise; SF: soro fisiológico; spKt/V: *single pool* Kt/V; UF: ultrafiltração.
Fonte: elaboração dos autores.

Com o surgimento de tantas opções propedêuticas e terapêuticas, o spKt/V representa apenas um dos parâmetros a serem analisados na adequação da diálise. O cuidado ao paciente renal crônico dialítico merece uma visão mais holística da adequação (Quadro 5), que inclui adequado manejo volêmico e das comorbidades, bem como o controle dos distúrbios hematológicos, osteometabólicos, eletrolíticos e de sintomas.

• **QUADRO 5** Modelo para adequação dialítica

Fatores	Objetivos
Adequação bioquímica	**1.** Depuração de solutos pequenos.
	2. Depuração de moléculas médias.
	3. Tratamento da anemia.
	4. Balanço apropriado de cálcio e fósforo.
	5. Estado nutricional adequado.
	6. Redução da inflamação.
Controle do volume extracelular	**1.** Bom controle pressórico sem uso de anti-hipertensivos.
	2. Ausência de hipotensão intradialítica.
	3. Preservação da função renal residual.
Fatores do paciente	**1.** A diálise traz controles de sintomas.
	2. Modalidade e regime de diálise apropriados para os objetivos de cuidado.

Fonte: adaptação de Jones et al., 2018.

LITERATURA RECOMENDADA

Barreira AL, Leite Jr MNL, Cardoso LR et al. Adequação da área de superficie do dialisador ao peso corporal de pacientes em hemodiálise. J Bras Nefrol. 1998;20(3):149-149.

Basile C, Rossi L, Lomonte C. Dialysate bicarbonate concentration: too much of a good thing? Semin Dial. 2018;31(6):576-82.

Burmeister JE, Campos JF, Miltersteiner DR. Efeito de diferentes níveis de glicose no dialisato sobre o risco de hipoglicemia durante hemodiálise em pacientes diabéticos. J Bras Nefrol. 2012;34(4):323-7.

Charra B. Fluid balance, dry weight, and blood pressure in dialysis. Hemodial Int. 2017;11:21-31.

Chen TK, Sperati CJ, Thavarajah S, Grams ME. Reducing kidney function decline in patients with CKD: core curriculum 2021. Am J Kidney Dis. 2021;77(6):969-83.

Daugirdas JT. Chronic hemodialysis prescription. In: Daugirdas JT, Blake PG, Ing TS (eds.). Handbook of dialysis. 5.ed. Philadelphia: Lippincott Williams & Wilkins; 2015.

Eknoyan G, Bexk GJ, Cheung AK et al. Effect of fialysis dose and membrane flux in maintenance hemodialysis. N Engl J Med. 2002;347(25):2010-9.

Eldehni MT, Odudu A, McIntyre CW. Randomized clinical trial of dialysate cooling and effects on brain white matter. J Am Soc Nephrol. 2015;26:957-65.

FHN Trial Group, Chertow GM, Levin NW et al. In-center hemodialysis six times per week versus three times per week. N Engl J Med. 2010;363(24):2287-300.

Gotch FA, Sargent JA. A mechanistic analysis of the National cooperative dialysis study (NCDS). Kidney Int. 1985;28:526-34.

Jadoul M, Thumma J, Fuller DS et al. Modifiable practices associated with sudden death among hemodialysis patients in the Dialysis outcomes and practice patterns study. Clin J Am Soc Nephrol. 2012;7:765-74.

Jansen MA, Hart AA, Korevaar JC et al. Predictors of the rate of decline of residual renal function in incident dialysis patients. Kidney Int. 2002;62:1046-53.

Jiang C, Patel S, Moses A et al. Use of lung ultrasonography to determine the accuracy of clinically estimated dry weight in chronic hemodialysis patients. Int Urol Nephrol. 2017;49(12):2223-30.

Jones CB, Bargman JM. Should we look beyond Kt/V urea in assessing dialysis adequacy? Semin Dial. 2018;31(4):420-9.

Kalantar-Zadeh K, Jafar TH, Nitsch D et al. Chronic kidney disease. Lancet. 2021;398(10302):786-802.

Kidney disease: improving global outcomes (Kdigo) CKD Work Group. Kdigo 2012 clinical practice guideline for the evaluation and management of chronic kidney disease. Kidney Int Suppl. 2013;3:1-150.

Krahn RE, Tulowitzki R, Gudleski GD et al. Effect of bicarbonate-buffered dialysate on ventricular arrhythmias in hemodialysis patients. Am J Nephrol. 2019;49:74-80.

Li T, Wilcox CS, Lipkowits MS et al. Rationale and strategies for preserving residual kidney function in dialysis patients. Am J Nephrol. 2019;50(6):411-21.

London GM, Pannier B, Guerin AP et al. Alterations of left ventricular hypertrophy in and survival of patients receiving hemodialysis: follow-up of an interventional study. J Am Soc Nephrol. 2001;12:2759-67.

Lowrie EG, Laird NM, Parker TF, Sargent JA. Effect of the hemodialysis prescription on patient morbidity: report from the National cooperative dialysis study. N Engl J Med. 1981;305:1175-86.

Moist LM, Port FK, Orzol SM et al. Predcitors of loss of residual renal function among new dialysis patients. J Am Soc Nephrol. 2000;11(3):556-64.

National Kidney Foundation. KDOQI clinical practice guideline for hemodialysis adequacy: 2015 update. Am J Kidney Dis. 2015;66(5):884-930.

Port FK, Wolfe RA, Hulbert-Shearon TE et al. High dialysis dose is associated with lower mortality among women but not among men. Am J Kidney Dis. 2004;43:1014-23.

Raimann JG, Kitzler TM, Levin NW. Factors affecting loss of residual renal function(s) in dialysis. Contrib Nephrol. 2012;178:150-6.

Shemin D, Bostom AG, Laliberty P, Dworkin LD. Residual renal function and mortality risk in hemodialysis patients. Am J Kidney Dis. 2001; 38(1):85-90.

Thomson GE, Waterhouse K, McDonald HP Jr, Friedman EA. Hemodialysis for chronic renal failure: clinical observations. Arch Intern Med. 1967;120:153-67.

Twardowski ZJ. Glucose in the dialysate. Hemodial Int. 2009;13:86-8.

van Loon M. How to improve vascular access care. Contrib Nephrol. 2015;184:222-33.

17

Quando indicar (ou não) diálise?

José A. Moura-Neto
Hugo Abensur

INTRODUÇÃO

Indicar tratamento dialítico em pacientes com falência da função dos rins não é decisão trivial. Desde os primórdios, a indicação da terapia renal substitutiva (TRS) foi tópico controverso e motivo de debate na nefrologia. Um artigo de 1962 na extinta revista *Life* intitulado "Eles decidem quem vive e quem morre" (*They decide who lives, who dies*) ilustra o dilema vivenciado por aqueles que, em situações de recursos escassos, tinham de decidir para quem a diálise seria oferecida – e, consequentemente, para quem não seria.

Nos anos seguintes, a TRS passou de alternativa terapêutica restrita a poucos pacientes a tratamento amplamente disponível em alguns países. No Brasil, o Estado garante a universalidade e a gratuidade do acesso à TRS. No entanto, apesar dos avanços, ainda persiste o dilema de qual seria o melhor momento para indicar a TRS e, principalmente, quando não indicar – ou seja, em situações em que o tratamento dialítico traria pouco benefício de sobrevida e qualidade de vida, causando mais dor e sofrimento a paciente e familiares.

Este capítulo se propõe a debater as indicações, assim como as situações em que a renúncia à TRS deve ser considerada. A despeito da relativa escassez de evidências e do dilema que ainda possa existir em torno da discussão, as recomendações contidas neste capítulo são práticas e baseadas no bom senso, em estudos e nas diretrizes internacionais mais aceitas.

QUANDO INDICAR?

O debate histórico e as evidências

A doença renal crônica (DRC) tem um caráter progressivo, e, quando os pacientes atingem a categoria G5 de DRC – com uma taxa de filtração glomerular (TFG) menor que 15 mL/min/1,73 m^2 –, a TRS começa a ser cogitada. Há três modalidades de TRS atualmente disponíveis: hemodepuração (hemodiálise, hemofiltração e hemodiafiltração), diálise peritoneal e transplante renal.

Por algum tempo foi advogado o início precoce da TRS para melhor preservar o estado nutricional dos pacientes. Entretanto, a terapia dialítica está associada a algumas complicações, que podem trazer mais riscos do que benefícios se não for implementada oportunamente.

Um estudo prospectivo aleatorizado para investigar o momento ideal de início de TRS foi conduzido na Austrália e na Nova Zelândia (estudo *Ideal – The initiating dialysis early and late*). O estudo avaliou 828 pacientes adultos (60,4 anos, 542 homens e 355 com diabetes) com depuração de creatinina estimada entre 10 e 15 mL/min (equação de Cockcroft–Gault), de 32 unidades de diálise. Os pacientes foram subdivididos em dois grupos de início planejado de diálise:

1. Grupo precoce: com depuração de creatinina entre 10 e 14 mL/min.
2. Grupo tardio: com depuração de creatinina entre 5 e 7 mL/min.

O tempo médio de acompanhamento foi de 3,59 anos. A depuração média no início da diálise foi de 12 mL/min no grupo precoce e de 9,8 mL/min no grupo tardio, sendo a diferença entre os grupos de 2,2 mL/min. Não foi encontrada diferença entre os grupos em termos de mortalidade, eventos cardíacos, infecciosos e complicações da diálise. Os autores concluíram que a diálise precoce não traz benefícios adicionais para os pacientes com DRC. Nesse estudo, parte dos pacientes iniciou programa de diálise peritoneal, e nesse subgrupo os achados foram semelhantes, isto é, também não ocorreu benefício com o início precoce de diálise.

Em estudo observacional canadense, foram avaliados 25.910 pacientes que iniciaram hemodiálise entre 2001 e 2007. Os pacientes foram divididos em dois grupos: um grupo iniciou diálise com 15,5 mL/min/1,73m^2, e outro, com 7,1 mL/min/1,73m^2 (estimada pela fórmula MDRD – *modification on diet in renal disease*). O risco relativo de morte foi de 1,18 ($p < 0,05$, início precoce *versus* tardio). Os autores concluíram que o início precoce da hemodiálise foi prejudicial, talvez devido aos riscos inerentes do procedimento dialítico.

Diferentemente do que ocorre com o início precoce do programa de hemodiálise, o referenciamento precoce de pacientes com DRC para o nefrologista é benéfico. Segundo diretriz da Sociedade Internacional de Nefrologia, o referenciamento deverá ser feito com TFG < 30 mL/min/1.73 m^2 (categorias G4-G5), pois o nefrologista tem mais preparo para atuar em face das complicações da DRC, retardar a progressão da DRC e preparar o paciente para o início de TRS.

Uma metanálise envolvendo 27 estudos longitudinais com 17.646 participantes demonstrou que o referenciamento tardio associou-se a um risco aumentado de morte e hospitalizações, que perdurou por 5 anos após início de programa de diálise. Infelizmente, no Brasil, devido a falhas na atenção primária, muitos pacientes portadores de DRC são diagnosticados já em situação de urgência dialítica. Esse fato compromete o prognóstico dos pacientes em curto e médio prazos.

A recomendação

A Sociedade Internacional de Nefrologia, por meio da diretriz *Kdigo* (*Kidney disease: improving global outcomes*), orienta iniciar diálise (hemodepuração ou diálise peritoneal) quando um ou mais dos seguintes sintomas ou sinais atribuíveis à insuficiência renal estiverem presentes: serosite, anormalidades acido-básicas ou eletrolíticas, prurido; incapacidade de controlar o estado volêmico ou pressão arterial; deterioração progressiva do estado nutricional refratário à intervenção dietética; ou deficiência cognitiva (Quadro 1).

Essa diretriz ressalta que o início do programa de diálise não deve ser estabelecido com base em determinado valor de TFG, e sim na análise clínica global do paciente. Isso ocorre frequentemente, mas não invariavelmente, na faixa de TFG entre 5 e 10 mL/min/1,73 m^2. O transplante renal preventivo (preemptivo) com doador vivo pode ser considerado quando a TFG for inferior a 20 mL/min/1,73 m^2 e existirem evidências de DRC progressiva e irreversível nos 6 a 12 meses anteriores.

• **QUADRO 1** Requisitos para o início da diálise segundo a Sociedade Internacional de Nefrologia (diretriz *Kdigo*): um ou mais

- Serosite (como pericardite urêmica).
- Anormalidades ácido-básicas ou eletrolíticas.
- Prurido urêmico.
- Incapacidade de controlar o estado volêmico ou a pressão arterial.
- Deterioração progressiva do estado nutricional refratário à intervenção dietética.
- Deficiência cognitiva.

Kdigo: Kidney disease: improving global outcomes.
Fonte: adaptação de Kdigo, 2012.

A diretriz americana *KDOQI* (*Kidney disease outcomes quality initiative*) para acesso vascular para hemodiálise recomenda que pacientes com DRC e declínio progressivo da função renal sejam encaminhados para avaliação e criação de acesso vascular com TFG estimada entre 15 e 20 mL/min/1,73 m^2 ou antes, se o paciente estiver perdendo a função renal em ritmo acelerado (p. ex., declínio superior a 10 mL/min/ano). Já no caso do cateter de diálise peritoneal, a recomendação é colocá-lo 15 dias antes da data programada para início do programa.

A cetodieta é uma alternativa para protelar o início do programa de diálise. Ela consiste em uma dieta com muito baixo conteúdo proteico, em torno de 0,3 a 0,4 g/kg de peso corporal por dia (praticamente uma dieta vegetariana), acrescentada com uma mistura de cetoanálogos e aminoácidos, que são oferecidos em comprimidos aos pacientes. Os cetoanálogos, por serem aminoácidos incompletos, no organismo, recebem, por meio de uma reação de transaminação, a porção amina que vem da ureia, de modo a reduzir a concentração sérica dessa substância. Um estudo avaliou 207 pacientes adultos, não diabéticos, com proteinúria < 1.000 mg/g de creatinina, TFG < 30 mL/min por 1,73 m^2, em bom estado nutricional e aderentes à dieta hipoproteica prévia. Destes, 104 pacientes foram submetidos a dieta com muito baixo conteúdo proteico mais cetoanálogos, e 103 foram conduzidos com dieta hipoproteica. O tempo de acompanhamento foi de 15 meses, tendo sido verificado que 11% dos pacientes no grupo que fez uso de cetoanálogos *versus* 30% no grupo controle ($p < 0,001$) iniciaram programa de diálise.

Na prática, os pacientes portadores de DRC devem ser seguidos em tratamento conservador com o objetivo de reduzir a progressão da doença; tratar as complicações relacionadas à perda da função renal que vão aparecendo; evitar situações de piora aguda da função renal, como uso de anti-inflamatórios, e por fim discutir as opções de TRS e prepará-los para o início de TRS, não com base exclusivamente no valor do TFG, mas sim no quadro clínico do paciente.

QUANDO NÃO INDICAR?

O que é (e o que não é) a renúncia à terapia renal substitutiva?

Decidir quando não indicar a diálise talvez seja tão, ou mais, desafiador quanto a decisão de indicar. A renúncia à TRS pode ocorrer tanto no contexto da DRC quanto no da injúria renal aguda (ou DRC agudizada) e manifesta-se de duas formas:

1. Descontinuação do tratamento.
2. Sonegação de seu início.

A descontinuação ocorre quando, apesar da persistência da falência renal, há a decisão de retirar o paciente do tratamento de diálise que já foi iniciado. A sonegação, por sua vez, ocorre quando o início da diálise é postergado indefinidamente de forma intencional em situação evidente de falência dos rins – ou seja, decide-se por não iniciar a TRS em ocasiões em que ela seria tradicionalmente indicada. Embora as causas da renúncia sejam semelhantes nas duas formas, a sonegação tende a ser mais frequente e com prognóstico (em tempo) mais incerto do que a descontinuação da diálise.

A renúncia à TRS deve ser respeitada, quando não sugerida, pela equipe assistencial e não pode ser entendida como falha do médico e equipe em orientar o paciente e explicar potenciais benefícios do tratamento. Trata-se de boa prática médica, com respaldo ético e jurídico no Brasil, como veremos adiante.

Aspectos bioéticos e legais: afinal, existe amparo ético e jurídico?

Em 1978, os quatro princípios fundamentais da bioética foram consagrados: beneficência, não maleficência, justiça e autonomia. Entende-se como função do médico no contexto da disfunção renal grave, atuando de acordo com o princípio da beneficência, avaliar se existe possibilidade de recuperação da função renal e definir se alguma intervenção será potencialmente benéfica. Há necessidade de equilibrar o princípio da beneficência com o da não maleficência. Quando inexiste possibilidade de controle ou cura da doença, torna-se prioritário o alívio do sofrimento, e o princípio da não maleficência deve prevalecer.

Sob a perspectiva da bioética, o respeito à autonomia do paciente também precisa ser observado. A decisão de iniciar ou renunciar à TRS não pode ser responsabilidade exclusiva do médico e paciente; familiares devem ser incluídos, em um processo de tomada de decisão compartilhada. O novo Código de Ética Médica brasileiro, em vigor desde 2019, também destaca a autonomia do paciente. O capítulo de Princípios Fundamentais, em seu inciso XXI, garante que "o médico aceitará as escolhas de seus pacientes relativas aos procedimentos diagnósticos e terapêuticos por eles expressas, desde que adequadas ao caso e cientificamente reconhecidas".

Apesar de não existir legislação específica no Brasil sobre a renúncia à TRS, pode-se considerar que há amparo jurídico para essas decisões. A Constituição Federal, no inciso II do artigo 5º, garante a autonomia do indivíduo quando determina que "ninguém será obrigado a fazer ou deixar de fazer alguma coisa senão em virtude de lei". Ainda, no inciso III do artigo 1º, a Constituição prevê "a dignidade da pessoa humana" como um princípio fundamental. A morte digna, por extrapolação, pode ser considerada uma extensão desse direito fundamental.

O Conselho Federal de Medicina (CFM), na Resolução n. 1.805/2006, determinou que, "na fase terminal de enfermidades graves e incuráveis, é permitido ao médico limitar ou suspender procedimentos e tratamentos que prolonguem a vida do doente, garantindo-lhe os cuidados necessários para aliviar os sintomas que levam ao sofrimento, na perspectiva de uma assistência integral, respeitada a vontade do paciente ou de seu representante legal". Cumpre ressaltar que essa orientação foi objeto de debate e contestação pelo Ministério Público Federal, tendo sido suspensa por decisão liminar em 2007. Apenas em 2010, após recurso do CFM, foi proferida sentença julgando improcedente o pedido de nulidade da Resolução n. 1.805/2006. Em nova resolução, publicada 2 anos mais tarde (Resolução n. 1.995/2012), o CFM foi além e garantiu ao paciente o direito de manifestar seus desejos em relação aos cuidados médicos por meio de diretivas antecipadas de vontade.

O novo Código de Ética Médica também menciona a distanásia no capítulo dos princípios fundamentais, em seu inciso XXII, quando garante que, "nas situações clínicas irreversíveis e terminais, o médico evitará a realização de procedimentos diagnósticos e terapêuticos desnecessários e propiciará aos pacientes sob sua atenção todos os cuidados paliativos apropriados".

Ainda em relação à ortotanásia e à distanásia, inexiste previsão no Código Penal brasileiro. Entretanto, pelo entendimento vigente, a restrição de medidas "terapêuticas fúteis", como a renúncia à TRS, não configura crime se esses recursos artificiais não implicam benefício efetivo para o paciente e se são apenas medidas de obstinação terapêutica.

Em suma, a renúncia à TRS no Brasil está respaldada em resoluções do CFM e no Código de Ética Médica e é garantida pelo respeito à autonomia do paciente, pelo princípio bioético da não maleficência e pelo direito à morte digna, considerada uma extensão da "dignidade da pessoa humana" – direito fundamental previsto na Constituição brasileira. Diante do exposto, pode-se considerar que a renúncia à TRS em casos selecionados se encontra ética e juridicamente amparada no Brasil.

Quando considerar renunciar à terapia renal substitutiva?

O médico deve não apenas ouvir e respeitar a decisão do paciente, mas encorajá-lo a externar suas dúvidas, angústias e opiniões referentes à doença renal, opções terapêuticas e desfecho. A boa relação médico-paciente é condição *sine qua non* para o estabelecimento de um processo de tomada de decisão compartilhada, com pacientes e familiares adequadamente informados quanto ao diagnóstico, opções de tratamento e prognóstico. O respeito à autonomia pressupõe ampla informação do paciente e familiares e uma avaliação que exclua a coexistência de transtornos psiquiátricos concomitantes à doença renal.

Para fins de tomada de decisão acerca da renúncia a TRS, os pacientes podem ser divididos em indivíduos: 1) com capacidade de tomar decisão e 2) sem capacidade de tomar decisão (Quadro 2).

• **QUADRO 2** Tomada de decisão acerca da renúncia à terapia renal substitutiva

1. Pacientes com capacidade de tomar decisão que, estando apropriadamente informados, voluntariamente recusem ou solicitem a descontinuação da diálise.
2. Pacientes sem capacidade de tomar decisão que:
   - **2.1.** tenham previamente informado, de forma oral ou escrita, a opção por renunciar à diálise, ou;
   - **2.2.** cujo representante legal constituído recuse ou solicite a descontinuação da diálise.

Fonte: adaptação de Moss, 2010.

A renúncia à TRS deve ser considerada opção válida e sugerida pela equipe médica em algumas situações. Considere renunciar à TRS em pacientes com falência renal, seja em decorrência de DRC avançada, injúria renal aguda ou DRC agudizada, com prognóstico muito ruim ou para os quais não se possa oferecer a TRS de forma segura.

Incluem-se nessa categoria pacientes nas situações listadas no Quadro 3.

• **QUADRO 3** Pacientes para os quais a terapia renal substitutiva não pode ser oferecida de forma segura

1. Pacientes com distúrbio neurológico grave e irreversível, sem sinais de pensamento, sensações, comportamento intencional ou consciência do ambiente e de si próprio.
2. Condição médica que impeça o processo técnico da diálise segura, seja por incapacidade de cooperação (p. ex., pacientes com demência avançada que puxam as agulhas de diálise) ou por instabilidade hemodinâmica (p. ex., hipotensão grave).
3. Doença terminal de causa não renal (com a ressalva de que alguns indivíduos podem perceber benefício potencial e decidir pela TRS).
4. DRC categoria G5, com mais de 75 anos e que apresentem dois ou mais critérios significativos de mau prognóstico:
   - 4.1 Resposta negativa à pergunta "surpresa" (ver adiante).
   - 4.2 Elevado escore de comorbidades (como o índice de comorbidade Charlson).
   - 4.3 Disfunção funcional significativa (p. ex., índice da escala de desempenho de Karnofsky < 40).
   - 4.4 Desnutrição crônica grave (i.e., albumina < 2,5 g/dL).

Fonte: adaptação de Moss, 2010.

A "pergunta surpresa" é um instrumento simples que propõe uma reflexão acerca do prognóstico do paciente. Pode ser aplicado ao médico nefrologista assistente e não deve ser utilizado de forma isolada para a tomada de decisão.

Você ficaria surpreso se esse paciente falecesse em menos de 1 ano?

O que fazer após a decisão de renunciar à terapia renal substitutiva?

A renúncia à TRS não pode culminar no fim do cuidado e término da assistência, sob risco de configurar-se abandono do paciente e negligência médica. Ao contrário, a renúncia à TRS pode abrir novas perspectivas terapêuticas. Com base na clínica do paciente, no contexto em que ocorre a renúncia à TRS e no desejo do paciente e familiares, a equipe médica deve acompanhar o paciente de forma individualizada até o fim da vida, atentando para o controle e manejo das condições listadas no Quadro 4.

- **QUADRO 4** Cuidados paliativos após a renúncia à terapia renal substitutiva

- Dor.
- Edema.
- Prurido.
- Náuseas e vômitos.
- Dispneia.
- Anemia.
- Distúrbios ácido-básicos e eletrolíticos
- Transtornos psiquiátricos (ansiedade, agitação, insônia, depressão etc.).
- Síndrome das pernas inquietas.

Fonte: elaboração dos autores.

LITERATURA RECOMENDADA

Castro MCM. Tratamento conservador de paciente com doença renal crônica que renuncia à diálise. Braz J Nephrol (J Bras Nefrol). 2019;41(1):95-102.

Clark WF, Na Y, Rosansky SJ et al. Association between estimated glomerular filtration rate at initiation of dialysis and mortality. CMAJ. 2011;183:47-53.

Cooper BA, Branley P, Bulfone L et al. A randomized, controlled trial of early versus late initiation of dialysis. N Engl J Med. 2010;363:609-19.

Garneata L, Stancu A, Dragomir D et al. Ketoanalogue-supplemented vegetarian very low–protein diet and CKD progression. J Am Soc Nephrol. 2016;27(7):2164-76.

Kidney Disease: Improving Global Outcomes (Kdigo) CKD Work Group. Kdigo 2012 clinical practice guideline for the evaluation and management of chronic kidney disease. Kidney Int Suppl. 2013;3:1-150.

Lok CE, Huber TS, Lee T et al., KDOQI Vascular Access Guideline Work Group. KDOQI clinical practice guideline for vascular access: 2019 update. Am J Kidney Dis. 2020;75(4)(Suppl 2):S1-S164.

Moss AH. Revised dialysis clinical practice guideline promotes more informed decision-making. Clin J Am Soc Nephrol. 2010;5:2380-3.

Moura-Neto JA, Moura AFS, Moura DQ, Suassuna JHR. Quando a diálise não é uma boa opção: uma revisão narrativa do dilema da renúncia à terapia renal substitutiva. In: Moura-Neto JA (ed.). Terapia renal substitutiva 2. São Paulo: Livraria Balieiro; 2019.

Moura-Neto JA, Moura AFS, Suassuna JHR. Renúncia à terapia renal substitutiva: descontinuação e sonegação. Braz J Nephrol (J Bras Nefrol). 2017;39(3):312-22.

Renal Physicians Association and American Society of Nephrology. Clinical practice guideline on shared decision-making in the appropriate initiation of and withdrawal from dialysis. 2.ed. Washington: Renal Physicians Association; 2000.

Smart NA, Titus TT. Outcomes of early versus late nephrology referral in chronic kidney disease: a systematic review. Am J Med. 2011;124:1073-80.

Tavares APDS, Santos CGDS, Tzanno-Martins C et al. Kidney supportive care: an update of the current state of the art of palliative care in CKD patients. Braz J Nephrol. 2021 Jan-Mar;43(1):74-87.

18

Acesso vascular para hemodepuração crônica

Ricardo Portiolli Franco
Domingos Candiota Chula
Rodrigo Peixoto Campos
Miguel Carlos Riella

INTRODUÇÃO

O acesso vascular sempre foi um desafio para o adequado tratamento de pacientes com doença renal crônica que necessitam de hemodepuração (HD). Os três principais tipos de acessos vasculares para HD são os cateteres venosos centrais, sejam de curta permanência/não tunelizados ou de longa permanência/tunelizados, as fístulas arteriovenosas (FAV) e os enxertos arteriovenosos (EAV).

Um acesso vascular que necessite de um procedimento minimamente invasivo para sua confecção, com o uso de dispositivos mais biocompatíveis, que ofereça fluxo sanguíneo suficiente para uma boa adequação dialítica, que seja confortável ao paciente e que, principalmente, tenha menor risco de infecções e disfunções, tem sido uma busca incessante na nefrologia. A FAV é o acesso mais próximo do ideal, devido a sua patência superior e à menor incidência de complicações, em comparação aos enxertos vasculares e cateteres venosos.

Infelizmente, segundo dados dos Censos da Sociedade Brasileira de Nefrologia, a prevalência de cateteres aumentou de 15,4 para 24,7% entre 2013 e 2020. A vantagem é que, atualmente, cerca de 70% dos cateteres em uso são tunelizados, diminuindo assim o risco de infecções. Apesar de diversos avanços no estímulo ao aumento da confecção da FAV, sua prevalência vem se mantendo em 75% no Brasil e em 65% nos EUA.

Este capítulo visa descrever como planejar o acesso vascular ideal para o paciente em diálise, como reconhecer as principais complicações e, por fim, como abordá-las com o intuito de prolongar sua patência.

PLANEJAMENTO DO ACESSO PARA HEMODEPURAÇÃO

Quando indicar os diferentes tipos de acesso vascular?

O planejamento de acessos vasculares para HD deve ser individualizado conforme a expectativa de vida em diálise, perspectivas individuais e características clínicas de cada paciente. O objetivo do planejamento e da criação dos acessos vasculares é criar um acesso funcional, que possa prover a HD prescrita, com o menor número de intervenções e complicações. A atualização do *Kidney disease outcomes quality initiative* (*KDOQI*) de 2019 referente a acessos vasculares sugere que se busque o "acesso adequado, para o paciente certo, no tempo certo, pelas razões certas". Juntamente com esse raciocínio individualizado, deve-se considerar que o uso de cateteres de HD leva a taxas de infecção e hospitalização superiores às das FAV e dos EAV, portanto a exposição a estes deve ser reduzida na maioria dos pacientes.

Como a chance de falência de maturação afeta a escolha do tipo de acessos arteriovenosos?

Apesar da aparente menor morbidade das FAV, esse benefício se apresenta somente quando o acesso está maturado e em condições de uso. As FAV apresentam uma probabilidade de falência primária ou de maturação de 23 a 46%. Em um estudo retrospectivo, avaliando mais de 1.700 acessos criados no período de 10 anos, as FAV tiveram duas vezes mais falências primárias em relação aos EAV (39,7 *vs.* 18,8%). A insistência na criação de uma FAV em paciente com vasos limítrofes (diâmetro arterial menor que 2 mm e venoso menor que 2,5 mm) pode aumentar o tempo de exposição aos cateteres. O importante é alcançar um acesso funcional.

Existe alguma particularidade na escolha do acesso em pacientes idosos ou com baixa expectativa de vida?

Os pacientes idosos apresentam menor sobrevida em HD, portanto têm menor benefício na redução de morbidade de longo prazo trazida pelas FAV. Exemplificando esse conceito, uma avaliação retrospectiva com mais de 115 mil pacientes idosos mostrou sobrevida similar entre os grupos com FAV e EAV como acesso pré-diálise em pacientes acima de 80 anos. Nesse mesmo estudo, a mortalidade foi maior nos pacientes com cateter em todos os subgrupos de idade. Uma segunda avaliação retrospectiva, com pacientes acima de 80 anos, não mostrou diferença na patência entre as FAV e os EAV. Portanto, se as FAV necessitam de mais tempo e intervenções para maturação e não apresentam benefício de sobrevida nos pacientes muito idosos, é possível que o uso dos EAV reduza o tempo de cateter e possa beneficiar pacientes nessa faixa etária. Tentativas de FAV em vasos limítrofes devem ser evitadas nessa população devido à alta taxa de falência de maturação, reservando-as para os pacientes com vasos adequados e alta chance de maturação. Nos pacientes com expectativa de vida menor que 1 ano, o *KDOQI* sugere o uso de um EAV ou cateter tunelizado, conforme a preferência do paciente.

Qual a ordem de preferência para a confecção dos acessos arteriovenosos?

As FAV de antebraço (radiocefálica, de tabaqueira anatômica, ulnar basílica ou radiobasílica transposta) são em geral preferidas em relação às proximais (braquiocefálica ou transposição de veia basílica) por preservarem o território vascular e permitirem a criação de um acesso mais proximal no caso de falência do primeiro. Via de regra opta-se pelo membro não dominante como primeira escolha. No entanto, devem-se seguir esses conceitos apenas se os territórios vasculares forem equivalentes em termos de chance de maturação. Caso os vasos do antebraço não sejam adequados, por exemplo, veia cefálica menor que 2 mm ou artéria radial com calcificações grosseiras e redução de pulso, é preferível a confecção de um acesso mais proximal, principalmente se o paciente já estiver em uso de um cateter. Outra opção é o uso de um EAV de antebraço, pois este preserva os vasos mais proximais, tem uma chance de maturação maior e pode ser usado mais precocemente, reduzindo o tempo de uso de cateteres. Os EAV de antebraço podem servir como ponte para uma FAV secundária nesses casos.

O entendimento desses conceitos auxilia na individualização do acesso vascular. A seguir, a aplicação desses conceitos em casos clínicos:

Exemplo 1

Paciente masculino, 81 anos, diabético, frágil, com câncer de colón e plano de quimioterapia; taxa de filtração glomerular (TFG) 17 mL/min/1,73 m^2, com indicação de iniciar HD não urgente. Veia cefálica com pequenos diâmetros bilateralmente em antebraços e braços. Artérias braquiais, veias mediana, basílica e axilar adequadas.

1. EAV de antebraço ou braço.
2. Cateter tunelizado em veia jugular interna direita.

Comentário: paciente idoso, com provável baixa expectativa de vida e com vasos não adequados de veia cefálica para confecção de uma FAV. O uso de um EAV permite punções mais precoces e reduz a chance de uso de cateteres.

Exemplo 2

Paciente feminina, 52 anos, obesa, com nefropatia diabética, hipertensa, destra, início de HD urgente em uso de cateter tunelizado. Veia cefálica com 1,8 mm em punhos e antebraços. Veia cefálica com 4,5 mm em prega cubital e braço bilateralmente. Artérias radiais, braquiais, veias mediana, basílica e axilar adequadas.

1. FAV braquiocefálica esquerda.
2. FAV braquiocefálica direita.
3. Transposição de veia basílica direita.
4. Transposição de veia basílica esquerda.
5. EAV de braço.

Comentário: paciente com perspectiva de tempo prolongado em tratamento dialítico, em uso de cateter. Vasos para FAV distal (radiocefálica) limítrofes, com maior chance de falência de maturação. Indicada FAV proximal (braquiocefálica) com maior chance de maturação e possível retirada mais precoce do cateter.

Exemplo 3

Paciente masculino, 63 anos, autônomo, independente, canhoto, hipertenso, com uropatia obstrutiva, TFG 14 mL/min/1,73 m^2, com plano de iniciar HD. Veia cefálica com 3,2 mm em punhos e antebraços, com drenagem principalmente por veia mediana para veia basílica. Veia cefálica com sinais de flebite crônica nos braços, com redução de calibre e trombos parietais bilateralmente. Artérias radiais, braquiais, veias mediana, basílica e axilar adequadas.

1. FAV radiocefálica direita.
2. FAV radiocefálica esquerda.
3. Transposição de veia basílica.
4. EAV de braço.

Comentário: paciente ativo, com perspectiva de longo tempo em HD. Possibilidade de FAV distal (radiocefálica) pelo mapeamento vascular. Como está em tratamento conservador e não em uso de cateter, há tempo para avaliar a maturação e intervir se necessário.

Exemplo 4

Paciente feminina, 59 anos, com nefropatia hipertensiva em HD há 5 anos através de FAV radiocefálica esquerda. Apresentou trombose da FAV sem possibilidade de salvamento. Veia cefálica não visibilizada em braço esquerdo. A veia cefálica direita tem diâmetro de 2,5 mm em prega cubital e braço, com pequeno diâmetro e sinais de flebite em antebraço. Veias basílicas com diâmetros pequenos. Artérias radiais, braquiais, veia mediana e axilares adequadas.

1. Cateter tunelizado em veia jugular interna direita (até a maturação de acesso arteriovenoso definitivo).
2. FAV braquiocefálica direita ou EAV em antebraço.
3. EAV de braço.

Comentário: paciente com perda do acesso vascular sem possibilidade de salvamento com necessidade de implante de cateter para manutenção da HD. Como a veia cefálica do braço é limítrofe (2,5 mm), é plausível o uso de um EAV em antebraço, com possibilidade de punções mais precoces e menor chance de falência de maturação para reduzir o tempo de cateter e planejamento de uma FAV braquiocefálica secundária em caso de falência do EAV.

CATETERES PARA HEMODEPURAÇÃO

Qual a definição atual e as causas das disfunções de cateter?

A disfunção dos cateteres de HD é definida pelo *KDOQI 2019* como a "impossibilidade de manter o fluxo sanguíneo extracorpóreo prescrito necessário para uma HD adequada sem estender o tempo prescrito do tratamento".

Primeiramente, deve-se diferenciar entre as disfunções precoces e as tardias, pois suas causas são, em geral, distintas (Figura 1). As disfunções precoces são aquelas que ocorrem imediatamente após o implante do cateter e geralmente são causadas por problemas mecânicos, como dobras no trajeto do cateter ou mau posicionamento da ponta. A ponta dos cateteres tunelizados para HD deve ser alocada na porção média do átrio direito. Quando a ponta do cateter se localiza na veia cava superior ou na veia cava inferior, pode haver baixo fluxo ou impossibilidade de aspiração sanguínea pelas vias, devido ao contato do cateter com a parede. Nos implantes realizados com fluoroscopia é importante a verificação da posição da ponta e da ausência de dobras no túnel subcutâneo ao término do procedimento. Nos implantes realizados sem fluoroscopia deve-se avaliar a situação do cateter por meio da radiografia de tórax. As disfunções mecânicas geralmente necessitam de troca do cateter. Nos casos em que a ponta do cateter está muito caudal, pode-se realizar a tração do cateter até a porção média do átrio direito, com anestesia local, idealmente sob fluoroscopia. O adequado funcionamento do cateter é confirmado ao término do procedimento aspirando ambas as vias com uma seringa. A tração do êmbolo deve ser livre de resistências e sem colabamento das vias.

As disfunções tardias são aquelas que ocorrem após um período de funcionamento adequado do cateter. As causas são bainhas de fibrina, trombose intraluminal ou extraluminal do cateter. As bainhas de fibrina são a causa mais comum de disfunção tardia e começam a se formar em até 24 horas após o implante do cateter. A bainha de fibrina envolve a extremidade do cateter, causando obstrução dos lúmens e orifícios laterais e levando ao baixo fluxo e à dificuldade de aspiração das vias. Com a progressão da bainha, ocorrem trombose intraluminal do cateter e obstrução completa.

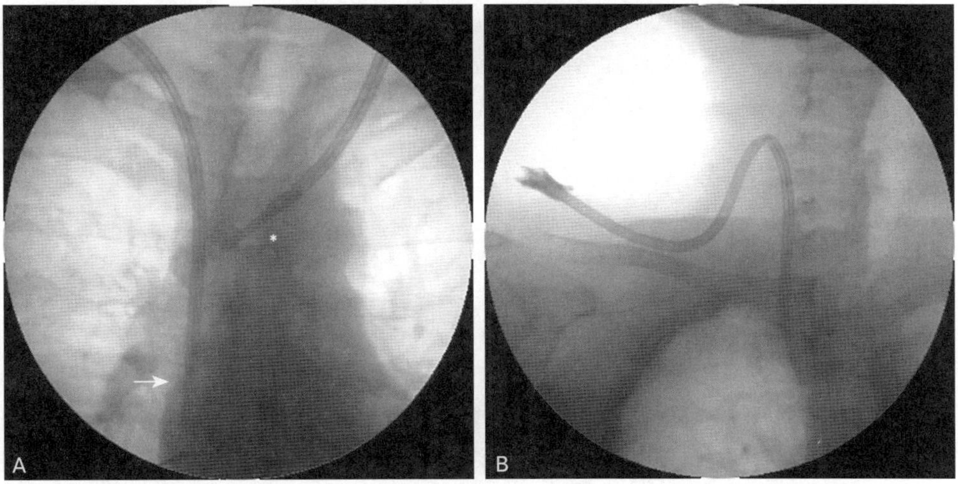

• **FIGURA 1** Exemplos de mau posicionamento de cateteres tunelizados. A: cateter em veia jugular interna esquerda com ponta em veia braquiocefálica esquerda (*), apresentando disfunção. Realizado novo implante de cateter em veia jugular interna direita (seta) com ponta em átrio direito e função adequada. B: cateter encaminhado para troca por disfunção apresentando ponta alocada em veia braquiocefálica direita e dobra no túnel subcutâneo.

Fonte: acervo dos autores.

Como abordar as disfunções tardias de cateteres?

Na prática, em casos de disfunção tardia são indicadas inicialmente manobras conservadoras, como reposicionamento do paciente e lavagem (*flushing*) sob pressão de solução salina com seringa de 10 mL (Figura 2). Essas manobras podem resolver casos de disfunção intermitente relacionados a posicionamento do paciente, quedas da pressão arterial e volume intravascular ou tromboses parciais. Caso não sejam efetivas, suspeita-se de disfunção por bainha de fibrina ou trombose. O tratamento mais disponível para disfunção do cateter é a administração de trombolíticos no lúmen do cateter. As drogas mais utilizadas para esse fim são a alteplase e a uroquinase, com diferentes protocolos de administração e tempo de permanência dos trombolíticos, com taxas de sucesso na desobstrução entre 78 e 98%. Para trombólise do cateter, ins-

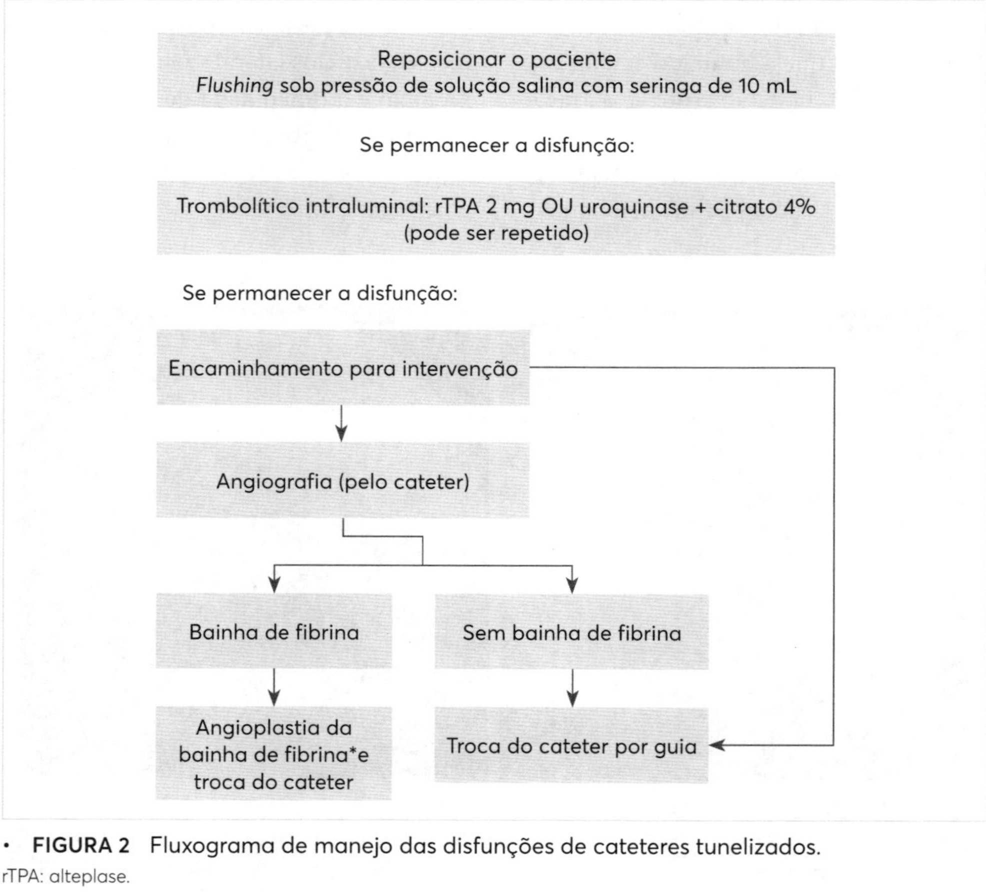

• **FIGURA 2** Fluxograma de manejo das disfunções de cateteres tunelizados.
rTPA: alteplase.
* A decisão de realizar angioplastia da bainha de fibrina cabe ao intervencionista, pois não há evidências fortes para indicar a realização do procedimento de rotina.
Fonte: adaptação de Lok et al., 2020.

tilam-se 2 mg de alteplase em cada via do cateter, mantendo por no mínimo 1 hora. Na prática, aspiram-se em uma seringa os 2 mg de alteplase a 1 mg/mL (portanto, 2 mL) e completa-se a solução com soro fisiológico até volume exato para preencher o lúmen do cateter. Por exemplo: o lúmen de 2,3 mL será preenchido com 2 mL de alteplase mais 0,3 mL de soro fisiológico. Procede-se então a novo teste das vias, e, caso a administração inicial não tenha tido sucesso, pode-se realizar uma segunda dose imediatamente, alcançando taxas mais altas de sucesso. Caso seja preferível, de acordo com a logística do serviço de HD, o paciente pode ser dispensado com as vias preenchidas com trombolítico e o fluxo reavaliado após 24 a 48 de permanência do medicamento.

No entanto, a efetividade da trombólise dos cateteres não é duradoura. Aproximadamente metade dos cateteres necessita de nova abordagem ou troca em 2 a 4 semanas e apresenta resultados inferiores, com a necessidade de tratamentos consecutivos. Nos casos de recidiva de disfunção, a troca do cateter com ou sem angioplastia da bainha de fibrina estaria indicada (Figura 3).

As diretrizes do *KDOQI* deixam a decisão de realizar a angioplastia das bainhas de fibrina durante as trocas de cateteres a critério do intervencionista, pois a literatura não traz evidências fortes sobre a superioridade da troca do cateter com angioplastia de bainha *versus* a troca do cateter sem outras intervenções. Portanto, caso não seja disponível o tratamento com angioplastia da bainha de fibrina, é adequada a simples troca do cateter. É importante a

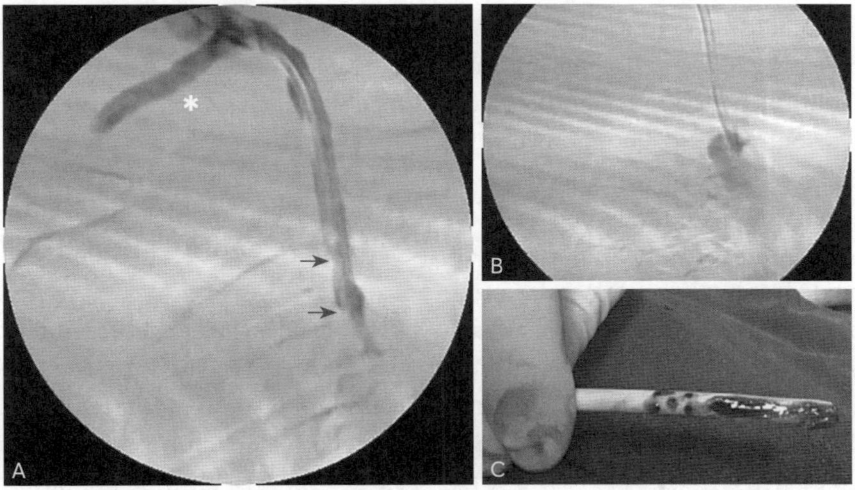

• **FIGURA 3** A: angiografia através do cateter tunelizado disfuncionante mostrando contraste com fluxo retrógrado através de veia braquiocefálica direita (setas) e túnel subcutâneo (*). B: resultado após angioplastia da bainha de fibrina e troca de cateter mostrando contraste em veia cava superior. C: ponta de cateter tunelizado envolta por bainha de fibrina e trombose associada.

Fonte: acervo dos autores.

avaliação angiográfica da presença de bainhas de fibrina e o tratamento destas com angioplastia em cateteres com tempo de permanência prolongado ou em pacientes que já apresentaram múltiplas disfunções. Nesses casos, se realizada somente a troca do cateter, a ponta do novo cateter pode ser alocada dentro da bainha de fibrina existente, causando a recidiva precoce da disfunção.

As tromboses intraluminais ocorrem por administração inadequada de soluções de selamento ou não fechamento adequado das vias, permitindo a permanência de sangue nas vias do cateter. O uso de trombolíticos pode resolver a disfunção em casos de trombos menores. Caso persista a disfunção, é necessária a troca do cateter. As tromboses extraluminais podem causar disfunção quando o trombo envolve a ponta do cateter em veia cava superior ou átrio direito.

As tromboses venosas relacionadas aos cateteres exigem anticoagulação, remoção do cateter causador e estabelecimento de outro acesso em um novo sítio. Nesses casos, é importante ressaltar que as tromboses venosas centrais podem levar a um comprometimento importante da possibilidade de criação de acessos arteriovenosos; portanto, são aconselháveis a anticoagulação e o acompanhamento da trombose com ultrassonografia Doppler.

Nos casos de trombose atrial relacionada ao cateter, o tratamento baseia-se na retirada ou troca do cateter, anticoagulação por 6 meses e acompanhamento com ecocardiografia. Nos trombos grandes, acima de 6 cm, ou com comprometimento da função cardíaca, deve-se considerar a remoção cirúrgica, se as condições clínicas do paciente permitirem.

As recomendações do *KDOQI* tratam das disfunções de cateteres tunelizados para HD e sugerem que os cateteres não tunelizados não permaneçam em uso por mais de 3 semanas. No entanto, é frequente em locais de poucos recursos o uso prolongado destes. No caso de disfunção precoce dos cateteres não tunelizados, deve-se avaliar a posição da ponta do cateter com uma radiografia de tórax. É importante lembrar que os cateteres implantados à esquerda devem ser, em geral, de 20 cm, e o uso de cateteres mais curtos acarreta posicionamento da ponta muito cranial na veia cava superior ou braquiocefálica esquerda. Nas disfunções tardias, é possível realizar a trombólise do cateter ou troca do cateter por fio-guia, caso não haja sinais de infecção relacionada ao cateter ou ao sítio de implante. Idealmente, esses cateteres devem ser convertidos para um cateter tunelizado caso o paciente permaneça em HD através de cateter.

Quais as recomendações atuais para o manejo das infecções de cateteres centrais para HD?

A incidência de infecções relacionadas ao cateter de HD varia entre 1,1 e 5,5 episódios por mil cateteres/dia, sendo a segunda maior causa de morte entre pacientes em HD, além de promover significativo aumento da morbidade e forte impacto nos custos relacionados à terapia renal substitutiva. O risco de infecção relacionada ao cateter pode ser 10 vezes maior do que o risco de infecções em FAV e EAV.

As complicações infecciosas em cateteres de HD podem ser de três tipos:

1. Infecção de sítio de saída: induração, hiperemia e/ou dor que se estende por menos de 2 cm do sítio de saída do cateter, podendo ou não apresentar secreção.
2. Infecção de túnel subcutâneo (em cateteres de longa permanência): induração, hiperemia e/ou dor que se estende ao longo do túnel subcutâneo, podendo haver drenagem de secreção pelo sítio de saída.
3. Infecção da corrente sanguínea (também denominada bacteremia relacionada ao cateter): caracterizada por ao menos uma manifestação clínica, como febre (temperatura > 38ºC), tremores ou hipotensão, na ausência de outro foco infeccioso aparente.

Existe ainda um grande dilema quanto ao sítio das coletas de culturas e definição do diagnóstico. Em virtude da dificuldade diagnóstica e com o objetivo de prevenir punção em veias periféricas, é recomendado que, caso o paciente apresente calafrios durante a sessão de HD, sejam coletadas hemoculturas do circuito sanguíneo da HD. Se o paciente estiver entre os dias da sessão de HD, deve-se coletar uma amostra para hemocultura de veia periférica (se possível) e outra do lúmen do cateter. Algumas instituições hospitalares não mais coletam material do cateter para cultura por não ser critério absoluto para diagnóstico para infecção primária de corrente sanguínea, segundo a Agência Nacional de Vigilância Sanitária (Anvisa). Entretanto, segundo os critérios do *KDOQI 2019* para acesso vascular, a cultura da ponta do cateter ainda é utilizada em virtude da alta especificidade para o diagnóstico. De acordo com o critérios do *KDOQI 2019*, as manifestações clínicas devem ser acompanhadas de ao menos uma hemocultura positiva de sítio periférico (circuito de HD ou veia) associada a cultura do cateter por método semiquantitativo (> 15 UFC do segmento de cateter ou ponta) ou quantitativo (> 10^2 UFC), com o mesmo microrganismo (espécie e antibiograma) isolado nas culturas. Se for possível a realização de coletas simultâneas de hemocultura quantitativa da via do cateter e de veia periférica, uma relação ≥ 3:1 (cateter: periférica) no número de unidades formadoras de colônias, assim como uma diferença de tempo para a positivação das culturas ≥ 2 horas (entre a cultura do cateter e a periférica), corroboram o diagnóstico.

O manejo das infecções de sítio de saída e túnel subcutâneo, na ausência de sinais de infecção da corrente sanguínea, deve ser realizado com a coleta de cultura de secreção (quando houver) e início empírico de antimicrobiano com cobertura para organismos Gram-positivos. Nas infecções de túnel, deve haver também a cobertura de germes Gram-negativos, devendo, em todos os casos, ser realizada eventual mudança dos antibióticos de acordo com os resultados das culturas e/ou a resposta clínica. O tempo de tratamento deve ser de 7 a 14 dias nas infecções de sítio de saída e de 10 a 14 dias nas infecções de túnel. Em caso de resposta clínica inadequada, o cateter deve ser removido.

Para as infecções de corrente sanguínea, o fluxograma da Figura 4 pode ser seguido.

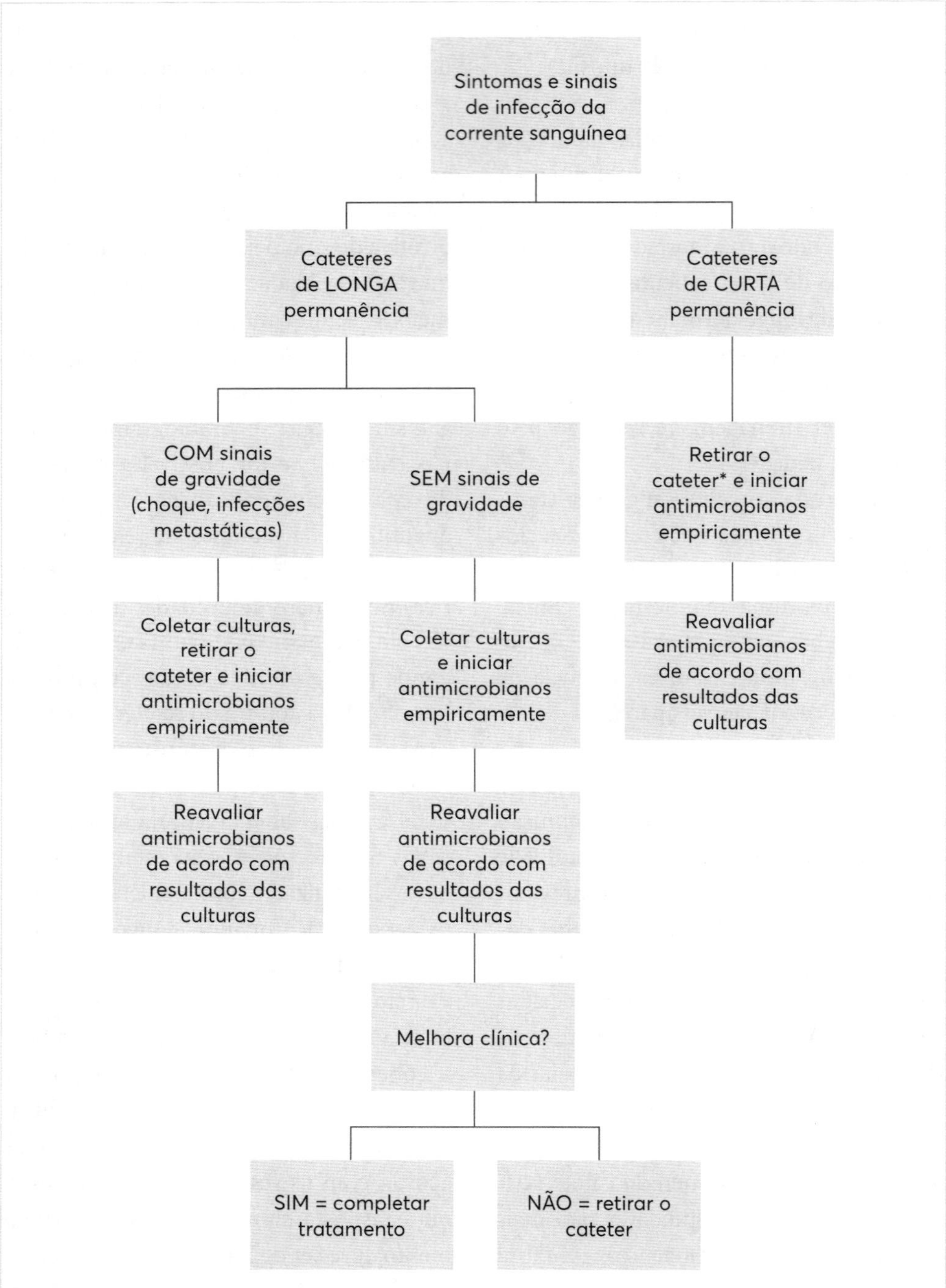

• **FIGURA 4** Fluxograma do manejo das infecções de cateteres para HD.

* Pacientes com falência de acesso vascular, sem disponibilidade de outros sítios de punção, devem ser avaliados individualmente.

Fonte: adaptação de Lok et al., 2020.

Nas infecções de corrente sanguínea, a terapia antimicrobiana empírica deve ser imediatamente iniciada após a coleta das culturas, oferecendo-se cobertura para bactérias Gram-positivas e Gram-negativas. Em locais com alta prevalência de *Staphylococcus aureus* resistente à meticilina essa bactéria deve ser coberta. O tempo de tratamento deve ser de 4 a 6 semanas nas infecções por *Staphylococcus aureus*, de 7 a 14 dias para Gram-negativos e outros microrganismos Gram-positivos e de no mínimo 14 dias para fungos.

Caso seja necessária a manutenção do cateter de longa permanência, pode ser considerado o uso de soluções antimicrobianas para selar os lumens do cateter, associadas aos antibióticos sistêmicos; a despeito da ausência de estudos prospectivos e randomizados robustos, diversos estudos observacionais sugerem benefícios com essa prática.

Além das indicações de remoção do cateter listadas no fluxograma (Figura 4), deve-se optar pela remoção do cateter em casos de infecções por fungos ou *Staphylococcus aureus*, bem como em caso de persistência dos sintomas após 48 a 72 horas do início do tratamento antimicrobiano. A retirada do cateter de longa permanência pode ser acompanhada de troca imediata por fio-guia, no mesmo sítio, apenas em casos leves. Entretanto, em casos mais graves, com instabilidade clínica, secreção purulenta local, infecções metastáticas, bacteremia persistente ou infecção por determinados microrganismos (*Staphylococcus aureus, Pseudomonas aeruginosa*, fungos ou microbactéria), deve-se, se possível, manter o paciente sem o cateter por pelo menos 48 a 72 horas, realizando o novo implante em outro sítio anatômico.

As sugestões para esquemas antimicrobianos, respeitadas as características do perfil bacteriano local, são as seguintes:

1. Infecções de sítio de saída e túnel subcutâneo, sem evidências de infecção da corrente sanguínea:
   - Amoxicilina 500 mg + clavulanato de potássio 125 mg via oral (VO) de 12/12 horas OU
   - Ciprofloxacina 500 mg VO a cada 24 horas.
2. Infecções da corrente sanguínea: fazer as doses após o término da HD.
   A. Cobertura para germes Gram-positivos:
   - Cefazolina 1,5 a 2 g endovenosa (EV) nas sessões de HD OU
   - Vancomicina 500 a 1.000 mg EV nas sessões de HD (idealmente, deve-se medir o nível sérico do antimicrobiano ao menos 1 vez por semana) OU
   - Daptomicina (para infecções por enterococos resistentes à vancomicina) 500 mg EV nas sessões de HD; no maior período interdialítico, fazer 750 mg.

   B. Cobertura para germes Gram-negativos:
   - Aminoglicosídeo: amicacina 500 mg EV nos dias das sessões de HD ou gentamicina 80 mg EV nos dias das sessões de HD, OU
   - Cefalosporinas: ceftazidima 1 g EV nos dias das sessões de HD, cefepime 1,5 g a 2 g EV nas sessões de HD, OU

- Piperacilina-tazobactam 4,5 g EV a cada 12 horas, OU
- Carbapenêmico: meropenem 500 a 1.000 mg EV a cada 24 horas.

c. Infecções fúngicas:
- Fluconazol 200 mg EV a cada 24 horas, OU
- Anidulafungina 200 mg EV no 1º dia e 100 mg a cada 24 horas nos dias subsequentes.

ACESSOS ARTERIOVENOSOS

Como realizar a avaliação pré-operatória para confecção de acessos arteriovenosos para HD?

O objetivo da avaliação pré-operatória para confecção de acessos para HD é identificar um território venoso periférico pérvio até a circulação venosa central, com diâmetros mínimos que permitam a anastomose e um influxo arterial adequado para a criação do acesso arteriovenoso.

Quais os aspectos avaliados ao exame físico?

O exame venoso dos membros superiores deve ser realizado com o uso de um garrote proximal. A inspeção e a palpação devem ser focadas em identificar uma veia cefálica pérvia em antebraço e braço. Devem-se avaliar a continuidade do vaso do punho ao ombro, compressibilidade, presença de regiões endurecidas (indicando flebite ou trombose) e sinais de acessos vasculares periféricos. A veia mediana também pode ser identificada; no entanto, a veia cefálica proximal em ombro, arco cefálico e a veia basílica do braço são profundas e geralmente não são acessíveis ao exame físico. Em tórax e região cervical deve-se avaliar a presença de vasos colaterais, que podem indicar estenoses venosas centrais, principalmente em pacientes com história de uso de cateteres. A presença de edema do membro, de face, de região cervical ou de mama também é indicativa de estenoses centrais (Figura 5). Esses pacientes podem apresentar queixas de hipertensão venosa do membro, como dor ou sensação de peso. Na avaliação arterial devem-se palpar os pulsos radiais, ulnares e braquiais, bem como avaliar a perfusão periférica e aferir a pressão arterial bilateralmente. Diferenças de pressão arterial entre os membros devem levar à suspeita de estenoses arteriais. A avaliação do arco palmar pode ser feita por meio do teste de Allen.

O exame físico pode ser limitado em pacientes obesos e naqueles com vasos limítrofes. A ultrassonografia é de grande valia nesses pacientes, pois permite uma avaliação precisa dos diâmetros e da anatomia vascular e pode identificar flebites, tromboses e também avaliar indiretamente a circulação venosa central.

Quais os aspectos avaliados à ultrassonografia?

Avaliação ultrassonográfica deve ser realizada com garrote proximal no membro e após o *tapping* do território venoso de todo membro por 2 a 3 minutos. Utilizando o modo B, avalia-se o diâmetro da veia cefálica e sua continuidade do punho

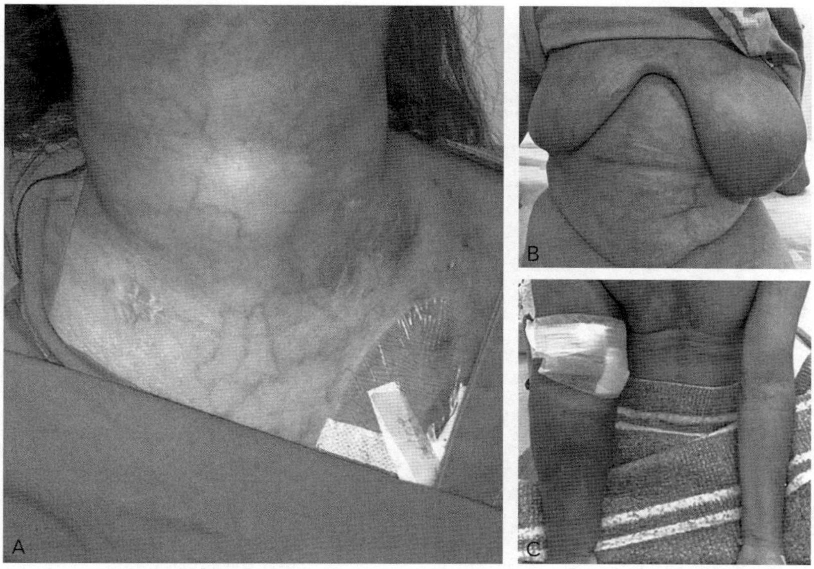

• **FIGURA 5** A: paciente com circulação colateral em tórax e pescoço devido a estenose de veia braquiocefálica esquerda. B: paciente com estenose de longa data de veia braquiocefálica esquerda e FAV braquiocefálica esquerda funcional, apresentando edema crônico e assimétrico de mama esquerda. C: paciente com estenose de veia braquiocefálica direita, com FAV braquiocefálica direita funcional, apresentando edema e sinais de hipertensão venosa crônica no membro superior direito. (Ver imagem colorida no encarte.)

FAV: fístula arteriovenosa.

Fonte: acervo dos autores.

até o arco cefálico, anotando os diâmetros de cada segmento com ênfase no punho, antebraço distal e prega cubital, potenciais locais para anastomose cirúrgica. É essencial que haja continuidade do sítio de anastomose até a circulação venosa central. Os diâmetros venosos mínimos que conferem uma boa chance de maturação primária da FAV são de 2 a 2,5 mm; no entanto, é importante levar em conta as preferências de cada cirurgião. Além do diâmetro, é importante anotar a profundidade da veia cefálica do braço, pois, caso essa distância seja maior do que 6 mm da pele, pode ser necessária a superficialização cirúrgica da veia após a confecção da FAV para que haja uma área adequada para punção.

Após a avaliação da veia cefálica, avaliam-se a veia mediana e a basílica do braço. Para as transposições de veia basílica, esta deve ter uma extensão mínima no braço de 10 cm. O diâmetro da veia axilar é avaliado após a confluência das veias braquiais e basílica, devendo ter, no mínimo, 4 mm para possibilitar o implante de enxertos de politetrafluoretileno (PTFE). Todas as veias devem ser avaliadas quanto à compressibilidade, presença de conteúdo ecogênico sugestivo de trombose e sinais de flebite crônica, como espessamento parietal e redução do lúmen.

A avaliação arterial mínima no modo B constitui-se dos diâmetros das artérias braquial e radial em prega cubital e punho, anotando-se a presença de calcificações que possam prejudicar a anastomose. O uso do Doppler colorido confirma a presença e a direção do fluxo arterial e pode auxiliar na identificação de estenoses e na localização de vasos de pequeno calibre. O Doppler espectral é usado para avaliar as características do fluxo arterial, diagnosticar e graduar possíveis estenoses.

A circulação venosa central pode ser avaliada indiretamente por meio do Doppler espectral. A presença de fasicidade respiratória (variação da velocidade do fluxo venoso durante inspiração e expiração) e de pulsatilidade cardíaca (transmissão da contratilidade atrial) ao Doppler espectral deve ser avaliada nas veias axilares, subclávias e jugulares internas bilateralmente. A presença desses achados fisiológicos indica uma circulação venosa central pérvia. A ausência de qualquer um desses achados leva à suspeita de estenose venosa central e exige um segundo estudo de imagem (angiografia, ressonância magnética ou angiotomografia) para a confirmação dessa hipótese. Outros achados que indicam estenoses centrais são a inversão da direção do fluxo nas veias jugulares internas ao Doppler colorido e presença de colaterais em região cervical e tórax.

Qual a definição de disfunção de acesso arteriovenoso e a causa mais comum?

A disfunção dos acessos arteriovenosos para HD é definida pelo *KDOQI 2019* como "anormalidades de fluxo ou patência do acesso arteriovenoso (FAV ou EAV) devido a estenoses, trombose ou patologias relacionadas". As estenoses são a causa mais frequente de disfunção dos acessos arteriovenosos. A progressão das estenoses cursa com baixo fluxo sanguíneo e, finalmente, trombose e perda do acesso. As disfunções podem ser identificadas por meio do exame físico ou de indicadores relacionados à HD (Quadro 1).

Como é o exame físico de um acesso arteriovenoso saudável?

O exame físico das FAV e EAV consiste na inspeção, palpação e ausculta dos acessos, além das manobras de elevação do membro e de ampliação do pulso. A FAV normal saudável deve possuir um frêmito tanto na sístole quanto na diástole (contínuo) desde a anastomose e que se torna menos óbvio conforme palpamos o acesso em suas porções mais proximais no membro. O conduto venoso não deve ser tenso, devendo ser facilmente compressível manualmente. À manobra de elevação do membro, o acesso deve apresentar uma redução importante da tensão, podendo colabar completamente devido à facilitação do retorno de fluxo venoso para o átrio direito. A manobra de ampliação do pulso consiste na compressão manual da porção proximal do acesso e na avaliação do pulso entre o ponto de compressão e de anastomose. Nessa manobra, deve-se perceber um pulso cheio e firme, confirmando um adequado influxo arterial. A ausculta demonstra um sopro grave de baixo tom contínuo durante a sístole e a diástole, audível em todo o conduto venoso do acesso.

QUADRO 1 Sinais e sintomas de estenoses sugestivos de estenoses clinicamente significativas

- Edema de extremidade ipsilateral ao acesso.
- Alterações no pulso do acesso, com pulso muito fraco ou muito tenso.
- Frêmito anormal (fraco e/ou descontínuo) apenas com componente sistólico em regiões de estenose.
- Sopro anormal (agudo, com componente sistólico em regiões de estenose).
- Falta de colabamento do acesso à elevação do membro (estenose de influxo) ou de aumento do pulso à compressão distal (estenose de efluxo).
- Colabamento excessivo do acesso à elevação.
- Dificuldade de canulação não previamente presente.
- Aspiração de coágulos.
- Incapacidade de atingir fluxo prescrito na diálise.
- Sangramento prolongado além do usual após retiradas das agulhas em 3 sessões consecutivas.
- Queda (> 0,2) no Kt/V com prescrição de diálise constante sem prolongamento da duração da sessão.

Kt/V: teste para avaliação da adequacidade dialítica por meio da depuração fracional da ureia.
Fonte: adaptação de Lok et al., 2020.

Como identificar as estenoses por meio do exame físico?

O exame físico apresenta uma ótima sensibilidade do diagnóstico das estenoses venosas. Dependendo da localização, as estenoses podem causar diferentes sinais ao exame físico do acesso. As estenoses geram um distúrbio do fluxo sanguíneo com o aumento da velocidade sistólica deste na zona de estenose. Ao exame físico, isso se traduz na palpação de um frêmito mais agudo no vaso imediatamente adjacente à estenose; nota-se ainda uma diferença da pressão no acesso à palpação da área entre a anastomose e a estenose e da área do conduto após a estenose. A região entre a anastomose e a estenose pode apresentar redução ou ausência do frêmito, além de um pulso forte e não facilmente compreensível. A região proximal à estenose apresenta pressão reduzida e pulso mais fraco. Nas estenoses justa-anastomóticas esse achado se traduz no "pulso em martelo d'água". As estenoses mais proximais geralmente cursam com a formação de aneurismas, acessos fortemente pulsáteis, com frêmito reduzido (apenas sistólico ou ausente), e sangramento prolongado após a retirada das agulhas. O Quadro 2 demonstra os achados do exame físico de acordo com o tipo de acesso e localização frequentes das estenoses. A Figura 6 mostra achados ao exame físico, ultrassonografia com Doppler colorido e angiografia de uma estenose de arco cefálico.

A presença de edema progressivo após a confecção de um acesso arteriovenoso sugere estenoses centrais e deve ser avaliada por meio de angiografia para confirmar o diagnóstico e possível tratamento endovascular (Figura 7).

Quais são as indicações e as opções para tratamento de disfunção dos acessos arteriovenosos?

Em primeiro lugar, deve-se esclarecer os conceitos de monitorização e vigilância. A monitorização consiste no exame físico seriado dos acessos vasculares em busca de sinais de disfunção. A vigilância, por sua vez, consiste no uso de métodos complementares, como ultrassonografia com Doppler ou aferições de fluxo intra-acesso, na tentativa de identificar estenoses significativas antes do desenvolvimento de alterações clínicas e trombose.

Não há evidências convincentes de que o tratamento de estenoses sem indicadores clínicos de disfunção prolongue a vida dos acessos. Portanto, o achado de indicadores clínicos de disfunção (Quadro 1) durante a monitorização deve levar à pesquisa de estenoses e tratamento endovascular destas, para reduzir a chance de trombose do acesso. Por outro lado, o achado de estenoses durante a vigilância (p. ex., na ultrassonografia com Doppler) sem indicadores clínicos de disfunção não deve levar à indicação de tratamento endovascular.

O tratamento endovascular consiste em angioplastia das estenoses causadoras da disfunção (Figura 8). Nas estenoses justa-anastomóticas FAV radiocefálicas a reanastomose cirúrgica é uma boa opção. O uso de *stents* recobertos autoexpansíveis é indicado nas estenoses de anastomoses venosas de EAV (Figura 9), conferindo maior patência primária. É importante ressaltar que a taxa de recidiva das estenoses é alta, sendo necessárias repetidas intervenções a fim de manter o acesso livre de disfunção.

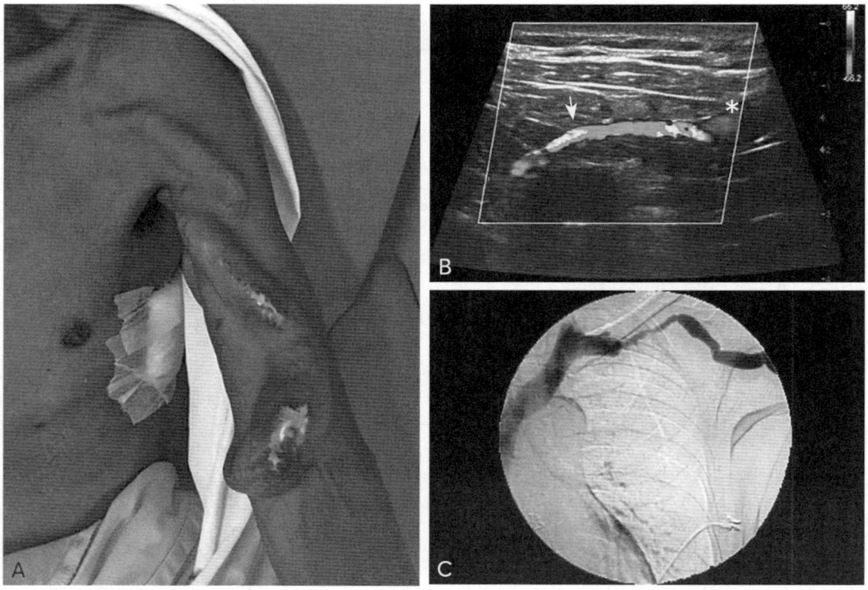

• **FIGURA 6** A: FAV braquiocefálica aneurismática até o ombro em região de arco cefálico. Ao exame físico, a FAV apresentava-se tensa, sem frêmito e apenas com pulso forte, não colabando à manobra de elevação do membro, com a presença de frêmito agudo em região infraclavicular. B: ultrassonografia com Doppler colorido demonstrando redução do diâmetro do arco cefálico em relação ao vaso saudável adjacente (*) e *aliasing* (seta) – achados sugestivos de estenose significativa. C: angiografia de FAV braquiocefálica esquerda mostrando estenose significativa de arco cefálico, confirmando os achados do exame físico e da ultrassonografia com Doppler. (Ver imagem colorida no encarte.)

FAV: Fístula arteriovenosa.

Fonte: acervo dos autores.

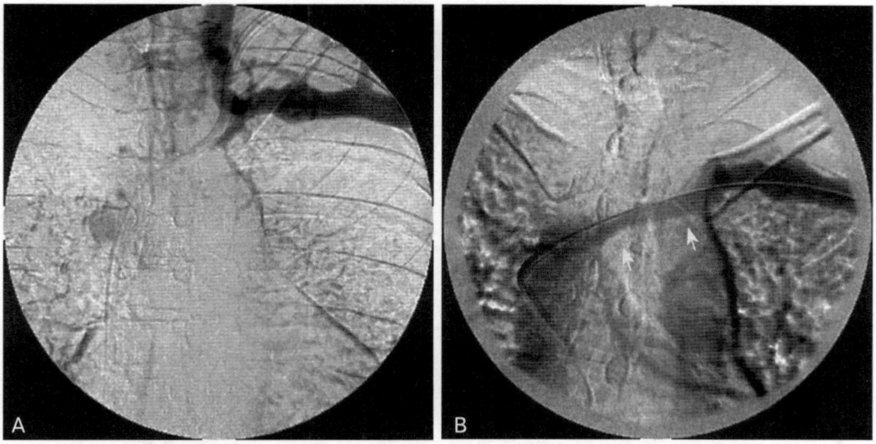

• **FIGURA 7** A: angiografia venosa central mostrando estenose de veia braquiocefálica esquerda secundária ao uso de cateter tunelizado. B: resultado angiográfico após a recanalização de veia braquiocefálica esquerda com angioplastia e remoção do cateter.
Fonte: acervo dos autores.

• **QUADRO 2** Sinais ao exame físico de acordo com o tipo de acesso e a localização da estenose

FAV	Locais frequentes de estenose	Manifestações clínicas comuns	Exame físico
Radiocefálica	Justa--anastomótica	Falência de maturação, baixo fluxo, dificuldade de punção.	Pulso em martelo d'água, frêmito e pulso fracos. Frêmito "agudo" em região justa-anastomótica.
Braquiocefálica	Conduto venoso (braço) e arco cefálico*	Aneurismas até o ponto de estenose, sangramento prolongado, spKt/V < 1,2, aumento de PV.	Pulso forte com frêmito reduzido ou não contínuo entre a anastomose e a estenose. Diferença de pressão à palpação antes e após a estenose. Frêmito "agudo" após a estenose.
Transposição de veia basílica	"*Swing point*"**	Aneurismas até o ponto de estenose, sangramento prolongado, spKt/V < 1,2, aumento de PV.	Pulso forte com frêmito reduzido ou não contínuo em veia basílica do braço e frêmito "agudo" em axila.
Enxerto arteriovenoso	Anastomose venosa	Sangramento prolongado, spKt/V < 1,2, aumento de PV.	Pulso forte com frêmito reduzido ou não contínuo no conduto da prótese.

FAV: fístula arteriovenosa; PV: pressão venosa; spKt/V: *single pool* Kt/v.
* Nas estenoses de arco cefálico podem ocorrer dilatação aneurismática de toda a veia cefálica do braço e achado de frêmito agudo na região infraclavicular, onde se palpa o arco cefálico.
** Porção proximal da veia basílica adjacente a seu deságue em veia axilar, onde pode ocorrer torção ou dobra da veia durante a cirurgia de transposição do vaso.
Fonte: elaboração dos autores.

Acessos com disfunções agudas (p. ex., a impossibilidade de punção em um acesso previamente em uso), com alterações súbitas do exame físico ou com suspeita de trombose devem ser encaminhados precocemente para avaliação e tentativa de salvamento, idealmente em até 48 horas. O salvamento de um acesso trombosado pode ser realizado por via endovascular com uso de diversos dispositivos para trombólise e aspiração de trombos e/ou cirurgicamente com trombectomia. Em ambos os casos é essencial que se realize a angioplastia da estenose causadora da trombose.

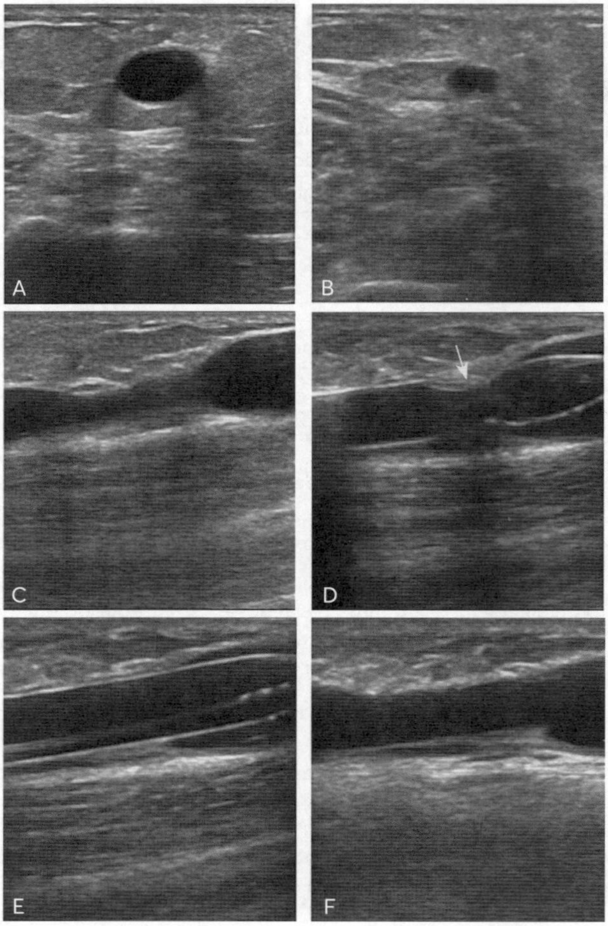

• **FIGURA 8** Angioplastia de estenose de veia cefálica do antebraço em FAV radiocefálica disfuncional guiada por ultrassonografia. A e B: imagens na transversal de veia cefálica mostrando redução importante do diâmetro do vaso. C: imagem na longitudinal da estenose. D e E: insuflação do balão de angioplastia mostrando "cintura" (seta e posterior insuflação completa do dispositivo). F: resultado imediato pós-angioplastia. Compare o lúmen residual com aquele observado antes da angioplastia na imagem C.

FAV: fístula arteriovenosa.

Fonte: acervo dos autores.

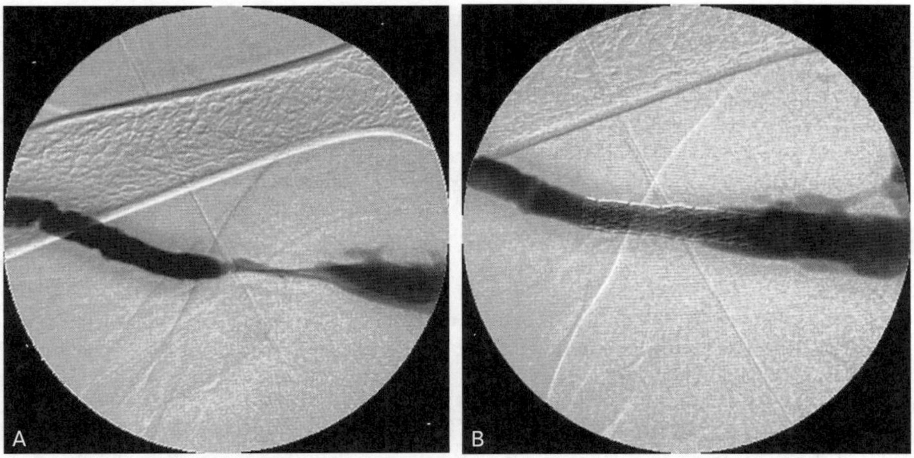

• **FIGURA 9** A: estenose de anastomose venosa em EAV braquioaxilar. B: resultado após tratamento da lesão com angioplastia e implante de *stent*.

EAV: enxerto arteriovenoso.

Fonte: acervo dos autores.

LITERATURA RECOMENDADA

American Institute of Ultrasound in Medicine, American College of Radiology, Society of Radiologists in Ultrasound. Aium Practice Guideline for the performance of Ultrasound vascular mapping for preoperative planning of dialysis access. J Ultrasound Med. 2012;31(1):173-81.

Al-Jaishi AA, Oliver MJ, Thomas SM et al. Patency rates of the arteriovenous fistula for hemodialysis: a systematic review and meta-analysis. Am J Kidney Dis. 2014;63:464-78.

Anvisa. Nota Técnica GVIMS/GGTES/Anvisa n. 02 / 2021 – Critérios diagnósticos das infecções relacionadas à assistência à saúde – 2021. Publicada em 30 de março de 2021.

Bashar K, Clarke-Moloney M, Burke PE et al. The role of venous diameter in predicting arteriovenous fistula maturation: when not to expect an AVF to mature according to pre-operative vein diameter measurements? A best evidence topic. Int J Surg. 2015;15:95-9.

Campos RP, Chula DC, Perreto S et al. Accuracy of physical examination and intra-access pressure in the detection of stenosis in hemodialysis arteriovenous fistula. Semin Dial. 2008;21(3):269-73.

Cheung AK, Imrey PB, Alpers CE et al. Intimal hyperplasia, stenosis, and arteriovenous fistula maturation failure in the hemodialysis fistula maturation study. J Am Soc Nephrol. 2017;28:3005-13.

Choi J, Ban TH, Choi BS et al. Comparison of vascular access patency and patient survival between native arteriovenous fistula and synthetic arteriovenous graft according to age group. Hemodial Int. 2020;24:309-16.

DeSilva RN, Patibandla BK, Vin Y et al. Fistula first is not always the best strategy for the elderly. J Am Soc Nephrol. 2013;24(8):1297-304.

Engstrom BI, Horvath JJ, Stewart JK et al. Tunneled internal jugular hemodialysis catheters: impact of laterality and tip position on catheter dysfunction and infection rates. J Vasc Interv Radiol. 2013;24:1295-302.

Gunawansa N, Sudusinghe DH, Wijayaratne DR. Hemodialysis catheter-related central venous thrombosis: clinical approach to evaluation and management. Ann Vasc Surg. 2018;51:298-305.

Hemmelgarn BR, Moist L, Pilkey RM et al. Prevention of catheter lumen occlusion with rT-PA versus heparin (Pre-Clot): study protocol of a randomized trial [ISRCTN35253449]. BMC Nephrol. 2006;7:8.

Lee T, Tindni A, Roy-Chaudhury P. Improved cumulative survival in fistulas requiring surgical interventions to promote fistula maturation compared with endovascular interventions. Semin Dial. 2013;26:85-9.

Leon C, Asif A. Physical examination of arteriovenous fistulae by a renal fellow: does it compare favorably to an experienced interventionalist? Semin Dial. 2008;21:557-60.

Little MA, Walshe JJ. A longitudinal study of the repeated use of alteplase as therapy for tunneled hemodialysis catheter dysfunction. Am J Kidney Dis. 2002;39:86-91.

Lok CE, Foley R. Vascular access morbidity and mortality: trends of the last decade. Clin J Am Soc Nephrol. 2013;8:1213-9.

Lok CE, Huber TS, Lee T et al. KDOQI clinical practice guideline for vascular access: 2019 update. Am J Kidney Dis. 2020;75:S1-164.

Lok CE, Mokrzycki MH. Prevention and management of catheter-related infection in hemodialysis patients. Kidney Int. 2011;79:587-98.

Lok CE, Sontrop JM, Tomlinson G et al. Cumulative patency of contemporary fistulas versus grafts (2000-2010). Clin J Am Soc Nephrol. 2013;8:810-8.

Lopes JRA, Marques AL de B, Correa JA. The influence of a Doppler ultrasound in arteriovenous fistula for dialysis failure related to some risk factors. J Bras Nefrol. 2020;42:147-52.

MacRae JM, Loh G, Djurdjev O et al. Short and long alteplase dwells in dysfunctional hemodialysis catheters. Hemodial Int. 2005;9:189-95.

Marmagkiolis K, Iliescu C, Edupuganti MMR et al. Primary patency with stenting versus balloon angioplasty for arteriovenous graft failure: a systematic review and meta-analysis. J Invasive Cardiol. 2019;32:E356-61.

Miller LM, Clark E, Dipchand C et al. Hemodialysis tunneled catheter-related infections. Can J Kidney Heal Dis. 2016;3:2054358116669129.

Miller LM, MacRae JM, Kiaii M et al. Hemodialysis tunneled catheter noninfectious complications. Can J Kidney Heal Dis. 2016;3:2054358116669130.

Neves PDMM, Sesso RCC, Thomé FS et al. Brazilian Dialysis Census: analysis of data from the 2009-2018 decade. J Bras Nefrol. 2020;42(2):191-200.

Niyyar VD, Chan MR. Interventional nephrology: catheter dysfunction. Prevention and troubleshooting. Clin J Am Soc Nephrol. 2013;8:1234-43.

Oliver MJ, Mendelssohn DC, Quinn RR et al. Catheter patency and function after catheter sheath disruption: a pilot study. Clin J Am Soc Nephrol. 2007;2:1201-6.

Rad MP, Kazemzadeh GH, Ziaee M, Azarkar G. Diagnostic value of color Doppler ultrasonography in detecting stenosis and occlusion of central veins in patients with chronic kidney disease. Saudi J Kidney Dis Transpl. 2015;26:279-84.

Ravani P, Gillespie BW, Quinn RR et al. Temporal risk profile for infectious and noninfectious complications of hemodialysis access. J Am Soc Nephrol. 2013;24:1668-77.

Riella MC, Roy-Chaudhury P. Vascular access in haemodialysis: strengthening the Achilles' heel. Nat Rev Nephrol. 2013;9:348-57.

Schinstock CA, Albright RC, Williams AW et al. Outcomes of arteriovenous fistula creation after the fistula first initiative. Clin J Am Soc Nephrol. 2011;6:1996-2002.

Stavroulopoulos A, Aresti V, Zounis C. Right atrial thrombi complicating haemodialysis catheters: a meta-analysis of reported cases and a proposal of a management algorithm. Nephrol Dial Transplant. 2012;27:2936-44.

United States Renal Data System. 2020 USRDS Annual Data Report: Epidemiology of kidney disease in the United States. 2020.

Yaseen O, El-Masri MM, El Nekidy WS et al. Comparison of alteplase (tissue plasminogen activator) high-dose vs. low-dose protocol in restoring hemodialysis catheter function: The Alte-Dose study. Hemodial Int. 2013;17:434-40.

19

Esquemas de hemodiálise e situações especiais

Ana Fláuia Moura
José A. Moura-Neto
Istênio Pascoal
Claudio Luders

INTRODUÇÃO

A hemodiálise (HD) foi proposta como tratamento para disfunção renal na primeira metade do século XX. Ao longo dos anos, a terapia dialítica passou por avanços e aprimoramentos tecnológicos, tendo sido propostos diferentes esquemas de tratamento.

A prescrição da HD não deve, idealmente, restringir-se a um único esquema terapêutico. Duração e frequência das sessões, tipo de dialisador, modalidade de hemodepuração e composição do dialisato são alguns dos itens que podem ser ajustados em uma prescrição de diálise de acordo com as necessidades e o perfil do paciente: idosos, gestantes, pacientes com função renal residual significativa, cardiopatas etc. A variedade de esquemas ampliou o arsenal terapêutico oferecido a pacientes com falência renal, proporcionando à equipe de saúde maior possibilidade de individualização do tratamento.

Neste capítulo abordaremos aspectos práticos de diferentes esquemas de HD, hemodiálise diária de curta duração (HDDCD), hemodiálise noturna longa, a abordagem incremental e o esquema convencional. Ainda, discutiremos particularidades do tratamento dialítico em gestantes com doença renal crônica (DRC) avançada.

HEMODIÁLISE CONVENCIONAL

Qual a definição de esquema convencional?

O esquema convencional consiste em 3 sessões semanais, com 4 horas de duração em cada sessão. Apesar de ser o esquema tradicional, não há evidências ou estudos que comprovem superioridade sobre outros esquemas, tendo sido definido de forma empírica nos primórdios da terapia renal substitutiva. É o esquema de HD mais utilizado no mundo atualmente, por razões econômicas e históricas.

Para quais pacientes a hemodiálise convencional é indicada? Existe contraindicação?

A modalidade de diálise (HD ou diálise peritoneal [DP]), assim como o esquema a ser prescrito, devem ser individualizados, levando em consideração três aspectos:

- Preferência do paciente.
- Comorbidades/condição clínica do paciente.
- Logística/viabilidade da modalidade no local.

Caso todas as modalidades estejam disponíveis (viabilidade) e na ausência de contraindicações clínicas, a preferência do paciente deve ser preponderante. A adaptação do paciente e de seus familiares ao método é imprescindível para a continuidade do tratamento. Vale lembrar que a DRC em fases avançadas está altamente relacionada a transtornos psiquiátricos, como ansiedade e depressão. O início da terapia renal substitutiva, por si só, traz ao paciente e seus familiares profundas mudanças em suas rotinas. Impor ao paciente a escolha de um dos métodos sem levar em conta suas preferências pode acentuar as dificuldades associadas ao início da diálise, aumentando as chances de insucesso.

Algumas condições clínicas podem ser mais favoráveis a um método ou outro. Entretanto, à exceção da falência de acesso vascular, que impossibilita tecnicamente a realização do método, não existem condições clínicas que contraindiquem a HD de forma absoluta. A prescrição deve ser elaborada analisando as demandas de cada paciente, com o intuito de ofertar melhores condições de adaptação ao método, além dos benefícios clínicos e laboratoriais.

Como avaliar se o esquema convencional está adequado para o paciente?

O esquema dialítico deve ser prescrito objetivando um *single pool* Kt/V $\geq$ 1,2 por sessão. Para alcançar essa meta, o KDOQI (*Kidney disease outcomes quality initiative*) recomenda que seja buscado um *single pool* Kt/V > 1,4. Estudos sugerem que, ao alcançar esse alvo, obtém-se uma redução na mortalidade, sintomas urêmicos e malnutrição, além de melhorar a resposta da anemia ao tratamento. O Kt/V, portanto, ainda é um parâmetro utilizado para avaliar a adequação da HD, porém não pode ser analisado isoladamente. Outros aspectos devem ser avaliados de forma conjunta: balanço hídrico, equilíbrio ácido-base e eletrolítico, metabolismo mineral e ósseo e qualidade de vida.

O paciente deve realizar exames complementares mensalmente, além de ter um acompanhamento multidisciplinar, com a avaliação do estado nutricional, psicológico, clínico e laboratorial. O Quadro 1 resume os principais exames laboratoriais que devem ser realizados na avaliação de rotina do paciente em esquema convencional de HD e sua periodicidade mínima. Informações mais completas sobre a o esquema de HD crônica, sua prescrição e adequação estão disponíveis no Capítulo 16 deste livro.

• **QUADRO 1** Exames para avaliação de rotina do paciente em hemodiálise, segundo a Portaria n. 1.675/2018

Periodicidade	Exames
Mensal	▪ Hemoglobina/hematócrito. ▪ Ureia pré e pós-diálise. ▪ Glicemia (se diabético). ▪ Creatinina (no primeiro ano de TRS). ▪ Sódio. ▪ Potássio. ▪ Cálcio. ▪ Fósforo. ▪ TGP (ALT).
Trimestral	▪ Hemograma. ▪ Ferritina sérica. ▪ Índice de saturação de transferrina. ▪ Fosfatase alcalina. ▪ PTH. ▪ Proteínas totais e frações. ▪ Hemoglobina glicada (se diabético).
Semestral	▪ Vitamina D sérica. ▪ Anti-HBs. ▪ AgHBs e anti-HCV (se sorologias prévias negativas).
Anual	▪ Colesterol total e frações. ▪ Triglicérides. ▪ Glicemia. ▪ TSH e T4 livre. ▪ Alumínio sérico. ▪ Anti-HIV. ▪ Raio X de tórax PA e perfil. ▪ US de rins e vias urinárias. ▪ Eletrocardiograma.

ALT: alanina aminotransferase; HBV: vírus da hepatite B; HCV: vírus da hepatite C; HIV: vírus da imunodeficiência humana; PA: posteroanterior; PTH: paratormônio; T4: tiroxina; TGP: transaminase glutâmica pirúvica; TRS: terapia renal substitutiva; TSH: hormônio estimulador da tireoide; US: ultrassom.
Fonte: elaboração dos autores.

HEMODIÁLISE DIÁRIA DE CURTA DURAÇÃO

O que é hemodiálise diária de curta duração?

Para superar potenciais consequências deletérias da HD convencional (4 horas, 3 vezes por semana), programas de HD intensiva têm sido estabelecidos em todo o mundo e efeitos benéficos têm sido demonstrados consistentemente.

A hemodiálise diária é realizada 5 a 7 vezes por semana, seja no formato de curta duração (1h30 a 2h30 por sessão), seja na forma de tratamentos longos noturnos (6 a 8 horas por sessão). Diferentes combinações de frequência e tempo podem ser adotadas, mas a prescrição ideal de hemodiálise diária ainda não está precisamente definida.

O primeiro relato de HDDCD remonta a 1969 (Los Angeles, EUA), enquanto a modalidade noturna longa iniciou em 1994 (Toronto, Canadá). Desde então várias experiências foram publicadas e demonstram benefícios fisiológicos, melhora do bem-estar e da qualidade de vida, redução da mortalidade e da taxa de hospitalização e potencial economia quando comparadas com a HD convencional.

No mundo, a HDDCD tem sido adotada com frequência no ambiente domiciliar, sendo também praticada em unidades de diálise – especialmente em locais onde não há regulamentação da hemodiálise domiciliar.

Quais os fundamentos da HDDCD?

A remoção de solutos do corpo tende a ser mais eficiente com a HDDCD do que com o esquema convencional, resultando em maior depuração semanal de toxinas urêmicas. A remoção de ureia e outros solutos pequenos durante a hemodiálise é um processo cinético de primeira ordem, isto é, a taxa de remoção é proporcional à concentração do soluto. Consequentemente, a maior parte da remoção se dá no início da HD, reduzindo-se progressivamente à medida que a concentração de ureia declina no sangue. Como na HDDCD a frequência é aumentada e a duração da sessão é reduzida, ela resulta em maior proporção do tempo semanal despendido na fase mais eficiente da curva de remoção de ureia. Adicionalmente, o menor intervalo entre as sessões da HDDCD implica menores picos e vales na concentração sanguínea de solutos, com melhor *clearance* corporal. Há também atenuação das flutuações de volume e melhor estabilidade hemodinâmica.

Quais as indicações da HDDCD?

Definir as indicações de uma nova estratégia de HD não é trivial. As indicações dependem das características clínicas dos pacientes, das preferências e das possibilidades oferecidas pelos provedores; no entanto, emergem das limitações inerentes ao esquema de HD convencional. Classicamente, são elas: hipertensão arterial persistente, hipertrofia do ventrículo esquerdo, desnutrição, instabilidade hemodinâmica intradialítica, ganho excessivo de peso interdialítico, resistência a eritropoetina, hiperfosfatemia refratária e o desejo de retornar à atividade laborativa – todas as indicações sob a égide da decisão clínica. Cumpre ressaltar que esse perfil de indicação é dinâmico e está em contínua evolução.

Como prescrever a HDDCD?

Como no esquema convencional, a prescrição de HDDCD deve incluir a especificação de vários parâmetros dialíticos, como: modelo do filtro dialisador, fluxo do dialisato, fluxo de sangue, volume de ultrafiltração, tempo da sessão e frequência do tratamento. Esses parâmetros podem ser definidos empiricamente ou, baseados na volemia do paciente, mediante aplicação de diferentes modelos de cinética. Nesses casos, tem sido proposto um mínimo de 0,8 para o *equilibrated* Kt/V por sessão ou 3 para o *standard* Kt/V semanal, considerando a frequência de

6 vezes por semana, o que é atingido na maioria dos casos com 2 horas de duração.

Críticos dos modelos de adequação baseados em *clearance* de ureia sustentam que a diálise ideal envolve mais do que a adequação do *clearance* de ureia. A importância do fosfato, das moléculas médias – tais como beta-2-microglobulina – e da água, como possíveis contribuintes para a toxicidade urêmica, tem sido crescentemente reconhecida.

Para além das considerações da remoção de água e de soluto, a provisão de diálise adequada envolve múltiplos fatores adicionais. Estes incluem a manutenção de nutrição adequada, o controle da anemia, a redução do risco cardiovascular e, finalmente, melhorias na qualidade de vida e na taxa de mortalidade dos pacientes em diálise. A HDDCD traz promessas em cada uma dessas áreas.

Sugestão de prescrição:

- Duração: 2 horas (1h30 a 2h30).
- Frequência: 5 a 7 vezes por semana.
- Fluxo de sangue (Qb): 300 mL/minuto.
- Fluxo do dialisato (Qd): 500 mL/minuto.
- Dialisador: polissulfona de alto fluxo, superfície-padrão de 2,3 m^2.
- Anticoagulação:
  - Heparina não fracionada: 2.000 a 4.000 UI/sessão; ou
  - Heparina de baixo peso molecular: 20 a 40 mg/sessão.
- Acesso vascular: se FAV, preferir a técnica de *Buttonhole* para canulação.
- Solução de diálise: solução individualizada em diferentes combinações de concentração de glicose, sódio, cálcio, potássio e bicarbonato de sódio.

Existe superioridade da hemodiafiltração diária em relação à HDDCD?

Não existem evidências que sugiram a superioridade de um esquema sobre o outro. Em estudo inédito recentemente realizado em uma unidade de diálise em Brasília, a hemodiafiltração (HDF) diária de curta duração foi comparada à HDDCD. Doze pacientes, em HDDCD há pelo menos 6 meses, foram convertidos para HDF diária de curta duração por mais 6 meses para, depois, retornarem à HDDCD por outros 6 meses. Durante o tratamento com HDF diária de curta duração, todos os parâmetros dialíticos da HDDCD foram mantidos iguais (os pacientes eram controles de si mesmos), adicionando-se o volume total de substituição de 63,1 litros/semana (10,5 litros por sessão de 2 horas). A despeito de discreta elevação dos níveis da pressão arterial média e dos níveis de hemoglobina, além de maior depuração de moléculas médias (mioglobina e beta-2-microglobulina), não houve benefícios clinicamente relevantes da HDF diária de curta duração sobre a HDDCD. Estudos robustos são necessários para apreciação definitiva de eventual superioridade entres essas duas modalidades dialíticas.

HEMODIÁLISE NOTURNA

Existe benefício com a hemodiálise noturna?

Há 30 anos, em Tassin na França, o Dr. Charra publicava um artigo que viria a ser considerado o padrão-ouro para a sobrevida dos pacientes em programa de hemodiálise 3 vezes por semana. Os mais de 1.400 pacientes analisados, até os dias atuais, sempre foram submetidos a sessões de hemodiálise com 8 horas de duração 3 vezes por semana. Este autor tem obtido taxas de mortalidade 2 a 3 vezes inferiores àquelas descritas em outras séries, mesmo quando ajustadas para diferentes variáveis. A sobrevida após 10 e 20 anos nesse grupo de pacientes é de 70 e 50%, respectivamente. Vale lembrar que a mortalidade atual, tanto no Brasil quanto nos EUA, está ao redor de 20% ao ano. Essa taxa de mortalidade implica uma sobrevida de 5 anos de apenas 40%, semelhante à observada pelo Dr. Charra após 20 anos de diálise. Além disso, cerca de 95% dos pacientes apresentam controle adequado da pressão arterial sem uso de anti-hipertensivos, e a utilização de drogas para redução da pressão arterial fica restrita a apenas 5% dos pacientes.

Entre os nefrologistas sempre existiu a impressão de que o aumento da dose de diálise, medida como Kt/V de ureia, implicaria maior sobrevida para os pacientes em diálise. A publicação em 2005 estudo Hemo, ensaio clínico prospectivo randomizado com mais de 1.800 participantes, foi recebida com grande frustração. Doses mais elevadas de hemodiálise (Kt/V 1,2 *vs.* 1,45), em regime de 3 sessões por semana, não estavam associadas a maior sobrevida (mortalidade anual de 17 *vs.* 16%). Nos últimos anos, com os resultados negativos do estudo Hemo, passamos a observar a revalorização de diversos programas intensivos de hemodiálise. Várias propostas de intensificação da terapêutica dialítica passaram a ser estudadas e incorporadas à prática diária em diferentes países e unidades de diálise. Só nos EUA existem mais de 250 unidades de diálise que oferecem o programa de HD noturna longa.

O aumento da dose de diálise pode ser resultado do incremento do tempo de diálise, da frequência das sessões, da soma dos dois itens anteriores ou da utilização de novas tecnologias que permitam associar *clearance* convectivo à sessão de hemodiálise.

Atualmente existem diversas propostas de regimes intensivos de hemodiálise que variam a frequência e a duração. Para os pacientes que realizam hemodiálise em casa, modalidade não regulamentada no Brasil, é possível realizar sessões em dias alternados. O Quadro 2 traz uma sugestão de classificação para regimes de hemodiálise convencional e intensivo.

Dois regimes de hemodiálise intensiva no Brasil são mais prevalentes: HDDCD (5 a 7 vezes por semana 1h30 a 2h30/sessão) e hemodiálise noturna longa (3 vezes por semana, 8 horas/sessão). Os diferentes regimes de diálise devem cumprir duas funções básicas: remoção de solutos tóxicos retidos pela perda de filtração glomerular e restauração do equilíbrio hidreletrolítico. Em relação à remoção de solutos tóxicos, os dois modelos de diálise intensiva utilizados no Brasil se equivalem. Observa-se um ganho de remoção da ordem de 30% para ureia, 50% para creatinina, 60% para fósforo e 80% para beta-2-microglobulina, quando comparado ao esquema convencional. Já para a manutenção do equilíbrio hidreletrolítico, principalmente no que se refere à condição volêmica do paciente, a hemodiálise noturna longa tem vantagem sobre a HDDCD. A possibilidade de realizar 24 ho-

• **QUADRO 2** Classificação das modalidades de hemodiálise

Tempo do tratamento		Frequência do tratamento	
Classificação	Tempo	Classificação	HD/semana
Longa (noturna)	> 6 horas	Diária	> 5/semana
Convencional	3 a 5 horas	Dias alternados	3 ou 4/semana
Curta	< 3 horas	Convencional	3/semana
		Incremental	≤ 3/semana

HD: hemodiálise.
Fonte: elaboração dos autores.

ras semanais de diálise permite a utilização de taxas reduzidas de ultrafiltração, com melhor controle do estado volêmico do paciente e, por conseguinte, de sua pressão arterial. É comum a suspensão de todos os anti-hipertensivos após semanas do início do programa de HD noturna longa.

O Quadro 3 traz vantagens e desvantagens descritas para os programas de HD noturna longa. Nesse sentido, a revisão sistemática publicada em 2017 por Wong et al. é bastante elucidativa.

Em relação à sobrevida dos pacientes em programa de HD noturna longa, infelizmente existe apenas um pequeno trabalho prospectivo randomizado que analisa esse tema: o FHN *nocturnal trial*, que não mostrou benefício no esquema de diálise diária noturna longa domiciliar. Entretanto, esse trabalho apresenta graves limitações, sendo a principal delas o pequeno número de pacientes randomizados. Seria necessária a randomização de 250 pacientes para que o estudo pudesse ter poder estatístico para avaliar um desfecho composto de mortalidade e qualidade de vida. Foram randomizados apenas 87 pacientes incidentes em diálise, o que impossibilita qualquer conclusão efetiva do estudo.

Apesar de todas as limitações dos estudos observacionais, mesmo que prospectivos, um número expressivo de trabalhos demonstra, sistematicamente, a maior sobrevida e a menor taxa de hospitalização dos pacientes em programa de HD noturna longa. Um estudo prospectivo na Turquia evidenciou uma redução da mortalidade em 224 pacientes, de 6,23 para 1,77 por 100 pacientes/ano, com a HD noturna longa. O mesmo estudo demonstra redução significativa nas taxas de hospitalização, de 19,2 para 5 dias por 100 pacientes/ano. Nos EUA, um estudo multicêntrico, com 655 pacientes convertidos para HD noturna, mostrou um risco relativo não ajustado de mortalidade de 0,59, quando comparado com a população em esquema de HD convencional. Esse mesmo trabalho demonstra, ainda, uma redução de 25% nas taxas de internação, de 1,74 para 1,26 eventos por paciente/ano, com redução do número de dias internados de 13,5 para 9,6 por paciente/ano. Em estudo mais recente, Rivara et al., comparando o risco de mortalidade em 1.206 pacientes em programa de HD noturna longa, e 111.707 pacientes em programa de HD convencional, mostrou um risco ajustado de morte 33% menor

• **QUADRO 3** Benefícios e desvantagens descritos para hemodiálise noturna longa

Benefícios	Desvantagens
Melhora a morfologia cardíaca, reduz a hipertrofia do ventrículo esquerdo e aumenta a contratilidade miocárdica.	Aumenta as complicações do acesso vascular em programa de HD noturna diária.
Reduz o risco de hipotensão intradialítica e aumenta a remoção de fluidos.	Piora a qualidade do sono no dia de diálise.
Reduz a hipertensão arterial e o uso de anti-hipertensivos.	Aumenta os custos trabalhistas e da sessão de diálise.
Reduz os níveis de fósforo e o uso de quelantes.	Acelera a perda de função renal residual em programa de HD noturna diária.
Melhora o controle da anemia com redução do uso de eritropoietina.	Perda do contato familiar nas noites de diálise.
Melhora a qualidade do sono e reduz a apneia noturna.	Hipofosfatemia com necessidade de suplementação.
Maior liberdade dietética, com melhora nutricional e redução de desnutrição.	
Melhora a evolução da gestação.	
Melhora a qualidade de vida e o humor.	
Aumenta a remoção de solutos tóxicos.	
Facilita a empregabilidade do paciente e familiares.	
Aumenta a sobrevida (estudos observacionais).	
Reduz a hospitalização (estudos observacionais).	

HD: hemodiálise.
Fonte: elaboração dos autores.

para os pacientes realizando HD noturna longa. A redução de mortalidade e de hospitalização, assim como outros benefícios em programas de HD intensiva, foi confirmada em duas revisões sistemáticas recentes que analisaram 21 e 23 estudos.

Como prescrever hemodiálise e/ou hemodiafiltração noturna longa?

Sugestão de prescrição:

- Duração: 8 horas. Por exemplo, das 21 às 5 h.
- Frequência: 3 vezes por semana.
- Fluxo de sangue (Qb): 250 mL/min.
- Fluxo do dialisato (Qd): 500 mL/min.
- Dialisador: polissulfona de alto fluxo, alta eficiência, superfície mínima de 1,8 m^2, sem reprocessamento.
- Heparina: 7.500 a 15.000 UI/sessão, dependendo do peso do paciente.
- Solução de diálise: *solução com glicose 100 mg/dL* (importante para evitar hipoglicemia durante a noite, principalmente em esquema de HDF), *sódio 136 a 138 mEq/L, cálcio 3,5 mEq/L* (concentrações de 2,5 mEq/L podem agravar hiperparatireoidismo), *bicarbonato entre 28 e 36 mEq/L* (recomendamos o alvo do bicarbonato sérico pré-diálise

de até 24 mEq/L), *potássio 2 mEq/L ou superior* (manter potássio sérico pós-diálise acima de 3,5 mEq/L), *fósforo 0 a 2 mg/dL* (manter fósforo sérico pré-diálise acima de 2,5 mg/dL).

A reposição de fósforo pode ser realizada por meio do acréscimo de fosfato de potássio 2 mEq/mL (que contém 2 mEq/mL de potássio e 1,1 mmol/mL de fósforo) ao concentrado polietrolítico para hemodiálise (CPHD) ácido. A limitação do uso de fosfato de potássio ocorre em função da adição concomitante de potássio ao dialisato. Como os pacientes em hemodiálise noturna longa com frequência necessitam de soluções de diálise com potássio acima de 2 mEq/L, esse acréscimo como fosfato de potássio não representa nenhum inconveniente para a maioria dos pacientes. Cada 10 mL de fosfato de potássio (2 mEq/mL) acrescentados ao galão de 5 litros de CPHD ácido, diluídos na proporção de 1/34, resulta em um aumento na solução de diálise da ordem de 0,117 mEq/L de potássio e de 0,2 mg/dL de fósforo. Assim, se acrescentarmos 100 mL de fosfato de potássio (2 mEq/mL) a 5 litros de CPHD ácido, que já contém 2 mEq/L de potássio e zero mg/dL de fósforo, teremos na solução final da diálise: 3,11 mEq/L de potássio e 2 mg/dL de fósforo. Vale ressaltar que a manipulação do CPHD, apesar de amplamente utilizada, consiste em prática *off-label* e não deve ser utilizada de forma rotineira.

- Hemodiafiltração: limitamos o volume de substituição a 24 litros/sessão na HDF *online* pós-dilucional. Com fluxo de sangue em 250 mL/minuto e fração de filtração de 30% do fluxo de sangue, produziríamos um volume de 36 litros de hemofiltrado em 8 horas. Limitando a hemofiltração em 24 litros, já atendemos o requisito de *high-volume* HDF, enquanto aguardamos dados sobre a segurança e os benefícios de volumes maiores.
- Adequação: *single pool* Kt/V acima de 2.
- Indicações: de maneira geral, com exceção dos pacientes com *clearance* residual e diurese elevados, nos quais existe o risco potencial de perda acelerada da função renal residual, todos os demais pacientes são candidatos a essa modalidade. Em algumas condições clínicas ela traz vantagens evidentes:
  - Pacientes com hipertensão arterial refratária.
  - Pacientes com ganho excessivo de peso, pouco aderentes à dieta e necessitando sistematicamente de taxas elevadas de ultrafiltração (taxa de ultrafiltração > 12 mL/kg/hora está associada a maior mortalidade).
  - Pacientes com labilidade pressórica e que não toleram taxas habituais de ultrafiltração.
  - Pacientes com hipertrofia de ventrículo esquerdo.
  - Pacientes com déficit importante da função contrátil do miocárdio.
  - Pacientes com fósforo elevado, pouco aderentes à dieta e/ou uso de quelantes de fósforo (intolerância gastrointestinal, alergia).
  - Pacientes com hiperparatireoidismo grave (ver Figura 1).
  - Pacientes com dificuldade de compatibilização do trabalho e/ou es-

tudo com a agenda da hemodiálise convencional.

- Pacientes idosos frágeis que demandam grande atenção dos familiares, liberando-os três noites para suas atividades e reduzindo o ônus do cuidado.
- Pacientes obesos que não atingem Kt/V mínimo preconizado, apesar do incremento no tempo. Sessões maiores que 4 a 5 horas podem comprometer a qualidade de vida do paciente e dificultar a agenda da unidade de diálise.
- Pacientes em programa de HD diária que não conseguem mais realizar diálise todos os dias e que pretendem manter esquema de diálise intensiva.
- Pacientes jovens sem possibilidade de transplante (sensibilizados, má formação urológica, glomerulosclerose segmentar focal – Gesf – recidivante, neoplasia pós-transplante, religião), com intuito de redução de complicações de longo prazo e de possível maior sobrevida

Na Figura 1 é apresentada a evolução de três pacientes com hiperparatireoidismo grave ao longo de 6 meses em um hospital privado de São Paulo. Esses pacientes apresentavam valores de paratormônio intacto (PTHi) superior a 1.000 pg/mL, por mais de 1 ano, e impossibilidade de tratamento clínico em função de hiperfosfatemia severa. Com a conversão para hemodiálise noturna longa, foi alcançada a normalização dos níveis de fósforo sérico, o que possibilitou a utilização de análogos da vitamina D em doses elevadas e a redução do PTHi após apenas 3 meses de tratamento (dados não publicados). Apesar de incidental, esse relato sugere o papel terapêutico de regimes mais intensivos de diálise no paciente com hiperparatireoidismo grave, evitando-se o tratamento cirúrgico.

HEMODIÁLISE INCREMENTAL

Qual a definição de hemodiálise incremental?

A abordagem incremental é uma estratégia tradicionalmente utilizada na DP e que também pode ser proposta na HD. Nessa abordagem, a função renal residual (FRR) é somada ao *clearance* obtido com a HD. Desse modo, é ofertada ao paciente menor dose de diálise (por meio de ajustes no fluxo de sangue ou dialisato, no tempo ou frequência das sessões, no uso de dialisador com menor área, entre outras possibilidades).

Uma das grandes vantagens dessa abordagem é a melhor qualidade de vida para o paciente, com redução da frequência de visitas à clínica e de punção da fístula arteriovenosa. Até o momento não existem evidências robustas quanto à maior sobrevida dos pacientes em abordagem incremental quando comparados aos pacientes em esquema convencional. Entretanto, alguns autores sugerem que a abordagem incremental contribui para maior preservação da FRR, o que poderia estar associado a maior sobrevida.

Essa é uma abordagem usualmente operacionalizada em pacientes incidentes em hemodiálise e necessita estar atrelada

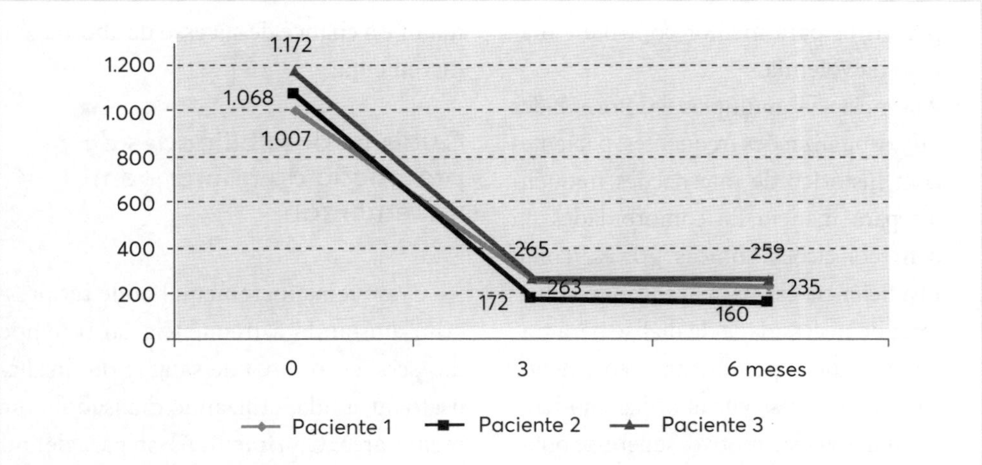

• **FIGURA 1** Evolução dos níveis de PTH (pg/mL) após conversão para hemodiálise noturna.
PTH: paratormônio.
Fonte: elaboração dos autores.

a algumas condições clínicas e de acompanhamento do paciente (citadas no Quadro 4), a fim de garantir que uma dose adequada de diálise seja ofertada.

Para quais pacientes podemos indicar hemodiálise incremental?

A opção pela abordagem incremental deve ser uma decisão individualizada e compartilhada entre paciente, familiares e nefrologista. Os pacientes com maior chance de sucesso neste tipo de abordagem compartilham as seguintes características:

- Bom estado nutricional: essa condição deve ser cuidadosamente avaliada. Recomenda-se a dosagem de albumina sérica e a realização de bioimpedância mensais. Incluir um paciente nesse esquema dialítico sem considerar seu estado nutricional pode levar à desnutrição ou até mesmo agravá-la. Portanto, para pacientes em estado hipercatabólico sugere-se outro tipo de abordagem hemodialítica.
- Capacidade de resposta adequada ao tratamento da anemia: pacientes com anemia grave ou hiporresponsivos à eritropoetina ou reposição venosa de ferro têm menor chance de corrigir a anemia em HD incremental.
- Níveis séricos controlados de potássio e fósforo: considerando que esses pacientes passarão 3 a 4 dias sem hemodiálise, esses parâmetros são importantes para manter o equilíbrio eletrolítico e mineral ósseo, ainda que o controle seja alcançado com o uso de quelantes de fósforo.
- Débito urinário > 500 mL/dia, ou o suficiente para manter um ganho de peso interdialítico máximo de 2,5 kg (ou até 5% do peso seco estimado ideal), permitindo uma taxa de ultrafiltração segura. Diuréticos de alça podem ser

prescritos para melhor controle e manejo da volemia.

- Ausência de múltiplas comorbidades ou hospitalizações frequentes: pacientes com histórico de internações frequentes para manejo de comorbidades ou com condições clínicas graves, como insuficiência cardíaca avançada, ou história de necessidade de diálise para tratamento de hipervolemia, têm menor chance de sucesso na abordagem incremental. Por este motivo, sugere-se optar por outro esquema dialítico.
- *Clearance* renal de ureia > 3 mL/min/1,73 m^2: pacientes com *clearance* renal de ureia inferior a 2 mL/minuto/1,73 m^2 devem ser avaliados, considerando transição para o esquema convencional ou outro esquema mais apropriado.

No Quadro 4 são reunidas as principais condições propostas para auxiliar na indicação do esquema incremental, bem como no acompanhamento dos pacientes sob essa abordagem.

Dentre os critérios mencionados, o débito urinário e o *clearance* renal de ureia são mandatórios. No entanto, quanto maior o número de critérios presentes, maior é a chance de sucesso da abordagem incremental.

Quais as possibilidades de prescrição da abordagem incremental?

O esquema incremental pode ser prescrito ajustando a frequência ou o tempo das sessões, o fluxo de sangue ou do dialisato ou, ainda, utilizando dialisador com menor área. O primeiro passo para definir a prescrição do esquema incremental é calcular a dose de hemodiálise necessária para complementar a FRR.

Existem algumas formas de determinar essa dose, sem comprovação de superioridade entre elas, até o momento. O método mais simples, e recomendado pelo *KDOQI*, é objetivar um *standard* Kt/V = 2 para pacientes com FRR > 2 mL/min/1,73 m^2 realizando 2 sessões por semana, ou um *single pool* Kt/V = 0,9 caso esses pacientes realizem 3 sessões por semana.

Outra forma é calcular a FRR e definir a dose de diálise com base em um gráfico específico. Para calcular a FRR, precisamos estimar a depuração de ureia, que pode ser medida por diferentes mé-

• **QUADRO 4** Critérios propostos para uma abordagem incremental

- Débito urinário > 500 mL/dia.
- *Clearance* renal de ureia > 3 mL/minuto/1,73 m^2.
- Ganho de peso entre 2 sessões consecutivas < 2,5 kg ou até 5% do peso seco ideal.
- Tamanho corporal adequado à função renal residual.
- Bom estado nutricional, sem condições hipercatabólicas.
- Ausência de anemia grave (hemoglobina > 8 g/dL) e boa resposta ao tratamento da anemia.
- Controle adequado do potássio sérico, sem episódios frequentes de hipercalemia.
- Controle adequado do fósforo sérico.
- Ausência de múltiplas comorbidades ou internações frequentes.
- Fácil manejo clínico das comorbidades associadas.

Fonte: adaptação de Kalantar-Zadeh et al., 2014, e Rhee et al., 2017.

todos. Uma das maneiras de estimar a depuração de ureia consiste na dosagem da ureia sérica pré e pós-diálise, em 2 sessões consecutivas, o volume urinário em 24 horas e a concentração urinária de ureia no período interdialítico. A depuração de ureia é calculada com base na seguinte fórmula:

$$\text{Depuração de ureia (mL/minuto)} = \frac{[(\text{ureia urinária (mg/dL) x volume urinário (mL/24 horas) x 24 horas / 1.440 minutos}]}{\text{Ureia sérica (mg/dL)}}$$

Uma vez calculada a depuração de ureia, pode-se estimar o Kt/V residual (K_rt/V), sendo: Kr (L/semana) = depuração de ureia. Como a depuração de ureia é obtida em mL/min, deve-se multiplicar seu resultado por 10,08, a fim de converter essa unidade de medida para L/semana. O t é 1 (semana), e o V pode ser calculado utilizando a fórmula de Watson, disponível em aplicativos de *smartphones.*

Uma terceira possibilidade é obter o K_rt/V por meio de uma calculadora *online*, disponibilizada no endereço eletrônico a seguir. Essa calculadora foi criada para uso na DP. Portanto, no caso de pacientes em HD incremental, o item *depuração da DP* deve ser considerado zero.

Link para acesso à calculadora *online*: http://touchcalc.com/calculators/ktv_pd

Como avaliar se o paciente pode permanecer em hemodiálise incremental?

A FRR pode evoluir com rápida redução, o que exige ajuste na dose da diálise prescrita. Os pacientes tratados com abordagem incremental precisam ter sua função renal residual e demais condições listadas no Quadro 4 acompanhadas semanalmente ou, no máximo, mensalmente. Para tanto, a cooperação do paciente é imprescindível, pois ele participa ativamente dessa avaliação, como na coleta de urina de 24 horas necessária para estimar a FRR.

Em caso de redução significativa do débito urinário, o *clearance* de ureia deve ser realizado. Caso o débito urinário esteja preservado, o *clearance* de ureia pode ser realizado trimestralmente. Nos casos em que ocorrer alteração no *clearance* de ureia, a dose de hemodiálise necessária deve ser recalculada (conforme explicado no tópico anterior).

A monitorização do estado volêmico do paciente também necessita ser cuidadosa e deve ser realizada por meio da avaliação clínica do ganho de peso interdialítico, da pressão arterial pré-diálise e interdialítica e de registros de hipotensões intradialíticas. Idealmente, a pressão arterial interdialítica deve ser avaliada por meio da monitorização ambulatorial da pressão arterial (Mapa) ou da monitorização residencial da pressão arterial (MRPA), desde que esta última seja realizada com técnica adequada. Exames laboratoriais como eletrólitos, bicarbonato sérico pré-diálise, creatinina, ureia e fósforo séricos também devem ser incluídos no acompanhamento desses pacientes, com dosagens mensais.

O estado nutricional e a qualidade de vida também são pontos que não podem ser esquecidos. A albumina sérica deve ser dosada mensalmente. Se possível, o paciente deverá realizar bioimpedância mensal, nos primeiros 6 meses do tratamento, a fim de avaliar proporções de massa magra e gordura corporal. Posteriormente, a bioimpedância pode passar a ser aplicada semestralmente. Do mesmo modo, a qualidade de vida desses pacientes precisa ser discutida, e muitas vezes um acompanhamento psicológico tem papel relevante nesse cenário. O Quadro 5 resume os principais aspectos a serem avaliados no seguimento dos pacientes em HD incremental.

• **QUADRO 5** Seguimento do paciente em esquema incremental

- Avaliação semanal do estado volêmico (pressão arterial e GPID).
- Qualidade de vida e avaliação psicológica semanal a mensal.
- Dosagem mensal da creatinina sérica pré-diálise.
- Monitoramento mensal do balanço ácido-base e eletrolítico.
- Avaliação mensal do estado nutricional (albumina sérica e bioimpedância).
- Avaliação trimestral da função renal residual (se débito urinário normal).

GPID: ganho de peso interdialítico.
Fonte: adaptação de Tangvoraphonkchai e Davenport, 2019.

Quais os benefícios da abordagem incremental?

A abordagem incremental oferece benefícios ao paciente, à logística das unidades de diálise e ao meio ambiente. Para o paciente, há melhora na qualidade de vida, uma vez que essa abordagem permite maior liberdade de horários ao longo da semana. Além disso, com a redução do número de sessões, o paciente tende a ter menos complicações associadas ao acesso vascular, bem como menor número de punções da fístula e consequente exposição à dor.

Outro benefício ao paciente é a preservação da FRR por mais tempo. Embora ainda controverso, alguns estudos sugerem que esquemas de hemodiálise menos frequentes estão associados a uma redução mais lenta da FRR em comparação com sessões mais frequentes. Possivelmente isso ocorre pela menor incidência de episódios de hipotensão intradialítica, que resultam em eventos isquêmicos que afetam o parênquima renal. A FRR auxilia no controle volêmico e pressórico, na manutenção do equilíbrio eletrolítico e ácido-base, na depuração de moléculas pouco removidas na diálise e no menor remodelamento ventricular. Por esse motivo, pacientes com maior FRR tendem a apresentar maior sobrevida.

Do ponto de vista ambiental, a abordagem incremental também pode trazer benefícios. Ao reduzir o número de sessões, o consumo de materiais descartáveis e o lixo gerado é reduzido. Além disso, ao diminuir o número de vezes em que o paciente necessita ir à clínica, pode reduzir a pegada de carbono (menor consumo de eletricidade e menor consumo de combustível/transporte, p. ex.).

Ainda, a abordagem incremental pode permitir à clínica de diálise maior flexibilidade no quadro de pacientes, tornando possível aumentar o tempo da sessão ou incluir sessões extras para alguns pacientes. Os principais benefícios da abordagem incremental estão resumidos no Quadro 6.

• **QUADRO 6** Potenciais benefícios associados à abordagem incremental

- Preservação da função renal residual.
- Melhor qualidade de vida para o paciente.
- Menor risco de complicações relacionadas ao acesso vascular.
- Redução no impacto ambiental.
- Maior flexibilidade para a unidade de diálise.

Fonte: elaboração dos autores.

HEMODIÁLISE EM GESTANTES

Apesar de as gestações em pacientes em tratamento dialítico permanecerem raras, em função das alterações do eixo hipotálamo-hipofisário induzidas pela DRC e da consequente baixa fertilidade, vários trabalhos recentes têm demonstrado um aumento expressivo no número de gestações para essa população. São descritas taxas de concepção variando entre 1 e 7% ao ano. No único estudo (*Anzdata – Australia and New Zealand dialysis and transplant registry*) que avalia a frequência de gestações ao longo do tempo, observou-se aumento de 0,54 para 3,3 gestações por mil pacientes/ano, ao longo de 3 décadas. Pacientes em programa de DP têm taxas de concepção muitas vezes inferior, habitualmente, em torno de 0,25% ao ano. O motivo das menores taxas de fertilidade para pacientes em programa de DP não está esclarecido. Especula-se que a presença de solução hipertônica de diálise interfira na captação e na sobrevida do óvulo.

Na discussão sobre gestação em diálise, três questões básicas são fundamentais:

1. O método.
2. Quando iniciar terapia dialítica na gestante com DRC.
3. Qual a dose ideal de diálise.

Qual método de diálise é melhor na gestação: hemodiálise ou diálise peritoneal?

A recomendação geral é a de que, estando a paciente em diálise, mantenha-se o método habitual. Em metanálise recente, Piccoli et al. (2016) demonstraram maior risco de retardo de crescimento intrauterino para pacientes em DP, quando comparadas com pacientes em HD. No entanto, esse trabalho avalia apenas 14 pacientes em DP. Apesar de alguns autores sugerirem, em função do trabalho anterior, converter ou associar HD para as pacientes em programa de DP, as vantagens de um método sobre o outro não estão confirmadas na literatura. No maior trabalho de revisão de gestação em DP, os autores analisaram 47 gestações e observaram sobrevida fetal em 77% das gestações, com idade fetal de 33 semanas e peso médio de 1.755 g. Esse resultado é semelhante ao observado na maioria dos trabalhos de gestação e HD.

Quando as pacientes iniciam diálise em função da gestação, habitualmente se opta pela HD. No entanto, existem trabalhos que iniciam o tratamento dialítico com DP – vale destacar a preocupação de implantar o cateter de Tenckhoff na presença de útero gravídico. Conclui-se, de maneira geral, que devemos optar pela HD em gestantes que iniciam diálise durante a gestação e manter o método dialítico prévio para aquelas pacientes que já se encontravam em diálise quando engravidaram. O Quadro 7 resume as principais vantagens e desvantagens da DP e da HD em gestantes.

• **QUADRO 7** Vantagens e desvantagens da hemodiálise e da diálise peritoneal em gestantes

Hemodiálise	
Vantagens	**Desvantagens**
Maior flexibilidade de dose.	Maior risco de instabilidade hemodinâmica.
Menor restrição dietética e de água.	Uso de anticoagulação.
Maior experiência acumulada e referências para dose ideal de diálise.	Menor autonomia. Diálise ao menos 6 vezes por semana.
Menor incidência e reversão de polidrâmnio.	Maior custo.
Diálise peritoneal	
Vantagens	**Desvantagens**
Menor risco de instabilidade hemodinâmica.	Limitações no aumento de dose.
Maior autonomia.	Maior risco de polidrâmnio, complicações infecciosas e não infecciosas.
Não utiliza anticoagulação.	Maior dificuldade de manejar o volume.
Preserva função renal residual.	Intolerância ao volume habitual de infusão no final da gestação.
Menor custo.	Possível maior incidência de retardo de crescimento intrauterino.

Fonte: elaboração dos autores.

Quando iniciar a diálise em uma paciente gestante com doença renal crônica?

Novamente, a literatura não é clara a esse respeito. Existe evidente correlação entre a creatinina ou o *clearance* de creatinina no início da diálise na paciente gestante e sucesso fetal medido como idade gestacional. Em contrapartida, outro aspecto que deve ser levado em consideração é o risco de perda da FRR. As pacientes que iniciam diálise na gestação apresentam maior risco de progressão da DRC (até 90% podem permanecer em diálise após o parto).

Diante disso, qual seria o melhor momento de iniciar a diálise? Quando o risco materno e fetal suplanta o risco da perda da FRR. Recomendamos a seguinte prática: gestantes com creatinina até 3,5 mg/dL e que mantenham função renal estável são mantidas sem diálise. Gestantes que apresentam creatinina em contínua elevação iniciam hemodiálise com creatinina entre 3,5 e 4 mg/dL. O resultado nesses dois grupos tende a ser semelhante em termos de evolução fetal. É importante observar que, para indicar diálise, usamos valores de creatinina, uma vez que esses valores refletem melhor o ambiente urêmico do que o nível de ureia. Na literatura existem sugestões de iniciar diálise na paciente gestante com *clearance* de creatinina ao redor de 20 mL/minuto (medido em urina de 24 horas), o que é muito semelhante ao *clearance* das pacientes com creatinina de 3,5 mg/dL. Apesar de esses dados serem empíricos, não faz sentido aguardar, na paciente que apresenta creatinina em elevação, a piora da função renal e suas consequências deletérias para a mãe e o feto. Habitualmente, nas pacientes em que a creatinina se eleva continuamente, essa perda de função renal é irreversível, permanecendo as pacientes em diálise após o parto.

Qual a dose ideal de diálise durante a gestação?

Nos últimos anos observou-se melhora progressiva nas taxas de sucesso das gestações em pacientes em HD. Atualmente é possível atingirmos sobrevida ao redor de 90%. Persistem, ainda, taxas elevadas de prematuridade e baixo peso ao nascer.

A literatura discute qual seria a dose ideal de diálise. Podemos afirmar que as pacientes devem ser submetidas a no mínimo 6 sessões de diálise por semana. Existe associação contínua entre o aumento no número de horas semanais de diálise e o resultado fetal. Dessa forma, alguns autores sugerem que as gestantes que já se encontram em diálise deveriam realizar ao menos 36 horas semanais de tratamento. A adequação da diálise baseada em horas semanais tem alguns inconvenientes:

- Não permite a individualização da dose em pacientes com *clearance* residual.
- Não mostrou benefício em pacientes iniciando diálise em função da gestação (pacientes que receberam 15 ± 4 horas por semana tiveram o mesmo resultado que gestantes realizando 33 ± 6 horas semanais).
- Tem o potencial de acelerar a perda do *clearance* residual e implica custos econômicos e pessoais elevados (6 horas por sessão, 6 vezes por semana).

Como existe forte evidência de que os níveis de ureia impactam o resultado fetal, uma maneira alternativa para a adequação da dose de diálise baseia-se na utilização dos níveis de ureia pré-diálise. Diferentes autores sugerem valores distintos para essa adequação. Os níveis de ureia considerados ideais para a adequação da diálise vêm sendo reduzidos progressivamente. Observamos que gestantes mantidas com ureia pré-diálise do meio da semana (quarta-feira) maior que 75 mg/dL apresentavam um risco 6,4 vezes maior de ter um resultado fetal adverso (sensibilidade 88%, IC 1,4-30). Dessa forma, sugerimos que a ureia pré-diálise, no meio da semana, seja mantida abaixo de 75 mg/dL. Esse seria o valor máximo permitido para a ureia, pois valores mais altos estão claramente associados a pior resultado fetal. No entanto, não sabemos se níveis menores de ureia têm impacto favorável na evolução da gestação. Como preconizamos a utilização de diálise de alto fluxo e alta eficiência (fluxo de sangue = 300 a 350 mL/minuto, fluxo de dialisato = 800 mL/minuto, capilar = 1,8 m^2), o ajuste da dose de diálise é feito pelo acréscimo de 30 minutos ao tempo de diálise. O Quadro 8 resume as estratégias de condução das gestações em pacientes em hemodiálise.

QUADRO 8 Hemodiálise em paciente gestante: diretrizes e condutas

Aconselhamento pré-gestação:
▪ Revisão medicamentosa com enfoque em drogas com potencial teratogênico. Suspender o uso de inibidores do sistema renina-angiotensina-aldosterona, estatinas, micofenolato mofetil, ciclofosfamida. ▪ Uso de hipotensores seguros: metildopa, pindolol, anlodipina, hidralazina, nifedipina. Betabloqueadores como atenolol e propranolol estão associados a menor peso fetal e devem ser evitados. Controle pressórico < 140 x 90 mmHg. ▪ Iniciar ácido fólico 5 mg por dia, preferencialmente, antecedendo a concepção. ▪ Controle adequado de comorbidades, como diabetes *melittus* e lúpus eritematoso sistêmico. ▪ Iniciar uso de AAS 100 mg e de carbonato de cálcio 1 g por dia, quando não contraindicados, como profilaxia de pré-eclâmpsia.
Prescrição da hemodiálise:
▪ Hemodiálise diária – ao menos 6 sessões semanais. ▪ Hemodiálise de alto fluxo e alta eficiência, com capilar > 1,6 m^2, preferencialmente 1,8 m^2, dependendo do peso da paciente. ▪ Manter ureia pré-diálise, no meio da semana, inferior a 75 mg/dL. Aumentar o tempo em 30 minutos sempre que superar esse valor. A utilização de ureia pré-diálise já corrige a dose para a presença de *clearance* residual. ▪ O tempo de diálise é variável e individualizado, em função dos valores citados acima. A utilização de 36 horas semanais de diálise é preconizada por alguns autores; entretanto, esse esquema é viável apenas no contexto da HD domiciliar e não apresenta resultados superiores aos obtidos com 16 horas semanais, em média. ▪ Evitar taxas elevadas de ultrafiltração, com a finalidade de reduzir o risco de hipotensões. Habitualmente, taxas de até 500 mL/hora são adequadas. Caso sejam necessárias taxas maiores, prolongar a sessão. ▪ Ganho de peso de 1 a 2 kg no primeiro trimestre e entre 400 e 500 g/semana, no segundo e terceiro trimestres. A avaliação do ganho de peso baseia-se em critérios clínicos como: edema, congestão pulmonar e pressão arterial. ▪ O uso de heparina é seguro, porém devem-se utilizar as menores doses possíveis, conforme o protocolo de cada unidade de diálise. ▪ Dialisato com cálcio de 3 a 3,5 mEq/L, suplementação de potássio e fósforo, se necessário, e redução de bicarbonato para manter bicarbonato pré-diálise entre 18 e 20 mEq/l. Sódio habitual em 136 mEq/L. ▪ O uso de ferro endovenoso e de eritropoietina recombinante é seguro. Manter hemoglobina entre 10 e 11 g/dL. Correção de ferro conforme o protocolo habitual. As doses de eritropoietina são, geralmente, elevadas em 2 a 3 vezes os valores de referência da paciente. ▪ Dieta com ao menos 1,5 a 1,8 g/kg/dia de proteínas. Acompanhamento com nutricionista é importante. ▪ O uso de análogos de vitamina D é seguro para tratar hiperparatireoidismo. Não utilizar sevelamer e/ou cinacalcete.
Cuidados obstétricos:
▪ Considerar todas as gestações como de alto risco. Pré-natal precoce e retornos quinzenais até a 30ª semana. Após essa data, retornos semanais. Internação precoce para acompanhamento e propedêutica de vitalidade fetal. Sugerimos que as gestações não complicadas sejam internadas por volta da 34ª semana e permaneçam internadas até o parto. O momento do parto baseia-se no bem-estar materno e fetal. Indicamos o parto ao completar 37 semanas para pacientes estáveis, o que facilita o planejamento da diálise e a suspensão da heparina.

(continua)

• **QUADRO 8** Hemodiálise em paciente gestante: diretrizes e condutas (*continuação*)

▪ Iniciar precocemente, antes da 12ª semana de gestação, AAS 100 mg/dia e suplementação de cálcio com a finalidade de profilaxia da pré-eclâmpsia. ▪ A presença de polidrâmnio (ILA > 24) implica aumento do tempo de diálise em 30 minutos. Esse incremento na dose de diálise tem por finalidade a redução da ureia materna, que é, provavelmente, a responsável pelo aumento da diurese fetal (diurese osmótica), gerando o polidrâmnio. A título de recordação, o líquido amniótico, no segundo e terceiro trimestres, é formado basicamente por urina fetal. A normalização do volume de líquido amniótico ocorre, habitualmente, em 7 a 10 dias após o aumento do tempo de diálise. Sugere-se tratar precocemente o aumento de líquido amniótico, ILA > 18 ou excesso de líquido amniótico. Atenção para hipercalcemia materna, que, também, pode se traduzir em polidrâmnio. Nesse caso, deve-se suspender a suplementação de cálcio e reduzir o cálcio no dialisato. ▪ Diagnóstico de pré-eclâmpsia deve ser buscado ativamente. Os critérios habituais para diagnóstico de pré-eclâmpsia: hipertensão e proteinúria após a 20ª semana de gestação são de pouca utilidade para pacientes em diálise. Deve-se monitorar, periodicamente, a presença de elevação de enzimas hepáticas (TGO/TGP), hemólise (DHL e esquizócitos) e plaquetopenia, que indicariam a presença de síndrome "Hellp". Complementa a busca de pré-eclâmpsia a realização de Doppler de artérias uterinas e umbilical e de ultrassonografia para avaliação de crescimento fetal. A pré-eclâmpsia é, isoladamente, o principal determinante da evolução fetal. Gestantes com pré-eclâmpsia têm risco cerca de 20 vezes maior de resultado fetal adverso. Toda paciente com pré-eclâmpsia deve ser internada no momento do diagnóstico, devendo permanecer internada até o parto. ▪ Contracepção deve ser oferecida. Opções seguras: pílulas apenas de progesterona (minipílulas), implantes de progesterona e DIU.

AAS: ácido acetilsalicílico; DIU: dispositivo intrauterino; HD: hemodiálise; Hellp: hemólise, enzimas hepáticas elevadas e plaquetopenia; ILA: índice de líquido amniótico; TGO: transaminase oxalacética; TGP: transaminase pirúvica; DHL: desidrogenase láctica.
Fonte: elaboração dos autores.

LITERATURA RECOMENDADA

Batarse RR, Steiger RM, Guest S. Peritoneal dialysis prescription during the third trimester of pregnancy. Perit Dial Int. 2015;35:128-34.

Blagg CR. The early history of dialysis for chronic renal failure in the United States: a view from Seattle. Am J Kidney Dis. 2007;(49):482-96.

Bonomini V, Mioli V, Albertazzi A, Scolari P. Daily--dialysis programme: indications and results. Nephrol Dial Transplant. 1998;13:2774-7.

Buoncristiani U, Quintaliani G, Cozzari M et al. Daily dialysis: long-term clinical metabolic results. Kidney Int Suppl. 1988;24:S137-S140.

Burton JO, Grahan-Browm MPM. Nocturnal hemodialysis: an underutilized modality? Curr Opin Nephrol Hypertens. 2018;27:472-7.

Casino FG, Basile C. A user-friendly tool for incremental haemodialysis prescription. Nephrol Dial Transplant. 2018;33(6):1046-53.

Charra B, Calemard E, Ruffet M et al. Survival as an index of adequacy of dialysis. Kidney Int. 1992;41:1289-91.

Chertow GM, Levin NW, Beck GJ et al. Long-term effects of frequent in-center hemodialysis. J Am Soc Nephrol. 2016;27(6):1830-6.

De Palma JR, Pecker EA, Maxwell MH. A new automatic coil dialyzer system for daily dialysis. Proc Eur Dial Transplant Assoc. 1969;6:26-34.

FHN Trial Group, Chertow GM, Levin NW et al. In-center hemodialysis six times per week versus three times per week. N Engl J Med. 2010;363(24):2287-300.

Haapio M, Helve J, Grönhagen-Riska C, Finne P. One- and 2-year mortality prediction for patients starting chronic dialysis. Kidney Int Rep. 2017;2(6):1176-85.

Han SS, Park JY, Kang S et al. Dialysis modality and mortality in the elderly: a meta-analysis. Clin J Am Soc Nephrol. 2015;10(6):983-93.

Himmelfarb J, Vanholder R, Mehrotra R, Tonelli M. The current and future landscape of dialysis. Nat Rev Nephrol. 2020;16(10):573-85.

Jakubovic BD, Yan AT, Wald R. In-center nocturnal hemodialysis. Semin Dial. 2014;27:179-87.

Kalantar-Zadeh K, Unruh M, Zager PG et al. Twice--weekly and incremental hemodialysis treatment for initiation of kidney replacement therapy. Am J Kidney Dis. 2014;64(2):181-6.

Lee MB, Bargman JM. Survival by dialysis modality: who cares? Clin J Am Soc Nephrol. 2016;11(6):1083-7.

Luders C, Titan SM, Kahhale S et al. Risk factors for adverse fetal outcome in hemodialysis pregnant women. Kidney Int Rep. 2018;3:1077-188.

Martins Castro MC, Luders C, Elias RM et al. High-efficiency short daily haemodialysis: morbidity and mortality rate in a long-term study. Nephrol Dial Transplant. 2006;21(8):2232-8.

Mathew A, McLeggon JA, Mehta N et al. Mortality and hospitalizations in intensive dialysis: a systematic review and meta-analysis. Can J Kidney Health Dis. 2018;5:1-18.

Melo N, Isoni L, Simoes R et al. Investigations into differences and similarities between short daily high-flux hemodialysis and short daily on-line hemodiafiltration. Nephrol Dial Transplant. 2021;36(1):385.

Nalesso F, Claudio R. Dialyzers. In: Nissensen A, Fine R (eds.). Handbook of dialysis. Philadelphia: Elsevier; 2017. p.227.

National Kidney Foundation. KDOQI clinical practice guideline for hemodialysis adequacy: 2015 update. Am J Kidney Dis. 2015;66(5):884-930.

Obi Y, Streja E, Rhee CM et al. incremental hemodialysis, residual kidney function, and mortality risk in incident dialysis patients: a cohort study. Am J Kidney Dis. 2016;68(2):256-65.

Peitzman SJ. Chronic dialysis and dialysis doctors in the United States: a nephrologist-historian's perspective. Semin Dial. 2001;(14):200-8.

Piccoli GB, Minelli F, Versino E et al. Pregnancy in dialysis patients in the new millennium: a systematic reiew and meta-regression analysis correlating dialysis schedules and pregnancy outcomes. Nephrol Dial Transplant. 2016;31:1915-34.

Pierratos A. Daily hemodialysis: selected topics. Semin Dial. 2004;17:151-73.

Rhee CM, Ghahremani-Ghajar M, Obi Y, Kalantar-Zadeh K. Incremental and infrequent hemodialysis: a new paradigm for both dialysis initiation and conservative management. Panminerva Med. 2017;59(2):188-96.

Rivara MB, Adams SV, Kuttykrishnan S et al. Extended--hours hemodialysis is associated with lower mortality risk in patients with end-stage renal disease. Kidney Int. 2016;90:1312-20.

Shafiee MA, Chamanian P, Shaker P et al. The impact of hemodialysis frequency and duration on blood pressure management and quality of life in end--stage renal disease patients. Healthcare (Basel). 2017;5(3):52.

Shahir AK, Briggs N, Katsoulis J, Levidiotis V. An observational outcomes study from 1966-2008, examining pregnancy and neonatal outcomes from dialysed women using data from the Anzdata registry. Nephrology (Calton). 2013;18:276-84.

Suri R, Depner TA, Blake PG et al. Adequacy of quotidian hemodialysis. Am J Kidney Dis. 2003;42(1):42-8.

Tangvoraphonkchai K, Davenport A. Hemodiálise incremental. In: Moura-Neto JA (ed.). Terapia renal substitutiva 2: controvérsias e tendências. São Paulo: Livraria Balieiro; 2019. p.41-61.

Traeger J, Galland R, Delawari E et al. Six years' experience with short daily hemodialysis: do the early improvements persist in the mid and long term? Hemodial Int. 2004;8:151-8.

Wang J, Streja E, Soohoo M et al. Concurrence of serum creatinine and albumin with lower risk for death in twice-weekly hemodialysis patients. J Ren Nutr. 2017;27(1):26-36.

Wiles K, Oliveira L. Dialysis in pregnancy. Best Pract Res Clin Obstet Gynaecol. 2019;57:33-46.

Wong B, Collister D, Munner M et al. In-center nocturnal hemodialysis versus conventional hemodialysis: a systematic review of the evidence. Am J Kidney Dis. 2017;70:218-34.

20

Anticoagulação na hemodiálise crônica

Cinthia Kruger Sobral Vieira
Benedito Jorge Pereira
José A. Moura-Neto

INTRODUÇÃO

A anticoagulação na hemodiálise (HD) crônica é pedra angular na prescrição e no desfecho do tratamento. Caso nenhum anticoagulante seja prescrito durante a sessão convencional de HD, estima-se que até 10% dos procedimentos possam evoluir com coagulação do sistema, gerando perda de sangue do sistema coagulado e o descarte prematuro das linhas e dialisador.

Além de evitar a coagulação do sistema, a anticoagulação também serve para proporcionar maior número de reprocessamentos e, consequentemente, prolongar a vida útil do dialisador. Pela legislação brasileira, um dialisador pode ser utilizado por até 20 vezes após o reprocessamento, devendo ser descartado caso haja queda acentuada na medida do *priming*. Quando não há reprocessamento de dialisadores, ou seja, em um contexto em que vigora a política de "uso único" de dialisadores, um esquema com doses menores de anticoagulante poderia ser adotado – o que também acarretaria menor risco ao paciente.

Diretrizes recomendam o uso da heparina para prevenção de coagulação durante a sessão de HD. De forma paradoxal, essas drogas podem aumentar o risco de sangramento em pacientes com doença renal crônica (DRC) em diálise, que frequentemente apresentam algum grau de disfunção plaquetária associada a síndrome urêmica.

Este capítulo discute aspectos práticos da anticoagulação durante o procedimento de HD, assim como dúvidas frequentes do uso de anticoagulantes orais (ACO) em pacientes portadores de DRC em HD. Com a ressalva de que há relativa escassez de estudos sobre o tema e heterogeneidade de práticas entre os países, algumas condutas aqui apresentadas baseiam-se no bom senso e na experiência dos autores. Por fim, o capítulo pretende abordar apenas questões referentes a pacientes crônicos em HD convencional de manutenção. Não faz parte de seu escopo a abordagem da anticoagulação em esquemas alternativos de HD e em pacientes agudos e críticos.

ANTICOAGULAÇÃO NA SESSÃO DE HEMODIÁLISE

Por que prescrever anticoagulação em pacientes em hemodiálise crônica?

Pacientes em HD têm risco aumentado de coagular o sangue no circuito extracorpóreo. Assim que o sangue entra em contato com uma superfície estranha, como o dialisador e as linhas, a cascata da coagulação é acionada. Caso ocorra coagulação do sistema, cerca de 180 a 200 mL de sangue poderão ser descartados, sem condições de devolução ao paciente. Portanto, a anticoagulação deverá ser efetiva antes desse contato.

A formação do coágulo no circuito extracorpóreo inicia com a ativação de leucócitos e plaquetas, com o consequente surgimento de bolhas na superfície e liberação de micropartículas ricas em lipídios da superfície da membrana, que iniciam a geração de trombina, a ativação da cascata da coagulação, a formação de mais trombina e a deposição de fibrina.

Idealmente, na ausência de contraindicações clínicas, todo paciente deverá receber anticoagulação. Alguns ajustes deverão ser levados em conta, como: escolha do anticoagulante, situação clínica do paciente, ajuste de doses (quando há reutilização e reprocessamento de dialisadores) e se a manutenção das fibras poderá exigir maior dose de anticoagulante. No caso de impossibilidade de usar anticoagulante, o monitoramento do sistema deverá ser rigoroso para evitar perda de sangue, conforme mencionado, com a utilização de infusões de soro fisiológico, o que será discutido com detalhes neste capítulo.

Em quais pacientes devemos nos preocupar com o risco de sangramento?

- Trombocitopenia grave (contagem de plaquetas < 20.000 células/mcL).
- Evidências de sangramento ativo do trato gastrointestinal, intra-abdominal, ferimentos cirúrgicos, cateteres venosos e arteriais no momento da diálise.
- Procedimentos cirúrgicos (nas primeiras 72 horas).
- Hemorragia intracraniana ou extradural.
- Uso concomitante de anticoagulantes sistêmicos.
- Pericardite urêmica.
- Deficiência do fator de coagulação VII ou VIII.

Quais sinais de coagulação podem ser vistos no circuito extracorpóreo durante a sessão de hemodiálise?

- Sangue extremamente escuro.
- Sombras ou estrias negras no dialisador.
- Espuma com subsequente formação de coágulo nas câmaras de gotejamento e na câmara de captura de ar, venoso.
- Enchimento rápido dos monitores do transdutor com sangue.
- Oscilação (sangue no segmento da linha venosa pós-dialisador, que não consegue continuar até a câmara venosa e volta para o segmento da linha).
- Existência de coágulos no encabeçamento da entrada do dialisador.

Quais fatores favorecem a coagulação no circuito extracorpóreo?

- Fluxo na bomba de sangue (Qb) baixo.
- Hematócrito alto.
- Taxa de ultrafiltração alta.
- Recirculação no acesso de diálise.
- Transfusão de sangue e hemoderivados durante a HD.
- Infusão de lipídios.
- Exposição ao ar, presença de espumas e turbulência.

ESQUEMAS DE ANTICOAGULAÇÃO COM HEPARINA

Quais os esquemas de anticoagulação com heparina não fracionada?

Método de dose única

O método de dose única é muito usado no Brasil e consiste na administração inicial de 80 a 100 UI/kg de heparina não fracionada (HNF) em bólus. Em um paciente com 70 kg, cerca de 6 a 7 mil unidades de HNF seriam aplicadas em dose única logo antes do início da diálise. A administração da HNF é feita pela linha venosa, com infusão de solução salina logo na sequência.

A dose padronizada (80 a 100 UI/kg) sugerida serve para orientar o uso da HNF e o cálculo da dose, especialmente nas primeiras sessões. As doses nas sessões de HD subsequentes devem ser individualizadas, tendo como base as sessões anteriores do paciente.

O inconveniente do método de dose única é o maior risco de coagulação do sistema na metade final da sessão. Além disso, quando comparado com os outros esquemas de anticoagulação descritos adiante neste capítulo, como o método do bólus repetido e o método da infusão constante, é provável que o método da dose única ocasione maior perda do volume residual do *priming* e consequente menor número de reúsos do dialisador.

Método de dose única:

- 80 a 100 UI/kg de HNF no início da sessão

Método do bólus repetido

O método do bólus repetido tem algumas variações, e não há estudos que sugiram a superioridade de um esquema sobre o outro. Os centros de diálise que praticam reprocessamento dos dialisadores normalmente optam por esquemas com mais heparina para maximizar o número de vezes em que o capilar é reusado, conforme a legislação brasileira permite.

A seguir apresentamos algumas opções de anticoagulação com HNF pelo método do bólus repetido.

Método do bólus repetido:

- 70-100 U/kg de bólus inicial + 500 UI em bólus cada hora *ou*
- 4.000 U de bólus inicial + 1.000 a 2.000 UI em bólus após 2 horas *ou*
- 80 a 100 U/kg, sendo 2/3 em bólus no início e 1/3 em bólus após 2 horas.

Método de infusão contínua

O método de infusão contínua proporciona maior regularidade no nível de anticoagulação alcançado durante a sessão de

HD. De modo geral, sugerimos uma dose inicial de 2.000 UI, aplicada em bólus, seguida pela infusão constante de 500 a 2.000 UI/hora.

Alguns centros de diálise, especialmente na Europa, preferem uma dose inicial de HNF menor; um bólus de 1.000 UI, em vez de 2.000 UI. Acreditamos que essa pode ser uma alternativa viável para unidades que adotam a política do uso único do dialisador. Outra abordagem possível é adaptar a dose inicial da HNF ao peso do paciente, para 15 a 20 UI/kg, ou seguindo as doses sugeridas a seguir:

- < 50 kg: bólus inicial de 500 UI.
- 50 a 70 kg: bólus inicial de 1.000 UI.
- 70 a 90 kg: bólus inicial de 1.500 UI.
- > 90 kg: bólus inicial de 2.000 UI.

Novamente, apesar das doses padronizadas sugeridas, a dose inicial e a de manutenção da HNF no método de infusão contínua devem ser individualizadas a partir da experiência prévia do paciente.

A infusão da HNF deve ser encerrada por volta de 30 a 60 minutos antes do término da sessão para facilitar a hemostasia após a retirada das agulhas. Se há tendência ou indícios de coagulação à inspeção do dialisador, sugere-se encerrar a infusão de HNF apenas 30 minutos antes do término da sessão.

> Método de infusão contínua:
>
> - Dose inicial = 1.000 – 2.000 UI em bólus + 500 – 2.000 UI/hora em infusão contínua.
> - Encerrar a infusão 30 a 60 minutos antes do término da sessão.

Posso usar a heparina de baixo peso molecular para anticoagulação durante a sessão de HD?

Sim. A heparina de baixo peso molecular (HBPM) é muito utilizada para a anticoagulação durante a sessão de HD na Austrália e em alguns países da Ásia e da Europa. Por ter meia-vida mais longa, deve ser utilizada em dose única na sessão de HD convencional com 4 horas de duração, com dose de ataque no início da sessão sem a necessidade de dose de manutenção. Caso a sessão de HD ultrapasse as 4 horas convencionais, pode ser necessário um bólus adicional em pacientes em anticoagulação com a tinzaparina – HBPM com meia-vida mais curta.

Uma das vantagens da HBPM é o menor potencial de causar a trombocitopenia induzida por heparina (TIH). Entretanto, vale ressaltar que a HBPM não deve ser utilizada como alternativa de tratamento em pacientes com TIH, em razão da reatividade cruzada de anticorpos contra o complexo heparina – fator 4 plaquetário. O elevado custo talvez seja o maior fator limitante para o uso rotineiro da HBPM no Brasil. O Quadro 1 apresenta opções de HBPM, doses, monitoramento sugerido e riscos.

ESQUEMAS DE ANTICOAGULAÇÃO SEM HEPARINA

Acabou a heparina! Quais as outras opções de anticoagulantes?

Em uma situação hipotética de escassez de heparina, existem algumas alternativas para anticoagulação sistêmica durante a

• **QUADRO 1** Heparina de baixo peso molecular

Droga	Peso molecular (Da)	Dose inicial	Dose de manutenção	Monitoramento	Observações
Enoxaparina	4.200	0,5 a 1 mg/kg	Não	Anti-Xa 0,4 a 0,6 UI/mL	Risco de sangramento e reações alérgicas. Meia-vida longa (24 horas).
Tinzaparina	4.500	2.000 a 4.500 UI	Não	Anti-Xa 0,4 a 0,6 UI/mL	Risco de sangramento e reações alérgicas. Meia-vida mais curta (5 horas).
Dalteparina	6.000	70 UI/kg	Não	Anti-Xa 0,4 a 0,6 UI/mL	Risco de sangramento.

Fonte: publicado na coluna Nefrodicas do *SBN Informa 124*, adaptada de Davenport (2011) e de Manuais de diálise (*Manual de diálise*, Daugirdas, e *Princípios e práticas de diálise*, Heinrich).

sessão convencional de HD intermitente. O Quadro 2 resume algumas estratégias alternativas, com suas respectivas doses e monitorização sugerida.

Como fazer lavagem com soro fisiológico?

A lavagem com solução salina (*flushing*) em intervalos regulares pode ser uma opção viável caso não sejam utilizados anticoagulantes durante a sessão de HD. A principal importância da lavagem periódica com solução salina é facilitar a inspeção visual do sistema e, consequentemente, a detecção de sinais de coagulação, o que permitiria a pronta modificação de estratégia ou mesmo a interrupção da sessão para a troca do dialisador.

Com fluxo de sangue (Qb) > 350 mL/min, a lavagem com soro fisiológico a cada 15 minutos poderia diminuir a coagulação do sistema extracorpóreo para apenas 1% das sessões de HD, conforme evidenciado na Tabela 1. Caso essa estratégia seja adotada, o cálculo da ultrafiltração total do paciente deve considerar o volume de soro fisiológico utilizado para lavagem durante a sessão.

A lavagem com solução salina com argatrobana em baixa dose (0,1 mcg/mL) também demonstrou ser segura; entretanto, mais estudos são necessários para definir a dose adequada.

Cumpre ressaltar que há alguma controvérsia na estratégia descrita; a lavagem do sistema com solução salina poderia, paradoxalmente, estimular a coagulação do sistema. Ainda, essa estratégia poderia aumentar a demanda de trabalho e pressão na equipe de enfermagem, já que requer monitoramento frequente do circuito extracorpóreo e a lavagem repetida do sistema.

A lavagem inicial do sistema com heparina para maior adsorção do anticoagulante no filtro capilar também pode ser utilizada nessas situações, especialmente quando filtros com adsorção de heparina não estão disponíveis. Além da lavagem com solução salina com ou sem argatrobana (Quadro 3) e da lavagem prévia do sistema com heparina, medidas adicionais podem ser utilizadas em sessões de HD sem anticoagulantes para diminuir o risco de coagulação do sistema. O Quadro 4 lista algumas dessas medidas.

• **QUADRO 2** Estratégias alternativas de anticoagulação

Droga	Classe	Dose inicial	Dose de manutenção	Monitoramento	Observações
Argatrobana	Inibidor direto da trombina	250 mcg/kg ou ≤ 20 mg	■ 2 mcg/kg por minuto. ■ 6 a 15 mg/hora (interromper a infusão 30 minutos antes do fim da hemodiálise).	TTPa 2 a 2,5	Efeito aumentado em pacientes com disfunção hepática (dose reduzida é necessária), prolonga o INR.
Lepirudina	Inibidor direto da trombina	■ 0,15 a 0,5 mg/kg. ■ 5 a 30 mg.	Não	■ Hirudina 0,5 a 0,8 mcg/mL. ■ TTPa 1,5 a 2.	Meia-vida prolongada, efeito irreversível.
Danaparoide sódica	Heparinoide	3.750 UI (2.500 UI se < 55 kg) ou 35 UI/kg	Não	Pre-HD anti-Xa < 0,20 UI/l	Meia-vida prolongada, pode acumular. Reduzir a dose na HD subsequente para 3.000 IU (2.000 IU se < 55 kg).
Fondaparinux sódico	Heparinoide	2,5 mg	Não	Pre-HD anti-Xa < 0,20 UI/l	Meia-vida prolongada, pode acumular.
Prostaciclina (PGI2)	Prostanoide	Não	5 a 10 ng/kg por minuto	Não	Risco de hipotensão – prostaciclina é um vasodilatador potente.
Mesilato de nafamostato	Inibidor da protease	5 mg/kg 10 a 40 mg	0,2–0,8 mg/kg por hora 20–40 mg/h	TTPa 1,5 a 2 ou TCA 140 a 180 segundos	Reação alérgica.

INR: *international normalized ratio*; TCA: tempo de coagulação ativado; TTPa: tempo de tromboplastina parcial ativada.
Fonte: publicado na coluna *Nefrodicas* do *SBN Informa 124*, adaptada de Davenport (2011) e de Manuais de diálise (*Manual de diálise*, Daugirdas, e *Princípios e práticas de diálise*, Heinrich).

• **TABELA 1** Lavagem com solução salina em pacientes sem anticoagulação

	Fluxo de sangue (mL/min)	Fluxo de solução salina (mL)	Coagulação do sistema (%)
Sahota et al., 2014	> 350	100 a cada 15 minutos	1
Sanders et al., 1985	300	100 a cada 30 minutos	5
Schwab et al., 1987	300	50 a 100 a cada 15 minutos	2
Stamatiadis et al., 2004	< 250	50 a cada 60 minutos	5

Fonte: adaptação de Sahota, 2014.

• **QUADRO 3** Alternativas à anticoagulação durante a hemodiálise

Lavagem periódica (*flushing*) com solução salina	250 mL de solução salina 0,9% a cada 15 minutos, podendo ser alterada a frequência conforme a necessidade.
Lavagem periódica (*flushing*) com solução salina com argatrobana em baixa dose	▪ Adicionar argatrobana à solução salina 0,9% até atingir a concentração de 0,1 mcg/mL de argatrobana na solução final. ▪ Lavagens de 200 mL a cada hora.

Fonte: publicado na coluna *Nefrodicas* do *SBN Informa 124*.

• **QUADRO 4** Medidas adicionais para diminuir o risco de coagulação do sistema durante a hemodiálise

- Aumentar o fluxo de sangue (Qb), na ausência de contraindicações.
- Preferir, se possível, sessões de hemodiálise mais curtas.
- Optar por membranas com menor potencial trombogênico (p. ex., polissulfona).
- Preferir dialisadores com menor área de superfície, se possível.

Fonte: publicado na coluna *Nefrodicas* do *SBN Informa 124*.

DÚVIDAS FREQUENTES E DIFICULDADES DA PRÁTICA

O uso do AAS e do clopidogrel aumenta o risco de sangramento em pacientes em hemodiálise?

Embora antiplaquetários sejam comumente prescritos na população em HD, a segurança da heparina na presença desses medicamentos constantemente gera questionamentos.

O uso isolado de antiplaquetários em pacientes em HD não é considerado fator de risco para sangramento, e mesmo a combinação de ácido acetilsalicílico (AAS) e clopidogrel em dose-padrão não parece aumentar o sangramento no sítio de punção pós-HD. No entanto, altas doses de antiplaquetários combinados podem aumentar o risco de sangramento em alguns pacientes, especialmente em uso de enxertos. O julgamento clínico individualizado deve ser aplicado para avaliar o risco de sangramento e o benefício da antiagregação plaquetária.

Os antiplaquetários podem ser usados para melhorar a patência das fístulas arteriovenosas ou enxertos de politetrafluoretileno (PTFE)?

Os resultados com o uso de agentes antiplaquetários para melhorar a patência das fístulas arteriovenosas (FAV) ou enxertos de PTFE são controversos. Uma revisão sistemática não demonstrou efeito benéfico de nenhum tratamento adjuvante com antiplaquetários para aumentar a patência da FAV ou dos enxertos em curto prazo, exceto a ticlopidina – que foi retirada do mercado brasileiro em junho de 2021.

Metanálises de três estudos com ticlopidina como tratamento antiplaquetário, com um seguimento de apenas 1 mês, sugerem que a ticlopidina pode ter efeito benéfico como um tratamento adjuvante para aumentar a patência de FAV e enxertos em curto prazo. Entretanto, não houve evidências suficientes para determinar se ocorreu diferença na patência do enxerto entre o placebo e outros tratamentos, como óleo de peixe, clopidogrel, AAS, dipiridamol, dipiridamol associado ao AAS, warfarina e sulfimpirazona. Com isso, a qualidade da evidência foi baixa devido aos curtos períodos de acompanhamento, ao pequeno número de estudos para cada comparação, à heterogeneidade entre os ensaios e à qualidade metodológica.

Até que estudos mais robustos estejam disponíveis, drogas antiplaquetárias não devem ser utilizadas de rotina em pacientes renais com o intuito de melhorar a patência de fístulas ou enxertos arteriovenosos.

Quais heparinas podem ser usadas na anticoagulação na hemodiálise?

Os anticoagulantes mais usados no mundo em HD convencional de manutenção são a heparina não fracionada e a HBPM, como a enoxaparina, a dalteparina, a tinzaparina, a reviparina e a nadroparina.

A heparina não fracionada tem o benefício de ter meia-vida curta – cerca de 50 minutos – em pacientes em diálise, podendo variar de 30 a 150 minutos a depender da dose e do tipo de dialisador. Além disso, há a possibilidade de reversão do efeito anticoagulante com o uso da protamina. As doses e modos de administração são descritos na seção "Esquemas de anticoagulação com heparina", neste capítulo. Os principais efeitos colaterais são: perda de cabelo, prurido, osteoporose, *rashes* cutâneos, trombocitopenia e hiperlipidemia.

Já a heparina de baixo peso molecular (peso molecular de 4.000 a 6.000 dáltons) tem meia-vida mais longa, maior biodisponibilidade e dificuldade prática de monitorização do efeito anticoagulante. As doses e modos de infusão de compostos de HBPM, como dalteparina, enoxaparina e tinzaparina, também são descritos na seção "Esquemas de anticoagulação com heparina".

Devemos suspender a heparina se ocorrer pico hipertensivo antes de iniciar ou durante a sessão de hemodiálise?

Nos pacientes com picos hipertensivos (PAS ≥ 180 mmHg e/ou PAD ≥ 110 mmHg) antes de iniciar a sessão de HD, sugere-se iniciar a diálise sem heparina devido ao risco aumentado de acidente vascular cerebral (AVC) hemorrágico, especialmente nos pacientes com idade ≥ 60 anos. Considerando que muitos desses pacientes têm a sobrecarga volêmica como principal causa da hipertensão, pode-se considerar iniciar a sessão de HD com um perfil de ultrafiltração maior e realizar a infusão de heparina assim que a pressão arterial tiver redução a valores abaixo dos limites sugeridos.

Qual a conduta em relação ao uso da heparina em pacientes com procedimentos cirúrgicos agendados ou no período de pós-operatório?

Se o procedimento cirúrgico estiver agendado dentro das primeiras 6 horas após o término da hemodiálise, não é recomendado administrar a heparina ou outro anticoagulante pelo risco de sangramento no intraoperatório. Nesses casos, sugere-se usar o método de lavagem (*flushing*) de solução salina para evitar a coagulação do sistema extracorpóreo. Além disso, na ausência de contraindicações, utilizar alto fluxo de sangue (Qb) para diminuir o risco de coagulação do sistema (ver neste capítulo a seção "Quais fatores favorecem a coagulação no circuito extracorpóreo?"). Se a heparina não fracionada foi infundida de forma equivocada ou inadvertida, deve-se avaliar o adiamento do procedimento cirúrgico quando possível. Outra alternativa é neutralizar a heparina infundida com o uso de protamina, considerando que 1 mL de protamina antagoniza 5.000 UI de heparina não fracionada administrada.

Nos pós-operatório imediato, também não é recomendado utilizar heparina ou outro anticoagulante. O retorno da anticoagulação durante as sessões de HD dependerá do paciente e, principalmente, do tipo de procedimento cirúrgico realizado, assim como de eventuais intercorrências.

O uso de heparina em infusão contínua é mais seguro que a heparina feita em bólus?

O método de infusão contínua de heparina teoricamente seria mais seguro em relação ao risco de sangramento quando comparado ao método de bólus repetido ou de dose única. Isso ocorre em razão de a intensidade de anticoagulação sistêmica, atingida no pico da ação da heparina, ser menor com o método de infusão contínua.

A heparina é metabolizada pelo fígado e excretada pela urina; até 50% da dose pode ser eliminada em forma inalterada. Com meia-vida média de 50 minutos em pacientes com DRC avançada, a meia-vida da heparina não fracionada pode variar entre 30 e 150 minutos e é dose-dependente. Espera-se menor meia-vida para uma dose de 25 UI/kg (30 minutos) e, para uma dose de 400 UI/kg, por exemplo, espera-se meia-vida prolongada (150 minutos).

No método de infusão contínua, a heparina não fracionada é administrada na dose de ataque de 1.000 a 2.000 UI em bólus, seguida pela infusão contínua de heparina, que pode variar entre 500 e 2.000 UI/h. A infusão é descontinuada 30 a 60 minutos antes do término da diálise (ver a seção "Esquemas de anticoagulação com heparina"). O monitoramento pode ser realizado medindo a proporção do tempo de tromboplastina parcial ativada (TTPa) ou o tempo de coagulação ativado por sangue total, com o objetivo de cerca de 150% da pré-diálise ou valores normais do centro. Entretanto, na prática, ajustes empíricos podem ser realizados a depender de:

- Dose em bólus.
- Taxa de infusão.
- Tempo de diálise prescrito.
- Interrupção da sessão, levando em consideração a formação do coágulo no circuito de diálise.
- Momento que o sangramento cessar nos sítios de punção.

Além disso, pode ser necessário aumentar a dose de heparina em pacientes com hematócrito mais alto ou reduzir/retirar em pacientes com risco de hemorragia (p. ex., pacientes com trombocitopenia ou em anticoagulação oral de longo prazo).

Qual a conduta em relação ao período menstrual de pacientes em hemodiálise?

A anticoagulação durante o procedimento de HD não deve ser reduzida rotineiramente durante o período menstrual. No entanto, algumas pacientes podem referir exacerbação do fluxo menstrual ou mesmo metrorragia significativa – o que pode ser agravado com o uso de heparina. Nesses casos, é recomendado reduzir (menor dose ou realizar apenas o bólus inicial) ou suspender a anticoagulação, enquanto durar a queixa.

Essa situação também pode acontecer com algumas pacientes no puerpério, com aumento do fluxo dos lóquios quando heparina é utilizada. Durante a gestação, a heparina não atravessa a barreira placentária, portanto não é contraindicada para anticoagulação durante HD em gestantes nas doses usualmente prescritas.

Devemos suspender a anticoagulação durante a sessão de hemodiálise no paciente em uso crônico de anticoagulante oral?

Estima-se que 5 a 25% dos pacientes em HD estejam em terapia com ACO por causas diversas. A conduta em relação ao uso da heparina como anticoagulação durante a HD nesses pacientes ainda é controversa. Nos últimos anos, estudos pequenos tentaram responder a essa pergunta sem muito sucesso.

Ziai et al. (2005), em estudo prospectivo e randomizado com 10 pacientes em HD convencional, evidenciaram que a anticoagulação oral padrão (*International Normalized Ratio* – INR – entre 2 e 3) foi insuficiente para prevenir a coagulação do sistema durante HD, sendo, portanto, necessária dose adicional de heparina durante HD.

Alguns anos depois, estudo prospectivo, unicêntrico e randomizado (*Chamo*), com 10 pacientes adultos em HD convencional em uso crônico de ACO, encontrou resultados divergentes. O estudo concluiu que, nesses casos, é viável realizar o procedimento de HD sem heparina adicional, desde que certas condições sejam atendidas: INR na faixa-alvo, inflamação mínima, acesso vascular com fluxo de sangue adequado e uso de membranas sintéticas de alto fluxo.

A diretriz europeia (*European best practice guidelines for haemodialysis*) sugere avaliação caso a caso para redução da dose de heparina para menor dose possível a fim de evitar a coagulação do sistema.

Diante da escassez de evidências robustas, não recomendamos a suspensão rotineira de anticoagulação com heparina durante HD em pacientes em uso crônico de ACO. Se INR < 2,5, sugerimos manter a anticoagulação com heparina durante HD nas doses habitualmente prescritas para o paciente em questão. Se INR entre 2,5 e 3, a redução da dose da heparina pode ser avaliada. Se INR > 3, deve-se avaliar a suspensão temporária do uso da heparina durante as sessões de hemodiálise, enquanto o INR mantiver esses valores. Ver Figura 1.

No entanto, em razão da dificuldade de termos o valor do INR atualizado no momento do procedimento de HD, consideramos pouco práticas recomendações baseadas apenas na faixa do INR para tomada de decisão. Um resultado de INR da semana anterior, por exemplo, pode não refletir a condição atual do paciente, mesmo que não tenha ocorrido mudança na dose do ACO. Sugerimos que a avaliação seja individualizada e ampla, levando em consideração múltiplos fatores, como condições clínicas do paciente, hemostasia do sítio de punção nas últimas sessões, o valor do INR (se atualizado), evidências de coagulação do sistema durante o procedimento e informações prévias do setor de reprocessamento do dialisador.

O que fazer na trombocitopenia induzida pela heparina?

A trombocitopenia induzida pela heparina (TIH), conhecida também pelo acrônimo inglês HIT (*heparin-induced thrombocytopenia*), é uma reação adversa da heparina imunologicamente mediada e potencialmente letal.

A TIH pode ser dividida em tipo I e tipo II. A TIH tipo I, vista em pacientes em diálise, geralmente ocorre quando os pacientes são expostos à heparina pela primeira vez (primeiros 2 dias após a exposição),

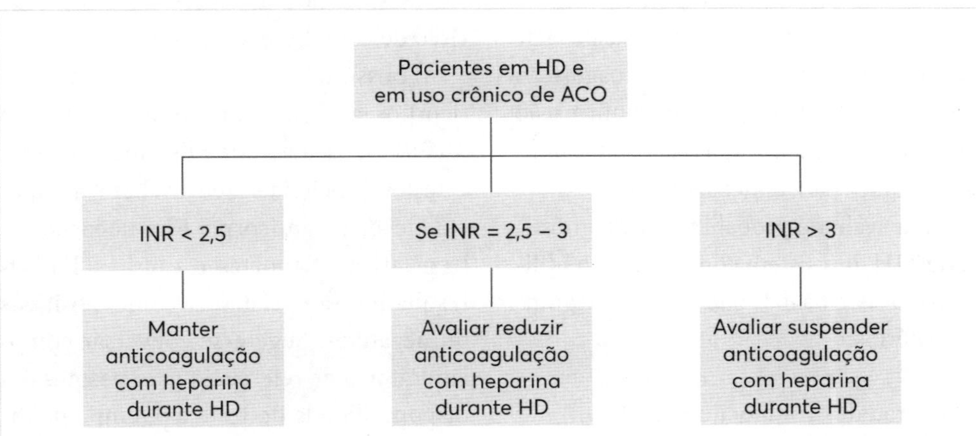

• **FIGURA 1** Fluxograma para conduta referente a anticoagulação com heparina durante a hemodiálise no paciente em uso crônico de anticoagulante oral.

ACO: anticoagulante oral; HD: hemodiálise; INR: *international normalized ratio*.

Fonte: elaboração dos autores.

no início da terapia de HD. É tipicamente transitória e não é clinicamente significativa. Já a TIH tipo II ocorre em pacientes previamente expostos a heparinas, dentro de 24 horas após a reexposição. No caso da TIH tipo II, existem anticorpos mediados, risco de trombose, hemorragia, e o manejo é a suspensão da heparina. Na TIH tipo I, pode-se optar pela conduta expectante e continuar a heparina.

De maneira geral, quando há suspeita de TIH, a suspensão da heparina associada ao uso de um anticoagulante alternativo é a chave para o manejo, enquanto se aguardam os resultados dos exames laboratoriais.

Quando há suspeita de TIH, toda exposição a heparinas deve cessar, incluindo o selamento de cateter com heparina, preparação de heparina extracorpórea nos circuitos e exposição a cateteres revestidos com heparina, tubos e dialisadores. No entanto, apesar da descontinuação da heparina, o risco de trombose é de 5 a 10% por dia durante as primeiras 48 horas, persistindo um risco cumulativo de 50% durante o primeiro mês. Assim, os pacientes com suspeita de TIH devem se submeter a anticoagulação sistêmica enquanto aguardam confirmação laboratorial, a menos que haja contraindicação clínica para anticoagulação.

Para avaliar a probabilidade diagnóstica de TIH, um sistema de pontuação utilizado é o sistema 4 T, que avalia os seguintes critérios:

1. O grau de trombocitopenia.
2. O tempo de declínio da plaqueta após a administração da heparina.
3. A presença de trombose ou outra sequela de TIH.
4. A probabilidade de outras causas de trombocitopenia.

Cada categoria recebe uma pontuação de 0 a 2 e o escore total resultante divide os pacientes em risco baixo, intermediário ou alto (Quadro 5). O sistema 4 T é um método de exclusão do TIH, pois a probabilidade de um diagnóstico verdadeiro é pequena em pacientes com pontuações baixas (0 a 3 pontos). No entanto, o valor preditivo positivo é de 10 a 20% para uma pontuação intermediária de 4 a 5 pontos e de 40 a 80% para uma pontuação alta de 6 a 8 pontos. Assim, em uma pontuação intermediária ou alta devem-se solicitar testes laboratoriais, proceder à investigação mais aprofundada e a um método de anticoagulação alternativa.

Os resultados laboratoriais podem não estar disponíveis por vários dias. Por isso o diagnóstico presuntivo é necessário, não devendo aguardar os resultados de dosagens de anticorpos para tomada de decisão de suspender a heparina em razão do risco de complicações graves.

É possível solicitar a dosagem dos anticorpos anti-heparina fator plaquetário 4 (PF4-heparina) por Elisa imunoensaio e testes funcionais que avaliam a capacidade de o anticorpo PF4-heparina se ligar, ativar plaquetas e causar TIH. Os resultados são relatados como positivos ou negativos. Sugere-se conversar com o laboratório de referência para pesquisar a disponibilidade do teste e o tempo de divulgação do resultado. A maior utilidade do sistema 4 T citado é auxiliar no diagnóstico em que a dosagem dos anticorpos não é possível.

• **QUADRO 5** Sistema de pontuação 4 T na trombocitopenia induzida pela heparina

Categoria	2 pontos	1 ponto	0 ponto
Trombocitopenia	Contagem de plaquetas cai > 50% e nadir ≥ 20 x 10^9/L.	Contagem de plaquetas cai 30 a 50% e nadir 10-19 x 10^9/L.	Contagem de plaquetas cai < 30% e nadir < 10 x 10^9/L.
Tempo	Início claro entre 5 e 10 dias ou queda de plaqueta ≤ 1 dia (exposição prévia à heparina dentro de 30 dias).	Possivelmente início entre 5 e 10 dias, mas não está claro (p. ex., contagem de plaquetas ausentes), ou início após o dia 10, ou queda ≤ 1 dia (exposição anterior à heparina 30 a 100 dias atrás).	Contagem de plaquetas cai < 4 dias sem exposição recente à heparina.
Trombose	Nova trombose (confirmada), ou necrose cutânea em locais de injeção de heparina, ou reação sistêmica aguda após bólus de heparina intravenosa.	Trombose progressiva ou recorrente, ou lesões cutâneas não necrosantes (eritematosas), ou trombose suspeita (não comprovada).	Nenhum.
Outras causas de trombocitopenia	Não sugestivo.	Possível.	Provável.

Fonte: adaptação de Lo et al., 2006.

Após confirmação ou suspeita da TIH, torna-se necessário o uso de um anticoagulante alternativo para suprimir a tendência trombótica. A warfarina é uma opção razoável para anticoagulação na TIH, mas não deve ser usada até que a contagem de plaquetas seja de pelo menos 150 × 10^9/L, em razão do alto risco de necrose cutânea com warfarina em pessoas com TIH e baixa contagem de plaquetas. A necrose da warfarina é o desenvolvimento de gangrena da pele naqueles que recebem warfarina ou um inibidor semelhante da vitamina K. Se o paciente já estava recebendo warfarina no momento em que a TIH é diagnosticada, o efeito anticoagulante da warfarina pode ser revertido com a vitamina K.

A transfusão de plaquetas é desencorajada, pois teoricamente poderia piorar o risco de trombose; a contagem de plaquetas na TIH raramente é baixa o suficiente para ser a principal causa de hemorragia significativa.

Vários agentes são utilizados como alternativas à heparina para anticoagulação naqueles pacientes com TIH fortemente suspeita ou comprovada: danaparoide, fondaparinux, bivalirudina ou argatrobana. Cabe ressaltar que nem todos esses agentes estão disponíveis ou são aprovados para esse uso específico no Brasil. A duração da anticoagulação com esses agentes não está bem estabelecida, mas sugere-se manter por pelo menos 4 semanas. Em pacientes com eventos trombóticos, a manutenção da anticoagulação deve ser por no mínimo 3 meses. Entre as opções para a anticoagulação inicial em casos de TIH:

- Agentes parenterais (com as considerações descritas na seção "Acabou a heparina! Quais as outras opções de anticoagulantes?"): argatrobana, bivalirudina, danaparoide, fondaparinux).
- ACO direto (com as considerações descritas na seção "Anticoagulantes orais em pacientes em hemodiálise"): dabigatrana, apixabana, rivaroxabana, edoxabana.

ANTICOAGULANTES ORAIS EM PACIENTES EM HEMODIÁLISE

Os anticoagulantes orais podem ser utilizados em pacientes em hemodiálise?

O tratamento com ACO nos pacientes com DRC em HD, independentemente de suas indicações, é motivo de controvérsia. Isso porque uma série de fatores pró e anticoagulantes, em razão da própria natureza da doença, atua na doença renal em estágio avançado. Nessas condições, a farmacocinética e as propriedades farmacodinâmicas dos ACO também estão alteradas. Todos esses fatores tornam mais difícil a anticoagulação adequada nesses pacientes e diminuem o tempo que os pacientes permanecem na faixa terapêutica do INR. No caso do tratamento de tromboembolismo venoso, uma alternativa é o tratamento com ACO de acordo com os regimes usados na população geral, visto que não existem estudos relevantes com o grupo de pacientes em HD.

O tratamento com ACO em pacientes em HD com fibrilação atrial crônica a fim de prevenir eventos tromboembólicos está associado a um aumento na incidência de AVC e mortalidade. A pergunta traz ainda dúvidas que devem ser dissipadas por estudos de forma prospectiva, controlada, randomizada. Nos casos selecionados de tratamento ACO nesse grupo de pacientes, é absolutamente necessário controlar e monitorar o tratamento aplicado completamente.

O exemplo do ACO mais utilizado na prática clínica é a warfarina, apesar dos riscos em pacientes com DRC estágio 5. A warfarina antagoniza os efeitos da vitamina K, inibindo a síntese de fatores de coagulação (II, VII, IV e X) e proteínas anticoagulantes (C e S). A necrose da warfarina, uma complicação rara, ocorre dentro de alguns dias do início da terapia medicamentosa e é caracterizada por púrpura e necrose hemorrágica. Em pacientes com DRC estágio 5, o uso de warfarina também aumenta o risco de calcifilaxia, um distúrbio caracterizado por calcificação e trombose das artérias dérmicas e lesões dolorosas na pele.

Quais as indicações de uso de anticoagulante oral em pacientes em hemodiálise crônica?

As indicações para uso de ACO para pacientes com DRC estágio 5, incluindo pacientes em HD, deve ser limitada a:

- Pós-operatório de implante de válvula cardíaca.
- Síndrome antifosfolípide.

- Prevenção secundária de eventos tromboembólicos graves (p. ex., embolia pulmonar).
- Fibrilação atrial crônica com alto risco de acidente vascular cerebral.

Precisamos trocar a warfarina pelos novos anticoagulantes orais nos pacientes que a utilizam cronicamente?

A segurança e a eficácia dos ACO de ação direta em comparação com a warfarina em pacientes com DRC estágio 5 permanecem desconhecidas. Os novos ACO atualmente disponíveis incluem: dabigatrana (inibidor direto da trombina) e apixabana, edoxabana e rivaroxabana (inibidores do fator Xa). Essas drogas são independentes da vitamina K, têm excreção renal significativa e meia-vida prolongada em pacientes com disfunção renal. Na maioria dos ensaios de fase 3 dos novos ACO, adultos com taxa de filtração glomerular ≤ 25 mL/min foram excluídos, o que dificulta a indicação segura dessas drogas nesses pacientes.

Entre esses ACO, apenas a apixabana teve seu emprego avaliado em pacientes com DRC estágio 5, em doses mais baixas. Em ensaios clínicos, a dosagem de apixabana foi reduzida de 5 mg 2 vezes ao dia para 2,5 mg 2 vezes ao dia, tendo se mostrado superior à warfarina para reduzir AVC ou embolia sistêmica, com menores riscos de sangramento, independentemente da função renal.

Em 2014 a apixabana foi aprovada pelo Food and Drug Administration (FDA) para uso em pacientes com DRC estágio 5D com base em um estudo farmacocinético de dose única em 8 pacientes recebendo diálise. Com a dose de 5 mg, a exposição geral ao medicamento (área sob a curva) foi 36% maior em comparação com controles saudáveis, e nenhuma diferença na concentração máxima da droga foi anotada. Nenhum estudo até o momento avaliou a exposição a drogas ou efeitos adversos com doses repetidas e prolongadas de apixabana em pacientes com DRC estágio 5D.

Portanto, a segurança da apixabana em pacientes com DRC estágio 5D permanece desconhecida, e atualmente a dosagem recomendada para pacientes com DRC em diálise deve ser reduzida para 2,5 mg 2 vezes ao dia, especialmente se o paciente tiver mais de 80 anos ou peso corporal ≤ 60 kg.

O que se sabe sobre anticoagulantes orais nos pacientes em diálise para prevenir eventos trombóticos da fibrilação atrial crônica?

Muitos prescrevem anticoagulantes e medicamentos antiplaquetários para prevenir eventos tromboembólicos em pacientes em diálise, apesar das evidências limitadas de sua eficácia nessa população. Os resultados do estudo de Chan et al. (2015) sugerem um aumento significativo do risco de eventos hemorrágicos graves durante o tratamento de ACO em pacientes em hemodiálise com fibrilação atrial crônica. No mesmo estudo, foram também avaliadas as associações com clopidogrel, que estiveram associadas a um risco maior (2,5 vezes) de complicações hemorrágicas significativas, bem como com o uso de AAS, que também aumentou esse risco, porém com menor magnitude.

Holden et al. (2008), por sua vez, observaram um aumento do risco de sangramento com o uso dos ACO, que foi mais do que o triplo no caso da warfarina e mais de 6 vezes com a combinação desta com o AAS.

Outros estudos também sugeriram risco significativo de eventos hemorrágicos graves associados ao uso de ACO na prevenção de complicações tromboembólicas em pacientes em diálise com fibrilação atrial crônica. Por essa razão, os ACO não são recomendados rotineiramente para tal finalidade nessa população.

A warfarina poderia ser usada para prevenir trombose de fístula arteriovenosa?

O uso da warfarina não reduziu a taxa de falha da FAV ou enxerto de PTFE e aumentou o risco de eventos hemorrágicos em pacientes dialíticos. Além disso, considerando as indicações descritas anteriormente neste capítulo, ACO devem ser usados com cautela em pacientes com alto risco de sangramento.

LITERATURA RECOMENDADA

Arepally GM. Heparin-induced thrombocytopenia. Blood. 2017 May 25;129(21):2864-72.

Ashby D, Borman N, Burton J et al. Renal association clinical practice guideline on haemodialysis. BMC Nephrol. 2019;20(1).

Bansal VK, Herzog CA, Sarnak MJ et al. Oral anticoagulants to prevent stroke in nonvalvular atrial fibrillation in patients with CKD stage 5D: an NKF-KDOQI controversies report. Am J Kidney Dis. 2017;70(6):859-68.

Bansal VK, Herzog CA, Sarnak MJ et al. Oral anticoagulants to prevent stroke in nonvalvular atrial fibrillation in patients with CKD Stage 5D: an NKF-KDOQI controversies report. Am J Kidney Dis. 2017;70(6):859-68.

Brunelli SM, Cohen DE, Marlowe G et al. Safety and efficacy of heparin during dialysis in the context of systemic anticoagulant and antiplatelet medications. J Nephrol. 2019;32(3):453-60.

Caruana RJ, Raja RM, Bush JV et al. Heparin free dialysis: comparative data and results in high risk patients. Kidney Int. 1987;31(6):1351-5.

Chakhtoura Z, Meunier M, Caby J et al. Gynecologic follow up of 129 women on dialysis and after kidney transplantation: a retrospective cohort study. Eur J Obstet Gynecol Reprod Biol. 2015;187:1-5.

Chan KE, Edelman ER, Wenger JB et al. Dabigatran and rivaroxaban use in atrial fibrillation patients on hemodialysis. Circulation. 2015;131(11):972-9.

Chan KE, Lazarus JM, Thadhani R, Hakim RM. Anticoagulant and antiplatelet usage associates with mortality among hemodialysis patients. J Am Soc Nephrol. 2009;20(4):872-81.

Claudel SE, Miles LA, Murea M. Anticoagulation in hemodialysis: a narrative review. Semin Dial. 2021;34(2):103-15.

Dahm WJ. Estratégias de anticoagulação durante os procedimentos de diálise. In: Heinrich WL (ed.). Princípios e práticas de diálise. 4.ed. São Paulo: DI Livros; 2011.

Davenport A, Lai KN, Hertel J, Caruana RJ. Anticoagulation. In: Daugirdas JT, Blake PG, Ing TS (eds.) Handbook of dialysis. 5.ed. Philadelphia: Wolters Kluwer; 2015. p.252-67.

Davenport A. Antibodies to heparin-platelet factor 4 complex: pathogenesis, epidemiology, and management of heparin induced thrombocytopenia in hemodialysis. Am J Kidney Dis. 2009;54(2):361-74.

Davenport A. What are the anticoagulation options for intermittent hemodialysis? Nat Rev Nephrol. 2011;7(9):499-508.

Davenport A. What are the option for anticoagulation needs in dialysis for patients with heparin-induced thrombocytopenia? Semin Dial. 2011;24(4):382-5.

European best practice guidelines expert group on hemodialysis ERA. Section V. Chronic intermittent haemodialysis and prevention of clotting in the extracorporal system. Nephrol Dial Transplant. 2002;17:63-71.

Guéry B, Alberti C, Servais A et al. Hemodialysis without systemic anticoagulation: a prospective randomized trial to evaluate 3 strategies in patients at risk of bleeding. PLoS One. 2014;9(5):e97187.

Hague WM, North RA, Gallus AS et al., Working Group of the Obstetric Medicine Group of Australasia. Anticoagulation in pregnancy and the puerperium. Med J Aust. 2001;175(5):258-63.

Hladunewich MA, August P, Vella J et al. Pregnancy in women on dialysis. Uptodate. 2021

Holden RM, Harman GJ, Wang M et al. Major bleeding in hemodialysis patients. Clin J Am Soc Nephrol. 2008;3(1):105-10.

Hu A, Niu J, Winkelmayer WC. Oral anticoagulation in patients with end-stage kidney disease on dialysis and atrial fibrillation. Semin Nephrol. 2018;38(6):618-28.

Irish A, Dogra G, Mori T et al. Preventing AVF thrombosis: the rationale and design of the omega-3 Fatty acids (fish oils) and aspirin in vascular access outcomes in renal disease (Favoured) study. BMC Nephrol. 2009;10:1.

Kaufman JS, O'Connor TZ, Zhang JH et al. Randomized controlled trial of clopidogrel plus aspirin to prevent hemodialysis access graft thrombosis. J Am Soc Nephrol. 2003;14:2313.

Kovalic EC, Davenport A. Anticoagulation for the hemodialysis procedure. Uptodate. 2021.

Krummel T, Scheidt E, Borni-Duval C et al. Haemodialysis in patients treated with oral anticoagulant: should we heparinize? Nephrol Dial Transplant. 2014;29(4):906-13.

Kuno T, Takagi H, Ando T et al. Oral anticoagulation for patients with atrial fibrillation on long-term hemodialysis. J Am Coll Cardiol. 2020;75(3):273-85.

Leonardi-Bee J, Bath PM, Phillips SJ et al.; IST Collaborative Group. Blood pressure and clinical outcomes in the International Stroke Trial. Stroke. 2002;33(5):1315-20.

Lo GK, Juhl D, Warkentin TE et al. Evaluation of pretest clinical score (4 T's) for the diagnosis of heparin-induced thrombocytopenia in two clinical settings. J Thromb Haemost. 2006;4:759.

Lugon JR, Mattos JPS, Warrak EA. Hemodiálise. In: Riella MC. Princípios de nefrologia e distúrbios hidroeletrolíticos. 5.ed. Rio de Janeiro: Guanabara Koogan; 2014.

Marquie C, De Geeter G, Klug D et al. Post-operative use of heparin increases morbidity of pacemaker implantation. Europace. 2006;8(4):283-7.

Misra M. Hemodialysis and hemofiltration. In: Gilbert SJ, Weiner DE, Bomback AS et al. National Kidney Foundation 's primer on kidney disease. 7.ed. Philadelphia; 2018. p.537.

Mohamed I, Kamarizan MFA, Da Silva A. Medical adjuvant treatment to increase patency of arteriovenous fistulae and grafts. Cochrane Database Syst Rev. 2021;7(7):CD002786.

Moura-Neto JA. Acabou a heparina: e agora? Nefrodicas. SBN Informa. 2021;27(124):33-5.

Mulloy B, Hogwood J, Gray E et al. Pharmacology of heparin and related drugs. Pharmacological Reviews. 2016;68(1):76-141.

Obialo CI, Conner AC, Lebon LF. Maintaining patency of tunneled hemodialysis catheters-efficacy of aspirin compared to warfarin. Scand J Urol Nephrol. 2003;37(2):172-6.

Sahota S, Rodby R. Inpatient haemodialysis without anticoagulation in adults. Clin Kidney J. 2014;7(6):552-6.

Salter BS, Weiner MM, Trinh MA et al. Heparin-induced thrombocytopenia: a comprehensive clinical review. J Am Coll Cardiol. 2016;67(21):2519-32.

Sanders PW, Taylor H, Curtis JJ. Hemodialysis without anticoagulation. Am J Kid Dis. 1985;1:32-5.

Saracyn M, Brodowska-Kania D, Niemczyk S. Oral anticoagulant therapy in patients receiving haemodialysis: is it time to abandon it? Scientific World Journal. 2013;2013:170576.

Schwab SJ, Onorato JJ, Sharar LR et al. Hemodialysis without anticoagulation: one-year prospective trial in hospitalized patients at risk for bleeding. Am J Med. 1987;83:405.

Shen JI, Mitani AA, Chang TI, Winkelmayer WC. Use and safety of heparin-free maintenance hemodialysis in the USA. Nephrol Dial Transplant. 2013;28:1589-602.

Stamatiadis DN, Helioti H, Mansour M et al. Hemodialysis for patients bleeding or at risk for bleeding can be simple safe and efficient. Clin Nephrol. 2004;62:29-34.

Tanner NC, Da Silva A. Medical adjuvant treatment to increase patency of arteriovenous fistulae and grafts. Cochrane Database Syst Rev. 2015;2015(7):CD002786.

Tanner NC, da Silva AF. Medical adjuvant treatment to improve the patency of arteriovenous fistulae and grafts: a systematic review and meta-analysis. Eur J Vasc Endovasc Surg. 2016;52(2):243-52.

Ziai F, Benesch T, Kodras K et al. The effect of oral anticoagulation on clotting during hemodialysis. Kidney Int. 2005;68:862-6.

21

Intercorrências comuns durante a sessão de hemodiálise

Joan Araujo Oliveira Moitinho
Carmen Tzanno

INTRODUÇÃO

No Brasil, estima-se que mais de 20 milhões de sessões de hemodiálise (HD) ambulatoriais sejam realizadas por ano. A intercorrência clínica mais frequente durante a HD é a hipotensão, que pode ocorrer em até 55% das sessões. Câibras, cefaleia, náuseas e vômito são outras intercorrências comuns. Com o avanço tecnológico das últimas décadas, a diálise se tornou um método mais seguro, e complicações graves como síndrome do desequilíbrio, hemólise e embolia gasosa são cada vez mais raras.

O objetivo deste capítulo é discutir os principais diagnósticos diferenciais, o manejo adequado e as medidas de prevenção das intercorrências mais prevalentes durante a sessão de HD.

HIPOTENSÃO INTRADIALÍTICA

Qual a prevalência de hipotensão durante as sessões de hemodiálise?

Hipotensão intradialítica (HID) é uma das intercorrências mais prevalentes, podendo ocorrer em até 20 a 55% das sessões de HD. Pode ser precedida por câibras, náuseas, vômitos e estar associada a outras complicações, como hemólise e embolia gasosa.

Qual a definição de hipotensão intradialítica?

Há diversas definições para HID, e uma das dificuldades ocorre em razão da ausência de um consenso sobre qual é o intervalo pressórico seguro durante a sessão de HD. Em 2005, a diretriz *Kidney disease outcomes quality initiative* (*KDOQI*) definiu HID como a diminuição súbita da pressão arterial sistólica (PAS) em 20 mmHg ou uma diminuição na pressão arterial média de 10 mmHg sintomática. Diversos estudos definem HID como queda da PAS abaixo de 90 mmHg. Essa definição teve sua importância corroborada por um estudo que associou PAS < 160 mmHg pré-HD e queda da PAS abaixo de 90 mmHg durante a HD a um aumento da mortalidade.

Quais os fatores de risco para hipotensão intradialítica?

Os principais fatores de risco associados a HID são: diabetes, doença cardiovascular, desnutrição, anemia grave, obesidade, idade > 65 anos, sexo feminino, neuropatia autônoma e PAS < 100 mmHg pré-HD. Ganho ponderal interdialítico elevado e a consequente prescrição de alta taxa de ultrafiltração são os fatores predisponentes mais importantes. A ultrafiltração excessiva pode diminuir o débito cardíaco, principalmente quando os mecanismos compensatórios (frequência cardíaca, contratilidade miocárdica, tônus vascular e alterações do fluxo esplâncnico) não são executados de forma efetiva. Por essa razão, a maior ocorrência de HID tem sido observada na primeira sessão de HD no esquema convencional de 3 sessões/semana.

Quais os principais efeitos deletérios da hipotensão intradialítica?

As consequências fisiopatológicas mais importantes são: diminuição da depuração de solutos urêmicos, "atordoamento miocárdio", isquemia cerebral, trombose de acesso vascular e aumento da morbimortalidade cardiovascular. Cada queda de 10 mmHg da PAS está associada a um aumento de 3% de eventos isquêmicos cerebrais, o que em longo prazo pode ser uma das causas de déficit cognitivo observado nos pacientes em HD. A HID recorrente pode predispor à isquemia mesentérica e à endotoxemia, levando à geração de pró-inflamatórios, citocinas, disfunção endotelial e estresse oxidativo, que por sua vez aumentam o risco de doença cardiovascular. Por fim, pode acelerar a perda da função renal residual de forma significativa nos 3 primeiros meses de início do programa de HD. A HID foi relacionada ao aumento de mortalidade entre 30 e 56% em pacientes com PAS < 90 mmHg durante a sessão de HD.

Como tratar a hipotensão intradialítica?

O objetivo imediato durante o episódio de hipotensão é restaurar o volume circulante efetivo. Para isso, devemos interromper a ultrafiltração, posicionar o paciente em Trendelenburg e repor solução salina isotônica em pequenas alíquotas, observando se há melhora dos níveis pressóricos ou se há necessidade de reposição volêmica adicional. A diminuição do fluxo de sangue parece não ter benefício comprovado no tratamento da hipotensão. Em casos mais graves de HID, pode ser necessário interromper a sessão de diálise. Alguns centros optam pela reposição de albumina, entretanto, o único estudo clínico randomizado não demostrou nenhuma diferença entre a infusão de albumina e a solução salina. A única diferença observada é que nos pacientes que receberam albumina o volume de solução salina administrado foi menor. Assim, a solução salina permanece a primeira escolha na abordagem da HID.

Como prevenir a hipotensão intradialítica?

Diversas estratégias são importantes na prevenção da HID. O paciente deve ser orientado sobre os malefícios do ganho de peso interdialítico elevado e o consequente aumento da necessidade de ultrafiltração (UF), tendo em vista que são os principais fatores de risco para a HID. A ingesta de sódio deve ser de no máximo 5 g/dia, com estimativa de ganho de peso diário em torno de 800 g/dia.

A restrição hídrica deve ser considerada de acordo com cada caso, e o peso seco reavaliado periodicamente. O uso de bioimpedância por multifrequência e, mais recentemente, a ultrassonografia (avaliação de congestão pulmonar e volemia) podem ser ferramentas úteis na determinação do peso seco e para prescrição de UF; entretanto, ainda não se mostraram mais efetivos que a avaliação clínica.

Os níveis de hemoglobina devem ser mantidos entre 11 e 12 mg/dL, com correção da anemia e diminuição do risco de HID.

A maioria dos pacientes em HD tem hipertensão e recebe drogas anti-hipertensivas, entretanto, ainda não há evidências suficientes quanto à frequência e à gravidade de episódios de HID de acordo com a droga em uso ou o período de administração da droga (se antes ou no final da sessão de HD). A prescrição de medicações anti-hipertensivas deve ser revista regularmente, assim como a necessidade de sua continuidade, em função da melhora clínica com a manutenção da HD e da redução dos níveis pressóricos.

O uso de diuréticos de alça de forma regular é importante na manutenção da função renal residual: quanto maior o volume urinário, teoricamente, menor o ganho de peso interdialítico e consequente menor a necessidade de ultrafiltração. O uso regular está associado a redução de episódios de HID, menor número de hospitalizações e melhor qualidade de vida.

Os pacientes devem evitar a alimentação antes do início ou durante a HD, considerando que a ingesta de alimentos aumenta o fluxo sanguíneo na circulação esplâncnica, diminuindo o volume circulante efetivo e aumentando, assim, o risco de HID.

Taxas de UF superiores a 13 mL/kg/h, ou cerca de 5% do peso corporal do paciente, estão associadas a maior mortalidade cardiovascular por todas as causas.

Maior número de sessões de HD semanais, HD diária ou aumento do tempo de diálise são medidas benéficas, pois estão associadas com diminuição do ganho de peso interdialítico e da HID. A hemodiafiltração (HDF) também está associada a uma redução de HID, possivelmente devida à redução de temperatura do dialisato e a um balanço de sódio positivo, visto que a PA sistólica pré-diálise tende a se elevar nesses pacientes em programa de HDF.

Diminuir a temperatura do dialisato para 35,5 a 36°C pode ser útil, pois resulta em vasoconstrição periférica e aumento do retorno venoso, diminuindo os riscos de hipotensão. Alguns pacientes não toleram a diminuição da temperatura, referindo desconforto e calafrios. Nesses pacientes o alvo de temperatura deve ser personalizado, 0,5°C menor que sua temperatura corporal basal, aumentando assim a tolerância ao dialisato frio. Recomenda-se abordar o paciente com medidas educativas antes de reduzir a temperatura do dialisato.

O uso de concentrações de sódio mais altas diminui o risco de HID. No entanto, essa estratégia não deve ser utilizada em pacientes ambulatoriais, pois o balanço positivo de sódio pode levar a aumento da sede, e com isso maior ingesta hídrica, maior ganho de peso interdialítico, maior necessidade de UF e maior risco de HID. O uso de níveis de sódio no dialisato com valores entre 135 e 137 mEq/L pode minimizar ganho de sódio e de peso interdialítico em longo prazo.

Por fim, o uso de medicamentos como midodrina (agonista de receptor alfa-1 adrenérgico), sertralina (inibidor seletivo da recaptação da serotonina) e a suplementação com L-carnitina são citados em alguns estudos como potencialmente benéficos na diminuição de episódios de HID.

CÃIBRAS MUSCULARES

Qual a prevalência de cãibras musculares durante a hemodiálise?

Cãibra muscular, geralmente nos membros inferiores, é uma das queixas mais frequentes de pacientes em HD, com prevalência estimada entre 30 e 78%. É o sintoma mais comum que acompanha a HID e uma complicação associada a piora da qualidade de vida, pois as cãibras podem se manifestar mesmo fora das sessões de HD. Ainda, podem predispor episódios de ansiedade e depressão.

Quais as causas de cãibras durante a hemodiálise?

A causa ainda permanece desconhecida, entretanto, as causas mais comumente relacionadas a cãibras em HD são hipotensão arterial, taxa de ultrafiltração elevada e alterações hidreletrolíticas (hipocalcemia, hipocalemia e hipomagnesemia). Outros fatores, como hipoperfusão muscular, alterações neurológicas que impedem o relaxamento muscular, deficiência de biotina (vitamina B7) e de ácido ascórbico (vitamina C), redução de L-carnitina e acúmulo de acilcarnitina, aumento do paratormônio e os níveis de leptina, levando à toxicidade neuronal, também são citados na fisiopatologia das cãibras relacionadas à HD.

Como tratar a ocorrência de cãibras durante a hemodiálise?

Em pacientes que apresentam cãibras associadas a hipotensão, a infusão de soro fisiológico 0,9% com reposição de volume pode ser benéfica. No caso de cãibras isoladas, a glicose hipertônica deve ser usada de forma preferencial, mas solução salina hipertônica e manitol são alternativas disponíveis e equivalentes. O uso de vasodilatadores como nifedipino pode ser útil quando não há hipotensão associada.

Como prevenir a ocorrência de cãibras musculares?

A medida mais eficaz na prevenção das cãibras musculares é evitar a ocorrência de hipotensão. Também podem ser úteis outras medidas, como a diminuição do ganho de peso interdialítico, o aumento da frequência de sessões semanais de HD e, com isso, a diminuição da taxa de ultrafiltração durante a sessão. A reavaliação do peso seco deve ser realizada em caso de episódios frequentes de cãibras. O uso de dialisatos com concentração de magnésio maior pode levar à diminuição da incidência de cãibras.

Terapia comportamental deve ser estimulada, como a prática de atividade física e o alongamento regulares. O uso de suplementos de L-carnitina, biotina e vitamina C e E está associado à diminuição da incidência de cãibras intradialíticas. Fisioterapia com alongamento e massagem muscular aliviam a sintomatologia durante o episódio.

Como alternativa herbal da medicina oriental, um composto de quantidades equivalentes de raízes de peônia e alcaçuz, chamado *shao-yao-gan-cao-tang* em chinês ou *Shakuyaku-kanzo-to* em japonês, tem sido usado no Japão e na China para cãibras musculares.

PRECORDIALGIA

Quais os principais diagnósticos diferenciais de dor precordial?

O diagnóstico diferencial mais importante de dor precordial durante a sessão de HD é angina. A dor precordial pode ser sintoma de outras condições, como: hipotensão, embolia gasosa, infecção de cateter, pneumonia, pericardite, pleurite, reação aos filtros dialisadores ou medicamentos, refluxo gastroesofágico e hemólise, sendo necessário estarmos atentos a outros sinais e sintomas para melhor elucidação diagnóstica e manejo adequado.

Como tratar a dor precordial?

Em pacientes com angina, deve-se buscar a realização do diagnóstico correto com eletrocardiograma e dosagem de enzimas cardíacas, quando disponíveis. Em caso de hipotensão, a reposição com solução salina é obrigatória. Oxigenoterapia, uso de ácido acetilsalicílico e nitrato (quando os níveis pressóricos permitirem), além de medidas como a diminuição do fluxo de sangue, podem ser benéficos. Caso não haja melhora dos sintomas, a diálise deve ser interrompida e o paciente encaminhado ao serviço de emergência.

Como prevenir precordialgia durante a realização da hemodiálise?

Quando episódios de angina durante a diálise tornam-se mais frequentes, devemos orientar o paciente para evitar ganho de peso interdialítico elevado, avaliar a taxa de UF prescrita, corrigir a anemia, manter o controle pressórico adequado e descartar causas cardiovasculares mais graves. O uso de betabloqueadores e de nitratos antes das sessões de diálise deve ser cauteloso e uma decisão individualizada, pois pode aumentar o risco de hipotensão.

CEFALEIA

Quais as principais características da cefaleia associada à hemodiálise?

A Sociedade Internacional de Cefaleia definiu no consenso de 2018 a cefaleia associada à dialise como "dor sem características específicas ocorridas durante e causadas pela HD, que se resolve espontaneamente dentro de 72 horas após o término da sessão de HD". A causa pode estar relacionada ao desequilíbrio homeostático, seja hemodinâmico ou devido a hipertensão intracraniana secundária à causa metabólica. A prevalência varia de 6,8 a 68% dos pacientes em programa ambulatorial. Mesmo sendo elevada, temos poucos estudos e dados na literatura.

Pacientes com outros tipos de cefaleia diagnosticadas previamente à HD tem maior risco de dor durante o procedimento. A cefaleia tensional é comum.

É preciso estar atento a sinais de alerta, como dor de forte intensidade ou alteração de seu padrão e diminuição do nível de consciência. Essas manifestações podem estar associadas a eventos neurológicos de maior gravidade, como hemorragia intracraniana ou outras causas secundárias.

Qual o tratamento da cefaleia para pacientes em hemodiálise?

Geralmente o uso de sintomáticos, analgésicos comuns, é suficiente para resolução da dor. Entretanto, a cefaleia pode estar associada a diversos diagnósticos diferenciais neurológicos, devendo ser tratada de acordo com a causa específica.

Como prevenir a cefaleia durante a hemodiálise?

O uso de dialisato com concentrações mais baixas de sódio e a reposição de magnésio em pacientes com níveis séricos baixos são medidas consideradas eficazes na profilaxia da cefaleia relacionada à HD. A ingestão de cafeína durante a sessão e o uso de nortriptilina têm sido recomendados por alguns autores. No caso da cefaleia, após 3 horas de início da sessão, a mudança para o regime de hemodiálise curta diária pode ser aventada.

SÍNDROME DO DESEQUILÍBRIO

O que é síndrome do desequilíbrio?

É uma síndrome neurológica rara, causada pela rápida remoção da ureia e diminuição da osmolaridade sérica, levando a edema cerebral e a aumento da pressão intracraniana. Ocorre mais comumente na primeira HD, podendo manifestar-se durante a sessão ou logo após seu término.

Quais os principais fatores de risco da síndrome do desequilíbrio?

Os principais fatores de risco são: redução rápida dos níveis de ureia, acidose metabólica, disnatremia, hiperglicemia, doença hepática associada, extremos de idade, doença neurológica preexistente, além das condições que aumentem a permeabilidade da barreira hematoencefálica (meningite, tumores cerebrais, vasculite).

Quais os sintomas da síndrome do desequilíbrio?

- Sintomas de desequilíbrio leve: podem ser inespecíficos, como náuseas, vômitos, inquietude, cãibras e cefaleia.
- Sintomas de desequilíbrio grave: confusão mental, convulsão e coma.

Quais os principais diagnósticos diferenciais da síndrome do desequilíbrio?

O diagnóstico da síndrome do desequilíbrio é de exclusão. Entre os diagnósticos diferenciais estão: uremia, acidente vascular encefálico, hemorragia intracraniana e distúrbios metabólicos (hipoglicemia e hiponatremia).

Como tratar a síndrome do desequilíbrio?

O tratamento é de suporte. Em casos leves, o uso de sintomáticos como analgésicos e antieméticos pode ser suficiente, com redução do fluxo de sangue durante a diálise, não sendo necessária a interrupção imediata do tratamento. Porém, caso não haja melhora ou ocorra o agravamento dos sintomas, a HD deve ser interrompida. Em casos com sintomas graves, a HD deve ser imediatamente interrompida e o tratamento de suporte deve ser estabelecido. Deve-se adotar medidas para manter a via área pérvia e a estabilidade hemodinâmica. O uso de solução salina hipertônica e de manitol na tentativa de aumentar a osmolaridade sérica e diminuir o edema cerebral ainda é controverso.

Como prevenir a síndrome do desequilíbrio?

A prevenção tem papel fundamental para evitar a síndrome do desequilíbrio. Em razão das medidas preventivas estabelecidas nas últimas décadas, essa síndrome tem se tornado uma complicação cada vez mais rara.

Em pacientes que iniciarão HD, é recomendado que a taxa de depuração de ureia seja em torno de 40% após as primeiras sessões. Esse objetivo pode ser alcançado com as seguintes estratégias: uso de dialisadores com área de superfície menor, as primeiras diálises devem ser de curta duração, aproximadamente 2 horas, com incrementos de 30 minutos nas sessões subsequentes até atingir o tempo de 4 horas, geralmente em diálises diárias. Deve-se limitar o fluxo de sangue para evitar a rápida remoção de solutos, estabelecendo um fluxo de sangue entre 200 e 250 mL/min nas primeiras sessões. Utilizar solução de diálise com concentração de sódio de 130 mEq/L e bicarbonato acima de 40 mEq/L.

Alguns serviços recomendam o uso de ultrafiltração seguida de HD, hemofiltração e HDF, pois a redução de ureia é menor por unidade de tempo.

NÁUSEAS E VÔMITOS

Quais as causas de náuseas e vômitos durante a hemodiálise?

Náuseas e vômitos durante a HD comumente estão associados à hipotensão, sendo sintomas comuns também na síndrome do desequilíbrio, na cefaleia e na precordialgia. É necessário descartar causas como uremia (pacientes iniciando diálise ou subdialisados), efeito colateral de medicações de uso habitual, doença gastrointestinal e gastroparesia, comum em pacientes diabéticos.

Como tratar?

A causa básica deve ser prontamente identificada e corrigida. Em pacientes com hipotensão, a volemia deve ser corrigida com medidas como interrupção da UF e infusão de solução salina. O uso de antieméticos nesses casos geralmente não é necessário. O tratamento com antieméticos está indicado em outras causas de náuseas e vômitos durante a hemodiálise.

Como prevenir?

A prevenção das náuseas e vômitos está relacionada principalmente a medidas que diminuem o risco de HID, já discutidos anteriormente. Pacientes com gastroparesia podem se beneficiar do uso de domperidona e metoclopramida. Deve-se evitar a alimentação logo antes do início ou durante a HD em pacientes com sintomas recorrentes.

EMBOLIA GASOSA

Quais as manifestações clínicas da embolia gasosa?

As manifestações clínicas mais comuns são dispneia, tosse, arritmias e dor torácica, além de alterações neurológicas agudas. É comum a presença de pequenas bolhas e de espuma na linha venosa.

Quais as causas de embolia gasosa durante a hemodiálise?

A embolia gasosa pode ser causada pela entrada de ar no circuito extracorpóreo nos seguintes pontos: agulha arterial, na junção da extremidade da linha arterial com a agulha da fístula arteriovenosa (FAV) ou ramo do cateter, no segmento arterial pré-bomba, no local de administração de medicamentos, durante o preenchimento (*priming*) com volume de solução insuficiente e de forma mais rara durante a retirada de cateteres de HD.

Como tratar a embolia gasosa?

A HD deve ser interrompida de forma imediata, interrompendo o fluxo de sangue venoso ao paciente. O paciente deve ser posicionado em decúbito lateral esquerdo e em posição de Trendelenburg. Deve ser oferecido oxigênio suplementar por máscara, e em casos mais graves pode ser necessária a intubação orotraqueal e suporte por meio de ventilação mecânica. A reposição volêmica e o uso de aminas vasoativas podem ser necessários em pacientes com instabilidade hemodinâmica.

Em casos graves, há relatos de aspiração do ar do ventrículo direito com abordagem percutânea, porém com resultados limitados.

Como prevenir a embolia gasosa?

Devemos avaliar se as conexões estão realizadas de forma adequada ou se há defeitos como pequenas fraturas nas linhas do circuito extracorpóreo, o cata-bolhas deve ser mantido com nível adequado de sangue e manter alarmes de detector de ar sempre ligados.

Durante a manipulação de cateteres venosos centrais e sua retirada, algumas medidas podem ser realizadas, como: posicionar o paciente em posição de Trendelenburg e realizar manobra de Valsalva durante a retirada do cateter, compressão local adequada por no mínimo 10 minutos após a retirada do acesso e curativo oclusivo por 24 horas.

REAÇÕES AO DIALISADOR

Quais os tipos de reação ao dialisador?

Os tipos de reação ao dialisador são as reações do tipo A (anafilática) e do tipo B (inespecífica). Essas reações tornaram-se cada vez mais raras com a utilização de membranas mais biocompatíveis e a modificação de seus processos de esterilização. As reações do tipo A são mais graves que as do tipo B.

Reação ao dialisador do tipo A (anafilática)

São reações mediadas por imunoglobulina E (IgE). Ocorrem poucos minutos (5 a 20 minutos) após o início da HD, evoluindo de forma mais grave, com sintomas como prurido, urticária, sensação de queimação no local da FAV, dispneia, angioedema e até choque anafilático.

Quais as causas de reações do tipo A?

Exposição a micropartículas de óxido de etileno usado na esterilização de dialisadores novos, reações associadas a membrana acrilonitrilo 69 (AN69) e uso concomitante de inibidores da enzima conversora de angiotensina (Ieca), além de soluções contaminadas por bactérias e endotoxinas, são causas comuns das reações do tipo A.

Como tratar as reações do tipo A?

A diálise deve ser imediatamente interrompida e o sangue não deve ser retornado ao paciente. O dialisador e as linhas devem ser descartados sem possibilidade de reprocessamento. Em casos graves, além do suporte com oxigênio, pode ser necessária a administração de anti-histamínicos, corticoide e adrenalina.

Como prevenir as reações do tipo A?

Substituir dialisadores novos esterilizados com óxido de etileno por outros que são esterilizados com vapor e raios gama. Quando não for possível essa substituição, o dialisador novo deve ser reprocessado antes do primeiro uso, por meio da lavagem adequada dos dialisadores de forma a eliminar completamente o oxido de etileno. No caso de membrana, mudar o dialisador, e, no caso de soluções contaminadas ou filtros reprocessados, que podem estar contaminados, reavaliar os processos dentro da unidade de diálise.

Reação ao dialisador do tipo B (inespecífica)

São reações mediadas por ativação do sistema complemento. Ocorrem, em geral, após 30 minutos do início da HD, entretanto há relatos de reações após 15 minutos ou até 1 hora após o início da sessão, sendo os sintomas mais comuns náuseas, vômitos, dor torácica e dorsalgia.

Quais as causas da reação do tipo B?

A etiologia de modo geral é desconhecida. Alguns autores associam o uso de membranas de cuprofano e polissulfonas às reações do tipo B, pois essas parecem estar associadas à ativação do complemento. As reações podem ser cruzadas aos diferentes tipos de membranas sintéticas. Os sintomas desaparecem com a mudança do filtro ou após algumas sessões. O diagnóstico é geralmente de exclusão, e hemólise e angina devem ser descartados.

Como tratar as reações do tipo B?

Tratamento de suporte com oxigênio, não sendo necessário na maioria das vezes interromper o tratamento, pois geralmente há melhora dos sintomas após 1 hora de diálise.

Como prevenir as reações do tipo B?

Devem ser consideradas mudanças nos dialisadores utilizados. Suspensão de uso de Ieca. Os filtros de membranas de triacetato de celulose são uma opção para substituir filtros dialisadores de polissulfona.

HEMÓLISE

Quais as manifestações clínicas da hemólise?

A hemólise pode se manifestar com sintomas inespecíficos, como náuseas e vômitos, até sintomas mais graves, como dor precordial, dorsalgia, hipertensão, dispneia e cianose. Pode ser observada alteração da cor do sangue na linha venosa, que se assemelha à coloração do vinho do Porto.

Quais as causas de hemólise no paciente em hemodiálise?

- Causas relacionadas ao paciente: anemia falciforme, esferocitose hereditária, anemia hemolítica autoimune, hipertensão maligna e deficiência de G6PD.
- Causas relacionadas à HD: contaminação da solução de HD por substâncias como formaldeído, ácido paracético, hipoclorito de sódio, cloraminas, cobre, zinco, nitrato e nitrito. Dialisato aquecido com altas temperaturas (falha do sistema de aquecimento, termostato e medidor de temperatura), soluções de diálise hipotônicas e uso de soluções hipotônicas na realização do *priming*.
- Causas mecânicas: dobras ou estreitamentos no circuito de HD, fluxo sanguíneo elevado através de agulhas de pequeno calibre, mau posicionamento da agulha e cateter parcialmente obstruído.

Como tratar a hemólise?

A HD deve ser interrompida imediatamente e o sangue não deve ser devolvido ao paciente, pelo risco de hipercalemia. Medidas de suporte, como aporte de oxigênio e manutenção da estabilidade hemodinâmica, podem ser necessárias.

O diagnóstico laboratorial deve ser confirmado com dosagens de hematócrito, potássio, desidrogenase láctica (LDH) e haptoglobina. Deve-se tentar identificar a causa da hemólise, por meio da avalição do dialisado (coloração, temperatura e osmolaridade), exclusão de água contaminada por cloraminas, nitrato e cobre e verificação do circuito extracorpóreo. Caso não se identifique a causa, deve-se proceder com troca de linhas, dialisadores e até mesmo do equipamento de diálise.

Em casos de hemólise maciça, pode ser necessário o retorno à HD para tratamento da hipercalemia. Pacientes instáveis hemodinamicamente podem necessitar de hemotransfusão.

Como prevenir a hemólise?

Antes de cada sessão de HD deve ser feita a inspeção cuidadosa das linhas de sangue à procura de dobras e estreitamentos e verificação dos circuitos, se estão bem acoplados à bomba de sangue, para evitar torções ou acotovelamentos que aumentem o risco de hemólise. No caso de circuitos danificados, devem ser substituídos.

Os alarmes de monitorização de pressão do circuito devem ficar ligados durante todo o procedimento. Diminuições atípicas e simultâneas nas pressões do circuito arterial e venoso podem indicar obstruções pós-bomba dos circuitos de HD. O teste para detecção de solução esterilizante deve ser realizado antes de o paciente ser conectado a máquina.

A manutenção preventiva de equipamentos de HD é essencial para evitar problemas no controle da temperatura, condutividade do dialisato e monitoramento das pressões do circuito de HD, assim como o monitoramento periódico da qualidade da água e sua avaliação quanto à presença de contaminantes, seguindo normas vigentes de boas práticas.

LITERATURA RECOMENDADA

Asgari MR, Asghari F, Ghods AA et al. Incidence and severity of nausea and vomiting in a group of maintenance hemodialysis patients. J Renal Inj Prev. 2016;6(1):49-55.

Duffy R, Tomashek K, Spangenberg M et al. Multistate outbreak of hemolysis in hemodialysis patients traced to faulty blood tubing sets. Kidney Int. 2000;57(4):1668-74.

Flythe JE, Hilliard T, Lumby E et al.; Kidney Health Initiative Prioritizing Symptoms of ESRD Patients for Developing Therapeutic Interventions Stakeholder Meeting Participants. Fostering innovation in symptom management among hemodialysis patients: paths forward for insomnia, muscle cramps, and fatigue. Clin J Am Soc Nephrol. 2019;14(1):150-60.

Flythe JE, Xue H, Lynch KE et al. Association of mortality risk with various definitions of intradialytic hypotension. J Am Soc Nephrol. 2015;26(3):724-34.

Greenberg KI, Choi MJ. Hemodialysis emergencies: core curriculum 2021. Am J Kidney Dis. 2021;77(5):796-809.

Gul A, Miskulin D, Harford A, Zager P. Intradialytic hypotension. Curr Opin Nephrol Hypertens. 2016;25(6):545-50.

Headache Classification Committee of the International Headache Society (IHS). The international classification of headache disorders. 3.ed. Cephalalgia. 2018;38(1):1-211.

Kanbay M, Ertuglu LA, Afsar B et al. An update review of intradialytic hypotension: concept, risk factors, clinical implications and management. Clin Kidney J. 2020;13(6):981-93.

K/DOQI Workgroup. K/DOQI clinical practice guidelines for cardiovascular disease in dialysis patients. Am J Kidney Dis. 2005;45(4 Suppl 3):S1-153.

Malinauskas RA. Decreased hemodialysis circuit pressures indicating postpump tubing kinks: a retrospective investigation of hemolysis in five patients. Hemodial Int. 2008;12(3):383-93.

Mistry K. Dialysis disequilibrium syndrome prevention and management. Int J Nephrol Renovasc Dis. 2019;12:69-77.

Morfin JA, Fluck RJ, Weinhandl ED et al. Intensive hemodialysis and treatment complications and tolerability. Am J Kidney Dis. 2016;68(5S1):S43-S50.

Reeves PB, Mc Causland FR. Mechanisms, clinical implications, and treatment of intradialytic hypotension. Clin J Am Soc Nephrol. 2018;13(8):1297-303.

Saha M, Allon M. Diagnosis, treatment, and prevention of hemodialysis emergencies. Clin J Am Soc Nephrol. 2017;12(2):357-69.

Sousa Melo E, Carrilho Aguiar F, Sampaio Rocha-Filho PA. Dialysis headache: a narrative review. Headache. 2017;57(1):161-4.

Stegmayr B. Air contamination during hemodialysis should be minimized. Hemodial Int. 2017;21(2):168-72.

Tharmaraj D, Kerr PG. Haemolysis in haemodialysis. Nephrology (Carlton). 2017;22(11):838-47.

Ulu MS, Ahsen A. Muscle cramps during hemodialysis: what can we do? New approaches for treatment and preventing. Eur J Gen Med. 2015;12(3):277-81.

Varghese A, Lacson E Jr, Sontrop JM et al.; Dialysate Magnesium (Dial-Mag) Investigators. A higher concentration of dialysate magnesium to reduce the frequency of muscle cramps: a narrative review. Can J Kidney Health Dis. 2020;7:2054358120964078.

Wolfson AB, Singer I. Hemodialysis-related emergencies: part II. J Emerg Med. 1988;6(1):61-70.

Wong SS, Kwaan HC, Ing TS. Venous air embolism related to the use of central catheters revisited: with emphasis on dialysis catheters. Clin Kidney J. 2017;10(6):797-803.

Yoon J, Thapa S, Chow RD, Jaar BG. Hemolysis as a rare but potentially life-threatening complication of hemodialysis: a case report. BMC Res Notes. 2014;7:475.

Zepeda-Orozco D, Quigley R. Dialysis disequilibrium syndrome. Pediatr Nephrol. 2012;27(12):2205-11.

22

Complicações dos pacientes em hemodiálise

Dirceu Reis da Silva
Fernanda Salomão Gorayeb Polacchini

INTRODUÇÃO

O número de pacientes em diálise tem aumentado progressivamente em âmbito mundial, causando grande impacto econômico e social, e sobre a qualidade de vida dos pacientes.

Diretrizes internacionais (*Kidney disease: improving global outcomes – Kdigo, Kidney disease outcomes quality initiative – KDOQI*) recomendam métricas para uma diálise bem-sucedida, incluindo adequação de diálise, faixa-alvo de hemoglobina, cálcio, fósforo, paratormônio (PTH) e o uso preferencial de fístulas arteriovenosas como acesso vascular.

No entanto, grupos (Song-HD/PD) e artigos têm focado o cuidado centrado no paciente. Pacientes em diálise crônica referem fadiga, dor e depressão como os principais sintomas. Esses sintomas estão associados a prejuízo na qualidade de vida e falha na adesão a tratamentos medicamentosos e a sessões de diálise, que contribuem para o aumento de internação e mortalidade nesses pacientes.

Este capítulo tem por objetivo aumentar o interesse, auxiliar no diagnóstico e no tratamento das principais complicações que impactam a qualidade de vida dos pacientes, para além das metas propostas nas diretrizes internacionais. Abordaremos fadiga, dor, depressão, prurido, distúrbios do sono, disfunção sexual, hipertensão arterial sistêmica e doença cardiovascular.

COMO MANEJAR A QUEIXA DE FADIGA?

A fadiga é queixa comum em renais crônicos, afetados em uma taxa de 20 a 91% (variando de acordo com características da população estudada e os instrumentos aplicados), sendo de grave intensidade em 5 a 24% dos indivíduos. Além de ser independentemente associada a mortalidade e hospitalização, os próprios pacientes renais crônicos em diálise têm mostrado a preocupação de que a fadiga seja reconhecida e manejada pela equipe de saúde.

Há várias doenças que podem manifestar-se como fadiga (ver Quadro 1), mas cabe lembrar que, a despeito de adequada investigação, as causas desconhecidas e/ou psiquiátricas são as mais comuns. Deve-se procurar distinguir ainda a fadiga *per se* de quadros de perda isolada de força muscular, de sonolência e de dispneia aos esforços.

Cabe lembrar que o conceito de fragilidade (*frailty*) relaciona-se estreitamente ao conceito de fadiga, mas costuma indicar um quadro fisiopatológico atribuído a processo inflamatório crônico envolvendo alterações hormonais, anorexia, reduzida força muscular e depressão.

Quadro clínico

Naturalmente subjetiva, pode confundir-se e/ou superpor-se a quadros patológicos, físicos ou psiquiátricos. Sua relevância clínica é maior quando perdura por pelo menos 2 semanas, sendo dita "síndrome de fadiga crônica" quando dura pelo menos 6 meses. A avaliação deve procurar definir três áreas de acometimento, usualmente associadas:

1. Fraqueza generalizada (fragilidade em iniciar atividades).
2. Exaustão (dificuldade em completar atividades).
3. Fadiga mental (falha em concentração e memória).

Investigação clínica

Associados a uma aliança terapêutica consistente, uma anamnese cuidadosa, um exame físico detalhado e à revisão ampla da história médica são fundamentais no acolhimento e manejo da fadiga. A menos que orientada pela avaliação clínica, a investigação laboratorial contribui para o esclarecimento de causas adicionais em < 5% dos casos, com elevada ocorrência de falso-positivos em exames pedidos por mera rotina.

Triagem

Existem vários instrumentos para rastreio de fadiga, com maior ou menor complexidade e validação na população dialítica. Sugere-se o emprego da versão validada do *Functional Assessment of Chronic Illness Therapy – Fatigue* (Facit-F), a escala de sintomas de Edmonton, o instrumento de fadiga do Song-HD, o SF-12 ou o SF-36. Ainda que muito úteis em identificar e caracterizar a fadiga, esses instrumentos podem ser limitados em diferenciar adequadamente a fadiga pós-dialítica e a interdialítica, cujos determinantes costumam ser distintos.

Manejo

Reconhecidas e tratadas as causalidades individuais, revisadas as comorbidades e o uso de medicamentos e ajustada a adequação dialítica, existem medidas cuja adoção pode ser considerada:

- Atividade física: preferir exercícios aeróbicos, com ou sem carga, e realizados na unidade de diálise ou no intervalo interdialítico, com o objetivo de melhorar a fadiga e a funcionalidade física geral.

• **QUADRO 1** Causas de fadiga

Causas	Exemplos
Doença psiquiátrica	Associada em > 3/4 dos pacientes, sendo mais frequente a depressão.
Doença neurológica	Miastenia *gravis*, esclerose sistêmica etc.
Doenças do sono	Síndrome da apneia e hipopneia obstrutiva do sono, síndrome de pernas inquietas, insônia.
Doenças endocrinológicas	Doenças da tireoide, insuficiência adrenal, hipogonadismo, hipercalcemia, diabetes tipo I.
Doenças hepáticas	Cirrose, hepatite viral.
Obesidade	Associada ou não à síndrome da apneia e hipopneia obstrutiva do sono.
Desnutrição	Pode estar relacionada a comorbidades, como neoplasia e infecções crônicas.
Medicamentos	Antidepressivos, antipsicóticos, ansiolíticos, opioides, agentes antiespasticidade, anticonvulsivantes e betabloqueadores. Uso crônico de álcool.
Doença cardiovascular e pulmonar	Insuficiência cardíaca congestiva e doença pulmonar obstrutiva crônica.
Doenças do colágeno e inflamação sistêmica	LES, polimialgia reumática, artrite reumatoide, doença inflamatória intestinal.
Doenças hematológicas	Anemia, ferropenia.
Malignidades	Em especial quando se associa a perda de peso.
Infecções	Tuberculose, HIV, hepatites virais B e C, endocardite, mononucleose infecciosa.

HIV: vírus da imunodeficiência adquirida; LES: lúpus erimatoso sistêmico.
Fonte: adaptação de Davison, 2019.

- Tratamento da anemia: correção da ferropenia e emprego de eritropoietina objetivando atingir o alvo de hemoglobinemia são indicados. Metas superiores de hemoglobina não devem ser adotadas indiscriminadamente, uma vez que se associam com risco aumentado de eventos cardiovasculares pelo uso de eritropoietina, mas são sugeridas tentativas em pacientes jovens adequadamente esclarecidos da relação risco-benefício que apresentem fadiga na vigência de hemoglobina ~10 g/dL.
- Suplementação com álcali: pode ser indicada na vigência de acidose metabólica, desde que a diálise do paciente esteja otimizada. Alvo de bicarbonato sérico > 24 mEq/L.
- Suplementação de vitamina D: sem evidência clara de benefício.
- Uso de inibidores seletivos da recaptação da serotonina: sem evidência clara de benefício, mas recomenda-se tratar eventual comorbidade depressiva associada.
- Identificação e manejo de distúrbios do sono: em especial síndrome da apneia e hipopneia obstrutiva do sono, síndrome de pernas inquietas e insônia.

DOR: COMO TRATAR?

A dor é um dos sintomas mais comuns e perturbadores em pacientes em diálise, atingindo 60% deles (sendo 50% em nível moderado-grave). Determina prejuízo importante na qualidade de vida, associando-se com estresse psicológico, insônia e depressão. Relaciona-se com má aderência ao tratamento dialítico e maior procura por serviços de emergência e hospitalizações.

Pacientes em diálise têm restrição a alguns analgésicos de uso comum, devendo receber estratégia analgésica apropriada.

Triagem

A triagem de dor é procedimento relevante na unidade de diálise, pois permite reconhecer o sintoma e melhor caracterizá-lo. Por ser prevalente, deve ser empregada regularmente em todos os pacientes e assim permitir manejo adequado, inclusive oportunizando eventuais discussões difíceis como o estabelecimento de uma perspectiva paliativista em circunstâncias pertinentes.

Preferem-se as escalas de dor de aplicação mais fácil e rápida, que os pacientes possam preencher sem maior necessidade de auxílio do estafe assistencial, sendo exemplos as de Edmonton voltada à população renal (ESAS-r:Renal) e a *Palliative Care Outcome Scale-Renal* (POS-S Renal); dentre as escalas existentes, algumas permitem identificar outros sintomas frequentemente associados a dor, como depressão, ansiedade, prurido, náuseas, vômito, anorexia, desconforto respiratório e prejuízo do sono.

Características da dor

- Intensidade: com escalas validadas, usualmente com gradação de 0 a 10, sendo a escala de sintomas de Edmonton bastante utilizada.
- Padrão agudo ou crônico: a dor aguda costuma estar associada com desencadeantes identificáveis, e a analgesia deve ser prontamente instituída de forma a obter controle imediato. Por sua vez, a dor crônica define-se pela duração maior do que 3 meses, frequentemente não se associa com etiologia subjacente identificável e a abordagem puramente farmacológica precisa ser associada a outros recursos para adequada eficácia.
- Tipos de dor: essencialmente se procura definir se a dor é nociceptiva ou neuropática. A dor nociceptiva resulta usualmente de lesão tecidual, como infecções, lesão óssea por doença mineral da DRC, artropatias de variada natureza, isquemia vascular etc., ao passo que a dor neuropática decorre de atividade neural secundária a doenças, lesão ou disfunção do sistema nervoso, como na neuropatia diabética, na dor fantasma ou na síndrome do túnel do carpo. Importante identificar se a dor tem relação com a diálise e/ou com o acesso vascular ou peritoneal.
- Propósitos do tratamento: o paciente e seus familiares precisam ser esclarecidos quanto à natureza da dor, aos recursos disponíveis para seu alívio e ao que se pode esperar de êxito no manejo do sintoma (em que pode ser mais realista e transparente ajustar as expectativas para, p. ex., definir como

de relativo sucesso reduzir a intensidade da dor para níveis toleráveis, como mantê-la não maior do que 3 em uma escala de 0 a 10). É usual planejar o manejo com a pretensão de obter a ausência de dor durante o repouso ou à noite, tolerando-se alguma dor durante o movimento.

Manejo da dor

O manejo da dor pode ser feito por intervenções farmacológicas, fisioterapêuticas, comportamentais, neuromoduladoras ou mesmo cirúrgicas, coordenadas em geral de forma multiprofissional e eventualmente requerendo um especialista em dor, considerando a complexidade e a refratariedade do quadro. De modo geral, o manejo da dor é conduzido com respeito a cinco princípios básicos:

1. Via de administração: a oral é a preferida, por ser mais segura. Quando a absorção oral é incerta, vias alternativas são a transdérmica, a retal ou a subcutânea. A via endovenosa é evitada pela menor segurança, e pelo risco de abuso e adicção (considerando o fácil acesso de pacientes em hemodiálise – HD – ao acesso vascular).
2. Posologia cronológica clara: para quadros contínuos e previsíveis de dor, deve-se adotar a administração fixa ao longo do dia, o que assegura alívio analgésico mais consistente, maior conforto e menor uso diário total de medicação. Doses adicionais conforme necessário podem ser empregadas, em uso eventual.
3. Escalonamento: o emprego de fármacos analgésicos deve ser estabelecido passo a passo dos não opioides até os opioides, utilizando cada droga até sua dose tolerada plena antes de progredir para a adoção da opção seguinte. O uso de preparações de liberação prolongada não é recomendado, em especial até que a resposta individual satisfatória seja observada, uma vez que a janela terapêutica é estreita em portadores de DRC e que há evidência de maior mortalidade em usuários de opioides de longa duração.
4. Individualização: a dose correta para opioides fortes corresponde àquela que proporciona alívio efetivo sem produzir efeitos adversos inadequados (se estes forem observados, uma alternativa deve ser avaliada). Atentar ainda para o contexto particular do paciente, que pode envolver outras circunstâncias de ordem física, emocional e espiritual, que não devem ser negligenciadas.
5. Supervisão: características relevantes da dor (incluindo a intensidade, fatores de agravamento e alívio) podem modificar-se ao longo do tempo, assim como efeitos colaterais relacionados ao tratamento, incluindo impacto sobre a cognição, funcionalidades físicas, estado emocional e qualidade de vida.

Tipos de dor

O manejo da dor é distinto de acordo com a característica nociceptiva ou neuropática (ver Figura 1). Saliente-se que frequentemente há quadros mistos, quando se deve abordar inicialmente o componente neuropático de forma a reduzir a eventual necessidade subsequente de altas doses de opioides.

Dor nociceptiva

Manejada com analgésicos não opioides em dose progressiva, como acetaminofeno e dipirona. Acetaminofeno (ou paracetamol) é um analgésico antipirético com pequeno efeito anti-inflamatório, de metabolismo hepático e bom perfil de segurança para uso na DRC. A dose recomendada é de no máximo 3 g/dia. Dipirona é um analgésico antipirético utilizado (em especial para dor pós-operatória) em todo o mundo, mas removido de alguns países (EUA, Reino Unido) pela ocorrência de agranulocitose (risco de 1,1 caso em 1 milhão após 1 semana de tratamento). A dose da dipirona de 0,5 a 1 g até 6 em 6 horas tem excelente efeito analgésico, com tolerabilidade adequada.

Importante ressaltar que não se costuma utilizar anti-inflamatório não esteroide (Aine), em especial em indivíduos com mais do que 75 anos, pelo risco aumentado de sangramento, doença péptica, eventos cardiovasculares e psiquiátricos, e dano renal naqueles pacientes com função renal residual (diurese > 100 mL/dia). Entretanto, Aine de uso tópico podem oportunizar analgesia efetiva, especialmente em artralgias ou em dor acometendo pele não ulcerada.

Os opioides são elementos importantes na estratégia de controle da dor nociceptiva, mas há notória e crescente percepção do risco de adicção e de complicações como impacto físico, cognitivo e emocional, além de mortalidade. No Brasil, houve aumento de 465% nas prescrições de opioides entre 2009 e 2015. Dados americanos apontam 71% de aumento no total de mortes por transtornos associados ao uso de opioides na última década (Relatório Mundial sobre Drogas 2020; Unodc – Escritório das Nações Unidas sobre Drogas e Crime). Portanto, sua indicação efetiva e uso seguro devem ser contínuo alvo de avaliação.

O uso de opioides em renais crônicos associa-se a maior risco (dose-dependente) de perturbação do estado mental, quedas e fraturas, o que parece dever-se a eliminação reduzida ou maior acumulação de metabólitos, e/ou interações medicamentosas relevantes. Isso destaca a janela terapêutica especialmente estreita na população dialítica, que indica o intervalo de dose em que há a possibilidade de progresso simultâneo de dose e de efeito analgésico, sem que sobrevenham efeitos adversos relevantes. Diferentes vias metabólicas (por citocromo ou conjugação) e polimorfismos genéticos de sistemas enzimáticos de metabolização hepática dos opioides (ver Quadro 2) explicam variações em resposta analgésica, perfil de tolerabilidade e risco de interações medicamentosas (Davison, 2019).

Os analgésicos opioides disponíveis têm diferentes perfis de eficácia analgésica e de segurança, e reconhece-se (tanto nos EUA quanto no Brasil) vasta oportunidade para modificar os padrões de prescrição em favor de alternativas mais apropriadas. Os opioides mais comuns encontram limitações no uso na população dialítica, e destacamos algumas das suas características.

A escolha adequada de um opioide deve respeitar as características de cada um dos agentes (em especial aquelas que dizem respeito à metabolização, ao acúmulo de metabólitos na vigência de disfunção renal e à depuração pela diálise), e deve ser reconhecido ainda o potencial de interações medicamentosas (particularmente dependente da via de metabolização), conforme o Quadro 2.

Há três formas de metabolismo hepático dos vários opioides (fase 1, baseada na atividade das enzimas do citocromo P450 2D6 ou P450 3A4, que fazem hidroxilação ou hidrólise, e fase 2, baseada na conjugação – glucuronidação), que resultam na produção de metabólitos ativos e inativos. As vias metabólicas dos opioides que dependem de citocromos são compartilhadas com alguns substratos, e são vulneráveis ainda ao efeito de inibidores e indutores, com impacto no efeito e/ou na toxicidade dos opioides que compartilham estas vias (ver Quadro 2). Dessa forma, opioides metabolizados pelo CYP3A4 podem sofrer interferência de substratos (bloqueadores dos canais de cálcio – BCC –, estatinas, benzodiazepínicos, zolpidem, antirretrovirais), inibidores (antirretrovirais, azoles, BCC) e indutores (carbamazepina, fenitoína) dessa via metabólica, com potencial modificação do efeito ou da toxicidade; o mesmo acontece com opioides que sofrem ação do CYP2D6, que por sua vez sofrem impacto de substratos (betabloqueadores, inibidores da recaptação da serotonina, antidepressivos tricíclicos, metoclopramida), inibidores (amiodarona, cinacalcete, ranitidina) e indutores (dexametasona, rifampicina) dessa enzima. Por outro lado, os opioides que são metabolizados via conjugação (fase 2) apresentam menor interação medicamentosa e um efeito dose-resposta mais predizível.

Os efeitos adversos mais comuns dos opioides são constipação (persistente e praticamente universal, com recomendação preemptiva de laxativos), náuseas e vômitos, sintomas neurológicos (sonolência, alucinações) e depressão respiratória (ver Quadro 4).

A dor neuropática

Está relacionada a dano do sistema nervoso, por disfunção ou por alteração patológica, usualmente descrita como uma sensação de queimação, choque ou agulhada. Pode estar associada com episódios de dor espontânea, hiperestesia e alodinia (dor desencadeada por estímulos não causadores usualmente de dor). A neuropatia periférica é um exemplo típico, mas dor grave relacionada a isquemia periférica e calcifilaxia costuma ter algum componente neuropático significativo. Responde fracamente a analgésicos clássicos, e usualmente necessita do emprego de anticonvulsivante (gabapentinoides ou carbamazepina) e antidepressivos tricíclicos.

As opções descritas a seguir devem ser utilizadas com progressão de dose, avaliando-se a resposta clínica e a tolerabilidade, a intervalos de 1 a 4 semanas, a depender da intensidade da dor. Em se tratando de dor neuropática, a primeira opção de manejo é em geral a gabapentina. A carbamazepina pode ser tão efetiva quanto a gabapentina para tratar dor neuropática, potencialmente com menos efeitos colaterais e sem necessidade de ajuste de dose na DRC. Antidepressivos tricíclicos são efetivos na dor neuropática, eventualmente com doses mesmo baixas, mas são menos tolerados que a gabapentina na DRC em razão dos efeitos anticolinérgicos, histaminérgicos e adrenérgicos (xerostomia, hipotensão ortostática e sonolência). A ketamina é reservada para dor neuropática refratária resistente a analgesia opioide e a adjuvantes, sem necessidade de ajuste pela função renal, mas com alguma limitação ao uso por taquicardia e psicose. Não havendo resposta adequada ao uso de agentes adjuvantes, propõe-se o emprego de opioides potentes em dose titulada. Ver as características das drogas citadas no Quadro 3, e ajuste de dose no Quadro 4.

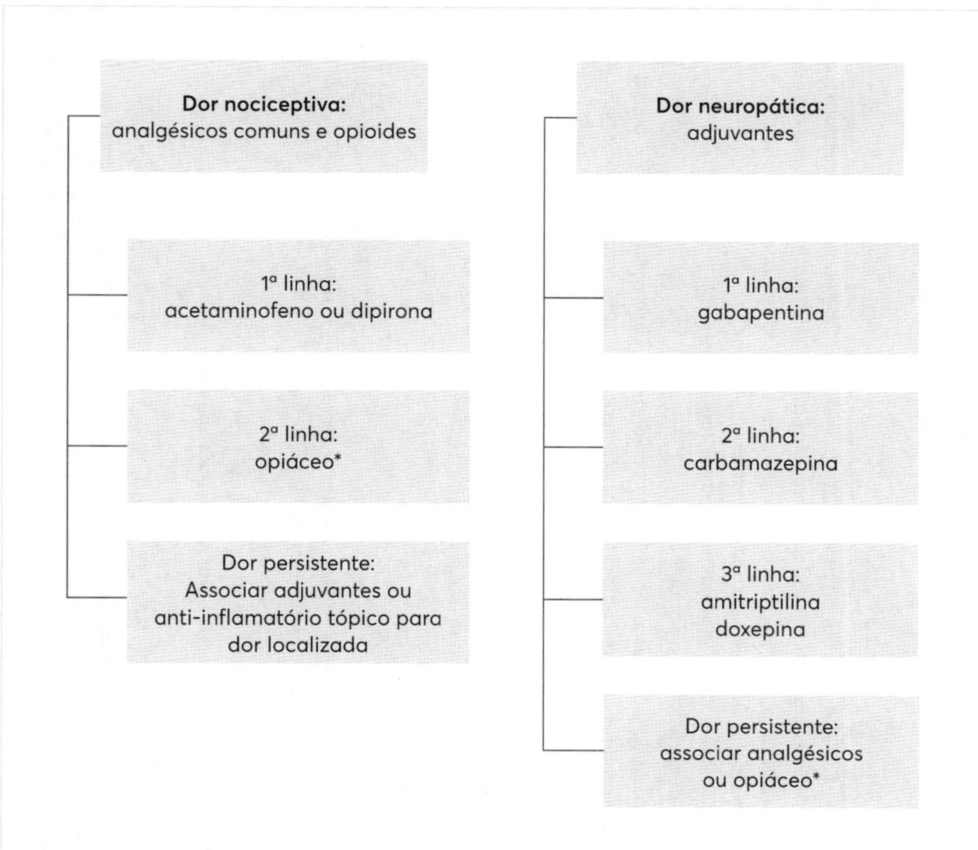

• **FIGURA 1** Tratamento escalonado da dor em relação ao tipo e à intensidade.

* Preferir alternativas com melhor predição de dose-resposta e menor interação medicamentosa: hidromorfona, buprenorfina, fentanil e metadona.

Fonte: elaboração dos autores.

• **QUADRO 2** Metabolismo, interação e risco não predizível de dose-resposta dos opioides

Opioides	Metabolismo	Eliminação	Potencial para interações entre drogas	Dose-resposta não predita: toxicidade ou pouca analgesia
Codeína	Enzima CYP2D6 produzindo morfina, responsável pelo efeito analgésico. Portadores de cópias ativas metabolizam mais rápido (risco de depressão respiratória), e aqueles com cópias inativas o fazem lentamente (analgesia insuficiente) com doses convencionais da codeína.	Codeína e seus metabólitos são excretados pelos rins e podem acumular-se na DRC.	++	+++
Tramadol	O efeito se dá pelo metabólito M1 (forte afinidade com receptores opioides) e pela droga *per se* (potente efeito inibitório da recaptação de serotonina e noradrenalina). Pacientes com metabolismo lento ou ultrarrápido podem resultar em efeito imprevisível e menor janela terapêutica. Risco de convulsões e de síndrome serotoninérgica (em especial quando uso concomitante de inibidores do CYP2D6 e do CYP3A4).	Excreção 85 a 90% pela urina, sendo 30% como droga original. Acumula na DRC estágios 4 e 5.	+++	++
Morfina	Via metabolismo de fase 2, convertida no metabólito ativo M3G (sem efeito analgésico, mas neuroexcitatório, relacionado aos efeitos adversos), e pequena quantidade de M6G (forte analgesia, difunde-se para o SNC, de onde é transferido lentamente, com remoção orgânica global apenas parcial ainda que eliminado pela diálise).	M3G e M6G acumulam-se na DRC avançada.	+	+ Correlação inconsistente entre os níveis séricos de morfina, M3G e M6G, e a eficácia clínica ou os efeitos adversos.
Metadona	Metabolizado pelo CYP3A4. Há elevada ligação a proteínas plasmáticas (60 a 90%) e acúmulo tecidual com ação prolongada e liberação por > 60 horas.	20% da droga excretada na urina. Em anúricos, a excreção é fecal, sem acúmulo no plasma. Sem remoção pela diálise.	+++	+ Observar prolongamento significativo do intervalo QT.

(continua)

• **QUADRO 2** Metabolismo, interação e risco não predizível de dose-resposta dos opioides (*continuação*)

Opioides	Metabolismo	Eliminação	Potencial para interações entre drogas	Dose-resposta não predita: toxicidade ou pouca analgesia
Fentanil	Opioide sintético 50 a 100 vezes mais potente que a morfina. Metabolismo hepático (CYP3A4), produzindo compostos inativos. Elevada ligação proteica.	Excreção renal de 10 a 20%. Sem remoção pela diálise.	+++	+ Menos constipação e liberação histamínica. Maior estabilidade hemodinâmica.
Hidromorfona	Opioide oral 5-7 vezes mais potente do que a morfina. Extenso metabolismo de primeira passagem, de fase 2 (glucuronidação), e depois para H3G (sem efeito analgésico, mas relacionado aos efeitos adversos neuroexcitatórios).	A farmacocinética da hidromorfona é pouco afetada pela disfunção renal, pela rápida conversão em H3G. H3G acumula no período interdialítico, mas é efetivamente removida pela diálise.	+	+ Menos prurido, sedação e náusea.
Buprenorfina	Opioide potente, com agonismo parcial de receptor *u* e antagonismo do receptor *k*. Extenso metabolismo de primeira passagem (CYP3A4 e glucuronidação), produzindo-se B3G e norbuprenorfina (não cruza a barreira hematoencefálica). Alta ligação proteica (96%); lipofílica.	Excreção fecal, com apenas 20 a 30% recuperados na urina. Sem remoção pela diálise.	++	+

B3G: buprenorfina-3-glucuronideo; DRC: doença renal crônica; H3G: hidromorfona-3-glucuronídeo; H6G: hidromorfona-6-glucuronídeo; M3G: morfina-3-glucuronideo; M6G: morfina-6-glucuronideo; SNC: sistema nervoso central.
Fonte: elaboração dos autores.

QUADRO 3 Agentes adjuvantes: uso clínico, farmacocinética e remoção pela diálise

Agentes adjuvantes	Descrição clínica	Farmacocinética	Remoção pela diálise
Gabapentina	Análogo do neurotransmissor Gaba com ligação de elevada afinidade à proteína alfa-2-delta, e que reduz a liberação de neurotransmissores excitatórios do SNC. Atividade analgésica e anticonvulsivante.	■ Absorção intestinal por sistema de transporte saturável, tornando mais lenta a absorção à medida que se empregam doses maiores. Pico em 3 horas. ■ Altamente hidrossolúvel, não se liga a proteínas plasmáticas. ■ Não sofre metabolização, nem interfere em sistemas enzimáticos responsáveis pelo metabolismo de outras drogas; é excretada inalterada pelos rins.	■ Bem dialisada, inclusive pela DP. ■ Remove-se ~50% do nível sérico em 4 horas de diálise. ■ Dose suplementar pós--diálise pode ser necessária.
Pregabalina	Análogo do neurotransmissor Gaba com ligação de elevada afinidade à proteína alfa-2-delta, e que reduz a liberação de neurotransmissores excitatórios do SNC. Atividade analgésica, ansiolítica e anticonvulsivante.	■ Alta biodisponibilidade oral. Pico em 1,5 hora. ■ Altamente hidrossolúvel, não se liga a proteínas plasmáticas. ■ Não sofre metabolização, nem interfere em sistemas enzimáticos responsáveis pelo metabolismo de outras drogas; é excretada inalterada pelos rins.	■ Bem dialisada, inclusive pela DP. ■ Remove-se ~50% do nível sérico em 4 horas de diálise. ■ Dose suplementar pós--diálise pode ser necessária.
Carbamazepina	Anticonvulsivante usado também para dor neuropática e como estabilizador do humor, quimicamente relacionada aos antidepressivos tricíclicos.	■ Alta biodisponibilidade oral; pico em 6 horas. ■ Metabolismo hepático via fase 1 (CYP3A4 e CYP2C8) para > 14 metabólitos. Indutor de citocromos, com redução do nível de opioides e de seu efeito analgésico. ■ Alta ligação proteica (70 a 80%) e elevada hidrossolubilidade. ■ Excreção predominante de metabólitos pela urina, com 20 a 30% pelas fezes. ■ Pode-se monitorar o nível sérico (alvo 8 a 12 ug/mL).	■ Pouco dialisável, e com depuração negligenciável pela HD e pela DP. ■ Depuração por hemoperfusão é indicada na intoxicação.

(continua)

• **QUADRO 3** Agentes adjuvantes: uso clínico, farmacocinética e remoção pela diálise (*continuação*)

Agentes adjuvantes	Descrição clínica	Farmacocinética	Remoção pela diálise
Amitriptilina	■ Antidepressivo tricíclico com propriedades anticolinérgicas e sedativas. ■ Utilizado para tratamento de depressão maior, ansiedade, enxaqueca e dor neuropática.	■ Biodisponibilidade oral pequena a moderada (33 a 62%) por extenso metabolismo de primeira passagem. Pico em 6 horas. ■ Metabolismo hepático via fase 1 (CYP2D6 e CYP3A4) para > 6 metabólitos, depois parcialmente conjugados com ácido glucuronídeo. Substrato de citocromo, pode aumentar o nível sérico de opioides, prolongando o efeito analgésico ou a toxicidade. ■ Alta ligação proteica (70 a 80%), e altamente lipofílico. ■ Excreção renal lenta e quase completa dos metabólitos, com < 5% pelas fezes.	■ Pouco dialisável por HD e DP em função da elevada ligação proteica e alta distribuição nos tecidos. ■ Depuração por hemoperfusão é indicada na intoxicação.
Doxepina	■ Amina terciária do grupo dos tricíclicos, utilizada no tratamento da depressão, distimia, insônia primária e dor crônica. Antipruriginoso nas dermatites atópicas. ■ Efeitos terapêuticos podem demorar até 6 semanas.	■ Alta absorção oral, com elevada ligação proteica (75%). Pico em 2-8 horas. ■ Extensa e rápida desmetilação por metabolismo hepático de primeira passagem (CYP2D6 e CYP2C19, nos metabolizadores rápidos, e CYP2C9 nos metabolizadores lentos), produzindo o metabólito ativo desmetildoxepina. ■ Completa e lenta eliminação renal.	Insignificante, atribuída a grande volume de distribuição e baixa hidrossolubilidade.
Ketamina	■ Anestésico com efeitos analgésicos, anti-inflamatórios e antidepressivos quando usada em doses subanestésicas. ■ Tipicamente utilizada em casos de dor neuropática refratária ao tratamento com opioides	■ Baixa biodisponibilidade (16 a 29%) em razão do extenso metabolismo de primeira passagem. ■ Ligação a proteínas plasmáticas 10 a 47%. ■ Metabolizado em 2 metabólitos ativos e 2 metabólitos inativos, posteriormente excretados pelos rins (80 a 95%).	Limitada (4 a 10% na diálise de 4 horas) em razão da ampla distribuição tecidual e metabolismo rápido. Remoção insignificante pela DP.

DP: diálise peritoneal; HD: hemodiálise; SNC: sistema nervoso central.
Fonte: elaboração dos autores.

DEPRESSÃO: COMO TRATAR?

Depressão é o mais frequente distúrbio psiquiátrico em pacientes dialíticos, com prevalência de 23%, e está associada a não aderência ao tratamento dialítico e a aumento da morbimortalidade. A depressão maior/unipolar é o tipo mais comum, atingindo em especial pacientes em período inicial de terapia renal substitutiva (TRS), com prevalência semelhante em HD ou diálise peritoneal.

Triagem

Sugere-se que todos os pacientes em diálise devam ser triados para depressão a cada 6 a 12 meses, usando questionários como *Beck Depression Inventory II (BDI-II)* e *Patient Health Questionnaire - Nine Item (PHQ-9)*, ambos já validados para pacientes dialíticos. Ainda que a triagem sinalize provável diagnóstico de depressão, é bastante comum (55%) que os pacientes recusem avaliação formal subsequente, tornando relevante o seguimento desses indivíduos e abordagens educativas.

Avaliação

Quando suspeitar?

Pacientes com história prévia de depressão, fadiga, anorexia, distúrbios do sono, uso de álcool ou drogas, prejuízo da qualidade de vida, pouca aderência ao tratamento dialítico ou desejo de interrompê-lo, e disfunção cognitiva.

Diagnóstico

Os critérios diagnósticos são os mesmos da população sem doença renal, quais sejam, a ocorrência quase diária, por pelo menos 2 semanas, de depressão do humor ou perda do interesse/prazer em atividades habituais, e no mínimo quatro destes outros sintomas:

- Perda ou ganho de peso significativos ou transtorno do apetite.
- Alteração do padrão do sono, incluindo insônia ou sonolência.
- Agitação ou retardo psicomotor.
- Fadiga.
- Sentimentos de inutilidade ou culpa excessiva.
- Diminuição da concentração.
- Pensamentos recorrentes de morte ou suicídio.

Ressalta-se a menor utilidade de sintomas potencialmente determinados pela uremia/DRC (anorexia, distúrbios do sono, fadiga e distúrbio psicomotor) para o diagnóstico psiquiátrico.

Consequências

A depressão está associada a dor, peritonite, prurido, distúrbios do sono, disfunção sexual, diminuição cognitiva, prejuízo da qualidade de vida, eventos cardiovasculares, internações (aumento de 12%), mortalidade total (aumento de 40 a 50%) e suicídio (risco em especial em homens, com abuso de substâncias psicoativas e álcool, e após internação).

Tratamento

Sugere-se que os pacientes dialíticos sejam tratados com psicoterapia em conjunto com tratamento medicamentoso, devendo os ajustes deste ser feitos a intervalos de 6 a 12 semanas.

Primeira opção

Inibidores seletivos da recaptação de serotonina, por serem eficazes, bem tolerados, razoavelmente estudados na população dialítica e de custo acessível. Os mais utilizados são sertralina, fluoxetina (favorece perda ponderal) e paroxetina. Citalopram e escitalopram devem ser evitados pelo risco de aumento do intervalo QT e morte súbita, principalmente em mulheres, idosos, portadores de distúrbios de condução e uso de outras medicações que prolongam intervalo QT.

Alternativas para segunda opção

- Inibidores da recaptação da serotonina e norepinefrina (venlafaxina e desvenlafaxina podem ser empregados), com especial indicação na depressão maior (grave) e no transtorno de ansiedade generalizada. Atentar para o risco de elevação sustentada da pressão arterial.
- Antidepressivos atípicos: cite-se o exemplo da bupropiona (especialmente indicada para depressão maior, episódios depressivos do transtorno bipolar do humor, transtorno de déficit de atenção/hiperatividade e cessação do tabagismo, e devendo ser evitada em pacientes predispostos a convulsões ou com hiperprolactinemia) e mirtazapina (indicada na depressão maior, na depressão com sintomas de ansiedade e no tratamento de manutenção de pacientes deprimidos para evitar recaídas, devendo-se atentar para sedação, comprometimento cognitivo no uso concomitante de álcool ou benzodiazepínicos e agranulocitose).
- Moduladores de serotonina (trazodona): indicados na depressão maior, em especial em idosos. Evitar atividades que exijam reflexos rápidos, e uso em pacientes epilépticos ou na vigência de consumo concomitante de álcool e outros sedativos.

Antidepressivos tricíclicos

Pouco tolerados devido aos efeitos anticolinérgicos, hipotensão postural, sedação e prolongamento do intervalo QT. Observar risco de ganho ponderal. Podem ser benéficos em pacientes com dor neuropática. Menores efeitos adversos com nortriptilina e desipramina.

Terapias não medicamentosas

Psicoterapia cognitivo-comportamental, exercício físico, relaxamento, meditação e acupuntura.

Ajuste das principais drogas citadas acima: ver Quadro 4.

Quando referenciar ao psiquiatra?

Pacientes com comportamento ou ideação suicida, sintomas psicóticos, catatonia, comportamento agressivo ou impulsivo, perda da funcionalidade, ansiedade, abuso de medicamentos ou álcool e drogas, episódios depressivos recorrentes ou para descontinuação do tratamento quando estabilidade no longo prazo.

COMO E POR QUE TRATAR O PRURIDO URÊMICO?

Prurido urêmico é um sintoma comum (prevalência de 18%), apesar de subvalorizado, subdiagnosticado e subtratado. Embora dificilmente abolido com o tratamento, seus sintomas podem ser amenizados a fim de proporcionar melhor qualidade de vida ao paciente em diálise. As hipóteses fisiopatológicas envolvem o sistema imunológico (inflamação sistêmica), a hiperfosfatemia, o desbalanço entre os receptores opioide mu e kappa, liberação de histamina e xerose cutânea (causada pela atrofia das glândulas sudoríparas).

Causas

Diálise inadequada, xerose cutânea, doença mineral óssea, hipermagnesemia, aumento de alumínio, anemia, hipoalbuminemia, tempo em diálise maior que 3 meses e aumento da beta-2-microglobulina.

Características

Piora durante a noite, repouso, calor, banho quente, suor e estresse; e melhora com atividade física, baixa temperatura ambiental e banho frio.

Complicações

Lesões de pele (escoriações, inflamação e infecção secundária), insônia, depressão, fadiga, estresse e pior qualidade de vida.

Avaliação

- Anamnese direcionada à queixa do paciente e exame físico das lesões cutâneas.
- Avaliar fatores clínicos e bioquímicos potencialmente associados ao prurido.
- Revisar medicações em uso (alergias).

Diagnóstico diferencial de prurido urêmico

Colestase, linfoma, reação de hipersensibilidade ao dialisador, escabiose, reações alérgicas, distúrbios psicológicos e infecções fúngicas.

Tratamento inicial não medicamentoso

- Uso de membranas biocompatíveis e de água ultrapura.
- Otimização de tratamento de HD a fim de atingir *single pool* Kt/V de > 1,4.
- Uso de capilar de alto fluxo ou hemodiafiltração.
- Tratamento de doença mineral óssea de acordo com diretrizes clínicas atuais.
- Tratamento de anemia de acordo com as diretrizes clínicas atuais.
- Cuidados com a pele: evitar banho de água quente, limitar a frequência e a duração dos banhos e o uso de fatores irritantes (sabonetes, buchas ou esponjas de banho), aumentar a umidificação do ar, evitar roupas apertadas ou que provoquem irritação (p. ex., lã).
- Tratamento da xerose cutânea com emolientes 2 vezes ao dia, por 15 dias. Estudos mostram preferência aos emolientes com alto teor de água, glicerol ou parafina.

Tratamento medicamentoso do prurido

Em casos persistentes, após tratamentos não medicamentosos por 4 semanas:

- Anti-histamínicos: hidroxizina e clorfeniramina (primeira geração com efeito sedativo), preferível para uso noturno. Cetirizina, levocetirizina, loratadina, desloratadina, bilastina, fexofenadina e ebastina (segunda geração sem efeito sedativo) preferível para uso diurno. Ajuste de doses das medicações mais utilizadas, ver Quadro 4.
- Gabapentina: considerado o melhor tratamento em relação a evidências científicas; pode-se utilizar a pregabalina como opção. Ajuste de dose, ver Quadro 4.
- Outros tratamentos para prurido refratário: analgésico tópico (loção de pramoxina 1%), sertralina, doxepina, montelucaste, fototerapia com luz ultravioleta B e transplante renal.
- Drogas orais em estudo: *difelikefalin*, cromoglicato de sódio, naltrexona, naloxona, nalfurafina, nalbufina, ômega-3, cúrcuma, zinco, carvão oral e canabinoides. Uso tópico: ácido gama linoleico, sericina, cromoglicato de sódio 4% e vitamina D.

Terapias alternativas não medicamentosas

Acupuntura, meditação, psicoterapia e exercício físico.

QUAL É A IMPORTÂNCIA DE TRATAR DISTÚRBIO DO SONO NOS PACIENTES EM DIÁLISE?

Distúrbios do sono são frequentes, subvalorizados e impactam a qualidade de vida e sobrevida dos pacientes dialíticos, sendo os mais relevantes nessa população a insônia, a síndrome das pernas inquietas e a síndrome da apneia e hipopneia obstrutiva do sono.

Insônia

É a incapacidade de iniciar o sono (insônia inicial), manter o sono (insônia intermediária) ou a ocorrência de despertar precoce (insônia terminal), sendo o distúrbio de sono mais frequente no paciente dialítico, com variação de prevalência de 19 a 71% entre os estudos.

Fatores causais

Pode ser primária ou secundária a outras condições psiquiátricas ou clínicas, como síndrome das pernas inquietas (movimento periódico das pernas durante o sono), síndrome da apneia e hipopneia obstrutiva do sono, alterações metabólicas (uremia, anemia, doença mineral óssea e hipercalcemia), alteração de neurotransmissores (melatonina, orexina), inflamação, dor, prurido, ansiedade, depressão, alteração do ritmo circadiano, medicamentos (anti-histamínicos, anti-inflamatórios, narcóticos, hipnóticos, antidepressivos, broncodilatadores, diuréticos e corticoides), consumo de bebida alcoólica e cafeína, hábito de dormir intermitentemente durante o dia; diálise no período noturno está associada a insônia (HD e diálise peritoneal).

Consequências

Estresse, disfunção cognitiva, sonolência diurna, fadiga e piora na qualidade de vida. Está associado a maior risco de eventos cardiovasculares e maior risco de morte.

Tratamento não medicamentoso

- Otimizar a adequação da diálise, quando pertinente.
- Higiene do sono: horário regular para dormir e acordar; não permanecer na cama além do período do sono; não dormir intermitentemente durante o dia; evitar álcool, cafeína e tabagismo; realizar exercício físico com intervalo mínimo de 4 horas antes do horário de dormir; preservar o silêncio, adequar a temperatura e a luminosidade no quarto, incluindo evitar exposição a telas e eletrônicos no horário de dormir.
- Psicoterapia.
- Meditação.

Tratamento medicamentoso

Para ajuste de dose das principais drogas citadas, ver Quadro 4.

- Zolpidem: é utilizado como hipnótico, por ter meia-vida curta de 1,5 a 2,4 horas. Indicado por curto período de uso para insônia inicial ocasional ou transitória (2 a 3 semanas).
- Benzodiazepínicos: é utilizado como primeira linha, sendo preferencial para pacientes com rigidez ou espasticidade e epilepsia. Sugere-se evitá-los ou usá-los com cautela em pacientes idosos devido ao risco de quedas e alteração cognitiva, assim como em pacientes com história de dependência ao álcool, aos benzodiazepínicos ou a outras drogas de abuso. Ressalte-se a restrição ao uso em pacientes dialíticos com doença pulmonar obstrutiva crônica.
- Antagonista do receptor da histamina: doxepina (preferência aos pacientes com prurido e/ou depressão associados à insônia).
- Trazodona: preferível para os pacientes com insônia associada à presença de depressão, demência e agressividade.
- Melatonina: benefício no paciente dialítico controverso entre os estudos, preferência para os pacientes que têm dificuldade para iniciar e manter o sono e quando o uso de psicotrópicos não é desejável pelo paciente ou por suas condições clínicas.

Síndrome das pernas inquietas

A síndrome das pernas inquietas (doença de Willis-Ekbom) consiste na sensação de desconforto nas pernas, com necessidade urgente e irresistível de movimentá-las. Ocorre em até 50% dos pacientes em diálise, sendo 10 vezes mais frequente do que na população em geral. Costuma piorar em repouso, ao sentar, dormir e durante a noite; e melhora com o movimento. Está associada ao movimento periódico das pernas (movimentos repetidos, regulares e estereotipados durante o sono). Seu tratamento objetiva melhorar a qualidade de vida.

Causas

Anemia, deficiência de ferro, maior tempo em diálise, disautonomia, hipercalcemia, hiperfosfatemia, deficiência de vitamina D, uremia, diabetes *mellitus*, neuropatia periférica, consumo de bebidas alcoólicas e de medicações como antidepressivos (inibidores da recaptação de serotonina e tricíclicos), antipsicóticos, metoclopramida, anti-histamínicos de ação central, cafeína e nicotina.

Consequências

Insônia, depressão e pior qualidade de vida.

Tratamento

- Otimizar a adequação da diálise, quando pertinente.
- Reposição de ferro: alvo de ferritina > 200 e saturação de transferrina > 20%.
- Tratamento da doença mineral óssea de acordo com as diretrizes clínicas.
- Excluir fatores agravantes: privação de sono, cafeína e medicamentos como metoclopramida, antidepressivos (exceto bupropiona), antipsicóticos e anti-histamínicos de ação central.

Tratamento não medicamentoso

- Atividades mentais durante repouso (computador, leitura, trabalhos manuais, quebra-cabeça), exercício físico aeróbico moderado e regular, alongamento, massagem nas pernas, terapias alternativas (ioga, acupuntura, meditação) e banho frio. Em HD, sugere-se a temperatura do dialisato de 36°C e a realização de exercícios (bicicleta) durante a sessão.
- HD diária de curta duração.
- Paratireoidectomia.
- Transplante renal.

Tratamento medicamentoso em casos crônicos

Em ordem de preferência:

- Primeira opção: gabapentina (ajuste de dose, ver Quadro 4).
- Segunda opção: medicamentos de ação dopaminérgica:
  - Agonistas dos receptores dopaminérgicos: pramipexol (oral) e rotigotina (transdérmico).
  - Carbidopa-levodopa: para sintomas crônicos ou alívio imediato.

Outros medicamentos de resgate para controle imediato dos sintomas

Opioides (codeína) e benzodiazepínicos (clonazepam).

Outras drogas estudadas que podem ser usadas em casos refratários

Bupropiona, carbamazepina, clonidina, amantadina e cabergolina.

Síndrome da apneia e hipopneia obstrutiva do sono (Sahos)

A Sahos é uma doença crônica, evolutiva, caracterizada pela obstrução parcial ou total das vias aéreas, com interrupções temporárias e repetidas da respiração durante o sono, podendo ser de causa obstrutiva, central ou mista. Tem prevalência 4 vezes maior em pacientes em diálise do que na população geral.

Consequências

Qualidade inadequada do sono, sonolência diurna, fadiga, alteração cognitiva, hipertensão arterial sistêmica e aumento do risco de morte cardiovascular (incluindo morte súbita).

Tratamento

- Avaliação especializada, considerando-se o uso de dispositivo de pressão positiva contínua em vias aéreas (CPAP).

- Considerar a troca de modalidade de HD convencional para longa noturna, ou de DPAC (diálise peritoneal ambulatorial contínua) para DPA (diálise peritoneal automatizada) noturna, visto que a remoção de fluidos durante a noite determina melhora da Sahos.
- Transplante renal.

COMO O NEFROLOGISTA PODE AJUDAR NA DISFUNÇÃO SEXUAL EM PACIENTES EM DIÁLISE?

A DRC é fator contribuinte para disfunção sexual; em homens principalmente a disfunção erétil, em mulheres o distúrbio menstrual, e em ambos os sexos a diminuição da libido e a infertilidade.

Disfunção erétil nos homens dialíticos

Prevalência de até 80%, com prevalência similar em HD e diálise peritoneal.

Fatores contribuintes

Idade, diabetes *mellitus*, neuropatia periférica, disfunção autonômica, doença vascular periférica, hipogonadismo primário, disfunção do eixo hipotálamo-pituitário-gonadal, hiperprolactinemia, anemia, doença mineral óssea, deficiência de zinco, depressão, estresse, síndrome das pernas inquietas, medicamentos como betabloqueadores e antidepressivos.

Complicações

Depressão, baixa autoestima e prejuízo da qualidade de vida.

Outras disfunções sexuais do homem

Infertilidade devido ao baixo volume ejaculatório com hipospermia/azoospermia e astenospermia (diminuição da motilidade dos espermatozoides).

Tratamento

- Otimizar dose de diálise, se pertinente.
- Otimização do tratamento da anemia e da doença mineral óssea de acordo com as diretrizes clínicas.
- Revisão de medicamentos agravantes: betabloqueadores, simpatolíticos centrais e antidepressivos.
- Avaliação nutricional para tratamento em caso de desnutrição ou obesidade.
- Reposição de deficiência de zinco.
- Terapia sexual.
- Encaminhar ao urologista para avaliação considerando:
  - Tratamento com inibidores da fosfodiesterase tipo 5 (sildenafila, tadalafila e vardenafila).
  - Avaliação de fatores endócrinos (endocrinologista ou urologista): hiperprolactinemia (tratamento com bromocriptina) e deficiência de testosterona (reposição de testosterona).
  - Caso refratário: avaliação de fatores vasculares e neurológicos para tratamento com prostaglandina E intracavernosa injetável, dispositivos a vácuo ou prótese peniana.
- Transplante renal.

Disfunção sexual no sexo feminino

Tipos

Perda da libido, dificuldade de atingir o orgasmo, anovulação, distúrbios menstruais (irregularidade dos ciclos menstruais, amenorreia) e infertilidade.

Tratamento

- Otimizar a dose de diálise, se pertinente.
- Otimização do tratamento da anemia e da doença mineral óssea de acordo com as diretrizes clínicas.
- Revisão de medicamentos agravantes como antidepressivos e a perda da libido.
- Para diminuição da libido, diminuição da lubrificação e atrofia vaginal: creme vaginal de estrogênio e lubrificante vaginal.
- Terapia sexual.
- Encaminhar para avaliação ginecológica quando:
  - Oligomenorreia/amenorreia: tratada com progesterona no final do ciclo.
  - Metrorragia: tratamento com progesterona em todo o ciclo.
  - Contracepção na mulher com ciclos menstruais regulares: contraindicada a pílula conjugada contendo estrogênio em pacientes portadoras de diabetes *mellitus* com lesão em órgão-alvo, hipertensão arterial grave, LES ou antecedentes tromboembólicos.
  - Avaliação hormonal de hiperprolactinemia para tratamento com bromocriptina.
- Diálise intensiva (diária de curta duração ou noturna longa): melhora fertilidade.
- Transplante renal.

HIPERTENSÃO ARTERIAL SISTÊMICA NO PACIENTE DIALÍTICO: COMO TRATAR?

Com prevalência de até 80%, a hipertensão arterial sistêmica (HAS) é multifatorial e associa-se ao risco de eventos cardiovasculares e mortalidade.

Causas

Retenção de sódio e água, aumento da atividade simpática, incremento da resistência vascular periférica, elevação do débito cardíaco, ativação do sistema renina-angiotensina-aldosterona (eventualmente determinado por doença renovascular), aumento da endotelina, menor produção de óxido nítrico, apneia do sono, doença mineral óssea e uso de eritropoetina.

Pressão arterial alvo

A pressão arterial (PA) deve ser aferida no período interdialítico no ambiente domiciliar ou no consultório, ou pela monitorização ambulatorial da pressão arterial (Mapa). Alvo sugerido: PA < 140/80 mmHg, porém deve ser individualizado de acordo com as comorbidades associadas, a fim de evitar hipotensão intra e interdialítica.

Tratamento não medicamentoso

- Redução do peso seco: o menor peso tolerado, com ausência de hipotensão, câibras e sintomas, ou avaliação instrumentada do peso seco utilizando ultrassonografia pulmonar, bioimpedância etc.
- Diminuição do ganho de peso interdialítico: orientação nutricional, psicoterapia, diuréticos de alça, redução do consumo de sódio (< 2 g/dia), HD mais frequente ou mais longa e baixo nível de sódio no dialisato (diminuir 1 mEq/L a cada 3 ou 4 semanas até atingir 136 mEq/L).

- Tratamento da obesidade, da síndrome da apneia e hipopneia obstrutiva do sono, realização de exercício físico, restrição de álcool e fumo.

Tratamento medicamentoso

Todas as classes de anti-hipertensivos podem ser prescritas para pacientes dialíticos, levando em consideração as características farmacocinéticas do agente adotado (incluindo a depuração pela diálise), o comportamento da pressão arterial no período peridialítico e as comorbidades associadas. Ver medicamentos de uso comum com ajuste de dose no Quadro 4.

- Betabloqueadores: reduzem eventos cardiovasculares e mortalidade (efeito inibitório sobre o sistema nervoso simpático, reduzindo a incidência de arritmias em pacientes dialíticos). Indicados para pacientes com cardiopatia isquêmica, insuficiência cardíaca e arritmia.
- Bloqueadores do canal de cálcio di-hidropiridínicos: não são dialisados, são bem tolerados, boa resposta anti-hipertensiva e cardioprotetores. Melhor opção: anlodipino, devido à longa meia-vida.
- Bloqueadores do sistema renina-angiotensina aldosterona: preservam função renal residual e podem reduzir hipertrofia ventricular esquerda, mas não há comprovação de redução de eventos e morte cardiovascular nos pacientes dialíticos.
- Diurético de alça: serve de apoio à redução do ganho de peso interdialítico, em pacientes com diurese residual.
- Hipertensão resistente: clonidina, metildopa, minoxidil, hidralazina e espironolactona (diminui eventos cardiovasculares, porém risco de hiperpotassemia).

PRINCIPAIS DOENÇAS CARDIOVASCULARES NO PACIENTE DIALÍTICO: COMO INVESTIGAR?

A doença cardiovascular tem grande prevalência nos pacientes dialíticos e é responsável por 50% dos casos de mortalidade nessa população.

Fatores de risco

Homem, idade avançada, albuminúria, dislipidemia, sedentarismo, uremia, HAS, diabetes *mellitus*, tabagismo, anemia, inflamação, desnutrição e doença mineral óssea.

Triagem

Quando?

Ao iniciar diálise, na presença ou mudança de sintomas cardiovasculares, à mudança de tolerabilidade à retirada de fluidos durante HD e na avaliação pré-transplante renal.

Exames

- Eletrocardiograma (ECG): avaliação de ECG basal, hipertrofia ventricular esquerda (HVE) e fibrilação atrial.
- Ecocardiograma: avaliação da fração de ejeção (FE), disfunção diastólica, isquemia, HVE, hipertensão pulmonar, derrame pericárdio e valvulopatias.
- Ecocardiograma estresse com dobutamina: em caso de FE < 40% após 3 meses do início de diálise.

- Cateterismo cardíaco: exame padrão-ouro no diagnóstico de doença coronariana, porém deve-se avaliar o risco-benefício nos pacientes dialíticos. Há benefício em pacientes instáveis hemodinamicamente, angina não controlada com tratamento medicamentoso, pacientes com alto risco de doença isquêmica (diabéticos, idosos e exames não invasivos positivos para isquemia) e candidatos a revascularização do miocárdio. Avaliar o risco de perda da função renal residual quando pertinente.

Principais doenças cardiovasculares no paciente dialítico

- Hipertrofia ventricular esquerda: remodelamento adaptativo a sobrecarga de pressão (HAS, hiperatividade simpática, ativação do sistema renina-angiotensina-aldosterona e endotelina), sobrecarga de volume (hipervolemia, fístula arteriovenosa), anemia e doença mineral óssea. Tem como complicações isquemia não aterosclerótica, disfunção diastólica, arritmia e morte súbita.
- Insuficiência cardíaca: em decorrência da hipervolemia, disfunção diastólica do ventrículo esquerdo, disfunção sistólica do ventrículo esquerdo, valvopatias, anemia, HAS, isquemia miocárdica, miocárdio hibernante e fístulas arteriovenosas de alto fluxo. As consequências são a má adaptação às flutuações de volume, levando a congestão pulmonar, arritmias, hipotensão intradialítica e aumento da mortalidade.
- Isquemia miocárdica induzida pela HD: o miocárdio de pacientes renais crônicos pode apresentar alterações focais de motilidade tipicamente associadas ao período transdialítico (em especial quando empregadas altas taxas de ultrafiltração), ao que pode se seguir diminuição global transitória da função ventricular sistólica (*myocardial stunning* ou atordoamento miocárdico) nas horas subsequentes. Em médio e longo prazos, como decorrência da repetida ocorrência de atordoamento miocárdico, os pacientes podem desenvolver disfunção ventricular permanente, condição entendida como adaptação à hipoperfusão crônica e que é denominada miocárdio hibernante. Essa situação está associada a maior tempo de recuperação pós-diálise (ou fadiga pós-diálise), fibrose ventricular, diminuição permanente da função sistólica, eventos cardiovasculares e morte.
- Arritmias: em decorrência da miocardiopatia isquêmica, disfunção sistólica, hipertrofia ventricular esquerda (HVE), medicamentos e distúrbios do cálcio, potássio e magnésio.
- Valvulopatias: principalmente calcificação valvar devido à doença mineral óssea e endocardite infecciosa.
- Doenças isquêmicas: ocasiona quadros variados como dor torácica aos esforços, dor precordial durante a HD, dispneia, hipotensão intradialítica ou interdialítica, náusea, vômito, diaforese e síncope, além de isquemia silenciosa. Pode causar arritmias e morte súbita.
- Morte súbita: morte inesperada na ausência de causa não cardíaca conheci-

da, que ocorre subitamente em um intervalo menor de 1 hora do início dos sintomas ou não testemunhada.

Quando referenciar ao cardiologista

Insuficiência cardíaca, doença coronariana, estenose ou insuficiência valvar moderada ou grave, hipertensão arterial pulmonar > 35 mmHg e arritmias de aparecimento recente.

Tratamento de fatores de risco tradicionais

Cessar tabagismo, realizar exercício físico (devagar e tolerável), combater a obesidade, fazer controle glicêmico e manejo da HAS. O tratamento de dislipidemia será discutido a seguir.

Tratamento

- Diálise: otimização da adequação da diálise quando pertinente e manutenção das metas de níveis de hemoglobina, potássio, fósforo, cálcio e PTH nas faixas-alvo ideais de acordo com o *Kdigo*. Evitar dialisato com potássio menor que 2 mEq/L, utilizar dialisato com cálcio entre 2,5 e 3 mEq/L e reduzir temperatura do dialisato (36 °C). Avaliar esquemas alternativos de hemodepuração (HD intensiva, hemodiafiltração), diálise peritoneal e transplante renal (em paciente elegível).
- Estatinas: estudos randomizados e duplo-cegos não demonstram benefício no uso da estatina em pacientes dialíticos para prevenir desfechos e morte cardiovascular (estudo 4D, *Aurora* e *Sharp*). O *Kdigo 2013* sugere manter o emprego em pacientes já usuários de estatinas, com ou sem ezetimibe.
- Betabloqueadores: são benéficos principalmente em pacientes com isquemia coronariana, arritmia e insuficiência cardíaca. Devido ao efeito inibitório sobre o sistema nervoso simpático e à redução da frequência de arritmias em pacientes dialíticos, diminui eventos cardiovasculares e mortalidade nessa população.
- Inibidores do sistema renina-angiotensina-aldosterona: fazem parte do tratamento de pacientes com insuficiência cardíaca e no pós-infarto, usualmente em associação a betabloqueador. Estudos são controversos sobre o benefício para prevenir mortalidade cardiovascular em pacientes em diálise.
- Ácido acetilsalicílico: faltam dados na literatura sobre a segurança em relação ao maior risco de sangramento e eficácia para prevenção de eventos cardiovasculares na população dialítica. Individualizar, sendo recomendada dose baixa de no máximo 100 mg/dia.
- Angioplastia: não há evidências de que a sobrevida do paciente com angioplastia (*stent* farmacológico) seja superior à cirurgia de revascularização do miocárdio.
- Cirurgia de revascularização do miocárdio: em pacientes com doença coronariana estável, não foram encontradas evidências de que cirurgia de revascularização do miocárdio em comparação com terapia clínica otimizada tenha reduzido o risco de infarto do miocárdio ou morte.

QUADRO 4 Principais drogas citadas no capítulo e ajuste de doses no paciente dialítico

Droga	Indicações	Dose inicial diária	Dose máxima diária	Efeitos colaterais relevantes
Amitriptilina	Dor neuropática, insônia, depressão.	10 mg	150 mg	Prolongamento do intervalo QT, arritmia, *rash* cutâneo, sonolência, impotência, constipação, náusea, xerostomia, visão turva, aumento da toxicidade pelos opioides.
Anlodipino	HAS, angina estável crônica, angina vasoespástica.	2,5 mg	10 mg	Edema periférico.
Atenolol*	HAS, arritmia, doença isquêmica coronariana e IC.	25 mg, 3x por semana, pós-diálise	100 mg, 3 x por semana, pós-diálise	Bradicardia e disfunção sexual, fadiga, depressão.
Buprenorfina	Dor nociceptiva.	▪ Transdérmico 5 mcg/hora a cada 7 dias. ▪ Sublingual 1 mg.	▪ Transdérmico: 5 mcg/hora a cada 7 dias. ▪ Sublingual: 16 mg.	Constipação, náusea, cefaleia, vertigem, insônia.
Bupropiona	Depressão, cessação do tabagismo, síndrome das pernas inquietas.	150 mg a cada 72 horas	150 mg	Convulsão, insônia, ansiedade, constipação, taquicardia e anorexia.
Carbamazepina	Dor neuropática, síndrome das pernas inquietas.	100 mg	1.200 mg	Vertigem, náusea, ataxia, diplopia, visão turva, dor epigástrica, constipação, prurido, sedação, potencial associação com NIA e hiponatremia, toxicidade hematológica.
Carvedilol	HAS associado a IC com FE reduzida, arritmia ou doença isquêmica cardíaca.	▪ HAS: 6,25 mg, 2x ao dia. ▪ IC FE reduzida: 3,125 mg, 2x ao dia.	25 mg, 2x ao dia	Bradicardia e disfunção sexual, fadiga, depressão.
Clonazepam	Insônia e síndrome das pernas inquietas.	0,5 mg	1 mg	Sonolência diurna, vertigem, quedas e fraturas.
Clorfeniramina	Prurido urêmico, reações alérgicas.	4 mg se sintomas	12 mg 12/12 horas	Sonolência.

(continua)

QUADRO 4 Principais drogas citadas no capítulo e ajuste de doses no paciente dialítico (*continuação*)

Droga	Indicações	Dose inicial diária	Dose máxima diária	Efeitos colaterais relevantes
Codeína	▪ Dor nociceptiva, síndrome das pernas inquietas. ▪ Sugere-se evitar uso no paciente dialítico.	15 mg	▪ 180 mg até 6/6 horas. ▪ Cautela ao aumentar a dose/diminuir o intervalo devido a risco de toxicidade.	Depressão respiratória, hipotensão, constipação, retenção urinária, náuseas, vômitos, vertigens, sonolência e dispneia.
Doxepina	Insônia, depressão, prurido urêmico e dor neuropática.	▪ Insônia: 3 mg. ▪ Prurido: 10 mg. ▪ Depressão: 25 mg. ▪ Dor: 10 mg.	▪ Insônia: 6 mg. ▪ Prurido: 10 mg. ▪ Depressão: 300 mg.	Sedação, xerostomia, constipação, ejaculação retardada, ganho de peso, hipotensão postural, sedação, visão turva.
Enalapril*	HAS, HVE, proteinúria, diurese residual.	2,5 mg pós-diálise	40 mg pós-diálise	Angioedema, tosse, anemia e hiperpotassemia.
Fentanil	Dor nociceptiva.	▪ Ponderar emprego de 50% da dose inicial usual. ▪ Avaliar equivalência de dose com os opioides em uso.	Considerar emprego de até 50% da dose máxima usual	Edema periférico, náusea, constipação, desorientação, sudorese, fadiga, dispneia.
Fexofenadina	Prurido urêmico e alergia.	60 mg	180 mg	Cefaleia.
Fluoxetina	Depressão.	20 mg	60 mg	Insônia, cefaleia, hiponatremia (SIADH), diarreia, náusea, xerostomia, anorexia, risco de sangramentos, risco de fraturas, insônia, disfunção erétil.
Gabapentina*	Dor neuropática, prurido urêmico e síndrome das pernas inquietas.	100 mg 3x por semana, pós-diálise	300 mg	Vertigem, náuseas, ideação suicida, depressão do sistema nervoso central, edema periférico, sedação, fadiga, ataxia.
Hidromorfona*	Dor nociceptiva.	0,5 mg 6/6 horas	3 mg 6/6 horas	Vermelhidão, arritmia, edema periférico, confusão mental, náusea, dispneia.

(*continua*)

• **QUADRO 4** Principais drogas citadas no capítulo e ajuste de doses no paciente dialítico (*continuação*)

Droga	Indicações	Dose inicial diária	Dose máxima diária	Efeitos colaterais relevantes
Hidroxizina	Prurido urêmico, reações alérgicas.	10 mg	25 mg 6/6 horas	Sonolência, prolongamento do intervalo QT.
Loratadina	Prurido urêmico.	10 mg a cada 48 horas	10 mg a cada 48 horas	Sonolência, cefaleia.
Losartana	HAS, HVE, IC, proteinúria.	12,5 mg	100 mg	Hiperpotassemia.
Metadona	Dor nociceptiva.	1 mg	30 mg	Prolongamento do intervalo QT, arritmias, hipotensão, confusão mental, náusea.
Metoprolol*	HAS, doença cardíaca isquêmica, arritmia e IC.	25 mg (pós-diálise)	200 mg (pós-diálise)	Bradicardia e disfunção sexual, fadiga, depressão, broncoespasmo.
Mirtazapina	Depressão.	7,5 mg	15 mg	Sedação, ganho de peso e aumento do apetite, náuseas, hipercolesterolemia.
Morfina*	▪ Dor. ▪ Como regra, não é recomendada em pacientes DRC estágio V.	Empregar 25 a 50% da dose usual e/ou aumentar intervalo	Empregar 25 a 50% da dose usual e/ou aumentar intervalo	Náuseas, cefaleia, constipação, retenção urinária, hipotensão, depressão SNC e respiratória.
Nortriptilina	Depressão.	75 mg	150 mg	Cardiotoxicidade, hipotensão ortostática, efeitos anticolinérgicos.
Paroxetina	Depressão.	10 mg	40 mg	Insônia, cefaleia, hiponatremia (SIADH), diarreia, náusea, xerostomia, anorexia, risco de sangramentos, risco de fraturas, insônia, disfunção erétil.
Pregabalina*	Prurido, síndrome das pernas inquietas e dor neuropática.	25 mg pós-diálise 3x por semana	75 mg	Vertigem, náuseas, sonolência, ideação suicida, depressão do SNC, edema periférico, ganho de peso, xerostomia, fadiga, cefaleia.

(*continua*)

• **QUADRO 4** Principais drogas citadas no capítulo e ajuste de doses no paciente dialítico (*continuação*)

Droga	Indicações	Dose inicial diária	Dose máxima diária	Efeitos colaterais relevantes
Sertralina	Depressão, prurido refratário.	25 mg	200 mg	Insônia, cefaleia, hiponatremia (SIADH), diarreia, náusea, xerostomia, risco de sangramentos, risco de fraturas, insônia, disfunção erétil.
Tramadol	Dor nociceptiva. Avaliar risco/benefício em pacientes DRC.	25 mg 12/12h	Não ultrapassar 100 mg 12/12 horas; alguns autores sugerem o máximo de 50 mg 12/12 horas	Depressão respiratória, convulsão, constipação, náuseas, vertigem, sedação, depressão, síndrome serotoninérgica.
Trazodona	Insônia, depressão.	25 mg	300 mg	Risco de sangramentos, arritmias, hipotensão ortostática, náusea, xerostomia e vertigem.
Venlafaxina	Depressão.	37,5 mg	112,5 mg	Aumento da pressão arterial, insônia, cefaleia, hiponatremia (SIADH), diarreia, náusea, xerostomia, anorexia, risco de sangramentos, risco de fraturas, insônia, disfunção erétil.
Zolpidem	Insônia.	10 mg	10 mg	Cefaleia, sonolência, vertigem, sonambulismo, risco de quedas e acidentes.

DRC: doença renal crônica; FE: fração de ejeção; HAS: hipertensão arterial sistêmica; HVE: hipertrofia ventricular esquerda; IC: insuficiência cardíaca; NIA: nefrite intersticial aguda; SIADH: secreção inapropriada do hormônio antidiurético; SNC: sistema nervoso central.

* Drogas dialisáveis; a dose pós-diálise deve ser considerada.

Fonte: elaboração dos autores.

LITERATURA RECOMENDADA

Agarwal R, Sinha AD, Pappas MK et al. Hypertension in hemodialysis patients treated with atenolol or lisinopril: a randomized controlled trial. Nephrol Dial Transplant. 2014;29(3):672.

Ali S, Dave NN. Sexual dysfunction in women with kidney disease. Adv Chronic Kidney Dis. 2020;27(6):506-15.

Assimon MM, Brookhart MA, Flythe JE. Comparative cardiac safety of selective serotonin reuptake inhibitors among individuals receiving maintenance hemodialysis. J Am Soc Nephrol. 2019;30(4):611.

Balaskas E, Szepietowski JC, Bessis D et al. Randomized, double-blind study with glycerol and paraffin in uremic xerosis. Clin J Am Soc Nephrol. 2011;6(4):748.

Bangalore S, Maron DJ, O'Brien SM et al. Ischemia--CKD Research Group. Management of Coronary Disease in Patients with Advanced Kidney Disease. N Engl J Med. 2020;382(17):1608-18.

Bliwise DL, Zhang RH, Kutner NG. Medications associated with restless legs syndrome: a case-control study in the US Renal Data System (USRDS). Sleep Med. 2014;15:1241.

Cordioli AV, Gallois CB, Isolan L (orgs.). Psicofármacos: consulta rápida. 5.ed. Porto Alegre: Artmed; 2015.

Davison S. Clinical pharmacology considerations in pain management in patients with advanced kidney failure. Clin J Am Soc. 2019;14:917-31.

Davison S. Management of chronic pain in advanced chronic kidney disease. UpToDate 2021. Disponível em: http://www.uptodate.com. Acesso em: 1 set. 2021.

Davison SN, Levin A, Moss AH et al. Kidney disease: improving global outcomes. executive summary of the Kdigo controversies conference on supportive care in chronic kidney disease: developing a roadmap to improving quality care. Kidney Int. 2015;88(3):447-59.

Delgado C. Frailty and CKD: chicken or the egg? Clin J Am Soc. 2019;14:1554-6.

Doulamis IP, Tzani A, Tzoumas A et al. Percutaneous coronary intervention with drug eluting stents versus coronary artery bypass graft surgery in patients with advanced chronic kidney disease: a systematic review and meta-analysis. Semin Thorac Cardiovasc Surg. 2021;33(4):958-69.

Dubin RF, Teerlink JR, Schiller NB et al. Association of segmental wall motion abnormalities occurring during hemodialysis with post-dialysis fatigue. Nephrol Dial Transplant. 2013;28:2580-5.

Elder SJ, Pisoni RL, Akizawa T et al. Sleep quality predicts quality of life and mortality risk in haemodialysis patients: results from the Dialysis outcomes and practice patterns study (Dopps). Nephrol Dial Transplant. 2008;23:998.

Fishbane S, Jamal A, Munera C et al.; Kalm-1 trial investigators. A phase 3 trial of difelikefalin in hemodialysis patients with pruritus. N Engl J Med. 2020;382(3):222-32.

Flythe JE, Chang TI, Gallagher MP et al. Blood pressure and volume management in dialysis: conclusions from a Kidney disease: improving global outcomes (Kdigo) controversies conference. Kidney International. 2020;97:861-76.

Bucharles SGE, Wallbach KKS, Moraes TP, Pecoits-Filho R. Hipertensão em pacientes em diálise: diagnóstico, mecanismos e tratamento. Braz J Nephrol. 2019;41(3):400-11.

Gregg LP, Bossola M, Ostrosky-Frid M, Hedayati SS. Fatigue in CKD: epidemiology, pathophysiology and treatment. Clin J Am Soc. 2021;16(9):1445-55.

Ishida JH, McCulloch CE, Steinman MA et al. Opioid analgesics and adverse outcomes among hemodialysis patients. Clin J Am Soc. 2018;13:746-53.

Ju A, Teixeira-Pinto A, Tong A et al. Validation of a core patient-reported outcome measure for fatigue in patients receiving hemodialysis: the Song-HD fatigue instrument. Clin J Am Soc. 2020;15:1614-21.

K/DOQI Workgroup. K/DOQI clinical practice guidelines for cardiovascular disease in dialysis patients. Am J Kidney Dis. 2005;45(5):1286-91.

Kambampati S, Wasim S, Kukkar V et al. Restless leg syndrome in the setting of patients with end-stage renal disease on hemodialysis: a literature review. Cureus. 2020;12(8):e9965.

Kanbay M, Tapoi L, Ureche C et al. Coronary artery bypass grafting versus percutaneous coronary intervention in end-stage kidney disease: a systematic review and meta-analysis of clinical studies. Hemodial Int. 2021.

Kdigo. Kdigo 2012 Clinical practice guideline for the evaluation and management of chronic kidney disease. Kidney International Supplements. 2013;3.

Kdigo. Kdigo 2017 clinical practice guideline update for the diagnosis, evaluation, prevention, and treatment of chronic kidney disease–mineral and bone disorder (CKD-MBD). Kidney International Supplements. 2017;7:1-59.

Kdigo. Kdigo clinical practice guideline for anemia in chronic kidney disease. Kidney International Supplements. 2012;2.

Kerns ES, Kim ED, Meoni LA et al. Obstructive sleep apnea increases sudden cardiac death in incident hemodialysis patients. Am J Nephrol. 2018;48:147-56.

Kidney disease improving global outcomes (Kdigo) lipid work group: Kdigo clinical practice guideline for lipid management in chronic kidney disease. Kidney Int. 2013;(Suppl 3):259-305.

Ko MJ, Wu HY, Chen HY et al. Uremic pruritus, dialysis adequacy, and metabolic profiles in hemodialysis patients: a prospective 5-year cohort study. PLoS One. 2013;8(8):e71404.

Kondo K, Antick JR, Ayers CK et al. Depression screening tools for patients with kidney failure: a systematic review. Clin J Am Soc. 2020;15:1785-95.

Krawczyk N, Greene MC, Zorzanelli R, Bastos FI. Rising trends of prescription opioid sales in contemporary Brazil, 2009-2015. Am J Public Health. 2018;108(5):666-8.

Lyons OD, Chan CT, Yadollahi A, Bradley TD. Effect of ultrafiltration on sleep apnea and sleep structure in patients with end-stage renal disease. Am J Respir Crit Care Med. 2015;191(11):1287-94.

Mansourian M, Rafie N, Khorvash F et al. Are serum vitamin D, calcium and phosphorous associated with restless leg syndrome? A systematic review and meta-analysis. Sleep Med. 2020;75:326-34.

Moist L. Pain management in a patient with kidney failure. Clin J Am Soc. 2020;15:1657-9.

Pyrgidis N, Mykoniatis I, Tishukov M et al. Sexual dysfunction in women with end-stage renal disease: a systematic review and meta-analysis. J Sex Med. 2021;18(5):936-45.

Rayner HC, Larkina M, Wang M et al. International comparisons of prevalence, awareness, and treatment of pruritus in people on hemodialysis. Clin J Am Soc Nephrol. 2017;12(12):2000-7.

Scherer JS, Combs SA, Brennan F. Sleep disorders, restless legs syndrome, and uremic pruritus: diagnosis and treatment of common symptoms in dialysis patients. Am J Kidney Dis. 2017;69(1):117.

Schüchen RH, Mückle M, Marinova M et al. Systematic review and meta-analysis on non-opioid analgesics in palliative medicine. J Cachexia, Sarcopenia and Muscle. 2018;9:1235-54.

Seyffart G. Seyffart's directory of drug dosage in kidney disease. Germany: Dustri-Verlag; 2011.

Shirazian S, Grant CD, Aina O et al. Depression in chronic kidney disease and end-stage renal disease: similarities and differences in diagnosis, epidemiology, and management. Kidney Int Rep. 2017;2:94-107.

Simonsen E, Komenda P, Lerner B et al. Treatment of uremic pruritus: a systematic review. Am J Kidney Dis. 2017;70(5):638.

Sondergaard H. Fatigue while undergoing long-term hemodialysis. Clin J Am Soc. 2020;15:1539-40.

Spertus JA, Jones PG, Maron DJ et al. Ischemia-CKD Research Group. Health status after invasive or conservative care in coronary and advanced kidney disease. N Engl J Med. 2020;382(17):1619-28.

Tong A, Manns B, Hemmelgarn B et al. establishing core outcome domains in hemodialysis: report of the Standardized outcomes in nephrology-hemodialysis (Song-HD) consensus Workshop. Am J Kidney Dis. 2017;69(1):97-107.

Trachtenberg AJ, Collister D, Rigatto C. Recent advances in the treatment of uremic pruritus: review. Curr Opin Nephrol Hypertens. 2020;29(5):465-70.

Vecchio M, Navaneethan SD, Johnson DW et al. Treatment options for sexual dysfunction in patients with chronic kidney disease: a systematic review of randomized controlled trials. Clin J Am Soc Nephrol. 2010;5:985.

Weisbord SD. Patient-centered dialysis care: depression, pain, and quality of life: review. Semin Dial. 2016;29(2):158-64.

23

Febre e calafrios em hemodepuração

Ronaldo D'Ávila
Jocemir Ronaldo Lugon

INTRODUÇÃO

A temperatura corporal é regulada pelo centro termorregulador no hipotálamo, que, em condições normais, permite apenas pequenas variações ao longo do dia. Usualmente, a temperatura axilar situa-se em torno de 36,5°C, com oscilações fisiológicas mais comumente situando-se em torno de 0,5 a 1°C. Entre os mecanismos que protegem nosso organismo da perda excessiva de calor e resfriamento encontram-se a piloereção, a vasoconstrição periférica e a atividade muscular; entre os que nos protegem contra o aquecimento excessivo, estão a vasodilatação, a redução da atividade muscular e a sudorese.

A elevação da temperatura corporal caracteriza a hipertermia. Essa elevação pode ocorrer como resultado de alterações ambientais ou atividade muscular excessiva, por exemplo. Nessas circunstâncias, em que o centro termorregulador continua intacto, não se recomenda a utilização do termo "febre". Este tem aplicação mais restrita, para definir situações nas quais a elevação da temperatura corporal decorre de uma alteração do *set-point* do centro termorregulador, que, mais frequentemente, ocorre pelo contato do sangue com produtos derivados de microrganismos. Essas substâncias, genericamente denominadas piróqenos, ativam leucócitos e liberam mediadores que irão, ao final, promover essa reprogramação por uma via que depende da ação da prostaglandina E_2 no hipotálamo.

O limiar de temperatura para definir febre não é consensual, situando-se entre 37,5 e 37,8°C (temperatura axilar) e 38 e 38,5°C (temperatura central). Pirogenia (ou reação pirogênica) é o termo utilizado para o quadro de febre súbita, acompanhada de tremor, mialgia, calafrios e/ou instabilidade hemodinâmica na ausência de infecção clínica com foco definido e com hemocultura negativa. Quadro semelhante, porém com hemocultura positiva, é denominado bacteremia ou fungemia, na dependência de o microrganismo causador ser uma bactéria ou um fungo.

O significado biológico da febre é incerto, mas possivelmente representa um meio de amplificar a resposta imune na defesa contra microrganismos. A temperatura corporal, em geral, não excede 41°C. Temperaturas acima de 42°C são citotóxicas e induzem desnaturação proteica, resultando em falência de órgãos e deficiência neuronal. Respostas imunológicas de natureza não infecciosa, drogas, mediadores liberados por neoplasias e mesmo lesões do sistema nervoso central também podem causar perturbações no centro termorregulador e causar febre.

É interessante confrontar as respostas do organismo na hipertermia de origem não central com aquela da febre. Na primeira, há vasodilatação periférica, sudorese e procura instintiva por ambientes mais frescos. Na segunda, ao contrário, ativam-se mecanismos poupadores/geradores de calor, como vasoconstrição periférica, piloereção e contrações musculares rápidas e repetidas (calafrios), com procura instintiva de ambientes mais aquecidos.

Apesar dos relatos na literatura de que as taxas de febre e calafrios nas sessões de hemodepuração (HD) situem-se entre 2,1 e 14,4%, sua real incidência é difícil de ser estabelecida. A variação regional é substancial, e os progressos tecnológicos podem ter contribuído para reduzir sua frequência. Febre e/ou calafrios em HD podem estar relacionados ao acesso vascular, ao procedimento hemodialítico *per se* ou a problemas independentes do procedimento; sua principal causa é a infecção.

O QUE PENSAR QUANDO UM PACIENTE DESENVOLVE FEBRE E CALAFRIOS EM HD?

A identificação da causa de calafrios e da febre durante uma sessão de HD pode ser uma tarefa difícil, por isso é importante que sejam observados alguns aspectos referentes a essa complicação. Checar a temperatura do dialisato, por exemplo, é essencial. A temperatura dessa solução é regulada geralmente entre 36 e 37°C, mas há a possibilidade rara de um defeito no termostato da máquina de HD causar superaquecimento e, consequentemente, levar o paciente a um estado de hipertermia. Já o aquecimento insuficiente da solução de troca poderá provocar perda do calor corporal e o paciente poderá desenvolver calafrios.

O fato de o filtro e as linhas utilizados no procedimento serem novos ou reutilizados também deve ser levado em conta. Fenômenos alérgicos podem acontecer tanto com dispositivos novos (apesar de as membranas de HD atuais terem elevada biocompatibilidade) quanto com reutilizados, que podem promover febre pela presença de resíduos das substâncias esterilizantes ou por sua contaminação durante o reprocessamento.

É importante também saber se a febre já estava presente antes do início da sessão. Sendo esse o caso, o diagnóstico deve ser direcionado para infecções virais ou bacterianas em geral, não relacionadas ao tratamento dialítico, e, também, para infecções relacionadas ao acesso vascular, especialmente quando o paciente está com um cateter venoso central. Tuberculose, abscessos profundos, endocardite bacteriana, reativação de doenças autoimunes e febre associada a neoplasias são possibilidades que devem ser lembradas. Febre iniciada durante o procedimento dialítico é mais relacionada a problemas no acesso vascular ou contaminação do sistema de HD, embora essa temporalidade não exclua a possibilidade de a febre estar sendo originada por outros processos infecciosos. O exame clínico dos sítios de punção da fístula arteriovenosa ou da prótese vascular, bem como do local do implante do cateter venoso central, pode dar indicações de que a infecção deriva da flora cutânea.

É muito importante observar se o desenvolvimento de febre e calafrios é um fato isolado ou se outros pacientes da unidade estão apresentando esses sintomas de forma simultânea ou recente. A multiplicidade de casos de febre e calafrios aponta para uma fonte comum de bactérias ou endotoxinas, implicando principalmente a água utilizada para a diálise ou o reprocessamento dos capilares. As membranas de HD habitualmente utilizadas, mesmo as mais modernas, com poros de maior diâmetro, são uma barreira eficiente e impedem que bactérias eventualmente presentes na solução de troca da diálise alcancem o sangue do paciente. Entretanto, durante o reprocessamento de dialisadores, a água e soluções químicas esterilizantes e, eventualmente, seus contaminantes têm contato direto com o lúmen das fibras do dialisador, por onde irá passar o sangue durante a HD, com potencial risco de contaminação do paciente.

QUAIS SÃO AS PRINCIPAIS CAUSAS DE FEBRE DURANTE A HEMODEPURAÇÃO?

As principais causas e o momento da ocorrência da febre em hemodepuração (HD) estão apresentados no Quadro 1.

Os dados clínicos têm grande importância para o diagnóstico diferencial das causas

• **QUADRO 1** Causas de febre em hemodepuração

Causas	Condições mais frequentes	Momento do evento
Reação alérgica	Alergia à membrana do filtro ou a substâncias empregadas no reprocessamento dos capilares e linhas	Geralmente no início da sessão
Infecção bacteriana não diretamente relacionada à diálise	Pneumonias, infecções urinárias, abscessos, tuberculose ou outras	Nos intervalos dialíticos e/ou a qualquer momento da sessão de HD
Infecção viral	Resfriado comum, Covid-19 etc.	Nos intervalos e/ou durante a sessão
Bacteremia/fungemia relacionada ao procedimento dialítico	Infecções de cateteres, infecções dos sítios de punção do acesso vascular ou contaminação do dialisador durante reprocessamento dos capilares e linhas	A qualquer momento da sessão
Pirogenia relacionada ao procedimento dialítico	Exposição a endotoxinas através da água ou das soluções empregadas em HD	A qualquer momento da sessão
Outras	Neoplasias, estados inflamatórios	Nos intervalos e/ou durante a sessão

HD: hemodepuração.
Fonte: elaboração dos autores.

de febre e calafrios. Alergias capazes de provocar reações pirogênicas durante o procedimento dialítico são cada vez mais raras, devido à maior biocompatibilidade das membranas dialíticas atuais. A via de desenvolvimento da febre em manifestações alérgicas agudas parece envolver liberação de pirógenos endógenos, desencadeada por reações mediadas por imunoglobulina E (IgE) ou ativação do complemento.

Deve ser lembrado que as reações alérgicas podem ser ocasionadas tanto pelas membranas em si quanto pelas substâncias químicas empregadas no reprocessamento dos capilares e linhas de diálise. A presença de prurido e *rash* cutâneo reforça essa possibilidade diagnóstica. Na suspeita dessas reações, todo o sistema que entra em contato com o sangue do paciente deve ser rapidamente trocado. Anti-histamínicos e esteroides injetáveis são recomendados, e em casos graves pode ser necessário o uso de adrenalina.

As etiologias infecciosas mais comuns são as virais e as bacterianas, e podem ser localizadas, como em casos de pneumonias, abscessos ou infecções urinárias. Em vigência dessas infecções, é comum que o paciente refira febre mesmo fora das sessões de HD.

As infecções relacionadas aos cateteres temporários ou tunelizados empregados como acesso vascular são as causas mais frequentes de febre e calafrios em HD. Nesse cenário, esses achados clínicos ocorrem, principalmente, durante a sessão. A conduta e o tratamento dessas infecções estão descritos no Capítulo 18 deste livro. A contaminação dos dialisadores e linhas durante seu reprocessamento também pode causar bacteremia, calafrios e febre. O protocolo do reprocessamento deve ser revisto, com atenção para os agentes esterilizadores e sua diluição. A máquina de reúso automático pode ser a fonte da infecção, e a checagem dos protocolos de cuidados com o aparelho é mandatória.

A passagem de endotoxinas para o sangue do paciente durante a HD também pode, eventualmente, causar calafrios e febre, sem crescimento de microrganismos nas hemoculturas. Trata-se de um diagnóstico, praticamente, de exclusão. A contaminação por endotoxinas acontece, em geral, a partir de infecções da água utilizada para a produção da solução de troca para diálise e, também, para o reprocessamento do capilar e das linhas arteriais e venosas. O concentrado de bicarbonato também é uma fonte a ser considerada.

O QUE SÃO AS ENDOTOXINAS E COMO DEVE SER CONTROLADO SEU NÍVEL NA ÁGUA DA DIÁLISE?

Endotoxinas são complexos lipopolissacarídeos, liberados a partir da lise, morte ou, simplesmente, da multiplicação de bactérias Gram-negativas. Seu peso molecular é variável, mas pode ser tão baixo quanto 10 mil dáltons. A passagem de endotoxinas íntegras ou seus fragmentos pela membrana de diálise e o consequente contato com o sangue pode provocar reações pirogênicas.

Como se sabe, a transformação de água potável em água apropriada para ser usada na terapia hemodialítica e no reprocessamento dos capilares e linhas depende de uma estação de tratamento composta por um sistema de osmose reversa e de um pré-tratamento capaz de oferecer água adequada para os filtros de osmose reversa. A água tratada flui através de um sistema de distribuição especial em alça fechada até as máquinas de HD. Qualquer intercorrência na dinâmica do tratamento ou da distribuição da água tratada pode levar à contaminação bacteriana e à formação de biofilme bacteriano, capaz de liberar endotoxinas.

Por essa razão, medidas laboratoriais dos níveis de endotoxinas na água e no dialisato devem ser realizadas periodicamente. O nível máximo permitido de endotoxinas na água da diálise é de 0,5 EU/mL, mas o nível de 0,25 já deve servir como alerta para adoção de medidas para sanear o problema. A produção de água ultrapura, com níveis inferiores a 0,03 EU/mL, é possível com a utilização de filtros adequados. Alguns estudos têm demonstrado vantagens na utilização de água ultrapura, entre elas a diminuição do estado inflamatório dos pacientes em HD regular.

QUE CONDUTAS IMEDIATAS DEVEM SER TOMADAS DIANTE DE UM QUADRO DE FEBRE E/OU CALAFRIOS DURANTE A SESSÃO DE HEMODEPURAÇÃO?

Quando um paciente desenvolve febre e/ou calafrios durante a sessão de HD, a equipe cuidadora deve avaliar imediatamente as possibilidades diagnósticas para que medidas específicas sejam adotadas, por exemplo, a troca imediata do sistema de diálise em casos de alergia e a checagem da temperatura do dialisato.

A febre deve ser rapidamente combatida com drogas antipiréticas, administradas por via endovenosa, e o desconforto do paciente aliviado pelo aquecimento com cobertores, por exemplo. No Brasil, a dipirona é, possivelmente, a droga endovenosa mais empregada nessas situações. A dipirona (também chamada de metamizol) é um medicamento com potente ação analgésica e antipirética, que pode bloquear os mecanismos de produção de febre dependentes ou não das prostaglandinas. O uso de anti-inflamatórios não esteroides por via endovenosa também pode ser útil como terapia antipirética.

Como a possibilidade de uma bacteremia deve sempre ser considerada, é importante que se monitore a evolução do paciente febril durante a HD, lembrando que a evolução para um estado de choque séptico é possível. A dosagem sérica da procalcitonina representou uma esperança no diagnóstico diferencial de pirogenias e bacteremias, mas seu valor em HD não foi confirmado.

Se a causa da febre/calafrios não estiver elucidada, hemoculturas devem sempre ser colhidas. Há vários protocolos que indicam o número e o local da coleta das hemoculturas nessas situações. Sugerimos que, no mínimo, duas coletas de sangue em dois pontos distintos sejam feitas. Nesse cenário, o médico assistente tem de decidir se o paciente deve ser internado para exploração diagnóstica e se antibioticoterapia deve ser iniciada empiricamente, antes do resultado das hemoculturas.

Não há um consenso sobre a necessidade de internação para exploração diagnóstica. Essa decisão, em geral, é tomada em bases clínicas, na dependência do quadro inicial e da resposta à abordagem terapêutica inicial. A princípio, casos com instabilidade hemodinâmica, uso de cateter venoso central e com baixa resposta ao tratamento inicial devem ser admitidos no hospital. A segurança oferecida ao paciente pela admissão hospitalar é indiscutivelmente maior. Por outro lado, o ambiente hospitalar também oferece riscos que não devem ser ignorados.

Sobre a antibioticoterapia empírica, alguns pontos devem ser considerados. Vale lembrar que hemocultura ou cultura de outros sítios suspeitos, sempre que possível, deve ser realizada antes da antibioticoterapia empírica. Um estudo dedicado a essa questão sugeriu que pacientes com calafrios, mas sem febre ou leucocitose, hemodinamicamente estáveis, sem cateteres venosos centrais e com albumina sérica normal, possam aguardar o resultado das hemoculturas, reiterando que todos os outros casos com calafrios devem receber antimicrobianos empiricamente. A escolha dos antimicrobianos deve levar em conta o sítio da infecção. Na presença de cateter venoso central, o esquema escolhido deve oferecer cobertura para Gram-positivos.

CONSIDERAÇÕES FINAIS

Febre e/ou calafrios são eventos relativamente frequentes em HD. Sua abordagem pode requerer ações individuais ou coletivas, voltadas para o cuidado com o paciente e para as instalações, equipamentos e materiais da unidade de diálise. É sempre importante ter em mente que infecção é a principal causa dessa intercorrência dialítica.

LITERATURA RECOMENDADA

Bernheim HA, Block LH, Atkins E. Fever: pathogenesis, pathophysiology, and purpose. Ann Intern Med. 1979;91(2):261-70.

Falcone M, Tiseo G, Menichetti F. Interpreting procalcitonin in patients undergoing hemodialysis: a reliable or a misleading marker? Intern Emerg Med. 2021;16(1):11-3.

Hekmat R, Mojahedi MJ, Hami M. An outbreak of high fever and chills, increased blood pressure, and pruritus in a hemodialysis unit [corrected]. Iran J Kidney Dis. 2008;2(3):167-8. Erratum in: Iran J Kidney Dis. 2008;2(4):242.

Kanda E. Causes of fever in dialysis patients and its treatment. OA Nephrology. 2014;2(1):4-8.

Ogoina D. Fever, fever patterns and diseases called "fever": a review. J Infect Public Health. 2011;4(3):108-24.

Peres-Garcia R, Rodriguez-Benitez POC. Why and how to monitor bacterial contamination of dialysate? Nephrol Dial Transplant. 2000;15(6):760-4

Prabhakar Singh RG, Singh S, Rathore SS, Choudhary TA. Spectrum of intradialytic complications during hemodialysis and its management: a single-center experience. Saudi J Kidney Dis Transpl. 2015;26(1):168-72.

Shepshelovich D, Yelin D, Bach LO et al. Chills during hemodialysis: prediction and prevalence of bacterial infections: a retrospective cohort study. Am J Med. 2017;130(4):477-81.

Walter EJ, Hanna-Jumma S, Carraretto M, Forni L. The pathophysiological basis and consequences of fever. Crit Care. 2016;20(1):200-9.

24

Hemodiafiltração *online* em pacientes crônicos

Rubens Escobar Pires Lodi
Ana Fláuia Moura
José A. Moura-Neto
José Carolino Diuino-Filho

INTRODUÇÃO

A hemodiafiltração (HDF) é uma modalidade de terapia renal substitutiva que combina dois mecanismos de transporte: difusão e convecção. Apesar de ter sido inicialmente proposta na década de 1970, a HDF ganhou maior expressão mundial nas últimas duas décadas com o advento da produção *online* do líquido de substituição e com o maior número de estudos sugerindo benefícios.

Este capítulo aborda os principais aspectos relacionados à HDF *online*. Serão discutidos definições dos termos mais comumente usados, prescrição da HDF *online*, acesso venoso e suas condições necessárias para o emprego da terapia e pré-requisitos para implementação de um programa de HDF em unidade de diálise.

ASPECTOS TEÓRICOS

O que é hemodiafiltração *online*?

A HDF é uma modalidade de hemodepuração em que se aplicam, em um mesmo dialisador, os mecanismos de transporte de massa de convecção e difusão. Os Quadros 1 e 2 exploram, respectivamente, a definição dos mecanismos de transporte e o conceito de HDF *online*. Durante o procedimento, são ultrafiltradas dezenas de litros por sessão (como veremos adiante, idealmente > 23 litros em pós-dilucional e > 46 litros em pré-dilucional). Por isso, deve ocorrer a infusão concomitante de uma solução de reposição no paciente – também chamada de líquido de reposição ou fluido de substituição. Por ser infundida diretamente no paciente, essa solução deve ser estéril e apirogênica. Na HDF *online*, a solução de reposição é produzida durante o procedimento pela própria máquina de HDF, que é mais robusta do que a máquina de hemodiálise (HD) convencional e possui filtros adicionais de segurança que garantem a qualidade da solução produzida *online*.

Ao contrário do que alguns pensam, HDF *não* é um subtipo de HD. É, sim, uma modalidade de hemodepuração híbrida que combina benefícios da convecção (predominante na HF) com os benefícios da difusão (predominante na HD). O próprio nome "hemodiafiltração" deriva da junção dos termos hemofiltração (HF) e hemodiálise. O Quadro 3 divide os tipos de terapia renal substitutiva e a nomenclatura mais aceita atualmente.

A HDF iniciou-se na década de 1970. No entanto, por muitos anos ficou limitada a um número restrito de pacientes em alguns poucos países. Dois marcos foram os grandes responsáveis pela disseminação mundial da HDF nos últimos anos. O primeiro foi o desenvolvimento da tecnologia de produção *online* da solução de reposição, quando foi demonstrado que a produção poderia ser realizada de forma segura e custo-efetiva durante o procedimento, pelas próprias máquinas de HDF. Foi o início da chamada "Era *Online*" da HDF. Antes, a solução era produzida em outro momento e local, o que era denominado HDF *offline*. Então, essa solução era colocada em frascos ou bolsas plásticas e transportada até o local do tratamento, uma logística complexa que dificultava e elevava o custo do procedimento.

O segundo marco foi a publicação de uma série de estudos maiores demonstrando benefícios e sugerindo a superioridade da HDF em relação à HD, o que será discutido adiante neste capítulo. Em resumo, a HDF expandiu-se nos últimos anos após a demonstração dos benefícios clínicos da modalidade e, principalmente, da segurança e custo-efetividade da produção *online* da solução de reposição.

• **QUADRO 1** Mecanismos de transporte durante a hemodepuração

Mecanismo de transporte	Descrição	Modalidades
Difusão	Processo de transporte no qual as moléculas se movem aleatoriamente em todas as direções, resultando na passagem de solutos de uma área de maior concentração para uma área de menor concentração. Além do gradiente de concentração, o fluxo difusivo depende da temperatura, da área da superfície e do coeficiente de difusão do soluto. Na difusão, quanto maior o peso molecular de um soluto, mais lento o transporte do soluto através dessa membrana semipermeável.	Predomina na hemodiálise
Convecção (também conhecida como ultrafiltração)	Requer um gradiente de pressão transmembrana. As moléculas de água são empurradas através da membrana e ocorre o "arrasto pelo solvente" (em inglês, *solvent drag*), no qual as moléculas maiores também são arrastadas junto com a água e passam pela membrana semipermeável.	Predomina na hemofiltração

Fonte: elaboração dos autores.

• **QUADRO 2** Definição de hemodiafiltração *online*

A HDF *online* é uma modalidade híbrida de hemodepuração que combina convecção e difusão em um mesmo dialisador associada à infusão da solução de reposição produzida durante o procedimento.

Fonte: elaboração dos autores.

• **QUADRO 3** Tipos de terapia renal substitutiva em pacientes crônicos

<table>
<tr><td rowspan="3">Hemodepuração</td><td>Hemodiálise</td><td>Técnica difusiva (predomina a difusão)</td></tr>
<tr><td>Hemofiltração</td><td>Técnica convectiva (predomina a convecção)</td></tr>
<tr><td>Hemodiafiltração</td><td rowspan="4">Técnicas híbridas (convecção e difusão)</td></tr>
<tr><td rowspan="3">Diálise peritoneal</td><td>DPI</td></tr>
<tr><td>DPA</td></tr>
<tr><td>CAPD</td></tr>
<tr><td rowspan="2">Transplante renal</td><td>Transplante renal com doador vivo</td><td rowspan="2"></td></tr>
<tr><td>Transplante renal com doador falecido</td></tr>
</table>

CAPD: diálise peritoneal ambulatorial contínua; DPA: diálise peritoneal automatizada; DPI: diálise peritoneal intermitente.
Fonte: elaboração dos autores.

Existe evidência de superioridade da hemodiafiltração sobre a hemodiálise?

Alguns estudos sugerem superioridade da HDF em relação à HD. No entanto, a evidência de superioridade não é incontestável. A seguir exploramos brevemente alguns artigos. A discussão pormenorizada dos resultados desses estudos transcende o escopo deste capítulo.

Estudos iniciais menores demonstraram benefícios clínicos da HDF relacionados a desfechos intermediários, como maior depuração de moléculas médias, melhora da tolerância hemodinâmica durante as sessões, melhora do estado nutricional etc. O *Dopps* (*Dialysis outcomes and practice patterns study*), um estudo observacional publicado em 2006, foi o primeiro grande estudo a sugerir benefício significativo em um desfecho duro; mortalidade 35% menor em pacientes em HDF com altos volumes convectivos (15 a 25 litros por sessão) do que nos indivíduos tratados com HD de baixo fluxo. Importante ressaltar que esses achados não foram confirmados em uma "reanálise" do *Dopps* de Locatelli et al. (2018).

Outras coortes maiores nacionais (*Rein*, *ANZ* e *JSDT*) também demonstraram melhora significativa na sobrevida em pacientes em HDF quando comparados com pacientes em HD de alto fluxo.

Na década de 2010, ensaios clínicos randomizados foram realizados na Europa e trouxeram resultados importantes: o *Contrast*, o estudo *Turco* e o *Eshol*. Apenas o *Eshol* demonstrou efeitos benéficos na mortalidade em todas as causas e mortalidade cardiovascular. Apesar de resultados negativos (não foi demonstrada diferença na mortalidade global e cardiovascular entre os grupos de HDF e HD), tanto o estudo *Turco* quanto o *Contrast* demonstraram redução de mortalidade e maior sobrevida na análise *post hoc* no subgrupo de pacientes com maiores volumes convectivos. Cumpre ressaltar, no entanto, que resultados encontrados mediante análise de subgrupos ou análise *post hoc* não têm o mesmo valor metodológico.

Em razão de críticas e falhas metodológicas, os resultados positivos impactantes do *Eshol* foram contestados por parte da comunidade científica. Será que o volume convectivo foi o determinante na diferença de mortalidade ou os pacientes mais saudáveis teriam maior facilidade em atingir altos fluxos e, com isso, melhores resultados? Por isso esse estudo, que tem moderado a alto risco de viés, ainda é motivo de discussão.

Em suma, existem evidências na literatura que sugerem a superioridade da HDF sobre a HD. Entretanto, existem também falhas metodológicas, e podemos dizer que essa questão ainda não foi completamente respondida.

A hemodiafiltração estaria indicada para todos os pacientes?

Talvez essa seja a pergunta mais recorrente envolvendo a HDF. Se considerarmos que existem evidências que demonstram benefícios clínicos e sugerem a superioridade do método, a HDF estaria praticamente indicada para todos os pacientes com doença renal crônica em hemodepuração – desde que:

1. Não existam contraindicações clínicas e/ou hemodinâmicas para o procedimento;
2. O paciente, estando devidamente informado, aceite a realização do procedimento; e
3. As condições mínimas requeridas de segurança e qualidade da água sejam garantidas pela unidade de diálise prestadora do serviço.

No entanto, por ser mais cara do que a HD convencional, a HDF no Brasil ainda está restrita a alguns pacientes da saúde suplementar. Cabe ressaltar que existe alguma controvérsia em relação a essa afirmação. Afinal, neste caso, uma "terapia mais cara" pode significar menor custo geral de tratamento no médio prazo, com redução do número de internações, morbidade e mortalidade.

Por fim, os benefícios da HDF variam de acordo com diferentes perfis de paciente. Alguns pacientes se beneficiam mais, enquanto outros podem apresentar menor (ou nenhum) benefício adicional com a HDF. A pergunta subsequente explora essa questão.

Quais pacientes mais se beneficiam da hemodiafiltração?

Considerando que esse é um tratamento em que os benefícios estão provavelmente relacionados a maior capacidade de depuração de moléculas médias e que a superioridade sobre outros tratamentos fica mais evidente ao longo do tempo, os pacientes que mais se beneficiariam do método, em teoria, são aqueles:

1. Com menor função renal residual (anúricos, p. ex.) e
2. Mais jovens, sem perspectiva de transplante renal.

Em situações de restrição de recursos, acreditamos que são pacientes com esse perfil que devem ser prioritariamente contemplados em um programa de HDF *online*.

Existe contraindicação para hemodiafiltração?

Não existe contraindicação absoluta para HDF.

Existem, sim, contraindicações relativas, por exemplo, pacientes que recusam a modalidade, instabilidade clínica e/ou hemodinâmica para hemodepuração, ausência de acesso vascular e situações em que há renúncia à terapia renal substitutiva – abordadas no Capítulo 17 – "Quando indicar (ou não) diálise?". Além disso, a falta de treinamento da equipe e a incapacidade de garantir a qualidade da água requerida, como veremos adiante, podem ser consideradas contraindicações no nível organizacional.

ASPECTOS OPERACIONAIS

Posso fazer HDF em minha unidade de diálise?

O Quadro 4 lista os pré-requisitos para realização da HDF em unidade de terapia renal substitutiva (TRS).

Preciso de um sistema com tratamento de água que oferte água ultrapura na entrada da máquina de hemodiafiltração?

Durante a dinâmica de produção do dialisato e do líquido de substituição, o permeado (água vinda da osmose reversa) entra na máquina de HDF *online*, é preaquecido e desgaseificado. Nesse ponto, os componentes de bicarbonato e do concentrado ácido são aspirados, podendo haver alguma contaminação, pois estão em sistema aberto. O líquido, então, passa pelo controle de fluidos da câmara de balanço (*balancing chamber*) e apenas depois disso passa pelo filtro do dialisato e pelo filtro do líquido de substituição, imediatamente antes do dialisador. Assim, esses filtros são os últimos passos antes de o dialisato ultrapuro e o líquido de substituição chegarem ao dialisador ou à linha de sangue (Figura 1).

• **QUADRO 4** Pré-requisitos para implementação de HDF em unidade de terapia renal substitutiva

- Dialisato ultrapuro.
- Máquina de HDF *online* (algumas máquinas atuais podem realizar HD, HDF e/ou HF).
- Controle de qualidade rigoroso: regras de desinfecção relacionadas à máquina de HDF, monitorização microbiológica e substituição periódicas dos ultrafiltros esterilizantes.
- Dialisador adequado: altamente permeável ($K_{UF} \geq 50$ mL/hora/mmHg, KoA ureia > 600, beta-2-microglobulina > 60 mL/min), com área de superfície grande (1,50 a 2,10 m^2), baixa resistência interna ao fluxo de sangue e coeficiente de permeabilidade (*sieving*) para albumina < 0,001.
- Equipe de enfermagem treinada para realizar HDF *online.*
- Médico nefrologista capacitado e comprometido com a técnica.
- Acesso vascular adequado.
- Boas práticas: monitorar sinais e sintomas dos pacientes, otimizar a anticoagulação, adequação dialítica e gestão de indicadores de qualidade de diálise (Kt/V, hemoglobina, frequência e tempo real em diálise semanal, fósforo, PTH etc.) e técnicas convectivas (volume convectivo semanal, patência de acesso venoso, fração de filtração etc.)

HD: hemodiálise; HDF: hemodiafiltração; HF: hemofiltração; KoA: coeficiente de transferência de massa; Kuf: coeficiente de ultrafiltração; PTH: paratormônio.
Fonte: adaptação de Moura-Neto et al., 2021.

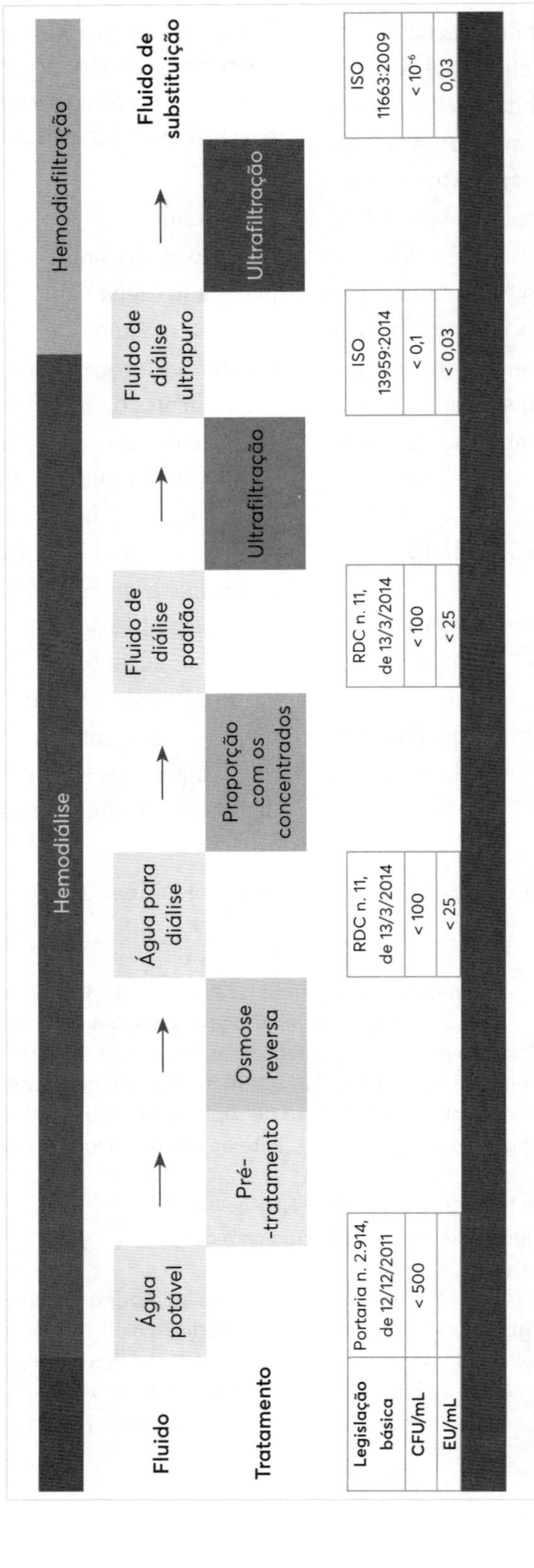

• **FIGURA 1** Da água ao ultrapuro.

Fonte: elaboração dos autores.

Cada filtro tem a capacidade de adsorção durante a ultrafiltração de 1:1.000.000 de endotoxinas. Através dos dois filtros sequenciais, a capacidade de retenção de endotoxina seria de $1:10^{-12}$ (1:1.000.000.000.000) – ou seja, seria necessário 1 trilhão de vezes mais endotoxinas no dialisato para evidenciar 1 unidade de endotoxina (EU) na solução de reposição e sangue do paciente, garantindo o que a literatura refere como "esterilização a frio".

Quais são as principais dificuldades da equipe?

Durante a implantação de um programa de HDF *online*, existem alguns obstáculos. Protocolos específicos devem ser implementados e treinados. É importante a adequação de formulários da sessão de HD para a HDF – normalmente sem indicadores específicos para técnicas convectivas. *Softwares* de gerenciamento de clínica em uso no Brasil ainda não contemplam as especificidades da terapia. Questões operacionais como o maior tempo de desinfecção (pode chegar a ser o dobro do tempo em relação à HD) podem impactar o fluxo de entrada e saída de pacientes na unidade de diálise e aumentar a carga de trabalho da equipe. A cadeia logística de insumos específicos para HDF *online* também deve ser adicionada aos insumos de HD. Além do tradicional Kt/V, o treinamento na HDF *online* deve enfatizar a aplicabilidade de conceitos como fluxo de sangue (Qb), fluxo de substituição (Qs), fração de filtração (FF) e, principalmente, volume convectivo.

Outro obstáculo é o financiamento adequado da modalidade, que tem custos superiores em relação à HD convencional. O financiador, Sistema Único de Saúde (SUS) ou saúde suplementar, precisa reconhecer os benefícios e custos adicionais para, então, incrementar o reembolso da HDF *online* e torná-la exequível na unidade de diálise.

Por fim, médicos e enfermeiras precisam adquirir conhecimento técnico e treinamento prático sobre a modalidade, para que, a partir de uma avaliação individualizada, sejam capazes de escolher (e executar) o tratamento mais apropriado para cada paciente.

PRESCRIÇÃO DE HEMODIAFILTRAÇÃO *ONLINE*

O que significam as modalidades pós-dilucional e pré-dilucional?

O local de infusão do líquido de substituição define a modalidade da terapia. Existem quatro modalidades: pós-dilucional, pré-dilucional, diluição mista e diluição média. As duas últimas são raramente empregadas no mundo e, no Brasil, não são utilizadas. Por isso abordaremos apenas as modalidades pós e pré-dilucional.

A modalidade pós-dilucional é caracterizada pela infusão do líquido de substituição após o dialisador. É a modalidade utilizada em maior número de países no mundo e, talvez por isso, tenha sido mais estudada. Já na modalidade pré-dilucional, o líquido de substituição é infundido antes do dialisador. Com isso, há diluição do sangue (e das toxinas urêmicas) antes da passagem pelo dialisador – o que reduz a eficiência da difusão de solutos de baixo peso molecular. O Quadro 5 resume as vantagens e desvantagens das modalidades pré e pós-dilucional.

• **QUADRO 5** Comparação entre as modalidades pós e pré-dilucional na hemodiafiltração *online*

	Vantagens	Desvantagens
HDF pós-dilucional	Maior eficiência na remoção de solutos pequenos Menor custo.	Acesso vascular adequado (fluxo de sangue 350 a 400 mL/min). Hemoconcentração: ▪ Alta viscosidade. ▪ Alta pressão oncótica. Maior dose de anticoagulante.
HDF pré-dilucional	Hemodiluição: ▪ Menor hematócrito. ▪ Menor viscosidade. ▪ Menor pressão oncótica. Menor dose de anticoagulante. Menor fluxo de sangue (a partir de 200 mL/min). Manejo mais fácil pela equipe (menos alarmes durante a sessão).	Menor remoção de solutos pequenos. Maior custo.

HDF: hemodiafiltração.
Fonte: adaptação de Canaud et al., 2015.

Quais as definições de volume convectivo, fluxo convectivo, volume de substituição e fluxo de substituição?

Definimos como volume de substituição o volume que foi retirado do plasma e devolvido ao paciente, seja em modo pré ou pós-dilucional. O volume convectivo, por sua vez, é o volume de substituição somado à ultrafiltração efetiva do paciente (Figura 2).

Diferentemente de volume convectivo e de substituição, expressos em valores absolutos em litros (L) ou mililitros (mL), o fluxo convectivo e o fluxo de substituição são expressos como o volume por unidade de tempo, em mL/min. A importância dessa distinção é que, em alguns equipamentos, o usuário prescreve o volume de substituição, e em outros o equipamento demonstra o volume convectivo com base no fluxo máximo de sangue atingido no intervalo de tempo.

Quais fatores influenciam a dose convectiva?

Duas variáveis influenciam a dose convectiva: tempo da terapia e fluxo de sangue (Qb). Na HDF *online* pós-dilucional, o principal fator limitante é a necessidade de manter uma fração de filtração (FF) de até 30% do fluxo de sangue (ver exemplo a seguir). Importante ressaltar que não existe essa limitação na HDF *online* pré-dilucional. Como o tempo da terapia também é limitado usualmente a 4 horas no esquema convencional de 3 sessões por semana, o fluxo de sangue passa a ser a principal variável para alcançar a dose convectiva em HDF pós-dilucional.

FF = (Qs + Q_{UF})/Qb

Sendo FF = fração de filtração; Qs = fluxo de substituição; Q_{UF} = fluxo de ultrafiltração; Qb = fluxo de sangue
Exemplo:

- Qs = 80 mL/min; Q_{UF} = 900 mL/h → 15 mL/min; Qb = 350 mL/min
- FF = (80 + 15)/350
- FF = 95/350 = 0,271 = 27%

Qual a dose, frequência e duração recomendada para uma terapia de hemodiafiltração *online*?

Qualquer recomendação de dose, frequência ou duração de uma sessão de HDF *online* deve ser individualizada. A avaliação da adequação de dose da terapia deve levar em consideração múltiplos parâmetros, como estado nutricional, níveis de eletrólitos, resposta ao tratamento da anemia, qualidade de vida do paciente etc. O Quadro 6 apresenta recomendações mínimas de duração e volume convectivo com base na frequência semanal de sessões.

Qual a importância do calibre e comprimento do acesso venoso para hemodiafiltração *online*?

O fluxo de sangue em um acesso venoso – independentemente do fluxo da fístula, do débito cardíaco e da bomba de sangue na máquina de HDF – necessita de agulhas calibrosas. A Tabela 1 sugere a agulha recomendada de acordo com o fluxo de sangue almejado. Nota-se que fluxos de sangue maiores que 350 mL/min geralmente não

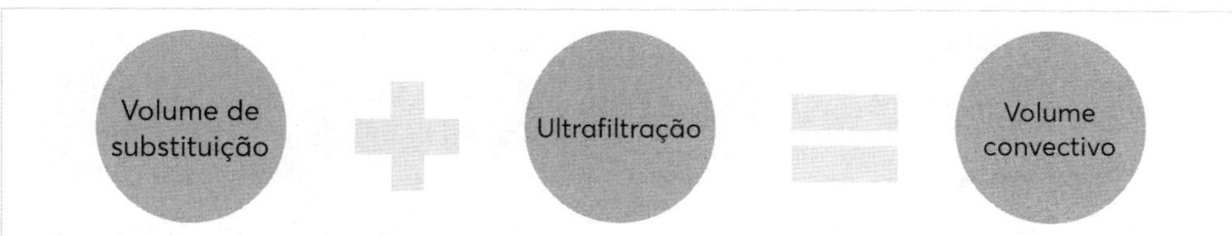

• **FIGURA 2** Definição do volume convectivo por sessão.
Fonte: elaboração dos autores

• **QUADRO 6** Recomendações de dose, frequência e duração das sessões de hemodiafiltração *online*

Esquemas com 3 a 4 sessões por semana
▪ Cada sessão deve durar, no mínimo, 4 horas.
▪ Buscar volume convectivo de, no mínimo, 23 L/sessão na modalidade pós-dilucional e 46 L/sessão na modalidade pré-dilucional.
Esquemas com 5 a 6 sessões por semana
▪ A duração da sessão pode variar entre 2 horas e 2 horas e 30 minutos. ▪ Buscar volume convectivo semanal de cerca de 70 L na modalidade pós-dilucional e 140 L na modalidade pré-dilucional.

Fonte: elaboração dos autores.

são possíveis com agulhas 16 ou 17 G. Da mesma forma, cateteres muito longos (> 20 cm, p. ex.) também podem comprometer o fluxo de sangue no acesso venoso.

A explicação acima é regida por uma fórmula matemática: $Qb = k \times P \times D^4 / L \times V$, onde percebemos claramente o impacto positivo do diâmetro elevado à quarta potência (D^4) e o impacto negativo do comprimento (L), sendo k uma constante.

• **TABELA 1** Fluxo de sangue de acordo com o calibre da agulha

Fluxo de sangue (Qb)	Agulhas recomendadas
< 300 mL/min	17 Gauge
300 a 350 mL/min	16 Gauge
350 a 450 mL/min	15 Gauge
> 450 mL/min	14 Gauge

Fonte: adaptação de van Loon, 2015.

Como avaliar a qualidade do acesso venoso?

A qualidade do acesso venoso tem impacto em uma sessão de diálise em inúmeros aspectos, como intercorrências, Kt/V, dose convectiva e tempo de terapia. Dessa forma, a monitorização do acesso venoso, a criação de um indicador de qualidade e sua discussão periódica são imprescindíveis para o alcance da dose ofertada de diálise e a minimização de complicações. O uso da pressão de acesso, também conhecida como pressão arterial (PA) do sistema extracorpóreo, é fundamental. A PA é usualmente negativa e está diretamente vinculada à dificuldade de "extrair" o sangue pelo acesso venoso. O fluxo de sangue tem uma importância nesse valor, sendo a PA cada vez mais negativa conforme maior o fluxo de sangue. Acessos venosos modernos, cateteres ou mesmo agulhas de fístula para HD usualmente oferecem uma patência de 2 mL/min/mmHg, utilizando a razão Qb (fluxo de sangue em mL/min)/PA (mmHg). Assim, admite-se que:

- Um bom fluxo é quando Qb/PA é maior que 1,5 mL/min/mmHg.
- O fluxo de sangue entre 0,8 e 1,5 mL/min/mmHg é considerado ruim.
- O fluxo de sangue está completamente falido quando sua patência é menor que 0,8 mL/min/mmHg.

Acessos regulares e ruins devem ser notificados e direcionados para avaliação e conduta antes que falhem totalmente (menor que 0,8 mL/min/mmHg). Deve ser discutido se pacientes portadores de acessos com patência inferior a 1,5 devem ser mantidos em HDF pós-dilucional ou se devem ser direcionados para a modalidade de HDF pré-dilucional.

Qual fluxo de sangue devo usar na hemodiafiltração *online*?

O fluxo de sangue deve ser o necessário para que a dose convectiva prescrita seja alcançada naquele determinado intervalo de tempo. A Tabela 2 demonstra o volume convectivo atingido na HDF pós-dilucional tendo como base as variáveis: fluxo de sangue, tempo de terapia e FF. Nota-se, por exemplo, que, para alcançar a dose convectiva pós-dilucional de 23 litros em 3 horas e 30 minutos, com uma fração de filtração de 28%, é necessário um fluxo de sangue de cerca de 400 mL/min.

• **TABELA 2** Volumes convectivos em HDF *online* pós-dilucional em relação ao fluxo de sangue e à fração de filtração

Fração de filtração (FF)	20	21	22	23	24	25	26	27	28	29	30	31	32	33
Tempo de terapia: 3 horas														
300 mL/min	10,8	11,3	11,9	12,4	13,0	13,5	14,1	14,6	15,2	15,7	16,3	16,8	17,4	17,9
350 mL/min	12,6	13,2	13,9	14,5	15,1	15,8	16,4	17,0	17,6	18,3	18,9	19,5	20,2	20,8
400 mL/min	14,4	15,1	15,8	16,6	17,3	18,0	18,8	19,5	20,2	21,0	21,7	22,4	23,1	23,9
Tempo de terapia: 3h30														
300 mL/min	12,6	13,2	13,9	14,5	15,2	15,8	16,4	17,1	17,7	18,4	19,0	19,6	20,3	20,9
350 mL/min	14,7	15,4	16,2	16,9	17,7	18,4	19,2	19,9	20,7	21,4	22,2	22,9	23,7	24,4
400 mL/min	16,8	17,6	18,5	19,3	20,2	21,0	21,9	22,7	23,6	24,4	25,3	26,1	27,0	27,8
Tempo de terapia: 4 horas														
300 mL/min	14,5	15,1	15,8	16,6	17,3	18,0	18,7	19,4	20,1	20,8	21,5	22,3	23,0	23,7
350 mL/min	16,8	17,6	18,5	19,3	20,2	21,0	21,8	22,7	23,5	24,4	25,2	26,0	26,9	27,7
400 mL/min	19,2	20,2	21,1	22,1	23,1	24,0	25,0	25,9	26,9	27,9	28,8	29,8	30,7	31,7

HDF: hemodiafiltração.
Fonte: elaboração dos autores.

Qual tipo de acesso venoso é indicado para hemodiafiltração *online*?

O acesso venoso ideal para HDF *online* é aquele capaz de atingir o volume convectivo do paciente. Logo, a decisão deve ser individualizada. Na modalidade pós-dilucional, altos volumes convectivos tendem a ser mais facilmente atingidos em pacientes em uso de fístulas arteriovenosas – preferíveis em relação aos cateteres. Na HDF pré-dilucional, como o alto fluxo de sangue não é um fator limitante, os pacientes usualmente conseguem alcançar o volume convectivo alvo mesmo em uso de cateteres venosos. No Japão, por exemplo, onde predomina a modalidade de HDF pré-dilucional, o fluxo de sangue médio é de apenas 224 mL/min (tempo médio = 243 minutos; fluxo de dialisato = 500 mL/min). O Japão se destaca há algumas décadas no cenário mundial com baixa mortalidade de pacientes em tratamento dialítico.

Como escolher o dialisador para terapias convectivas?

Historicamente, a escolha dos dialisadores para adultos dependia quase exclusivamente da superfície corpórea. Adultos com pequena superfície corpórea utilizavam dialisadores de 1 a 1,2 m^2, e aqueles com maior superfície corpórea faziam uso de dialisadores de 1,8 a 2,3 m^2. Ainda, havia preocupação com a perda excessiva de líquidos durante a terapia e com o coeficiente de transferência de massa (KoA). Com o advento das máquinas de HD de proporção munidas de câmaras de balanço com controle volumétrico, a técnica tornou-se mais segura, e, com o desenvolvimento das membranas sintéticas, a depuração atingiu níveis mais altos, independentemente da superfície do dialisador. Atualmente, a escolha do dialisador em pacientes adultos decorre da permeabilidade do dialisador (K_{UF}) e da modalidade dilucional prescrita (pré ou pós). Questões como seletividade proteica e perda de albumina durante a sessão também influenciam.

Dialisadores de alto fluxo são mandatórios em terapias com componentes convectivos (HDF, HF ou até HD de "alto fluxo"). A definição de dialisador de alto fluxo ainda se baseia em valores antigos (K_{UF} > 20 mL/h/mmHg). No entanto, atualmente há dialisadores de alto fluxo com K_{UF} superior a 100 mL/mmHg/h. Uma permeabilidade menor que 40 mL/mmHg/h não permite alcançar as doses convectivas propostas em uma sessão de HDF *online* de 4 horas, devido aos alarmes de pressão transmembrana (PTM) ou mesmo à inabilidade para atingir a dose prescrita por atividade de *softwares* como o AutoSub®. O K_{UF} varia conforme uma função parabólica do fluxo convectivo, isto é, uma curva em "U" invertido, onde o ponto máximo é o K_{UF} informado pelo fabricante. No entanto, essa permeabilidade cai ao utilizar altos fluxos, afetando diretamente a PTM necessária para a retirada desse volume (a PTM necessária em terapias pré-dilucionais é aproximadamente o dobro da necessária em pós-dilucional). Dessa forma, em terapias convectivas modernas, cujas metas podem ultrapassar 6.000 mL/h de fluxo convectivo, recomenda-se o uso de dialisadores com K_{UF} superior a 80 mL/mmHg/h.

Qual o fluxo de dialisato necessário na HDF *online*?

Na HDF *online* há um componente difusivo, como na HD, e um componente convectivo, como na HF. Mesmo que o fluxo convectivo seja de 80 a 160 mL/min, o fluxo do dialisato e a dose difusiva devem ser preservados. Assim, recomenda-se manter um fluxo de dialisato (Qd) de cerca de 500 mL/min.

Devem-se ajustar as janelas de alarme usuais de um equipamento de hemodiálise em hemodiafiltração *online*?

Sim! São terapias que exercem dinâmicas de pressões e fluxos muito diferentes. Na HD usualmente há fluxos de sangue médios menores que 350 mL/min e, consequentemente, pressões de acesso menores do que quando se almejam fluxos maiores, como visto na HDF pós-dilucional. Do mesmo modo, a taxa de ultrafiltração é de aproximadamente 750 mL/h na HD, enquanto na HDF *online* essa taxa pode chegar a 10.000 mL/h (modalidade pré-dilucional). Portanto, fica claro que a PTM é significantemente diferente.

O limite usual de PTM de 200 mmHg foi estabelecido em uma época em que eram utilizados dialisadores de celulose, de baixo fluxo e com menores superfícies. Nesses casos, pressões superiores a essa resultavam em rompimento do dialisador. Os dialisadores modernos sintéticos têm uma PTM máxima de 600 mmHg como limite sugerido pelo fabricante, ou seja, três vezes maior que o limite histórico. Portanto, é possível aumentar esse limite da PTM para até 300 a 350 mmHg (limites usuais para terapias pré-dilucionais). A pressão de acesso segura para fístulas é em torno de –250 mmHg. Assim, o ajuste da janela de PA para esse limite permite uma redução dos alarmes em terapias com altos fluxos de sangue.

O bicarbonato do dialisato deve ser modificado na hemodiafiltração *online*?

O estudo *Dopps* demonstrou um aumento no risco relativo de mortalidade para valores de bicarbonato sérico pré-diálise abaixo de 17 mEq/L e acima de 27 mEq/L. Esses valores costumam ser ultrapassados com a concentração de bicarbonato no dialisato de 35 mEq/L, por exemplo. Em terapias pós-dilucionais, a infusão de bicarbonato diretamente no sangue gera uma elevada taxa de CO_2. Em concentrações de bicarbonato de 32 mEq/L, a pressão de CO_2 na linha venosa fica em torno de 70 mmHg, podendo superar 75 mmHg em alguns momentos. Vale ressaltar que, em situações usuais, o bicarbonato sérico venoso raramente ultrapassa 35 mmHg. Assim, recomenda-se uma concentração de bicarbonato no dialisato entre 28 e 32 mEq/L, sendo avaliada para cada paciente de forma individualizada.

Como prescrever uma sessão de hemodiafiltração *online*?

A prescrição deve ser individualizada, a começar pela escolha da modalidade de diluição. Algumas variáveis devem ser monitoradas para atingir resultados positivos em terapias convectivas. A escolha precisa dessas variáveis garante uma sessão de HDF segura, com menos intercorrências e com a dose-alvo atingida. A importância da opinião e da participação do paciente na discussão e decisão de seu tratamento é primordial. O Quadro 7 resume os principais aspectos a serem considerados na prescrição da HDF *online*.

DÚVIDAS FREQUENTES

O que seria hemodiafiltração *offline*?

Duas razões pelas quais as técnicas convectivas não se desenvolveram de forma mais rápida foram:

1. A ausência de tecnologia para produção *online* de soluções estéreis e livres de pirógeno (água ultrapura) para serem infundidas como soluções de reposição nas sessões.
2. O alto custo de soluções já comercialmente preparadas em bolsa de plástico ou frascos de 5 a 6 litros, esterilizadas, armazenadas e entregues aos centros de diálise.

A utilização de soluções "comercialmente preparadas", produzidas em outro momento, é o que podemos definir como HDF *offline*. Essas soluções produzidas *offline* trazem algumas desvantagens, como:

- Complexidade na logística e manuseio das bolsas com 5 a 6 litros de solução de reposição nas sessões de HDF e HF (pesando no mínimo 5 a 6 kg cada uma).

• **QUADRO 7** Recomendações para uma prescrição de HDF *online*

Acesso vascular	FAV/enxerto/cateter tunelizado.	FAV deve ser a primeira opção, sempre que possível.
Fluxo de sangue	▪ Pós-dilucional: 350 a 450 mL/min. ▪ Pré-dilucional: 200 a 450 mL/min.	Avaliar a possibilidade de pré--dilucional se Qb < 350 mL/min (monitorar Qb/PA a cada sessão).
Fluxo de dialisato	400 a 500 mL/min.	Sem influência na dose convectiva, mas influencia no Kt/V da dose difusiva.
Tempo de terapia	12 a 15 horas semanais.	Terapias diárias são mais eficientes.
Fluxo convectivo pós-dilucional	80 a 160 mL/min.	Manter uma taxa de filtração [(Qs + UF)/Qb] até 30% (idealmente até 25%).
Fluxo convectivo pré-dilucional	160 a 300 mL/min.	Não há limitação na taxa de filtração.
Volume convectivo pós-dilucional	No mínimo, 23 L/sessão *ou* 70 L/semana.	
Volume convectivo pré-dilucional	No mínimo, 46 L/sessão *ou* 140 L/semana.	Ajustar janela de pressão transmembrana para 250 a 350 mmHg.
Dialisador pós-dilucional	K_{UF} > 50 mL/h/mmHg e SC de beta-2-microglobulina > 0,60.	
Dialisador pré-dilucional	K_{UF} > 50 mL/h/mmHg e SC de beta-2-microglobulina > 0,60.	
Sódio do dialisato/ substituição	136 a 142 mmol/L.	
Bicarbonato do dialisato/substituição	28 a 32 mmol/L.	

FAV: fístula arteriovenosa; K_{UF}: permeabilidade do dialisador; PA: pressão arterial; Qb: fluxo de sangue; Qs: fluxo de substituição; SC: coeficiente de sieving; UF: ultrafiltração.
Fonte: elaboração dos autores.

- Limitação do volume utilizado por sessão, especialmente pelo alto custo das bolsas produzidas *offline*.
- Impossibilidade de individualizar a formulação da solução de reposição de acordo com as necessidades de cada paciente.

O que seria "apenas" hemofiltração?

Na HD, o mecanismo de transporte predominante é a difusão. Nessa modalidade, há o "contato" em fluxo contracorrente do sangue com o dialisato, tendo a membrana do capilar como meio de separação. A HDF, como já discutido, combina os mecanismos de transporte de difusão e convecção no mesmo dialisador, sendo por isso considerada uma terapia híbrida. Nessa modalidade também existe o fluxo contracorrente do sangue *versus* dialisato e, ao mesmo tempo, há infusão de solução de reposição diretamente no sangue do paciente, antes ou após o dialisador (pré ou pós-dilucional).

Na HF isolada, o mecanismo de transporte é somente a convecção. Há ultrafiltração de grandes volumes (a depender da prescrição médica e das necessidades do paciente) e infusão concomitante da solução de reposição. No entanto, não há dialisato em fluxo contracorrente ao sangue no dialisador – onde ocorreria o mecanismo de difusão.

O uso de dialisadores com membranas altamente permeáveis leva à perda de albumina na hemodiafiltração? Isso seria uma desvantagem?

Esse é um tema controverso. Apesar de a albumina ser considerada um marcador nutricional clássico e um marcador inflamatório associado à mortalidade, sabemos que pacientes em diálise com perdas significativas de albumina no dialisato podem apresentar níveis séricos de albumina normal.

No Japão, determinada perda de albumina durante a sessão de diálise é amplamente aceita. Em um estudo observacional, Nagai et al. (2017) demonstraram que a perda de 3 g ou mais de albumina por sessão de HD quando comparada com perdas inferiores a 3 g de albumina resultou em melhor prognóstico. Técnicas convectivas, como HDF e HF, geralmente apresentam perdas de albumina maiores do que na HD. Nos estudos *Eshol, Contrast* e *Turco*, a concentração média da albumina sérica foi menor no grupo de HDF quando comparada com pacientes do grupo em HD. Entretanto, as diferenças não foram estatisticamente significativas nos estudos *Eshol* e *Contrast*. Uma série de toxinas urêmicas circula ligada à albumina (p. ex., homocisteína, indoxyl sulfato, p-cresol); portanto, a perda de albumina nas sessões de HDF e HF também aumenta a depuração de toxinas urêmicas.

Solutos urêmicos ligados à albumina já foram definidos como as "toxinas esquecidas" e são considerados parte importante da fisiopatologia dos sintomas urêmicos. Assim, podemos afirmar que perdas moderadas de albumina durante as sessões de HDF ou HF são clinicamente aceitáveis, podendo ter, inclusive, efeitos benéficos para o paciente.

LITERATURA RECOMENDADA

Bammens B, Evenepoel P, Verbeke K, Vanrenterghem Y. Removal of middle molecules and protein-bound solutes by peritoneal dialysis and relation with uremic symptoms. Kidney Int. 2003;64(6):2238-43.

Besarab A, Pandey R. Catheter management in hemodialysis patients: delivering adequate flow. Clin J Am Soc Nephrol. 2011;6(1):227-34.

Bommer J, Becker KP, Urbaschek R. Potential transfer of endotoxin across high-flux polysulfone membranes. J Am Soc Nephrol. 1996;7(6):883-8.

Bommer J, Locatelli F, Satayathum S et al. Association of predialysis serum bicarbonate levels with risk of mortality and hospitalization in the Dialysis outcomes and practice patterns study (Dopps). Am J Kidney Dis. 2004;44:661-71.

Canaud B, Barbieri C, Marcelli D et al. Optimal convection volume for improving patient outcomes in an international incident dialysis cohort treated with online hemodiafiltration. Kidney Int. 2015;88(5):1108-16.

Canaud B, Bowry S, Stuard S. Hemodiafiltration. In: Daugirdas JT, Blake PG, Ing TS (eds.). Handbook of dialysis. 5.ed. Philadelphia: Lippincott Williams & Wilkins; 2015.

Canaud B, Bragg-Gresham JL, Marshall MR et al. Mortality risk for patients receiving hemodiafiltration versus hemodialysis: European results from the Dopps. Kidney Int. 2006;69:2087-93.

Davenport A. Dialysis and patient factors which determine convective volume exchange in patients treated by postdilution online hemodiafiltration. Artif Organs. 2016;40(12):1121-7.

Divino-Filho JC, Masakane I. Técnicas convectivas no tratamento de pacientes no estágio 5 da doença renal crônica: convincentes ou não? In: Moura-Neto JA (ed.). Terapia renal substitutiva 2. Piracicaba, SP: Livraria Balieiro; 2019.

Grooteman MP, van den Dorpel MA, Bots ML et al. Effect of online hemodiafiltration on all-cause mortality and cardiovascular outcomes. J Am Soc Nephrol. 2012;23:1087-96.

Locatelli F, Karaboyas A, Pisoni RL et al. Mortality risk in patients on hemodiafiltration versus hemodialysis: a "real-world" comparison from the Dopps. Nephrol Dial Transplant. 2018;33:683-9.

Maduell F, Moreso F, Pons M et al. High-efficiency post-dilution online hemodiafiltration reduces all-cause mortality in hemodialysis patients. J Am Soc Nephrol. 2013;24:487-97.

Maduell F, Navarro V, Torregrosa E et al. Change from three times a week on-line hemodiafiltration to short daily on-line hemodiafiltration. Kidney Int. 2003;64(1):305-13.

Maduell F. Is there an "optimal dose" of hemodiafiltration? Blood Purif. 2015;40(1):17-23.

Montagud-Marrahi E, Broseta J, Rodriguez-Espinosa D et al. Optimization of dialysate bicarbonate in patients treated with online haemodiafiltration. Clin Kidney J. 2020;14(3):1004-13.

Moura-Neto JA, Divino-Filho JC, Masakane I, Canaud B. Online hemodiafiltration in chronic kidney disease: through clinical practice to evidence. In: Fadem SZ, Moura-Neto JA (eds.). Issues in kidney disease: dialysis. Nova Science Publishers; 2021.

Nagai K, Tsuchida K, Ishihara N et al. Implications of albumin leakage for survival in maintenance hemodialysis patients: a 7-year observational study. Ther Apher Dial. 2017;21(4):378-86.

Ok E, Asci G, Toz H et al. Mortality and cardiovascular events in online haemodiafiltration (OL-HDF) compared with high-flux dialysis: results from the Turkish OL-HDF study. Nephrol Dial Transplant. 2013;28:192-202.

Rosner MH, Reis T, Husain-Syed F et al. Classification of Uremic Toxins and Their Role in Kidney Failure. Clin J Am Soc Nephrol. 2021 Jul 7;16(12):1918-28.

Schiffl H. Online hemodiafiltration and mortality risk in end-stage renal disease patients: a critical appraisal of current evidence. Kidney Res Clin Pract. 2019; 38:159-68.

van Loon M. How to improve vascular access care. Contrib Nephrol. 2015;184:222-33.

Parte 5

Diálise peritoneal

25

Prescrição da diálise peritoneal

Daniel Costa Chalabi Calazans
Fernando Lucas Júnior
Hugo Abensur

INTRODUÇÃO

A doença renal crônica (DRC) é uma epidemia global que afeta aproximadamente 10% da população, e a diálise peritoneal (DP) é uma importante opção de terapia renal substitutiva para o tratamento de seu estágio avançado. De acordo com o Censo da Sociedade Brasileira de Nefrologia (SBN) de 2020, estima-se que apenas 7,4% dos pacientes realizem o método.

A DP é um processo no qual a composição de determinada solução (sangue) é modificada pela exposição a outra solução, através de uma membrana peritoneal.

MODALIDADES DE DIÁLISE PERITONEAL: QUAIS OS CRITÉRIOS NA ESCOLHA DO MÉTODO?

As modalidades de DP podem ser classificadas:

- Quanto ao modo de troca (manual ou por cicladora).
- Quanto à frequência de realização (contínua ou intermitente).
- Quanto à forma de drenagem do efluente (convencional ou drenagem incompleta).

A combinação dessas modalidades gera cinco padrões de DP:

1. Padrão manual e contínuo (diálise peritoneal ambulatorial contínua, do inglês *continuous ambulatory peritoneal dialysis* – CAPD).
2. Padrão automático e contínuo (diálise peritoneal contínua por cicladora, do inglês *continuous cycling peritoneal dialysis* – CCPD).
3. Padrão automático e intermitente, por não haver trocas diurnas (diálise peritoneal noturna, do inglês *nocturnal intermittent peritoneal dialysis* – NIPD).
4. Padrão manual ou automático, intermitente por não ser diário (DP incremental).
5. Padrão automático, com drenagem incompleta (Tidal).

A Figura 1 ilustra o esquema de classificação.

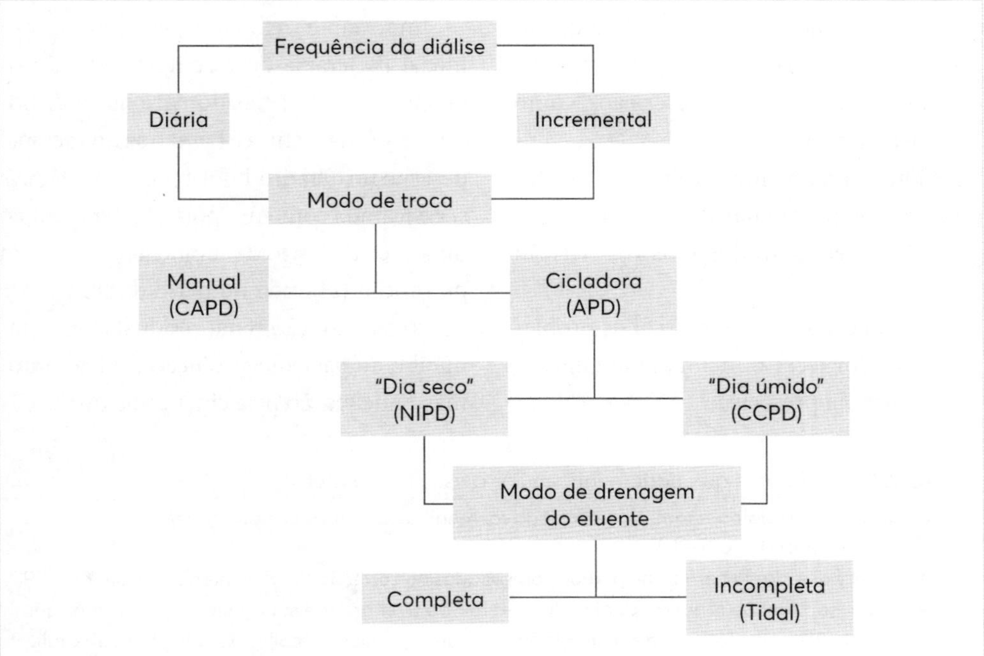

• **FIGURA 1** Esquemas de diálise peritoneal.
APD: diálise peritoneal automatizada; CAPD: diálise peritoneal ambulatorial contínua, do inglês *continuous ambulatory peritoneal dialysis*; CCPD: diálise peritoneal contínua por cicladora, do inglês *continuous cycling peritoneal dialysis*; NIPD: diálise peritoneal noturna, do inglês *nocturnal intermittent peritoneal dialysis*).
Fonte: elaboração dos autores.

Do ponto de vista dos desfechos clínicos relevantes, parece não haver diferenças entre CAPD e APD. Por isso as preferências individuais deverão ser respeitadas, e questões relativas às condições clínicas iniciais, fontes de financiamento e disponibilidade do método no local de atendimento são importantes para a prescrição do tratamento.

O Quadro 1 descreve alguns princípios que podem ajudar na tomada de decisão para a escolha inicial da terapia.

Importante destacar que, após anos de experiência clínica acumulada com o método, há poucas contraindicações reais para a DP. Mesmo situações desafiadoras como a presença de hérnias de parede, aderências peritoneais, ostomias e *shunts* peritoneais não impediram, *a priori*, a realização da terapia. Nesses casos, o mais importante é a participação ativa do paciente e dos familiares, a discussão franca sobre riscos e benefícios, além de uma referência cirúrgica experiente para correção de problemas e implantes de cateter nos cenários especiais.

Após 30 dias do início da terapia, sugerimos a realização de teste de equilíbrio peritoneal (Pet) padrão e Kt/V semanal de ureia (renal e peritoneal). Nesse momento, deve-se avaliar se a modalidade inicial atende às demandas de transporte da membrana peritoneal e se há adequação dialítica. Um cenário de má adequação aliado à incompatibilidade da prescrição inicial com o tipo de transporte peritoneal ensejará mudança na prescrição, como será visto adiante.

Esquematicamente, a Figura 2 ilustra o padrão de problemas de adequação que poderão ser encontrados após a prescrição inicial.

O entendimento desse perfil de problemas pode fornecer o racional para ajustes posteriores na prescrição.

Importante reforçar que a prescrição inicial da terapia deve sempre respeitar os desejos e preferências do paciente, a disponibilidade da técnica e basear-se no racional descrito no Quadro 1. Entretanto, a DP deve ser encarada como um portfólio terapêutico dinâmico ao longo do tempo, flexível e com prescrição centrada no perfil do transporte peritoneal, função renal residual (FRR), tamanho do paciente, evolução clínica, sintomas e adequação pela cinética da ureia.

QUADRO 1 Fatores que podem influenciar a escolha do método

- Se o paciente trabalha e tem vida social ativa, técnicas automáticas podem ser mais adequadas (sobretudo NIPD).
- Se houver passado de hérnias de parede complicadas ou correção atual de herniação, preferir NIPD.
- Se houver boa função renal residual e o paciente não tiver grande superfície corporal, considerar início em NIPD (sobretudo se a estratégia for DP como primeira escolha de substituição renal).
- Para pacientes muito grandes com função renal residual reduzida, métodos contínuos podem ser preferíveis (CCPD ou CAPD).
- Se houver boa função renal e DP for a escolha inicial de substituição renal, considerar APD incremental (sobretudo para idosos com pequena superfície corporal e pouca disponibilidade de cuidadores).

CAPD: diálise peritoneal ambulatorial contínua; CCPD: diálise peritoneal contínua por cicladora, do inglês *continuous cycling peritoneal dialysis*; DP: diálise peritoneal; NIPD: diálise peritoneal noturna, do inglês *nocturnal intermittent peritoneal dialysis*.
Fonte: elaboração dos autores.

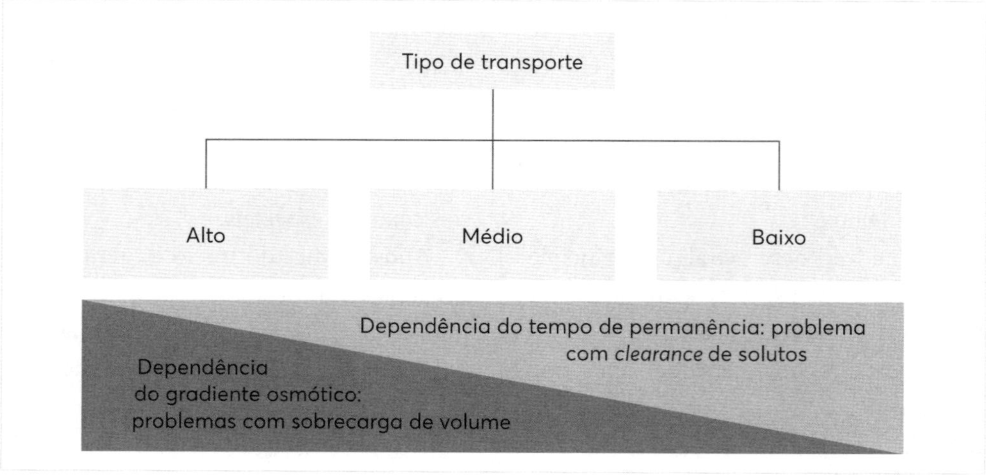

FIGURA 2 Tipos de transporte peritoneal.
Fonte: elaboração dos autores.

PRESCRIÇÃO DE DIÁLISE PERITONEAL AMBULATORIAL (APD OU CAPD): COMO ADEQUAR?

A DP pode ser o método inicial para substituição renal (*PD first*) ou ser indicada como alternativa à hemodiálise em função de complicações com essa terapia.

As bases para prescrição e adequação racional da DP devem levar em conta a combinação dos seguintes elementos:

- Preferências do paciente.
- Suporte sociofamiliar.
- Disponibilidade dos métodos.
- Nível de FRR.
- Superfície corporal.
- Estratégia convencional × incremental.

Os Quadros 2 a 5 apresentam, de forma prática, princípios importantes para orientar a prescrição e a adequação da diálise.

Tendo em vista que altos e médios transportadores podem ser manejados com NIPD, pode-se sugerir o seguinte esquema empírico inicial de prescrição para um adulto médio (ver Figura 3).

QUADRO 2 Orientação sobre a modalidade inicial

- Altos transportadores: bom manejo em NIPD.
- Baixos transportadores: bom manejo em CAPD ou CCPD.
- Médios: podem ser manejados em NIPD.
- Para médio-baixo, pode ser necessário reduzir o número de trocas e aumentar o tempo de terapia (p. ex., 4 trocas de 2,5 L em 10 horas).

CCPD: diálise peritoneal contínua por cicladora, do inglês *continuous cycling peritoneal dialysis;* NIPD: diálise peritoneal noturna, do inglês *nocturnal intermittent peritoneal dialysis.*
Fonte: elaboração dos autores.

QUADRO 3 Orientação sobre a medida isolada mais importante na adequação

Se NIPD: não ultrapassar 6 ciclos em 9 horas.
Se a adequação não for atingida, preferir:

- Aumentar VI (não ultrapassar 3 L).
- Aumentar o tempo (para 10 a 12 horas), mantendo seco durante o dia.
- Converter para CCPD (principalmente pacientes grandes e/ou anúricos).

CCPD: diálise peritoneal contínua por cicladora, do inglês *continuous cycling peritoneal dialysis;* VI: volume de infusão.
Fonte: elaboração dos autores.

QUADRO 4 Orientação sobre a estratégia incremental

Se boa FRR, considerar DP incremental (3 a 5 vezes por semana).
Para cálculo do Kt/V na incremental:

- Multiplicar o Kt/V renal por 7.
- Multiplicar o Kt/V peritoneal pelo número de dias de DP.

DP: diálise peritoneal; FRR: função renal residual.
Fonte: elaboração dos autores.

• **QUADRO 5** Orientação sobre a medida isolada mais importante para adequar a prescrição

- Preferir aumento do VI.
- Para a maioria, varia entre 2 e 2,5 L.
- Não ultrapassar VI > 3 L.
- Para pacientes pequenos, iniciar com volumes menores (1 a 1,5 L VI).

VI: volume de infusão.
Fonte: elaboração dos autores.

Modalidade: NIPD

Tempo: 9 horas

Números de ciclos: 5

Volume de infusão: 2 L

Concentração: 1,5%

• **FIGURA 3** Prescrição inicial de NIPD para um adulto médio.

NIPD: diálise peritoneal noturna, do inglês *nocturnal intermittent peritoneal dialysis*.
Fonte: elaboração dos autores.

Sugere-se também que cerca de 30 dias depois do início do esquema empírico inicial sejam solicitados Pet convencional e Kt/V total (alvo acima de 1,7). O algoritmo apresentado na Figura 4 esquematiza a conduta para adequação dialítica após esse esquema inicial de prescrição.

As Figuras 5 e 6 apresentam algoritmos de conduta sobre como converter dia seco (NIPD) em dia úmido (CPPD) no baixo transportador e no alto transportador mal adequado.

Se não houver disponibilidade de técnicas automáticas (APD), a CAPD pode ser a forma inicial de prescrição. Nesse caso, inicia-se o tratamento com 3 a 4 trocas diurnas e volume de infusão de 2 litros para um adulto médio. A permanência noturna prolongada pode ser feita com bolsas de glicose hipertônica ou icodextrina. Deve-se ter em mente que altos transportadores podem ter seu manejo dificultado com esse método.

Como regra, deve-se tentar, seja nas técnicas manuais ou automatizadas, poupar o uso de bolsas de glicose hipertônica por meio do emprego judicioso de diuréticos, restrição hidrossalina e medidas de renoproteção para preservar a FRR.

PRESCRIÇÃO DE DIÁLISE PERITONEAL EM AMBIENTE HOSPITALAR

A DP em ambiente hospitalar é utilizada em pacientes com DRC, injúria renal aguda (IRA), insuficiência cardíaca congestiva (ICC) e hipotermia.

Doença renal crônica

Quando um paciente em programa de DP é internado por qualquer motivo, é necessário manter seu esquema de diálise. Nesse caso, orientamos o paciente ou seu cuidador a trazer seu material de diálise e seguir a diálise conforme vinha executando em seu domicílio. Se não for possível, a enfermagem do hospital pode assumir os cuidados da diálise, mantendo o esquema do paciente ou adaptando-o às condições do hospital.

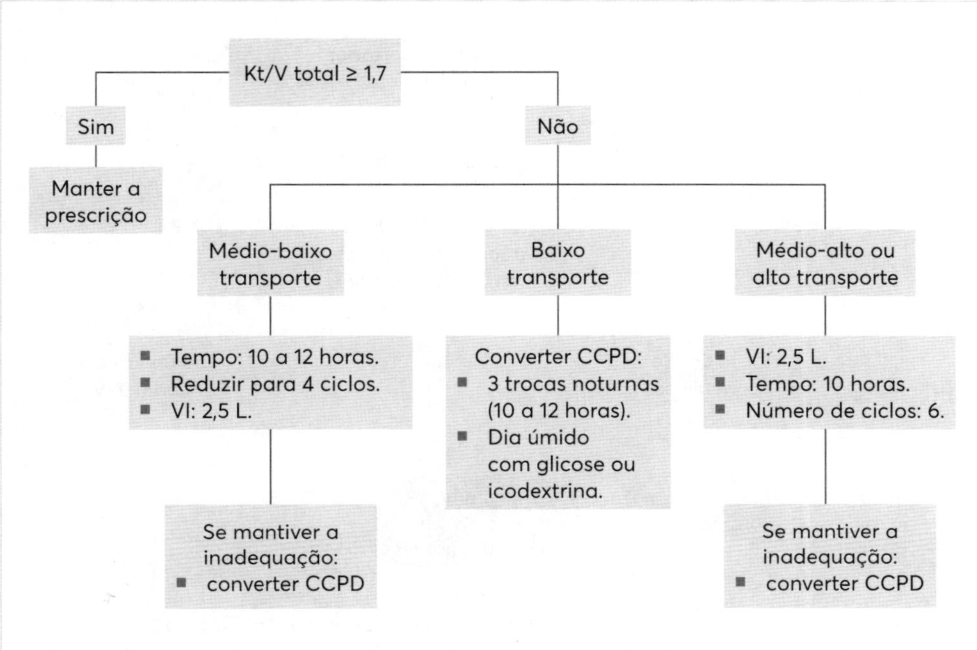

• **FIGURA 4** Conduta para adequação dialítica após esquema inicial de prescrição.
CCPD: diálise peritoneal contínua por cicladora, do inglês *continuous cycling peritoneal dialysis;* VI: velocidade de infusão.
Fonte: elaboração dos autores.

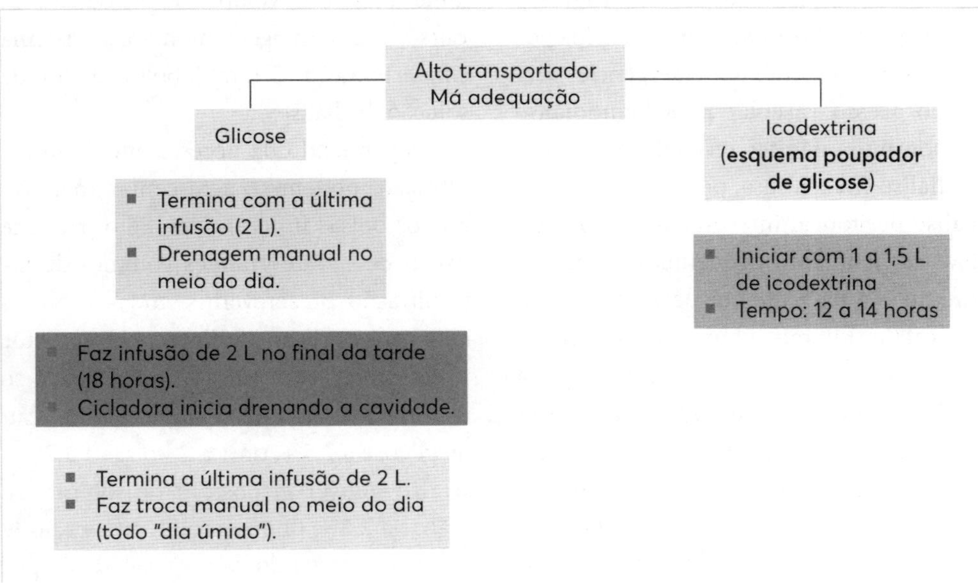

• **FIGURA 5** Como ajustar a adequação dialítica no paciente alto transportador.
CCPD: diálise peritoneal contínua por cicladora, do inglês *continuous cycling peritoneal dialysis*.
Fonte: elaboração dos autores.

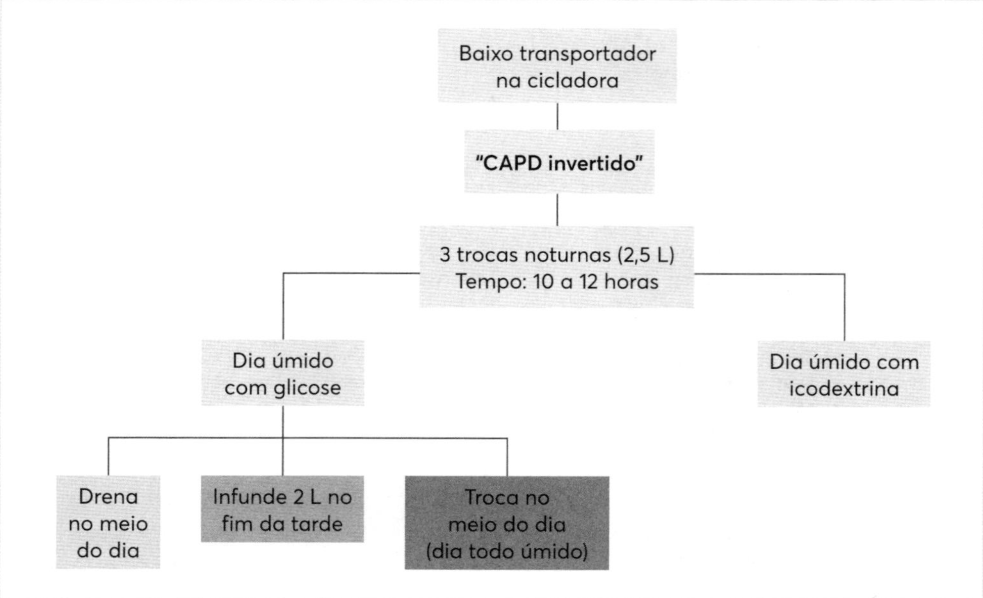

• **FIGURA 6** Como ajustar a adequação dialítica no paciente alto transportador.
CAPD: diálise peritoneal ambulatorial contínua, do inglês *continuous ambulatory peritoneal dialysis*; CCPD: diálise peritoneal contínua por cicladora, do inglês *continuous cycling peritoneal dialysis*.
Fonte: elaboração dos autores.

Para o paciente que inicia programa de diálise no hospital, por exemplo, por diagnóstico de DRC em emergência, perda do acesso vascular para hemodiálise ou por ainda não ter recebido o material de diálise em sua casa, pode-se prescrever diálise peritoneal intermitente (DPI). Ela deve ser feita com pequenos volumes de infusão e o paciente em decúbito dorsal, se o cateter foi implantado recentemente.

A prescrição de DPI com a máquina de diálise é bastante simples. Costuma-se prescrever o tempo de terapia, que normalmente fica em torno de 20 horas, o volume total de solução de diálise a ser empregada e o volume de infusão. Geralmente se prescrevem 20 ciclos. Se o paciente for usar um volume de infusão de 1,5 L, a prescrição fica assim: tempo de terapia 20 horas, volume total 30 L, volume de infusão 1,5 L. Então, a enfermagem montará o sistema com 6 bolsas de 5 L ou 5 bolsas de 6 L de solução de diálise.

Dependendo da necessidade de ultrafiltração, podem-se acrescentar mais ou menos bolsas hipertônicas. Se o paciente não necessita de grandes volumes de ultrafiltração, prescrevem-se todas as bolsas com concentração de glicose a 1,5%. Se for necessária maior ultrafiltração, pode-se usar metade das bolsas com concentração de glicose a 2,5%, ou 1 a 2 bolsas a 4,25%, se não houver disposição de solução de diálise a 2,5%. O número de sessões pode variar, dependendo da necessidade do paciente, em torno de 1 a 3 sessões por semana. As sessões podem ser feitas no quarto do paciente ou em sala dedicada.

O Kt/V de uma sessão de DPI pode ser estimado. Assumindo que a relação entre a concentração de ureia na solução de diálise e no plasma com ciclos de 1 hora é em torno de 0,5, a depuração de ureia da sessão (Kt) será 0,5 × volume drenado. Se a sessão for com 30 L, a depuração de ureia será em torno de 15 L. Se o paciente pesa 50 kg, seu volume de água corpórea será de 30 L (50 kg × 0,6, pois o volume de água corresponde a 60% do peso do paciente). Para obter o Kt/V de uma sessão, basta dividir o volume depurado de ureia pelo volume de água corpórea. No caso o Kt/V da sessão será de 0,5 (15 L dividido por 30 L). Se o paciente fizer 2 sessões por semana, o Kt/V semanal será de 1. Se o paciente tiver catabolismo aumentado, será necessário fazer mais sessões ou manter a diálise contínua.

A DP no ambiente hospitalar é uma situação provisória, e assim que o paciente tiver condições ele ou seu cuidador deverão ser treinados para a realização do procedimento em seus respectivos domicílios.

Injúria renal aguda

A DP também é indicada na IRA. O grupo de Botucatu/SP tem grande experiência na realização de DP nessa situação. A DP na IRA tem as seguintes vantagens em relação aos procedimentos extracorpóreos:

- Técnica simples.
- Provoca menos instabilidade hemodinâmica.
- Não necessita de anticoagulação.

Entretanto, apresenta as seguintes desvantagens:

- Baixa eficiência em termos de ultrafiltração e remoção de solutos.
- Não pode ser utilizada em situações de edema agudo de pulmão ou de catabolismo aumentado.
- Risco de peritonite.
- Perda proteica na solução de diálise.
- Pode causar aumento da glicemia.
- Causa aumento da pressão hidrostática intraperitoneal, com possível comprometimento da ventilação pulmonar.
- Necessita de cavidade peritoneal íntegra.

A técnica mais utilizada é a diálise peritoneal de alto volume (DPAV) com máquina cicladora, que é semelhante à DPI, acima descrita, só que realizada 24 horas por dia, diariamente, enquanto o paciente necessitar. Ela é normalmente prescrita da seguinte maneira: infusão de 2 L de solução de diálise a cada 1 a 2 horas, todas com concentração de glicose a 1,5%, que promove remoção de fluido em torno de 50 a 100 mL por hora. Se necessário, empregar soluções mais hipertônicas, porém isso aumenta o risco de hiperglicemia e hipernatremia. Potássio, frequentemente, deve ser adicionado à solução de diálise para evitar hipopotassemia. Deve-se manter a concentração de potássio na solução de diálise em torno de 3 a 5 mEq/L.

O grupo de Botucatu tem estudos comparando DPAV com hemodiálise intermitente diária e diálise prolongada em situação de IRA, obtendo resultados semelhantes.

Portanto, a DP deve ser cogitada na situação de IRA. No Brasil, porém, a penetração da DP para pacientes com DRC é baixa, de modo que os nefrologistas e a enfermagem não têm experiência com a técnica e por isso ela é subutilizada na situação de IRA.

Hipotermia

A hipotermia ocorre quando a temperatura corpórea fica abaixo de 35°C. As complicações cardíacas são as mais importantes. Podem ocorrer bradicardia, hipotensão e arritmias. O reaquecimento pode ser externo passivo ou ativo. O reaquecimento externo passivo consiste em cobrir o paciente com cobertores, permitindo que a termogênese natural o reaqueça. O reaquecimento externo ativo envolve o uso de cobertores elétricos ou bolsas de água quente. Esse método está associado com mais complicações, como hipotensão arterial, devido à vasodilatação associada e por se tratar de um aquecimento periférico; pode ocorrer acidose por retorno central de sangue de áreas mal perfundidas.

O método mais eficiente de correção da hipotermia é o reaquecimento ativo central, que envolve lavagem gástrica ou DP com soluções aquecidas. A DP pode ser realizada com segurança com solução de diálise com temperatura de 40 a 42°C, que causa um aumento da temperatura corporal de 4 a 6°C/hora.

Insuficiência cardíaca congestiva

Frequentemente os nefrologistas estão envolvidos na terapia de pacientes com ICC refratária. Nessa situação, a DP pode ajudar na remoção de volume e solutos devido ao excelente perfil hemodinâmico do método. Os pacientes podem ser submetidos às sessões de DPI. Muitos voltam a apresentar diurese durante as sessões de DP devido à melhora da função cardíaca ocasionada pela ultrafiltração peritoneal. Alguns grupos fazem infusão noturna de 1 bolsa de solução de diálise com ultrafiltração de 700 mL/noite.

LITERATURA RECOMENDADA

Blake PG, Dong J, Davies SJ. Incremental peritoneal dialysis. Perit Dial Int. 2020;40(3):326.

Blake PG, Quinn RR. Selecting peritoneal dialysis and the process of modality selection. Perit Dial Int. 2013;33:233.

Hauch AT, Lundberg PW, Paramesh AS. Laparoscopic techniques enable peritoneal dialysis in the difficult abdomen. JSLS. 2014;18(4):e2014.002334.

Li PK, Chow KM. Peritoneal dialysis patient selection: characteristics for success. Adv Chronic Kidney Dis. 2009;16:160.

Mehorata R, Devuyst O, Davies SJ, Johnson DW. The current state of peritoneal dialysis. J Am Soc Nephrol. 2016;27(11):3552.

Muthukrishnan J, Dhul P, Dhall A et al. Management of hypothermia with warm peritoneal dialysis. Med J Armed Forces India. 2003;59(2):149-51.

Ponce D, Berbel MN, Abrão JM et al. A randomized clinical trial of high volume peritoneal dialysis versus extended daily hemodialysis for acute kidney injury patients. Int Urol Nephrol. 2013;45:869-78.

Ponce D, Berbel MN, Regina de Goes C et al. High-volume peritoneal dialysis in acute kidney injury: indications and limitations. Clin J Am Soc Nephrol. 2012;7:887-94.

Rabindranath KS, Adams J, Ali TZ et al. Continuous ambulatory peritoneal dialysis versus automated peritoneal dialysis for end-stage renal disease. Cochrane Database Syst Rev. 2007;CD006515.

Teiltelbaum I. Crafting the prescription for patients starting peritoneal dialysis. Clin J Am Soc Nephrol. 2018;13:483.

26

Infecções e preservação da membrana peritoneal

Viviane Calice-Silva
Pasqual Barretti
Daniela Ponce

INTRODUÇÃO

As infecções relacionadas à diálise peritoneal (DP) são consideradas fatores de risco para desfechos desfavoráveis aos pacientes em terapia e para redução da sobrevida da técnica. Múltiplos episódios de peritonite, assim como o uso de soluções bioincompatíveis, podem levar ao dano da membrana peritoneal, com perda progressiva da sua função de filtro. Neste capítulo serão abordados os principais aspectos do manejo da peritonite relacionada à DP, assim como as recomendações para preservação da função da membrana peritoneal, conforme a literatura atual e as diretrizes.

MANEJO DAS PERITONITES NA DIÁLISE PERITONEAL

O tratamento crônico da DP sem a ocorrência de peritonite é improvável. Embora a maioria dos casos de peritonite apresente um curso benigno com tratamento antibiótico adequado, alguns episódios evoluem de forma complicada, levando à hospitalização e à perda temporária ou permanente do cateter de DP. A peritonite grave e de longa duração comumente leva à falência da membrana peritoneal e, portanto, à necessidade de descontinuar o método e migrar o paciente para a hemodiálise (HD).

Quando suspeitar de peritonite e como diagnosticá-la?

A peritonite é suspeitada quando o paciente apresenta efluente peritoneal turvo. Isso é confirmado pela contagem de células efluentes com glóbulos brancos superiores a 100/mcL com pelo menos 50% de células polimorfonucleares (PMN). A peritonite deve ser incluída no diagnóstico diferencial de todos os pacientes em DP com dor abdominal, mesmo que o efluente peritoneal esteja claro. Para pacientes em diálise peritoneal automatizada (DPA) com tempo de permanência curto, uma menor contagem de células efluentes mostrando predominância de PMN pode ser compatível com peritonite; outros sinais ou sintomas de inflamação peritoneal podem estar presentes, como manobra positiva de Blumberg, náusea, vômitos ou febre.

O diagnóstico diferencial do efluente turvo inclui: peritonite química, eosinofilia, hemoperitônio, malignidade, efluente quiloso e amostra coletada do "abdome seco", com concentração de células compatível com o determinado para diagnóstico.

A peritonite tem sido o foco de várias pesquisas do serviço de diálise do Hospital das Clínicas da Faculdade de Medicina de Botucatu (HCFMB), com abordagem sobre fatores de risco, etiologias, suscetibilidade microbiana e propostas terapêuticas. A experiência cumulativa desse grupo é de 27 anos, e observamos diversos avanços tecnológicos, todavia a maior redução nas taxas de peritonite durante esse período ocorreu predominantemente nos primeiros 17 anos. As taxas de peritonite do serviço se comparam às de estudos recentes de outras partes do mundo, como o de van Esch et al. (2014), que inicialmente registraram a queda, mas nos últimos anos se mantiveram estáticas. Isso estimulou Szeto (2014) a escrever sobre a estagnação das taxas dessa complicação no artigo intitulado "Peritonitis rates of the past thirty years: from improvement to stagnation".

Na longa série relatada por van Esch et al. (2014), a melhora na taxa de peritonite coincidiu com o avanço das tecnologias, particularmente os sistemas de desconexão. Nessa série, os autores atribuem menor valor à prevenção com antibióticos no local de saída do cateter e à substituição da solução de diálise por fluido biocompatível. Entretanto, destacamos as séries que apoiam o uso de antibióticos tópicos (mupirocina ou gentamicina) no local de saída do cateter em todos os pacientes, prática clínica que foi incorporada à rotina do cuidado do paciente em DP em nossos serviços.

Várias experiências acreditam que a modalidade de DP não está associada a maior probabilidade de desenvolver peritonite. A análise da coorte prospectiva nacional *Brazilian peritoneal dialysis multicenter study* (*BRAZPD II*), na qual as variáveis foram estatisticamente equilibradas usando correspondência de escore de propensão, a modalidade de diálise não foi associada a diferenças nem no tempo até a primeira peritonite nem no insucesso da técnica. Em outra série, Lan et al. (2014) mostraram que a DPA em comparação com diálise manual foi associada com redução limítrofe na probabilidade do primeiro episódio de peritonite por Gram-positivo, com menores taxas de peritonite por cultura negativa e maiores taxas de peritonite por Gram-negativo; e os desfechos de peritonite foram comparáveis entre as duas modalidades.

Apesar da estabilidade das taxas de peritonite, casos complicados da doença continuam a causar problemas na vida dos pacientes em diálise, contribuindo para morbidade e mortalidade. O estudo de Ye et al. (2017) com 1.321 pacientes incidentes mostrou que a peritonite foi independentemente associada a maior risco de mortalidade por todas as causas, mortalidade relacionada a infecção e por doenças cardiovasculares. Análises posteriores revelaram que o impacto da peritonite na mortalidade foi mais significativo em pacientes com longo tempo em tratamento do que naqueles pacientes em DP há menos de 2 anos. Dado o mau prognóstico da peritonite nos pacientes em diálise de longo prazo, a redução da taxa de incidência de peritonite continua sendo o desafio mais importante no manejo dessa população.

Como prevenir e tratar as peritonites?

A diretriz de prevenção e tratamento de infecção relacionada a diálise da International Society for Peritoneal Dialysis (ISPD) tem sido um importante documento de apoio às equipes por identificar e discutir os problemas relevantes, sugerindo que eles devem ser alvo de abordagem e pesquisa.

Diante disso, consideramos reforçar as recomendações das diretrizes neste capítulo. Estratégias de treinamento em DP recomendadas pela ISPD sugerem a aplicação da andragogia (aprendizagem de adultos), que requer a capacidade de planejar o treinamento, respeitando o conhecimento prévio do aprendiz, nesse caso, paciente ou cuidador. Para alcançar essa estratégia, os enfermeiros de diálise devem ter algum conhecimento sobre aprendizagem de adultos.

Há poucas informações, e elas são conflitantes quanto à influência da experiência do enfermeiro de diálise sobre a ocorrência de peritonite. Considera-se que o fator mais importante no treinamento do paciente para reduzir o risco de peritonite é a habilidade do treinador de enfermagem. Os serviços devem oferecer programas educacionais, desenhar um bom treinamento interativo e aplicar materiais educacionais que contemplem a prevenção, desde a higiene, cuidados com o local de saída, as diversas fontes de contaminação e a identificação precoce da complicação infecciosa.

Figueiredo et al. (2015) reforçam que um mínimo de 15 horas de treinamento deve ser dado a todos os pacientes que iniciam diálise, a partir do impacto das características de treinamento nas taxas de peritonite da grande coorte brasileira *BRAZPD II* mostraram associação entre padrões do treinamento e a incidência de peritonites, com maiores taxas de peritonite associadas ao total de horas de treinamento (< 15 horas), menor tamanho do centro e tempo de treinamento em relação ao implante de cateter.

Quanto ao tratamento, a via prioritária para administração de antibióticos é a intraperitoneal, exceto em casos de comprometimento sistêmico secundário ao episódio de peritonite, quando a via preferencial passa a ser a endovenosa. Além disso, o reconhecimento da resistência microbiana aos antibióticos é um problema crescente. O grupo do HCFMB observou uma necessidade maior de mudança no regime de antibióticos nos últimos anos devido ao aumento da resistência de estafilococos coagulase-negativos à cefalotina. A taxa de resistência à oxacilina foi de 69,6%, o que provavelmente explica o número de episódios tratados pela vancomicina.

A vancomicina tem sido o antibiótico de escolha no tratamento de infecções por *Staphylococcus aureus* resistentes à meticilina durante décadas. Porém, há relativamente pouco tempo foram relatados *S. aureus* com resistência intermediária à vancomicina (Visa). O fator de risco mais importante para a diminuição da suscetibilidade à vancomicina é a pressão de seleção *in vivo*. Para evitar o desenvolvimento de Visa, o uso prolongado ou inadequado de vancomicina e níveis subótimos desta devem ser evitados.

Na DP, regimes intermitentes de administração de antibióticos foram admitidos devido à conveniência e ao menor risco de contaminação acidental do sistema. No entanto, o risco intraperitoneal de níveis subterapêuticos é alto. Assim, De Vriese (2014) sugere a reversão para a terapia contínua pela vantagem combinada de altas concentrações locais e baixa exposição sistêmica, justificando que essa prática favorece a suscetibilidade à vancomicina e preserva a função renal residual. Prasad et al. mostraram em série de pacientes com peritonite, na Índia, que 15,6% dos isolados de *E. coli* foram resistentes à amicacina e 37,5% à gentamicina. A resistência aos aminoglicosídeos foi alta em bastonetes não fermentadores (47% em espécies de *Acinetobacter* e 34,6% em *P. aeruginosa*). Enterococos resistentes à vancomicina representaram 15,4%, e 28,6% foram estafilococos resistentes à meticilina.

Fatores associados à virulência, à resistência antimicrobiana e à formação de biofilme compõem a forte estratégia microbiana para manter a peritonite como a complicação mais temida por pacientes e nefrologistas. Não há consenso sobre a melhor terapia; poucos estudos prospectivos controlados foram publicados, e as únicas revisões sistemáticas publicadas não relataram superioridade de nenhuma classe de antimicrobianos. Barretti et al. (2009) mostraram em metanálise proporcional que a associação de um glicopeptídeo mais ceftazidima é superior a outros regimes para o tratamento inicial da peritonite. Esse resultado deve ser cuidadosamente analisado e não exclui a necessidade de monitorar o perfil microbiológico local em cada clínica ou centro de diálise para a escolha do protocolo terapêutico inicial.

O tratamento da peritonite bacteriana resistente é um desafio. Novos antibióticos com atividades contra bactérias Gram-positivas resistentes vêm sendo desenvolvidos. Na maioria dos casos, a peritonite por estafilococo resistente à meticilina responde à vancomicina. Se a vancomicina não puder ser usada devido a alergia e/ou resistência, a linezolida e a daptomicina são os medicamentos de escolha. A daptomicina, em particular, possui excelente atividade antibiofilme. Outras opções incluem teicoplanina e tigeciclina.

Futuros estudos são necessários para obter dados farmacocinéticos e avaliar a eficácia e a segurança desses novos antibióticos nessa população. Opções efetivas de tratamento de bactérias Gram-negativas multirresistentes são limitadas. As polimixinas podem ser consideradas, mas faltam evidências sobre o ajuste da dose em pacientes em diálise.

Concluindo, a peritonite continua sendo uma relevante preocupação dos pacientes e da equipe de saúde, influenciando na seleção para o método dialítico. A peritonite tem impacto substancial no sucesso da técnica, no prognóstico e no custo. A prevenção e o diagnóstico dessa infecção devem ser prioridades em todos os centros de diálise. O tratamento empírico deve contemplar ação rápida, alta eficácia e ter raros efeitos colaterais. As diretrizes atualizadas pela ISPD são de grande valor para a nefrologia, no entanto não devem ser consideradas dogmas, pois permitem interpretação e otimização, sendo encorajadas reflexões para condições locais.

PRESERVAÇÃO DA MEMBRANA PERITONEAL: COMO FAZER?

A técnica de DP e a sobrevida do paciente no método aumentaram progressivamente nos últimos anos. Apesar dos avanços, essa terapia permanece, em geral, subutilizada, correspondendo a aproximadamente 7% da população mundial em tratamento dialítico. Um dos principais fatores que contribuem para a subutilização da DP é a menor sobrevida da técnica em relação à HD, consistentemente reportada.

O aumento da permeabilidade de pequenos solutos e a consequente redução na ultrafiltração (UF) peritoneal, que ocorre ao longo do tempo, pode ser em parte responsável pela menor sobrevida da técnica de DP.

Como e por que ocorre a lesão da membrana peritoneal?

A longevidade da DP pode ser limitada pela lesão da membrana peritoneal, que ocorre em parte devido à utilização de soluções de DP biologicamente não compatíveis, as quais são ácidas e apresentam níveis elevados de glicose e produtos de degradação da glicose. De modo a ultrapassar essas limitações e a conferir benefício ao doente, têm sido fabricadas soluções de DP biocompatíveis. Estas apresentam pH neutro e níveis reduzidos de produtos de degradação da glicose ou icodextrina como alternativa à glicose.

Estudos experimentais utilizando animais e células mesoteliais peritoneais (PMC) em cultura sugeriram que um dos principais contribuintes para as anormalidades da membrana peritoneal que ocorrem na DP é a composição das soluções convencionais (*standard*) de DP, particularmente seu pH ácido e a alta concentração de produtos de degradação da glicose (GDP). Portanto, a utilização de soluções mais biocompatíveis com pH neutro e/ou baixas concentrações de GDP, denominadas novas soluções de DP, pode atenuar os danos da membrana peritoneal e melhorar a sobrevida da técnica de diálise.

O que são as novas soluções?

Vamos referir como novas soluções aquelas com glicose como agente osmótico, mas com baixas concentrações de GDP e pH neutro, além daquelas com agentes osmóticos alternativos. As bolsas das soluções com baixo GDP e pH neutro possuem múltiplas câmaras, o que permite a separação em pelo menos dois espaços, um compartimento de glicose de pH muito baixo, que minimiza a produção de GDP, e um compartimento com a solução tampão. As soluções mais disponíveis são a Balance®, com duas câmaras, tampão lactato, pH final em torno de 7, e a Physioneal®, com duas câmaras, tamponada com uma mistura de lactato e bicarbonato e pH final em torno de 7,4.

A icodextrina é o agente osmótico alternativo mais utilizado. É um polímero de glicose derivado de amido, isosmolar e com alto peso molecular que é absorvido lentamente, principalmente pelos vasos linfáticos. A solução é tamponada com lactato, tem pH em torno de 5,5 e baixa concentração de GDP. Devido a seu alto coeficiente de reflexão em pequenos poros e absorção lenta, promove UF oncótica contínua durante longos períodos. Os aminoácidos são outros agentes osmóticos alternativos, cuja solução é tamponada com lactato, livre de GDP e com pH final em torno de 5,5. É potencialmente útil para pacientes com déficits nutricionais.

As alterações da membrana peritoneal em longo prazo, observadas durante a DP, incluem perda de integridade da camada de células mesoteliais, aumento da espessura do espaço submesotelial, que se torna rico em colágeno, neovascularização e redução dos lúmens capilares. Essas mudanças se correlacionam com o aumento da permeabilidade de pequenos solutos e a redução na UF. Como ocorrem sob exposição crônica a soluções *standard* de glicose, sua composição muito provavelmente desempenha importante papel patogênico. A Figura 1 apresenta esquema ilustrativo das alterações da membrana peritoneal quando utilizadas soluções convencionais e as soluções mais novas para DP.

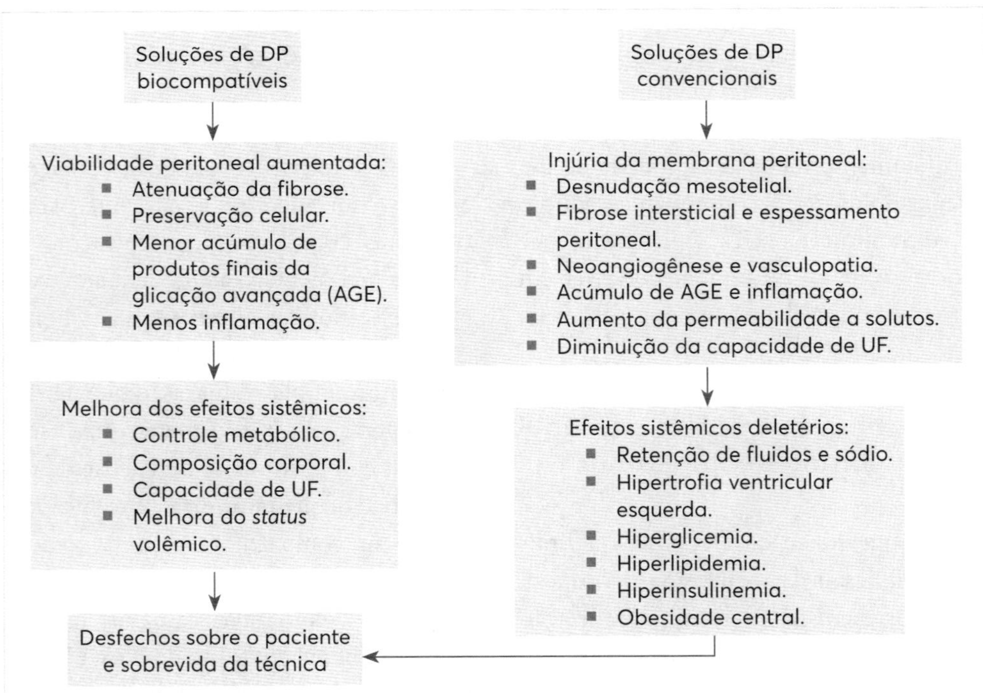

• **FIGURA 1** Esquema das principais alterações da membrana peritoneal e seu efeito sistêmico quando utilizadas soluções convencionais e as soluções mais novas no mercado consideradas biocompatíveis. Ambas as soluções podem impactar de modo diferente os desfechos sobre o paciente e a técnica ao longo do tempo em diálise peritoneal.

AGE: produtos finais da glicação avançada (*advanced glycation end products*); DP: diálise peritoneal; UF: ultrafiltração.
Fonte: elaboração dos autores.

Quais as evidências do benefício do uso das novas soluções na preservação da membrana peritoneal?

Quanto ao uso de novas soluções em desfechos clínicos, os primeiros estudos retrospectivos publicados apresentaram resultados promissores; dois deles mostraram que as novas soluções reduziram o risco de peritonite e um relatou maior sobrevida dos pacientes. No entanto, melhores desfechos clínicos não foram consistentemente confirmados em ensaios clínicos randomizados (ECR) que relataram resultados conflitantes. Mesmo os maiores estudos disponíveis mostraram resultados discordantes em relação à função renal residual (FRR) e à incidência de peritonite. Nesse contexto, estudos de revisão sistemática com metanálise (RSMA) têm grande importância para suportar ou não o uso clínico das novas soluções de DP.

Três RSMA foram publicadas nos últimos anos. Resumiremos a seguir seus resultados em relação aos seguintes desfechos: FRR, taxa de transporte de soluto peritoneal, peritonite, falência da técnica de DP e sobrevida do paciente.

Função renal residual

A revisão de Seo et al. (2014) comparou as novas soluções de DP com soluções *standard* em relação à FRR, incluindo 11 estudos, sendo seus dados categorizados em curto (3 a 6 meses) e longo prazos (pelo menos 12 meses). Metanálise dos resultados de curto prazo (7 estudos) não mostrou diferenças significativas entre as soluções, enquanto para aqueles de longo prazo (9 estudos) o efeito foi favorável às novas soluções. Resultados semelhantes foram observados na revisão de Cho et al. (2014), que dividiu os dados em até 12 meses (7 estudos), 12 a 24 meses (6 estudos) e 24 meses ou mais (5 estudos). Preservação da FRR com o uso das novas soluções de DP foi mais evidente nos seguimentos de 12 a 24 e mais de 24 meses. Por sua vez, Yohanna et al. (2015) incluíram 11 estudos, cujos resultados foram classificados em menos de 6 meses (6 estudos), de 6 a 12 meses (9 estudos) e mais de 12 meses (5 estudos).

A metanálise mostrou que em todas as durações de tratamento houve benefício significativo com as novas soluções. Como os GDP podem causar lesão e apoptose nos túbulos renais, uma possível explicação para esses resultados poderia ser a atenuação desses efeitos deletérios pelo uso das novas soluções.

Taxa de transporte de soluto peritoneal

As revisões de Cho et al. (2014) e Yohanna et al. (2015) avaliaram a mudança das características do transporte peritoneal. Em ambas não se observaram diferenças significativas na relação dialisato/plasma de creatinina em 4 horas, entre as novas soluções e as soluções *standard*.

Peritonite

De acordo com a revisão de Cho et al. (2014), o uso das novas soluções de DP não resultou em diferenças significativas na proporção de pacientes que tiveram pelo menos um episódio de peritonite (8 estudos) ou na incidência de peritonite (6 estudos).

Falência da técnica de diálise peritoneal

A análise dos dados de 12 estudos incluídos por Cho et al. (2014) mostrou que a falência da técnica não foi diferente entre os pacientes sob novas soluções ou soluções *standard* de DP. Na realidade, nenhum dos ECR incluídos relatou diferenças significativas entre essas soluções, quanto a esse desfecho.

Sobrevida dos pacientes

Quanto à sobrevida dos pacientes, a revisão de Cho et al. (2014) mostrou que o uso de novas soluções de DP não teve efeito significativo, considerando a mortalidade por todas as causas (11 estudos). Em geral, os resultados clínicos do uso de icodextrina foram obtidos a partir de estudos com pequeno tamanho amostral. Uma exceção foi o estudo de Han et al. (2012), cujos dados foram retrospectivamente recuperados da base coreana da Baxter Healthcare®. Esses autores, usando a metodologia de pareamento por escore de propensão, compararam dois grupos semelhantes com 640 pacientes, denominados icodextrina e não icodextrina. A sobrevida do paciente e da técnica foi maior no grupo icodextrina.

A icodextrina foi comparada com soluções-padrão de glicose na RSMA de Cho et al. (2014), para os seguintes desfechos: UF peritoneal, episódios de sobrecarga de líquido descontrolada, FRR, volume urinário, *clearance* peritoneal de solutos pequenos, peritonite, efeitos adversos, falência da técnica e sobrevida do paciente. Em comparação com a glicose, o uso de icodextrina resultou em maior UF peritoneal (4 estudos) e redução significativa de episódios de sobrecarga de volume não controlada clinicamente (2 estudos). Nenhuma diferença significativa foi encontrada em relação aos demais desfechos.

Com base no conjunto de dados aqui relatados, é importante discutir se há ou não dados suficientes para suportar o uso clínico de rotina das novas soluções de DP. Grande quantidade de evidências experimentais confirma os efeitos deletérios dos componentes das soluções *standard* de DP na integridade e função da membrana peritoneal, bem como os benefícios potenciais de soluções mais biocompatíveis com pH neutro e baixas concentrações de GDP, o que contrasta com resultados pouco animadores em relação à sobrevida da técnica e do paciente, obtidos a partir de ECR e RSMA.

Também não se mostraram benefícios em relação ao risco de peritonite e permeabilidade da membrana a pequenos solutos. Tais resultados podem ser devidos à baixa qualidade e alta heterogeneidade da maioria dos ECR incluídos, exigindo mais estudos com maior número de pacientes.

Mesmo assim, obteve-se um resultado positivo bastante relevante em relação à preservação da FRR em curto e longo prazos. Como a FRR é central para a sobrevida do paciente com DP, esse benefício em si pode justificar o uso clínico rotineiro das novas soluções. No caso da icodextrina, a única RSMA disponível analisou poucos estudos com amostras pequenas, o que pode ter contribuído para a falta de benefícios desse agente osmótico na sobrevida da técnica e do paciente, em contraste com os resultados de um estudo retrospectivo usando grandes grupos de pacientes. Entretanto, a maior UF e o menor risco de episódios de sobrecarga de volume não controlada associada a esse agente osmótico justificam, a nosso ver, seu uso clínico, quando indicado.

LITERATURA RECOMENDADA

Aroeira LS, Aguilera A, Sánchez-Tomero JA et al. Epithelial to mesenchymal transition and peritoneal membrane failure in peritoneal dialysis patients: pathologic significance and potential therapeutic interventions. J Am Soc Nephrol. 2007;18:2004-13.

Barretti P, Doles JV, Pinotti DG, El Dib R. Efficacy of antibiotic therapy for peritoneal dialysisassociated peritonitis: a proportional meta-analysis. BMC Infect Dis. 2014;14:445.

Barretti P, Montelli AC, Batalha JE et al. The role of virulence factors in the outcome of staphylococcal peritonitis in CAPD patients. BMC Infect Dis. 2009;9:212.

Beduschi GC, Figueiredo AE, Olandoski M et al., all centers that contributed to the BRAZPD. Automated peritoneal dialysis is associated with better survival rates compared to continuous ambulatory peritoneal dialysis: a propensity score matching analysis. PLoS One. 2015;10(7):e0134047.

Breborowicz A, Rodela H, Oreopoulos DG. Toxicity of osmotic solutes on human mesothelial cells in vitro. Kidney Int. 1992;41:1280-5.

Camargo CH, da Cunha MLRS, Caramor JT et al. Peritoneal dialysis-related peritonitis due to coagulase-negative Staphylococcus: a review of 115 cases in a Brazilian center. Clin J Am Soc Nephrol. 2014;9(6):1074-81.

Cho Y, Johnson DW, Craig JC et al. Biocompatible dialysis fluids for peritoneal dialysis. Cochrane Database Syst Rev. 2014;27:CD007554.

Churchill DN, Thorpe KE, Nolph KD et al. Increased peritoneal membrane transport is associated with decreased patient and technique survival for continuous peritoneal dialysis patients. The Canada-USA (Canusa) peritoneal dialysis study group. J Am Soc Nephrol. 1998;9:1285-92.

Ciszewicz M, Wu G, Tam P et al. Changes in peritoneal mesothelial cells phenotype after chronic exposure to glucose or N-acetylglucosamine. Transl Res. 2007;150:337-42.

de Moraes TP, Figueiredo AE, de Campos LG et al., on BRAZPD Investigators. Characterization of the BRAZPD II cohort and description of trends in peritoneal dialysis outcome across time periods. Perit Dial Int. 2014;34:71423.

del Peso G, Jiménez-Hefferman JA, Bajo MA et al. Anatomic-functional correlation of the peritoneal membrane. Nefrologia. 2008;28(Suppl 6):11-6.

De Vriese AS, Vandecasteele SJ. Vancomycin: the tale of the vanquisher and the pyrrhic victory. Perit Dial Int. 2014 Mar-Apr;34(2):154-61.

Fan SL, Pile T, Punzalan S et al. Randomized controlled study of biocompatible peritoneal dialysis solutions: effect on residual renal function. Kidney Int. 2008;73:200-6.

Figueiredo AE, Moraes TP, Bernardini J et al., BRAZPD Investigators. Impact of patient training patterns on peritonitis rates in a large national cohort study. Nephrol Dial Transplant. 2015;30(1):137-42.

García-López E, Lindholm B, Davies S. An update on peritoneal dialysis solutions. Nat Rev Nephrol. 2012;8:224-33.

Giacobino J, Montelli AC, Barretti P et al. Fungal peritonitis in patients undergoing peritoneal dialysis (PD) in Brazil: molecular identification, biofilm production and antifungal susceptibility of the agents. Med Mycol. 2016;54(7):725-32.

Han SH, Ahn SV, Yun JY et al. Effects of icodextrin on patient survival and technique success in patients undergoing peritoneal dialysis. Nephrol Dial Transplant. 2012;27:2044-50.

Huh JY, Seo EY, Lee HB, Ha H. Glucose-based peritoneal dialysis solution suppresses adiponectin synthesis through oxidative stress in an experimental model of peritoneal dialysis. Perit Dial Int. 2012;32(1):20-8.

Johnson DW, Brown FG, Clarke M et al., balANZ Trial Investigators. Effects of biocompatible versus standard fluid on peritoneal dialysis outcomes. J Am Soc Nephrol. 2012;23:1097-107.

Justo P, Sanz AB, Egido J, Ortiz A. 3,4-dideoxyglucosone-3-ene induces apoptosis in renal tubular epithelial cells. Diabetes. 2005;54:2424-9.

Krediet RT, Ho-dac-Pannekeet MM, Imholz AL, Struijk DG. Icodextrin's effects on peritoneal transport. Perit Dial Int. 1997;17:35-41.

Lan PG, Johnson DW, McDonald SP et al. The association between peritoneal dialysis modality and peritonitis. Clin J Am Soc Nephrol. 2014;9(6):1091-7.

Lee HY, Park HC, Seo BJ et al. Superior patient survival for continuous ambulatory peritoneal dialysis patients treated with a peritoneal dialysis fluid with neutral pH and low glucose degradation product concentration (Balance). Perit Dial Int. 2005;25:248-55.

Li PK-T, Szeto CC, Piraino B et al. ISPD peritonitis recommendations: 2016 update on prevention and treatment. Perit Dial Int. 2016;36(5):481-508.

Lin WH, Hwang JC, Tseng CC et al. Matrix-assisted laser desorption ionization-time of flight mass spectrometry accelerates pathogen identification and may confer benefit in the outcome of peritoneal dialysis-related peritonitis. J Clin Microbiol. 2016;54(5):1381-3.

Ma TKW, Leung CB, Chow KM et al. Vancomycin: the tale of the vanquisher and the pyrrhic victory. Perit Dial Int. 2014;34(2):154-61.

Martin LC, Caramori JCT, Fernandes N et al., on behalf of the Brazilian Peritoneal Dialysis Multicenter Study BRAZPD Group, P. Geographic and educational factors and risk of the first peritonitis episode in Brazilian peritoneal dialysis study (BRAZPD) patients. Clin J Am Soc Nephrol. 2011;6(8):1944-51.

Popovich RP, Moncrief JW, Decherd JF et al. The definition of a novel portable/wearable equilibrium dialysis technique (abstract). Trans Am Soc Artif Intern Organs. 1976;5:64.

Prasad KN, Singh K, Rizwan A et al. Microbiology and outcomes of peritonitis in Northern India. Perit Dial Int. 2014;34(2):188-94.

Seo EY, An SH, Cho JH et al. Effect of biocompatible peritoneal dialysis solution on residual renal function: a systematic review of randomized controlled trials. Perit Dial Int. 2014;34:724-31.

Shao JC, Yorioka N, Nishida Y, Yakakido M. Effect of pH and glucose on cultured human peritoneal mesothelial cells. Scand J Urol Nephrol. 1999;33:248-56.

Srivastava S, Hildebrand S, Fan SL. Long-term follow-up of patients randomized to biocompatible or conventional peritoneal dialysis solutions show no difference in peritonitis or technique survival. Kidney Int. 2011;80:986-91.

Szeto CC. Newer antibiotics for the treatment of peritoneal dialysis-related peritonitis. Clin Kidney J. 2016;9(4):616-23.

Szeto CC. Peritonitis rates of the past thirty years: from improvement to stagnation. Perit Dial Int. 2014;34(1):151-3.

United States Renal Data System. Disponível em: https://www.ajkd.org/article/S0272-6386(21)00067-6/pdf. Acesso em: 27 jul. 2022.

van Esch S, Krediet R, Struijk D. 32 years' experience of peritoneal dialysis-related peritonitis in a university hospital. Perit Dial Int. 2014;34(1):162-70.

Ye H, Zhou Q, Fan L et al. The impact of peritoneal dialysis-related peritonitis on mortality in peritoneal dialysis patients. BMC Nephrol. 2017;18:186.

Yohanna S, Alkatheeri AM, Brimble SK et al. Effect of neutral-pH, low-glucose degradation product peritoneal dialysis solutions on residual renal function, urine volume, and ultrafiltration: a systematic review and meta-analysis. Clin J Am Soc Nephrol. 2015;10:1380-8.

27

Cateteres e técnica cirúrgica para diálise peritoneal: como escolher?

Alexandre S. Cabral
Thyago P. Moraes

INTRODUÇÃO

O implante do cateter peritoneal é um dos mais importantes fatores a serem considerados quando da instalação de um programa de diálise peritoneal (DP).

A instalação do cateter peritoneal realizada pelo nefrologista garante maior disponibilidade do profissional para a realização do procedimento, garantindo maiores chances de sucesso para o programa de DP, pois favorece maior entrada de pacientes em programa.

Diversos estudos avaliaram aspectos relacionados à *performance* de diferentes tipos de cateter peritoneal e técnicas de implante. Neste capítulo serão discutidos esses aspectos.

QUAIS SÃO OS TIPOS DE CATETERES DISPONÍVEIS?

Pioneiramente eram usados cateteres plásticos rígidos não permanentes, que deviam ser introduzidos em um pertuito na parede abdominal sempre que se fosse realizar DP. Nos períodos interdialíticos o cateter era retirado e era colocada uma espécie de plugue para proteger o pertuito. Esse tipo de cateter era usado em conjunto com os sistemas abertos de DP, e caiu em desuso em prol dos cateteres flexíveis de implante permanente.

Os diferentes tipos de cateteres peritoneais posteriormente desenvolvidos tiveram o objetivo de reduzir as complicações mecânicas ou infecciosas relacionadas em comparação com o sistema até então empregado. Esses cateteres eram confeccionados usando silicone ou então, menos comumente, poliuretano. Já na década de 1960, Tenckhoff adicionou *cuffs* de Dracon ao desenho de seu cateter, os quais têm o objetivo de provocar reação inflamatória e fibrose a seu redor, garantindo vedação do trajeto do cateter e fixação deste em sua posição de implante. Esse desenvolvimento garantiu redução importante das taxas de infecção relacionadas ao acesso e foi adotado nas variações posteriormente desenvolvidas.

Diversos grupos criaram variações do desenho de Tenckhoff, em sua maioria com o objetivo de reduzir as complicações mecânicas do cateter. Dentre estas, podemos citar:

- *Pig-tail*: tem o mesmo desenho básico do Tenckhoff, mas com a porção final intraperitoneal em formato espiral, com o objetivo de reduzir a chance de obstrução completa por omento.
- *Swan-neck*: este cateter tem uma curvatura fixa no segmento destinado ao trajeto no músculo reto do abdome. Tem como objetivo garantir um túnel de saída apontado para a região caudal do paciente, simultaneamente a um direcionamento fixo à sua pequena pelve. Pode ter a porção final intraperitoneal reta ou em espiral.
- Toronto-Western: é um cateter em que o *cuff* interno é substituído por um disco na ponta, o qual tem o objetivo de ser um peso para aumentar a chance de deslocamento do cateter para a pequena pelve e também para que haja menor chance de obstrução dos orifícios do cateter.

ALGUM TIPO DE CATETER É SUPERIOR AOS DEMAIS?

Diversos estudos foram realizados ao longo do tempo para avaliar se diferentes desenhos de cateter trariam vantagem clínica e consequente preferência por sua adoção. Contudo, não há evidência robusta ou recomendação de um tipo de cateter em detrimento dos outros, embora uma metanálise tenha evidenciado melhores resultados com segmento intraperitoneal reto.

O cateter Tenckhoff reto é o mais usado no Brasil.

TÉCNICAS DE IMPLANTE MAIS UTILIZADAS

Há diversas técnicas básicas para implante do cateter peritoneal, as quais têm variações em maior ou menor grau e cujas características serão vistas a seguir.

Técnica cirúrgica aberta

São abertos de forma cirúrgica convencional todos os planos da parede abdominal, com inserção manual direta do cateter na cavidade peritoneal. Variações da técnica empregam direcionamento simples do cateter para a pequena pelve ou com o auxílio de guias rígidos. Após a inserção do cateter é realizada síntese por planos de peritônio e camada muscular, confecção do túnel subcutâneo e síntese de pele. O *cuff* interno do cateter pode ser posicionado dentro do músculo reto do abdome ou no subcutâneo, justaposto à aponeurose anterior do músculo reto do abdome, quando inserção paramediana, ou à linha alba, quando de inserção mediana.

Trocarte

É realizada dissecção de pele e subcutâneo. Um trocarte próprio é usado para atravessar a camada muscular, e através dele é passado o cateter. Túnel subcutâneo é confeccionado, sendo realizada síntese de ferida operatória. O posicionamento do *cuff* segue as mesmas variações da técnica anterior.

Técnica percutânea

Após a abertura da pele é usada a técnica de Seldinger modificada para inserção do cateter, confeccionado túnel subcutâneo e posterior síntese da pele. Pode ser feita às cegas, com o uso de ultrassonografia para orientar a posição da agulha em relação à parede abdominal ou com o uso de laparoscopia. Neste último caso, além da colocação direta na pequena pelve, a ponta do cateter pode ser fixada no local. Podem ser realizados procedimentos adicionais, como lise de aderências ou omentopexia.

Os *kits* de materiais para técnica percutânea são fornecidos com cateteres Tenckhoff retos.

Qual técnica escolher?

Diversos estudos avaliaram se a técnica de implantação tem correlação com complicações infecciosas, falhas de funcionamento do cateter, morte ou falha do implante. Alguns deles constataram superioridade de determinada técnica sobre as demais em relação a infecções ou outras complicações. Entretanto, revisão sistemática recente demonstrou que não há, aparentemente, qualquer vantagem desses desfechos avaliados com a maioria das técnicas de implante que são utilizadas em relação às complicações infecciosas.

Existem situações clínicas em que o risco percebido para o emprego de uma técnica pode ser maior, como o uso de trocarte ou de técnica percutânea às cegas em pacientes com comprovação ou risco de aderências intra-abdominais, dado o risco de perfuração de víscera oca na introdução do trocarte ou agulha na cavidade abdominal. Nesse caso, o uso de técnica cirúrgica aberta ou de percutânea auxiliada por ultrassonografia ou laparoscopia pode dar maior segurança ao procedimento.

Salvo essas situações especiais, dada a ausência de consenso de vantagem de uma técnica, entendemos que deve ser empregada a de maior simplicidade possível no contexto clínico, de menor custo e, principalmente, a técnica com a qual o médico que faz o implante esteja mais familiarizado e se sinta mais seguro.

COMPLICAÇÕES NÃO INFECCIOSAS DA DIÁLISE PERITONEAL: COMO FAZER O DIAGNÓSTICO E O TRATAMENTO?

Embora as complicações infecciosas da DP sejam as mais comuns e temidas da terapia, complicações não infecciosas são igualmente ou mesmo mais comuns. Entretanto, são ainda pouco valorizadas, apesar de sua grande associação com desfechos clínicos desfavoráveis ao paciente, incluindo maior mortalidade cardiovascular e morte por todas as causas.

De maneira geral, as complicações não infecciosas podem ser divididas em mecânicas ou metabólicas (Quadro 1). As primeiras têm maior relação com a falência da técnica e consequente necessidade de transferência para hemodiálise. As complicações metabólicas, além de contribuírem para a falência da técnica, também contribuem para a elevada mortalidade do paciente com doença renal em diálise.

• **QUADRO 1** Complicações não infecciosas da diálise peritoneal

Mecânicas:
Associadas ao cateter ou ao implante: ▪ Extravasamento de dialisato. ▪ Extrusão do *cuff*. ▪ Obstrução. ▪ Translocação. Não associadas ao cateter: ▪ Dor. ▪ Hérnias. ▪ Hemoperitônio. ▪ Hidrocele.
Metabólicas:
▪ Distúrbios do metabolismo de carboidratos. ▪ Distúrbios do potássio.
Outras:
▪ Falência de ultrafiltração. ▪ Esclerose peritoneal encapsulante.

Fonte: elaboração dos autores.

Complicações mecânicas

Extravasamento de dialisato

O orifício de entrada do cateter na parede do abdome é uma solução de continuidade pela qual pode haver extravasamento de dialisato a partir da cavidade peritoneal. O uso precoce do cateter, particularmente quando há infusão de grandes volumes ou presença de líquido na cavidade fora da posição supina, aumenta esse risco.

Danos ao cateter, com roturas em seu trajeto subcutâneo, podem resultar em extravasamento de dialisato, que, a depender da extensão do dano ao cateter, pode passar despercebido por período prolongado.

Hérnias também são causas possíveis de extravasamento de dialisato.

Tratamento em caso de extravasamento de dialisato

Quando possível, deve ser suspensa a DP por ao menos 1 semana para que haja cicatrização ao redor do *cuff* do cateter e fim do vazamento, no caso de o extravasamento ocorrer por meio do orifício do cateter na parte do abdome. Quando não for possível a interrupção, deve ser feita diálise com menores volumes de infusão e com o paciente em posição supina, de forma que haja redução da pressão intra-abdominal. Os volumes de troca devem ser aumentados progressivamente até se atingir o objetivo e só então haver líquido na cavidade em posição diferente do decúbito.

No caso de vazamento por dano de cateter, é necessária a troca deste.

Hérnias devem ser corrigidas.

Extrusão de *cuff*

A extrusão do *cuff* externo do cateter pode ocorrer por diversas causas, como problemas na técnica de implante de cateter, tração do cateter no período precoce após sua implantação ou infecção do orifício do cateter. Grandes variações de peso podem também contribuir com a extrusão do *cuff* externo do cateter.

Tratamento em caso de extrusão de cuff

A extrusão do *cuff* externo do cateter resulta em redução da proteção do túnel contra infecção, porém não indica a troca do cateter, embora inspire maiores cuidados com o orifício de saída. O *cuff*, contudo, aumenta o risco de infecções locais; uma vez que ocorra a extrusão, deve ser removido do cateter.

A remoção pode ser feita por meio de cuidadosa raspagem, de forma a não provocar danos ao cateter.

Translocação de cateter

O implante deve favorecer o posicionamento da ponta do cateter em pequena pelve, mas o cateter é livre dentro da cavidade peritoneal. Dessa forma, ele pode se deslocar dessa posição e se localizar em qualquer outra região da cavidade abdominal.

O principal problema da translocação do cateter é sua disfunção, por vezes dificultando ou impedindo a infusão e a drenagem ou apenas a drenagem. A principal causa de translocação do cateter é constipação.

Tratamento em caso de translocação de cateter

Inicialmente deve ser induzida diarreia, pois a peristalse aumentada é suficiente na maioria dos casos para deslocar a ponta do cateter peritoneal para a pequena pelve.

Caso a indução da diarreia não seja suficiente, é possível que o cateter esteja sequestrado por omento. Nesse caso, a depender dos recursos disponíveis, pode ser retirado e reimplantado o cateter ou ser realizada videolaparoscopia para liberação do cateter.

Dor

A dor geralmente acontece na infusão ou na drenagem, particularmente se a solução infundida estiver em temperatura abaixo da corporal. Pode acontecer também por irritação em pontos de contato do cateter ou por peritonite.

Tratamento em caso de dor

Depende da causa de base. No caso de peritonite, deve ser feito tratamento da infecção.

Deve-se garantir que o cateter esteja livre e bem posicionado na cavidade e, no caso de sensibilidade maior, checar antes a temperatura do banho.

Hérnias

Hérnias preexistentes podem se agravar ou novas lesões podem ser criadas devido ao aumento de pressão intra-abdominal. A existência de hérnia não contraindica a DP, mas deve ser preferencialmente corrigida antes do início da terapia, preferindo-se regimes com menor pressão intra-abdominal, seja com uso de diálise peritoneal automatizada (DPA) preferencialmente à diálise peritoneal ambulatorial contínua (DPAC).

Tratamento em caso de hérnias

O tratamento de hérnias é cirúrgico.

Hemoperitônio

A drenagem de efluente hemático resulta de causas que variam de benignas e autolimitadas até catastróficas, e a avaliação clínica para descartar causas mais graves deve ser garantida o mais precocemente possível.

Situações como menstruação, ovulação e endometriose são facilmente corrigidas, inclusive porque são autolimitadas na maioria das vezes, enquanto sangramento desencadeado por lesão causada por cateter ou pelo procedimento de implante ou patologias complexas, como neoplasias ou lesões vasculares, podem necessitar de avaliação cirúrgica para sua correção.

Tratamento em caso de hemoperitônio

As causas graves geralmente necessitam de avaliação cirúrgica especializada, enquanto as causas leves se resolvem espontaneamente,

Causas leves, quando não são autolimitadas, podem melhorar com infusão de bolsa não aquecida, que provoca vasoespasmo intraperitoneal.

No caso de formação de coágulos, é conveniente adicionar 500 a 1.000 UI de heparina não fracionada a bolsas de 2 L de DP para evitar obstrução do cateter por coágulos. Não há absorção significativa de heparina quando administrada por essa via.

Hidrocele

Acontece por extravasamento de dialisato, geralmente relacionada a hérnia inguinal.

Tratamento em caso de hidrocele

O tratamento da hidrocele é a correção cirúrgica da hérnia subjacente.

Complicações metabólicas

Distúrbios do metabolismo de carboidratos

A glicose é o agente osmótico de praticamente todas as prescrições de DP no país. O coeficiente de reflexão da molécula é baixo, fazendo com que grande parte da glicose exposta ao paciente durante uma infusão seja reabsorvida para a circulação, gerando distúrbios importantes do metabolismo.

Distúrbios do metabolismo de carboidratos estão presentes praticamente em todos os pacientes em DP e podem se manifestar por meio do aumento da resistência insulínica, início ou piora de obesidade, dificuldade no controle glicêmico para os pacientes diabéticos e dislipidemia (principalmente hipertrigliceridemia). O diagnóstico de cada um desses distúrbios segue o mesmo parâmetro usado para a população geral sem doença renal, ainda que possam existir algumas limitações.

Tratamento em caso de distúrbios do metabolismo de carboidratos

A melhor abordagem terapêutica aqui é a prevenção. O principal fator predisponente para esses distúrbios é o uso de soluções hipertônicas de glicose, que por sua vez são prescritas com o intuito de reduzir a sobrecarga de volume do paciente em DP.

Desse modo, mudanças no estilo de vida são fundamentais, principalmente a redução da ingestão diária de sódio e líquidos em geral. Não existe um valor mágico para definir a ingestão máxima diária de água, mas uma maneira relativamente simples de orientar o paciente é tentar manter um balanço neutro levando-se em conta o volume de diurese residual e a UF diária na DP.

A preservação da função renal residual (FRR) é, assim, primordial, e recomendamos que a cada intervalo de 2 a 3 meses seja mensurada a diurese de 24 horas pelo paciente em seu domicílio. Deve-se evitar o uso de anti-inflamatórios, a exposição desnecessária a contraste iodado e mudanças abruptas nos níveis pressóricos.

Para obter o máximo de volume de diurese residual, é sugerido pelas diretrizes internacionais o uso de diurético de alça, com a dose máxima recomendada de furosemida de 250 mg ao dia. Doses superiores aumentam significativamente o risco de surdez.

A resistência insulínica dos pacientes em DP é parcialmente revertida com a diálise em si, pela remoção do componente urêmico. Na prática não mensuramos a resistência insulínica e não existem recomendações para um valor-alvo.

O controle da hemoglobina glicada no paciente em DP não deve ser esquecido. É importante salientar que, ainda que o paciente já se encontre em terapia renal substitutiva (TRS), o controle inadequado do diabetes pode levar à piora da retinopatia, lesão de outros órgãos-alvo e que eventualmente podem acelerar a morte por causa cardiovascular. Os níveis-alvo de hemoglobina glicada (HbA1c) variam de acordo com a disponibilidade do paciente para monitorar em casa seus níveis glicêmicos, o acesso a drogas antidiabéticas que não causem hipoglicemia, a expectativa de vida, entre outros fatores. Nos pacientes que se encaixam nos melhores cenários o alvo fica ao redor de 6,5%, e naqueles com restrições mais importantes são aceitáveis valores ao redor de 8%.

Finalmente, quanto ao manejo da dislipidemia, seguimos as recomendações do *Kidney disease: improving global outcomes* (*Kdigo*) de não introduzir estatinas se o paciente nunca utilizou o medicamento, e manter a medicação caso o paciente já venha tomando alguma estatina nos estágios mais precoces da doença renal.

Distúrbios do potássio

As soluções de DP disponíveis no mercado não contêm potássio em sua formulação. Desse modo, e associado ao fato de que a DP é uma modalidade de TRS diária, e muitas vezes contínua (24 horas), a prevalência de hipocalemia é maior que a de hipercalemia (ao contrário da hemodiálise). Tanto a hipo quanto a hipercalemia estão associadas a maior mortalidade geral e cardiovascular.

O diagnóstico é realizado mensamente por meio da dosagem sérica de potássio, e os valores de referência são os mesmos da população geral (3,5 a 5,5 mEq/L, com algumas pequenas variações no limite superior). A hipercalemia costuma ser facilmente tratada pela própria diálise, e sua presença deve sempre levantar o alerta de má aderência do paciente ao tratamento. O uso de medicamentos que bloqueiam o sistema renina-angiotensina-aldosterona não afeta de maneira significativa os valores séricos de potássio. Por sua vez, a hipocalemia pode ser tratada com ajustes na dieta, reposição oral de potássio (cloreto de potássio) e, mais raramente, com potássio intraperitoneal ou endovenoso nos casos mais graves.

FALÊNCIA DE ULTRAFILTRAÇÃO

A falência de UF acontece em até 40 a 50% dos pacientes em DP após 5 anos de terapia. Habitualmente é um reflexo da perda da diurese residual associada a alterações estruturais que a membrana peritoneal sofre ao longo dos anos e passa a perder o agente osmótico do dialisato para a circulação de maneira mais rápida. O diagnóstico de triagem é simples, e envolve a infusão de 2 litros de glicose a 4,25% na cavidade abdominal por 4 horas. Se o volume drenado após 4 horas for inferior a 2.400 mL, um teste de equilíbrio peritoneal é necessário para confirmar a falência de UF (Figura 1).

O tratamento da falência de UF depende da causa subjacente. No cenário mais simples o problema é mecânico e basta um ajuste no posicionamento do cateter peritoneal para que a UF retorne a seu normal. Em pacientes cuja falência de UF se associe a um perfil de membrana de alto transporte, algumas mudanças e cuidados nas prescrições são necessários para tentar manter o paciente bem adaptado à terapia e postergar sua transferência para HD (Quadro 2).

Por fim, nos casos em que o perfil de membrana da falência da UF indicar um baixo transporte de solutos, a recomendação é a transferência imediata para HD pelo risco mais elevado de desenvolver esclerose peritoneal encapsulante.

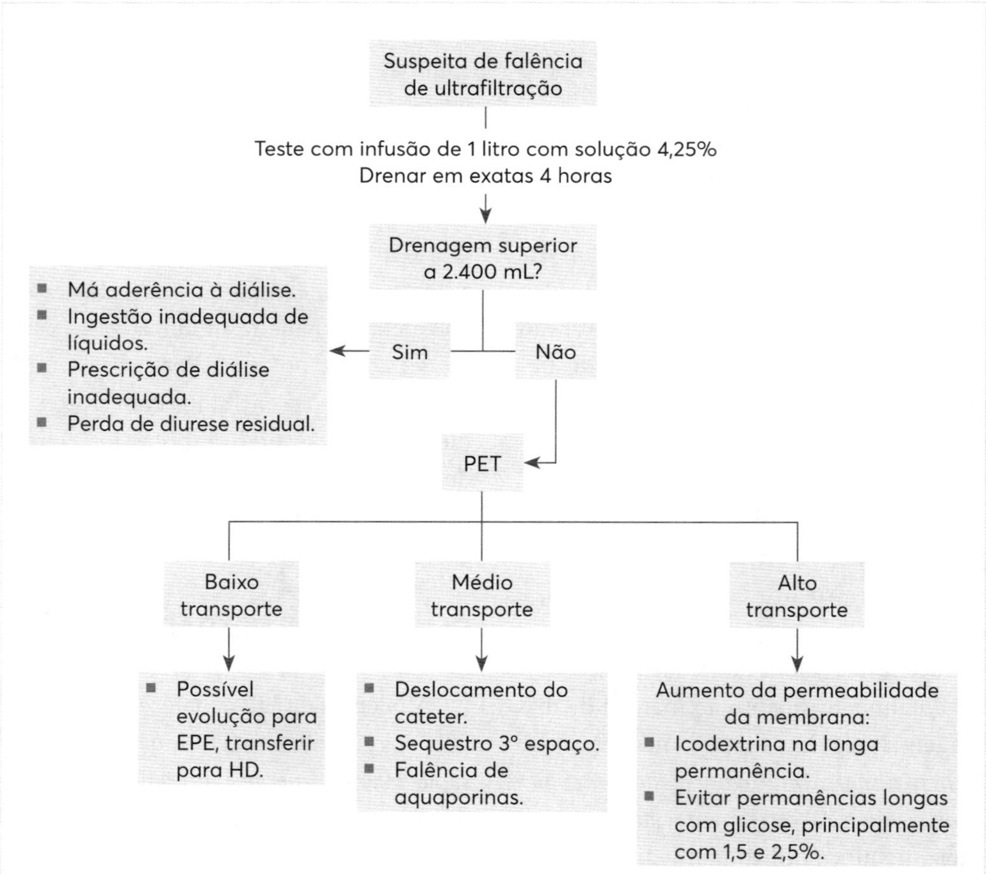

• **FIGURA 1** Falência de ultrafiltração.

EPE: esclerose peritoneal encapsulante; HD: hemodiálise; PET: teste de equilíbrio peritoneal.

Fonte: elaboração dos autores.

• **QUADRO 2** Medidas para o manejo da falência de ultrafiltração no paciente alto transportador

Diálise peritoneal automatizada:
▪ Aumentar a concentração de glicose (prejudicial para a membrana em médio/longo prazos). ▪ Icodextrina para a longa permanência. ▪ Reduzir o tempo da solução na cavidade na longa permanência com glicose. ▪ Acrescentar troca manual no meio do dia. ▪ Drenar a cavidade abdominal no meio do dia.
Diálise peritoneal ambulatorial contínua:
▪ Icodextrina na longa permanência. ▪ Transferência para diálise peritoneal automatizada. ▪ Adicionar uma troca a mais na terapia (a aderência ao tratamento tende a reduzir) se a mudança para diálise peritoneal automatizada não for possível.

Fonte: elaboração dos autores.

Esclerose peritoneal encapsulante

Embora rara, é uma das complicações mais temidas da DP. Nessa patologia ocorre uma esclerose difusa do peritônio, encapsulando as alças intestinais, o que por sua vez leva a desnutrição, dor e episódios de obstrução intestinal. Sua causa é desconhecida, e alguns fatores que se associam com a doença são o tempo em diálise, o uso de soluções bioincompatíveis e episódios de peritonite.

O diagnóstico é feito habitualmente com uma tomografia de abdome. O tratamento tem atualmente resultados desanimadores, e múltiplas abordagens cirúrgicas para desfazer as obstruções intestinais costumam ser necessárias. Um tratamento promissor, mas que ainda demanda estudos clínicos, é com o agente antifibrótico tamoxifeno.

COMO REALIZAR E INTERPRETAR O PET?

O teste de equilíbrio peritoneal (PET) é uma das mais tradicionais ferramentas diagnósticas em DP e vem sendo utilizado no manejo desses pacientes em DP por mais de 3 décadas. É uma ferramenta fundamental na ajuda da definição da melhor prescrição de diálise para um paciente no início da terapia e, posteriormente, para monitorar a função e a saúde da membrana peritoneal.

Quando solicitar um PET?

Todo paciente deve ter ao menos um PET ao longo de sua terapia. De maneira ideal, o primeiro PET de um paciente sempre deve acontecer nos primeiros meses de sua terapia em DP. Entretanto, devido à adaptação que o peritônio sofre nos 30 primeiros dias de exposição às soluções bioincompatíveis, o PET não deve ser realizado dentro dessas primeiras 4 semanas.

Após o primeiro PET, os subsequentes só serão solicitados quando alguma indicação clínica o fizer necessário (Quadro 3). Não há nenhum estudo clínico que justifique a realização de um PET de rotina em pacientes estáveis e sem complicações ou sinais de má adequação dialítica.

• **QUADRO 3** Situações clínicas em que o PET é comumente empregado

- ▪ Definição da modalidade de DP.
- ▪ Investigação de falência de ultrafiltração.
- ▪ Investigação de paciente com sinais de diálise inadequada.
- ▪ Monitoramento do perfil de membrana após um episódio de peritonite.

DP: diálise peritoneal; PET: teste de equilíbrio peritoneal.
Fonte: elaboração dos autores.

Como fazer, e qual PET solicitar?

PET clássico

Criado no final da década de 1980 por Twardowsky, o teste clássico é, entre as variações mais usadas, o mais trabalhoso. Os passos para sua realização são os seguintes:

A. Na noite anterior ao teste o paciente deve permanecer com a cavidade úmida por 8 a 12 horas.
B. Já na clínica, uma bolsa de 2 L de glicose a 2,5% é preparada para infusão.
C. Primeiro é drenada a solução que permaneceu na cavidade abdominal durante a noite por no máximo 20 minutos.
D. Com o paciente na posição supina, os 2 L são infundidos a uma taxa de 400 mL a cada 2 minutos (10 minutos no total). A cada 400 mL infundidos o paciente deve virar de um lado e de outro para permitir que a solução se distribua uniformemente dentro da cavidade abdominal.
E. O tempo zero é considerado logo após o término da infusão dos 2 L.
F. O dialisato é coletado para exame com zero, 2 e 4 horas. No tempo zero e 2 horas o procedimento envolve uma drenagem de 200 mL para dentro da bolsa plástica, que é invertida 2 a 3 vezes. Desse conteúdo, 10 mL vão para exame e o restante volta para a cavidade abdominal.
G. Com 2 horas é coletada uma amostra de sangue periférico para dosagem de creatinina.
H. Ao final das 4 horas o dialisato é drenado ao longo de no máximo 20 minutos e 10 mL enviados para o laboratório. O volume drenado é mensurado.

PET rápido

O PET rápido foi descrito também por Twardowski, e o motivo de sua criação foi reduzir um pouco da sobrecarga de trabalho que os profissionais têm com o PET clássico. Em relação aos passos descritos para o PET clássico, o passo "f" é alterado, e não há a coleta do dialisato no tempo zero e 2 horas. Todo o restante do processo é semelhante.

PET modificado

O PET modificado é realizado com uma bolsa de 4,25% em vez da tradicional bolsa de glicose a 2,5%. O racional para sua criação é aproveitar a similaridade do tempo de permanência que existe entre o PET e o teste de triagem para falência de UF (4 horas). Ao utilizar a solução de 4,25%, temos um valor para comparações futuras em caso de falência de UF.

Interpretação do PET

Dois valores laboratoriais são obtidos no PET: creatinina do dialisato e creatinina sérica. Com esses dois valores em mãos, fazemos uma divisão simples do valor obtido no dialisato dividido pelo valor sérico. Chamamos essa razão de D/P (D sobre P) de creatinina.

Os valores de D/P são diretamente proporcionais ao perfil de transporte de membrana do paciente. Quanto mais rápido o transporte acontece (pacientes alto transportadores), mais creatinina sofre difusão para o dialisato, e por consequência o D/P é mais elevado e próximo do valor 1. Ao contrário, nos baixos transportadores a difusão é pequena, e o D/P é baixo. A Figura 2 mostra o gráfico original descrito por Twardowski com a divisão dos pacientes em quatro subgrupos conforme os valores obtidos no D/P_{cr}.

Os valores da Figura 2 são comumente extrapolados para o PET rápido e o PET modificado. Mais importante do que procurar pequenas alterações na distribuição dos valores conforme o tipo de PET é nos mantermos sempre fiéis ao tipo de PET que optarmos por usar em nossa clínica. Quando ora fazemos o modificado, ora fazemos o tradicional, nos sujeitamos a alterações espúrias nos resultados que podem atrapalhar no manejo do paciente.

Finalmente, é importante comentar que os métodos tradicionais de dosagem de creatinina sofrem interferência dos níveis de glicose, e os altos valores desse agente osmótico no dialisato interferem no resultado do PET. Nos laboratórios onde ainda se usa o método de Jaffé é apropriado fazer a mensuração da creatinina na bolsa de diálise pura para descontar esse valor do resultado obtido no dialisato. Só é necessária essa mensuração uma vez a cada troca do *kit* do laboratório.

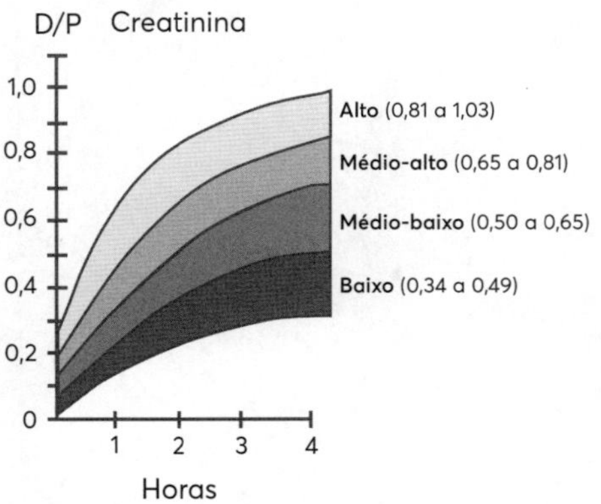

• **FIGURA 2** Teste de equilíbrio peritoneal.
Fonte: adaptação de Twardowski, 1990.

LITERATURA RECOMENDADA

Arif Asif TA. Does catheter insertion by nephrologists improve peritoneal dialysis utilization? A multicenter analysis. Seminars in Dialysis. 2005;157-60.

Brown EA, Bargman J, van Biesen W et al. Length of time on peritoneal dialysis and encapsulating peritoneal sclerosis: position paper for ISPD: 2017 update. Perit Dial Int. 2017;37(4):362-74.

Brown EA, Blake PG, Boudville N et al. International Society for Peritoneal Dialysis practice recommendations: prescribing high-quality goal-directed peritoneal dialysis. Perit Dial Int. 2020;40(3):244-53.

Boudville N, de Moraes TP. 2005 guidelines on targets for solute and fluid removal in adults being treated with chronic peritoneal dialysis: 2019 update of the literature and revision of recommendations. Perit Dial Int. 2020;40(3):254-60.

de Moraes TP, Andreoli MC, Canziani ME et al. Icodextrin reduces insulin resistance in non-diabetic patients undergoing automated peritoneal dialysis: results of a randomized controlled trial (Starch). Nephrol Dial Transplant. 2015;30(11):1905-11.

de Moraes TP, Figueiredo AE, de Campos LG et al. Characterization of the BRAZPD II cohort and description of trends in peritoneal dialysis outcome across time periods. Perit Dial Int. 2014;34(7):714-23.

de Moraes TP, Pecoits-Filho R. Metabolic impact of peritoneal dialysis. Contrib Nephrol. 2009;163:117-23.

Diederick W, De Boo NM. Percutaneous insertion of peritoneal dialysis catheters using ultrasound and fluoroscopic guidance: a single centre experience and review of literature. Journal of Medical Imaging and Radiation Oncology. 2015;662-7.

Htay H, Johnson DW, Craig JC et al. Catheter type, placement and insertion techniques for preventing catheter-related infections in chronic peritoneal dialysis patients. Cochrane Database Syst Rev. 2019;5(5):CD004680.

Karl ZJT KO, Leonor BFP, Ryan P et al. Peritoneal equilibration test. Peritoneal Dialysis International. 1987;7(3):138-48.

Pride ET, Gustafson J, Graham A et al. Comparison of a 2.5% and a 4.25% dextrose peritoneal equilibration test. Peritoneal Dialysis International. 2002;22(3):365-70.

Shanmugalingam R, Makris A, Hassan HC et al. The utility of sonographic assessment in selecting patients for percutaneous insertion of peritoneal dialysis catheter. Perito Dial Int. 2017;37(4):434-42.

Ribeiro SC, Figueiredo AE, Barretti P et al., all centers that contributed to BIIs. Low serum potassium levels increase the infectious-caused mortality in peritoneal dialysis patients: a propensity-matched score study. PLoS One. 2015;10(6):e0127453.

Ribeiro SC, Figueiredo AE, Barretti P et al., Investigators B. Impact of renin-angiotensin aldosterone system inhibition on serum potassium levels among peritoneal dialysis patients. Am J Nephrol. 2017;46(2):150-5.

Esagian SM, Sideris GA, Bishawi M et al. Surgical versus percutaneous catheter placement for peritoneal dialysis: an updated systematic review and meta-analysis. J Nephrol. 2021;34(5):1681-96.

Stevens PE, Levin A, Kidney Disease: Improving Global Outcomes Chronic Kidney Disease Guideline Development Work Group M. Evaluation and management of chronic kidney disease: synopsis of the kidney disease: improving global outcomes 2012 clinical practice guideline. Ann Intern Med. 2013;158(11):825-30.

Twardowski ZJ. PET: a simpler approach for determining prescriptions for adequate dialysis therapy. Adv Perit Dial. 1990;6(2):186-91.

Parte 6

Injúria renal aguda

28

Diagnóstico e prevenção da injúria renal aguda

Luis Yu
Emmanuel de Almeida Burdmann
Lucia da Conceição Andrade
Ciro Bruno Silveira Costa
Américo Lourenço Cuvello Neto

INTRODUÇÃO

A injúria renal aguda (IRA) se caracteriza pela diminuição abrupta da taxa de filtração glomerular (TFG), sendo classificada em três estágios de gravidade, de acordo com a elevação da creatinina sérica (Cr_s) e/ou as reduções do volume urinário, em determinado período de tempo. A Tabela 1 apresenta a classificação vigente, proposta pelo grupo Kdigo (Kidney Disease: Improving Global Outcomes).

A incidência hospitalar de IRA permanece elevada, podendo acometer até 50% dos pacientes com doença crítica internados em unidades de terapia intensiva (UTI). Sua distribuição é mundial, de etiologia multifatorial, ocorrendo mais frequentemente em pacientes sépticos, em choque ou em situações com queda da perfusão sanguínea renal, em indivíduos submetidos a grandes cirurgias (cardíacas e abdominais), em pacientes politraumatizados, cardiopatas e hepatopatas, após envenenamentos químicos ou por peçonhas e em usuários de medicamentos e contrastes radiológicos nefrotóxicos.

A IRA se associa com morbidade e mortalidade elevadas, aumentando a necessidade de hospitalização, a necessidade

• **TABELA 1** Classificação Kdigo para a injúria renal aguda

Estágio	Cr_s	Atribuir pontuação ao maior desvio (creatinina ou diurese)	Diurese horária
1	↑ ≥ 0,3 mg/dL em 48 horas ou ↑ 1,5 a 1,9 x Cr_s em até 7 dias	ou	< 0,5 mL/kg/h por 6 a 12 horas
2	↑ 2 a 2,9 x Cr_s de base	ou	< 0,5 mL/kg/h por ≥ 12 horas
3	↑ ≥ 3 x Cr_s de base ou ↑ Cr_s ≥ 4 mg/dL ou início de SRA	ou	< 0,3 mg/kg/h por ≥ 24 horas ou anúria ≥ 12 horas

Cr_s: creatinina sérica; Kdigo: Kidney Disease: Improving Global Outcomes; SRA: suporte renal artificial.
Fonte: Kdigo, 2012.

de suporte renal artificial (SRA) e os custos hospitalares. Além disso, no longo prazo aumenta a morbidade cardiovascular e conduz ao desenvolvimento de doença renal crônica (DRC). A despeito da complexidade da síndrome da IRA, dos avanços nos cuidados intensivos e da aplicação de medidas de prevenção, sua mortalidade intra-hospitalar se mantém elevada, entre 20 e 50%, com leve tendência de redução nos últimos 25 anos.

As medidas mais eficazes para reduzir a ocorrência de IRA e melhorar sua evolução e prognóstico são o diagnóstico precoce ou o reconhecimento de pacientes de alto risco para seu desenvolvimento e a subsequente implementação de medidas de prevenção ou atenuação.

COMO ABORDAR O DIAGNÓSTICO DIFERENCIAL DA INJÚRIA RENAL AGUDA?

Qual a importância de classificar a injúria renal aguda?

É importante estabelecer rapidamente a causa da IRA. Em muitos casos ela pode ser reversível, na hipótese de a causa subjacente ser identificada e tratada em pouco tempo, como ocorre na IRA pós-renal ou mesmo nas glomerulonefrites rapidamente progressivas.

Qual seria uma abordagem sistemática para o entendimento da causa da injúria renal aguda?

O Quadro 1 apresenta um roteiro de abordagem sistemática, com caracterização da IRA pré-renal, renal e pós-renal. A história, o exame físico, o sedimento urinário e a ultrassonografia (USG) dos rins são fundamentais para determinar a causa dessa condição.

A IRA pré-renal ocorre com a perfusão sanguínea ineficaz, que comumente se observa em estados hipovolêmicos, como hemorragia aguda, diarreia ou aumento de perdas insensíveis. A pressão de perfusão renal também pode diminuir em estados hipervolêmicos associados à redução do volume arterial efetivo, como ocorre na insuficiência cardíaca sistólica grave com fração de ejeção reduzida ou na doença hepática agudamente descompensada com hipertensão portal. Todos os órgãos nobres, incluindo o rim, apresentam autorregulação, isto é, diante de variações na pressão arterial média, a pressão de perfusão se mantém constante. Isso depende de um equilíbrio adequado entre vasoconstritores e vasodilatadores, como o sistema nervoso autônomo, o óxido nítrico, o sistema-renina-angiotensina-aldosterona (SRAA), as prostaglandinas e a endotelina. Alterações na autorregulação vascular renal, como vasoconstrição das arteríolas aferentes causadas por anti-inflamatórios não esteroides (Aine), podem causar IRA pré-renal. O bloqueio da angiotensina (inibidores da enzima conversora de angiotensina ou bloqueadores do receptor de angiotensina) também altera a capacidade de autorregulação durante estados de diminuição do fluxo sanguíneo renal. Nesse contexto, o emprego desses medicamentos pode resultar em IRA pré-renal.

Em geral, uma baixa pressão de perfusão renal resulta de diminuição da pressão arterial média. No entanto, como a pressão de perfusão para qualquer leito capilar é

• **QUADRO 1** Classificação da injúria renal aguda

Tipo de IRA	Exemplos
Pré-renal	
Hipovolemia	Hemorragia, perdas gastrointestinais (diarreia, vômitos), grandes queimaduras, suor excessivo, perda renal (diuréticos, glicosúria, poliúria), sequestro de volume (peritonites, cirurgias abdominais).
Diminuição do volume arterial efetivo	Insuficiência cardíaca congestiva, insuficiência hepática, síndrome nefrótica.
Pós-renal	
Obstrução ureteral	Bilateral ou em rim único: cálculos, neoplasias, fibrose de retroperitônio, causas iatrogênicas.
Obstrução uretral	Hiperplasia prostática, prostatite, tumores, cálculo, corpo estranho.
IRA intrínseca	
Vascular	Vasculites, microangiopatia trombótica, síndrome hemolítico-urêmica, hipertensão maligna, esclerodermia, doença ateroembólica, drogas vasoativas.
Glomerular	Síndrome nefrítica, glomerulonefrites rapidamente progressivas.
Necrose tubular aguda	Isquêmica: choque cardiogênico, séptico ou hemorrágico, obstrução arterial ou venosa.
	Pigmentos: mioglobina, hemoglobina, bilirrubina.
	Cristais: oxalato, ácido úrico, sulfonamidas.
	Nefrotóxica: antibióticos (aminoglicosídeos, polimixinas, vancomicina), antivirais (aciclovir, ganciclovir, tenofovir), antifúngicos (anfotericina B), contraste iodado, Aine.
Sepse	Bacteriana, fúngica, viral.
Nefrite intersticial	Drogas, doenças infecciosas.

Aine: anti-inflamatórios não esteroides; IRA: injúria renal aguda.
Fonte: elaboração dos autores.

a diferença entre as pressões arterial e venosa, situações associadas com aumento acentuado da pressão venosa renal, como insuficiência cardíaca do ventrículo direito, insuficiência cardíaca congestiva, estados de hiper-hidratação ou síndrome de compartimento abdominal, podem diminuir a pressão de perfusão e causar IRA. Vale destacar a síndrome hepatorrenal, que é considerada pré-renal. Entretanto é uma situação única, de extrema retenção de sódio e água, com níveis de fração de excreção de sódio (FENa) extremamente baixos.

Doenças intrínsecas agudas, que envolvem principalmente pequenos vasos sanguíneos, assim como doenças glomerulares, tanto primárias como secundárias, também podem causar IRA, principalmente quando se apresentam como síndrome nefrítica ou glomerulonefrite rapidamente progressiva (Quadro 1). Nessas situações há intensa vasoconstrição da arteríola aferente, ou mesmo "estrangulamento do glomérulo" e isquemia, causando necrose das células tubulares. Doenças que afetam vasos maiores e causam IRA incluem infarto renal por dissecção aórtica, tromboembolismo sistêmico ou anormalidades da artéria renal (p. ex., aneurismas), além de trombose aguda da veia renal.

Doenças tubulares e intersticiais geralmente cursam com IRA. A doença túbulo-intersticial aguda mais comum é a necrose tubular aguda (NTA), por isquemia ou exposição nefrotóxica. A NTA pode ocorrer após o uso concomitante de medicamentos inibidores da enzima conversora da angiotensina (Ieca) ou de bloqueadores do receptor de angiotensina (BRA), com Aine ou quando um quadro pré-renal se prolonga sem resolução, levando à isquemia e à necrose celular (choque, hemorragia, cirurgias cardíacas ou grandes cirurgias). A nefrotoxicidade também é uma causa frequente de IRA, principalmente no paciente hospitalizado (Quadro 1). Com o advento de novas terapias e exames diagnósticos e com o aumento da sobrevida dos pacientes em UTI, a IRA tem se tornando mais frequente. O comprometimento renal é uma constância para drogas quimioterápicas como cisplatina e inibidores de *checkpoints*. Outras doenças túbulo-intersticiais que causam IRA incluem a nefrite intersticial aguda (NIA), que é frequentemente induzida por drogas. Na verdade, várias drogas causadoras de NTA também podem causar NIA, como antibióticos, drogas para tratamento de tuberculose como rifampicina, ou mesmo Aine.

A obstrução pode ocorrer em qualquer parte do trato urinário. Entre os pacientes que não têm DRC subjacente, uma redução substancial na TFG sugere obstrução bilateral (ou obstrução unilateral de um único rim funcional). Isso é mais comumente devido a doença prostática (hiperplasia ou câncer) ou câncer metastático. A fibrose retroperitoneal é uma causa rara de obstrução ureteral progressiva. Se não tratada, a nefropatia obstrutiva leva à fibrose túbulo-intersticial irreversível.

Qual a abordagem inicial para o diagnóstico diferencial da injúria renal aguda?

O diagnóstico de muitas nefropatias, incluindo a IRA, pode ser feito com uma cuidadosa história e um minucioso exame físico. Na história é necessário questionar fatores potenciais que possam ter causado a doença renal ou contribuído para seu desenvolvimento, além de buscar identificar doenças sistêmicas que possam ter comprometido os rins. É sempre necessário questionar sobre uso de medicações, história familiar de doença renal, início de sintomas, nictúria, polaciúria, alteração do débito urinário, urgência miccional, alterações de cor da urina, febre, edema, fraqueza, fadiga, dispneia e sintomas de sobrecarga hídrica ou de acidemia. A identificação de comorbidades também é fundamental, uma vez que hipertensão, diabetes e obesidade são fatores de risco para a IRA. Hábitos como dieta, sedentarismo, fumo, uso de álcool e drogas ilícitas também são importantes para o diagnóstico diferencial.

Observações e achados do exame físico que contribuem significantemente para o diagnóstico incluem alterações de coloração da pele (p. ex., icterícia), erupções cutâneas, estado de hidratação de mucosas, edema, pressão arterial sistêmica, frequências cardíaca e respiratória e manifestações de doenças sistêmicas como hepatoesplenomegalia, adenopatias e sopros cardíacos.

É imperativo a todo paciente com doença renal, aguda ou crônica, realizar o exame de elementos anormais e sedimento urinário (urina tipo 1) e o de USG dos rins e vias urinárias, além de exames de sangue incluindo ureia, Cr_s, sódio, potássio, cálcio, fósforo, magnésio, hemograma e gasometria venosa.

O exame de urina é obrigatório para qualquer avaliação de doença renal, principalmente na IRA. Há informações variadas a serem consideradas, como a presença de pigmentos, bactérias, cilindros e cristais, se o paciente está acidificando a urina (pH) adequadamente, se a urina está diluída ou concentrada (densidade urinária ou osmolalidade) ou se ele está reabsorvendo sódio avidamente. Na rabdomiólise e na hemólise, por exemplo, detecta-se a presença de "sangue" na fita sem que se observe hematúria na microscopia, o que indica a presença dos pigmentos mioglobina ou hemoglobina.

Importante para o diagnóstico diferencial da IRA, a análise da urina revela a existência de hematúria, leucocitúria e proteinúria. Esta última pode ser detectada de forma semiquantitativa ou, com maior precisão, pelo cálculo da proteinúria em 24 horas ou da relação proteína/creatinina em amostra isolada de urina. A presença de hematúria e proteinúria contribui para diferenciar casos de glomerulonefrites da NTA, uma vez que, na segunda, essas anormalidades não costumam ser observadas de forma significativa.

A USG também é fundamental, apontando o diagnóstico de IRA pós-renal e, principalmente, indicando se o acometimento é agudo ou crônico. Na DRC, os rins são pequenos, com aumento da ecogenicidade e perda da delimitação corticomedular.

Diante das várias causas de injúria renal aguda, qual é a frequência de cada uma?

É importante lembrar que diferentes causas podem acometer simultaneamente o mesmo paciente. Um paciente pode estar em uso de medicações como Ieca (IRA pré-renal) e receber contraste iodado para um exame (IRA intrínseca), além de ter um quadro de obstrução urinária por doença prostática (IRA pós-renal). De fato, a maioria dos pacientes apresenta mais de uma causa associada. A Tabela 2 exibe as causas mais frequentes de IRA.

• **TABELA 2** Causas mais frequentes de injúria renal aguda

Causa da IRA	Percentual dos casos (%)
Necrose tubular aguda	45
IRA pré-renal	21
Doença renal crônica "agudizada" (DRC que sofre um insulto agudo)	13
IRA pós-renal	10
Glomerulonefrites ou vasculites	4
Nefrite intersticial aguda	2
Doença ateroembólica	1

DRC: doença renal crônica; IRA: injúria renal aguda.
Fonte: elaboração dos autores.

As causas da injúria renal aguda no Brasil e no mundo são as mesmas?

É importante considerar que a maioria das estatísticas das causas de IRA provém de literatura americana e europeia e provavelmente difere das dos países em desenvolvimento, como o Brasil. Em nosso meio, etiologias infecciosas, como doenças tropicais, são causas frequentes de IRA. O Quadro 2 mostra as principais doenças tropicais que podem causar IRA, e o Quadro 3 apresenta os principais mecanismos de desenvolvimento da IRA nas doenças infecciosas.

Acidentes por animais peçonhentos são uma causa importante de IRA em países tropicais, principalmente envolvendo ofídios e artrópodes. A fisiopatologia da injúria renal é complexa e não completamente elucidada em muitas situações. O Quadro 4 apresenta uma visão geral dos quadros de nefrotoxicidade associada a peçonhas de animais prevalentes em nosso meio.

E quanto a outras doenças infecciosas presentes no Brasil e no mundo?

O rim é um reservatório do vírus da imunodeficiência humana (HIV), e a IRA é mais frequente em pacientes com síndrome da imunodeficiência adquirida (Aids) do que na população geral. Em pacientes infectados pelo HIV, a IRA pode ser mais grave em face do mesmo insulto, está associada a maior mortalidade, além da demora maior na recuperação. Esse aumento da incidência, da gravidade e da não recuperação depende da carga viral e do nível de CD4. As causas de IRA em paciente com Aids, em geral, são as mesmas da população sem HIV, entretanto essa população tem mais comorbidades (diabetes, hipertensão, coinfecções, doença aterosclerótica etc.), faz uso de medicações potencialmente nefrotóxicas (tenofovir, aciclovir, anfotericina B, aminoglicosídeos, vancomicina etc.) e é mais suscetível a alterações do volume arterial efetivo (diarreias, insuficiência cardíaca, cirrose). A NTA é um dos principais achados, entretanto a glomerulonefrite colapsante (nefropatia do HIV) pode evoluir com perda rápida da função renal, muitas vezes se apresentando como IRA.

A incidência de IRA em pacientes com Covid-19 pode ser de até 30%, dependendo da população estudada, cursando com elevada mortalidade. Os fatores de risco para a IRA na Covid-19 são: presença de hipertensão, diabetes, DRC, idade, obesidade, etnia e o estado inflamatório, caracterizado por níveis elevados de proteína C reativa (PCR), D-dímero, ferritina e desidrogenase láctica (DHL). Além disso, como em qualquer outra causa de IRA, a necessidade de ventilação mecânica e de internação em UTI também é fator de risco. Em alguns estudos, IRA no estágio Kdigo 3, com necessidade de diálise, associou-se com mortalidade de até 70%. São fatores de risco para mortalidade e necessidade de diálise o uso de drogas vasoativas, a necessidade de ventilação mecânica e, na admissão, pacientes com acidemia, hipercalemia, IRA, leucocitose, assim como com elevação da DHL, D-dímero, PCR e creatinofosfoquinase (CPK).

• **QUADRO 2** Doenças tropicais infecciosas hemorrágicas prevalentes no Brasil e que se associam com o desenvolvimento de IRA

Doença	Agente etiológico	Síndrome clínica	Manifestações renais
		Viral	
Dengue hemorrágica	Vírus da dengue* (RNA/ Flaviviridae)	Choque, hemorragia, disfunção de múltiplos órgãos.	Distúrbios eletrolíticos, hematúria, proteinúria, glomerulopatia, MAT, IRA.
Febre amarela	Vírus da febre amarela (RNA/ Flaviviridae)	Doença pansistêmica grave/fulminante com Sirs e envolvimento hepático, renal, cardíaco e coagulação intravascular (até 25% dos casos).	Proteinúria, oligúria, NTA, NIA, lesões hemorrágicas e trombóticas, agressão viral direta.
Hantavirose	Hantavírus (RNA/ Bunyaviridae)	Febre hemorrágica.	Hematúria, proteinúria, NTA, edema intersticial e áreas de hemorragia.
		Bacteriana	
Leptospirose	*Leptospira* sp.** (espiroqueta)	Doença bimodal: manifestações leves iniciais e síndrome de Weil tardia (icterícia, eventos hemorrágicos, instabilidade hemodinâmica, lesão vascular, insuficiência respiratória e IRA) em 10% dos pacientes.	Proteinúria, leucocitúria, hematúria, agressão bacteriana direta, NIA, NTA, IRA não oligúrica e com hipocalemia.
Riquetsiose (febre maculosa)	*Rickettsia rickettsia* (cocobacilo intracelular)	Tríade de febre, cefaleia e erupção cutânea petequial ou maculopapular. Escara no local da picada do carrapato.	NTA, glomerulopatia por deposição de imunocomplexos.
		Parasitária	
Malária	*Plasmodium vivax* *Plasmodium falciparum*	Febre paroxística, calafrios, cefaleia, mialgia, anemia. Formas graves com choque, envolvimento cerebral, esplenomegalia, hepatopatia, coagulopatia, edema pulmonar, distúrbios gastrointestinais e cardiopatia.	IRA em 30 a 40% dos adultos não imunes com malária *falciparum*. Hemólise intravascular, hemoglobinúria, raramente rabdomiólise e MAT. Glomerulopatia leve pode ocorrer com *P. falciparum* e *P. vivax*

* 4 sorotipos.
** Mais de 10 espécies.
IRA: injúria renal aguda; MAT: microangiopatia trombótica; NIA: nefrite intersticial aguda; NTA: necrose tubular aguda; RNA: ácido ribonucleico; Sirs: síndrome da resposta inflamatória sistêmica.
Fonte: elaboração dos autores.

• **QUADRO 3** Principais mecanismos de desenvolvimento da injúria renal aguda nas doenças infecciosas

- Ação direta do microrganismo/toxina no rim.
- Inflamação (Sirs).
- Sepse.
- Choque.
- Pigmentos (mioglobina, bilirrubina, hemoglobina).
- Desidratação.
- CIVD.
- Microangiopatia trombótica.
- Glomerulonefrites (rapidamente progressiva, doença colapsante).

CIVD: coagulação intravascular disseminada; Sirs: síndrome da resposta inflamatória sistêmica.
Fonte: elaboração dos autores.

• **QUADRO 4** Injúria renal aguda causada por animais peçonhentos

Animal	Causas e características da IRA
Ofídios, principalmente dos gêneros Bothrops (jararaca) e Crotalus (cascavel)	A IRA é a principal causa de morte. O veneno é encontrado em minutos em tecido renal. NTA associada a alterações hemodinâmicas, hemólise, rabdomiólise, toxicidade tubular direta, Sirs e CIVD. Nefrite intersticial é menos frequente.
Abelhas	A presença de grandes doses de veneno na circulação pode causar efeitos sistêmicos graves, incluindo hemólise, rabdomiólise e Sirs, levando à NTA.
Lonomia caterpillars (taturana)	Lesão direta do veneno em células tubulares, hemólise intravascular, choque, Sirs com ativação de complemento podem ser as causas da IRA. NTA é o principal achado.
Loxosceles (aranha-marrom)	IRA está relacionada a provável lesão direta à célula tubular, hemólise, rabdomiólise, hipotensão e Sirs.
Escorpião (*Tityus*)	IRA causada por vasoconstrição renal, hipotensão, rabdomiólise, Sirs e lesão direta à célula tubular, podendo haver microangiopatia trombótica.

CIVD: coagulação intravascular disseminada; IRA: injúria renal aguda; NTA: necrose tubular aguda; Sirs: síndrome da resposta inflamatória sistêmica.
Fonte: elaboração dos autores.

Indivíduos do sexo masculino e com comorbidades como o diabetes também apresentam maior risco de mortalidade e necessidade de diálise.

A IRA na Covid-19 apresenta incidência alta de hematúria (até 70%) e de proteinúria, que pode atingir níveis nefróticos (9%). O mecanismo da lesão renal é provavelmente multifatorial, incluindo NIA por antibióticos, NTA por isquemia, choque, rabdomiólise, síndrome da resposta inflamatória sistêmica (Sirs) e sepse por infecções secundárias (Figura 1). Além disso, já foram observadas tromboses (micro e macrovasculares), imunotrombose, microangiopatia trombótica, ativação de complemento e endotelite. Descreve-se na literatura a ação direta do vírus nas células tubulares. O vírus já foi detectado em tecido renal por imuno-histoquímica, hibridização *in situ* e PCR. A presença de células inflamatórias também contribui para a lesão renal.

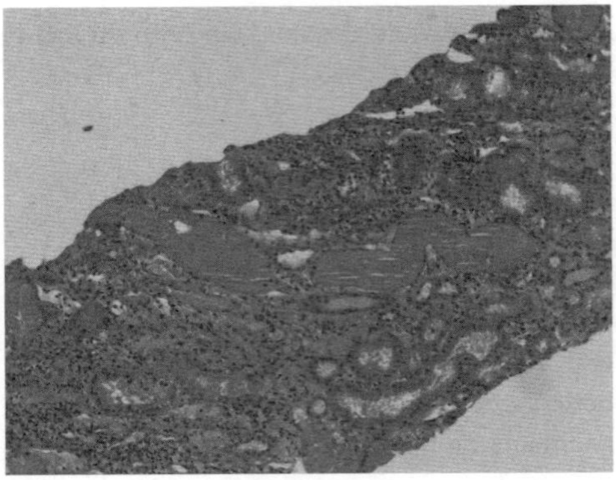

• **FIGURA 1** Tecido renal, demonstrando necrose tubular aguda em necropsia de paciente portador de Covid-19. (Ver imagem colorida no encarte.)

Fonte: foto gentilmente cedida pelo patologista Dr. Amaro Nunes Duarte Neto (Departamento de Patologia da Faculdade de Medicina da USP).

Em um estudo com 69 necropsias na Faculdade de Medicina da Universidade de São Paulo (FMUSP), observou-se NTA em 99% dos casos, seguida de alterações de hipertensão arterial sistêmica (HAS) (58%), hiperplasia de células mesangiais (65%), edema intersticial (46%), trombos (19%) e lesão de Kimmelstiel-Wilson (15%).

Em casos de Covid-19 com proteinúria elevada, observou-se glomerulopatia colapsante, que pode cursar com IRA. Embora outras glomerulopatias também tenham sido descritas, acredita-se que a do tipo colapsante é a que tem relação mais provável com a doença. Até o momento, discute-se se a IRA na Covid-19 evolui com recuperação mais lenta ou se cursa temporalmente de forma similar às outras causas de IRA.

Qual a principal causa de injúria renal aguda no Brasil e no mundo?

A sepse é a principal causa de IRA no Brasil e no mundo. A IRA da sepse até recentemente era classificada como pré-renal, sendo agora considerada uma forma de IRA intrínseca. A NTA somente está presente quando há choque associado. Caso contrário, o que se observa no tecido renal é a presença de infiltrado inflamatório e, principalmente, de células em apoptose. A IRA ocorre em 50% dos pacientes com sepse, sendo seu desenvolvimento um fator de mau prognóstico, que eleva a mortalidade para cerca de 70%, ou seja, o dobro da mortalidade da sepse sem IRA. A função renal é comprometida por diversos mecanismos, como disfunção microvascular/macrovascular, hipoxemia pelas alterações hemodinâmicas, inflamação renal, eventos trombóticos e injúria das células endoteliais. Esses fatores podem ser atribuídos à ação de espécies reativas de oxigênio, à adesão de células do sistema imune, à ativação da via do óxido nítrico e à própria inflamação em si. Na IRA induzida por sepse, uma série de evidências indica que a injúria renal ocorre sem a presença de hipoperfusão global ou local, podendo haver heterogeneidade da distribuição do fluxo, com áreas mais perfundidas que outras. Na prática clínica é importante lembrar que a metabolização da creatinina está alterada na sepse, de tal sorte que quedas significativas da TFG, expressas como oligúria e até como anúria, podem não ser detectadas com base na simples determinação da Cr_s. A presença de hiper-hidratação, e consequente diluição dos solutos do plasma, contribui ainda mais para não haver aumento da Cr_s.

BIOMARCADORES NA INJÚRIA RENAL AGUDA: QUAL SELECIONAR E COMO UTILIZAR?

A utilização de novos biomarcadores para prevenção ou diagnóstico precoce da IRA tem sido objeto de intenso estudo nas últimas duas décadas, uma vez que os marcadores tradicionais identificam situações em que a lesão renal já se encontra estabelecida e, em geral, irreversível. Na cardiologia, os biomarcadores de lesão miocárdica isquêmica foram estudados e validados ao longo de décadas, até atingir a situação atual, de ampla disponibilidade e uso clínico. Neste momento, os novos biomarcadores para IRA encontram-se ainda em fase de estudo e validação, entretanto nunca estiveram tão próximos para utilização na prática clínica.

Biomarcadores tradicionais

Creatinina

A Cr_s, juntamente com o volume urinário, é, há muito tempo, utilizada como biomarcador para o diagnóstico da IRA. Mesmo novas definições da IRA, tais como a do grupo Kdigo, baseiam-se no aumento dos níveis de Cr_s e/ou na redução do volume urinário para classificação e estadiamento dessa condição. Entretanto, a Cr_s depende de fatores renais e extrarrenais, e sua concentração depende do balanço entre produção e excreção. A relação entre a TFG e a concentração da Cr_s não é linear. Assim, variações iniciais da Cr_s podem não detectar reduções da TFG, sendo, portanto, um marcador pouco sensível e tardio para alterações da TFG. Além disso, a Cr_s depende também da massa muscular, do estado nutricional e da volemia, fatores que estão frequentemente alterados em pacientes com IRA, especialmente naqueles criticamente enfermos. Ademais, a Cr_s não permite a diferenciação entre lesão renal estabelecida e distúrbios funcionais. Assim, a despeito de a creatinina ser amplamente utilizada para o diagnóstico de IRA, não é o biomarcador ideal.

Cistatina C

A cistatina C (CisC) é um biomarcador produzido de forma constante pelas células nucleadas, filtrado pelos glomérulos e quase completamente reabsorvido e catabolizado pelos túbulos proximais. A concentração sérica da CisC é menos influenciada pela massa muscular, pela dieta e por doenças agudas e crônicas. Em pacientes idosos e portadores de DRC, a TFG estimada pela CisC parece ter melhor capacidade de predizer o risco de morte do que a TFG estimada pela Cr_s. Em algumas situações, como na IRA pós-cirurgia cardíaca, as CisC sérica e urinária apresentaram desempenhos melhores do que a Cr_s para o diagnóstico de IRA. Entretanto, a CisC sérica pode ser influenciada pela idade, uso de corticosteroides, inflamação, hipertireoidismo, neoplasias, fumo e consumo de álcool. No momento, embora a CisC tenha melhor desempenho que a Cr_s em situações específicas, como na IRA associada a cirurgia cardíaca, ainda não há validação para seu uso generalizado em todos os casos de IRA.

Volume urinário

O volume urinário na IRA pode variar desde anúria (< 100 mL/24 horas) e oligúria (< 400 mL/24 horas) até poliúria. Consideram-se sinais de IRA uma diurese inferior a 0,5 mL/kg em 6 a 12 horas e/ou inferior a 0,3 mL/kg em 24 horas – critérios utilizados nas classificações recentes de IRA. As alterações do volume urinário podem preceder as alterações da Cr_s, principalmente em pacientes cirúrgicos. Entretanto, a oligúria é um marcador pouco sensível e específico para IRA, porque sofre influência direta do estado volêmico e hemodinâmico. Além disso, o volume urinário usualmente não é monitorado de forma adequada em pacientes hospitalizados. Estudos recentes têm indicado que o balanço hídrico (BH) positivo em pacientes com IRA pode ser um biomarcador mais precoce e fidedigno do que variações do volume urinário e/ou da Cr_s. Uma publicação brasileira que estudou o BH como variável contínua em pacientes com IRA associada a doença crítica observou que, para cada 100 mL de aumento no BH, houve aumento de 4% na razão de chance de desenvolver IRA, e esse aumento precedia em 4 dias uma elevação de Cr_s suficiente para preencher o critério diagnóstico convencional de IRA.

Sedimento urinário

O exame do sedimento urinário pode auxiliar na indicação da causa da IRA, podendo sugerir, por exemplo, a existência de glomerulonefrites agudas ou infecções urinárias. A presença de cilindros granulosos ou epiteliais é frequente e pode indicar NTA, porém são achados pouco específicos e pouco sensíveis, com baixo valor preditivo.

Índices urinários

Diversos índices urinários têm sido utilizados para o diagnóstico de NTA, especialmente na diferenciação entre IRA pré-renal (com integridade tubular) e lesão renal estabelecida. A fração de excreção de sódio (FENa = U/PNa/U/PCr %) tem sido utilizada para o diagnóstico de IRA pré-renal (< 3%), entretanto a administração de diuréticos pode interferir no índice. A fração de excreção de ureia (FEU = U/P Ur/U/PCr %) também pode ser utilizada nessa diferenciação, com índice < 35% sugerindo IRA pré-renal, a despeito da utilização de diuréticos. Esses índices têm baixa sensibilidade diagnóstica na diferenciação entre IRA pré-renal e NTA. Outros índices semelhantes são a concentração de sódio urinário (p. ex., < 20 mEq/L na IRA pré-renal) e a osmolaridade urinária com isostenúria (osmolaridade próxima à do plasma), que ocorre em casos de NTA.

Enzimas não tubulares e tubulares

Diversas enzimas não tubulares de diferentes pesos moleculares (alfa-1-microglobulina, beta-2-microglobulina e proteína ligadora do retinol) foram utilizadas como biomarcadores de lesão tubular em estudos experimentais e clínicos. Entretanto, assim como as enzimas tubulares (alfa-glutationa-transferase, gama-glutamil-transpeptidase e N-acetil-beta-D-glucosaminidase), elas não entraram na rotina clínica diagnóstica da IRA, devido à ausência de ensaios clínicos disponíveis e à falta de validação clínica.

Novos biomarcadores na injúria renal aguda

Há três grandes grupos de novos biomarcadores. No primeiro grupo estão substâncias ou proteínas de baixo peso molecular que são livremente filtradas pelos glomérulos. Incluem-se nesse grupo: beta-2-microglobulina, lisozimas, alfa-1-microglobulina, cadeias leves de imunoglobulinas e CisC. Esses biomarcadores são majoritariamente reabsorvidos nos túbulos proximais. A reabsorção encontra-se prejudicada ou ausente em casos de lesão epitelial tubular, aumentando, portanto, seus níveis na urina.

O segundo grupo de biomarcadores é constituído por moléculas que se encontram suprarreguladas em resposta à lesão renal. Esse grupo está representado principalmente pela NGAL (*neutrophil gelatinase-associated lipocalin*), pela L-FABP (*liver-type fatty acid-binding protein*) e pela KIM-1 (*kidney-injury molecule-1*), expressas sobretudo em túbulos distais e proximais, respectivamente. Outro biomarcador, o HGF (*hepatocyte growth factor*), é produzido principalmente nas células intersticiais renais.

Um terceiro grupo de biomarcadores é constituído por substâncias expressas constitutivamente nas células epiteliais tubulares renais e que são liberadas na urina em resposta à IRA. Nesse grupo encontram-se a enzima NAG (N-acetil glucosaminidase lisossomal), a DHL e a proteína da borda em escova gp 130. O Timp-2 (*tissue inhibitor of metalloproteinase-2*) e o IGFBP-7 (*insulin like growth factor-binding protein*), membros desse grupo e estudados mais recentemente, são rapidamente liberados em resposta à lesão tubular. Finalmente, alguns biomarcadores, como a interleucina-18 (IL-18), são liberados por células inflamatórias, como macrófagos e neutrófilos presentes nos rins.

Todos os biomarcadores devem passar por quatro fases até sua implementação na prática clínica. Em cada fase o número de biomarcadores candidatos diminui e a complexidade dos estudos aumenta. Somente um pequeno número de biomarcadores progrediu por todas as fases, e somente um teste que associa dois biomarcadores (Timp-2 e IGFBP-7) chegou com êxito à fase final.

A primeira fase é a da descoberta, quando diversas substâncias são avaliadas, tais como fluidos tubulares proximais, proteínas tubulares, sobrenadante de culturas de células e diferentes tecidos animais. Técnicas diferentes são utilizadas, como a análise proteômica, para detecção de proteínas capazes de diferenciar casos de IRA dos casos controles. Os primeiros dos novos biomarcadores, como a NGAL, foram descobertos dessa forma.

A fase seguinte é a de quantificação/verificação, na qual os biomarcadores candidatos são avaliados em sua expressão (quantificação) em amostras de portadores da doença em estudo (IRA) e em seguida são mensurados em amostras populacionais, a fim de determinar sua especificidade. Nessa fase, diferentes candidatos são analisados comparativamente.

A fase de validação ocorre para os biomarcadores que ultrapassaram as duas primeiras fases. Os biomarcadores são agora submetidos a rigorosa validação, tipicamente utilizando-se ensaios clínicos para determinação da sensibilidade e especificidade. Em geral, são necessárias grandes amostras populacionais (centenas de casos) para garantir adequada representação da heterogeneidade clínica. Estudos multicêntricos, prospectivos e randomizados são desejáveis, tornando a validação mais confiável. O estudo *Sapphire*, prospectivo e multicêntrico com centenas de casos, estudou dois biomarcadores candidatos, o Timp-2 e o IGFBP-7. Estes, quando detectados de forma associada, revelaram-se superiores a todos os outros biomarcadores disponíveis para detecção de IRA em 12 horas, com Auroc (área sob a curva operador-receptor) de 0,80, o que é considerado um bom desempenho.

Finalmente, na fase de implementação, os biomarcadores são aplicados em várias situações e os desfechos são centrados nos pacientes. Somente o teste que combina Timp-2 com IGFBP7, recentemente aprovado pelo Food and Drug Administration (FDA) americano, chegou a essa fase. Foi utilizado em dois estudos clínicos com IRA em pacientes submetidos a cirurgia cardíaca e grandes cirurgias não cardíacas, respectivamente. Em ambos os estudos, intervenções clínicas foram instituídas para os pacientes identificados como de alto risco pelo biomarcador. Nesses estudos, as intervenções resultaram em menor incidência de IRA, porém sem diferenças em desfechos mais significativos, como necessidade de SRA ou mortalidade hospitalar. O Quadro 5 descreve os principais biomarcadores nos quais as investigações clínicas visando à aplicação clínica rotineira vêm demonstrando maior progresso e benefício potencial.

Os estudos realizados até o momento, e que demonstraram o potencial clínico dos novos biomarcadores, principalmente para predição de IRA, foram pequenos e na maioria unicêntricos, mas foram importantes para o estabelecimento de estudos multicêntricos e com população heterogênea. O significado clínico dos biomarcadores na identificação da causa de IRA e na predição de outros desfechos, como necessidade e interrupção da terapia de substituição renal, mortalidade, recuperação e evolução da função renal em longo prazo, ainda precisa ser estabelecido. Finalmente, um aspecto relevante trazido pelos estudos clínicos dos novos biomarcadores e que ainda carece de significação clínica no que toca à evolução dos pacientes foi a identificação de dois novos grupos de pacientes com IRA:

1. Pacientes com lesão renal sem alteração funcional (Cr_s alterada/biomarcador normal).
2. Pacientes com alteração funcional sem lesão renal (biomarcador alterado/Cr_s normal).

Em conclusão, vários fatores contribuem para a longa jornada na busca de biomarcadores ideais na IRA. Trata-se de uma sín-

• **QUADRO 5** Biomarcadores de injúria renal aguda mais estudados para aplicação na prática clínica

Biomarcador	Peso molecular (kDa)	Fisiopatologia na IRA	Origem renal	Local de detecção	Cinética (horas)	Utilidade	Limitação
NGAL	25	Suprarregulação após injúria	Ramo ascendente espesso da alça de Henle e ductos coletores	Urina e plasma	2 a 4	IRA cirurgia cardíaca (especialmente crianças), transplante renal e doença crítica.	Níveis elevam-se com idade, no sexo feminino, infecção urinária e DRC
L-FABP	14	Suprarregulação após injúria	Túbulo proximal	Urina	1 a 3	IRA isquêmica, cirurgia cardíaca. Estratificação de risco em longo prazo.	
KIM-1	38,7	Suprarregulação após injúria	Túbulo proximal	Urina	12 a 24	IRA isquêmica, nefrotóxica, após grandes cirurgias. Estratificação de risco em longo prazo.	Aumenta em estados inflamatórios e com proteinúria
IL-18	22	Mediador inflamatório	Macrófagos e neutrófilos	Urina	4 a 6	Sepse, cirurgia cardíaca.	Aumenta em estados inflamatórios
[Timp-2] x [IGFBP-7]*	Timp-2 = 21 IGFBP-7 = 29	Indutor do ciclo celular	Túbulos proximal e distal	Urina	< 3	Sepse, trauma, grande cirurgia. Injúria renal subletal (biomarcador alterado/creatinina normal).	Aumenta no diabetes

* O teste comercial NephroCheck® multiplica os valores urinários de Timp-2 e IGFBP-7 e utiliza o *cutoff* de 0,3 $(ng/mL)^2/1.000$ para diagnóstico de IRA.
DRC: doença renal crônica; IGFBP-7: *insulin like growth factor-binding protein;* IL-18: interleucina-18; IRA: injúria renal aguda; KIM-1: *kidney-injury molecule-1*; L-FABP: *liver fatty acid-binding protein*; NGAL: *neutrophil gelatinase-associated lipocalin*; Timp-2: *tissue inhibitor of metalloproteinase-2.*
Fonte: elaboração dos autores.

drome heterogênea, que apresenta múltiplas causas e patogênese complexa, dependendo se de origem hemodinâmica, nefrotóxica ou inflamatória. Nesse cenário variado, espera-se que os novos biomarcadores sejam acessíveis, não invasivos, confiáveis, reprodutíveis, sensíveis e altamente específicos, qualidades limitantes e em grande medida ainda ausentes nos candidatos atuais.

ESCORES DE GRAVIDADE E SISTEMAS DE DIAGNÓSTICO DA IRA: QUANDO, COMO USAR E QUAL ESCOLHER?

Qual a base racional e quais os tipos de escores e índices prognósticos utilizados em pacientes com IRA?

Os escores ou índices prognósticos são ferramentas utilizadas para avaliar a gravidade de pacientes admitidos em hospital, principalmente em UTI. Os objetivos desses instrumentos são fornecer estimativa prognóstica, ajudar na organização e alocação de recursos financeiros, possibilitar a comparação de intervenções terapêuticas e promover a estratificação adequada dos pacientes. O retrato do perfil de doentes proporcionado pelos índices prognósticos é fundamental para estabelecer critérios de inclusão dos pacientes em pesquisa clínica, além de facilitar a comparação e a interpretação dos resultados.

Os índices prognósticos podem ser divididos em dois grupos: clássicos gerais e específicos. Os escores gerais (Quadro 6) foram os primeiros a serem desenvolvidos, sendo classificados em:

- Sistemas que analisam a presença ou ausência de anormalidades em determinadas variáveis prognósticas e o grau de alteração no momento da admissão na UTI.
- Sistemas que avaliam a presença ou ausência da falência de determinado órgão ou sistema orgânico, acompanhada ou não do nível de gravidade.

Os índices prognósticos específicos foram desenvolvidos em pacientes com síndromes ou patologias específicas, no caso, em portadores de IRA.

A complexidade dos modelos e a dificuldade de aplicação clínica são pontos negativos que afastam o emprego dessas ferramentas na medicina à beira do leito. Assim, os índices gerais são utilizados somente em estudos clínicos ou para elucidar perfis epidemiológicos dentro da terapia intensiva. Por outro lado, escores mais simples e fácies de aplicar vêm ganhando terreno. O *quick* Sofa (qSofa) (Tabela 3), em associação com a detecção de hipoxemia, vem sendo utilizado durante a pandemia de Covid-19 como critério de gravidade para internação. Uma pontuação maior ou igual a 2 se traduz por aumento em 10% da mortalidade de pacientes infectados por SARS-CoV-2.

No início dos anos 1990, a principal dificuldade na condução de estudos clínicos em pacientes com IRA era a falta de escores prognósticos capazes de estratificar adequadamente e garantir a randomização balanceada dos grupos. Os índices gerais costumavam subestimar a gravidade da IRA, o que fomentou o desenvolvimento de modelos específicos. O primeiro índice específico desenvolvido

• **QUADRO 6** Comparação dos principais índices prognósticos gerais aplicados a pacientes com IRA

Índice	Versão	Variáveis	Vantagens	Desvantagens
Apache	4	16	Domínio público. Validação em grande número de pacientes.	Sistema de cálculo complexo.
Saps	3	20	Validação em grande número de pacientes.	Sistema de cálculo complexo.
Sofa	1	6	Cálculo simples e avaliação sequencial dos pacientes.	Os critérios para disfunção orgânica tendem a selecionar população com doença mais grave.
Lods	1	11	Cálculo simples e avaliação sequencial dos pacientes.	Não foi avaliado em pacientes com IRA.

Apache: *Acute physiology and chronic health evaluation*; IRA: injúria renal aguda; Lods: *Logistic organ dysfunction score*; Saps: *Simplified acute physiology score*; Sofa: *Sequential organ failure assessment*.
Fonte: elaboração dos autores.

• **TABELA 3** Cálculo do índice quick Sofa (qSofa)

Critério*	Pontuação
Alteração do nível de consciência (escore de coma de Glasgow < 15)	1
Hipotensão arterial (pressão arterial sistólica ≤ 100 mmHg)	1
Taquipneia (frequência respiratória > 22 incursões por minuto)	1
Hipoxemia (saturação de oxigênio ≤ 92%)	1

* Somatório ≥ 2 pontos aumenta a mortalidade em 10%.
Fonte: elaboração dos autores.

para pacientes com IRA foi o ATN-ISS (*Acute tubular necrosis-individual severity index*), também conhecido como escore de Liaño. O índice foi criado na Espanha em estudo prospectivo, unicêntrico, com 228 pacientes portadores de NTA presumida, publicado em 1989 e revalidado em outra instituição em mais 100 pacientes em 1993. O critério de IRA foi uma Cr_s maior ou igual a 2 mg/dL.

O escore de Liaño é o índice específico para a IRA mais estudado até o momento, sendo validado por diversos autores. No entanto, séries mais recentes, que estudaram pacientes com IRA em UTI, não encontraram bom desempenho. A inclusão simultânea de pacientes de UTI e enfermaria, a baixa incidência de sepse (15%) e o método impreciso de avaliação do estado de consciência, que se confundia com sedação, podem explicar o resultado negativo. Muitos outros escores foram desenvolvidos posteriormente. Em nosso meio, Palomba et al. desenvolveram o Akics, escore prognóstico de IRA em pacientes submetidos a cirurgia cardíaca. O estudo foi prospectivo em 603 pacientes e foram analisadas variáveis do pré-operatório, intraoperatório e pós-operatório imediato. Em outro momento, na mesma instituição, o escore foi validado em 215 pacientes, com excelente desempenho.

Os índices específicos apresentam a vantagem de terem sido construídos em populações uniformemente acometidas pelo mesmo processo biológico. Todavia, a maioria dos escores de IRA não apresenta desempenho satisfatório quando avaliados em outras instituições, ou seja, fora da população estudada. Com isso, a eficiência em predizer a gravidade dos escores específicos, infelizmente, assemelha-se à dos gerais. Além disso, os estudos publicados são em sua maioria unicêntricos e com população amostral inferior a mil pacientes.

Quando, como usar e qual escore escolher?

Para identificar o melhor escore, inicialmente se deve considerar que tanto os escores gerais como os específicos tiveram os modelos desenvolvidos antes da padronização da definição e estratificação da IRA proposta pelo Kdigo. Os escores gerais determinam a gravidade usando critérios arbitrários, não validados, de alteração da dosagem da Cr_s, associada ou não a variações da ureia e, algumas vezes, na modificação da diurese. Os escores específicos baseiam-se mais comumente em níveis de alteração da Cr_s predefinidos pelos autores, sem graduação de gravidade. Nenhum índice se baseia em aumentos proporcionais de Cr_s e redução coincidente da diurese, conforme proposto pelo Kdigo. A visão evolutiva do processo é fundamental para a compreensão da injúria renal. Não atentar para essa realidade compromete o desempenho dos modelos existentes, uma vez que estes ignoram um dos fatores mais importantes, qual seja, a variação evolutiva da função renal, cuja extensão tem grande relevância prognóstica. Por esses conceitos, os escores específicos de IRA foram praticamente abandonados na prática clínica diária.

Na atualidade, na beira do leito do paciente com IRA, o nefrologista pode contar com três ferramentas práticas que vão ajudar a determinar a gravidade, o prognóstico e a tomada de decisão: a classificação Kdigo, o balanço hídrico e o teste de estresse da furosemida.

Classificação Kdigo

A classificação Kdigo quantifica e qualifica a gravidade da IRA em estágios (Tabela 1). No estágio 1, medidas como remoção criteriosa de drogas nefrotóxicas prescritas, reavaliação da volemia do paciente e ajuste de dose de antibióticos são consideradas de boa prática. No estágio 2, devem ser mantidas as medidas do estágio 1, porém a questão da necessidade de SRA deve ser discutida e individualizada, principalmente em pacientes com BH muito positivo ou naqueles com insuficiência cardíaca. Além disso, a avaliação da via de acesso dialítico deve ser iniciada. Os pacientes classificados no estágio 3 têm alta probabilidade de necessitar de SRA, justificando o acionamento imediato da equipe nefrológica, para avaliar qual método será mais apropriado para o paciente. A visão de continuidade de avaliação é muito importante para o diagnóstico e a precisão da conduta médica.

Balanço hídrico

Nos dias atuais nas UTI observa-se um grande contingente de pacientes hipervolêmicos, fruto da inércia de medidas de expansão volêmica quando a lesão renal já está instalada, além da diluição de medicações e antibióticos e da nutrição parenteral. Esse fato contribui para a piora da ventilação mecânica, edema cerebral e edema de alças intestinais – dificultando a absorção de nutrientes –, edema das camadas da derme e pele – aumentando o risco de úlceras de pressão –, retardo na cicatrização de feridas operatórias, aumento da pós-carga cardíaca e edema intersticial renal – reduzindo a filtração glomerular. A última versão das diretrizes Kdigo para a IRA já externava a preocupação de inserir o balanço positivo como instrumento de avaliação do paciente com IRA, no tocante à gravidade e ao prognóstico. Do ponto vista prático, balanços acumulativos maiores que 8 a 10% do peso corporal devem ser evitados e a indicação de diálise deve ser avaliada independentemente da dosagem de Cr_s. Mesmo porque o fator dilucional da sobrecarga volêmica interfere e reduz falsamente o resultado da Cr_s, podendo comprometer a avaliação de gravidade do caso.

Teste de estresse da furosemida

A furosemida é uma das medicações mais utilizadas no dia a dia em terapia intensiva. Em pacientes com a volemia estabelecida ou hipervolêmicos, a resposta diurética pode indicar a gravidade e o prognóstico da IRA. Frequentemente, doses aleatórias são prescritas sem padronização testada. Há alguns anos foi desenvolvido o teste de estresse da furosemida para indicar a gravidade da IRA, isto é, o risco de progressão da IRA para o estágio 3, em 14 dias. Pacientes portadores de IRA nos estágios Kdigo 1 e 2 receberam furosemida, na dose de 1 mg/kg intravenosa (IV), se virgens de tratamento, ou 1,5 mg/kg, caso houvesse uso prévio de furosemida. Pacientes com resposta diurética inferior a 200 mL nas 2 horas subsequentes tiveram maior probabilidade de evoluir para IRA estágio 3 e maior chance de necessitar de SRA. No estudo inicial, a sensibilidade e a especificidade do teste foram de 84 e 87%, respectivamente. Posteriormente, os autores validaram o teste em grupos adicionais. Os autores comprovaram a superioridade do teste em predizer lesões mais graves ou a necessidade de diálise comparado aos biomarcadores N-GAL, KIM-1 e [Timp-2] x [IGFBP-7]. No entanto, o teste da furosemida ainda necessita de validação clínica mais extensa.

O diagnóstico da IRA com base na Cr_s e/ou volume urinário e/ou BH positivo parece ser o momento ideal para a utilização dessas ferramentas de avaliação. No passado, os índices prognósticos específicos determinavam valores aleatórios aplicados no dia do chamado do nefrologista, resultando em resultados inferiores e retardo terapêutico. A classificação Kdigo, associada à análise do BH, resulta na compreensão de um processo contínuo. Os pacientes diagnosticados e tratados nas fases iniciais apresentam maior probabilidade de sucesso terapêutico.

Sistemas de diagnóstico da IRA: quando, como usar e qual escolher?

Nos dias atuais, a grande maioria das instituições hospitalares possui prontuários médicos eletrônicos que visam aumentar a segurança dos pacientes, facilitar os processos assistenciais, controlar medicamentos prescritos, aumentar a previsibilidade de desfechos clínicos e auxiliar na redução de intercorrências médicas. Nesse contexto, foram elaborados sistemas de alerta para diagnóstico precoce de diversas síndromes clínicas, incluindo a IRA. O objetivo principal é viabilizar, o quanto antes, a adoção de medidas clínicas e assistenciais, ainda nos estágios iniciais da doença, visando impedir sua progressão para fases mais avançadas, potencialmente diminuindo o risco de diálise, melhorando a chance de recuperação da função renal e reduzindo a probabilidade de DRC e morte.

Na prática diária, esses sistemas são acoplados a informações essenciais, como dosagem da Cr_s e do volume urinário. Os dados são categorizados pelos critérios Kdigo, ocorrendo disparos de alertas quando o médico assistente prescreve ou evolui o paciente. O alerta gera várias tarefas, que vão desde atenção a drogas nefrotóxicas, avaliação do estado volêmico do paciente, correção de dose de antibióticos, monitoramento do débito urinário e do peso diário, controle da hiperglicemia e solicitação de interconsulta com o nefrologista.

As experiências com sistemas de diagnóstico e alerta de IRA são conflitantes. Um estudo multicêntrico com mais de 500 mil pacientes observou discreta redução de mortalidade e do tempo de internação em pacientes que desenvolveram IRA, além de redução da indicação de métodos dialíticos. Por outro lado, outro estudo multicêntrico similar, utilizando um sistema eletrônico de diagnóstico e alerta em 6 mil pacientes internados em quatro hospitais terciários de ensino e dois sem indivíduos em treinamento, não detectou redução da progressão da IRA e da mortalidade, e os resultados foram piores nos hospitais que não eram de ensino. Os autores notaram que, apesar da melhoria de alguns processos assistenciais, não se observou impacto no desfecho principal do estudo, talvez porque o excesso de alertas conduz ao fenômeno de "fadiga de alertas", causando desinteresse pela ferramenta e síndrome de *burnout* profissional. Em nosso meio, Quintino et al. (estudo não publicado) desenvolveram um sistema de alerta e diagnóstico precoce de IRA. Os resultados iniciais evidenciaram a redução da progressão da IRA e da mortalidade em 30 dias.

Em conclusão, os sistemas de diagnóstico e alerta em IRA podem trazer avanços na condução clínica, todavia as realidades locais de cada instituição devem ser interpretadas de forma diferenciada para não comprometer o melhor desfecho clínico.

PREVENÇÃO DA INJÚRIA RENAL AGUDA: O QUE FAZER E O QUE NÃO FAZER

Como identificar o paciente de alto risco para o desenvolvimento de IRA?

Primeiro passo da avaliação médica, a definição do perfil epidemiológico do paciente fornece informações valiosas na identificação do risco de IRA. A preexistência de idade avançada, DRC, diabetes, hipertensão arterial (e suas medicações), insuficiência cardíaca e insuficiência hepática aumenta a chance de lesão renal. Identificá-las é passo fundamental para a prevenção. Considerando que a maioria das condições associadas à IRA é de origem extrarrenal, deve-se identificar o motivo que levou o paciente ao hospital e refletir sobre a associação fisiopatológica da condição específica com o rim.

Condições que provoquem hipovolemia/hipotensão, que cursem com disfunção cardíaca e/ou hepática, com sepse (principal causa de internação em UTI e altamente associada a lesão renal), assim como aquelas que demandem a utilização de exames contrastados iodados ou o uso de drogas nefrotóxicas (antibióticos e quimioterápicos), devem imediatamente levar a uma reflexão sobre estratégias de intervenção precoce.

Devem-se descontinuar algumas medicações temporariamente para prevenir a IRA?

Uma vez identificado o paciente de alto risco para o desenvolvimento da IRA, devem-se relacionar as medicações em uso, estratificar os riscos e avaliar se a suspensão pode eventualmente prevenir um quadro de IRA por elas induzido. Em um estudo constatou-se que, durante episódios de descompensação clínica, apenas 4,6% dos pacientes com alto risco de sofrer IRA decorrente do uso combinado de medicamento foram orientados a reduzir ou suspender temporariamente essas medicações.

A população de mais alto risco e que merece especial atenção são os idosos com mais de 75 anos, os portadores de DRC e os com insuficiência cardíaca. Para estes, determinada combinação de medicamentos é especialmente perigosa. O chamado "*triple whammy*" (Figura 2) consiste na combinação de diuréticos + inibidores do SRAA + Aine. O uso combinado das três classes de medicamentos em uma situação clínica de risco de desidratação (vômitos, diarreia etc.) aumenta a chance de desenvolver IRA em 60%. Em pacientes de risco, o "*double whammy*", que é a combinação dos Aine com uma das outras duas classes, também aumenta a chance de IRA.

Devo prescrever dieta hipoproteica para prevenir injúria renal aguda?

A associação entre ingestão de proteínas e injúria renal é amplamente conhecida e debatida e deve ser analisada com cuidado e parcimônia no contexto da IRA; exige do médico uma visão ampliada e foco na recuperação do paciente como um todo. Sob essa ótica, não devem restar dúvidas de que não há indicação de restrição proteica no paciente portador de IRA. Essa é uma condição geralmente associada a doenças graves (sepse, infarto do miocárdio, choque), e o aporte nutricional adequado está intimamente relacionado à melhora do desfecho. Além disso, a própria IRA está associada a um estado hipercatabólico, especialmente quando o SRA é necessário, o que demanda aporte nutricional adequado.

Como manejar a hidratação venosa do meu paciente com injúria renal aguda?

De forma didática, podemos separar o manejo volêmico em quatro fases: salvação, otimização, estabilização e descalonamento (regra mnemônica em inglês: SOSD).

Salvação

A campanha de sobrevivência da sepse orienta expansão volêmica inicial com cerca de 30 mL/kg de solução salina. Estudos mostram que após 4 horas de infusão apenas 15% do volume infundido permanece no compartimento intravascular. Então, se a hipotensão não for corrigida após a ressuscitação volêmica inicial, a manutenção da infusão de líquidos deve ser muito reavaliada, pois pode positivar o BH, o que está associado a piores desfechos. É importante lembrar que não se deve esperar pelo final da expansão volêmica para iniciar drogas vasopressoras. A correção da hipotensão é mandatória e imediata.

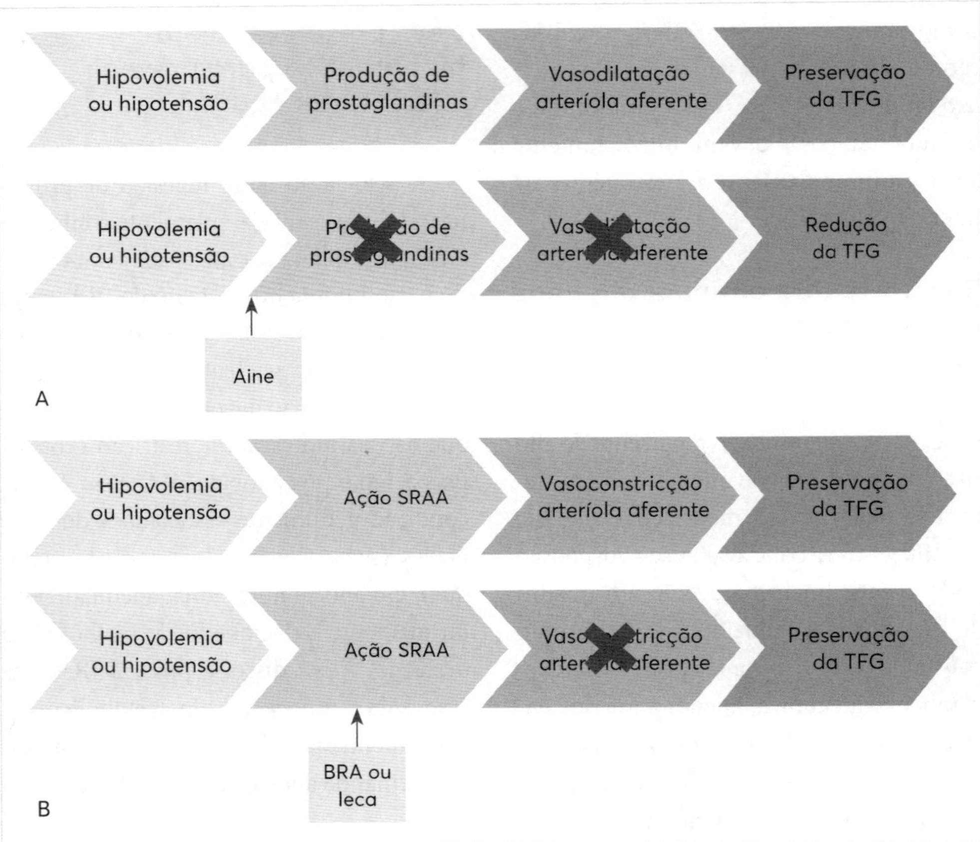

• **FIGURA 2** Mecanismo de ação dos Aine, dos BRA e dos Ieca sobre a função renal. A: efeito dos Aine. Ao bloquear a liberação de prostaglandinas, não há a vasodilatação esperada da arteríola aferente em situações de hipovolemia (mecanismo de manutenção da TFG). B: a administração de BRA ou Ieca inibe a vasoconstricção fisiológica da arteríola eferente, que, em situações de hipovolemia, permite aumentar a pressão capilar glomerular e, consequentemente, a pressão de filtração glomerular.

Aine: anti-inflamatórios não esteroides; BRA: bloqueadores do receptor de angiotensina II; Ieca: inibidores da enzima conversora da angiotensina; TFG: taxa de filtração glomerular.

Fonte: elaboração dos autores.

Otimização

Essa fase consiste na administração de quantidades limitadas de líquidos com cuidadosa observação da resposta do paciente (100 a 200 mL). É esse o momento de lançar mão de métodos não invasivos e invasivos de monitorização hemodinâmica. A USG à beira do leito (Pocus) é prática absolutamente indispensável nessa fase, permitindo a realização da ecocardiografia, avaliação dinâmica do diâmetro da veia cava e do ultrassom pulmonar. Recomenda-se também a dosagem seriada do lactato sérico (de hora em hora).

Determinados centros utilizam dispositivos invasivos e minimamente invasivos para avaliação do débito cardíaco, que ajudam a identificar qual paciente é responsivo a volume. Outra possibilidade, sem a necessidade de infusão de mais volume, é a realização da manobra de elevação dos membros.

Vale lembrar que o estabelecimento de um estado de responsividade a volume não é sinônimo da infusão de mais volume. Mesmo naqueles que responderam inicialmente, a decisão de insistir na estratégia de expansão volêmica na etapa de otimização deve estar baseada em critérios que demonstrem a persistência de hipotensão/hipoperfusão.

Estabilização

Essa é a fase na qual se interrompe a ressuscitação. Isso acontece quando o paciente atinge a estabilidade hemodinâmica ou quando deixa de ser responsivo a volume. Essa fase é de vital importância, uma vez que, como discutido, está claro que BH excessivamente positivo está relacionado a desfecho pior e à ocorrência de IRA.

Descalonamento

Corresponde à última fase do processo de manejo hídrico dos pacientes. Uma vez estabilizado o paciente, esse é o momento de iniciar a busca de negativação do BH. Pode-se, por exemplo, lançar mão de diuréticos (p. ex., furosemida), caso o débito urinário espontâneo não seja suficiente.

Drogas sabidamente nefrotóxicas: o que fazer quando for preciso usá-las?

Quando se discute o cuidado ao paciente, o momento da prescrição medicamentosa é uma etapa especialmente desafiadora, pois, em geral, ela é desenvolvida pelo médico isoladamente. Em saúde sabe-se que o exercício da dupla checagem minimiza as ocorrências de falhas. Toda atenção é necessária no sentido de questionar cada item prescrito ao paciente sob risco de desenvolver IRA. Conforme discutido, certas combinações de medicamentos podem levar a um desfecho catastrófico. Entretanto, é frequente deparar-se com situações que exigem o uso de drogas sabidamente nefrotóxicas, a despeito do risco de IRA. Isso é particularmente comum em pacientes com sepse, infectados com germes multirresistentes ou com doença oncológica.

Vancomicina

A IRA é um dos principais efeitos adversos da vancomicina. A incidência é muito variável e, a depender do contexto clínico, vai de 5 a 43%. Em geral a elevação da Cr_s ocorre entre o 4º e o 17º dia. O principal fator relacionado à toxicidade parece ser a manutenção de níveis séricos elevados e a coadministração com outras drogas nefrotóxicas. Isso é especialmente verdadeiro com a administração conjunta com aminoglicosídeos.

Manter a euvolemia/hemodinâmica, ajustar a dose com base na TFG, buscar alternativas terapêuticas à associação com drogas nefrotóxicas, monitorizar o nível sérico e não prolongar a terapia são estratégias indicadas para minimizar o risco de IRA. Em pacientes com doença crítica e/ou com fatores de risco para IRA, deve-se monitorizar o nível sérico a cada 48 horas. Em pacientes não críticos e sem fatores de risco, o nível sérico pode ser monitorizado semanalmente. A Figura 3 apresenta uma sugestão de roteiro para a prescrição da vancomicina, e o Quadro 7 apresenta um esquema para monitorização do nível sérico da droga.

Anfotericina B

O uso de anfotericina B na sua forma convencional está associado a alto risco de IRA, da ordem de 50%. Assim como ocorre com a vancomicina, o uso concomitante com outras drogas nefrotóxicas aumenta o risco de lesão renal. Por outro lado, o risco é minimizado quando se utiliza uma dose menor que 0,5 mg/kg/dia e dose total inferior a 600 mg. É importante lembrar que, além da IRA, a anfotericina B também pode provocar perda urinária de potássio

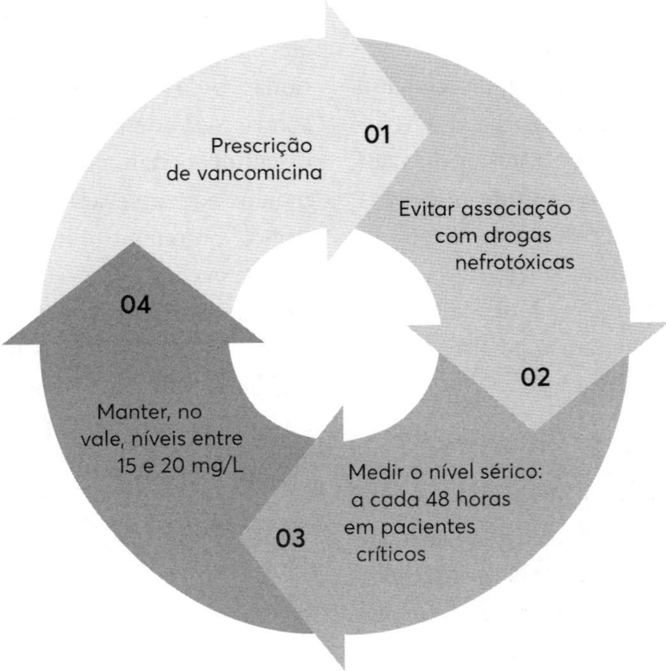

• **FIGURA 3** Roteiro para prescrição segura da vancomicina.
Fonte: elaboração dos autores.

• **QUADRO 7** Roteiro para monitorização do nível sérico de vancomicina

Nível sérico (mcg/mL)	Ajuste de dose
< 10	Aumentar a dose em 50%
10 a 14,9	Aumentar a dose em 25%
15 a 19,9	Manter a dose
20 a 24.9	Reduzir a dose em 25%
25 a 29,9	Reduzir a dose em 50%
≥ 30	Não administrar a próxima dose. Coletar novo nível sérico após 24 horas
Reintrodução após a suspensão de dose e resultado do novo nível sérico	
< 10	Reduzir em 25% da última dose
10 a 19,9	Reduzir em 50% da última dose
20 a 24,9	Reduzir em 75% da última dose
> 25	Não administrar e coletar novo nível em 24 horas

Fonte: elaboração dos autores.

e magnésio e, consequentemente, hipocalemia, hipomagnesemia, acidose tubular tipo 1 e diabetes *insipidus* nefrogênico. As principais estratégias que previnem a IRA desencadeada pela anfotericina B são:

- Expansão com solução salina a 0,9%, sendo sugerida a expansão com 1.000 mL antes da infusão da droga (avaliar a função cardíaca para tomada de decisão).
- Uso de formulações baseadas em lipídios. No Brasil são disponíveis a anfotericina B lipossomal e a anfotericina B complexo lipídico. São formulações mais caras e, por isso, não amplamente disponíveis.

Cisplatina

A IRA induzida por cisplatina acomete 20 a 40% dos pacientes expostos. Sua ocorrência é duplamente danosa: primeiro pelos riscos inerentes à própria IRA e, segundo, pelo fato de aproximadamente 40% dos pacientes ficarem privados da continuação do uso da droga, comprometendo o tratamento oncológico. A elevação da Cr_s ocorre por volta do 5º ao 10º dia após a exposição, e geralmente a IRA é não oligúrica. Outras manifestações renais são nefropatia perdedora de magnésio (e consequente hipomagnesemia), síndrome de Fanconi, acidose tubular renal distal e síndrome perdedora de sal.

A estratégia fundamental para prevenção da nefrotoxicidade por cisplatina é a hidratação adequada. Alguns autores defendem que se infunda solução salina a 0,9% suficiente para atingir o débito urinário de 100 mL/hora, nas 2 horas que antecedem e sucedem a quimioterapia. Como a hipomagnesemia potencializa a nefrotoxicidade da cisplatina, é recomendado reposição de magnésio (3 g) durante a hidratação venosa. Por fim, considera-se a administração de manitol uma estratégia de nefroproteção. O racional seria a indução de diurese, minimizando a concentração de cisplatina no túbulo proximal. O Quadro 8 apresenta um resumo das recomendações para prevenção da nefrotoxicidade pela cisplatina.

• **QUADRO 8** Estratégias para prevenção da nefrotoxicidade pela cisplatina

Dose de cisplatina	Recomendações
Cisplatina < 50 mg/m²	▪ Administração ambulatorial. ▪ Curta duração (2 a 6 horas). ▪ Hidratar com 2 a 4 litros de solução salina 0,9% (avaliar condição cardíaca). ▪ Considerar suplementação de potássio (20 mEq).
Cisplatina ≥ 50 mg/m²	▪ Administração ambulatorial. ▪ Curta duração (2 a 6 horas). ▪ Hidratar com 2 a 4 litros de solução salina 0,9% (avaliar condição cardíaca). ▪ Considerar suplementação de potássio (20 mEq). ▪ Considerar suplementação de magnésio (1 a 3 g).
Cisplatina ≥ 100 mg/m²	▪ Considerar a adição de manitol.
Pacientes com hipertensão arterial preexistente	▪ Considerar a adição de manitol.

Fonte: elaboração dos autores.

Como fazer exame com contraste iodado?

Solicitar exame contrastado frequentemente aflige o clínico, pois, em muitas circunstâncias, o exame necessita ser feito em pacientes com condições clínicas que já acarretam grande risco de IRA. A incidência é calculada em 12 a 50% em pacientes com fatores de risco. É significativamente maior nos exames que envolvem a infusão arterial do contraste, em oposição à infusão venosa. Por definição, a piora da função renal é observada de 24 a 48 horas após a exposição. Em geral a IRA é leve, tipicamente não oligúrica, e começa a melhorar com até 7 dias. A ocorrência de oligúria deve levar à investigação de uma causa associada, podendo, porém, ocorrer em pacientes com DRC. Em 2015, o Colégio Americano de Radiologia adotou uma nova terminologia para definir a IRA que ocorre após a infusão de contraste iodado:

- O termo nefropatia *associada* ao contraste iodado ou nefropatia pós-contraste deve ser usado para qualquer IRA que ocorra em até 48 horas após a exposição, podendo ser ou não diretamente provocada pelo contraste. Esse é o termo que deve ser utilizado com mais frequência devido à dificuldade de excluir completamente outras condições clínicas que podem ter provocado a IRA.
- O termo nefropatia *induzida* por contraste iodado deve ser utilizado quando se tem certeza de que a elevação da Cr_s, ocorrida em até 48 horas pós-exposição, foi ocasionada pela exposição ao contraste.

São considerados fatores de risco para exames com contraste venoso: DRC, hipovolemia/hipoperfusão e o volume e tipo de contraste utilizado (agentes hiperosmolares associam-se com maior risco). Para os exames arteriais, soma-se a estes a nefropatia diabética. Interroga-se o papel da hiperglicemia e do uso de anti-hipertensivos das classes dos Ieca e dos BRA.

A adoção de medidas profilácticas está indicada apenas para pacientes estratificados como de alto risco, uma vez que a incidência de nefropatia induzida por contraste é muito pequena nos pacientes de baixo risco. Estudos documentam a diminuição da perfusão renal por até cerca de 20 horas após a administração do radiocontraste. Assim, a hidratação com solução salina a 0,9% é a base das medidas de prevenção da nefropatia por contaste, havendo vários esquemas distintos de volume e tempo de administração. A expansão do volume intravascular mantém o fluxo sanguíneo renal e aumenta a eliminação do contraste. O Quadro 9 demonstra o estado atual das intervenções utilizadas para a prevenção da nefropatia.

Como conduzir um paciente com rabdomiólise?

O risco de IRA desencadeada por rabdomiólise está associado à velocidade da elevação da CPK e a seus níveis máximos. Em geral, o risco é baixo com níveis de CPK de até 5.000 U/L. A principal medida para prevenir a ocorrência de IRA é a expansão volêmica vigorosa. Frequentemente são necessários mais de 10 litros de fluidos por dia, especialmente nas vítimas de lesão por esmagamento. A escolha do tipo de solução segue controversa, mas sugere-se o uso de solução salina a 0,9%.

Pacientes com rabdomiólise podem se beneficiar do uso de bicarbonato. Em teoria, a alcalinização da urina reduz a precipitação tubular das proteínas heme com as proteínas de Tamm-Horsfall, inibe a liberação de ferro da mioglobina e diminui a

• **QUADRO 9** Medidas para a prevenção da nefropatia induzida por contraste radiológico

Intervenção	Comentários
Expansão volêmica com solução salina fisiológica a 0,9%	Principal estratégia e comprovadamente eficaz. Esquema recomendado: 3 mL/kg na hora que antecede o exame e 1,5 mL/kg/hora nas 6 horas posteriores ao exame. Não há evidência de superioridade com emprego de solução isotônica de bicarbonato de sódio.
Seleção do contraste radiológico	Utilizar contraste hipo ou isosmolar e no menor volume possível.
Gerenciamento de medicações	▪ Suspender/evitar drogas sabidamente nefrotóxicas (p. ex., Aine, aminoglicosídeos). ▪ Suspender metformina no dia anterior e só reiniciar após 48 horas. ▪ Evitar diuréticos, exceto se houver insuficiência cardíaca congestiva. ▪ Benefício indefinido quanto à suspensão de drogas com ação no SRAA.
Medidas farmacológicas	Benefício de estatinas e acetilcisteína observado em algumas, mas não em todas as metanálises. Uso não recomendado, a menos que surjam evidências mais robustas.
Hemodiálise ou hemofiltração após a exposição	Sem evidência de benefício.

Aine: anti-inflamatório não esteroide; SRAA: sistema renina-angiotensina-aldosterona.
Fonte: elaboração dos autores.

formação de substâncias vasoconstritoras. A alcalinização da urina só deve ser considerada quando não houver hipocalcemia e quando o pH arterial estiver abaixo de 7,5 com bicarbonato sérico < 30 mEq/L. A meta é manter o pH urinário maior que 6,5, devendo a intervenção ser descontinuada no caso do preenchimento de qualquer um dos três critérios.

Outra abordagem que carece de comprovação, mas que é recomendada por alguns especialistas, é a indução de diurese com uso do manitol. O benefício teórico seria a redução da deposição de pigmentos heme nos túbulos. Quando utilizado, deve ser prescrito na dose de 50 mL de manitol a 20% para cada litro de solução isotônica infundida. É obrigatória a monitorização do *gap* osmolal (diferença entre osmolalidade medida e calculada). O uso do manitol deve ser descontinuado se o *gap* osmolal superar 55 mOsm/kg ou se o paciente cursar com oligúria.

Como construir um projeto terapêutico para o paciente sob risco de injúria renal aguda?

Esse é um tema pouco abordado, mas que merece maior atenção por sua importância. O trabalho em equipe ou a abordagem multidisciplinar é indispensável na condução de pacientes hospitalizados. Materializa-se com a construção de um *projeto terapêutico singular do paciente* e deve, necessariamente, abordar todas as etapas, equipes e condutas que vão contribuir com o tratamento. Em um contexto tão complexo como a IRA, com tantas variáveis, o nefrologista deve se apoderar das ferramentas que o projeto proporciona e direcioná-las para prevenção dos inúmeros riscos que envolvem a internação.

Definição do roteiro e das metas do projeto

Ao avaliar o paciente, tão logo as hipóteses estejam formuladas, é importante estabelecer um roteiro, com metas definidas sobre o que esperar da evolução clínica do paciente.

- Escrever, enumerar os riscos aos quais o paciente está exposto. Perguntar-se se há algo que possa ser abordado para mudar a história natural daquele(s) risco(s).
- Deve-se ter atenção especial para riscos não modificáveis, por exemplo, a necessidade do uso de determinado antibiótico nefrotóxico.
- Após a definição dos riscos, deve-se estabelecer um cronograma dos períodos críticos que seguirão. Quando esperar que a Cr_s ou o débito urinário venham a mudar? Quando considerar que o paciente está livre do risco?
- Refletir e revisar diariamente se novos riscos surgiram e, ao primeiro sinal de alteração da função renal, adotar medidas para mitigar sua progressão.
- Definir e divulgar as medidas que vão ser usadas na prevenção, lembrando que estas não estão restritas à adoção de intervenções medicamentosas. É importante cuidar da dieta e da água ofertada. Deve-se certificar de ser imediatamente avisado da ocorrência de diarreia e/ou vômitos, de febre (especialmente quando persistente) e das demais perdas insensíveis.

Estabelecer medidas de comunicação assertiva

A abordagem de um paciente grave, como a do portador de IRA, é necessariamente multifatorial. Sozinho, dificilmente o nefrologista conseguirá contabilizar todos os fatores que envolvem a saúde do paciente. É importante envolver a equipe, alertar seus integrantes sobre a gravidade e alta prevalência da condição e estabelecer um roteiro de alertas e ações, conforme delineado a seguir.

- Estabelecer um canal de comunicação rotineira com a equipe a respeito dos critérios utilizados como alertas para a ocorrência da IRA.
- Lembrar que a definição de IRA não envolve só a elevação da Cr_s, mas também a mudança do débito urinário, que, aliás, pode ser mais precoce que a própria elevação da Cr_s.
- Divulgar as informações para toda a equipe multiprofissional, incluindo colegas médicos, buscando a capacitação de todo o time.
- Definir quem monitoriza o débito urinário, quem pesa o paciente e como essas informações circulam pelos membros da equipe. Atentar para informações trazidas em tempo real pelos técnicos de enfermagem e enfermeiros, que muitas vezes estão mais próximos do paciente, o que pode permitir a tomada de decisões com maior antecedência.
- Divulgar a importância do acompanhamento do BH. Isso deve garantir o disparo de alertas sobre pacientes com balanços hídricos demasiadamente positivos ou negativos, muito antes do que na prática corrente.
- Verificar, com envolvimento da equipe de fonoaudiologia e nutrição, se a água prescrita pode ser ofertada com segurança e no volume desejado. Confirmar se a água prescrita por sonda, com o intuito de corrigir desidratação e/ou hipernatremia, está sendo efetivamente infundida.
- Lembrar de contabilizar diariamente as evacuações e a consistência das fezes e, também, a ocorrência de vômitos, refluxo gástrico por sonda e outras perdas gastrointestinais.

LITERATURA RECOMENDADA

Al-Jaghbeer M, Dealmeida D, Bilderback A et al. Clinical decision support for in-hospital AKI. J Am Soc Nephrol. 2018;29(2):654-60.

Aljefri DM, Avedissian SN, Rhodes NJ et al. Vancomycin area under the curve and acute kidney injury: a meta-analysis. Clin Infect Dis. 2019;69(11):1881-7.

Ávila MON, Rocha PN, Perez CA et al. Positive fluid balance as an early biomarker for acute kidney injury: a prospective study in critically ill adult patients. Clinics (São Paulo). 2021;76:e1924.

Bagshaw SM, Bennett M, Haase M et al. Plasma and urine neutrophil gelatinase-associated lipocalin in septic versus non-septic acute kidney injury in critical illness. Intensive Care Med. 2010;36(3):452-61.

Balbi AL, Gabriel DP, Barsante RC et al. Assessment of mortality and specific index in acute renal failure. Rev Assoc Med Bras (1992). 2005;51(6):318-22.

Bihorac A, Chawla LS, Shaw AD et al. Validation of cell-cycle arrest biomarkers for acute kidney injury using clinical adjudication. Am J Respir Crit Care Med. 2014;189(8):932-9.

Bouchard J, Soroko SB, Chertow GM et al. Fluid accumulation, survival and recovery of kidney function in critically ill patients with acute kidney injury. Kidney Int. 2009;76(4):422-7.

Burdmann EA, Jha V. Acute kidney injury due to tropical infectious diseases and animal venoms: a tale of 2 continents. Kidney Int. 2017;91(5):1033-46.

Chawla LS, Davison DL, Brasha-Mitchell E et al. Development and standardization of a furosemide stress test to predict the severity of acute kidney injury. Crit Care. 2013;17(5):R207.

Duarte-Neto AN, Ferraz da Silva LF, Monteiro RAA et al. Ultrasound-guided minimally invasive tissue sampling: a minimally invasive autopsy strategy during the Covid-19 pandemic in Brazil, 2020. Clin Infect Dis. 2021;73(Suppl 5):S442-S53.

Faber SJ, Scherpbier ND, Peters HJG, Uijen AA. Preventing acute kidney injury in high-risk patients by temporarily discontinuing medication: an observational study in general practice. BMC Nephrol. 2019;20(1):449.

Fernandes NM, Pinto Pdos S, Lacet TB et al. Apache II and ATN-ISS in acute renal failure (ARF) in intensive care unit (ICU) and non-ICU. Rev Assoc Med Bras (1992). 2009;55(4):434-41.

Hamroun A, Lenain R, Bigna JJ et al. Prevention of cisplatin-induced acute kidney injury: a systematic review and meta-analysis. Drugs. 2019;79(14):1567-82.

Ho J, Tangri N, Komenda P et al. Urinary, plasma, and serum biomarkers' utility for predicting acute kidney injury associated with cardiac surgery in adults: a meta-analysis. Am J Kidney Dis. 2015;66(6):993-1005.

Honore PM, Nguyen HB, Gong M et al. Urinary tissue inhibitor of metalloproteinase-2 and insulin-like growth factor-binding protein 7 for risk stratification of acute kidney injury in patients with sepsis. Crit Care Med. 2016;44(10):1851-60.

Hughes K, Chang J, Stadtler H et al. HIV-1 infection of the kidney: mechanisms and implications. Aids. 2021;35(3):359-67.

Kamath N, Iyengar A. Infections and the kidney: a tale from the tropics. Pediatr Nephrol. 2018;33(8):1317-26.

Kashani K, Al-Khafaji A, Ardiles T et al. Discovery and validation of cell cycle arrest biomarkers in human acute kidney injury. Crit Care. 2013;17(1):R25.

Kashani KB. Automated acute kidney injury alerts. Kidney Int. 2018;94(3):484-90.

Kellum JA, Romagnani P, Ashuntantang G, Ronco C et al. Acute kidney injury. Nat Rev Dis Primers. 2021;7(1):52.

Khwaja A. Kdigo clinical practice guidelines for acute kidney injury. Nephron Clinical Practice. 2012;120(4):c179-c84.

Kidney Disease: Improving Global Outcomes (Kdigo) Acute Kidney Injury Work Group. Kdigo clinical practice guideline for acute kidney injury. Kidney Int Suppl. 2012;2(1):1-138.

Koyner JL, Davison DL, Brasha-Mitchell E et al. Furosemide stress test and biomarkers for the prediction of AKI severity. J Am Soc Nephrol. 2015;26(8):2023-31.

Liano F, Gallego A, Pascual J et al. Prognosis of acute tubular necrosis: an extended prospectively contrasted study. Nephron. 1993;63(1):21-31.

Matsuura R, Srisawat N, Claure-Del Granado R et al. Use of the renal angina index in determining acute kidney injury. Kidney Int Rep. 2018;3(3):677-83.

Meersch M, Schmidt C, Hoffmeier A et al. Prevention of cardiac surgery-associated AKI by implementing the Kdigo guidelines in high risk patients identified by biomarkers: the PrevAKI randomized controlled trial. Intensive Care Med. 2017;43(11):1551-61.

Mehran R, Dangas GD, Weisbord SD. Contrast--associated acute kidney injury. N Engl J Med. 2019;380(22):2146-55.

Menez S, Parikh CR. Overview of acute kidney manifestations and management of patients with Covid-19. Am J Physiol Renal Physiol. 2021;321(4):F403-F10.

Molitoris BA. Acute kidney injury. In: Goldman L, Schafer AI (eds.). Goldman-Cecil Medicine. 26.ed. Philadelphia: Elsevier; 2020.

Oh DJ. A long journey for acute kidney injury biomarkers. Ren Fail. 2020;42(1):154-65.

Okusa MD, Portilla D. Pathophysiology of acute kidney injury. In: Chertow G, Luyckx V, Marsden P et al. (eds.). Brenner and Rector's the kidney. Philadephia: Elsevier; 2020. p.906-39.e12.

Ostermann M, Bellomo R, Burdmann EA et al. Controversies in acute kidney injury: conclusions from a Kidney disease: improving global outcomes (Kdigo) conference. Kidney Int. 2020;98(2):294-309.

Palomba H, de Castro I, Neto AL et al. Acute kidney injury prediction following elective cardiac surgery: Akics score. Kidney Int. 2007;72(5):624-31.

Parikh CR, Mansour SG. Perspective on clinical application of biomarkers in AKI. J Am Soc Nephrol. 2017;28(6):1677-85.

Parikh CR, Thiessen-Philbrook H, Garg AX et al. Performance of kidney injury molecule-1 and liver fatty acid-binding protein and combined biomarkers of AKI after cardiac surgery. Clin J Am Soc Nephrol. 2013;8(7):1079-88.

Pedram Fatehi, Hsu C-y. Evaluation of acute kidney injury among hospitalized adult patients. UpToDate. 2022. Disponível em: https://www.medilib.ir/uptodate/show/102834. Acesso em: 20 fev. 2022.

Peerapornratana S, Manrique-Caballero CL, Gomez H, Kellum JA. Acute kidney injury from sepsis: current concepts, epidemiology, pathophysiology, prevention and treatment. Kidney Int. 2019;96(5):1083-99.

Prieto-Garcia L, Pericacho M, Sancho-Martinez SM et al. Mechanisms of triple whammy acute kidney injury. Pharmacol Ther. 2016;167:132-45.

Rewa OG, Bagshaw SM, Wang X et al. The furosemide stress test for prediction of worsening acute kidney injury in critically ill patients: a multicenter, prospective, observational study. J Crit Care. 2019;52:109-14.

San I, Gemcioglu E, Baser S et al. Brescia-Covid respiratory severity scale (BRCSS) and quick Sofa (qSofa) score are most useful in showing severity in covid-19 patients. Sci Rep. 2021;11(1):21807.

Seguro AC, Andrade L. Pathophysiology of leptospirosis. Shock. 2013;39(Suppl 1):17-23.

Semler MW, Self WH, Wanderer JP et al. balanced crystalloids versus saline in critically ill adults. N Engl J Med. 2018;378(9):829-39.

Srisawat N, Kellum JA. The role of biomarkers in acute kidney injury. Crit Care Clin. 2020;36(1):125-40.

Teo SH, Endre ZH. Biomarkers in acute kidney injury (AKI). Best Pract Res Clin Anaesthesiol. 2017;31(3):331-44.

Vincent JL. Fluid management in the critically ill. Kidney Int. 2019;96(1):52-7.

Weisbord SD, Palevsky PM. Prevention and management of acute kidney injury. In: Chertow G, Luyckx V, Marsden P et al. (eds.). Brenner and Rector's the kidney. Philadephia: Elsevier; 2020. p.940-77.e15.

Wilson FP, Martin M, Yamamoto Y et al. Electronic health record alerts for acute kidney injury: multicenter, randomized clinical trial. BMJ. 2021;372:m4786.

Xie Y, Ankawi G, Yang B et al. Tissue inhibitor metalloproteinase-2 (TIMP-2) * IGF-binding protein-7 (IGFBP7) levels are associated with adverse outcomes in patients in the intensive care unit with acute kidney injury. Kidney Int. 2019;95(6):1486-93.

29

Injúria renal aguda nefrotóxica

Verônica Torres
Geraldo Bezerra da Silva Junior

INTRODUÇÃO

Nefrotoxicidade induzida por drogas é um dos principais fatores patogênicos no contexto de injúria renal aguda (IRA), doença renal crônica (DRC), e em pacientes que evoluem para necessidade de diálise. Toxicidade causada por drogas é a segunda causa mais frequente de IRA, respondendo por 25% dos casos em pacientes hospitalizados, chegando a 60% em pacientes idosos.

Nas últimas décadas a farmacologia apresentou um significativo desenvolvimento, propiciando a ampliação do arsenal terapêutico em diversos contextos clínicos (câncer, insuficiência cardíaca, diabetes, HIV/Aids). Assim, além das preocupações tradicionais, por exemplo, com relação ao emprego de antibióticos, o manejo renal de outras classes de drogas tornou-se quase uma subespecialidade da nefrologia. Incluem-se entre estas o desenvolvimento contínuo de novos agentes antirretrovirais com implicações renais.

De forma semelhante, drogas antitumorais são usadas em cerca de 70% dos pacientes com câncer, e mais de 80% destas sofrem excreção renal expressiva (acima de 20%). A nefrotoxicidade é um efeito colateral frequente das drogas antitumorais, podendo afetar vários segmentos do néfron. Além do risco de nefrotoxicidade, pacientes com disfunção renal podem apresentar toxicidade sistêmica devido ao acúmulo das drogas ou de seus metabólitos. Somada às características farmacológicas, assistimos a uma transição epidemiológica acelerada, com envelhecimento da população, predomínio das doenças crônico-degenerativas e uso frequente de múltiplas drogas, fenômeno conhecido como polifarmácia. Todos esses fatores contribuíram para o aumento do risco de nefrotoxicidade medicamentosa. Este capítulo aborda o mecanismo de lesão renal e aspectos clínicos das principais drogas associadas à nefrotoxicidade na prática clínica.

AMINOGLICOSÍDEOS

Os aminoglicosídeos são utilizados geralmente em associação com outros antibióticos no tratamento de infecções por bactérias resistentes. Os exemplos incluem estreptomicina, neomicina, amicacina, gentamicina. São indicados principalmente para as infecções por bactérias Gram-negativas, especialmente no contexto de infecções resistentes ou de pacientes graves, em terapia intensiva.

Quais os mecanismos de nefrotoxicidade dos aminoglicosídeos?

A nefrotoxicidade dos aminoglicosídeos é mais evidente com a neomicina, a tobramicina e a gentamicina. A toxicidade renal desses antibióticos caracteriza-se por dano tubular, após reabsorção via receptor denominado megalina. Na célula tubular renal ocorre perda da síntese proteica, com redução da função mitocondrial e consequente morte celular. O risco é maior em pacientes com doença renal preexistente e naqueles com oligúria, sendo potencializado com o uso concomitante de outras drogas nefrotóxicas, por exemplo, a vancomicina. Usualmente a lesão renal induzida por aminoglicosídeos é reversível. Recomenda-se o monitoramento pelo nível sérico do antibiótico e ajuste de dose.

Como prevenir a nefrotoxicidade dos aminoglicosídeos?

A administração dos aminoglicosídeos no regime de dose única diária reduz a nefrotoxicidade. Então, para a maioria das situações clínicas, em que o paciente tem doença renal ou apresenta risco de doença renal, recomenda-se dose única diária. A efetividade dessa posologia, dependendo da doença que está sendo tratada, pode ser questionável, e um esquema com 2 ou 3 doses diárias, em pequenas quantidades, pode ser recomendado.

Podem-se prescrever aminoglicosídeos para pacientes com doença renal? Há ajuste de dose?

Devido à importante nefrotoxicidade dos aminoglicosídeos, recomenda-se dar preferência a outros antibióticos aos pacientes com doença renal e mesmo para aqueles com fatores de risco para doença renal. Há necessidade de ajuste de dose de acordo com a taxa de filtração glomerular (TFG). No Quadro 1 estão sumarizados os principais aminoglicosídeos, com suas respectivas doses e recomendações de ajustes de acordo com a função renal. Na vigência de tratamento dialítico, os aminoglicosídeos podem ser administrados. Há poucos estudos sobre a farmacocinética das drogas na população dialítica. Também não está bem estabelecido se é mais adequado antes ou após a sessão de diálise. Há evidências de que ambas as situações são possíveis.

VANCOMICINA

A vancomicina é um antibiótico bastante utilizado na prática clínica, com excelente ação contra bactérias Gram-positivas. A maioria das cepas patogênicas de *Streptococcus* é suscetível à vancomicina. Bactérias do gênero *Staphyloccocus* também são suscetíveis. As principais indicações de uso desse antibiótico incluem infecções de corrente sanguínea e endocardite.

• **QUADRO 1** Recomendações de dose dos principais aminoglicosídeos para função renal normal e na vigência de disfunção renal

Antibiótico	Dose (de acordo com a TFG)			
Amicacina	**Função renal normal**	**20 a 50 mL/min**	**10 a 20 mL/min**	**< 10 mL/min**
	15 mg/kg/dia dividido em 2 doses (dose máxima: 1,5 g/dia; dose cumulativa máxima: 15 g).	5 a 6 mg/kg 12/12 horas.	3 a 4 mg/kg a cada 24 horas.	2 mg/kg a cada 24 a 48 horas.
Gentamicina	**Função renal normal**	**30 a 70 mL/min**	**10 a 30 mL/min**	**5 a 10 mL/min**
	3 a 7 mg/kg (dose única diária); ajuste de dose de acordo com os níveis. ■ Endocardite: 1 mg/kg 12/12 horas. ■ Intratecal: 1 a 5 mg diário. Peritonite associada à DP: de acordo com as práticas locais.	3 a 5 mg/kg diários; monitorar os níveis.	2 a 3 mg/kg diários; monitorar os níveis.	2 mg/kg a cada 48 a 72 horas de acordo com os níveis.
Estreptomicina	**Função renal normal**	**50 a 80 mL/min**	**10 a 49 mL/min**	**< 10 mL/min**
	■ TB: < 40 anos e peso > 50 kg: 15 mg/kg (máximo 1 g) diário ou 3x/semana. ■ TB: > 40 anos ou peso < 50 kg: 500 a 750 mg diário ou 750 mg 3x/semana. Doses de 25-30 mg/kg até o máximo de 1,5 g 2x/semana podem ser utilizadas. ■ Infecções não TB: 1 a 2 g diários divididos em 2 doses. ■ Endocardite por *Enteroccocus*: 1 g 12/12 horas por 2 semanas, seguidos de 500 mg 12/12 horas por mais 4 semanas, em associação com penicilina. ■ Endocardite por *Streptoccocus*: 1 g 12/12 horas por 1 semana, seguido de 500 mg 12/12 horas por 1 semana, em associação com penicilina. Se > 60 anos, 500 mg 12/12 horas por 2 semanas. Ajustes são necessários de acordo com os níveis.	1 g dose inicial, seguido de 7,5 mg/kg a cada 24 horas; ajustar de acordo com os níveis.	1 g dose inicial, seguido de 7,5 mg/kg a cada 24 a 72 horas; ajustar de acordo com os níveis.	7,5 mg/kg a cada 72 a 96 horas; ajustar de acordo com os níveis.

DP: diálise peritoneal; TB: tuberculose; TFG: taxa de filtração glomerular.
Fonte: elaboração dos autores.

Quais os mecanismos de nefrotoxicidade da vancomicina?

A nefrotoxicidade da vancomicina tem relação com a dose e a duração do tratamento, sendo as lesões mais evidentes no túbulo proximal. Em geral, dose diária acima de 4 g e tratamento por mais de 14 dias aumentam o risco da nefrotoxicidade. Mais recentemente, têm-se utilizado novos biomarcadores na investigação da lesão renal induzida pela vancomicina. Um dos que se mostraram bons preditores de IRA após 24 horas do início da antibioticoterapia com a vancomicina foi a *kidney injury molecule-1* (KIM-1). O mecanismo de lesão renal parece ser causado pelo acúmulo intracelular do antibiótico, podendo estar relacionado com o transporte tubular ativo através da membrana basolateral no túbulo proximal. Nefrite intersticial aguda (NIA) também é descrita com a vancomicina. O mecanismo parece envolver hipersensibilidade mediada por células. Na análise histopatológica evidencia-se edema intersticial, com infiltrado de eosinófilos, mastócitos, plasmócitos, linfócitos e macrófagos. Necrose tubular aguda (NTA) também pode ocorrer devido à vancomicina, sendo decorrente de estresse oxidativo nas células do túbulo proximal, autofagia e obstrução por cilindros.

Como prevenir a nefrotoxicidade da vancomicina?

Várias estratégias têm sido tentadas no intuito de prevenir a toxicidade renal da vancomicina, entre elas o uso de vitamina E, vitamina C, N-acetilcisteína, eritropoetina, porém sem evidência científica suficiente para recomendar o uso. Hidratação venosa com soro fisiológico (SF) 0,9% tem sido indicada, sendo o meio com a maior evidência de prevenção de nefrotoxicidade da vancomicina e de outras drogas.

Pode-se prescrever vancomicina para pacientes com doença renal? Há ajuste de dose?

A vancomicina pode ser prescrita em pacientes com doença renal. Há, entretanto, outros antibióticos que podem ser utilizados para o tratamento das infecções por bactérias Gram-positivas e que têm menor risco de nefrotoxicidade, como a linezolida e a daptomicina. A dose recomendada de vancomicina para função renal normal é de 30 a 60 mg/kg/dia dividida em 2 doses. A dose tradicional para adultos é de 1 g a cada 12 horas, e para crianças é de 40 mg/kg/dia dividida em 3 ou 4 doses. A dose deve ser ajustada de acordo com a função renal (Quadro 2). Para os pacientes em hemodiálise, a dose usual é de 1 g (dose inicial), seguida de 500 mg após cada sessão de diálise.

ANFOTERICINA B

A anfotericina B é um antifúngico bastante utilizado na prática clínica. É um macrolídeo poliênico, com baixa solubilidade em água, sendo preparado em suspensão coloidal. Há também a formulação lipídica (anfotericina lipossomal), que é associada a menor nefrotoxicidade. Apesar de metabolizada, a excreção urinária da anfotericina B é lenta, em um período de vários dias. A meia-vida é de 15 dias. Na presença de disfunção hepática, renal e mesmo

• **QUADRO 2** Recomendações de dose da vancomicina para função renal normal e na vigência de disfunção renal

Antibiótico	Dose (de acordo com a TFG)			
Vancomicina	Função renal normal	20 a 50 mL/min	10 a 20 mL/min	< 10 mL/min
	1-1,5 g 12/12 h oras (EV). 125 a 500 mg 4x/dia (oral). Doses maiores podem ser necessárias para tratamento de casos resistentes de *Clostridium difficile*.	0,5 a 1 g a cada 12 a 24 horas (EV). Mesma dose para função renal normal no caso de administração oral.	0,5 a 1 g a cada 24 a 48 horas (EV). Mesma dose para função renal normal no caso de administração oral.	0,5 a 1 g a cada 48 a 96 horas (EV). Mesma dose para função renal normal no caso de administração oral.
	Diálise peritoneal/hemodiálise			
	Mesma dose utilizada para TFG < 10 mL/min.			

EV: endovenoso; TFG: taxa de filtração glomerular.
Fonte: elaboração dos autores.

na vigência de tratamento dialítico não se faz necessário ajuste de dose. A anfotericina B é o antifúngico com o espectro de ação mais amplo, com atividade significativa contra *Candida albicans*, *Cryptococcus neoformans*, *Histoplasma capsulatum*, *Blastomyces dermatitidis* e *Coccidioides immitis*.

Quais os mecanismos de nefrotoxicidade da anfotericina B?

A principal toxicidade da anfotericina B é renal, que ocorre em praticamente todos os pacientes que recebem esse antifúngico. Há um componente reversível de lesão renal associado ao uso da anfotericina B, causado por hipoperfusão, que é reversível. Outro componente, de caráter irreversível, usualmente ocorre com a administração prolongada, com doses cumulativas acima de 4 g, resultando em dano tubular e consequente disfunção desse segmento do néfron. As manifestações clínicas incluem acidose tubular renal como perda significativa de potássio e magnésio. A presença de hipocalemia é uma característica importante da IRA associada ao uso de anfotericina B.

Como prevenir a nefrotoxicidade da anfotericina B?

A nefrotoxicidade da anfotericina B pode ser prevenida com o uso das formulações lipossomais, que por si sós já trazem um risco menor de toxicidade renal. O componente pré-renal pode ser prevenido com a administração de SF 0,9%. Há evidências de que uma infusão de solução salina com a administração da anfotericina contribui para a redução da nefrotoxicidade.

Pode-se prescrever anfotericina B para pacientes com doença renal? Há ajuste de dose?

As preparações de anfotericina são necessárias para muitos pacientes com doença renal. O ideal seria prescrever as formulações lipossomais para todos os portadores de nefropatias, em vez da formulação convencional. Há, porém, um limitador financeiro, visto que as formulações lipídicas são mais caras e o tratamento é prolongado. A dose usual da anfotericina B é de 5 mg/kg/dia por pelo menos 14 dias. Para a anfotericina B lipossomal a dose recomendada é de 1 a 3 mg/kg/dia. Para o tratamento da leishmaniose visceral (calazar), a dose recomendada de anfotericina B lipossomal é de 21 mg/kg (dose total) em um período de 10 a 21 dias. Não há necessidade de ajuste de acordo com a função renal (TFG), nem de ajustes de acordo com a modalidade de terapia dialítica.

POLIMIXINAS

As polimixinas representam um grupo de peptídeos ativos contra bactérias Gram-negativas e incluem a polimixina B e polimixina E (colistina). Com o surgimento de bactérias multirresistentes, como *Acinetobacter baumannii*, *Pseudomonas aeruginosa* e *Enterobacteriaceae*, há alguns anos aumentou o interesse pelas polimixinas de uso parenteral.

Quais os mecanismos de nefrotoxicidade da polimixina?

As polimixinas causam IRA com uma frequência importante, sobretudo por meio de lesão tubular, devido aos mecanismos de transporte celular que facilitam o acúmulo desses fármacos nesse segmento do néfron, levando à NTA. A fisiopatologia da injúria renal inclui também estresse oxidativo, apoptose, parada do ciclo celular e autofagia. Os mecanismos de reabsorção no túbulo proximal que propiciam a toxicidade das polimixinas ainda não são completamente conhecidos, mas já foram identificadas algumas proteínas envolvidas nesse processo, como a megalina, que age como um receptor endocítico expresso na membrana apical das células tubulares proximais envolvido na reabsorção de proteínas, peptídeos e compostos catiônicos, sendo um fator essencial na reabsorção tubular das polimixinas. Fatores de risco incluem a associação com outros antibióticos nefrotóxicos, como vancomicina, e doses cumulativas acima de 10 milhões de unidades

Como prevenir a nefrotoxicidade da polimixina?

Não existem muitos estudos sobre a prevenção da nefrotoxicidade das polimixinas. A polimixina B tem menor potencial de toxicidade que a polimixina E (colistina), devendo por isso ter a preferência na prescrição para o tratamento de infecções sistêmicas graves por bactérias multirresistentes.

Pode-se prescrever polimixina para pacientes com doença renal? Há ajuste de dose?

As polimixinas retornaram à prática clínica devido ao tratamento de infecções graves causadas por bactérias multirresistentes, muitos com doença renal concomitante. Há necessidade de ajuste de dose para a polimixina E (colistina), conforme mostrado na Quadro 3, variando de acordo com o estudo realizado e a agência regulatória.

ANTIVIRAIS

Os antivirais são utilizados no tratamento de várias doenças, incluindo aquelas

• **QUADRO 3** Recomendações de dose para as polimixinas para função renal normal e na vigência de disfunção renal

Antibiótico	Dose (de acordo com a TFG)			
Polimixina B	**Função renal normal**			
1 mg = 10.000 unidades	2,5 mg/kg EV em 2 horas (dose inicial).* 1,5 mg/kg EV em 1 hora, 12 horas após a dose inicial, mantendo a cada 12 horas (dose de manutenção).	Não há necessidade de ajuste para TFG reduzida.		
Polimixina E (colistina)	**Função renal normal**	**50 a 80 mL/minuto**	**10 a 50 mL/minuto**	**< 10 mL/minuto**
33 mg = 1 milhão de unidades	360 mg/dia (PK Study Group). 300 mg/dia (EMA) 2,5 a 5 mg/kg/dia em 2 a 4 doses diárias (USA FDA).	245 a 340 mg/dia (PK Study Group). 300 mg/dia (EMA) 2,5 a 3,8 mg/kg/dia (USA FDA).	160 a 220 mg/dia (PK Study Group). 150 a 250 mg/dia (EMA). 1,5 a 2,5 mg/kg/dia (USA FDA).	130 a 145 mg/dia (PK Study Group). 117 mg/dia (EMA). 1,5 mg/kg a cada 36 horas (USA FDA).

EMA: European Medicines Agency; EV: endovenoso; PK Study Group: International Pharmacokinetics (PK) Study Group; TFG: taxa de filtração glomerular; USA FDA: United States of America Food and Drug Administration.
*Há ainda a recomendação da dose inicial de 300 mg (~9 milhões de unidades) EV em 0,5 a 1 hora, seguida da primeira dose de manutenção após 12 a 24 horas.
Fonte: elaboração dos autores.

causadas por herpes simples, citomegalovírus, varicela-zóster, hepatites, *influenza* e HIV/Aids. Os antivirais têm em comum a propriedade de serem virostáticos, ativos apenas contra vírus em fase de replicação, não afetando os vírus latentes.

O tratamento da infecção pelo vírus da imunodeficiência humana (HIV) requer a combinação de múltiplos antirretrovirais. Atualmente há 6 classes de antirretrovirais disponíveis: inibidores nucleosídeos da transcriptase reversa, inibidores não nucleosídeos da transcriptase reversa, inibidores de protease, inibidores de fusão, antagonistas de receptores CCR5 (*Chemokine Co-Receptor 5*) e inibidores da integrase.

Quais os mecanismos de nefrotoxicidade dos antivirais?

Certos antirretrovirais específicos têm risco maior de causar nefrotoxicidade, e alguns, como o indinavir, não são mais utilizados. O tenofovir é um nucleosídeo acíclico, análogo da adenosina e disponível clinicamente como a pró-droga tenofovir disoproxil-fumarato (TDF). O tenofovir é ativo contra o HIV, inibindo a transcriptase reversa viral e, também, contra o vírus da hepatite B, inibindo a DNA polimerase viral. Sua eliminação ocorre por filtração glomerular e secreção tubular, sendo necessário ajuste de dose de acordo com a TFG. Perda progressiva de função renal tem sido observada com o uso de TDF, que é potencializada com a associação de inibidores de protease. IRA e síndrome de Fanconi também são relatadas com o uso de TDF. A lesão no túbulo proximal causada pelo tenofovir tem sido associada também à perda de fosfato e cálcio, defeitos de hidroxilação da vitamina D, perda de densidade mineral óssea e osteomalacia. Mais recentemente, há a possibilidade de conjugar o tenofovir ao carreador alafenamida-fumarato (TAF), garantindo menores níveis plasmáticos e menor nefrotoxicidade.

O dolutegravir é outro antirretroviral com emprego crescente, que tem sido associado a aumento da creatinina sérica. No entanto, esse aumento não decorre de diminuição da TFG, mas da inibição do transportador catiônico orgânico (OCT2) do túbulo proximal, que leva a menor secreção de creatinina. Nesses casos, não se observa perda de função renal quando se utiliza um biomarcador que não dependa de transporte tubular, como a cistatina C.

Outros antivirais bastante utilizados, não só em pacientes com HIV, são o aciclovir e seus derivados, cuja nefrotoxicidade é tipicamente manifesta por aumento da creatinina sérica, alterações no exame de urina e IRA. Há toxicidade direta, mas também precipitação intratubular de cristais, que ocorre igualmente com o ganciclovir. Observa-se cristalúria, cerca de 24 a 48 horas após o início da terapia com aciclovir.

Como prevenir a nefrotoxicidade dos antivirais?

Deve-se dar preferência a esquemas que, na medida do possível, limitem o uso ou a associação de antivirais nefrotóxicos. Recomenda-se o monitoramento cuidadoso da função renal dos pacientes em uso de TDF. Para a prevenção da cristalúria, recomenda-se manter um bom estado de hidratação do paciente, para garantir uma boa diurese. Hidratação venosa e uso de diuréticos de alça têm sido utilizados em alguns estudos no intuito de promover a eliminação dos cristais. O Quadro 4 apresenta as recomendações de doses de alguns antivirais de uso clínico comum.

ANTI-INFLAMATÓRIOS NÃO ESTEROIDES

Os anti-inflamatórios não esteroides (Aine) representam uma classe de medicamentos com amplas características farmacocinéticas, bastante utilizados na prática clínica e com importante efeito nefrotóxico. A atividade anti-inflamatória ocorre principalmente devido à inibição da síntese de prostaglandinas.

Quais os mecanismos de nefrotoxicidade dos Aine?

Os Aine prejudicam o mecanismo contrarregulatório renal de vasodilatação, mediado pelas prostaglandinas, que é essencial para a manutenção da perfusão renal adequada, mecanismo este que está associado ao sistema renina-angiotensina-aldosterona. Os Aine podem levar à vasoconstrição e consequente IRA. O uso crônico de Aine aumenta o risco de injúria renal, bem como o uso de doses altas e a idade avançada. É descrita nefrotoxicidade por todos os Aine. Nefrite intersticial aguda (NIA) também

• **QUADRO 4** Recomendações de dose de alguns antivirais para função renal normal e na vigência de disfunção renal

Antibiótico	Dose (de acordo com a TFG)				
Aciclovir oral	**Função renal normal**	**25 a 50 mL/min**	**10-25 mL/min**	**< 10 mL/min**	
	Herpes *simplex*: 200 a 400 mg 5x/dia. Profilaxia (imunocomprometido): 200 a 400 mg 6/6 horas. Zóster: 800 mg 5x/dia por 7 dias.	Dose igual à função renal normal.	Herpes *simplex*: 200 mg 3 a 4x/dia. Zóster: 800 mg 12/12 horas.	Herpes *simplex*: 200 mg 12/12 horas. Zóster: 400 a 800 mg 12/12 horas.	
	Hemodiálise	**CAPD**			
	Dialisável; dose para TFG < 10 mL/min; fazer dose após diálise.	Não dialisável; dose para TFG < 10 mL/min.			
Valaciclovir	**Função renal normal**	**50 a 75 mL/min**	**30-50 mL/min**	**10-30 mL/min**	**< 10 mL/min**
	Herpes *simplex*: 500 mg 12/12 horas 5-10 dias. Zóster: 1 g 3x/dia por 7 dias. CMV (prevenção): 2 g 4x/dia por 90 dias.	Herpes *simplex* e zóster: dose igual à função renal normal. CMV: 1,5 g 6/6 horas.	Herpes *simplex*: dose igual à função renal normal. Zóster: 1 g 12/12 horas. CMV: 1,5 g 8/8 horas.	Herpes *simplex*: 500 mg 1x/dia. Zóster: 1 g 1x/dia. CMV: 1,5 g 12/12 horas.	Herpes *simplex*: 500 mg 1x/dia. Zóster: 500 mg 1x/dia CMV: 1,5 g 1x/dia.
	Hemodiálise	**CAPD**			
	Dialisável; dose para TFG < 10 mL/min; fazer dose após diálise.	Provavelmente dialisável; dose para TFG < 10 mL/min.			
Valganciclovir	**Função renal normal**	**40 a 59 mL/min**	**25 a 39 mL/min**	**10 a 24 mL/min**	**< 10 mL/min**
	Indução/tratamento: 900 mg 2x/dia por 21 dias. Manutenção/profilaxia: 900 mg 1x/dia.	Tratamento: 450 mg 2x/dia. Profilaxia: 450 mg 1x/dia.	Tratamento: 450 mg 1x/dia. Profilaxia: 225 mg 1x/dia ou 450 mg a cada 48 h.	Tratamento: 225 mg 1x/dia ou 450 mg a cada 48 horas. Profilaxia: 125 mg 1x/dia ou 450 mg 3x/semana.	Tratamento: 200 mg 3x/semana ou 450 mg 2 a 3x/semana. Profilaxia: 100 mg 3x/semana ou 450 mg 1 a 2x/semana.

(continua)

• **QUADRO 4** Recomendações de dose de alguns antivirais para função renal normal e na vigência de disfunção renal (*continuação*)

Antibiótico	Dose (de acordo com a TFG)				
Valganciclovir	**Hemodiálise**	**CAPD**			
	Dialisável; dose para TFG < 10 mL/min; fazer dose após diálise.	Dialisável; dose para TFG < 10 mL/min; fazer dose após diálise.			
Tenofovir	**Função renal normal**	**30 a 50 mL/min**	**20 a 30 mL/min**	**10 a 20 mL/min**	**< 10 mL/min**
	245 mg 1x/dia.	245 mg a cada 48 horas ou 132 mg 1x/dia.	245 mg a cada 72 a 96 horas ou 65 mg 1x/dia.	245 mg a cada 72 a 96 horas ou 33 mg 1x/dia.	245 mg a cada 72 a 96 horas ou 33 mg 1x/dia; usar com cautela.
	Hemodiálise	**CAPD**			
	Dialisável; 245 mg a cada 7 dias ou após 12 horas de diálise ou 16,5 mg diários.	Não se sabe bem se é dialisável por esse método, 245 mg a cada 7 dias ou 16,5 mg diários.			

CAPD: diálise peritoneal ambulatorial contínua, do inglês *continuous ambulatory peritoneal dialysis*; CMV: citomegalovírus; TFG: taxa de filtração glomerular.
Fonte: elaboração dos autores.

pode ocorrer em decorrência do uso de Aine, cursando com proteinúria, que pode chegar a níveis nefróticos em alguns casos. A fisiopatologia exata da nefrite intersticial causada pelos Aine ainda não é muito bem estabelecida, sendo aceita a hipótese de hipersensibilidade tardia, sendo as evidências: uso crônico, poucos sinais clássicos de hipersensibilidade e infiltrado intersticial com predomínio de linfócitos T.

Como prevenir a nefrotoxicidade dos Aine?

A principal ação preventiva da nefrotoxicidade dos Aine é a suspensão de seu uso ou mesmo a orientação aos pacientes para não os utilizar, principalmente entre os pacientes de risco (hipertensos, diabéticos, obesos, idosos, entre outros). Um bom estado de hidratação, assim como níveis pressóricos adequados, que permita uma perfusão renal adequada, minimiza os efeitos adversos renais dos Aine. Também é recomendado evitar o uso associado com outras classes de medicamentos que interfiram na hemodinâmica renal, como os inibidores da enzima conversora de angiotensina (Ieca) e os bloqueadores do receptor da angiotensina (BRA), que minimizam a nefrotoxicidade dos Aine.

Pode-se prescrever Aine para pacientes com doença renal? Há ajuste de dose?

Não há ajuste de dose na vigência de TFG reduzida. A recomendação mais adequada é que não se prescrevam Aine para pacientes com doença renal.

INIBIDORES DA ENZIMA CONVERSORA DE ANGIOTENSINA

Os Ieca representam uma das principais classes de medicamentos anti-hipertensivos, com excelente eficácia no controle pressórico e, juntamente com os BRA, são os medicamentos "nefroprotetores" clássicos, com efeito antiproteinúrico e associados a retardo da progressão da DRC. Os Ieca agem especificamente no sistema renina-angiotensina-aldosterona, inibindo a enzima conversora da angiotensina, e o efeito nefroprotetor ocorre devido à melhora da hemodinâmica intrarrenal, com redução da resistência arteriolar eferente e, consequentemente, redução da pressão capilar intraglomerular.

Quais os mecanismos de nefrotoxicidade dos Ieca?

Pode ocorrer hipotensão grave com o uso de Ieca, sobretudo nos pacientes em uso associado de diuréticos, com restrição da ingesta de sal ou perdas de líquido gastrointestinais. Pode ocorrer IRA, sobretudo em pacientes com estenose de artéria renal bilateral ou em rim único. Hipercalemia é outro efeito adverso importante dos Ieca, que ocorre principalmente nos pacientes com DRC e diabetes.

Como prevenir a nefrotoxicidade dos Ieca?

A principal forma de prevenção da nefrotoxicidade dos Ieca é manter uma perfusão renal adequada. Para isso, é preciso adequar a dose do anti-hipertensivo aos alvos pressóricos recomendados (em torno de 120/80 mmHg), evitando episódios de hipotensão. Deve-se recomendar uma ingesta hídrica diária generosa, para garantir um bom estado de hidratação e evitar o uso concomitante de Ieca e Aine, que potencializam seus efeitos nefrotóxicos.

Pode-se prescrever Ieca para pacientes com doença renal? Há ajuste de dose?

A dose recomendada do captopril é de 6,25 a 50 mg 2 a 3 vezes ao dia. O enalapril é recomendado na dose de 2,5 a 40 mg por dia. A dose do lisinopril é de 2,5 a 80 mg/dia. Não há necessidade de ajuste para função renal. Na vigência de doença renal, recomenda-se o início em doses baixas e a titulação da dose de acordo com a resposta terapêutica, a tolerância do paciente (evitar sinais/sintomas de hipotensão) e a monitorização da função renal (evitar queda da TFG acima de 30%).

INIBIDORES DE BOMBA DE PRÓTONS

Os inibidores de bomba de prótons (iBP), como omeprazol, pantoprazol, lansoprazol e esomeprazol, são medicamentos bastante eficazes no tratamento da doença ulcerosa péptica e da doença do refluxo gastroesofágico.

Quais os mecanismos de nefrotoxicidade dos iBP?

Os iBP são considerados medicamentos seguros, porém estudos mais recentes têm apontado alguns efeitos adversos, sobretudo devido ao uso crônico, incluindo complicações renais. Nefrite intersticial aguda e crônica têm sido descritas em associação com o uso de iBP, sendo o risco maior na comparação com os antagonistas dos receptores H2 (ranitidina, famotidina, cimetidina). A fisiopatologia da injúria renal causada pelos iBP ainda não está bem estabelecida.

Como prevenir a nefrotoxicidade dos iBP?

O ideal é evitar o uso crônico dos iBP. Utilizar apenas para o tratamento da doença ulcerosa péptica, doença do refluxo e suas complicações, em período de algumas semanas, a depender da condição clínica. Alguns especialistas têm recomendado o uso preferencial de antagonistas dos receptores H2 para os pacientes com doença renal ou com fatores de risco para doença renal, mas ainda não há evidência suficiente para uma forte recomendação.

Posso prescrever iBP para pacientes com doença renal? Há ajuste de dose?

Não há contraindicação para prescrição de iBP em caso de necessidade, exceto para pacientes com diagnóstico prévio de NIA. Não é necessário ajuste de dose para doença renal.

INIBIDORES DO COTRANSPORTADOR SÓDIO--GLICOSE

Os inibidores do cotransportador sódio--glicose tipo 2 (iSGLT2), canaglifozina, dapaglifozina, empaglifozina, agem reduzindo o limiar da glicosúria, havendo boas evidências científicas de controle do diabetes e de nefroproteção na doença renal do diabetes. Os iSGLT2 têm apresentado também resultados significativos em vários estudos clínicos na redução de desfechos cardiovasculares.

Quais os mecanismos de nefrotoxicidade dos iSGLT2?

A nefrotoxicidade dos iSGLT2 está relacionada ao seu mecanismo de ação. Ao inibir o cotransportador sódio-glicose no túbulo proximal, ocorre aumento da excreção urinária de glicose, o que predispõe a infecções urinárias; entretanto, tem sido observado em menos de 9% dos pacientes em uso dessa classe de medicamentos. A diurese osmótica também pode causar redução do volume intravascular e hipotensão.

Como prevenir a nefrotoxicidade dos iSGLT2?

Não estão bem estabelecidos os meios de prevenção dos efeitos adversos renais dos iSGLT2, sendo recomendado o monitoramento periódico por meio de exame de urina, observação de sinais/sintomas de infecção urinária e o monitoramento dos níveis pressóricos. Recomenda-se manter um bom estado de hidratação, no intuito de minimizar os possíveis efeitos hipotensores.

Pode-se prescrever iSGLT2 para pacientes com doença renal? Há ajuste de dose?

Os iSGLT2 têm mostrado benefício importante na doença renal do diabetes, considerados novos medicamentos nefroprotetores. A canaglifozina é recomendada nas doses de 100 a 300 mg, 1 vez ao dia, sendo indicada redução de dose para 100 mg/dia, com TFG entre 30 e 60 mL/min, não se recomendando o uso abaixo de 30 mL/min. A dapaglifozina é recomendada na dose de 10 mg, 1 vez ao dia, não sendo recomendado seu uso para controle do diabetes a partir de um TFG < 45 mL/min. Para outras indicações, cardiovasculares e de nefroproteção, o limite de TFG para início do tratamento é de 25 mL/min. Já a empaglifozina é recomendada na dose de 10 a 25 mg, 1 vez ao dia, não sendo recomendado seu uso quando a TFG está abaixo de 30 mL/min em casos de diabetes e de 20 mL/min em outras indicações.

CISPLATINA

A cisplatina é uma das drogas da família dos alquilantes e atua como agente citotóxico, sendo um dos quimioterápicos mais utilizados na prática clínica, frequentemente relacionado à nefrotoxicidade.

Quais os mecanismos de nefrotoxicidade da cisplatina e quais as manifestações clínicas?

O mecanismo de nefrotoxicidade da cisplatina envolve diversas vias: lesão tubular direta (principalmente no segmento S3 do túbulo proximal, seguida de lesão nos túbulos distal e coletor), indução de estresse oxidativo, liberação de citocinas inflamatórias e indução de apoptose. O efeito renal adverso de maior relevância clínica é a IRA, acometendo cerca de 20 a 30% dos pacientes. O quadro habitual de IRA induzida por cisplatina é de padrão não oligúrico, acompanhado de hipocalemia e de hipomagnesemia, com pico de elevação da creatinina entre 5 e 7 dias e recuperação entre 2 e 4 semanas após a exposição à droga. A tendência é de recuperação sem necessidade de diálise.

Hipomagnesemia é o efeito nefrotóxico mais comum da cisplatina, ocorrendo mesmo na ausência de IRA, sobretudo após administrações repetidas (30 a 50% após o primeiro ciclo e quase 100% após o sexto ciclo). Outras lesões tubulares podem ser observadas, como síndrome de Fanconi, acidose tubular distal, síndrome renal perdedora de sal, diabetes insípido nefrogênico e proteinúria transitória (< 1 g/dia). As lesões tubulares podem persistir por 4 a 6 meses em média, e até anos, após a suspensão da quimioterapia.

Quais os principais fatores de risco para nefrotoxicidade da cisplatina?

Os principais fatores de risco para nefrotoxicidade são a dose recebida (em cada ciclo), a dose cumulativa (acima de 400 mg\m^2) e a frequência de administração. Outros fatores conhecidos são DRC preexistente, uso concomitante de outros agentes nefrotóxicos, velocidade de infusão abaixo de 60 minutos, pacientes idosos e hipoalbuminemia.

Que medidas profilácticas podem ser usadas para reduzir o risco de nefrotoxicidade por cisplatina?

- Estimar a TFG por meio da equação CKD-EPI para correto ajuste da dose de cisplatina.
- Realizar expansão volêmica: orientar os pacientes a aumentar a ingesta hídrica nos dias antes e depois da exposição à cisplatina com o intuito de promover diurese de 3 a 4 L/dia. Realizar uma diluição da droga com volumes significativos associados a uma hidratação pré-platina, geralmente com SF 0,9%. O volume de hidratação total varia entre 1 e 3 L, com tendência a utilizar volumes maiores e infusão mais lenta com doses mais elevadas (SF 0,9% 4.000 mL em 4 horas para doses > 80 mg/m^2 e SF 0,9% 1.000 mL em 1 hora se doses de 40 a 60 mg/m^2). Considerar a inclusão de potássio e magnésio no soro de hidratação. O protocolo atual feito no Icesp (Instituto do Câncer do Estado de São Paulo) constitui-se de hidratação pré-platina (SF 0,9%, 1.000 mL + manitol 20%, 100 mL + sulfato de magnésio 10%, 10 mL + KCl 19,1% 10 mL) seguida da infusão de cisplatina (SF 0,9% 1.000 mL se dose total de cisplatina acima de 100 mg, e SF 0,9% 500 mL, se dose total de cisplatina abaixo de 100 mg).
- Não administrar diuréticos.
- Monitorizar o nível sérico de magnésio e fazer reposição oral contínua de magnésio no período interciclo, se documentação de hipomagnesemia.

- Realizar dosagem da creatinina sérica no quinto dia após exposição à droga nos pacientes com risco de desenvolver nefrotoxicidade.
- Nos pacientes com risco elevado ou nefrotoxicidade documentada nos ciclos iniciais, considerar fracionar a dose, infusão mais lenta, hidratação mais agressiva e administração da droga em regime de internação hospitalar nos ciclos subsequentes.

A cisplatina pode ser feita em pacientes portadores de doença renal crônica?

Em pacientes com DRC em tratamento conservador, costuma-se converter o esquema para alternativas disponíveis (carboplatina ou outras classes). A depender do contexto clínico, caso o uso de cisplatina seja imprescindível, o ajuste de dose recomendado depende da TFG:

- TFG > 50 mL/min: 100% da dose prescrita.
- TFG 10 a 50 mL/min: 75% da dose prescrita.
- TFG < 10 mL/min: 50% da dose prescrita.

A cisplatina pode ser administrada nos pacientes em diálise: pacientes em hemodiálise convencional e diálise peritoneal devem usar 50% da dose prescrita. Recomenda-se que a droga seja administrada no período interdialítico. Nos pacientes em diálise contínua a recomendação é fazer 75% da dose prescrita.

METOTREXATO

O metotrexato (MTX) é um agente antimetabólico e antifolato, inibidor da síntese de purinas.

Qual a incidência, o mecanismo de lesão e o quadro clínico da nefrotoxicidade por MTX?

Quando utilizado em doses altas (acima de 1.000 mg/m^2), a incidência de nefrotoxicidade por MTX situa-se em torno de 1,5 a 3%. O mecanismo de lesão renal do MTX se dá principalmente por precipitação nos túbulos renais, fortemente favorecido na vigência de pH baixo, associado a uma possível toxicidade tubular direta. A nefrotoxicidade do MTX está diretamente relacionada ao nível sérico da droga, considerado de risco se maior que 5 a 10, 1 e 0,10 mcM/L 24, 48 e 72 horas após a administração, respectivamente. Cerca de 90% do MTX é eliminado pelos rins e a ocorrência de IRA agrava sua toxicidade sistêmica, dificultando também o resgate com ácido folínico (AF).

Que medidas profilácticas podem ser usadas para reduzir o risco de nefrotoxicidade por MTX?

- Antes da administração da droga, checar se: paciente com bom estado clínico geral, função renal normal, ausência de serosite relevante (o MTX pode ser acumular em derrames cavitários, com prolongamento da sua meia-vida). Deve-se garantir a dosagem sérica de MTX em momento adequado.

- Realizar um protocolo rígido de administração da droga:
  - Diluição do MTX em SF 0,9% ou soro glicosado (SG) 5% 500 mL (concentração de 25 mg/mL) e tempo de infusão em 24 horas. No D1 do MTX, realizar hidratação com SF 0,9% 3.000 mL em 24 horas, iniciada 4 a 12 horas antes da infusão. Fazer balanço hídrico (BH) e sinais vitais de 6/6 horas; se BH positivo > 1.000 mL, fazer furosemida 40 mg EV. Ajustar o esquema conforme avaliação clínica de acordo com o perfil do paciente.
- Alcalinização urinária: iniciar a alcalinização no D1 do MTX em paralelo à infusão: SG 5% 1.000 mL + 100 mEq de NaHCO3 8,4%. Realizar controle de pH urinário 6/6 horas (medida na fita) e fazer aporte extra de bicarbonato (SG 5% 250 mL + NaHCO3 10% 50 mL intravenoso (IV) em 30 minutos) com o objetivo de manter pH urinário > 7.
- Monitorização do nível sérico e resgate com AF: considerar o início da infusão como hora 0 (zero) e realizar a dosagem de MTX uma vez ao dia, iniciando a partir da 24ª hora. O resgate com AF deve ser feito na dose de 50 mg/m^2 IV, começando 24 horas após o início do MTX e 30 mg/m^2 IV de 6/6 horas por 12 doses adicionais ou até o nível sérico do MTX < 0,10 uM/L.

O MTX pode ser feito em pacientes portadores de doença renal crônica em tratamento conservador e nos pacientes em diálise?

A depender do contexto clínico, o MTX pode ser feito em pacientes com DRC, considerando a TFG:

Recomendações:

- TFG > 50 mL/min: 100% da dose prescrita.
- TFG 10 a 50 mL/min: 50% da dose prescrita.
- TFG < 10 mL/min: evitar.

O uso de MTX em pacientes em diálise não é recomendado pela maioria dos consensos e está contraindicado, tendo em vista o acúmulo intracelular da droga e a dificuldade de remoção corporal do MTX.

Qual a conduta uma vez que a intoxicação por MTX está instalada?

Os pacientes com intoxicação por MTX apresentam nível acima do alvo terapêutico. Deve-se checar se os protocolos de hidratação e alcalinização estão sendo feitos de forma adequada a fim de evitar precipitação renal continuada da droga, e principalmente checar o aporte adequado de AF. Em pacientes com IRA instalada, recomendamos administrar 150 mg de AF de 3/3 horas por via endovenosa até que o nível sérico esteja < 1,0 uM/L.

Qual o papel da hemodiálise no contexto de intoxicação por MTX?

O MTX é removível por meio da hemodiálise de alto fluxo, bem como da hemodiálise contínua, e a terapia de substituição renal pode auxiliar no manejo dos pacientes com intoxicação por MTX. A depuração extrarrenal com essas modalidades deve ser considerada precocemente no contexto de IRA a partir do estágio *Kidney disease: improving global outcomes* (*Kdigo 2*), particularmente se houver redução de diurese, nível de MTX acima da meta (> 0,3 a 0,1 uM/L em 72 horas) e associação com toxicidade sistêmica.

GENCITABINA

A gencitabina é um antimetabólito análogo da piramidina, estando associada à toxicidade renal na forma de microangiopatia trombótica (MAT) devido a lesão endotelial direta induzida pela droga. Em geral, o quadro ocorre alguns meses após o início da droga, principalmente após dose cumulativa acima de 12 a 20.000 g/m^2.

Qual o quadro clínico e o prognóstico da nefrotoxicidade por gencitabina?

A nefrotoxicidade por gencitabina manifesta-se normalmente de forma subaguda com sinais de hemólise microangiopática, hipertensão, elevação da creatinina sérica e sedimento urinário com proteinúria e hematúria discretas. A hipertensão pode preceder em meses o surgimento do quadro clínico. O quadro costuma ser exuberante, com anemia e plaquetopenia severas, eventualmente com sinais de sangramento. A taxa de mortalidade é de 75% em 4 meses. A maioria dos pacientes com necessidade de terapia de substituição renal (TSR) evolui para dependência de diálise.

Qual o tratamento da nefrotoxicidade por gencitabina?

Não existe tratamento específico validado para MAT induzida por gencitabina. Diante da suspeita clínica, a droga deve ser suspensa, e medidas de suporte devem ser instituídas. Alguns autores sugerem papel benéfico de plasmaférese e imunoadsorção em casos mais graves, mas sem benefício comprovado.

IFOSFAMIDA

A ifosfamida é um agente alquilante, análogo sintético da ciclofosfamida.

Qual a incidência, o mecanismo de lesão e o quadro clínico da nefrotoxicidade por ifosfamida?

A nefrotoxicidade da ifosfamida pode se manifestar por meio de IRA devido a NTA, disfunções tubulares, nefrite intersticial, doenças glomerulares e cistite hemorrágica, esta última sendo raramente observada atualmente devido à profilaxia com o antitóxico mesna. A síndrome de Fanconi é a alteração mais comum, observada em cerca de 5% dos pacientes. Diabetes insípido nefrogênico e acidose tubular renal dos tipos 1 e 2 também têm sido descritos. A nefrotoxicidade é geralmente reversível, porém alguns pacientes evoluem com DRC progressiva e permanente, mesmo após o término do tratamento, com eventual progressão para DRC terminal.

Os principais fatores de risco para nefrotoxicidade são DRC preexistente, exposição concomitante à platina e/ou outras drogas nefrotóxicas e, principalmente, dose total de ifosfamida > 100 a 120 mg\m^2.

DROGAS ANTI-VEGF

As drogas conhecidas como anti-VEGF inibem a ação do fator de crescimento endotelial vascular (VEGF) por meio da ligação e bloqueio do receptor VEGF (anticorpo monoclonal) ou por inibição da sinalização intracelular do receptor de tirosina-quinase (sunitinibe, pazopanibe e sorafenibe). Nos rins, a inibição do VEGF leva à rarefação das fenestrações endoteliais, induzindo proteinúria, piora de função.

Qual a incidência, o mecanismo de lesão e as formas de apresentação da nefrotoxicidade pelas drogas anti-VEGF?

Hipertensão arterial é o evento mais comum, observada em até 60% dos pacientes, frequentemente em associação à proteinúria, que, por sua vez, é observada em até 30% dos pacientes, atingindo nível nefrótico em cerca de 5% dos casos. O achado patológico renal mais frequentemente observado é a MAT. A nefrotoxicidade costuma acontecer após 1 a 3 meses do início da exposição, e em cerca de 70% dos casos o quadro é restrito ao rim, sem evidência de sinais sistêmicos de MAT (plaquetopenia, anemia, hemólise). Pacientes com rim único, DRC prévia e exposição concomitante a bisfosfonatos apresentam maior risco de toxicidade renal. Além de MAT, diversos padrões histológicos têm sido descritos em associação aos anti-VEGF, como NIA e lesões glomerulares (vasculites, lesões mínimas).

Como deve ser feito o seguimento dos pacientes em uso de anti-VEGF e como deve ser feito o manejo em face da nefrotoxicidade?

Durante a terapia com anti-VEGF os pacientes devem ser monitorados quanto à presença de proteinúria/hematúria, piora de função renal e elevação dos níveis de PA. Na presença de proteinúria > 1 g/dia, principalmente se associada a disfunção renal, hematúria, presença de diabetes *mellitus* e/ou ausência de hipertensão, deve-se encaminhar o paciente ao nefrologista para diagnóstico diferencial e avaliação da necessidade de biópsia renal.

Existe uma tendência a indicar a suspensão, ao menos temporária, da quimioterapia diante de uma emergência hipertensiva, MAT documentada e/ou síndrome nefrótica associada à piora de função renal. Por outro lado, se a função renal se mantiver estável, a tendência é de manutenção da droga. Habitualmente as alterações se resolvem em um período de semanas a meses após a suspensão da medicação.

Inibidores dos pontos de controle imunológico (iICP)

Os iICP (*imune check-point inhibitors*) são anticorpos monoclonais que se ligam a antígenos de superfície do linfócito T (PD1 ou CTL-4) ou a seus ligantes, bloqueando a inativação do linfócito T induzida pelas células tumorais. O efeito final é o aumento da atividade linfocitária, permitindo sua ação antitumoral. Quase 80% dos pacientes em uso de iICP apresentam algum grau de toxicidade sistêmica, sendo as lesões de pele e as alterações no trato gastrointestinal as mais comuns.

Qual a incidência, o mecanismo de lesão e as formas de apresentação da nefrotoxicidade dos iICP?

As alterações na função renal mais comumente associadas aos iICP são IRA, doenças glomerulares e distúrbios hidreletrolíticos (DHE). A IRA é observada entre 2 e 17% dos pacientes tratados, a depender da presença de fatores de risco associados (uso de duas classes de iICP em combinação, DRC e uso concomitante de outras drogas nefrotóxicas como inibidores de bomba). O quadro se caracteriza por piora súbita de função, proteinúria não nefrótica em 50% e proteinúria e/ou hematúria em 60% dos pacientes. O tipo histológico mais comumente observado nos pacientes com IRA é a NIA, embora NTA também seja descrita. O quadro ocorre em cerca de 6 a 12 semanas após início das drogas anti-CTL4 (ipilimumabe) e 3 a 12 meses após início das drogas anti-PD1 (nivolumabe, pembrolizumabe), estando frequentemente associado a outras toxicidades sistêmicas. Os DHE mais frequentemente observados são hiponatremia e hipocalemia. Diversas lesões glomerulares têm sido descritas em associação com iICP, tais como lesões mínimas, glomerulosclerose segmentar e focal, nefropatia membranosa, vasculite pauci-imune, nefropatia por imunoglobulina A (IgA) e MAT.

Como se dá o manejo da nefrotoxicidade por iICP?

A Sociedade Americana de Oncologia Clínica (Asco) define o grau (G) de gravidade da IRA com base no sistema CTCAE (*Common Terminology Criteria for Adverse Events*): IRA G1 (aumento da Cr > 1,5 vez o valor de normalidade), manter a droga e vigiar a função renal; IRA G2 (aumento da Cr entre 1,5 e 3 vezes o valor de normalidade ou o valor da Cr basal), suspender a droga e iniciar prednisona 0,5 a 1 mg/kg/dia; IRA G3 (aumento da Cr entre 3 e 6 vezes o valor de normalidade ou da Cr basal) e G4 (aumento da Cr > 6 vezes o valor de normalidade), mesma conduta no G2, mas considerar pulso com metilprednisolona 1 a 2 mg/kg endovenosa antes do corticoide oral. Desmamar corticoide quando do retorno à IRA G1, objetivando um tempo total de 4 semanas. Considera-se realizar biópsia renal na IRA G2, e recomenda-se sua realização nos casos de IRA ≥ G3, diante da suspeita de lesão que não seja NIA ou se não houver melhora da função renal após a suspensão da droga e o início de corticoide.

Uma vez que a injúria renal aguda tenha ocorrido, os pacientes podem ser reexpostos aos iICP?

Pacientes com IRA grau 1 ou 2 podem ser reexpostos aos iICP, preferencialmente após o retorno à função renal de base, com vigilância estrita da função renal, uma vez que o risco de IRA nesse contexto é de cerca de 20%. Deve ser considerado reiniciar a droga em associação a corticoide em dose baixa e, se for possível, trocar a classe de iICP. Não recomendamos a reexposição nos casos de IRA ≥ G3 ou em pacientes que tenham necessitado de diálise.

Os iICP podem ser usados em pacientes transplantados renais?

Os iICP têm sido cada vez mais utilizados em pacientes com transplante renal, particularmente em pacientes com boa *performance* clínica e em quem o ganho esperado de sobrevida com a droga seja muito relevante. O risco de rejeição nesse contexto é de cerca de 40%, e 65% dos pacientes com rejeição evoluem para perda do enxerto. Apesar da ausência de dados robustos, recomendamos a conduta adotada na maior parte dos centros oncológicos de iniciar prednisona na dose de 40 mg/dia 1 semana antes do início dos iICP, com desmame gradual e com a meta de atingir 5 mg/dia dentro de 6 meses.

LITERATURA RECOMENDADA

Albuquerque P, Meneses G. Toxin-related acute kidney injury. Contrib Nephrol. 2021;199:131-42.

Aloy B, Tazi I, Bagnis CI et al. Is tenofovir alafenamide safer than tenofovir disoproxil fumarate for the kidneys? AIDS Rev. 2016;18(4):184-92.

Ashley C, Dunleavy A. The renal drug handbook. 4.ed. Boca Raton, FL: CRC Press; 2014.

Boyer A, Timsit JF, Klouche K et al. Aminoglycosides in critically ill septic patients with acute kidney injury receiving intermittent hemodialysis: a multicenter, observational study. Clin Ther. 2021;43(6):1125-31.

Cimino C, Burnett Y, Vyas N, Norris AH. Post-dialysis parenteral antimicrobial therapy in patients receiving intermittent high-flux hemodialysis. Drugs. 2021;81(5):555-74.

Gilbert DN, Chambers HF, Eliopoulos GM et al. The Sanford guide to antimicrobial therapy. 48.ed. Sperryville, VA: Antimicrobial Therapy Inc.; 2018.

Howard SC, McCormick J, Pui CH et al. Preventing and managing toxicities of high-dose methotrexate. Oncologist. 2016;(12):1471-82.

Izzedine H, Perazella MA. Anticancer drug-induced acute kidney injury. Kid Int Rep. 2017;(4):504-14.

Izzedine H, Perazella MA. Thrombotic microangiopathy, cancer, and cancer drugs. Am J Kidney Dis. 2015;66(5):857-68.

Katzung BG. Basic & clinical pharmacology. 14.ed. New York: McGraw-Hill Education; 2018.

Launay-Vacher V, Rey JB, Isnard-Bagnis C et al., European Society of Clinical Pharmacy Special Interest Group on Cancer Care. Prevention of cisplatin nephrotoxicity: state of the art and recommendations from the European Society of Clinical Pharmacy Special Interest Group on Cancer Care. Cancer Chemother Pharmacol. 2008;(6):903-9.

Lee DH, Malat GE, Bias TE et al. Serum creatinine elevation after switch to dolutegravir in a human immunodeficiency virus-positive kidney transplant recipient. Transpl Infect Dis. 2016;18:625-7.

Lucas GNC, Leitão ACC, Alencar RL et al. Pathophysiological aspects of nephropathy caused by non-steroidal umoralinflammatory drugs. J Bras Nefrol. 2019;41(1):124-30.

Pais GM, Liu J, Zepcan S et al. Vancomycin-induced kidney injury: animal models of toxicodynamics, mechanisms of injury, human translation, and potential strategies for prevention. Pharmacotherapy. 2020;40(5):438-54.

Perazella MA. Onco-nephrology: renal toxicities of chemotherapeutic agents. Clin J Am Soc Nephrol. 2012;7(10):1713-21.

Porta C, Cosmais L, Galliani M et al. Renal effects of targeted anticancer therapy. Nat Rev Nephrol. 2015;11(6):354-70.

Shingarev R, Glezerman IG. Kidney Complications of immune check point inhibitors: a review. Am J Kidney Dis. 2019;74(4):529-37.

Soares DS, Reis AF, Silva Junior GB et al. Polymyxin-B and vancomycin-associated acute kidney injury in critically ill patients. Pathog Glob Health. 2017;111(3):137-42.

Soltani R, Khorvash F, Meidani M et al. Vitamin E in the prevention of vancomycin-induced nephrotoxicity. Res Pharm Sci. 2020;15(2):137-43.

Sprangers B, Lapman S. The growing pains of ifosfamide. Clinical Kidney Journal. 2020;13(4):500-3.

Tsuji BT, Pogue JM, Zavascki AP et al. International Consensus Guidelines for the Optimal Use of the Polymyxins: endorsed by the American College of Clinical Pharmacy (ACCP), European Society of Clinical Microbiology and Infectious Diseases (ESCMID), Infectious Diseases Society of America (Idsa), International Society for Anti-infective Pharmacology (Isap), Society of Critical Care Medicine (SCCM), and Society of Infectious Diseases Pharmacists (SIDP). Pharmacotherapy. 2019;39(1):10-39.

Yildiz C, Ozsurekci Y, Gucer S et al. Acute kidney injury due to acyclovir. CEN Case Rep. 2013;2:38-40.

Zavascki AP, Nation RL. Nephrotoxicity of polymyxins: is there any difference between colistimethate and polymyxin B? Antimicrob Agents Chemother. 2017;61(3):e02319-16.

30

Injúria renal aguda em situações especiais

Claudia Fagundes
Geraldo Bezerra da Silva Junior

RABDOMIÓLISE

Introdução

A rabdomiólise refere-se à síndrome de lesão dos músculos estriados, que se caracteriza pela desintegração muscular, com a consequente liberação de seu conteúdo intracelular na circulação, incluindo mioglobina e eletrólitos. Associa-se clinicamente com mialgia, paresia e colúria, podendo evoluir com o desenvolvimento de injúria renal aguda (IRA). Há descrições de casos de possível rabdomiólise desde a Antiguidade, nos tempos bíblicos, tendo sido descrita com maior propriedade no século XX, na época da Segunda Guerra Mundial. O fundamento do tratamento é a expansão volêmica, iniciada o mais rápido possível, nas primeiras horas do início do quadro, o que pode inclusive prevenir a IRA.

Quais as principais manifestações da rabdomiólise?

As manifestações clínico-laboratoriais mais comuns incluem mialgia, fraqueza muscular (paresia de intensidade variável), colúria e elevação da creatinoquinase (CK). Oligúria ou anúria também podem ser observadas. Há um percentual significativo de pacientes assintomáticos, que chega a 50% dos casos.

Quais as causas de rabdomiólise?

São várias as causas de rabdomiólise (Quadro 1), sendo as mais frequentes aquelas desencadeadas por exercício extenuante, imobilização prolongada, cirurgias de grande porte, traumatismos e uso de drogas, neste último caso sendo as mais usadas as estatinas. O risco de rabdomiólise induzido por estatinas, entretanto, é baixo (de acordo com o Colégio Americano de Cardiologia, é < 1% para lovastatina, sinvastatina e pravastatina), com uma incidência estimada de 0,44 caso por 10 mil pacientes/ano. A incidência geral, levando em conta todas as causas de rabdomiólise, não é bem estabelecida. Sabe-se que a incidência de rabdomiólise é maior entre afro-americanos, homens, obesos, menores de 10 anos e maiores de 60 anos.

• **QUADRO 1** Causas de rabdomiólise

Categoria	Exemplos
Traumas, internações e procedimentos	Síndrome de esmagamento, choque elétrico, outros traumatismos e acidentes, cirurgias de grande porte (p. ex., ortopédicas, vasculares), imobilização prolongada, coma.
Temperatura corporal anormal e outras síndromes	Insolação, hipotermia, hipertermia maligna, síndrome neuroléptica maligna.
Exercícios físicos	Exercício extenuante, doença falciforme/traço falciforme (risco maior com exercícios físicos de grande intensidade), convulsões, *delirium tremens*.
Distúrbios genéticos	Distúrbios da glicólise/glicogenólise, distúrbios do metabolismo lipídico, distúrbios mitocondriais, hipertermia maligna, deficiência de carnitina, deficiência de carnitina-palmitoil transferase, doença de McArdle, doença de Tarui, doenças mitocondriais.
Miopatias imunomediadas	Dermatomiosite, polimiosite.
Distúrbios eletrolíticos, metabólicos e endócrinos	Hipocalemia, hipofosfatemia, hipocalcemia, hiponatremia, cetoacidose diabética, estados hiperosmóticos, hipotireoidismo, tireotoxicose, síndrome hiperosmolar não cetótica.
Infecções	Virais (HIV, Coxsackie, *Influenza*, Parainfluenza, Adenovírus, Epstein-Barr, CMV, Covid-19). Bacterianas (*Clostridium perfringens, Legionella, Listeria, Staphylococcus aureus, Streptococcus pyogenes, Salmonella, Leptospira*). Parasitárias (malária).
Medicamentos e toxinas	Estatinas, fibratos, quimioterápicos com síndrome da lise tumoral, antimaláricos, colchicina, corticosteroides, ciclosporina, fluconazol, bloqueadores neuromusculares, álcool, heroína, cocaína, êxtase, monóxido de carbono, veneno de serpentes, abelhas, doença de Haff.
Idiopática	Causas não identificadas.

CMV: citomegalovírus; HIV: vírus da imunodeficiência adquirida.
Fonte: elaboração dos autores.

Como diagnosticar rabdomiólise?

O diagnóstico, além da identificação das manifestações clínicas características e, em geral, uma história clínica compatível com um episódio desencadeante (exercício físico extenuante, traumatismo, infecções, uso de drogas, contato com toxinas, entre outros), baseia-se no achado de elevação em torno de 5 vezes ou mais da CK ou quando há valores acima de 1.000 UI/L, com pico entre 24 e 72 horas após o início do quadro. Os valores normais de CK variam em torno de 60 e 400 UI/L. Há elevação de lactato desidrogenase (LDH) e enzimas hepáticas (AST, ALT), além de mioglobinúria. Elevação de creatinina também pode ser observada, tanto pela conversão de creatina liberada das células musculares na circulação quanto pelo desenvolvimento de IRA. Hiperuricemia e hipercalemia são outros achados frequentemente vistos na rabdomiólise, também decorrentes tanto da condição de dano muscular quanto da IRA.

Como a rabdomiólise leva à injúria renal aguda?

A causa da IRA na rabdomiólise é multifatorial. A rabdomiólise resulta da morte da célula muscular. A fisiopatologia envolve dano muscular direto, como no caso de traumas. A lesão traumática causa a compressão do músculo, que tem sido descrita há várias décadas, com a conhecida síndrome de esmagamento (*crush syndrome*). Mecanismo semelhante ocorre nas imobilizações prolongadas, como nas grandes cirurgias e nas oclusões vasculares. Exercício intenso também leva à rabdomiólise. Geralmente são exercícios extenuantes e repetitivos, associados à perda significativa de líquidos e elevação da temperatura corporal.

Há descrição da associação de episódios recorrentes de rabdomiólise e distúrbios inatos do metabolismo muscular, incluindo doenças genéticas relacionadas à glicólise e glicogenólise, metabolismo lipídico e distúrbios mitocondriais. A lesão muscular causa a liberação de mioglobina na circulação, sendo livremente filtrada no glomérulo e acumulando-se nos túbulos renais, onde podem se depositar, formando cilindros ou depósitos intraepiteliais.

De 13 a 50% dos pacientes com rabdomiólise desenvolvem IRA. Além do dano renal direto causado pela mioglobina, na rabdomiólise outros fatores contribuem para a IRA, incluindo vasoconstrição e isquemia, depleção de volume e hipotensão. O sequestro de líquido pelos músculos acometidos de rabdomiólise leva à depleção de volume e à consequente ativação do sistema renina-angiotensina-aldosterona, hormônio antidiurético e sistema nervoso simpático, favorecendo a vasoconstrição e retenção hidrossalina. Urina ácida também favorece a toxicidade renal da mioglobina. Também é descrita a ocorrência de coagulação intravascular disseminada e constrição arteriolar renal na rabdomiólise, o que contribui ainda mais para a patogênese da IRA.

Como prevenir injúria renal aguda diante de um episódio de rabdomiólise?

O primeiro passo no tratamento da rabdomiólise é identificar a causa que levou ao dano muscular, reverter o insulto e, sempre que possível, prevenir o desenvolvimento de IRA. O princípio básico na prevenção da IRA é a reposição volêmica intravenosa, objetivando aumentar a perfusão renal e o volume urinário, o que, por sua vez, minimiza a nefropatia tubular causada pela deposição de mioglobina.

Ainda não há consenso quanto à quantidade e o tipo de solução a serem administrados aos pacientes com rabdomiólise no intuito de prevenção da IRA. A tendência é seguir os princípios básicos da reposição volêmica no tratamento da IRA de outras etiologias. Mais recentemente tem-se observado que a reposição volêmica em excesso também não é benéfica. Assim, a quantidade de líquido a ser reposta deve ser individualizada de acordo com as características de cada paciente e das comorbidades presentes. Há estudos recomendando reposição volêmica com o intuito de manter um débito urinário de 200 a 300 mL/h. Há também evidências de que os pacientes com níveis séricos de CK menores de 15 a 20.000 UI/L têm risco menor de desenvolver IRA.

Como tratar a injúria renal aguda associada à rabdomiólise?

Na IRA já instalada, os princípios básicos de reposição volêmica permanecem, porém deve-se atentar para a presença dos distúrbios eletrolíticos e para a necessidade de diálise. É importante a suspensão de quaisquer drogas nefrotóxicas. A alcalinização da urina reduz a toxicidade da mioglobina, pela redução da formação de cilindros tubulares de mioglobina. Entretanto, no contexto da IRA associada à rabdomiólise há baixa evidência científica de que a diurese alcalina, por meio da administração de bicarbonato, seja superior à diurese induzida por solução salina. O uso de diuréticos, no intuito de aumentar o fluxo urinário e a excreção da mioglobina, também não se mostrou eficaz no tratamento desse tipo de IRA, não sendo recomendado. Diurese osmótica, com uso de manitol, também é proposta, na tentativa de otimizar a eliminação dos depósitos de mioglobina, porém os resultados são controversos. A diálise é indicada nos casos de IRA grave, sobretudo quando há sobrecarga de volume, hipercalemia, acidose metabólica e uremia.

Na IRA associada à rabdomiólise, as modalidades de diálise contínua têm sido promovidas como melhor alternativa de tratamento do que a hemodiálise intermitente, pela capacidade de manter a estabilidade hemodinâmica e ajudar na remoção de mioglobina e de mediadores inflamatórios. Os distúrbios eletrolíticos observados na rabdomiólise incluem a hipercalemia, que é o mais frequente, além da hipocalcemia e da hiperfosfatemia. A hipercalemia deve ser corrigida rapidamente, devido ao risco de arritmia cardíaca. A hipocalcemia deve ser corrigida com mais cautela, pelo risco de hipercalcemia.

LEPTOSPIROSE

Introdução

A leptospirose é uma doença de grande importância em nosso meio, cuja incidência aumenta no período chuvoso. É causada por bactérias do gênero *Leptospira*, havendo descrição de mais de 20 espécies, sendo 10 patogênicas. A importância para a nefrologia está no fato de causar IRA nas formas graves da infecção (doença de Weil), associada a disfunção hepática e fenômenos hemorrágicos.

Qual o cenário epidemiológico atual da leptospirose?

A leptospirose é uma zoonose considerada endêmica em vários países tropicais, incluindo o Brasil. Estudos recentes apontam uma incidência em nosso país em torno de 1,9 caso para cada 100 mil habitantes, sendo igual entre a zona urbana e a rural, com importantes diferenças regionais. Epidemias de leptospirose foram relatadas nas últimas décadas em grandes centros urbanos brasileiros, incluindo São Paulo, Rio de Janeiro, Salvador e Recife. A incidência nas zonas urbanas é maior nas regiões Norte e Nordeste, sendo maior na zona rural das regiões Sul e Sudeste do Brasil.

O principal fator de risco relatado é a exposição a lugares onde há roedores, seguido de inundações nas grandes cidades e atividades agrícolas nas zonas rurais do país. A mortalidade nos países de alta renda tem sido relatada como abaixo de 10%. No Brasil, país de média renda, a mortalidade atual está em torno de 11 a 12%, o que já representa uma redução importante, pois historicamente era em torno de 20 a 22%.

Quais as manifestações clínicas da leptospirose?

A leptospirose é uma doença infecciosa aguda, que se manifesta por um amplo espectro de sinais e sintomas. A maioria dos casos (90%) é autolimitada, com sintomas leves. Os casos graves manifestam-se com IRA, hepatopatia e acometimento pulmonar associado a fenômenos hemorrágicos (síndrome de Weil), que é potencialmente fatal.

Como a leptospirose causa injúria renal aguda?

Há fatores de virulência da *Leptospira* que incluem mecanismos imunes e a produção de toxinas, adesinas e outras proteínas de superfície. Um dos fatores principais da suscetibilidade humana à doença é uma falha no reconhecimento do lipopolissacarídeo da *Leptospira* pelo sistema imune. A IRA associada à leptospirose caracteriza-se por apresentar a peculiaridade de ser não oligúrica e de cursar com hipocalemia. Quando se manifesta no contexto da síndrome de Weil, o paciente tem um quadro clínico infeccioso grave e na ectoscopia apresenta-se com icterícia "rubínica" devido a uma vasculite, que confere um tom amarelo-avermelhado às conjuntivas.

A IRA na leptospirose tem um componente de lesão intersticial e disfunção tubular. Há vários fatores que contribuem para a patogênese da IRA: ação direta da *Leptospira*, resposta imune/inflamatória à infecção, hipotensão/hipoperfusão renal, lesão renal por hiperbilirrubinemia e rabdomiólise.

Há componentes da *Leptospira* considerados antigênicos e que estão implicados nesse processo, como as estruturas da membrana externa, lipoproteínas, lipopolissacarídeos e peptidoglicanos. O componente pré-renal da IRA na leptospirose ocorre devido à combinação de vários fatores, incluindo vasodilatação sistêmica e hipotensão. Outro fator que contribui para a patogênese da IRA é a rabdomiólise, que costuma ser frequente, ocorrendo, em alguns estudos, em mais de 60% dos casos, porém não parece ser o fator principal na IRA da leptospirose. Há ainda evidências de lesão endotelial na IRA da leptospirose, com aumento de novos biomarcadores, como o syndecan-1.

Quais as características da injúria renal aguda associada à leptospirose?

A IRA na leptospirose manifesta-se sem oligúria e com hipocalemia, ao contrário da maioria das outras etiologias de IRA. Há um importante dano tubular, sobretudo no túbulo proximal, com importante redução na reabsorção de sódio e perda de potássio. Geralmente os níveis de ureia costumam ser bem elevados. De acordo com as principais classificações (*Rifle, Akin e Kdigo*), a gravidade da IRA tem relação com o prognóstico.

A *Leptospira* pode desencadear um processo de nefrite intersticial aguda (NIA), que é sua alteração histopatológica renal mais proeminente. Os achados histopatológicos incluem infiltrado inflamatório intersticial misto, com linfócitos, plasmócitos, macrófagos e polimorfonucleares, além de necrose tubular aguda (NTA).

Há indicação de prescrição de antibióticos?

Classicamente, a indicação para o uso de antibióticos na leptospirose se faz durante a fase aguda da doença, nos primeiros 7 dias, sendo ainda controverso nas fases mais tardias da doença. A maioria dos estudos clínicos não conseguiu demonstrar benefício do uso de antibióticos com relação à redução da mortalidade. A principal dificuldade é o reduzido número de pacientes estudados, além das condições em que isso é realizado, o que introduz muitos vieses.

Há estudos que demonstram benefício com redução do tempo de doença, menos dias de febre e menor tempo de internação hospitalar. Alguns poucos estudos demonstram menor necessidade de diálise, sinalizando para uma possível proteção no sentido de reduzir as principais complicações da leptospirose, entre elas a IRA. A *Leptospira* é sensível à maioria dos antibióticos, entre eles a penicilina, que é o tratamento considerado de primeira linha. A penicilina é preconizada na dose de 1,5 milhão de unidades 6/6 horas por via endovenosa (EV). A ampicilina EV também pode ser usada na dose de 0,5 a 1 g 6/6 horas. Outra opção é o uso de ceftriaxona, sendo recomendada a dose de 1 g 1 vez/dia. Como profilaxia pós-exposição, sobretudo após contato com água contaminada, as evidências apontam para o benefício da doxiciclina, na dose de 200 mg por via oral, 1 vez/semana.

Diálise precoce é indicada na leptospirose?

A indicação de diálise na IRA associada à leptospirose tem sido estudada há vários anos. Alguns estudos evidenciaram redução importante da mortalidade nos pacientes que receberam diálise precoce e diária, sendo considerada precoce a diálise iniciada logo na admissão em unidade de terapia intensiva (UTI) ou no diagnóstico de IRA. Em várias condições clínicas, entretanto, o início precoce de diálise não demonstrou reduzir a mortalidade. Outras terapias, como a plasmaférese ou a oxigenação extracorpórea por membrana (Ecmo, na sigla em inglês para *extracorporeal membrane oxygenation*), para tratamento da lesão/hemorragia pulmonar da leptospirose, ainda não reúnem evidências científicas suficientes para que possam ser indicadas nessa doença.

SÍNDROME HEPATORRENAL

Introdução

A IRA é uma complicação frequente em pacientes com cirrose, podendo acometer até 50% de pacientes cirróticos internados por complicações da doença.

A síndrome hepatorrenal (SHR) é uma forma única de IRA que se desenvolve em pacientes com cirrose avançada e está relacionada principalmente a acentuada vasoconstrição renal secundária ao comprometimento circulatório sistêmico característico de pacientes em estágios avançados da doença.

Embora a SHR seja característica de IRA na cirrose, esses pacientes também podem desenvolver IRA de outras etiologias, por exemplo, NTA e hipovolemia. O prognóstico e o tratamento diferem marcadamente de acordo com a causa da IRA.

Como definir e classificar a injúria renal aguda na cirrose?

A creatinina é amplamente utilizada para diagnosticar e classificar a IRA em vários cenários clínicos. Entretanto, seu nível sérico é dependente do metabolismo da creatina muscular, e com isso alguns fatores, como idade, gênero e desnutrição, podem reduzir seu nível, superestimando a taxa de filtração glomerular (TFG).

A definição de síndrome hepatorrenal evoluiu nas últimas duas décadas para se alinhar com as mudanças propostas pelas três classificações de IRA (*Rifle, Akin* e *Kdigo*). Classicamente, o Clube Internacional de Ascites definia a IRA na cirrose como um aumento na creatinina sérica de pelo menos 50% da linha de base com concentração final superior a 1,5 mg/dL. A síndrome hepatorrenal era ainda subclassificada em dois tipos clínicos:

- Tipo 1: redução rápida da função renal com um valor final superior a 2,5 mg/dL.
- Tipo 2: a progressão não atendia aos critérios para o tipo 1.

Estudos recentes demonstraram que o diagnóstico de IRA em pacientes com cirrose, tendo por base uma variação absoluta de aumento da creatinina sérica de pelo menos 0,3 mg/dL ou de 50% na linha de base, leva à identificação mais precoce de pacientes com risco de maior mortalidade intra-hospitalar, bem como em até 90 dias.

Em 2015, o Clube Internacional de Ascite publicou uma nova classificação incorporando os conceitos dos critérios anteriormente descritos e com algumas modificações (Quadro 2). A concentração sérica de creatinina obtida nos últimos 3 meses pode ser usada como valor basal quando uma medida nos últimos 7 dias não está disponível. O Clube Internacional de Ascite também eliminou o critério diurese da definição. No entanto, um estudo recente demonstrou que pacientes cirróticos sob terapia intensiva e com débito urinário ≤ 0,5 mL/kg por 6 horas apresentam maior mortalidade do que aqueles que apenas preencheram o critério da creatinina. Portanto, a aferição precisa do débito urinário (p. ex., obtido mediante cateterismo vesical) pode ser usada para diagnóstico e estadiamento de IRA. Além disso, pelo novo critério de 2015, a síndrome hepatorrenal tipo 1 agora é denominada SHR-AKI.

O intervalo de 2 semanas anteriormente definido para aferir a duplicação da creatinina sérica resulta em atraso no início do tratamento. Como demonstrado em estudos anteriores, quanto maior o valor da creatinina no início do tratamento,

• **QUADRO 2** Classificação Akin-ICA de injúria renal aguda na cirrose

Creatinina de base	▪ Creatinina estável obtida ≤ 3 meses. ▪ Caso mais de uma aferição, usar a mais próxima da internação. ▪ Na ausência de aferições prévias, usar a creatinina da internação.
Definição de AKI	Aumento de creatinina ≥ 0,3 mg/dL ≤ 48 horas ou aumento ≥ 50% em relação ao valor de base conhecido ou presumido de haver ocorrido nos últimos 7 dias.
Estágio de AKI	▪ Estágio 1A: aumento de creatinina ≥ 0,3 mg/dL ou ≥ 50% em relação ao basal com valor de creatinina final < 1,5 mg/dL. ▪ Estágio 1B: aumento de creatinina ≥ 0,3 mg/dL ou ≥ 50% em relação ao basal com valor de creatinina final ≥ 1,5 mg/dL. ▪ Estágio 2: aumento de 2 a 3 vezes em relação ao valor basal. ▪ Estágio 3: aumento ≥ 3 vezes em relação ao valor basal ou creatinina ≥ 4 mg/dL com aumento agudo ≥ 0,3 mg/dL ou início de suporte renal artificial.

Akin-ICA: Acute Kidney Injury Network – International Club of Ascites.
Fonte: elaboração dos autores.

menor a probabilidade de reversão da síndrome hepatorrenal. Portanto, o diagnóstico de SHR-AKI pode ser realizado mesmo quando a creatinina sérica estiver inferior a 2,5 mg/dL.

A lesão funcional em pacientes com cirrose que não atendam aos critérios SHR-AKI é denominada SHR-Naki (ou seja, não IRA) e é definida pela TFG estimada em vez da creatinina sérica. O Naki é dividido em SHR doença aguda (SHR-AKD), se a TFG estimada foi inferior a 60 mL/min/1,73 m^2 por um período inferior a 3 meses, e em SHR doença renal crônica (SHR-CKD), se por um período superior a 3 meses.

Qual o papel dos biomarcadores no diagnóstico de SHR-AKI?

Um ponto importante a ressaltar para diagnóstico da SHR-AKI é a exclusão de lesão renal estrutural. A IRA pré-renal (por hipovolemia) representa a principal causa em pacientes com cirrose (46 a 66% de todos os casos), principalmente secundária ao uso frequente de diuréticos, paracenteses de grande volume sem reposição adequada de albumina, sangramentos e/ou perdas de fluidos gastrointestinais. O principal diagnóstico que se impõe à SHR-AKI é de NTA. O diagnóstico de AKI-SHR requer a ausência de choque, proteinúria inferior a 500 mg/dia e hematúria < 50 células/campo de grande aumento; associado à ultrassonografia de vias urinárias normais (Quadro 3).

Alguns autores usam o sódio urinário (> 40 mEq/L), excreção fracionada de sódio ($FeNa^+$ > 2%) e baixa osmolaridade urinária (< 400 mOsm/L) como sugestivos de NTA. No entanto, o sódio urinário pode estar elevado secundariamente ao uso de diuréticos. Estudos sugerem que a excreção fracionada de ureia é superior à $FeNa^+$ na diferenciação entre SHR-AKI e NTA em pacientes em uso de diuréticos. A reabsorção de ureia, ao contrário do sódio, ocorre principalmente no túbulo proximal, portanto não seria afetada por diuréticos,

• **QUADRO 3** Critérios diagnósticos da síndrome SHR (comparação clássicos com atuais SHR-AKI)

Critérios clássicos da SHR	Critérios atuais da SHR-AKI
Cirrose com ascite	Cirrose com ascite
Creatinina sérica > 1,5 mg/dL	AKI de acordo com os critérios Akin-ICA
Ausência de choque	Ausência de choque
Ausência de tratamento atual ou recente com drogas nefrotóxicas	Ausência de tratamento atual ou recente com drogas nefrotóxicas
Ausência de doença parenquimatosa renal indicada por proteinúria (> 500 mg/24 horas), hematúria (> 50 hemácias/campo) e/ou alterações renais à USG	Ausência de doença parenquimatosa renal indicada por proteinúria (> 500 mg/24 horas), hematúria (> 50 hemácias/campo) e/ou alterações renais à USG

AKI: *acute kidney injury*; ICA: International Club of Ascites; SHR: síndrome hepatorrenal; USG: ultrassonografia.
Fonte: elaboração dos autores.

como furosemida e espironolactona, que atuam na alça de Henle e nos túbulos distais, respectivamente.

Nesse contexto da diferenciação entres os tipos de injúria renal aguda, o uso de biomarcadores se tornou uma ferramenta importante. Entre eles se incluem proteínas tubulares liberadas durante injúria [N-acetil-beta-D-glucosaminidase (NAG), alfa-glutationa S-transferase], proteínas tubulares reguladas por injúria (KIM-1, NGAL), proteínas plasmáticas com reabsorção tubular (alfa-1-microglobulina, beta-2-microglobulina, RBP) e marcadores inflamatórios (interleucina-18).

Dentre todos os biomarcadores em estudo, a dosagem da NGAL urinária tem demonstrado melhor acurácia para diferenciar a NTA da SHR-AKI na população de pacientes com cirrose. O valor de corte da NGAL urinária de 220 mcg/g da creatinina, obtida após a expansão volêmica no terceiro dia, apresenta a maior precisão diagnóstica para NTA (OR 42,9; IC 95% 13,9-132,3). Além disso, a NGAL urinária é um preditor independente de mortalidade em curto prazo. Na realidade, a dificuldade de avaliação dos estudos de biomarcadores nessa população decorre da falta de padrão-ouro, ou seja, da escassez relativa de dados de biópsia renal.

O que há de novo na fisiopatologia da síndrome hepatorrenal?

A fisiopatologia da SHR ocorre principalmente pela disfunção circulatória nos pacientes com doença hepática avançada, porém nos últimos anos tem-se observado que outros fatores se associam a seu desenvolvimento, como a inflamação sistêmica.

A vasodilatação arteriolar esplâncnica é um dos principais fatores na fisiopatologia da SHR. Em estágios iniciais da cirrose ocorre aumento da pressão portal, juntamente com a redução da resistência vascular sistêmica. Essa vasodilatação, que é a principal causa da SHR, é desencadeada pela superprodução de substâncias vasodilatadoras no leito esplâncnico e diminuição de sua degradação, havendo consequente liberação destas para a circulação sistêmica. Como efeito compensatório, existe um aumento do débito e da frequência cardíacos, ativação dos sistemas nervoso simpático e renina-angiotensina-aldosterona, além de secreção não osmótica de vasopressina. Na cirrose compensada esses mecanismos controlam a vasodilatação, mantendo a pressão arterial dentro da faixa da normalidade. Contudo, com o desenvolvimento de complicações e o avanço da doença hepática, esses sistemas compensatórios não conseguem ser suficientemente eficientes, levando a retenção de sódio e de água (ascite e edema), vasoconstrição renal, redução da TFG e desenvolvimento da SHR.

Nos últimos anos, estudos demonstraram que a inflamação sistêmica desempenha um papel relevante na fisiopatologia da SHR. Esse quadro inflamatório resulta principalmente do aumento na permeabilidade intestinal, levando à translocação bacteriana patológica.

A inflamação na cirrose é conduzida por dois grupos de moléculas: os PAMP (*pathogen-associated molecular patters*) e os DAMP (*damage-associated molecular patterns*). Os PAMP representam produtos bacterianos, tais como lipopolissacarídeos, que resultam da translocação de bactérias intestinais ou de infecções, enquanto os DAMP representam componentes intracelulares liberados por lise celular. Essas substâncias, mesmo na ausência de infecção bacteriana evidente, ativam células apresentadoras de antígenos (monócitos, macrófagos e células dendríticas), que induzem a resposta inflamatória, liberando citocinas pró-inflamatórias e vasodilatadoras. Como consequência, ocorre redução da resistência vascular sistêmica e do volume arterial efetivo. As infecções bacterianas constituem um dos principais eventos desencadeadores de SHR-AKI.

Quais são as indicações de tratamento da SHR?

O tratamento da SHR-AKI está associado a melhora da função circulatória, diminuição da ativação dos sistemas vasoconstritores endógenos, melhora da função renal e aumento da sobrevida. Devem ser tratados os pacientes com SHR com AKI estágios 2 ou 3, sendo essa decisão individualizada para os pacientes no estágio 1. Em relação à SHR-Naki, a indicação deve ser individualizada e levar em conta dois importantes aspectos:

1. A elevada probabilidade de recidiva no curto prazo.
2. A ausência de benefício em termos de morbimortalidade no pós-transplante hepático.

Dessa forma, esses pacientes não são rotineiramente tratados.

Quais são as opções de tratamento farmacológico para a síndrome hepatorrenal?

A primeira escolha de tratamento da SHR-AKI é a combinação de vasoconstritores sistêmicos e albumina (Quadro 4). Os vasoconstritores promovem reversão da vasodilatação esplâncnica, o que, somado ao aumento da volemia promovido pela albumina, é capaz de reverter a hipovolemia arterial efetiva e, consequentemente, diminuir a atividade dos sistemas vasoconstritores endógenos, melhorando assim a perfusão e a função renal. Dentre os diversos vasoconstritores, o mais estudado é a terlipressina, um análogo sintético de vasopressina. A dose de terlipressina deve ser modificada de acordo com a resposta ao tratamento, definida por uma queda na concentração de creatinina sérica superior a 25% em relação ao valor inicial. O tratamento deve ser mantido até a reversão do SHR-AKI, ou por um máximo de 14 dias.

Diversos ensaios clínicos randomizados demonstram que a combinação de terlipressina e albumina associa-se à reversão da SHR-AKI em 20 a 35% dos pacientes, valores esses superiores aos obtidos com uso de cada uma dessas substâncias isoladamente. A reversão da SHR-AKI se associou a aumento de sobrevida. Pacientes com melhor função hepática e renal, definidas, respectivamente, por valores de bilirrubina sérica inferior a 10 mg/dL e 5 mg/dL, bem como aqueles com resposta hemodinâmica precoce (aumento da PAM ≥ 5 mmHg em 72 horas), têm maior probabilidade de resposta ao tratamento.

Alternativamente, pode-se utilizar a noradrenalina em infusão contínua, em combinação com albumina. Entretanto,

• **QUADRO 4** Tratamento farmacológico da SHR-AKI

Tratamento	Via	Frequência	Efeitos colaterais
Terlipressina: Bólus: dose inicial 0,5-1 mg. Infusão contínua: 2 mg/dia.	Intravenosa	▪ Intermitente: 0,5 a 1 mg a cada 4 a 6 horas. ▪ Contínua: 2 mg/dia até 72 horas. (Se após 72 horas não houver redução da creatinina > 25% em relação ao valor inicial, a dose deve ser aumentada a cada 48 horas até o máximo de 12 mg/dia.)	Diarreia, dor abdominal, isquemia miocárdica, isquemia periférica, isquemia mesentérica, edema pulmonar.
Midodrina e octreotide: 7,5 a 15 mg e 100 a 200 mcg	Oral e subcutânea	3x ao dia.	Bradiarritmias, parestesias, dor abdominal, diarreia, colelitíase, hiperglicemia.
Noradrenalina: infusão contínua de 0,5 mg/hora. A dose deve ser aumentada a cada 6 horas com o objetivo de aumentar a pressão arterial média em 10 mmHg.	Intravenosa	Infusão contínua.	Náuseas, vômitos, ansiedade, arritmias cárdicas.

AKI: *acute kidney injury*; SHR: síndrome hepatorrenal;
Nota: Todos os tratamentos devem ser associados à albumina 1 g/kg/dia (máximo 100 g) no primeiro dia, seguidos de 20 a 40 g/dia.
Fonte: elaboração dos autores.

essa combinação requer infusão através de uma via central e monitorização cardíaca contínua, o que habitualmente faz necessária a internação em UTI. Ademais, estudos recentes indicam que a taxa de reversão obtida com noradrenalina é inferior à observada com terlipressina em pacientes com ACLF (*acute-on-chronic liver failure*), uma síndrome de pacientes cirróticos caracterizada por falências orgânicas e com elevada mortalidade em curto prazo.

Quais são os efeitos colaterais e as contraindicações ao tratamento farmacológico para a síndrome hepatorrenal?

O desenvolvimento de efeitos colaterais é observado em 10 a 20% dos pacientes em tratamento para SHR. Esses efeitos podem ser de natureza isquêmica (cardíaca, intestinal, em extremidades), manifestados pelo surgimento de dor torácica, arritmia cardíaca, infarto agudo do miocárdio, dor abdominal, diarreia, sangramento digestivo e isquemia de membros inferiores.

Observa-se, ainda, congestão pulmonar em função do aumento da pré e da pós-carga cardíaca, manifestado por dispneia, hipoxemia e edema agudo de pulmão. Esses efeitos habitualmente cessam em período variável com a redução das doses de albumina e terlipressina, sendo necessária suspensão do tratamento em um pequeno número de pacientes. O uso de vasoconstritores está contraindicado em pacientes com doença aterosclerótica coronariana e de extremidades.

Um estudo recente indica que a incidência desses efeitos colaterais é reduzida com a administração de terlipressina em infusão contínua, com dose inicial de 2 mg/24 horas. Essa alternativa de tratamento vem ganhando adeptos, uma vez que não se observou redução na eficácia do tratamento.

Quais são as opções de tratamento não farmacológico para a síndrome hepatorrenal?

A inserção do *shunt* portossistêmico intra-hepático transjugular (TIPS) promove uma via alternativa ao leito vascular sinusoidal intra-hepático, fazendo com que o sangue represado no leito esplâncnico retorne ao átrio direito, com consequente redução da pressão portal e aumento do volume circulatório efetivo. Séries de casos mostram efeitos benéficos da colocação do TIPS sobre a função renal em pacientes com SHR. Entretanto, a grande limitação a seu uso é a baixa aplicabilidade em pacientes com doença hepática avançada. A colocação do TIPS pode se associar a piora da função hepática e a maior incidência de encefalopatia hepática. O TIPS está contraindicado em pacientes com escore de Child-Pugh maior ou igual a 13 ou com episódios de encefalopatia hepática recorrente.

Quais as indicações do suporte renal artificial em pacientes com síndrome hepatorrenal?

O suporte renal artificial (SRA) pode ser indicado para pacientes com SHR-AKI que não respondam ao tratamento medicamentoso e que apresentem indicações clássicas, como sobrecarga hídrica e uremia.

Entretanto, o SRA não altera o prognóstico da SHR-AKI, devendo ser utilizado como uma ponte para o transplante hepático, quando for uma opção. A mortalidade em curto prazo de pacientes cirróticos com IRA sob SRA e que não são candidatos a transplante hepático é de 85%, independentemente da causa da IRA. Portanto, a indicação do procedimento deve ser bem individualizada, considerando o prognóstico em curto prazo.

Quando indicar o transplante combinado fígado-rim?

O desenvolvimento de SHR é um marco de doença hepática extremamente grave e avançada, com baixa sobrevida em 3 meses em pacientes não tratados ou que não obtiveram resposta ao tratamento. Dada a natureza funcional da SHR, o transplante hepático, ao corrigir as alterações de hemodinâmica esplâncnica e sistêmica, associa-se a melhora da função renal e da sobrevida.

Dessa forma, o transplante hepático é considerado o tratamento de escolha da SHR. Cabe destacar que pacientes transplantados com função renal normal, quando comparados com aqueles com SHR, apresentam menor incidência de complicações no pós-operatório. Dessa forma, mesmo os pacientes em lista para o transplante hepático devem ser submetidos ao tratamento visando prolongar a sobrevida antes do transplante e reduzir a incidência de complicações, assim como para aumentar a sobrevida no pós-transplante.

Apesar dos benefícios do transplante hepático, a evolução da função renal no pós-operatório é variável e depende de uma série de fatores, como o tempo de IRA e a necessidade de SRA antes do transplante. Dessa forma, alguns pacientes poderão eventualmente ser candidatos a transplante combinado fígado-rim. Os critérios atualmente recomendados na literatura são uma TFG inferior a 25 mL/min/1,73 m^2 ou necessidade de SRA por mais de 6 semanas. Entretanto, alguns pacientes com IRA que receberam transplante hepático isolado podem apresentar disfunção renal persistente ou progressiva após o transplante.

Em 2018, a OPTN (Organ Procurement and Transplantation Network) americana publicou o conceito de *safety-net*, com a finalidade de contemplar pacientes com IRA persistente após o transplante hepático isolado. Nesse consenso, pacientes com transplante hepático isolado que apresentem TFG < 20 mL/min/m^2, ou que estejam em SRA entre 30 e 365 dias após o transplante hepático, serão priorizados para transplante renal.

LITERATURA RECOMENDADA

Allegretti AS, Parada XV, Eneanya ND et al. Prognosis of patients with cirrhosis and AKI who initiate RRT. Clin J Am Soc Nephrol. 2018;13(1):16-25.

Andrade L, Cleto S, Seguro AC. Door-to-dialysis time and daily hemodialysis in patients with leptospirosis: impact on mortality. Clin J Am Soc Nephrol. 2007;2(4):739-44.

Angeli P, Garcia-Tsao G, Nadim MK, Parikh CR. News in pathophysiology, definition and classification of hepatorenal syndrome: a step beyond the International Club of Ascites (ICA) consensus document. J Hepatol. 2019;71(4):811-22.

Angeli P, Gines P, Wong F et al. Diagnosis and management of acute kidney injury in patients with cirrhosis: revised consensus recommendations of the International Club of Ascites. Gut. 2015;64(4):531-7.

Arroyo V, Terra C, Ginès P. Advances in the pathogenesis and treatment of type-1 and type-2 hepatorenal syndrome. J Hepatol. 2007;46(5):935-46.

Bennett JE, Dolin R, Blaser MJ. Mandell, Douglas and Bennett's principles and practice of infectious diseases. 9.ed. Philadelphia: Elsevier; 2020.

Boyer TD, Sanyal AJ, Wong F et al. Reverse study investigators. Terlipressin plus albumin is more effective than albumin alone in improving renal function in patients with cirrhosis and hepatorenal syndrome type 1. Gastroenterology. 2016;150(7):1579-89.

Cabral BMI, Edding SN, Portocarrero JP, Lerma EV. Rhabdomyolysis. Dis Mon. 2020;66(8):101015.

Cavallin M, Piano S, Romano A et al. Terlipressin given by continuous intravenous infusion versus intravenous boluses in the treatment of hepatorenal syndrome: a randomized controlled study. Hepatology. 2016;63(3):983-92.

Crisan E, Patil VK. Neuromuscular complications of statin therapy. Curr Neurol Neurosci Rep. 2020;20(10):47.

Daher EF, Silva Junior GB. Leptospirosis: different presentation and mortality in tropical and non-tropical areas. Intensive Care Med. 2020;46(4):825-6.

De Francesco Daher F, de Carvalho GSG, de Sousa Soares D et al. Changing patterns in leptospirosis: a three-decade study in Brazil. Int J Infect Dis. 2017;60:4-10.

EASL clinical practice guidelines for the management of patients with decompensated cirrhosis. J Hepatol. 2018;69(2):406-60.

Fagundes C, Barreto R, Guevara M et al. A modified acute kidney injury classification for diagnosis and risk stratification of impairment of kidney function in cirrhosis. J Hepatol. 2013;59(3):474-81.

Fagundes C, Pépin MN, Guevara M et al. Urinary neutrophil gelatinase-associated lipocalin as biomarker in the differential diagnosis of impairment of kidney function in cirrhosis. J Hepatol. 2012;57(2):267-73.

Fonseka CL, Lekamwasam S. Role of plasmapheresis and extracorporeal membrane oxygenation in the treatment of leptospirosis complicated with pulmonary hemorrhages. J Trop Med. 2018;2018:4520185.

Formica RN, Aeder M, Boyle G et al. Simultaneous liver-kidney allocation policy: a proposal to optimize appropriate utilization of scarce resources. Am J Transplant. 2016;16(3):758-66.

Galan DI, Roess AA, Pereira SVC, Schneider MC. Epidemiology of human leptospirosis in urban and rural areas of Brazil, 2000-2015. PLoS One. 2021;16(3):30247763.

Gaut JP, Liapis H. Acute kidney injury pathology and pathophysiology: a retrospective review. Clin Kidney J. 2021;14(2):526-36.

Gupta A, Thorson P, Penmatsa KR, Gupta P. Rhabdomyolysis: revisited. Ulster Med J. 2021;90(2):61-9.

Halilovic MA, Pjanic M, Mesic E et al. From quail to earthquakes and human conflict: a historical perspective of rhabdomyolysis. Clin Kidney J. 2021;14(4):1088-96.

Huelin P, Piano S, Solà E et al. Validation of a staging system for acute kidney injury in patients with cirrhosis and association with acute-on-chronic liver failure. Clin Gastroenterol Hepatol. 2017;15(3):438-45.e5.

Huelin P, Solà E, Elia C et al. Neutrophil gelatinase-associated lipocalin for assessment of acute kidney injury in cirrhosis: a prospective study. Hepatology. 2019;70(1):319-33.

Karpagam KB, Ganesh B. Leptospirosis: a neglected tropical zoonotic infection of public health importance-an updated review. Eur J Clin Microbiol Infect Dis. 2020;39(5):835-46.

Khan SF. Rhabdomyolysis. In: Lerma EV, Rosner MH, Perazella MA (eds.). Current diagnosis & treatment nephrology & hypertension. 2.ed. New York: McGraw-Hill; 2018. p.143-8.

Klingele M, Baerens L. Impact of renal replacement therapy on mortality in critically ill patients: the nephrologist's view within an interdisciplinary intensive care team. J Clin Med. 2021;10(15):3379.

Libório AB, Braz MBM, Seguro AC et al Endothelial glycocalyx damage is associated with leptospirosis acute kidney injury. Am J Trop Med Hyg. 2015;92(3):611-6.

Martín-Llahí M, Pépin MN, Guevara M et al.; TAHRS Investigators. Terlipressin and albumin vs albumin in patients with cirrhosis and hepatorenal syndrome: a randomized study. Gastroenterology. 2008;134(5):1352-9.

Naing C, Reid SA, Aung K. Comparing antibiotic treatment for leptospirosis using network meta-analysis: a tutorial. BMC Infect Dis. 2017;17(1):29.

Sanyal AJ, Boyer T, Garcia-Tsao G et al.; Terlipressin Study Group. A randomized, prospective, double--blind, placebo-controlled trial of terlipressin for type 1 hepatorenal syndrome. Gastroenterology. 2008;134(5):1360-8.

Silva Junior GB, Abreu KL, Mota RM et al. Rifle and Acute Kidney Injury Network classifications predict mortality in leptospirosis-associated acute kidney injury. Nephrology (Carlton). 2011;16(3):269-76.

Somagutta MR, Pagad S, Sridharan S et al. Role of bicarbonates and mannitol in rhabdomyolysis: a comprehensive review. Cureus. 2020;12(8):e9742.

Wong F, Pappas SC, Curry MP.; Confirm Study Investigators. Terlipressin plus albumin for the treatment of type 1 hepatorenal syndrome. N Engl J Med. 2021;384(9):818-28.

31

Suporte renal na injúria renal aguda

José Mauro Vieira Júnior
João Luiz Ferreira Costa
Marcelino de Souza Durão Júnior

QUAL O CENÁRIO ATUAL DE CUIDADOS AOS PACIENTES COM INJÚRIA RENAL AGUDA?

A injúria renal aguda (IRA) tem alta incidência no ambiente hospitalar, alcançando cerca de 5 a 10% de todos os pacientes admitidos no hospital e até 50 a 70% daqueles admitidos na unidade de terapia intensiva (UTI). Destes, até 10 a 20% podem necessitar de algum tipo de suporte renal artificial (SRA). Cerca de metade dos pacientes com sepse/choque séptico desenvolve IRA; e metade dos casos de IRA acompanhados pelo nefrologista nas UTI tem a sepse/choque séptico como causa principal ou forte elemento contribuinte.

A IRA comunitária ainda é um problema de saúde pública muito prevalente em nosso meio, tendo, por exemplo, causas como diarreias, complicações obstétricas, intoxicações agudas, doenças tropicais e acidentes peçonhentos. Entretanto, no presente e à semelhança de países mais desenvolvidos, a IRA, e principalmente as formas graves o suficiente para necessitar de terapia de substituição renal (TSR), ocorrem e são tratadas majoritariamente no cenário da UTI.

As causas mais frequentes são sepse, choque, trauma cirúrgico (principalmente relacionados à cirurgia cardiovascular e abdominal de grande porte), nefrotoxicidade e politrauma. Os fatores predisponentes mais prevalentes para a IRA são comorbidades como doença pulmonar obstrutiva crônica (DPOC), insuficiência cardíaca (IC), hepatopatias crônicas, diabetes *mellitus* (DM) e câncer. Mas, sem dúvida, a doença renal crônica (DRC) subjacente e a idade avançada são os principais fatores de risco para IRA. Isso ajuda a explicar sua alta incidência atualmente, haja vista o envelhecimento populacional, associado à alta prevalência de nefropatia crônica em diferentes níveis.

Nos últimos 30 anos, houve notada evolução e mudanças em diversos aspectos pertinentes ao tema, incluindo maior e melhor entendimento fisiopatológico da IRA em populações diversas de pacientes, avanços no diagnóstico, estabelecimento de definições clínicas, estratificação e suporte renal. O envelhecimento populacional, a alta prevalência da DRC, doenças crônicas não transmissíveis que cursam em surtos e as diversas ondas de doenças virais, como as epidemias de vírus da imunodeficiência humana (HIV), arboviroses (febre amarela, dengue, zika, chikungunya), culminando com as pandemias de gripe por H1N1 e Covid-19, são fatores predisponentes à IRA atualmente.

Como não há tratamento farmacológico aprovado para o tratamento da IRA, o SRA torna-se elemento-chave para o manejo desses pacientes. Na última década, com base em estudos randomizados controlados e observacionais de boa qualidade, acumulou-se um volume de informações que ajudou a direcionar as boas práticas do suporte dialítico aos pacientes com IRA, embora existam ainda lacunas de conhecimento a serem preenchidas. Evidências de alto nível ou recomendações das iniciativas *Kidney disease: improving global outcomes* (Kdigo), *National Institute for Health and Care Excellence (Nice)* e das principais sociedades nefrológicas também foram incorporadas. O Quadro 1 apresenta alguns aspectos que norteiam a prática atual de suporte renal aos portadores de IRA.

COMO SABER SE UM PACIENTE VAI NECESSITAR DE SUPORTE RENAL ARTIFICIAL?

Em pacientes com oligúria, uma opção é lançar mão do teste de estresse com furosemida, que só deve ser indicado após a ressuscitação volêmica adequada. A dose é de 1 mg/kg (ou 1,5 mg/kg, quando em uso prévio da furosemida), que deve produzir um débito urinário mínimo de 200 mL em 2 horas. Uma resposta diurética menos intensa tem alta capacidade de discriminar o

• **QUADRO 1** Padrões que norteiam a prática assistencial atual envolvendo o cuidado a pacientes com injúria renal aguda

- Definição das especificidades e do volume de demanda de populações de pacientes admitidos.
- Melhora na disponibilidade de equipamentos, aperfeiçoamento de processos e maior experiência dos serviços.
- Ênfase no treinamento de recursos humanos, em especial de médicos e enfermeiros.
- Adoção de práticas seguras relativas à obtenção de acessos vasculares guiada por ultrassonografia à beira do leito e de seus cuidados de manutenção.
- Evolução na logística do fluxo de insumos, manutenção por engenharia clínica e controle de qualidade de água.
- Anticoagulação regional por citrato.
- Seguimento laboratorial mais adequado quando do uso de terapias contínuas.
- Melhor monitoramento e controle da instabilidade hemodinâmica.
- Avanços em ventilação mecânica não invasiva e invasiva.
- Maior disponibilidade de Ecmo nas modalidades VV e VA, não somente para caso cirúrgicos, mas também para pacientes clínicos.
- Identificar oportunidades para utilização da plasmaférese, por membrana ou centrifugação.
- Cuidado centrado nas preferências e crenças do paciente e seus familiares.
- Atenção aos custos hospitalares e seus desdobramentos, com transparência, sustentabilidade e respeito aos preceitos bioéticos.

Ecmo: *extracorporeal membrane oxygenation*; VA: venoarterial; VV: venovenosa.
Fonte: elaboração dos autores.

paciente com IRA, grave o suficiente para evoluir com necessidade de SRA (área sob a curva ROC de 0,87 – do inglês *receiver operating characteristcs*).

Estudos recentes avaliaram o emprego do SRA em fases precoces da IRA. Na comparação com o grupo com indicações clássicas de diálise (acidose grave, hipercalemia, uremia, hipervolemia refratária), a diálise precoce não mostrou benefício em termos de mortalidade. Além disso, quase metade dos pacientes que foram alocados nos grupos com indicações clássicas recuperou a função e não necessitou dialisar.

Talvez as providências principais antes de indicar SRA na IRA devam ser outras, por exemplo: determinar a trajetória (gravidade) da doença aguda que desencadeou o processo, definir se a função renal e o volume urinário atendem às necessidades do momento clínico atual do paciente (volemia e controle metabólico) ou, ainda, avaliar o impacto da IRA sobre as comorbidades e destas sobre a função renal. Dessa forma, em vez de uma simples questão temporal, fatores relevantes para decidir a indicação da SRA à beira do leito devem considerar:

- A gravidade do paciente nas 24 horas que antecedem e sucedem o chamado do nefrologista, enfatizando o número de disfunções orgânicas associadas e o impacto dos distúrbios eletrolíticos e do equilíbrio ácido-base sobre a ventilação mecânica e o suporte hemodinâmico.
- O balanço hídrico (BH) cumulativo, notadamente aumentos superiores a 5 a 10% do peso habitual, uma vez que estudos observacionais indicam que a sobrecarga hídrica no início do SRA se associa com risco de morte e menor chance de recuperação da função renal.
- O desenvolvimento de anúria ou oligúria em paciente com doença cardiovascular.
- A relevância de antibióticos e quimioterápicos nefrotóxicos em uso.
- A presença de DRC prévia e de disfunção miocárdica de várias origens.

No presente existem dezenas de biomarcadores com potencial de uso como preditores de SRA na IRA, em cenários diversos e com diferentes graus de acurácia, estando alguns já disponíveis comercialmente. Os mais estudados são a NGAL (*neutrophil gelatinase-associated lipocalin*), a IGFBP-7 (*insulin-like growth factor-binding protein 7*) e a TIMP-2 (*tissue inhibitor of metalloproteinase 2*). Há ainda outros promissores, como a proencefalina e o L-FABP (*liver fatty acid-binding protein*).

Embora os dados experimentais sejam auspiciosos, o emprego de biomarcadores requer maior validação e experiência antes da consolidação na prática clínica. Qual o melhor biomarcador, o momento da sua coleta, os valores de corte e em quais cenários devem ser empregados (p. ex., síndrome hepatorrenal, síndrome cardiorrenal, sepse, UTI etc.) são dúvidas a serem ainda elucidadas.

QUAL É A MELHOR MODALIDADE DE SUPORTE RENAL ARTIFICIAL PARA O PACIENTE COM INJÚRIA RENAL AGUDA?

Considera-se que a modalidade ideal de SRA é aquela em que o nefrologista e sua equipe têm experiência, garantindo seu emprego com qualidade e segurança. Feita essa consideração inicial, há pontos importantes que merecem ser destacados:

- Estudos como o *Hemodiafe* mostraram desfecho semelhante em pacientes com doença crítica que utilizaram métodos intermitentes ou contínuos. Porém, é prática universal direcionar indivíduos com instabilidade hemodinâmica e sobrecarga volêmica significantes para alguma modalidade de suporte contínuo: CVVH (hemofiltração venovenosa contínua, do inglês *continuous veno-venous hemofiltration*), CVVHD (hemodiálise venovenosa contínua, do inglês *continuous veno-venous hemodyalisis*) ou CVVHDF (hemodiafiltração venovenosa contínua, do inglês *continuous venovenous hemodiafiltration*).
- Pacientes com insuficiência hepática aguda, ou com insuficiência hepática crônica agudizada, cursam com elevado risco de edema cerebral e devem ser preferencialmente tratados com métodos contínuos, evitando alterações bruscas da osmolalidade plasmática.
- Pacientes com doença neurocrítica ou com disnatremias graves também devem ser tratados com métodos contínuos, sob o risco de induzir ou piorar o edema cerebral.
- Estudos como o *ATN study* mostraram que, em circunstâncias em que métodos contínuos estejam indisponíveis, o método híbrido da hemodiálise prolongada (HDP) é uma alternativa segura para pacientes com doença crítica.
- A experiência brasileira mostrou que a diálise peritoneal (DP) é factível em uma parcela de indivíduos com IRA. As principais exceções seriam a presença de abdome agudo ou cirurgias recentes, choque e insuficiência respiratória graves.
- Em nosso meio, a hemodiálise intermitente (HDI) ainda é a modalidade dialítica mais utilizada para o tratamento da IRA, apesar da crescente disponibilidade dos métodos contínuos.
- A modalidade dialítica escolhida deve ajustar-se às condições clínicas momentâneas do paciente. Dessa forma, um mesmo paciente pode utilizar dois ou mais métodos dialíticos durante sua evolução.

Com base na prática clínica, deve-se considerar o uso de modalidade contínua ou híbrida (p. ex., HDP) nas situações descritas no Quadro 2. Já as modalidades de HDI e a DP devem ser utilizadas na ausência dessas indicações (algumas relativas) ou como modalidades de "descalonamento" após melhora clínica.

HÁ VANTAGENS NO INÍCIO PRECOCE DO SUPORTE RENAL ARTIFICIAL?

No Brasil, a primeira hemodiálise bem-sucedida na IRA foi realizada em 1949, pelo Dr. Tito Ribeiro de Almeida, do Hospital das Clínicas da Faculdade de Medicina da Universidade de São Paulo. Naquela época indicava-se diálise apenas na vigência de coma ou morte iminente. Na década de 1960, o Dr. Paul Teschan

• **QUADRO 2** Contextos clínicos da injúria renal aguda com recomendação preferencial para métodos contínuos de suporte renal artificial

- Instabilidade hemodinâmica com uso de vasopressores (p. ex., noradrenalina > 0,1 a 0,2 mcg/kg/minuto ou associada a outras drogas vasoativas, como vasopressina e adrenalina).
- Choque cardiogênico em uso de agentes inotrópicos (p. ex., dobutamina > 5 ≤ mcg/kg/minuto).
- Suporte hemodinâmico com dispositivos mecânicos, como balão intra-aórtico, Ecmo e outros.
- Síndrome do desconforto respiratório agudo com $PaO_2/FiO_2 < 200$.
- Hipercatabolismo.
- Pacientes com, ou em risco de desenvolver, edema cerebral.
- Disnatremias graves.
- Necessidades de manejo rigoroso do balanço hídrico.

Ecmo: *extracorporeal membrane oxygenation*; FiO_2: fração inspirada de oxigênio; PaO_2: pressão parcial de oxigênio.
Fonte: elaboração dos autores.

estabeleceu o conceito de diálise profiláctica. Assim, verificou a vantagem em dialisar pacientes com IRA antes que o nitrogênio ureico do sangue atingisse 200 mg/dL (equivalente a 430 mg/dL de ureia plasmática) e antes que surgissem complicações da uremia. Essa abordagem se associou com a preservação do estado nutricional e a diminuição do risco de sangramentos e de infecções.

Como dogma, o conceito da diálise precoce demorou a ser desafiado. Fazia sentido intuitivo que essa abordagem permitiria a diminuição da exposição às toxinas urêmicas e suas consequências, por exemplo, melhora da imunidade e do controle metabólico, controle dos desarranjos eletrolíticos e menor sobrecarga volêmica.

A partir da década de 1990, vários estudos observacionais sugeriram que iniciar SRA "precocemente" parecia trazer benefícios aos desfechos clínicos, incluindo mortalidade e recuperação da função renal. No entanto, estudos randomizados e controlados mais recentes vieram a demonstrar que dialisar precocemente pacientes com IRA (com diferentes definições de precocidade), além de não diminuir a mortalidade, aumentava o risco de infecção de cateter e reduzia a taxa de recuperação renal.

O SRA deve ser prontamente instituído em face das indicações clássicas: hipervolemia (sinais de congestão, edema pulmonar), sangramentos e ouros sinais de uremia, hiperpotassemia e acidose metabólica refratários ao tratamento clínico. Por outro lado, o estudo *The artificial kidney initiation in kidney injury 2* (*Akiki-2*) mostrou que a instituição muito tardia do SRA, além de 72 horas de oligúria ou com ureia > 240 mg/dL, trouxe prejuízo, incluindo aumento de mortalidade.

A indicação de diálise na IRA é uma decisão clínica que não deve ser pautada por um único parâmetro, como níveis de ureia, creatinina ou outro biomarcador, estágio da IRA, tempo de intenção na UTI ou volume de diurese. Fatores como a trajetória da doença aguda e da IRA, comorbidades, ganho de peso, impacto da IRA sobre os diversos órgãos e sistemas também devem ser levados em consideração.

COMO MEDIR A DOSE DE SUPORTE RENAL ARTIFICIAL NO PACIENTE COM INJÚRIA RENAL AGUDA E QUAL A DOSE IDEAL A SER OFERECIDA?

Na HDI utiliza-se o Kt/V (depuração do dialisador × tempo de diálise / volume de distribuição da ureia) ou a taxa de redução da ureia (URR%) como indicador de controle metabólico e como forma de avaliar a eficiência do procedimento. Um Kt/V de 1,2 corresponde aproximadamente a uma URR de 65%. Esses indicadores devem ser avaliados a cada procedimento. Preconiza-se um Kt/V semanal de pelo menos 3,9. Para conseguir esse objetivo, utiliza-se fluxo de sangue entre 300 e 400 mL/min, fluxo de dialisato entre 500 e 800 mL/min e sessões que duram entre 4 e 6 horas.

Nos procedimentos híbridos, como o suporte renal artificial intermitente prolongado (SRAIP), sugere-se a mesma dose de diálise (Kt/V semanal mínimo de 3,9). Uma vez que os fluxos de sangue (150 a 200 mL/min) e do dialisado (300 mL/min) são mais baixos, o tempo de terapia torna-se mais importante. Geralmente as sessões duram entre 8 e 12 horas.

Quando se usa a modalidade da DP, dá-se atenção especial à prescrição diária, assegurando um volume de oferta de banho igual ao volume de distribuição de ureia calculado pela água corporal total do paciente (≅ 60% do peso corporal real). Estratégias de prescrição devem ser estabelecidas caso a caso, em termos do tempo de permanência e da concentração de glicose nos banhos (1,5, 2,5 ou 4,25%), bem como controlando diariamente a bioquímica básica. Busca-se atingir um Kt/V semanal de 2,1, com ultrafiltração (UF) média diária de 1 litro e URR ≅ 50 a 60%. Obviamente, ajustes na prescrição da DP podem ser necessários para atingir o controle metabólico e do BH.

Quanto aos métodos contínuos, prescreve-se entre 30 e 35 mL/kg/h para garantir a dose mínima ofertada entre 20 e 25 mL/kg/hora de fluxo de efluente total, independentemente de a opção ser pelo uso de convecção (CVVH), difusão (CVVHD) ou ambos (CVVHDF). Na CVVH ou na CVVHDF, a reposição pode ser feita pré ou, preferencialmente, pós-filtro. A fração de filtração máxima deve ser avaliada diariamente, com determinação do hematócrito, e mantida entre 20 e 25%. O fluxo de sangue deve ser mantido entre 100 e 200 mL/min. Na regra prática, o fluxo de sangue em mL/min deve ser mantido em uma proporção de 1:20 em relação ao fluxo total de efluente expresso em mL/hora. O controle laboratorial deve ser realizado a cada 6 a 8 horas (especialmente dos eletrólitos e da gasometria).

Algumas variações podem ser realizadas visando o melhor controle metabólico em pacientes hipercatabólicos, como aumentar o número de sessões para atingir o BH desejado e corrigir desarranjos eletrolíticos e do equilíbrio ácido-base.

QUAL A ANTICOAGULAÇÃO IDEAL E COMO FAZER?

A anticoagulação, a patência e a funcionalidade do cateter e do sistema são funções absolutamente dependentes em qualquer sistema dialítico. Na DP, usualmente se inicia com a adição de 500 a 1.000/L unidades de heparina não fracionada nas bolsas, evitando ou diminuindo o risco de obstrução do cateter por fibrina ou coágulos. A heparina não fracionada é minimamente absorvida pelo peritônio, o que a torna segura em vários contextos clínicos da IRA em que existe risco para o uso de anticoagulantes.

A anticoagulação ideal, nos métodos intermitentes ou no suporte renal contínuo, objetiva um tripé de metas: segurança para não arriscar sangramento de relevância clínica, uso do anticoagulante em dose adequada para diminuir a chance de outras complicações metabólicas e manutenção do tempo proposto de tratamento para assegurar a patência do acesso venoso e do sistema escolhido. As opções são pelo uso de heparina não fracionada ou de baixo peso molecular nos procedimentos intermitentes (ocasionalmente sem anticoagulação) e do citrato nos procedimentos contínuos. Maior detalhamento sobre as técnicas de anticoagulação é encontrado nos capítulos específicos de cada modalidade.

COMO AJUSTAR A ULTRAFILTRAÇÃO E FAZER O MANEJO DA VOLEMIA NO PACIENTE COM INJÚRIA RENAL AGUDA?

A sobrecarga hídrica parece aumentar a mortalidade e retardar a recuperação da função renal. Por outro lado, a UF excessivamente rápida pode causar hipotensão arterial e comprometer a perfusão de diversos órgãos. Instabilidade hemodinâmica pode ocorrer em ≅ 50% das HDI e ≅ 20 a 30% das diálises contínuas.

Ainda não dispomos de ferramentas que consigam determinar com acurácia a volemia do paciente com doença crítica, especialmente na IRA oligúrica. Avaliações periódicas por meio da ultrassonografia (USG) da veia cava inferior, do delta PP (variação na pressão de pulso), do débito cardíaco, das linhas B pela USG dos pulmões, dos níveis sanguíneos de lactato e de outras variáveis devem ser utilizadas para verificar sinais de congestão ou de hipoperfusão e hipovolemia.

Em pacientes sob diálise contínua, sugere-se que, durante a fase de BH negativo, a taxa de perda efetiva se situe entre 1,01 e 1,75 mL/kg/h. Estudos observacionais mostraram que valores maiores e menores que essa faixa (< 1,01 e > 1,75 mL/kg/h) associam-se com maior mortalidade.

QUANDO DESCONTINUAR O SUPORTE RENAL ARTIFICIAL NA INJÚRIA RENAL AGUDA?

A decisão de descontinuar o SRA baseia-se no controle/resolução da doença aguda que a ocasionou, na obtenção de estabilidade hemodinâmica e na melhora da condição ventilatória. O indivíduo necessita receber o suporte nutricional adequado diante de sua situação metabólica. Até o momento ainda não dispomos de subsídios capazes de predizer a recuperação da função renal com acurácia. Estudos com biomarcadores, taxa de filtração glomerular cinética estimada (keGFR) ou uso de furosemida necessitam de maior robustez. Na prática, a diurese é a variável mais empregada.

O aumento do volume urinário geralmente é o primeiro sinal de que uma tentativa de suspender a diálise possa ter sucesso. Ainda assim, a restauração do volume urinário e da função renal deve ser suficiente para normalizar a volemia, o controle metabólico, a composição eletrolítica e o equilíbrio ácido-base.

Vale ressaltar as recomendações do *Kdigo*: "descontinue terapia de substituição renal quando ela não for mais necessária, ou por conta de recuperação intrínseca da função renal ao ponto em que ela atenda às necessidades do paciente, ou em termos metabólicos ou de equilíbrio hídrico, ou porque o desequilíbrio prévio entre capacidade funcional renal e a demanda metabólica patológica se resolveu, ou porque não é mais consistente com os objetivos do cuidado". O último item refere-se à opção por cuidados paliativos, que cada vez mais se faz presente em nossa realidade.

QUAL O PAPEL DA CONVECÇÃO E DA ADSORÇÃO NA INJÚRIA RENAL AGUDA?

A remoção de substâncias de maior peso molecular, como os mediadores inflamatórios, é um tópico de interesse no manejo da IRA. Estudos experimentais e alguns ensaios clínicos sugeriram que o emprego da hemofiltração e da adsorção na depuração de algumas citocinas resulta em arrefecimento do processo inflamatório, diminuição da necessidade de vasopressor, resolução das disfunções orgânicas e redução da mortalidade. No entanto, dados mais recentes indicam que, mesmo quando se empregam grandes volumes de convecção (*high volume hemofiltration – HVHF*), com substituição de 70 a 100 mL/kg/h de ultrafiltrado do plasma, não se observam efeitos positivos sobre o desfecho, incluindo redução da mortalidade. De forma semelhante, a utilização de terapia de purificação sanguínea com filtros dotados de membranas com alta capacidade de adsorção, especialmente na sepse e em outros estados inflamatórios como a Covid-19, é ainda especulativa. Até que tenhamos evidências mais robustas para indicação rotineira, ambas as modalidades de terapia devem ser utilizadas preferencialmente no cenário de pesquisa.

EXISTE ALGUMA ESTRATÉGIA QUE ATENUE O RISCO DE PACIENTES COM INJÚRIA RENAL AGUDA EVOLUÍREM PARA DOENÇA RENAL CRÔNICA PROGRESSIVA OU DEPENDÊNCIA DE DIÁLISE?

Há fortes evidências de que pacientes que sobrevivem a um episódio de IRA, principalmente suas formas graves, como aqueles que necessitaram de suporte renal artificial (SRA), apresentam alto risco de evoluir, no médio e longo prazos, com eventos adversos renais de alta importância (Make, sigla em inglês para *major adverse kidney events*), um desfecho composto de mortalidade, diálise ou DRC progressiva. Conquanto alguns dos fatores de risco não sejam passíveis de modificação (idade avançada, diabetes, DRC, gravidade da IRA, hepatopatia, cardiopatia), outros estão ao alcance de manipulação terapêutica (sobrecarga hídrica, modalidade dialítica e, possivelmente, instabilidade hemodinâmica relacionada ao SRA). Recomenda-se que, após a alta, esses sobreviventes sejam acompanhados por nefrologistas e que tenham avaliação periódica da função renal e da microalbuminúria. Os inibidores da enzima conversora/bloqueadores do receptor da angiotensina e os inibidores do SGLT2 são drogas com grande potencial de uso para renoproteção nesse cenário.

COMO MEDIR A QUALIDADE E A SEGURANÇA DO SUPORTE RENAL NA INJÚRIA RENAL AGUDA?

Em primeiro lugar, as complicações relacionadas ao tratamento devem ser minimizadas ao máximo. Os cuidados iniciam-se já durante a obtenção do acesso e em sua manutenção. As taxas de acidentes, complicações mecânicas, mau funcionamento e infeções associadas aos cateteres precisam ser coligidas e reportadas. Os parâmetros de qualidade físico-química e microbiológica da água para diálise necessitam ser avaliados com regularidade. A dose ofertada do SRA e o controle metabólico são indicadores de qualidade do tratamento. As complicações também carecem ser relatadas, incluindo episódios de hipotensão arterial, hipotermia e coagulação precoce dos filtros e sistemas extracorpóreos, assim como distúrbios eletrolíticos (hipocalemia, hipofosfatemia, hipernatremia) e ácido-básicos. Os objetivos do BH, as metas nutricionais, a correção das doses e posologias das diversas drogas, especialmente dos antibióticos, são também indicadores de qualidade.

CONSIDERAÇÕES FINAIS

Nas últimas décadas, em paralelo à melhora do conhecimento da fisiopatologia e do suporte dialítico da IRA, observamos maior complexidade das doenças e comorbidades dos pacientes. Esses indivíduos estão na UTI, são tratados por equipes multiprofissionais e agora recebem suporte multiorgânico, como explicitado pela pandemia de Covid-19, com o uso frequente de Ecmo e terapia de substituição renal contínua (CRRT, sigla em inglês para *continuous renal replacement therapy*) em circuitos integrados ou independentes. A atuação a distância (telemedicina) tornou-se uma realidade. A limitação de recursos humanos e de insumos foi mitigada por uma gestão mais assertiva e pela elaboração de protocolos customizados e mais eficientes. A especialidade da nefrologia foi instigada e respondeu com maestria a esse grande desafio. Acreditamos que a nefrologia intensiva, a IRA e o SRA são áreas de competência obrigatória aos nefrologistas e apresentam um vasto campo para a assistência, a pesquisa e o ensino.

LITERATURA RECOMENDADA

Chawla LS, Bellomo R, Bihorac A et al. Acute kidney disease and renal recovery: consensus report of the Acute Disease Quality Initiative (ADQI) 16 Workgroup. Nat Rev Nephrol. 2017;13(4):241-57.

Chawla LS, Davison DL, Brasha-Mitchell E et al. Development and standardization of a furosemide stress test to predict the severity of acute kidney injury. Crit Care. 2013;17(5):R207.

Gaudry S, Hajage D, Martin-Lefevre L et al. Comparison of two delayed strategies for renal replacement therapy initiation for severe acute kidney injury (Akiki 2): a multicentre, open-label, randomised, controlled trial. Lancet. 2021;397(10281):1293-300.

Investigators S-A, Canadian Critical Care Trials G, Australian, New Zealand Intensive Care Society Clinical Trials G et al. Timing of initiation of renal-replacement therapy in acute kidney injury. N Engl J Med. 2020;383(3):240-51.

Kashani K, Rosner MH, Haase M et al. Quality improvement goals for acute kidney injury. Clin J Am Soc Nephrol. 2019;14(6):941-53.

Liu KD, Forni LG, Heung M et al. Quality of care for acute kidney disease: current knowledge gaps and future directions. Kidney Int Rep. 2020;5(10):1634-42.

Macedo E, Bihorac A, Siew ED et al. Quality of care after AKI development in the hospital: consensus from the 22nd acute disease quality initiative (ADQI) conference. Eur J Intern Med. 2020;80:45-53.

Ostermann M, Bellomo R, Burdmann EA et al. Controversies in acute kidney injury: conclusions from a Kidney disease: improving global outcomes (Kdigo) conference. Kidney Int. 2020;98(2):294-309.

Villa G, Neri M, Bellomo R et al. Nomenclature for renal replacement therapy and blood purification techniques in critically ill patients: practical applications. Crit Care. 2016;20(1):283.

Zarbock A, Kullmar M, Kindgen-Milles D et al. Effect of regional citrate anticoagulation vs systemic heparin anticoagulation during continuous kidney replacement therapy on dialysis filter life span and mortality among critically ill patients with acute kidney injury: a randomized clinical trial. JAMA. 2020;324(16):1629-39.

32

Acesso vascular para hemodiálise na injúria renal aguda

Pedro Tulio Rocha
Cristiane de M. Rosa Ribeiro

INTRODUÇÃO

A necessidade de um acesso vascular funcionante é imprescindível para a realização de hemodiálise. No cenário da injúria renal aguda (IRA), a principal via de acesso se dá pela inserção de um cateter venoso, pois dificilmente o paciente já possui um acesso vascular definitivo. Embora também seja uma excelente alternativa para o manejo da IRA, a diálise peritoneal é utilizada pela minoria dos centros.

Por esses motivos, é fundamental que o nefrologista domine a técnica de implante do cateter, bem como entenda aspectos técnicos relacionados aos diferentes modelos, além de complicações potenciais relacionadas a seu uso, sejam infecciosas ou mecânicas, incluindo sangramento, pneumotórax, hemotórax e o insucesso do implante, que tem incidência reportada em até 15% dos casos.

QUAL O SÍTIO PREFERENCIAL PARA A PUNÇÃO?

Embora exista a percepção geral de que o sítio venoso femoral apresenta maior incidência de complicações infecciosas, um estudo multicêntrico francês, em 750 pacientes com IRA, comparou os sítios jugular e femoral e não mostrou diferença no tocante a complicações infecciosas, mostrando, inclusive, maior incidência de complicações infecciosas no sítio jugular em pacientes com índice de massa corporal < 24.

As veias jugulares são sempre uma excelente opção, principalmente por serem as mais bem visualizadas com ecografia. O lado direito deve ser preferencialmente utilizado devido a seu trajeto mais retilíneo até a veia cava superior, resultando em menor risco de disfunção do cateter.

Em pacientes com doença renal crônica (DRC) recomenda-se não utilizar a veia subclávia para implante de cateteres de diálise, devido ao alto risco de estenose residual, que pode comprometer a obtenção de acessos vasculares definitivos futuros. No cenário da IRA essa recomendação não tem a mesma força. Excetuando-se os óbitos e os pacientes que se tornam independentes de diálise, uma minoria evolui sem recuperação da função, embora estudos recentes que destacam as consequências da IRA sobre a incidência de DRC, no médio e longo prazos.

Outros sítios menos utilizados são a veia jugular externa e a veia poplítea, esta última descrita recentemente em pacientes com Covid-19 que necessitavam de ventilação em posição prona. A experiência pessoal dos autores indica que esse sítio resulta em fluxo sanguíneo errático e dificilmente superior a 150 mL/min. O acesso venoso poplíteo deve ser utilizado apenas em situações excepcionais de hipoxemia ameaçadora à vida e somente para terapias contínuas, que geralmente exigem menores fluxos sanguíneos.

Com base em nossa experiência pessoal e nas evidências reportadas, a recomendação é de uso preferencial da veia jugular direita, seguido das veias femorais e jugular esquerda. O acesso através de veias subclávias, jugulares externas e, principalmente, poplíteas deve ser reservado para situações em que os demais sítios não estejam disponíveis para punção.

PUNÇÃO GUIADA POR ULTRASSONOGRAFIA, SEMPRE?

Recentemente, com a miniaturização e o barateamento da tecnologia, aparelhos de ultrassonografia (USG) tornaram-se mais disponíveis, fazendo da punção vascular guiada uma realidade corriqueira. Um crescente número de estudos confirma os melhores resultados da punção guiada por USG em face da punção realizada por comemorativos anatômicos.

Quando se utiliza a USG, em até 58% dos casos a veia encontra-se em posição diferente da esperada ou esta ser assimétrica em relação a sua contralateral (definida como calibre luminal maior que 2 vezes entre as veias direita e esquerda). A punção guiada por USG resulta também em maior êxito no procedimento, menor número de tentativas, menor incidência de punções arteriais e de hematomas quando comparada à punção por comemorativos anatômicos, mesmo quando realizada por operadores experientes. Diante desses achados, a diretriz *Kidney disease outcomes quality initiative* (*Kdoqi*) de acessos vasculares recomenda que todo implante de cateter venoso para hemodiálise seja guiado por USG.

COMO USAR OS APARELHOS DE ULTRASSONOGRAFIA PARA PUNÇÃO GUIADA?

Para a realização do procedimento de punção guiada, é necessário um conhecimento básico dos aparelhos de USG e de seu funcionamento. Os diferentes tipos de transdutores disponíveis atualmente diferem entre si no tocante à frequência de onda que emitem. Transdutores de maior frequência possuem menor poder de penetração do feixe, porém formam uma imagem com alta resolução superficial. Por outro lado, transdutores de menor frequência permitem melhor visualização das estruturas profundas.

Os transdutores convexos em arranjo curvo (Figura 1A), habitualmente com ondas de 2,5 a 6 MHz, são utilizados para exames abdominais gerais. Seu uso em punção vascular é reservado apenas para vasos profundos ou em indivíduos obesos. Os transdutores lineares (Figura 1B), também chamados de transdutores vasculares, habitualmente emitem ondas de 6 a 14 MHz de frequência, dispostas em arranjo linear, formando uma imagem retangular e de excelente resolução. Por esses motivos são tidos como os transdutores de referência para punção vascular guiada por USG.

Outro aspecto relevante é o da otimização da imagem, por meio de recursos dos aparelhos como profundidade e ganho. Ajustando a profundidade, as estruturas vasculares são mais bem visualizadas no procedimento, além de ajudar a medir a distância entre a pele e a estrutura desejada. Já o ganho varia a ampliação dos sinais de retorno, alterando o brilho da imagem. O ajuste do ganho é importante principalmente em pacientes com maior tecido celular subcutâneo, pois, devido à atenuação sonora, o reflexo torna-se mais fraco, formando uma imagem com menos brilho e de difícil identificação.

Também é necessário entender a orientação da imagem formada. Na USG diagnóstica, dois planos de visualização de imagem são comumente usados: o longitudinal e o transversal. O corte longitudinal (Figura 2A) refere-se ao posicionamento do transdutor paralelo ao maior eixo do corpo, enquanto no corte transversal o transdutor encontra-se perpendicular ao maior eixo do corpo (Figura 2B).

Outro importante aspecto é o referencial de lateralidade, comumente representado por um símbolo localizado no canto superior direito da tela do aparelho, que deve coincidir com o lado direito do paciente.

COMO REALIZAR A PUNÇÃO GUIADA POR ULTRASSONOGRAFIA?

Embora o risco de acidentes com uma punção vascular guiada por USG seja menor, as mesmas contraindicações e precauções da punção habitual devem ser respeitadas, por exemplo, correção de distúrbios de crase. Embora na atualidade os limiares de transfusão sejam mais liberais, um estudo recente mostrou que restringir transfusões apenas com *international normalized ratio* (INR) > 5 e/ou plaquetas < 25.000 não resulta em maior incidência de complicações hemorrágicas.

Como mencionado, o exame inicial busca ajudar na seleção do sítio e detectar alterações anatômicas relevantes, que possam dificultar o procedimento. A correta identificação das diferentes estruturas é essencial para o procedimento, e a maior dificuldade inicial é a diferenciação entre

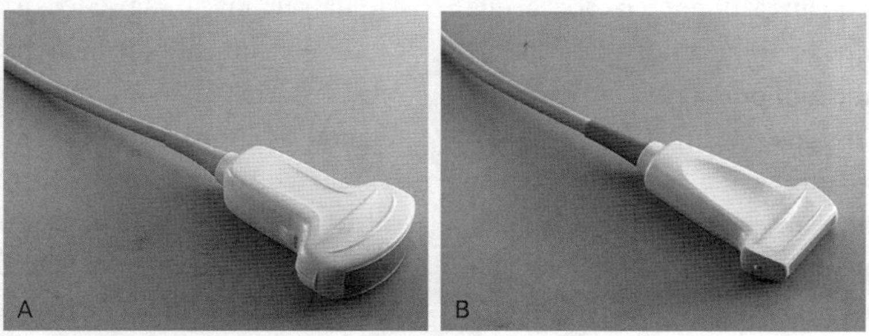

• **FIGURA 1** Exemplos de transdutores. A: convexo. B: linear.

Fonte: acervo dos autores.

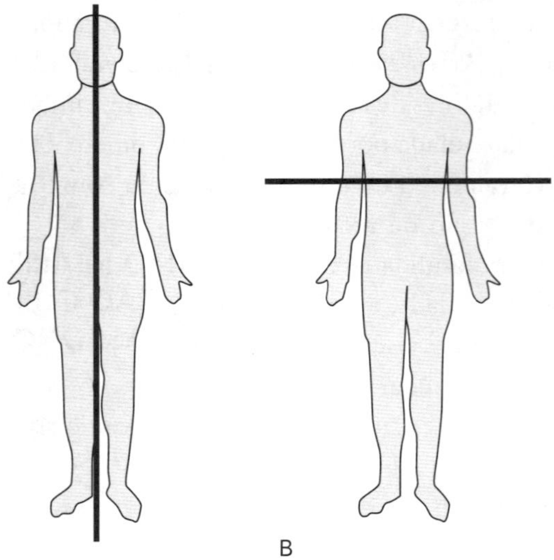

• **FIGURA 2** Planos utilizados em ultrassonografia. A: longitudinal. B: transversal.
Fonte: elaboração dos autores.

veia e artéria. Em uma visão estática (Figura 3A), as veias habitualmente têm uma conformação ovaloide, parede fina e habitualmente apresentam fasicidade respiratória. Artérias têm conformação circular, parede espessa e configuração fixa (Figura 3B). Talvez o parâmetro mais importante seja a compressibilidade das veias quando realizada pressão com o transdutor, enquanto as artérias mantêm sua configuração (Figura 3B).

A pulsação vascular não é um critério adequado para diferenciação, já que, em indivíduos com arteriopatia grave ou instabilidade hemodinâmica, a percepção da pulsação pode ser difícil. Além disso, a veia jugular, em particular, pode apresentar pulsações venosas relacionadas às contrações do coração direito, mais evidentes em pacientes hipervolêmicos.

A veia jugular interna normal é facilmente visualizada. Ela deve ser examinada com o pescoço estendido e a cabeça voltada para o lado contralateral. As imagens devem ser realizadas com uma leve pressão sobre o pescoço para não provocar colabamento venoso. As veias jugulares internas são grandes vasos localizados lateralmente e superficialmente às artérias carótidas internas, lateralmente à glândula tireoide e profundamente em relação ao músculo esternocleidomastóideo (Figura 3).

A veia femoral comum se inicia no nível do ligamento inguinal como continuação da veia ilíaca. Ela se localiza em posição imediatamente medial e profunda em relação à artéria femoral comum e ao nervo femoral adjacente (Figura 4). Mais uma vez, além da posição anatômica, a distinção entre veia e artéria é dada pela compressibilidade da veia. O exame é feito tipicamente com transdutor linear, porém, em pacientes obesos ou em anasarca, pode ser necessário utilizar o transdutor convexo.

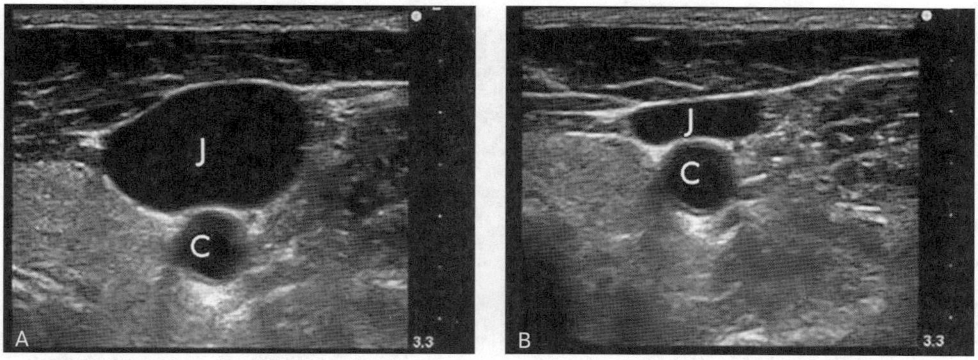

• **FIGURA 3** Imagem habitual diferenciando veia e artéria em corte transversal. (A) Imagem realizada antes e (B) após compressão manual com transdutor.
C: carótida; J: jugular.
Fonte: acervo dos autores.

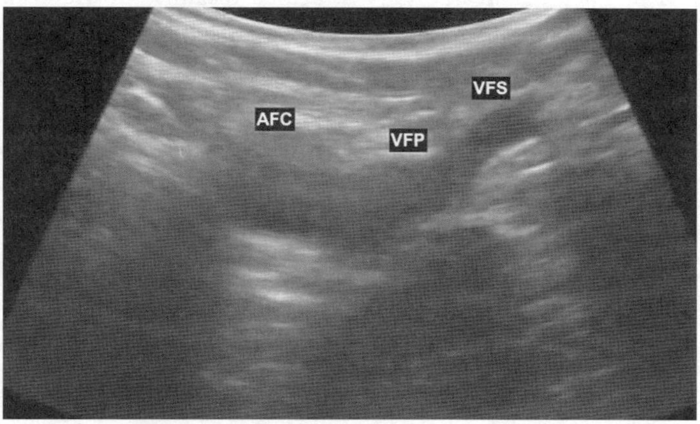

• **FIGURA 4** Imagem habitual dos vasos femorais em corte transversal com transdutor convexo.
AFC: artéria femoral comum; VFP: veia femoral profunda; VFS: veia femoral superficial.
Fonte: foto gentilmente cedida pelo Dr. Guilherme Tafuri Marcondes.

Em cortes mais caudais comumente são vistos ramos da veia e da artéria, como a veia safena e artéria femoral superficial. Para facilitar o procedimento, o operador deve buscar o corte onde somente os vasos tronculares são visualizados.

Não abordaremos as punções das veias subclávias, jugulares externas e poplíteas, seja pela dificuldade técnica em sua realização, seja por características anatômicas particulares. No caso das subclávias, a janela acústica é inadequada devido a estruturas adjacentes, que interferem em sua visualização (clavícula, pulmão). No caso das jugulares externas e poplíteas, além do diminuto calibre dos vasos, a recomendação é a utilização preferencial dos sítios vizinhos, jugulares e femorais.

Os vasos de interesse podem estar inacessíveis por trombose, cujos sinais incluem aumento do volume da veia e a presença de trombo intraluminal ecogênico visível (Figura 5). Na fase inicial, o trombo agudo pode ser anecoico e indistinguível do sangue que flui no vaso. Mesmo não utilizando o Doppler, recurso mais avançado e que requer maior treinamento, a perda da compressibilidade e da fasicidade respiratória características pode permitir o diagnóstico de trombose.

Toda a atenção à técnica asséptica deve ser mantida, devendo o transdutor ser envolto em um dispositivo estéril, seja uma luva ou uma capa de plástico específica, que deve estar sem ar ou falhas na área de contato com o cristal do transdutor, para evitar artefatos que interfiram no procedimento. A utilização de gel estéril também é importante para melhoria da qualidade da imagem. Na sua ausência, a utilização de solução degermante também serve para esse propósito.

Para o operador inexperiente, deve-se preferir o corte no plano transversal, que, além de permitir a visualização simultânea da veia e da artéria, reduz o tempo total do procedimento e o número de tentativas. A utilização do corte longitudinal é tecnicamente mais difícil, porém permite a visualização da passagem do fio-guia. O procedimento pode ser feito com segurança, apenas por um operador, sem que isso implique maior incidência de complicações ou aumento do tempo total do procedimento.

Após anestesia local, o operador deve verificar a distância do centro da veia até a pele. A agulha de punção deve ser introduzida em ângulo de 45 graus, formando um triângulo isósceles com a pele e o eixo do ultrassom, a uma distância do transdutor correspondente à medida do centro da veia até a pele, fazendo com que o ponto de contato da agulha com o vaso ocorra diretamente abaixo da área da imagem do transdutor (Figura 6).

A agulha é pouco ecogênica, portanto não se espera sua visualização durante o procedimento. Em vez disso, o operador deve observar a deflexão do tecido, decorrente de minuciosos movimentos de ida e

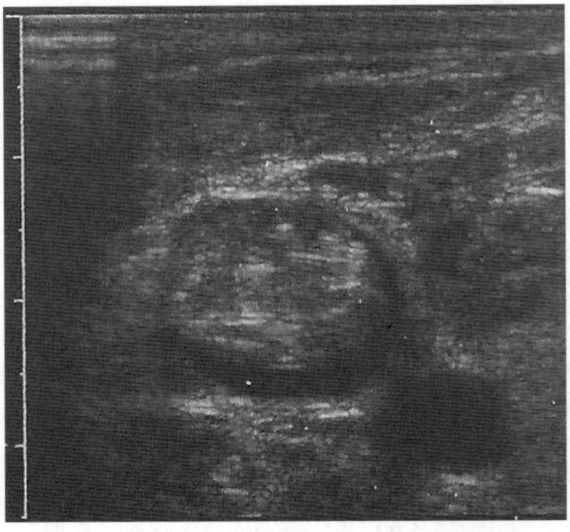

• **FIGURA 5** Trombose venosa em jugular direita em corte transversal.
Fonte: cortesia do Dr. Leonardo Azevedo M. Rodrigues.

volta com a agulha. Após a punção do vaso, o operador abandona o transdutor e finaliza o procedimento com ambas as mãos.

QUAL CATETER UTILIZAR?

O primeiro passo é definir o calibre adequado e o comprimento do cateter, para prevenir sua disfunção. Em adultos, calibres a partir de 11,5 F são aceitáveis e proveem fluxo satisfatório para a terapia dialítica dos pacientes com IRA, que normalmente utilizam fluxos de sangue mais baixos que na DRC.

O comprimento deve ser direcionado ao sítio a ser utilizado (Tabela 1). Cateteres em extremidades superiores devem ter a ponta posicionada na transição entre a cava superior e o átrio direito. Cateteres nas extremidades inferiores devem ter a ponta posicionada na veia cava inferior, cerca de 2 a 5 cm acima da bifurcação das ilíacas. Assim, cateteres em jugular e subclávia direita devem ter 15 a 16 cm de comprimento (salvo em indivíduos muito longilíneos, nos quais se devem utilizar cateteres de 20 cm). Cateteres inseridos em jugular ou subclávia esquerda devem ter 20 cm, e, quando introduzidos nas veias femorais, idealmente devem ter 24 a 28 cm, embora estes sejam menos disponíveis comercialmente em nosso país.

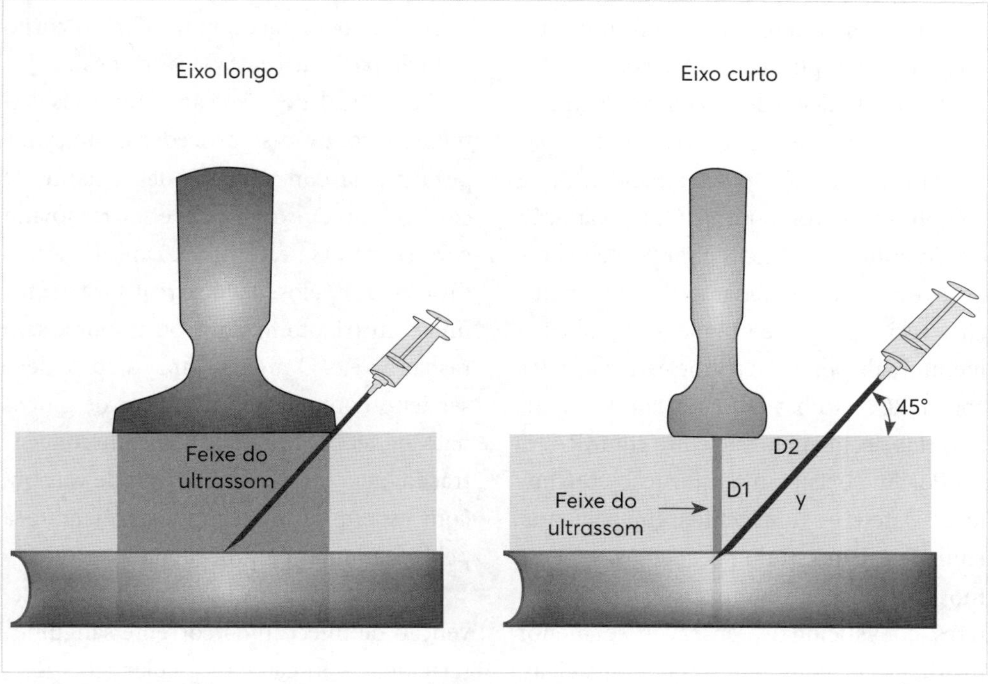

• **FIGURA 6** Imagem esquemática da punção vascular guiada por ultrassonografia em corte transversal.

D1: distância do transdutor ao ponto de entrada da agulha; D2: distância da pele ao centro da veia. As distâncias entre D1 e D2 devem ser iguais.

Fonte: elaboração dos autores.

• **TABELA 1** Comprimento ótimo de cateteres para SRA, conforme o local de punção venosa (adultos)

Território venoso	Comprimento do cateter de SRA (cm)
Jugular direita	15 a 18
Jugular esquerda	18 a 24
Femoral direita ou esquerda	20 a 30
Subclávia direita	15 a 18
Subclávia esquerda	20 a 24

SRA: suporte renal artificial.
Fonte: elaboração dos autores

A utilização de cateteres com lúmen acessório (3 vias), embora benéfica para o paciente grave que requer múltiplas medicações venosas, resulta em maior manipulação do cateter e é menos recomendada. Apesar disso, estudos recentes não demonstram diferença significativa no tocante às complicações infecciosas.

Novos modelos de cateter têm surgido, com revestimento superficial com heparina, no intuito de reduzir a incidência de complicações trombóticas. Outra variação é o desenho de cateteres com ponteiras venosas e arteriais divididas, com vista a reduzir a recirculação de sangue. Em ambos, a literatura disponível é maior para pacientes com DRC, não havendo, portanto, benefício estabelecido para pacientes com IRA.

Por fim, existe uma utilização crescente de cateteres tunelizados em pacientes com IRA. Um estudo prospectivo recente mostrou que, na comparação com cateteres convencionais, observou-se menor incidência de complicações hemorrágicas, maior fluxo sanguíneo e menor número de interrupções por disfunção do cateter, embora não tenham ocorrido diferenças em complicações infecciosas.

QUAIS AS MEDIDAS PARA PREVENÇÃO DA INFECÇÃO ASSOCIADA À INSERÇÃO DO CATETER?

A inserção deve ser feita por médico treinado, pois o sucesso da técnica e a redução das complicações estão associados a maior experiência. A paramentação do profissional, a higienização das mãos e o preparo da pele do local escolhido para a inserção, aliados à técnica e à experiência, são fundamentais para a prevenção das complicações infecciosas.

Todos os profissionais envolvidos no procedimento devem utilizar gorro, máscara, avental estéril de manga longa, luvas estéreis e óculos de proteção, além de campo estéril longo ampliado para cobrir o corpo todo do paciente (da cabeça aos pés).

Se o local de inserção estiver visivelmente sujo, deve-se proceder a uma limpeza prévia com solução degermante de clorexidina. O excesso deve ser removido com compressa estéril, e, caso seja necessário retirar pelos, deve-se realizar tricotomia com tricotomizador ou tesoura, sem raspar a pele. O preparo final da pele deve ser feito com solução alcoólica de gluconato de clorexidina (CHG) com concentração $\geq$ 0,5%, em movimentos de vaivém, com espera de 30 segundos, deixando a pele secar antes de proceder à inserção.

Para assegurar as boas práticas de prevenção de infecção da corrente sanguínea relacionada ao cateter vascular (ICS-RC), recomenda-se a utilização de um *checklist* de inserção de cateter, com um observador treinado assegurando a manutenção da técnica asséptica e interferindo quando necessário. Caso a inserção tenha ocorrido em situação de emergência, sem cumprir as medidas descritas, o cateter deve ser trocado em um prazo máximo de 48 horas.

Em uma análise prospectiva multivariada, o uso de precauções máximas de barreira estéril e o uso de cateteres revestidos com antimicrobianos emergiram como fatores independentes associados a menor risco de adquirir ICS-RC.

COMO REALIZAR O CURATIVO NO LOCAL DE INSERÇÃO E QUAIS AS MEDIDAS PARA REDUZIR O RISCO DE INFECÇÕES DE CORRENTE SANGUÍNEA?

Depois da inserção (e depois de cada uso), cada lúmen do cateter deve ser injetado (*flush*) com 10 mL de solução salina, com o objetivo de remover os resíduos de sangue. A seguir é administrada a solução de bloqueio (*lock*), que deve respeitar estritamente o volume de cada lúmen, conforme informado pelo fabricante. O curativo das primeiras 24 horas deve ser feito com compressa de gaze estéril e fita adesiva, por conta do risco de pequenos sangramentos.

Nos dias subsequentes, recomenda-se a aplicação de curativo adesivo transparente, que pode ser trocado a cada 5 a 7 dias. Na indisponibilidade deste, pode-se continuar com a utilização de curativos com gaze estéril, trocados a cada 24 horas. O curativo deve ser trocado imediatamente sempre que estiver solto, molhado ou sujo de sangue.

Pomadas antimicrobianas no local de inserção devem ser utilizadas apenas em situações excepcionais em cateteres de hemodiálise, e deverão ser aplicadas após o término de cada sessão de hemodiálise. Não se recomenda a utilização de pomadas com mupirocina, devido ao risco de desenvolvimento de resistência microbiana e pela incompatibilidade com os cateteres confeccionados com poliuretano. Pomadas contendo PVPI (polivinil pirrolidona-iodo) a 10% ou polisporina tripla (bacitracina, polimixina e gramicidina) podem ser utilizadas como recurso para redução do risco de ICS-RC.

Curativos com esponja impregnada com CHG ou adesivos transparentes de poliuretano contendo gel hidrofílico de CHG podem reduzir o número de trocas e a necessidade de manipulação, notadamente em pacientes internados em unidade de terapia intensiva (UTI). O uso de coberturas com a CHG também causa redução significativa nas taxas de ICS-RC.

Quais soluções de *lock* se devem escolher?

A oclusão do lúmen é uma preocupação séria. O processo tem origem complexa e não está relacionado somente à coagulação do sangue, mas também à interação do sangue com o biofilme derivado de bactérias e detritos bacterianos. As soluções usadas para preencher o lúmen do cateter variam conforme as circunstâncias e incluem soluções salina normal ou hipertônica, heparina, citrato, alteplase e bicarbonato de sódio.

A heparina permanece como a solução de *lock* com uso mais frequente e mais tradicional. Ao usar o *lock* de heparina, há várias questões farmacológicas e clínicas a serem consideradas. A heparina por si só não é trombolítica e não lisa o coágulo intraluminal; ao contrário, apenas evita a formação de coágulos.

Embora o *lock* de heparina tenha sido usado por décadas com relativa segurança, seu emprego tem efeitos indesejáveis, como hipersensibilidade, incompatibilidade com drogas e potencial para trombocitopenia induzida por heparina (HIT). A HIT pode ocorrer mesmo com heparina em baixa dose (p. ex., 100 unidades/mL). Sua incidência é de 0,2 a 0,7% de todos os pacientes que são expostos à heparina. Na população em hemodiálise, a incidência relatada é significativamente maior (3,9 a 17,9% dos pacientes). Contribuem para complicações com uso de heparina a aspiração insuficiente da solução antes do início da diálise, a imprecisão no volume interno indicado no cateter e o erro humano na administração.

As soluções de *lock* com substâncias contendo propriedades antimicrobianas em substituição a produtos desprovidos dessa ação (como heparina e soro fisiológico) é indicada para cateteres tunelizados de longa permanência. Soluções de taurolidina em combinação com citrato, heparina ou ambos podem ser utilizadas com segurança e têm a facilidade da disponibilidade para pronto uso. O uso de *lock* de heparina com gentamicina associa-se ao desenvolvimento potencial de resistência microbiana, uma vez que até 15% da solução pode entrar em contato com a corrente sanguínea.

O citrato evita complicações hemorrágicas associadas à heparina e é uma alternativa para pacientes com HIT, suspeita ou confirmada. Em concentrações ≥ 0,5% também tem a vantagem de apresentar ação antimicrobiana e de inibir a formação de biofilme. A administração inadvertida de citrato ≥ 30% é motivo de preocupações quanto à segurança do paciente, devido ao risco de hipocalcemia e de arritmias. O citrato a 4% é suficiente para prevenir infecções de corrente sanguínea associadas ao cateter.

Ensaios randomizados sugerem que a instilação de alteplase, em vez de heparina, pode melhorar o fluxo sanguíneo e diminuir a incidência de coagulação do cateter. Em um estudo com atribuição aleatória a regime de bloqueio do cateter com alteplase ou heparina foram observadas taxas significativamente mais baixas de mau funcionamento do cateter e de bacteremia nos pacientes que receberam alteplase.

QUANDO TROCAR O ACESSO VASCULAR?

A remoção do acesso que não vai ser mais usado é a principal medida de prevenção de complicações, infecciosas ou não, relacionadas ao cateter. Quando o suporte renal artificial (SRA) estiver programado para mais de 21 dias, o cateter de curta permanência deve ser eletivamente trocado por outro, de longa permanência, que permita a adoção de soluções de *lock* com ação antimicrobiana.

Acessos com fluxo inconstante ou insatisfatório promovem a coagulação do sistema, o que resulta em perda sanguínea e interrupção do SRA. Não se deve insistir com lavagens repetidas ou outras manobras. A solução de maior custo-efetividade costuma ser a troca do acesso. Outras indicações para a troca do acesso são a ocorrência de obstrução, fratura ou vazamento. Na ausência de sinais e sintomas de infecção, o cateter pode ser trocado por fio-guia. Não há recomendação para troca pré-programada do cateter, ou seja, este não deve ser substituído exclusivamente devido a seu tempo de permanência.

Em caso de suspeita de ICS-RC, deve-se considerar a remoção de cateter, principalmente quando houver a identificação de microrganismos produtores de biofilme, como *Staphylococcus aureus, Pseudomonas aeruginosa* e *Candida sp*. Em última análise, sempre é recomendável acionar e seguir as orientações da comissão de controle de infecção da instituição.

LITERATURA RECOMENDADA

Brasil. Agência Nacional de Vigilância Sanitária. Série Segurança do Paciente e Qualidade em Serviços de Saúde. Caderno 4: Medidas de prevenção de infecção relacionada à assistência à saúde. 2017.

Kdoqi clinical practice guideline for vascular access: 2019 update. Am J Kidney Dis. 2020;75(4 Suppl 2):S1-S164.

Lee HD, Jung KY, Choi YH. Use of maximal sterile barrier precautions and/or antimicrobial-coated catheters to reduce the risk of central venous cateter-related bloodstream infection. Infect Control Hosp Epidemiol. 2008;29:947-50.

McGee DC, Gould MK. Preventing complications of central venous catheterization. NEJM. 2003;348(12):1123-33.

Parienti JJ, Thirion M, Mégarbane B et al. Femoral vs jugular venous catheterization and risk of nosocomial events in adults requiring acute renal replacement therapy: a randomized controlled trial. JAMA. 2008;299(2):2413-22.

Skofic N, Kovac J, Premru V et al. Hemodialysis catheters with citrate locking in critically ill patients with acute kidney injury treated with intermittent online hemofiltration or hemodialysis. Ther Apher Dial. 2009;13(4):327-33.

Timsit JF, Mimoz O, Mourvillier B et al. Randomized controlled trial of chlorhexidine dressing and highly adhesive dressing for preventing catheter-related infections in critically ill adults. Am J Respir Crit Care Med. 2012;186(12):1272-8.

33

Hemodiálise intermitente na injúria renal aguda: hemodiálise convencional e hemodiálise prolongada

José Hermógenes Rocco Suassuna
Frederico Ruzany

QUAIS OS OBJETIVOS, VARIÁVEIS E PARÂMETROS CONSIDERADOS NA PRESCRIÇÃO DA HEMODIÁLISE NA INJÚRIA RENAL AGUDA?

O objetivo geral do suporte renal artificial (SRA) é a regulação da homeostase dos compartimentos líquidos e dos solutos corporais. A abordagem terapêutica aos pacientes com injúria renal aguda (IRA) inclui uma variedade de técnicas de SRA, contínuas e intermitentes, sendo estas últimas o foco deste capítulo.

A prescrição dos métodos intermitentes varia na dependência dos objetivos do tratamento, dos equipamentos e recursos disponíveis e de fatores específicos do paciente. Os principais fatores são: balanço hídrico cumulativo, meta desejada de balanço, estado hemodinâmico e a presença e magnitude de distúrbios ácido-básicos, hidreletrolíticos e metabólicos.

No tratamento da doença renal crônica (DRC), o grau de individualização de cada sessão de SRA é relativamente limitado. Já na IRA, a prescrição de cada sessão envolve uma variedade ampla de parâmetros iniciais (Quadro 1). Mesmo esses quase sempre são alterados em tempo real, na dependência de problemas técnicos e/ou do comportamento do paciente ao longo do procedimento.

QUAIS AS MODALIDADES DE SUPORTE RENAL ARTIFICIAL INTERMITENTE UTILIZADAS PARA TRATAMENTO DA INJÚRIA RENAL AGUDA?

Cada coluna do Quadro 2 detalha as principais variáveis a serem configuradas, de forma independente, na definição das diferentes modalidades de SRA intermitente para o tratamento da IRA. A combinação dos itens de cada coluna determina o procedimento a ser realizado, desde uma hemodiálise (HD) diária de curta duração para um paciente com síndrome cardiorrenal até uma hemodiafiltração prolongada para um paciente com IRA e intenso hipercatabolismo. Apesar da multiplicidade de opções, as modalidades de maior emprego, principalmente por aliar simplicidade

• **QUADRO 1** Parâmetros passíveis de individualização na prescrição do suporte renal artificial intermitente em pacientes com injúria renal aguda

- Acesso (seleção do local, tipo de cateter, número de vias).
- Tipo de equipamento (máquina de diálise).
- Composição da membrana de diálise.
- Características do filtro (alto *vs.* baixo fluxo, alta *vs.* baixa eficiência, volume interno).
- Tipo de transporte (difusivo, convectivo).
- Fluxo da bomba de sangue (Qs).
- Fluxo da bomba do dialisado (Qd) e/ou do líquido de reposição (Qr).
- Perfil de ultrafiltração (fixo ou variável).
- Taxa de ultrafiltração inicial.
- Anticoagulação (ausente, heparina e derivados, citrato).
- Agendamento semanal (frequência).
- Duração da sessão (horas).
- Características e manipulações do dialisado:
  - Temperatura.
  - Concentração de solutos do meio interno (potássio, fósforo, glicose e magnésio).
  - Concentração de solutos que influenciam o controle hemodinâmico (sódio, cálcio).
  - Perfil variável de sódio.
  - Seleção e concentração do tampão (bicarbonato).
- Dose (*clearance* e adequação).

Fonte: elaboração dos autores.

técnica e menor risco de complicações, são a hemodiálise intermitente convencional (HDI) e a hemodiálise prolongada (HDP), com mecanismo exclusivo de difusão e sem emprego de solução de reposição.

QUAIS EQUIPAMENTOS E FILTROS SÃO UTILIZADOS PARA A REALIZAÇÃO DO SUPORTE RENAL ARTIFICIAL INTERMITENTE NO AMBIENTE DE CUIDADOS INTENSIVOS?

Existem dois tipos de equipamentos disponíveis no mercado:

- Máquinas com sistema integrado proporcional de preparação do dialisado a partir de concentrados ou cartuchos com componentes ácido e básico.
- Máquinas com tanque de acondicionamento do dialisado preparado por centrifugação em uma unidade remota (central de preparação).

As máquinas com sistema proporcional são difundidas universalmente, com ampla escolha de fabricantes. Na unidade de terapia intensiva (UTI), elas devem estar necessariamente acopladas a um sistema de osmose reversa portátil, que pode ser de saída única ou de saídas múltiplas, para servir duas ou mais máquinas em leitos vizinhos. Muitos equipamentos também dispõem de um filtro final, altamente restritivo, posicionado na entrada da água tratada na máquina de diálise, que propicia uma última e eficiente barreira de purificação microbiana. Máquinas de proporção permitem extensa variação na composição

• **QUADRO 2** Principais variáveis passíveis de individualização nas técnicas de suporte renal artificial intermitente utilizadas em pacientes com injúria renal aguda

Duração	▪ < 3 horas. ▪ HDC.	▪ 3 a < 6 horas. ▪ HD convencional (HDI).	▪ 6 a 18 horas. ▪ HDP.
Frequência	Convencional (3 vezes na semana).	Dias alternados.	Diária.
Fluxos (mL/min)	▪ Padrões. ▪ Q_s 250 a 350 e Q_d 500.	▪ Lentos. ▪ Q_s 200 a 300 e Q_d 300.	▪ Ultralentos. ▪ $Q_s < 200$ e $Q_d < 300$.
Mecanismo	Difusão.	Convecção.	Ultrafiltração isolada.
Reposição	Sem reposição.	Pré-diluição.	Pós-diluição.

HD: hemodiálise; HDC: hemodiálise curta; HDI: hemodiálise intermitente; HDP: hemodiálise prolongada.
Fonte: elaboração dos autores.

do dialisado, dos fluxos de sangue e de dialisado e da taxa de ultrafiltração (UF).

O sistema de tanque de 90 litros, de disseminação mais restrita, trabalha com água ultrapura oriunda da central de preparação e possui uma única bomba, que opera os fluxos de sangue (Q_s) e de dialisado (Q_d) em paralelo. Em geral, as linhas de sangue e dialisado têm o mesmo diâmetro, ou seja, operam na proporção 1:1 ($Q_s = Q_d$). Existe a opção de utilizar uma linha 2:1 ($2Q_s = 1Q_d$), em que o diâmetro da linha do dialisado é menor, o que diminui seu consumo e permite seu uso em procedimentos de 12 ou mais horas. Esse tipo de sistema é altamente seguro, mas não comporta manipulação em tempo real de certas variáveis da prescrição, como composição do banho e perfis de solutos e de UF.

Em pacientes com IRA, quando possível, a preferência é por usar filtros de alto fluxo e de alta permeabilidade, ou seja, com alto coeficiente de ultrafiltração (K_{UF}) e alta permeabilidade para moléculas médias. Os dialisadores são considerados de alto fluxo se o K_{UF} for superior a 15 mL/h/mmHg e sua capacidade de depurar a molécula média (11818 Da) beta-2-microglobulina (beta-2-M) ultrapassar 20 mL/min.

Nos dialisadores de superalto fluxo, o *cut-off* é ainda mais elevado (até 65 kDa) e a depuração de beta-2-M é igual ou superior a 70 mL/min. Esses dialisadores permitem depurar toxinas urêmicas de médio e alto peso molecular, além de citocinas, cadeias leves livres e mioglobina, embora não existam estudos que demonstrem impacto na sobrevida. Devido ao elevado *cut-off*, a perda de albumina pode atingir nível semelhante ao da diálise peritoneal, bem como a perda de vitaminas, mediadores químicos, peptídeos e hormônios, que devem ser repostos quando necessário.

QUAIS OS AJUSTES NA COMPOSIÇÃO DO DIALISADO UTILIZADOS EM PACIENTES COM INJÚRIA RENAL AGUDA?

Em geral, é preciso ajustar a composição eletrolítica do dialisado para atender às demandas clínicas do paciente com IRA, notadamente as concentrações de sódio, potássio, cálcio e bicarbonato. Os parâmetros podem ser especificamente alterados para tratar os distúrbios ácido-básicos e hidreletrolíticos exibidos pelo paciente ou para prevenir o desenvolvimento de hipotensão durante o procedimento. Algumas manipulações são realizadas de forma *off-label*, porque no Brasil não existe uma variedade suficientemente ampla de composição dos concentrados para HD que possa vir a atender às necessidades altamente variáveis dos pacientes com doença crítica complicada por IRA.

Concentração de sódio

As máquinas de proporção permitem ampla faixa de ajuste da concentração de sódio e perfis variados programáveis para modificar sua concentração ao longo da sessão. Na IRA, o sódio é prescrito em valor mais alto do que na HD para a DRC, entre 140 e 150 mEq/L. A concentração mais alta aumenta a reatividade vascular e minimiza o risco de instabilidade hemodinâmica. Como padrão inicial, empregamos uma concentração fixa de 142 mEq/L.

Desvios da concentração-padrão podem ser considerados na hiponatremia ou hipernatremia graves para diminuir o risco de complicações neurológicas associadas à correção rápida do sódio sérico, exceto nas disnatremias agudas, em que a correção rápida é urgente.

Na disnatremia crônica grave (< 120 ou > 160 mEq/L), a HD deve ser encurtada em tempo e o Q_s reduzido para 2 mL/kg/min. Na hiponatremia, a concentração de sódio do dialisado é ajustada para sua configuração mais baixa, e o oposto (configuração mais alta) é feito na hipernatremia. Nesses casos é essencial monitorar a natremia cuidadosamente durante toda a sessão. O objetivo é corrigir o sódio sérico lentamente, para evitar complicações neurológicas, da mesma forma como se faz a correção com a administração de soluções hipo ou hipertônicas.

No sistema de tanque, as concentrações de eletrólitos são determinadas pela composição prévia dos concentrados diluídos na central de preparação. No sistema disponibilizado no Brasil, a concentração de sódio é fixada em 138 mEq/L.

Concentração de potássio

A rápida instalação da IRA prejudica a mobilização dos mecanismos de adaptação celular que minimizam os efeitos das dispotassemias em pacientes com DRC. No caso da hiperpotassemia, o nível sérico pode elevar-se em tempo enganosamente curto e a toxicidade miocárdica se manifestar em nível atipicamente baixo. Além disso, a carga de potássio que deixa a célula para o meio extracelular pode ser maior, por conta de morte tecidual, hipercatabolismo e/ou acidose.

Por outro lado, durante a HDI, o potássio sérico diminui cerca de 1 mEq/L na primeira hora e mais 1 mEq/L nas 2 horas subsequentes. A difusão do potássio do meio intra para o extracelular pode estar prejudicada por hipoperfusão tecidual, determinando diminuição ainda mais expressiva da potassemia. Hipopotassemia grave, durante ou após a diálise, aumenta o risco de arritmias cardíacas, principalmente em pacientes com doença coronariana, hipertrofia ventricular esquerda, cardiomiopatias crônicas, em uso de digoxina ou com idade avançada. Pacientes com esses perfis de risco devem realizar diálise sob monitorização cardíaca, ao mesmo tempo que se procura manter estabilidade do nível sérico de potássio, na faixa de 4 a 4,5 mEq/L.

Os concentrados ácidos de diálise costumam ser disponibilizados para fornecer diferentes concentrações finais de potássio no dialisado (de zero a 2 mEq/L). Em hospitais dotados de farmácia de manipulação, podem-se formular envelopes com 13 g de cloreto de potássio PA (puro). Na dependência da prescrição desejada, podem-se acrescentar um, dois ou três envelopes à bombona de concentrado ácido de 5 litros, com o grande cuidado de misturar o suficiente para garantir uma completa dissolução do pó. O sistema de tanque de 90 litros disponibiliza duas concentrações de potássio (2 ou 3 mEq/L). Rotineiramente se emprega a de 3 mEq/L, exceto em caso de hiperpotassemia.

Pelo exposto, não é possível indicar uma concentração-padrão de potássio no dialisado. Ao contrário, o conteúdo de potássio do dialisado pode variar para cada paciente e para cada diálise no mesmo paciente, sendo determinado por seu nível sérico pré-diálise, conforme apresentado no Quadro 3.

Em caso de distúrbios extremos, recomenda-se monitorar a eficiência de correção pela HD com aferições repetidas da potassemia, imediatamente antes, na primeira hora e nas horas subsequentes e, ocasionalmente, após o reequilíbrio com o compartimento intracelular, cerca de 2 horas após o término da sessão.

Concentração de cálcio

No plasma, o cálcio existe em três frações. Uma fração (45%) está ligada às proteínas do sangue, principalmente à albumina, e não é difusível. As frações restantes permitem a difusão do cálcio, que se encontra ligado a ânions orgânicos como citrato, oxalato, carbonato e fosfato (7%) ou circula sob a forma livre, ionizada (48%). Todo o cálcio presente no dialisado está sob a forma ionizada. Na prática clínica, apenas a fração de cálcio ionizado é considerada para cálculo do gradiente de cálcio entre o plasma e o dialisado. A concentração de cálcio no dialisado também influencia a hemodinâmica, por seu envolvimento na contração da musculatura lisa vascular e dos cardiomiócitos.

• **QUADRO 3** Prescrição da concentração de potássio no dialisado conforme o nível pré-diálise do potássio sérico dos pacientes com injúria renal aguda

Nível sérico de potássio (mEq/L)	Classificação de gravidade	Concentração de potássio no dialisado (mEq/L) e outras ações
< 3	Grave	4 (repor EV conforme o perfil de risco do paciente)
3 a 3,5	Leve a moderada	3 a 4 (repor VO ou EV conforme o perfil de risco do paciente)
3,6 a 5,4	Sem distúrbio	3 a 4
5,5 a 7	Leve a moderada	1 a 2
> 7	Grave	1 a 1,5 (considerar terapia EV urgente com insulina e/ou cálcio)

EV: endovenosa; VO: via oral.
Fonte: elaboração dos autores.

Na maioria das soluções disponíveis no Brasil, a concentração de cálcio varia entre 2,5 e 3,5 mEq/L (1,25 a 1,75 mmol/L), sendo padrão 2,5 mEq/L. Em princípio, pode-se individualizar o cálcio do dialisado, tanto para auxiliar no tratamento da hipocalcemia (3,5 mEq/l) como para hipercalcemia (2 mEq/L), mas soluções com cálcio ≤ 2 mEq/L são difíceis de obter e se associam com risco de arritmia. O sistema de tanque de 90 litros disponibiliza duas concentrações de cálcio (2,5 e 3,5 mEq/L).

Concentração de bicarbonato

A diálise corrige a acidose metabólica, por aportar base e por remover ácido. A concentração de bicarbonato no dialisado é sempre alcalina em relação ao plasma, e, da mesma forma que com o sódio, máquinas de proporção permitem ampla variação da concentração final, na faixa de 35 ± 8 mEq/L, variando ligeiramente conforme o equipamento. Na IRA, o padrão é prescrever 35 mEq/L de bicarbonato no dialisado, mas na dependência do estado ácido-básico do paciente pode-se variar a concentração inicial até 27 mEq/L na alcalose metabólica grave ou 43 mEq/L na acidose metabólica grave. No sistema de tanque, a concentração de bicarbonato é fixada em 35 mEq/L.

Concentração de fósforo

Os concentrados para HD não costumam conter fósforo. Na dependência da frequência/intensidade das sessões, pode sobrevir hipofosfatemia com a continuidade do tratamento. A fosfatemia deve ser corrigida/evitada com infusão parenteral de solução sob a forma de fosfato de potássio ou glicerofosfato de sódio. Em hospitais dotados de farmácia de manipulação, pode-se formular uma solução com 16 g de fosfato de sódio monobásico monoidratado e 6 g de fosfato de sódio dibásico heptaidratado em 100 mL. Cada 100 mL da solução adicionada ao concentrado ácido aumenta a concentração final de fósforo do dialisado em 2,5 mg/dL. A concentração final desejada é de 2,5 mg a 3,5/dL de fósforo.

No sistema de tanque com 90 litros, as concentrações de eletrólitos são determinadas pela composição prévia dos concentrados diluídos na central de preparação. No sistema disponibilizado no Brasil, a adição de 50 mL da solução de fosfato de sódio resulta em uma concentração final de 2,3 mg/dL de fósforo no dialisado.

Concentração de glicose

A glicose presente no sangue também se difunde através da membrana de diálise. Por isso, deve-se evitar o dialisado sem glicose, para reduzir perdas que agravem o quadro de hipercatabolismo e para diminuir o risco eventual de hipoglicemia. O padrão é usar o dialisado com 1 g/L (100 mg/dL).

COMO SELECIONAR A TAXA DE ULTRAFILTRAÇÃO NOS PROCEDIMENTOS INTERMITENTES EM PACIENTES COM INJÚRIA RENAL AGUDA?

A prescrição do volume a ser removido é individualizada antes de cada sessão e pode sofrer modificações ao longo desta. O mesmo paciente pode um dia estar em fase de ressuscitação volêmica, sem necessidade de UF, e, no dia seguinte, encontrar-se na situação oposta, com necessidade de remover volume. Como regra geral, o volume de UF não deve exceder 10 mL/kg/h, sob risco de hipotensão, mas essa dinâmica é altamente variável em pacientes em uso de vasopressores. É costume, por exemplo, iniciar a sessão com UF de zero a 50 mL/h e, conforme a tolerância, elevar gradativamente a UF para 5 a 10 mL/kg/h.

Na prevenção da hipotensão dialítica, podem-se considerar algumas intervenções, incluindo: diminuição da UF, transição para UF sequencial ou isolada, aumento da frequência de sessões semanais, aumento do tempo de procedimento, diminuição da temperatura do dialisado, aumento da concentração de sódio e/ou de cálcio do dialisado (Quadro 4).

Há risco de hipotermia quando se utiliza UF isolada (sem passagem do banho) por mais de 90 a 120 minutos, especialmente no ambiente frio das unidades fechadas. Hipotermia excessiva afeta a função miocárdica, diminui a perfusão de órgãos-alvo e favorece a coagulação do sangue.

COMO PRESCREVER A HEMODIÁLISE INTERMITENTE CONVENCIONAL NA INJÚRIA RENAL AGUDA?

Por ser mais simples tecnicamente e de menor custo, a HDI continua sendo a modalidade de SRA de maior disseminação e frequência de uso, tanto em pacientes com doença renal crônica (DRC) como naqueles que desenvolvem IRA. Também é a melhor escolha para eliminar um soluto tóxico hidrossolúvel dialisável (p. ex., lítio, valproato, dabigatrana e outros) ou corrigir mais rapidamente um distúrbio metabólico ameaçador à vida (p. ex., hiperpotassemia ou acidose metabólica graves).

O Quadro 4 inclui um modelo de prescrição-padrão, semelhante ao usado na DRC e que permite atingir uma taxa de redução de ureia (URR) ≥ 65% e um Kt/V de *pool* único ≥ 1,2 na maioria das sessões. Muitos equipamentos possuem um módulo de cálculo de depuração de moléculas pequenas (*clearance*) e do Kt/V, que, além de aferir a adequação da HD, permite detectar em tempo real a perda da eficiência do procedimento, como na coagulação inicial do filtro. Vale ressaltar a dificuldade de obter um Q_s consistentemente > 300 mL/min com acesso por cateter venoso profundo temporário de 3 e, até mesmo, de 2 lúmens.

Em geral, a prescrição-padrão não atende às necessidades de pacientes com alto volume de aporte de soluções endovenosas/suporte nutricional. Uma estratégia, nesses casos, é diminuir a taxa de UF por hora de sessão e distribuí-la ao longo da semana. Estratégias para isso incluem aumentar a frequência semanal (até HD diária), alternar dias de HDI com dias de UF isolada e/ou aumentar a duração das sessões (Quadro 2).

É possível utilizar a HDI em pacientes com instabilidade hemodinâmica, com atenção estrita à beira do leito. O Quadro 4 descreve as principais estratégias para aumentar a tolerância hemodinâmica da HDI na IRA, que inclui a diminuição da temperatura do banho, o aumento das concentrações de sódio e/ou de cálcio do dialisado e o emprego de bólus de uma solução hipertônica, como cloreto de sódio a 20% ou albumina a 20%.

• **QUADRO 4** Prescrição básica e ajustes técnicos para HDI em pacientes com injúria renal aguda

Tipo de prescrição	Tempo (horas)	Frequência	Fluxos (mL/minuto)	Estratégias adicionais
Padrão	4 a 5	▪ 3 vezes por semana. ▪ Dias alternados.	▪ Q_s 250 a 350. ▪ Q_d 500.	–
Aporte alto de líquidos	3 a 5	Diária.	▪ Q_s 250 a 350. ▪ Q_d 500.	Diminuir o volume de infusões desnecessárias, incluindo diluição de drogas.
Instabilidade hemodinâmica	4 a 6	Diária.	▪ Q_s 200 a 300. ▪ Q_d 500.	Dialisado frio (< 35,5 °C), Na^+ > 148 mEq/L, Ca^{++} 3,5 mEq/L, bólus EV de albumina 20%.

EV: endovenoso; HDI: hemodiálise intermitente.
Fonte: elaboração dos autores.

COMO PRESCREVER A HEMODIÁLISE PROLONGADA PARA PACIENTES COM INJÚRIA RENAL AGUDA?

A HDP é uma terapia híbrida, realizada com equipamento convencional. Como os métodos contínuos, a HDP conjuga UF e fluxos osmóticos mais suaves em relação à HDI, sem o inconveniente de imobilizar o paciente por 24 horas, dias a fio. A HDP proporciona menor depuração horária de solutos e de volume do que a HDI, o que é compensado por sua longa duração. Por conta do longo tempo da sessão, em geral a depuração total de volume e de solutos supera a obtida com a HDI.

A menor eficiência por unidade de tempo da HDP também proporciona um equilíbrio osmótico e bioquímico mais suave e, ao mesmo tempo, mais eficaz entre os compartimentos intra e extracelular, contribuindo para a melhor tolerância hemodinâmica e neurológica. Da mesma forma, a UF prescrita é mais bem distribuída ao longo do tratamento. O menor volume de UF por unidade de tempo diminui o risco de hipovolemia e facilita o reenchimento do volume intravascular, reduzindo o risco de hipotensão.

A duração da sessão de HDP varia de 6 até 18 horas, sendo mais comum a prescrição de 8 horas. A frequência diária é a regra em pacientes instáveis com alto aporte de líquidos, passando para dias alternados na dependência da melhora clínica. Embora não exista regra fixa e o quadro clínico seja essencial para a decisão final, não recomendamos HDP com frequência menor.

A prescrição da HDP utiliza fluxos de sangue e de dialisado reduzidos em relação aos da HDI. A maioria dos equipamentos de proporção possui fluxos de solução de diálise prefixados, em 300, 500 e 800 mL/min. Alguns equipamentos podem fornecer fluxos ainda mais baixos, mas necessitam de um sistema de aquecimento para evitar hipotermia. Na HDP, o padrão é selecionar o Q_d de 300 mL/min, enquanto o Q_s varia de 100 a 300 mL/min. O Qs mais alto é preferível na HDP sem anticoagulante, para reduzir o risco de coagulação do sistema. Rotineiramente empregamos Q_s de 150 mL/min e Q_d 300 mL/min ou menos, se o equipamento permitir (Quadro 5).

• **QUADRO 5** Prescrição básica e ajustes técnicos para HDP em pacientes com injúria renal aguda

Tipo de sistema	Tempo (horas)	Frequência	Fluxo de sangue (mL/minuto)	Fluxo de dialisado (mL/minuto)
Máquina de proporção	6 a 12 (padrão 8)	▪ Diária. ▪ 3 vezes por semana. ▪ Dias alternados.	Q_s 100 a 300.	Q_d 300.
Máquina de tanque	6 a 18 (padrão 8)	▪ Diária. ▪ 3 vezes por semana. ▪ Dias alternados.	Q_s 120 a 250.	Q_d 60 a 250.

HDP: hemodiálise prolongada.
Fonte: elaboração dos autores.

O sistema de tanque utiliza uma bomba única para as linhas de sangue e dialisado. Quando se usa a linha-padrão (1:1), os fluxos de sangue e a solução de diálise são iguais ($Q_s = Q_d$). No caso de procedimentos com mais de 12 horas usa-se a linha especial, em que o fluxo de sangue é o dobro do fluxo de diálise (2:1). Em condições de perfeito funcionamento, a linha 1:1 proporciona um *clearance* de moléculas pequenas (K_{ureia} em mL/min) estimado em 80% do Q_s. Na linha 2:1, a depuração de ureia é de 85 a 90% do Q_d. O *clearance* final necessita ser acrescido do volume de ultrafiltração. Nos processos em que o Q_s seja igual ou o dobro do Q_d, a concentração de ureia no ultrafiltrado está praticamente em equilíbrio com o sangue (menos 15%), portanto, o *clearance* da UF será próximo à taxa de UF em mL/min.

Procedimentos prolongados, de 8 a 18 horas de duração, possibilitam uma depuração de moléculas pequenas que equivale ao propiciado pela função renal normal, por 1/3 a 3/4 do dia. Isso resulta em um perfil bioquímico muito favorável e permite aporte nutricional pleno com equilíbrio hídrico e volêmico adequado. Por outro lado, a HDP pode favorecer o catabolismo proteico e depletar vitaminas e oligoelementos. Por essa razão, ela deve sempre estar associada a suporte nutricional enteral ou parenteral, que garanta aporte adequado às necessidades do quadro clínico e às perdas induzidas pela diálise.

LITERATURA RECOMENDADA

Abi Antoun T, Palevsky PM. Selection of modality of renal replacement therapy. Semin Dial. 2009;22(2):108-13.

Bellomo R, Baldwin I, Fealy N. Prolonged intermittent renal replacement therapy in the intensive care unit. Crit Care Resusc. 2002;4(4):281-90.

Burgner A, Golper T. Walkaway PIRRT (as SLED) for acute kidney injury. Clin J Am Soc Nephrol. 2020;16(1):138-40.

Doshi M, Murray PT. Approach to intradialytic hypotension in intensive care unit patients with acute renal failure. Artif Organs. 2003;27(9):772-80.

Edrees FY, Katari S, Baty JD, Vijayan A. A pilot study evaluating the effect of cooler dialysate temperature on hemodynamic stability during prolonged intermittent renal replacement therapy in acute kidney injury. Crit Care Med. 2019;47(2):e74-e80.

Kidney disease: improving global outcomes (Kdigo): Acute Kidney Injury Group. Kdigo clinical practice guidelines for acute kidney injury. Kidney Int Suppl. 2012;2(1):1-138.

Kielstein JT, Schiffer M, Hafer C. Back to the future: extended dialysis for treatment of acute kidney injury in the intensive care unit. J Nephrol. 2010;23(5):494-501.

Lonnemann G, Floege J, Kliem V et al. Extended daily veno-venous high-flux haemodialysis in patients with acute renal failure and multiple organ dysfunction syndrome using a single path batch dialysis system. Nephrol Dial Transplant. 2000;15(8):1189-93.

Sampaio MS, Ruzany F, Dorigo DM, Suassuna JH. Phosphate mass removal during hemodialysis: a comparison between eKT/V-matched conventional and extended dialysis. Am J Nephrol. 2012;36(2):121-6.

Schiffl H, Lang SM. Current practice of conventional intermittent hemodialysis for acute kidney injury. Indian J Nephrol. 2013;23(6):395-402.

Van Biesen W, Vanholder R, Lameire N. Dialysis strategies in critically ill acute renal failure patients. Curr Opin Crit Care. 2003;9(6):491-5.

Vinsonneau C, Camus C, Combes A et al. Continuous venovenous haemodiafiltration versus intermittent haemodialysis for acute renal failure in patients with multiple-organ dysfunction syndrome: a multicentre randomised trial. Lancet. 2006;368(9533):379-85.

Zhao Y, Chen Y. Effect of renal replacement therapy modalities on renal recovery and mortality for acute kidney injury: A Prisma-compliant systematic review and meta-analysis. Semin Dial. 2020;33(2):127-32.

34

Terapias contínuas na injúria renal aguda

Thais Oliveira Claizoni dos Santos
Marcelino de Souza Durão Junior

INTRODUÇÃO

A injúria renal aguda (IRA) é uma complicação comum em unidade de terapia intensiva (UTI), ocorrendo em mais da metade dos pacientes internados nesse ambiente. Estima-se que 15% destes vão necessitar de algum tipo de suporte renal artificial (SRA), com mortalidade de 30 a 70%.

As técnicas extracorpóreas de SRA, intermitentes e contínuas (SRAC), são consideradas complementares, e até o momento não se demonstrou evidência de benefícios relativos à redução da mortalidade entre as diferentes modalidades. Assim, a escolha entre elas deve considerar características do paciente e características operacionais da própria equipe (experiência e recursos disponíveis).

Em algumas circunstâncias a escolha pelo SRAC fica clara, como em situações de lesão e edema cerebrais ou na insuficiência hepática aguda, na qual oscilações rápidas da osmolalidade sérica, mais frequentes na hemodiálise intermitente (HDI), podem causar variações iatrogênicas na pressão intracraniana. As terapias contínuas também estão bem indicadas em pacientes com instabilidade hemodinâmica e que necessitam de volumes elevados de ultrafiltração. Por fim, outra recomendação seria aos pacientes que necessitam de suporte cardiopulmonar extracorpóreo, por exemplo, em uso de oxigenação sanguínea extracorpórea por membrana (Ecmo, na sigla em inglês).

Nos últimos anos, os serviços vêm contando com maior disponibilidade de equipamentos e soluções para o SRAC, resultando em uma variedade de prescrições para essa modalidade de tratamento. Neste capítulo serão revisados os principais pontos da prescrição das terapias contínuas na prática clínica.

ESCOLHA DA MODALIDADE

Qual a diferença entre as modalidades das terapias contínuas e qual escolher?

Entre as terapias contínuas, as modalidades diferem entre si pelo mecanismo de remoção de solutos, sendo elas a hemofiltração venovenosa contínua (CVVH em inglês), a hemodiálise venovenosa contínua (CVVHD em inglês) e a hemodiafiltração venovenosa contínua (CVVHDF em inglês). A hemofiltração utiliza a convecção, a hemodiálise utiliza a difusão e a hemodiafiltração utiliza ambos os mecanismos. Não há evidência de superioridade entre essas modalidades. Em uma grande metanálise, com 16 ensaios clínicos randomizados, comparou-se a CVVH com a CVHD, não se observando diferenças em sobrevida, dependência de diálise, disfunção de órgãos e necessidade de drogas vasoativas.

O que é a fração de filtração e por que precisamos sempre levá-la em consideração?

O primeiro ponto a considerar quando se prescrevem métodos que façam uso de convecção (CVVH ou CVVHDF) é a fração de filtração (FF), ou seja, a fração de plasma que é removida do sangue durante o processo de hemofiltração. Em outras palavras, a proporção de água plasmática que passa no dialisador e é removida por convecção. A FF é calculada conforme as fórmulas:

(1) $$Q_P = Q_s \text{ x } (1 - Ht)$$

(2) $$FF (\%) = (Q_{ef} \text{ x } 100)/Q_P$$

Em que Q_s corresponde ao fluxo de sangue, Q_P refere-se ao fluxo de plasma que entra no filtro, Ht é o hematócrito do paciente e Q_{ef} é o fluxo efluente. Todas as variáveis de fluxo são expressas em mL/minuto.

Mesmo quando Ht, Q_s e Q_{ef} são mantidos constantes, modalidades que utilizam apenas convecção como método de remoção de soluto sempre têm uma FF mais elevada em relação aos métodos difusivos. Valores superiores a 20 a 25% associam-se com maior risco de coagulação do circuito extracorpóreo, devido à hemoconcentração e a interações entre proteínas plasmáticas e a membrana filtrante.

Quando se utilizam modalidades puramente convectivas, medidas como aumento do fluxo de sangue, baixo fluxo de ultrafiltração (convecção) e infusão da solução de reposição no modo pré-filtro podem reduzir a chance de coagulação. Quando se adiciona *clearance* difusivo às terapias convectivas, ou seja, quando também ocorre passagem de solução de diálise, pode-se reduzir a chance de coagulação do circuito e permitir que a dose efetiva de depuração seja atingida sem prejuízos. Dessa forma, ao prescrever o SRA contínuo, a preferência seria pela hemodiafiltração, ou apenas a hemodiálise contínua, reduzindo a chance de coagulação do sistema.

Solução de reposição: pré ou pós-filtro?

As terapias que incluem convecção necessitam de uma solução de reposição, que pode ser infundida antes ou depois do filtro ou, ainda, de forma simultânea, antes e após o hemofiltro. A reposição pré-filtro reduz a fração de filtração porque dilui o plasma. Normalmente o uso da reposição pré-filtro não é suficiente para evitar a coagulação do hemofiltro e, ainda, o efeito dilucional reduz a depuração dos solutos. Assim, preferimos o uso da reposição pós-filtro, otimizando a dose ofertada ao paciente, tendo o cuidado de monitorar a FF e controlando outros fatores de risco para evitar a coagulação do circuito.

DOSE DE DIÁLISE

Que dose de diálise prescrever?

O fluxo do efluente (Q_{ef}), expresso em mL/kg/hora, é a variável que representa a depuração de solutos nos métodos contínuos. Na CVVHD, corresponde à soma do fluxo de dialisado com a taxa de ultrafiltração-alvo para negativação do balanço hídrico.

$$Q_{ef} = Q_d + Q_{UF} \quad (3)$$

Nos métodos que incorporam convecção, além da Q_{UF} almejada, há necessidade de remover o volume de solução de reposição (Q_{UFrep}) infundido, que corresponde ao componente convectivo do método. Por exemplo, na CVVHDF o fluxo de efluente corresponde a:

$$Q_{ef} = Q_d + Q_{uf} + Q_{UFrep} \quad (4)$$

Os primeiros estudos que avaliaram a associação de dose de diálise com desfechos em pacientes com IRA sugeriam benefícios com fluxos efluentes mais elevados. Entretanto, a dose de 20 a 25 mL/kg/h, recomendada atualmente pelas principais diretrizes, é baseada nos resultados de dois ensaios clínicos publicados em 2008 e 2009 (*Veterans affairs/National Institutes of Health Acute Renal Failure Trial Network study* e *Randomized evaluation of normal versus augmented level replacement therapy study*).

A dose prescrita de SRA nem sempre é a dose que o paciente recebe efetivamente, devido a fatores como interrupções da diálise para procedimentos, períodos de interrupção do tratamento para troca de dispositivos e procedimentos relacionados à própria diálise (troca de filtros, bolsas de soluções ou disfunção do cateter de diálise). Na prática prescreve-se uma taxa de fluxo de efluente maior, de 30 a 35 mL/kg/h, para atingir a dose efetiva desejada de aproximadamente 25 a 20 mL/kg/h.

A dose que prescrevemos é realmente o que o paciente recebe? Como saber que é a dose ideal?

Uma dúvida frequente em relação à prescrição da dose na diálise contínua é como monitorizar a dose ofertada. Variações biológicas e físicas que acontecem durante o tratamento (recirculação do acesso, coagulação das fibras ou circuito de diálise, aderências de proteínas plasmáticas à membrana de diálise, interrupções do tratamento) podem criar uma defasagem entre a dose teórica prescrita e a dose efetivamente fornecida ao paciente.

Os alvos do tratamento devem ser monitorizados de forma cuidadosa e contínua, gerando uma prescrição dinâmica do SRA. Isso compreende medidas de qualidade relacionadas ao controle homeostático do paciente (balanços hídrico, eletrolítico e ácido-básico), bem como ao próprio tratamento, que inclui a meia-vida do circuito, os tempos de interrupções programadas e não programadas do tratamento (*downtime*), a monitorização das pressões do circuito extracorpóreo e a dose efetiva fornecida.

A medida da intensidade do SRA é uma forma interessante de aferir a dose ofertada. A intensidade é definida pelo produto da eficiência pelo tempo de duração do SRA. A eficiência é representada pelo volume de sangue clareado de determinado soluto dentro de uma unidade de tempo, ou seja, o *clearance* do soluto. A ureia é normalmente utilizada como marcador de remoção de solutos, por ter um coeficiente de partição igual a 1. A permeabilidade da membrana pode ser avaliada, a qualquer momento, com base na medida do *clearance* de ureia (K_U), calculado a partir dos níveis de ureia no sangue (ureia pré-filtro ou $U_{pré}$) e no efluente (U_{ef}), expressos em mg/dL. Para tanto, utiliza-se a fórmula geral do *clearance*, com o volume do efluente (V_{ef}) expresso em mL/minuto:

(5) $$K_U = (V_{ef} \times U_{ef})/U_{pré}$$

Alguns trabalhos indicam que a dose efetivamente obtida corresponde a 73 a 89% da dose prescrita, o que justificaria uma dose prescrita inicial superior a 25% da dose desejada. Na prática, prescrevemos uma dose de diálise cerca de 30% superior à dose-alvo.

Outra forma de avaliar a dose efetiva de diálise é considerar a dose média pelo tempo, em mL/kg/h, em um período de 24 horas. Por exemplo, uma prescrição de diálise de 25 mL/kg/h, que é seguida por 18 horas e interrompida nas 6 horas seguintes, terá como dose média 18,7 mL/kg/h, valor muito inferior à dose-alvo prescrita. Nesse caso, a dose de diálise deve ser monitorizada frequentemente, para que seja ajustada de modo individual.

FLUXO DE SANGUE

Que fluxo de sangue utilizar nas técnicas contínuas?

A elevação do fluxo de sangue de 100 para 300 mL/min pouco interfere no *clearance* de solutos. Como o fluxo de sangue é habitualmente muito maior que o fluxo de efluente, o *clearance* máximo de solutos será sempre limitado pelo fluxo de efluente. Por essa razão, em pacientes sob anticoagulação regional com citrato (ARC) indica-se a prescrição de fluxo de sangue em valor inferior a 200 mL/min. De forma semelhante, um estudo randomizado com 100 pacientes em diálise contínua sob anticoagulação com heparina demonstrou não haver diferença na vida média do circuito e na chance de coagulação do sistema, na comparação de um fluxo de sangue de 150 *vs.* 250 mL/min.

ANTICOAGULAÇÃO

Como monitorizar a coagulação do circuito?

O objetivo da anticoagulação é manter a patência do circuito de diálise. A coagulação do filtro ou circuito de diálise pode reduzir significativamente a efetividade do tratamento. A coagulação do circuito pode ser avaliada por meio da monitorização da pressão transmembrana (PTM) e da queda da pressão de filtro (PF). A PTM é a pressão exercida na membrana do filtro e reflete a diferença de pressão entre o compartimento de sangue e o compartimento por onde flui a solução de diálise. Durante o tratamento é esperado um aumento da PTM, uma vez que a deposição de proteínas plasmáticas na superfície do capilar, revestindo o lado do filtro exposto ao sangue, aumenta a resistência à passagem do ultrafiltrado através da membrana. A queda da PF é a redução da pressão que ocorre conforme o fluxo de sangue passa através do filtro. A microcoagulação das fibras do hemofiltro provoca aumento da queda da PF com o passar do tempo. A elevação da PTM sem o aumento em paralelo da queda da PF indica revestimento por proteínas na superfície da membrana filtrante, enquanto o aumento conjunto desses dois fatores sugere coagulação do hemofiltro.

Que anticoagulante escolher?

A heparina é o anticoagulante mais frequentemente utilizado nas terapias dialíticas intermitentes, por ser amplamente disponível. As desvantagens relacionadas ao uso da heparina estão, em sua maioria, relacionadas ao efeito sistêmico dessa medicação, já que a maioria dos protocolos que utilizam heparina não limita a anticoagulação ao circuito de diálise. Esses riscos incluem maior chance de sangramento, trombocitopenia induzida pela heparina e resistência à heparina.

A ARC se mostra como alternativa segura e efetiva no SRAC, sendo recomendada pela última diretriz do *Kidney disease: improving global outcomes* (*Kdigo*) para uso preferencial em relação à heparina. O citrato anticoagula o sistema extracorpóreo por meio da quelação do cálcio (iCa^{++}), um cofator-chave nas vias intrínseca e extrínseca da cascata de coagulação. A anticoagulação ótima é obtida com uma concentração de iCa^{++} inferior a 0,35 mmol/L no circuito extracorpóreo. Esses valores são habitualmente alcançados com níveis de citrato no circuito em torno de 3 a 4 mmol/L. Cerca de 60% do complexo citrato-cálcio é depurado no efluente da diálise contínua, a depender da modalidade escolhida e de outros fatores. A fração restante desses complexos é devolvida à circulação sistêmica pela linha venosa do circuito. O citrato é, então, metabolizado a bicarbonato no fígado e, em menor quantidade, no músculo esquelético e nos rins, sendo o iCa^{++} liberado para a circulação sistêmica. Entretanto, a quantidade de iCa^{++} liberada não é suficiente para repor os estoques perdidos no efluente, sendo necessária a infusão concomitante de cálcio para manter os níveis séricos de iCa^{++} dentro dos limites da normalidade (0,9 a 1,2 mmol/L). As avaliações do iCa^{++} no circuito extracorpóreo e no paciente devem ser feitas de maneira regular, a cada 6 horas, para ajuste da infusão de citrato e de cálcio.

Qual o risco com o uso do citrato?

Outro cuidado acerca da ARC é monitorar o eventual acúmulo de citrato. A infusão não intencional de grandes quantidades de citrato pode causar hipocalcemia grave e consequente hipotensão, por decréscimo da contratilidade miocárdica. A outra possibilidade é a intoxicação, devido à redução de seu metabolismo mitocondrial. Pacientes com insuficiência hepática grave ou acidose láctica de outra etiologia (p. ex., por choque e hipoperfusão tecidual) podem não metabolizar o citrato de forma adequada.

Como suspeitar e o que fazer em caso de acúmulo de citrato?

O paciente com oferta excessiva de citrato apresenta-se com alcalose metabólica e hipernatremia. Já o paciente com acúmulo por deficiência na metabolização do citrato se apresenta com queda do iCa^{++} sérico e acidose metabólica com elevação do ânion *gap*, por aumento do ânion citrato. Nesse caso, devido à grande quantidade de citrato no sangue ligada ao cálcio, é necessário aumentar a taxa de infusão de cálcio para compensar a diminuição da calcemia iônica. Em decorrência, o valor do cálcio total tende a se elevar. Alguns estudos sugerem que uma razão entre os níveis séricos do cálcio total pelo cálcio iônico (tCa^{++}/iCa^{++}) acima de 2,5 seria um indicador de acúmulo de citrato, devendo ser avaliado diariamente durante o tratamento. Outro estudo correlacionou o acúmulo de citrato com lactatemia superior a 3,4 mmol/L e tempo de protrombina com atividade enzimática < 26%.

O acúmulo de citrato pode ser contornado com redução no fluxo de sangue (e, assim, menor necessidade de citrato), limitação do fluxo de citrato, aumento da taxa de efluente e, dessa forma, do percentual do complexo citrato-cálcio removido pelo hemofiltro. Outra possibilidade é tolerar níveis mais elevados do iCa^{++} no circuito (até 0,45 mmol/L), o que parece ser viável em pacientes com insuficiência hepática e distúrbios de coagulação causados pela doença de base. Para evitar complicações relacionadas ao acúmulo de citrato, recomendamos manter um fluxo de sangue entre 100 e 150 mL/minuto, mesmo em pacientes de baixo risco.

Que estratégia de anticoagulação utilizar quando há risco de acúmulo de citrato?

Pacientes com insuficiência hepática e cirrose têm redução no metabolismo e níveis séricos mais elevados de citrato. Assim, indivíduos com falência hepática foram, a princípio, considerados inaptos para ARC. Entretanto, vários estudos demonstraram que, na maior parte dos indivíduos com disfunção hepática, a ARC é segura, não sendo uma contraindicação ao uso do citrato como estratégia anticoagulante. É importante ressaltar que, para esses pacientes, deve-se monitorizar diariamente a relação tCa^{++}/iCa^{++} no sangue para detectar sinais de acúmulo de citrato. Ademais, como mencionado, deve-se considerar reduzir a dose do citrato e prescrever um fluxo de sangue mais baixo, também tolerando valores mais elevados do iCa^{++} no circuito pós-filtro.

Quando a anticoagulação com citrato não é disponível, o que utilizar?

Em locais onde o uso de citrato não é disponível, pode-se fazer uso de anticoagulação com heparina, sendo a heparina não fracionada (HNF) a mais amplamente usada e descrita na literatura. A anticoagulação pode ser feita com um bólus inicial de 2.000 a 5.000 U de heparina e depois mantida em infusão contínua, iniciando em 10 U/kg/hora, com o objetivo de manter o valor do tempo de tromboplastina parcial ativada (TPTa) entre 35 e 45 segundos ou 1,5 a 2 vezes o valor normal. Esse alvo deve ser reduzido em pacientes trombocitopênicos, em uso concomitante de anticoagulantes orais ou com coagulação intravascular disseminada.

SOLUÇÕES DE DIÁLISE

O que considerar na escolha da solução de diálise?

De maneira geral, as soluções de reposição e o dialisado possuem a mesma composição. Podem-se utilizar tanto as soluções manipuladas em farmácia hospitalar, nos serviços com essa disponibilidade, quanto as soluções prontas disponíveis no mercado. Habitualmente, as soluções de reposição e de diálise devem conter concentrações próximas aos valores fisiológicos de glicose e eletrólitos (sódio, potássio e magnésio), além de uma base, sendo o bicarbonato a mais frequentemente utilizada. Outro ponto a considerar é que os valores finais de eletrólitos nas soluções utilizadas devem ser compatíveis com os níveis séricos do paciente, especialmente em casos de distúrbios do sódio e potássio. Para evitar grandes oscilações, a monitorização laboratorial rigorosa se faz essencial nesses casos.

A concentração de sódio da solução de citrato deve ser considerada na prescrição de sódio das soluções de diálise, uma vez que a maioria das formulações de citrato é hipertônica em sódio. Da mesma forma, ao prescrever a concentração de bicarbonato, é preciso ponderar a conversão hepática do citrato em bicarbonato. Sugerimos, nesse caso, o uso de concentrações mais baixas, com o intuito de evitar episódios de alcalose metabólica.

MONITORIZAÇÃO LABORATORIAL

Como realizar a monitorização laboratorial durante a diálise contínua?

Devem-se monitorizar os eletrólitos séricos, como sódio e potássio, e o equilíbrio ácido-base, a cada 6 horas. As variações de iCa^{++} do circuito de diálise e de nível sérico de iCa^{++}, ambas necessárias para ajustes na anticoagulação regional e reposição de cálcio, também devem ser monitorizadas a cada 6 horas. Outros eletrólitos, como cálcio total, fósforo e magnésio, podem ser avaliados a cada 12 ou 24 horas. A frequência de dosagem desses parâmetros deve ser individualizada. Por exemplo, caso o paciente precise de correção de alterações eletrolíticas mais graves, há necessidade de monitorização mais frequente. Algumas fontes sugerem que, caso o paciente apresente poucas alterações nas primeiras 24 a 48 horas de diálise, a avaliação de eletrólitos pode ser reduzida para cada 12 a 24 horas.

TERAPIAS CONTÍNUAS E OXIGENAÇÃO EXTRACORPÓREA POR MEMBRANA (ECMO)

Qual a relação entre a Ecmo e a injúria renal aguda?

O uso de Ecmo aumentou ao longo da última década, com avanços na técnica, nos protocolos e na tecnologia empregada. A modalidade mais frequentemente utilizada é a venovenosa (VV), que fornece suporte em casos de falência respiratória. No contexto dos recentes casos de pneumonia relacionada à infecção pelo coronavírus, observamos um uso mais frequente desse recurso, uma vez que pacientes que não respondem às medidas tradicionais (ventilação pulmonar protetora, posição prona, pressões expiratórias finais positivas, uso de bloqueadores neuromusculares, manobras de recrutamento alveolar) são candidatos ao uso da Ecmo como recurso terapêutico. Cerca de 80% dos pacientes em Ecmo vão desenvolver IRA, e quase 45% dos pacientes em Ecmo vão necessitar de SRA. Em pacientes recebendo esse tipo de tratamento, a sobrecarga de volume parece ser um fator relacionado a maior risco de mortalidade, e há diretrizes que orientam a manutenção do equilíbrio volêmico com o uso de diuréticos ou a realização de diálise.

Que modalidade de suporte renal escolher em pacientes em uso de Ecmo e com necessidade de diálise?

Não há evidências claras sobre a modalidade de SRA de escolha para pacientes em Ecmo. Na maioria dos casos, os pacientes encontram-se instáveis hemodinamicamente e com balanço hídrico muito positivo, que são indicações para as terapias contínuas. As terapias de suporte renal contínuo garantem uma remoção hídrica mais consistente, por maior período e com menores flutuações. Muitas vezes uma elevada taxa de remoção de fluidos na diálise intermitente pode interferir no fluxo de sangue na Ecmo; assim, as menores taxas de ultrafiltração possíveis com a diálise contínua se tornam mais bem toleradas.

Como realizar a conexão da diálise contínua nos pacientes em Ecmo?

Nos pacientes em Ecmo que necessitam de terapia renal substitutiva (TRS), o equipamento da diálise pode ser conectado diretamente ao circuito de Ecmo ou pode funcionar de modo independente. A ligação da diálise contínua diretamente ao circuito da Ecmo evita complicações relacionadas à necessidade de implante de um cateter de diálise, sendo essa a maior vantagem. Essa combinação pode ser feita integrando apenas o hemofiltro ao circuito da Ecmo, porém a ausência de alarmes de pressão e a incapacidade de alcançar a ultrafiltração de forma precisa tornam essa forma menos segura. Outra maneira é a conexão de todo o circuito da diálise contínua ao sistema Ecmo. A via de saída para o equipamento da diálise contínua pode ser posicionada antes ou após a bomba de sangue ou entre a bomba de sangue e o oxigenador. Preferencialmente utilizamos o circuito de diálise contínua em sistema independente da Ecmo. Quando integrada, usamos a porta pré-bomba da Ecmo.

Anticoagulação regional na Ecmo: sim ou não?

Não há evidências na literatura sobre benefícios de manter ou não a ARC enquanto o paciente está em Ecmo. Em teoria, como o paciente já se encontra em anticoagulação plena com heparina, necessária para a circulação extracorpórea, pode-se dispensar a anticoagulação regional da diálise contínua.

Nossa recomendação é manter a ARC, seja qual for a forma de conexão da diálise contínua com o sistema Ecmo. Essa conduta garante a anticoagulação adequada do circuito de diálise independentemente das variações que posam ocorrer com o uso da heparina sistêmica e sem implicar risco de sangramento para o paciente, uma vez que o citrato fornece anticoagulação apenas regional.

DESCONTINUAÇÃO DA DIÁLISE

Quando descontinuar a diálise ou converter para outros métodos dialíticos?

Segundo a diretriz do *Kdigo* para IRA de 2012, o SRA deve ser descontinuado quando se tornar desnecessário por recuperação da função renal intrínseca, ou quando se tornar inadequado aos objetivos de cuidado para o paciente. Entretanto, essa recomendação não estabelece critérios para a interrupção do SRA. Na prática, a retirada da diálise contínua é avaliada de acordo com a estabilidade hemodinâmica, o balanço hídrico, o controle eletrolítico e do equilíbrio ácido-base, o volume das infusões diárias ainda necessárias e a necessidade de mobilização do paciente.

Que marcadores utilizar para considerar a retirada da diálise?

Preditores para a necessidade de retorno à diálise em até 30 dias após suspender o tratamento incluem maior duração da TRS, maior escore Sofa (*Sequential Organ Failure Assessment*), oligúria no primeiro dia após a interrupção da diálise e idade acima de 65 anos. Alguns preconizam a medida da depuração da creatinina como variável de decisão (*clearance* de 2 a 12 horas).

O débito urinário nas 24 horas que antecedem a interrupção da diálise também pode ser utilizado, sendo recomendado considerar a interrupção quando esse valor alcançar níveis de 400 a 500 mL, sem o uso do diurético. Outro método, que independe do uso de diurético, é avaliar a excreção urinária de creatinina no primeiro dia após a descontinuação da diálise. A excreção de creatinina em valor superior a 94 mg/dL em 24 horas associa-se com o sucesso do desmame da diálise em mais de 80% dos pacientes.

COMO SE FAZ A PRESCRIÇÃO NA PRÁTICA?

Com base nos aspectos discutidos, o Quadro 1 apresenta uma sugestão de prescrição de SRA contínuo para um paciente com IRA por sepse (a causa mais comum na UTI), que se encontra hipervolêmico e com instabilidade hemodinâmica.

QUADRO 1 Modelo prático de prescrição de diálise contínua

Parâmetro	Como prescrever	Explicação
Acesso vascular	■ Punção guiada por USG. ■ Cateter 13 a 13,5 F. ■ Veia jugular interna direita ou veias femorais.	Inserção mais segura e com menor risco de complicações, sítio e largura do cateter que reduzem a chance de disfunção do acesso e, consequentemente, menor risco de interrupção do tratamento e coagulação do sistema.
Modalidade	Hemodiafiltração ou hemodiálise contínua.	Apesar de fisiologicamente serem métodos com características distintas, não existem evidências que coloquem um método como superior ao outro. Sugerimos considerar hemodiafiltração nos pacientes que possam se beneficiar de convecção (na sepse, p. ex.) e hemodiálise contínua naqueles em que o risco de coagulação do circuito seja maior. No caso de hemodiafiltração, avaliar um percentual menor de dose convectiva, sempre visando a uma menor fração de filtração.
Dose	30 a 35 mL/kg/h de efluente.	■ Objetivando dose ofertada de 20 a 25 mL/kg/h. ■ Monitorizar a dose ofertada diariamente com base no *clearance* de ureia (relação entre a ureia sérica e a ureia do efluente).
Fluxo de sangue	100 a 150 mL/min.	Prescrever um fluxo de sangue mais baixo permite diminuir a dose de citrato, o que diminui o risco de complicações relacionadas a seu excesso. Fluxos mais elevados não reduzem a chance de coagulação do sistema e não causam aumento proporcional no *clearance* de solutos.
Reposição	Pré ou pós-filtro.	Escolha a depender da experiência do serviço. Recomendamos a reposição pós-filtro porque otimiza o *clearance* de solutos e reduz a interface de ar-sangue que se forma na câmara do cata-bolhas, local onde a reposição pós-filtro é infundida continuamente e que é, habitualmente, o primeiro local de coagulação do sistema de diálise.
Anticoagulação	Anticoagulação regional com citrato (mesmo em pacientes com alto risco de sangramento).	Como prescrever usando citrato trissódico a 4% (concentração de citrato 136 mmol/L): ■ Objetivo: concentração de citrato no circuito de diálise de 3 a 4 mmol/L de sangue. ■ Alvos: cálcio iônico do circuito de diálise 0,25 a 0,35 mmol/L; cálcio iônico sérico: 0,9 a 1,2 lmmol/L. ■ Primeira coleta após 1 hora do início do tratamento e depois a cada 6 horas. ■ Sugestão de prescrição inicial: – Q_s: 100 mL/min – Q_{cit} 132 mL/h. – Q_s: 125 mL/min – Q_{cit} 165 mL/h. – Q_s: 150 mL/min – Q_{cit} 200 mL/h.
Monitorização laboratorial	■ Gasometrias do circuito e arterial a cada 6 horas (avaliar sódio, potássio e bicarbonato, além de cálcio iônico). ■ Cálcio e fósforo a cada 12 horas.	

Q_{cit}: fluxo de citrato; Q_s: fluxo de sangue; USG: ultrassonografia.
Fonte: elaboração dos autores.

LITERATURA RECOMENDADA

Aniort J, Ait Hssain A, Pereira B et al. Daily urinary urea excretion to guide intermittent hemodialysis weaning in critically ill patients. Crit Care. 2016;20:43.

Bagshaw SM, Chakravarthi MR, Ricci Z et al. Precision continuous renal replacement therapy and solute control. Blood Purif. 2016;42(3):238-47.

Fealy N, Aitken L, du Toit E et al. Faster blood flow rate does not improve circuit life in continuous renal replacement therapy: a randomized controlled trial. Crit Care Med. 2017;45(10):e1018-e25.

Judd E, Tolwani A. Managing issues in dialysis for the patient with AKI. Clin J Am Soc Nephrol. 2017;12(9):1538-42.

Karakala N, Juncos LA. Providing continuous renal replacement therapy in patients on extracorporeal membrane oxygenation. Clin J Am Soc Nephrol. 2020;15(5):704-6.

Khwaja A. Kdigo clinical practice guidelines for acute kidney injury. Nephron Clin Pract. 2012;120(4):c179-84.

Legrand M, Tolwani A. Anticoagulation strategies in continuous renal replacement therapy. Semin Dial. 2021;34(6):416-22.

Link A, Klingele M, Speer T et al. Total-to-ionized calcium ratio predicts mortality in continuous renal replacement therapy with citrate anticoagulation in critically ill patients. Crit Care. 2012;16(3):R97.

Morabito S, Pistolesi V, Tritapepe L, Fiaccadori E. Regional citrate anticoagulation for RRTs in critically ill patients with AKI. Clin J Am Soc Nephrol. 2014;9(12):2173-88.

Neyra JA, Nadkarni GN. Continuous kidney replacement therapy of the future: innovations in information technology, data analytics, and quality assurance systems. Adv Chronic Kidney Dis. 2021;28(1):13-9.

Neyra JA, Yessayan L, Thompson Bastin ML et al. How to prescribe and troubleshoot continuous renal replacement therapy: a case-based review. Kidney 360. 2021;2(2):371-84.

Ostermann M, Connor M Jr., Kashani K. Continuous renal replacement therapy during extracorporeal membrane oxygenation: why, when and how? Curr Opin Crit Care. 2018;24(6):493-503.

Romagnoli S, Clark WR, Ricci Z, Ronco C. Renal replacement therapy for AKI: When? How much? When to stop? Best Pract Res Clin Anaesthesiol. 2017;31(3):371-85.

Schiffl H. Discontinuation of renal replacement therapy in critically ill patients with severe acute kidney injury: predictive factors of renal function recovery. Int Urol Nephrol. 2018;50(10):1845-51.

Renal Replacement Therapy Study Investigators; Bellomo R, Cass A, Cole L et al. Intensity of continuous renal-replacement therapy in critically ill patients. N Engl J Med. 2009;361(17):1627-38.

Slowinski T, Morgera S, Joannidis M et al. Safety and efficacy of regional citrate anticoagulation in continuous venovenous hemodialysis in the presence of liver failure: the Liver Citrate Anticoagulation Threshold (L-CAT) observational study. Crit Care. 2015;19:349.

Tolwani A. Continuous renal-replacement therapy for acute kidney injury. N Engl J Med. 2012;367(26):2505-14.

Uchino S, Bellomo R, Morimatsu H et al. Discontinuation of continuous renal replacement therapy: a post hoc analysis of a prospective multicenter observational study. Crit Care Med. 2009;37(9):2576-82.

VA/NIH Acute Renal Failure Trial Network; Palevsky PM, Zhang JH, O'Connor TZ et al. Intensity of renal support in critically ill patients with acute kidney injury. N Engl J Med. 2008;359(1):7-20.

Villa G, Neri M, Ronco C, Cerda J. Prescription and delivery of the right continuous renal replacement therapies dose. Contrib Nephrol. 2018;194:38-50.

35

Adequação volêmica e suporte nutricional

Renata de Souza Mendes
Rodrigo Costa Gonçalves
José Hermógenes Rocco Suassuna

INTRODUÇÃO

A água é o solvente biológico, constituindo grande parte de todas as estruturas celulares. Assim, 45 a 75% do peso corporal é formado de água. Indivíduos mais jovens, com menor teor de gordura e do sexo masculino, apresentam maior percentual de água corporal. Os demais componentes do organismo estão dissolvidos na água, ou estão em uma fase separada, como gorduras, sob a forma de gotículas imiscíveis e como membranas celulares.

A manutenção da quantidade e distribuição da água entre os compartimentos corporais é fundamental para o perfeito equilíbrio homeostático. A terapia de reposição de líquido é prática comum na medicina intensiva, sendo fundamental para reposição hidreletrolítica, manutenção de acessos venosos, preservação do volume intravascular e restabelecimento da perfusão tecidual, entre outros objetivos. Nesse sentido, dois aspectos são fundamentais do ponto de vista clínico: a quantidade de volume administrada e a composição da solução de reposição.

Embora seja intuitivo raciocinar em termos da correção de déficits eventuais, não apenas a redução da quantidade de água no meio interno mas também o seu excesso podem trazer consequências deletérias e impactar o perfeito funcionamento dos sistemas biológicos. Assim, cada vez mais se destaca o efeito adverso do excesso de reposição de líquidos em diversos cenários clínicos, cuja perpetuação se associa com aumento de mortalidade em uma variedade de situações clínicas. O emprego da reposição de volume implica achar o ponto de equilíbrio entre a rápida adequação volêmica, evitando, em paralelo, as consequências adversas da reposição excessiva.

A composição da solução de reposição é outro importante objeto de consideração. Existem múltiplas opções a escolher, com diferentes concentrações de cristaloides e coloides. Na dependência do cenário clínico, a escolha da solução tanto tem o potencial de trazer o benefício desejado como o de agravar a patologia de base.

COMO A ÁGUA SE DISTRIBUI PELO ORGANISMO?

Água e solutos são transportados por convecção para fora dos capilares, através do espaço intersticial, para o sistema linfático ou para o lado venoso do sistema vascular. O fluxo transcapilar, que é de importância crucial para a homeostase dos tecidos, é determinado pelas pressões hidrostáticas e coloidosmótica nos capilares e no interstício, juntamente com a condutividade hidráulica e o coeficiente de reflexão das proteínas e da matriz extracelular. O resultado do gradiente transcapilar é discretamente negativo no interstício normal, o que assegura um fluxo de líquidos e solutos para fora dos vasos e através do interstício, o que contribui para o transporte de moléculas em direção às células.

O compartimento intersticial é caracterizado pela baixa complacência. Em condições fisiológicas, esse compartimento contém quantidade mínima de líquido. Essa propriedade é fundamental para o perfeito funcionamento dos sistemas, já que a formação do edema intersticial prejudica a comunicação do meio intravascular com o intracelular e, consequentemente, o transporte de substâncias entre os compartimentos. Além disso, o conhecimento atual demonstra que o ótimo funcionamento da barreira no segmento de alta pressão vascular inclui um glicocálix íntegro e uma mínima concentração de proteína.

Embora a albumina seja parte da camada superficial endotelial e a infusão de albumina possa melhorar ou manter a competência da barreira vascular, experimentos com órgãos isolados demonstram que a competência da camada superficial é mantida até que a concentração de albumina caia para valores abaixo de 10 g/L. Dessa forma, o principal insulto à integridade e ao funcionamento da barreira na doença crítica não é a hipoalbuminemia, mas a disfunção da estrutura molecular do glicocálix endotelial. Esse tipo de dano pode ocorrer em decorrência de hipervolemia, lesão de isquemia-reperfusão, processos inflamatórios, sepse, hiperglicemia, trauma e alterações do pH plasmático, fatores estes muitas vezes prevalentes no paciente com doença renal. Além disso, a composição da própria solução de reposição administrada pode agravar a lesão.

POR QUE O EXCESSO DE ÁGUA É DELETÉRIO?

A sobrecarga hídrica é um fator prognóstico adverso, sabidamente associado a piora da oxigenação, lesões em órgãos-alvo, aumento do tempo de internação e morbimortalidade. A reposição volêmica excessiva também se associa com o desenvolvimento de injúria renal aguda (IRA). O mecanismo pelo qual isso acontece decorre da diminuição da pressão de perfusão renal, seja por congestão e transmissão do aumento da pressão venosa central (PVC) até a veia renal, seja por aumento da pressão no interior do compartimento fibroso que encapsula os rins. Nessa síndrome de compartimento específica, o aumento da pressão renal tanto pode ocorrer via transmissão direta a partir do compartimento hipertenso abdominal como por acúmulo de líquido intersticial e edema intrarrenal. Outro aspecto é que, em decorrência do aumento do débito cardíaco (DC), a administração de líquido pode aumentar a taxa de filtração glomerular (TFG), mas com piora da oxigenação renal por aumento da demanda.

Pelo exposto, depreende-se que a reposição de líquido deve ser feita apenas até a correção da hipovolemia. Deve-se administrar a menor quantidade possível capaz de recuperar e manter a perfusão e a oxigenação sistêmicas. Para evitar sobrecarga de líquidos, o ideal é administrar volumes menores, com reavaliação constante da responsividade volêmica e do estado hemodinâmico. Por fim, como mencionado, há evidências de que a composição da solução de reposição pode lesar o glicocálix. O uso de cristaloides no choque hemorrágico associa-se com aumento do ácido hialurônico plasmático (um biomarcador de dano ao glicocálix) e com aumento da resposta inflamatória (aumento de IL-6).

O QUE DEVO USAR PARA A RESSUSCITAÇÃO VOLÊMICA: CRISTALOIDES OU COLOIDES?

A escolha entre coloides e cristaloides para correção volêmica de pacientes gravemente enfermos talvez seja a controvérsia mais arrastada, e ainda não resolvida, da interface entre a nefrologia e a medicina intensiva.

Soluções cristaloides contêm íons e pequenas moléculas que podem ser facilmente cristalizadas a partir da fase aquosa. Os solutos dissolvidos em uma solução cristaloide são de pequeno tamanho (< 1 nm), o que lhes permite cruzar membranas semipermeáveis com facilidade. Cristaloides são baratos e de fácil armazenamento e por isso são preferentemente utilizados na prática clínica. Com exceção do soro glicosado, todos os outros cristaloides contêm sódio, cloreto e outros ânions, que vão determinar a tonicidade relativa ao líquido extracelular (Tabela 1). Essas propriedades físico-químicas são importantes, pois determinam a eficácia da solução para expandir o volume intravascular e seu potencial de toxicidade.

É importante ressaltar que a osmolalidade efetiva das soluções cristaloides é sempre menor do que a osmolalidade teórica nominal. Isso acontece porque a constante de dissociação dos íons na solução farmacêutica nunca é igual a 1. Algumas moléculas dos sais componentes não se dissociam totalmente em condições fisiológicas. Por exemplo, o soro fisiológico a 0,9% (SF) apresenta uma osmolalidade nominal de 308 mOsm/L, o que o tornaria discretamente hipertônico em relação ao plasma. No entanto, sua osmolalidade efetiva, mensurada no osmômetro, é de 286 mOsm/L, sendo, portanto, isotônico em relação ao plasma (Tabela 1). Riscos potenciais da ressuscitação volêmica com cristaloides incluem positivação excessiva do balanço hídrico, com edema subcutâneo, pulmonar e intestinal, acidose metabólica e destruição do glicocálix endotelial.

Coloides são soluções aquosas contendo íons e suspensões de moléculas. As macromoléculas dos coloides têm peso molecular alto o suficiente para não ultrapassar membranas biológicas semipermeáveis íntegras com facilidade. O raciocínio fisiológico para a prescrição

• **TABELA 1** Comparação da composição dos principais cristaloides e coloides utilizados para ressuscitação volêmica

Composição*	Cristaloides					Coloides		
	Não balanceados		Balanceados			Derivados humanos		
	Soro fisiológico	Ringer simples	Ringer lactato	Ringer acetato	Plasma-lyte	Plasma	Albumina 5%	Albumina 20%
Osmolalidade (mOsm/kg)	308[‡]/286[#]	310[‡]	273[‡]/254[#]	273[‡]/254[#]	295[‡]/273[#]	275 a 295	309	263
Sódio (mEq/L)	154	147	130	130	140	135 a 145	140	140
Cloreto (mEq/L)	154	155,5	109	112	98	95 a 110	130	140
Potássio (mEq/L)	–	4	4	4	5	4,4 a 5,2	2	–
Cálcio (mEq/L)	–	4,5	2,7	3	–	2,2 a 2,6	–	–
Magnésio (mEq/L)	–	–	–	2	3	1,5 a 20	–	–
Lactato (mEq/L)	–	–	27	–	–	1 a 2	–	–
Albumina (g/dL)	–	–	–	–	–	3,5 a 5,2	5	20
Acetato (mEq/L)	–	–	–	27	27	0,05 a 0,2	–	–
Gliconato (mEq/L)	–	–	–	–	23	–	–	–

* A composição eletrolítica das soluções cristaloides pode diferir ligeiramente conforme o fabricante.
[‡] Osmolalidade nominal.
[#] Osmolalidade efetiva.
Fonte: elaboração dos autores.

de coloides na ressuscitação volêmica é a maior capacidade de expansão do compartimento intravascular, uma vez que as macromoléculas tendem a ficar mais tempo restritas ao compartimento plasmático, assegurando uma pressão coloidosmótica superior à do compartimento extracelular. O tempo de duração intravascular da expansão derivada do coloide depende da taxa de metabolismo e do *clearance* das moléculas constituintes.

O plasma fresco congelado foi o primeiro coloide empregado para reposição de volume, ainda durante a Segunda Guerra Mundial. A partir dos anos 1960, desencorajou-se a infusão de plasma para restauração da volemia, devido ao surgimento de soluções coloides comerciais, bem como sua baixa disponibilidade, armazenagem complexa e risco de complicações, incluindo injúria pulmonar associada a transfusão (Trali) e risco infeccioso. Mais recentemente, o plasma ressurgiu como solução preferencial para ressuscitação volêmica no trauma com hemorragia exsanguinante, conforme a estratégia da "ressuscitação para controle de danos".

Os coloides disponíveis para uso endovenoso dividem-se em coloides naturais (albumina) e sintéticos (gelatinas, HES e dextranos). São suspensos em uma solução cristaloide, podem ser armazenados por tempo longo e trazem baixo risco microbiológico. Embora sejam excelentes expansores plasmáticos no curto prazo, uma série de estudos bem conduzidos e um grande escândalo que resultou na retratação de mais de 100 artigos estabeleceram a relação risco-benefício atual desses medicamentos.

Em 2008, o estudo *Visep* comparou o uso do hidroxietilamido (HES) 200/0,5 com Ringer lactato (RL), em 600 pacientes com sepse. O grupo que recebeu HES apresentou maior mortalidade, maior incidência de IRA e maior necessidade de suporte renal artificial (SRA). Em 2012, dois grandes estudos randomizados, *Chest* e *6S*, demonstraram efeitos similares: aumento da necessidade de SRA, prurido, erupções cutâneas e maior mortalidade. Atualmente, sobretudo para o nefrologista, está pacificada a questão da utilização de coloides sintéticos. São caros e têm efeitos adversos que incluem anafilaxia, coagulopatia, potencial de acúmulo nos tecidos e, principalmente, nefrotoxicidade.

O coloide mais utilizado na clínica, principalmente no contexto da medicina intensiva, é a albumina humana. Além do efeito sobre a volemia, a albumina apresenta outras propriedades interessantes, incluindo atividade antioxidante, transporte de substâncias e medicamentos e proteção da microvasculatura, notadamente por uma possível ação de preservação e restauração do glicocálix endotelial. Embora os dados experimentais sejam animadores, estudos clínicos de maior qualidade não têm conseguido demonstrar uma superioridade marcante em relação aos cristaloides.

Em 1998, uma metanálise do grupo Cigar (Cochrane Injuries Group Albumin Reviewers) reuniu 32 pequenos estudos e concluiu que, em pacientes com hipovolemia, queimaduras e hipoalbuminemia, a administração de albumina, em comparação com a de cristaloides, resultava em aumento significativo (6%) na mortalidade.

Após a enorme controvérsia que se seguiu, outra metanálise com 55 pequenos estudos (incluindo 31 dos 32 incluídos no Cigar) concluiu pela ausência de efeito deletério da ressuscitação com albumina, sem, entretanto, demonstrar eventual benefício.

Em 2004, o estudo *Safe* randomizou 6.997 pacientes internados em unidades de terapia intensiva (UTI) na Austrália e na Nova Zelândia, para receber albumina a 4% ou SF. O estudo não encontrou diferenças de mortalidade, refutando as conclusões do Cigar. Na análise de subgrupos, observou que o uso de coloides aumentou a mortalidade em pacientes com traumatismo cranioencefálico e diminuiu o risco de morte em pacientes com sepse. O estudo italiano *Albios*, publicado 10 anos depois, incluiu 1.818 pacientes com sepse ou choque séptico e albumina sérica < 3 g/dL, para receber, ou não, uma infusão suplementar de albumina a 20%, em adição à ressuscitação com cristaloides. Novamente não foi demonstrada diferença na mortalidade, mas houve redução estatisticamente significativa na mortalidade no subgrupo de pacientes com choque séptico.

Os achados do *Safe* e do *Albios* apontam para um benefício potencial da albumina na ressuscitação volêmica inicial de pacientes com sepse. Embora promissor, esse efeito não é reproduzido de forma consistente em metanálises. Dado o custo mais elevado da albumina e a eficácia comparável aos cristaloides, parece razoável reservar o uso da albumina para situações com benefício comprovado ou altamente possível, o que, além da sepse, inclui peritonite bacteriana espontânea, reposição após paracentese de grande volume, síndrome hepatorrenal, plasmaférese terapêutica e hipotensão durante o SRA de pacientes criticamente enfermos. Na tentativa de diminuir a positivação excessiva do balanço hídrico, também é aceitável associar coloides quando a necessidade de ressuscitação aguda com cristaloides atinge 3 litros ou mais.

QUAL É A MELHOR ESCOLHA? CRISTALOIDES BALANCEADOS OU NÃO BALANCEADOS?

Os cristaloides são classificados em soluções balanceadas e não balanceadas. As soluções balanceadas (Tabela 1) contêm ânions precursores do bicarbonato: lactato no RL, acetato no Ringer acetato e acetato com gliconato no Plasma-lyte (PL). Os critérios para escolha do ânion não se restringem à substituição do bicarbonato, mas também de outras características, que incluem rápida metabolização, ausência de toxicidade e, para evitar hemólise e dano endotelial na infusão por acesso periférico, pH entre 4 e 8.

O lactato não se acumula quando é administrado na dose até 100 mmol/h (3,3 L/h), a menos que haja doença hepática grave. Cabe lembrar, ainda, que 70% do lactato infundido sofre gliconeogênese, sendo convertido em piruvato, o que pode prejudicar o controle glicêmico. O lactato restante seguirá no ciclo de Krebs, via acetil-CoA, com geração de CO_2. O acetato tem vantagens teóricas sobre o lactato, uma vez que apresenta metabolismo mais acelerado (300 mmol/h). Acetato não causa hiperglicemia e tem menor efeito sobre o consumo de oxigênio e sobre a eliminação de dióxido de carbono. Diferente do lactato, o acetato é metabolizado em vários tecidos extra-hepáticos, particularmente no músculo, estando menos sujeito a acúmulo em estados de choque ou disfunção hepática. Entretanto, o acetato foi abandonado como tampão da hemodiálise, em função da associação com hipotensão e toxicidade miocárdica direta. Há ainda relatos de acidose láctica, ou seja, a infusão de acetato em doses elevadas também pode levar a efeitos colaterais.

A hipercloremia pode inibir a reabsorção tubular proximal de cloreto, aumentando a exposição do néfron distal ao cloreto, com retroalimentação negativa aos vasos renais aferentes. Haveria, em consequência, redução do fluxo sanguíneo renal e da TFG, além de supressão da secreção de renina. A redução no diâmetro da arteríola renal é dependente e proporcional ao aumento do cloreto extracelular, com vasoconstrição grave observada em concentrações patológicas do ânion.

Os benefícios das soluções balanceadas, bem evidentes em modelos experimentais ou clínicos, têm sido difíceis de demonstrar na prática do mundo real. Em indivíduos saudáveis, a infusão de SF comparada à de PL causa redução da velocidade de fluxo na artéria renal e diminuição da perfusão renal. Entretanto, em 5 grandes estudos, envolvendo mais de 47 mil pacientes, o emprego de cristaloides balanceados *versus* não balanceados não resultou em diferença de mortalidade (Tabela 2).

Resultados conflitantes foram encontrados em relação aos desfechos renais, que favoreceram as soluções balanceadas nos estudos *Smart* e *Salt-Ed*, mas não nos estudos *Split*, *Basics* e *Plus*. Em uma metanálise do grupo Plus, publicada no mesmo dia do estudo original, os riscos renais e de mortalidade foram ligeiramente favoráveis às soluções balanceadas, embora sem atingir significância estatística. Entretanto, nos dois estudos mais favoráveis, *Smart* e *Salt-Ed*, a metodologia de randomização seguiu técnicas menos convencionais e não houve alocação cega do tratamento. A vantagem eventual das soluções balanceadas desaparece com a exclusão desses dois estudos.

No presente, a melhor evidência indica que qualquer escolha pode ser razoável, desde que individualizada para características específicas de cada paciente. O SF é dotado de menor incompatibilidade com outras drogas administradas e é obviamente preferível em situações de depleção de cloreto (p. ex., alta drenagem pelo tubo digestivo alto). Soluções balanceadas promovem correção mais rápida da cetoacidose diabética, mas, conforme o estudo *Basics*, aumentam a mortalidade em pacientes neurocríticos.

Durante muito tempo o debate central da reposição volêmica teve como foco a definição da melhor solução de reposição. Embora o debate ainda continue, atualmente se considera não existir uma solução ideal para todos os cenários clínicos. Cada solução comercializada apresenta propriedades peculiares que lhe conferem efeitos benéficos e colaterais. É fundamental conhecer as características e as diferenças entre coloides e cristaloides e, dentre estes últimos, das propriedades e do perfil ideal de uso clínico das soluções balanceadas e não balanceadas.

• **TABELA 2** Principais estudos comparativos entre a ressuscitação volêmica em pacientes graves, com solução salina fisiológica a 0,9% *versus* soluções cristaloides balanceadas

Estudo	Ano	Centros	Local	Participantes (n)	Randomização/ alocação cega	Volume (mL)	Seguimento (dias)	Taxa de óbitos SF *vs.* SB (significância)	Desfecho renal* SF *vs.* SB (significância)
Split	2015	4	UTI	2.278	Sim Sim	2.000	90	8,6 *vs.* 7,6 (NS)	9,2 *vs.* 9,6 (NS)
Smart	2018	5	UTI	15.802	Por UTI por mês Não	1.000	30	11,1 *vs.* 10,3 (NS)	15,4 *vs.* 14,3 (p = 0,04)
Salt-Ed	2018	1	PS	13.347	Não Não	1.000	90	1,5 *vs.* 1,4 (NS)	5,6 *vs.* 4,7 (p = 0,01)
Basics	2021	75	UTI	11.052	Sim Sim	2.900	90	27,2 *vs.* 26,4 (NS)	47,2 *vs.* 45,1 (NS)
Plus	2022	53	UTI	5.037	Sim Sim	3.800	90	22 *vs.* 21,8 (NS)	34,4 *vs.* 34,2 (NS)

* O desfecho renal variou entre os diferentes estudos.
NS: não significativo; SB: soluções balanceadas; PS: pronto-socorro; SF: soro fisiológico a 0,9%; UTI: unidade de tratamento intensivo.
Fonte: elaboração dos autores.

COMO AVALIAR O ESTADO VOLÊMICO NO PACIENTE GRAVE COM INJÚRIA RENAL AGUDA?

A determinação do estado volêmico e a adoção de medidas para sua correção são integrais à prática nefrológica, notadamente em pacientes gravemente enfermos. O dia a dia do nefrologista que acompanha pacientes com IRA é marcado por uma série de dilemas terapêuticos, por exemplo, decidir se está indicado persistir na reposição da volemia ou se é o momento de iniciar o SRA, se é preciso ultrafiltrar um paciente hipervolêmico ou tentar induzir diurese farmacológica, ou, ainda, se vale a pena administrar volume para buscar melhora adicional na hemodinâmica e na perfusão tecidual ou se chegou o momento de restringir as infusões para evitar hiperidratação.

A resposta para essas e várias outras perguntas relacionadas exige familiaridade com princípios hemodinâmicos básicos e com as estratégias de avaliação de volemia na doença crítica. Nesse contexto, dois conceitos são relevantes. O primeiro conceito, a *euvolemia* (Figura 1A), descreve o estado ótimo de volemia, que assegura o enchimento adequado das câmaras cardíacas, com geração de um DC apropriado às demandas do organismo. Na euvolemia, nem a administração de líquidos nem a indução de diurese são imediatamente necessárias. O segundo conceito, a *responsividade a volume* (Figura 1B), diz respeito à capacidade do coração de responder a aumentos da pré-carga, incrementando o volume sistólico (VS), segundo o princípio de Frank-Starling (F-S). Na porção ascendente da curva de F-S, o DC aumenta em resposta à ressuscitação volêmica, sendo razoável persistir com a reposição de líquidos antes de recorrer a inotrópicos ou vasopressores. Já na fase de platô da curva, a administração de volume adicional não aumenta o DC.

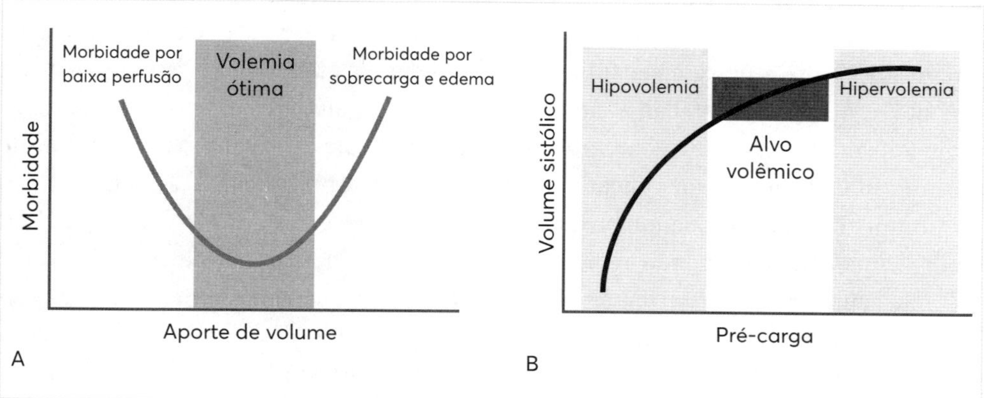

• **FIGURA 1** Representação gráfica da inter-relação entre estado da volemia, morbidade e responsividade a volume. A: euvolemia e desvios da normalidade: relação entre aporte de volume e morbidade. B: princípio de Frank-Starling relacionando a pré-carga com o volume sistólico.
Fonte: elaboração dos autores.

Pacientes com hipotensão são submetidos a "testes de volume", recebendo um bólus de solução de reposição, de acordo com as recomendações para o tratamento dos estados de choque. O objetivo terapêutico é aumentar a pré-carga, para o caso de o paciente encontrar-se na fase ascendente da curva de F-S. No entanto, aproximadamente 50% desses "testes" não atingem o efeito de aumentar o DC. Além disso, cada vez mais se entende que a administração excessiva de líquidos é prejudicial e aumenta a mortalidade. A ressuscitação com grandes volumes promove dissolução do glicocálix, lesão endotelial, extravasamento de líquido e edema tecidual. Por sua vez, o aumento do líquido intersticial e da água pulmonar extravascular está associado com disfunção orgânica progressiva (p. ex., hipertensão abdominal, edema pulmonar, risco de úlceras de pressão) e morte.

Alcançar a *euvolemia*, dentro de limites de segurança, é a meta do "gerenciamento volêmico". A maioria dos estudos procura identificar a fase de *responsividade a volume* em oposição à fase na qual a reposição hídrica passa a ser fútil. Entretanto, o nefrologista trabalha em uma dimensão mais ampla dessa curva volume-resposta. Ele precisa identificar quando administrar volume, quando preservar a euvolemia e, ainda, quando remover o volume acumulado no paciente. Nesse sentido, a hipotensão grave que se segue a uma tentativa frustrada de ultrafiltração (UF) durante o SRA representa um "teste de volume" inverso, que revela que o paciente se encontra em uma fase "descendente" da curva de F-S.

Os métodos de interpretação do volume intravascular incluem avaliações clínicas, métodos invasivos, com implante de acessos venosos centrais e arterial sistêmico e/ou pulmonar, até métodos tecnicamente intensivos, como ultrassonografia (USG), ecocardiografia e análises dinâmicas. Um problema fundamental do paciente com IRA na UTI é que os diferentes testes para estimativa do estado volêmico não são capazes de abranger toda a gama expressa na Figura 1. O diagnóstico da volemia é desafiador, principalmente nas situações em que o volume circulante efetivo e o volume do compartimento extracelular variam em direções opostas (p. ex., anasarca com hipovolemia).

Não existe um único achado de história, exame físico ou laboratório capaz de estabelecer a volemia com precisão. Alguns testes são confiáveis apenas para indicar hiperidratação, outros para hipovolemia e outros, ainda, são de confiabilidade baixa no contexto da doença crítica. Ao avaliar as várias técnicas, é útil comparar a praticidade de realização, a possibilidade de reavaliação em tempo real e a utilidade na previsão da responsividade a volume *versus* euvolemia, combinando-as em diferentes situações clínicas a fim de aumentar a precisão do diagnóstico.

Apenas extremos de hidratação são diagnosticados com facilidade pelo exame clínico. O edema costuma ser o primeiro sinal identificado, mas é um parâmetro pouco sensível e específico. O edema de membros inferiores se correlaciona mal com o nível plasmático de peptídeo natriurético, com o diâmetro da veia cava inferior (VCI) e com marcadores inflamatórios. Estertores na ausculta pulmonar, isolados ou mesmo em combinação com edema periférico, também apresentam associação fraca com edema pulmonar no paciente sob diálise.

A avaliação da pressão arterial (PA) é parte do exame clínico e, em geral, é monitorizada de forma contínua em pacientes internados na UTI. No entanto, para que uma redução no volume intravascular venha a repercutir na PA e na frequência cardíaca é necessária uma grande redução desse compartimento, pois a liberação de catecolaminas pode compensar e retardar o aparecimento da hipotensão, que, portanto, é um sinal relativamente tardio de hipovolemia. Mais frequente é a situação em que a hipotensão se desenvolve não por diminuição do conteúdo líquido do compartimento vascular, mas por vasodilatação excessiva e aumento do volume do continente vascular. Embora a reposição de volume seja um componente do tratamento, o emprego de drogas vasoativas é fundamental nesse contexto.

Alguns achados físicos mais sofisticados apresentam bom desempenho à beira do leito. O tempo de enchimento capilar (TEC) é o intervalo de tempo necessário para que a ponta do dedo, geralmente o indicador, volte à coloração inicial depois da aplicação de uma pressão sobre ele. Em adultos o limite superior situa-se em torno de 4,5 segundos. Em pacientes com choque séptico observa-se excelente correlação entre sobrevivência e normalização do TEC; mais de 70% dos sobreviventes normalizaram o TEC dentro das primeiras 6 horas iniciais de ressuscitação, mesmo antes da normalização do lactato. O moteamento cutâneo é outro dado a ser observado. Quanto maior a área de moteamento da pele ao redor dos joelhos nas primeiras 6 horas de ressuscitação, maior será a chance de morte, independentemente da pressão arterial média (PAM) ou do DC. Outros parâmetros clínicos que não devem ser abandonados são o acompanhamento do débito urinário, o cálculo do balanço hídrico e a observação de melhora do nível de consciência em resposta à ressuscitação volêmica.

A medicina intensiva faz uso de ferramentas mais sensíveis e específicas do que o exame físico para avalição volêmica (Quadro 1). Medidas estáticas de pressão e volume foram os primeiros índices desenvolvidos para estimar a suficiência da volemia e a responsividade a volume. Elas são obtidas em uma determinada condição ou momento, e presume-se que reflitam a pré-carga. Valores mais baixos indicariam a fase ascendente da curva de F-S e, portanto, responsividade a volume. Testes estáticos são mais precisos em indivíduos saudáveis do que nos pacientes com as complexas doenças prevalentes na medicina intensiva, porque a forma e a inclinação da curva de F-S se alteram em estados descompensados, o que limita a capacidade de definir uma reserva de pré-carga. Ainda assim, são os instrumentos mais amplamente disponíveis à beira do leito, requerendo menor treinamento específico para instalação e interpretação.

A PVC é a medida mais simples para avaliação de volemia. Na fase precoce de ressuscitação volêmica do paciente séptico, a meta de PVC situa-se entre 8 e 12 mmHg no paciente que ventila espontaneamente. A meta eleva-se para 12 a 15 mmHg em

• **QUADRO 1** Principais métodos estáticos e dinâmicos de estimativa da euvolemia e/ou da responsividade a volume no contexto da injúria renal aguda

Métodos estáticos	Pressão venosa central
	Pressão de oclusão da artéria pulmonar
	Ultrassonografia pulmonar
	Diâmetro da veia cava inferior
	Colapsabilidade/distensibilidade da veia cava inferior
	Volume diastólico final do ventrículo direito ou esquerdo
Métodos dinâmicos	Variação da pressão de pulso
	Variação do volume sistólico
Manobras dinâmicas	Elevação passiva das pernas
	Miniteste de volume (200 a 250 mL)

Fonte: elaboração dos autores.

paciente sob ventilação mecânica (VM), no qual há aumento da pressão intratorácica ou naqueles com aumento da pressão intra-abdominal. Em indivíduos normais, a PVC reflete a pressão em átrio direito, que é similar à pressão diastólica final do ventrículo direito, que reflete a pressão de enchimento do coração esquerdo, que, em geral, traduz seu volume de enchimento. No entanto, a PVC não é uma medida fidedigna do volume de enchimento das câmaras esquerdas na presença de anormalidades do pulmão, do ventrículo direito ou do ventrículo esquerdo. Infelizmente, a maioria dos pacientes internados em UTI apresenta ao menos uma dessas anormalidades. O acesso venoso central também permite avaliar a saturação de oxigênio venoso central ($S_{cv}O_2$), que se aproxima da saturação de oxigênio mista do sangue venoso (S_vO_2), que, por sua vez, é um reflexo instantâneo do equilíbrio entre consumo e oferta de O_2. Mais do que o valor absoluto, o melhor uso desses parâmetros ocorre de forma dinâmica, avaliando como se alteram em respostas a intervenções terapêuticas.

A determinação da pressão da oclusão da artéria pulmonar (Poap) requer a inserção e o posicionamento de um cateter de Swan-Ganz, uma tarefa relativamente complexa. A Poap avalia a pressão de enchimento das câmaras cardíacas esquerdas. Quando usada para orientar a reposição hídrica nos estados de choque, a meta da Poap é de 12 a 14 mmHg. A exemplo da PVC, a Poap também não é capaz de prever responsividade a volume, porque há grande superposição entre respondedores e não respondedores. O cateter permite a obtenção de amostras de sangue venoso misto, para aferição da S_vO_2. Uma sequência de investigações não mostrou benefício, e algumas até maior mortalidade, com seu uso na sepse. A utilização do cateter de Swan-Ganz é hoje incomum, exceto no contexto da cardiologia intensiva e do pós-operatório de cirurgia cardíaca.

A rotina de exames da medicina intensiva inclui a realização regular de radiografias de tórax no leito, entre outras razões para avaliar sinais de congestão pulmonar. Sua interpretação, porém, depende da experiência do examinador, havendo alta variabilidade entre diferentes observadores, sem falar na exposição repetida à radiação. Uma ferramenta mais sensível é a USG pulmonar, que vem se transformando em um instrumento de beira do leito, como um estetoscópio ou um tensiômetro. A USG pulmonar está bem estabelecida para avaliação de pacientes com dispneia na emergência, auxiliando no diagnóstico diferencial de causas respiratórias *versus* cardíacas. Considera-se que a USG pulmonar é capaz de detectar acúmulo de água pulmonar em fase subclínica, com acurácia bem superior à radiografia de tórax.

Linhas A são linhas horizontais paralelas e equidistantes, que representam um achado normal produzido por artefatos de reverberação (Figura 2A). Linhas B são verticais, perpendiculares ao eco pleural e com origem nele, sendo de pequenas dimensões, com aspecto em cauda de cometa. Elas são bem definidas, oscilando por meio da respiração, juntamente à linha pleural e apagando as linhas A (Figura 2B). As linhas B representam o preenchimento dos septos interlobular ou intralobular, desenvolvendo-se, portanto, em edemas pulmonares ou patologias intersticiais.

O número de linhas B se correlaciona com a água pulmonar e com a pressão de artéria pulmonar, podendo ser acompanhado de forma dinâmica. As linhas B surgem antes da dispneia, o que faz de sua detecção um instrumento precoce para detecção do edema pulmonar. Durante a hemodiálise, as linhas B desaparecem em tempo real, acompanhando a UF. Por desaparecer com a remoção de fluido, são mais específicas do que outras aferições para estimar a euvolemia e o peso seco, assim como para guiar a taxa e o total de UF.

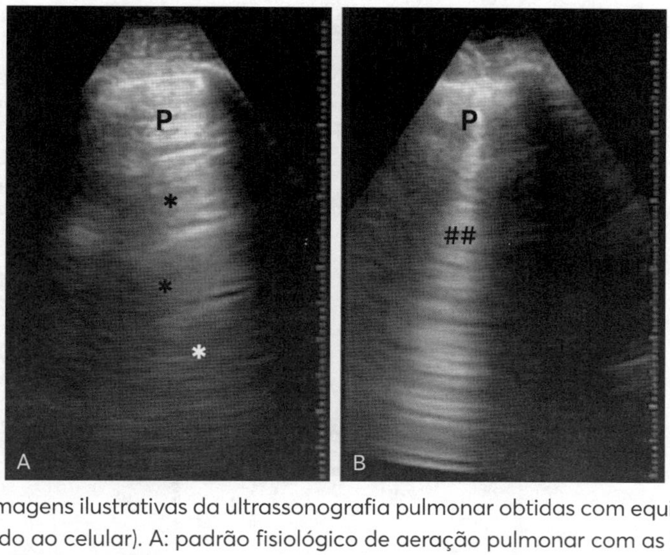

• **FIGURA 2** Imagens ilustrativas da ultrassonografia pulmonar obtidas com equipamento ultraportátil (acoplado ao celular). A: padrão fisiológico de aeração pulmonar com as linhas A (*), que são horizontais, paralelas e equidistastes à pleura (P). B: linhas B, que apagam as linhas A e são causadas por aumento da água extravascular pulmonar (##). (Ver imagem colorida no encarte.)
Fonte: acervo dos autores.

Há vários protocolos padronizados para aferição quantitativa dos achados da USG pulmonar, que é proporcional à gravidade da congestão pulmonar. No protocolo que utilizamos, cada sítio intercostal é avaliado pela contagem de linhas B (cometas pulmonares), que variam de zero (ausência) a 10 (preenchimento total do espaço com imagem hipercogênica). São avaliados 8 espaços intercostais; 4 em cada hemitórax. Os locais são delimitados pelas linhas paraesternal, medioclavicular, axilar anterior e axilar média.

A etapa seguinte é calcular a soma agregada das linhas B contadas em cada espaço (Figura 3). Conforme a contagem, a congestão é classificada de ausente a grave (Tabela 3). Uma limitação da USG pulmonar é que as linhas B também podem surgir em processos fibróticos ou inflamatórios. Por isso é importante associar a análise com a história clínica. Pacientes com obesidade mórbida, enfisema subcutâneo, pneumectomia ou pleurodese causam dificuldade ao método. Além disso, pacientes com síndrome do desconforto respiratório agudo apresentam edema pulmonar por causa não hidrostática, que também se associa com o desenvolvimento de linhas B, mas não necessariamente indicam hipervolemia.

O treinamento básico com USG permite obter parâmetros relacionados ao volume da pré-carga, calculado a partir da VCI. O diâmetro isolado da veia cava inferior (dVCI) é utilizado para indicar o estado volêmico, principalmente na hipovolemia. Em pacientes em ventilação espontânea, as informações da USG podem ser potencializadas com a mensuração da variação respiratória do diâmetro vascular, que ocorre

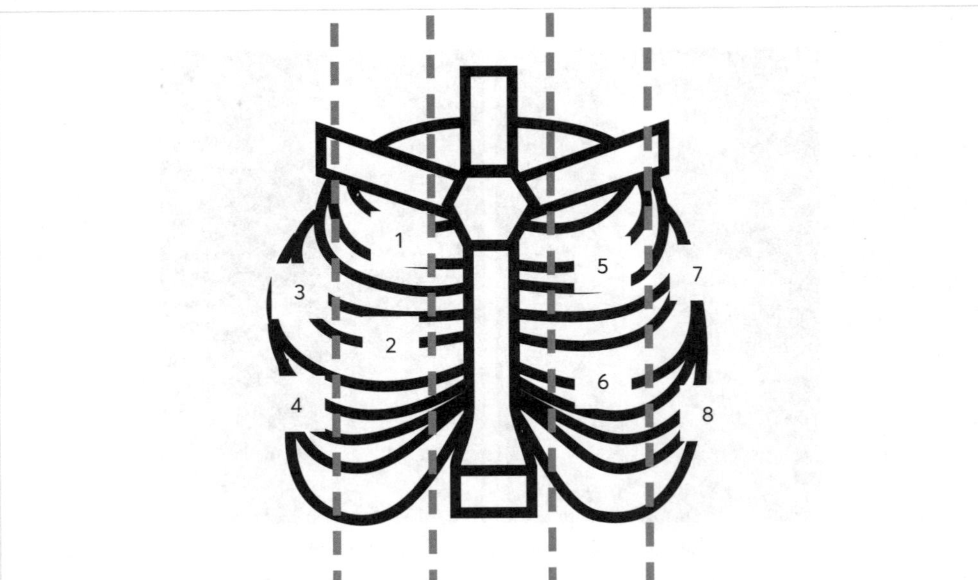

• **FIGURA 3** Pontos avaliados para a quantificação da congestão pulmonar por meio da ultrassonografia pulmonar.

Fonte: elaboração dos autores.

• **TABELA 3** Classificação do grau de congestão pulmonar conforme a avaliação quantitativa de linhas B identificadas na ultrassonografia pulmonar

Classificação	Número de linhas B	Grau de congestão
0	≤ 5	Ausente
1	6 a 15	Leve
2	16 a 30	Moderado
3	> 30	Grave

Fonte: elaboração dos autores.

devido à transmissão da pressão pleural ao átrio direito, causando aumento do retorno venoso na inspiração, que se acompanha de redução do diâmetro da VCI. A partir dessa inter-relação pode-se calcular o índice de colapsabilidade da VCI (iCVCI).

Para calcular o iCVCI, a VCI é insonada em modo bidimensional, em janela subcostal, perpendicular ao seu longo eixo, na topografia da saída da veia hepática ou a 1-3 cm da sua entrada no átrio direito. Conforme mostrado na Figura 4, o diâmetro da VCI é avaliado em modo M, simultaneamente ao modo bidimensional, para garantir o perfeito alinhamento da sonda. Para cálculo do iCVCI mede-se o diâmetro da VCI no final da expiração (diâmetro máximo) e no final da inspiração (diâmetro mínimo), dividido pelo diâmetro expiratório máximo.

Em geral um dVCI < 1,2 cm associado a um iCVCI > 50% indica hipovolemia, mas o aumento do dVCI não tem boa especificidade para sobrecarga volêmica. A Tabela 4 apresenta uma proposta que procura integrar os dados do dVCI com os do iVCVI, como estratégia não invasiva para estimar a pressão no átrio direto. Dessa forma, é possível definir as três condutas mais importantes na prática da hidratação em terapia intensiva: ressuscitação volêmica, indicação para teste de volume ou restrição líquida. Do ponto de vista nefrológico, pode-se usar o mesmo processo para definir a estratégia de UF na TRS: UF generosa, aplicação de teste de UF ou UF zero. Mais ainda, os exames podem ser facilmente repetidos de forma não invasiva, permitindo a calibração das condutas de hidratação ou UF em tempo real, na beira do leito do paciente.

Em pacientes sedados e sem *drive* respiratório pode-se utilizar o índice de distensibilidade da veia cava inferior (iDVCI). A VM com pressão positiva causa inversão do efeito do ciclo respiratório sobre o diâmetro da VCI, que passa a ser máximo durante a inspiração e mínimo na expiração. Em pacientes sépticos, sedados e curarizados, um iDVCI maior de 18% é capaz de predizer, com boa acurácia, a responsividade a volume.

Embora não seja propriamente um instrumento de monitorização hemodinâmica e sim um método diagnóstico, considera-se essencial a realização precoce da ecocardiografia em todo paciente hemodinamicamente instável. O exame permite aferir as funções sistólica e diastólica dos ventrículos, diagnostica choques de origem obstrutiva e ainda permite estimar o DC e os volumes diastólicos finais dos ventrículos.

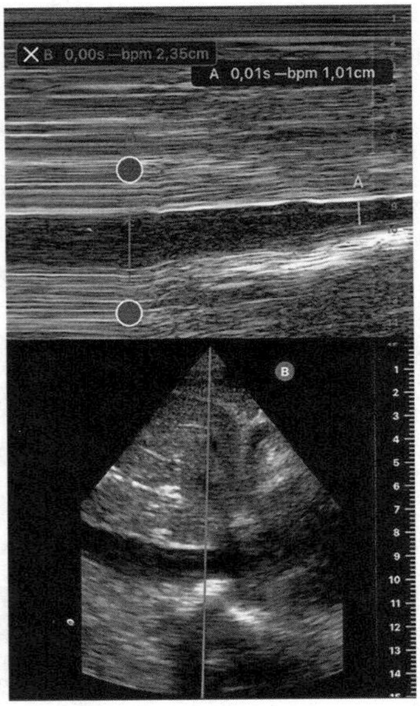

A

B

$$iCVCI = \frac{D_{máx} - D_{mín}}{D_{máx}} \times 100$$

• **FIGURA 4** Insonação da veia cava inferior. A: imagens obtidas com equipamento ultraportátil conectado ao celular. O campo superior apresenta a imagem em modo M e o inferior em modo bidimensional. B: fórmula do índice de colapsabilidade da veia cava inferior (iCVCI), onde $D_{máx}$ corresponde ao diâmetro máximo na expiração e $D_{mín}$ ao diâmetro mínimo na inspiração.
Fonte: acervo dos autores.

• **TABELA 4** Estimativa da pressão do átrio direito a partir do diâmetro da veia cava inferior e do índice de colapsabilidade da veia cava inferior

dVCI (cm)	iCVCI (%)	Pressão estimada do átrio direito (mmHg)
≤ 2 (diminuído ou normal)	> 55%	0 a 5
	35 a 55%	0 a 10
	< 35%	Indeterminado
> 2 (aumentado)	> 55%	0 a 10
	35 a 55%	10 a 15
	< 35%	10 a 20

dVCI: diâmetro da veia cava inferior; iCVCI: índice de colapsabilidade da veia cava inferior.
Fonte: adaptação de Mclean e Huang, 2012.

Os testes dinâmicos realizados à beira do leito baseiam-se na observação do comportamento do DC ou da PA, em resposta a testes de variação da pré-carga. Os testes dinâmicos mais utilizados são a variação do volume sistólico (VVS), expresso pelo percentual de mudança entre o VS máximo e mínimo ao longo de um intervalo predeterminado, e a variação na pressão de pulso (VPP) ou delta-PP, obtida pela diferença entre a pressão de pulso máxima e a pressão de pulso mínima, dividido pela média das duas ao longo de um ciclo respiratório. Ambos exigem que o paciente esteja sedado, sem arritmias e sob VM com volume corrente elevado (> 8 mL/kg). As manobras provocativas mais utilizadas para aumento da pré-carga são o miniteste de volume, a elevação passiva das pernas e a observação do efeito dos ciclos de pressão positiva durante a VM sobre a PA.

A VM por pressão positiva aumenta a pressão intratorácica na inspiração, carreando sangue e aumentando o VS do ventrículo esquerdo, enquanto diminui o enchimento e a ejeção do ventrículo direito, o que, na sequência, diminui a pré-carga e o VS do ventrículo esquerdo. Essas pequenas variações cíclicas no DC são exacerbadas na hipovolemia. A pressão de pulso é dada pela diferença entre a PA sistólica e a diastólica, é diretamente proporcional ao VS e inversamente proporcional à elastância aórtica. Como esta última mantém-se constante entre um batimento cardíaco e outro, a pressão de pulso é um marcador indireto do VS. Pacientes hipovolêmicos exibem maior variabilidade nessas oscilações respiratórias da pressão de pulso, que é capturada pelo cálculo da delta-PP. O valor de corte para a delta-PP é de 13%, ou seja, pacientes que apresentam um percentual de variação superior a esse limite são considerados responsivos a volume.

Enquanto a infusão rápida de um volume de 200 a 250 mL em 5 a 10 minutos de uma solução cristaloide para aumentar a pré-carga é autoexplicativa, o teste de elevação passiva das pernas redireciona cerca de 300 mL de sangue ao coração, de forma rápida e reversível. O paciente deve iniciar com a cabeceira elevada a 30 a 45 graus, enquanto se faz a primeira avaliação do DC ou do VS. Em seguida elevam-se os membros inferiores a 45 graus, simultaneamente com o abaixamento da cabeceira a 0 grau. O DC/VS deve ser reavaliado em 60 a 90 segundos após a manobra. Caso se observe um aumento ≥ 12 a 15%, considera-se que o paciente é responsivo a volume, ou seja, está na fase ascendente da curva de F-S. Quando o paciente já atingiu a fase de platô da curva de F-S, o aporte de volume não melhora o desempenho cardíaco.

O DC/VVS pode ser avaliado por ecocardiografia ou por um monitor de DC, usando o método de termodiluição com o cateter de Swan-Ganz ou métodos minimamente invasivos em que se usa um cateter arterial periférico para análise do contorno do pulso arterial ou para cálculo baseado na diluição térmica ou na de um marcador inerte. Os dispositivos comerciais para monitorização hemodinâmica minimamente invasiva costumam oferecer a leitura do VVS, da delta-PP ou de ambos, em tempo real e de forma contínua.

E NA PRÁTICA DIÁRIA, COMO SE DEVE AVALIAR A RESPONSIVIDADE A VOLUME?

Em razão da associação com piores desfechos clínicos, o controle da sobrecarga hídrica e da congestão pulmonar é fundamental na abordagem clínica ao paciente gravemente enfermo, sobretudo naqueles que se encontram sob risco ou com IRA estabelecida. Da mesma forma, a ressuscitação de volume em pacientes hipovolêmicos é essencial para restabelecer o controle da perfusão tecidual. Apesar de mandatória, a avaliação clínica diária de parâmetros relacionados ao estado volêmico (PA, balanço hídrico, troca pulmonar, presença de edema) é sabidamente falha quando considerada de forma isolada.

A grande variedade de técnicas para estimativa do estado volêmico sinaliza que cada uma tem indicações distintas e/ou limitações inerentes. Métodos que requerem que o paciente esteja sob VM com sedação profunda, que fazem uso de sofisticados monitores comerciais ou cuja aplicação requer elevada capacitação técnica são pouco práticos para a rotina diária do nefrologista e, mesmo, para a rotina da maioria das UTI.

O método ideal de avaliação da responsividade de volume deve ser barato, preciso, pouco invasivo e capaz de fornecer informações de forma contínua ou facilmente repetidas em curto intervalo. A competência básica para realização da USG à beira do leito, conduzida por nefrologistas ou outro membro da equipe clínica, está cada vez mais disseminada no ambiente hospitalar. O somatório de informações obtidas com a USG – diâmetro da VCI, índice de colapsabilidade, linhas A e B no exame pulmonar e, se possível, ecocardiografia – possibilita uma avaliação prática e rápida do estado da volemia, sem necessidade de sedação ou de condições restritas de elegibilidade. A USG também é capaz de apontar o momento em que a reposição volêmica deixa de trazer benefícios hemodinâmicos. Assim, a diminuição da iCVCI e o aparecimento de linhas B no pulmão indicam a necessidade de adotar medidas alternativas, como o uso de vasopressores, inotrópicos, diuréticos ou iniciação do SRA.

Sempre que possível, é válido associar a informação dada pela USG com dados fornecidos por técnicas complementares, como métodos minimamente invasivos. O teste de elevação passiva da perna tem bom desempenho na determinação da reserva de pré-carga, com efeito inteiramente reversível no caso de o paciente não apresentar sinais de responsividade a volume.

QUAIS OS OBJETIVOS DO SUPORTE NUTRICIONAL EM PACIENTES COM IRA?

O objetivo do suporte nutricional na IRA não é diferente do de outros pacientes criticamente enfermos em situação de hipercatabolismo, ou seja, garantir um aporte de energia e de proteínas suficiente para minimizar a síndrome de desgaste proteico-energético (DPE). Sabe-se que, nesse contexto (paciente imóvel e vivenciando uma tempestade de mediadores catabólicos), é praticamente impossível positivar o balanço nitrogenado, ou mesmo equilibrá-lo. A estratégia nutricional reconhece a existência de dois tempos distintos para a intervenção. No primeiro tempo, de doença aguda, o objetivo é abrandar a perda de massa muscular, a fim de preservá-la na medida do possível. No segundo tempo, após os dias catabólicos iniciais e a resolução da inflamação sistêmica, sobrevém a fase de convalescença, quando a combinação do suporte nutricional, controle da uremia através do SRA e intensificação da fisioterapia atuam em conjunto para acelerar o processo de regeneração da musculatura, a recuperação das funções dos sistemas orgânicos, a cicatrização de feridas cirúrgicas e a melhora da competência imunológica.

QUAIS OS BIOMARCADORES UTILIZADOS PARA O DIAGNÓSTICO DO DESGASTE PROTEICO-ENERGÉTICO E PARA O ACOMPANHAMENTO DO SUPORTE NUTRICIONAL NA IRA?

O diagnóstico nutricional no paciente criticamente enfermo é problemático. Parâmetros relacionados ao peso e índices antropométricos, como circunferência muscular e dobras cutâneas, são perdidos em função do edema generalizado que se instala após a redistribuição extracelular do líquido administrado nos processos de ressuscitação volêmica. Marcadores laboratoriais tradicionais, como níveis séricos de albumina, pré-albumina e transferrina, comportam-se como proteínas de fase aguda negativas na sepse e na doença crítica. Cálculos baseados na taxa de catabolismo proteico são difíceis de obter em pacientes tratados com máquinas de diálise de proporção ou com métodos contínuos que envolvam um componente de hemofiltração. Imagens específicas para avaliação da massa muscular, obtidas com tomografia computorizada ou ressonância magnética, são inviáveis no paciente internado na UTI, e escores nutricionais, como o SGA (*Subjective global assessment*) e o Nutric (*Nutrition risk in critically ill*), têm desempenho apenas razoável nessa população. Além disso, estimativas de gasto energético, obtidas por fórmulas, não são confiáveis na doença crítica, mesmo após a correção por um "fator de estresse". O cálculo do gasto energético por calorimetria indireta (CI) é considerado o teste mais confiável, mas enfrenta dificuldades pela pouca disponibilidade de equipamentos. Na prática, o diagnóstico nutricional do paciente com IRA grave incorpora um somatório, algo subjetivo, dos diversos parâmetros disponíveis em cada espaço de prática.

A META CALÓRICA DE PACIENTES COM IRA DIFERE DA DE OUTROS PACIENTES COM DOENÇA CRÍTICA?

Como mencionado, pacientes com IRA e doença crítica cursam com hipermetabolismo e hipercatabolismo, como parte do complexo de doenças graves, que incluem sepse, choque, trauma e cirurgia de grande porte, que, provavelmente, não estão diretamente relacionados à IRA.

Estudos com CI, realizada dentro de 72 horas após o diagnóstico de sepse e 7 dias depois do primeiro exame, não demonstram diferenças significativas no gasto energético de repouso (GER) entre pacientes sépticos com ou sem IRA. No tocante à terapia dialítica, a avaliação do

GER por CI, antes e durante a realização do SRA, também não detecta diferença significativa em pacientes tratados com diferentes modalidades (hemodiálise convencional, hemodiálise prolongada e diálise peritoneal de alto volume).

Nenhuma equação preditiva parece ser capaz de estimar com acurácia o GER. A maioria tende a subestimar as necessidades energéticas. Em um estudo com pacientes com IRA em HD, o GER medido por CI foi comparado ao gasto energético basal (GEB) obtido pela fórmula Harris-Benedict. Embora 52% dos pacientes tenham sido classificados como hipermetabólicos (GER/GEB > 1,3), 34% como normometabólicos e 14% como hipometabólicos (GER/GEB < 0,9), não houve diferença de sobrevida conforme o padrão metabólico.

No cálculo da oferta calórica em pacientes dialíticos, possíveis ganhos ou perdas de calorias resultantes da diálise devem ser considerados. Nas diálises contínuas, soluções de reposição sem glicose podem levar à perda de calorias. Por outro lado, a anticoagulação com citrato pode levar a ganho de calorias. Com base nessas observações, as diretrizes recomendam a administração precoce de nutrição, de preferência por via enteral, visando a um aporte energético de 25 a 30 kcal/dia e considerando a eventual suplementação com nutrição parenteral para garantir o atingimento da meta. No entanto, quando o limite de aporte de energia é ultrapassado, evidências apontam para o risco da hipernutrição calórica.

Não existem estudos que corroborem ou refutem a preocupação com a "dose" calórica no suporte nutricional com desfechos substitutivos relevantes (tempo livre de diálise, de VM, de UTI ou de internação hospitalar) ou com desfechos duros (incapacidade ou mortalidade). Uma análise *post-hoc* dos dados do estudo *Renal*, que inclui 1.457 pacientes com doença crítica exclusivamente tratados com métodos contínuos, não encontrou diferenças na mortalidade nem nos desfechos substitutivos, em pacientes que receberam menor *versus* maior aporte calórico.

QUAL A META PROTEICA DO PACIENTE COM IRA E DO PACIENTE COM DRC COM IRA?

Pacientes com IRA apresentam elevado risco de DPE. Como o DPE se associa com aumento de mortalidade em pacientes com doença crítica, faz sentido oferecer proteínas em quantidade suficiente para sustentar o balanço nitrogenado. A meta proteica nos pacientes com IRA e doença renal crônica (DRC) com IRA é definida de acordo com o grau de catabolismo do paciente. Nas recomendações das diretrizes, pacientes hipercatabólicos devem receber ofertas proteicas superiores a 1,3 a 1,5 g/kg/dia. Proteínas não devem ser restringidas para pacientes hipercatabólicos, com o objetivo de retardar o início do SRA. No entanto, pode ser controlada para aqueles não catabólicos e sem SRA, com recomendação entre 0,8 e 1 g/kg/dia.

Metas proteicas mais elevadas são recomendadas com base em estudos prospectivos antigos, em diálise contínua, cujo balanço nitrogenado se torna menos negativo com ofertas maiores que 1,5 a 1,8 g/kg/dia. Em diálise contínua, aproximadamente 0,2 g de aminoácidos são perdidos por litro de ultrafiltrado, totalizando 10 a 15 g por dia. Nessas modalidades, considera-se ofertar uma suplementação adicional de 0,2 g/kg/dia, até o máximo de 2,5 g/kg/dia. Ofertas proteicas iguais ou maiores que 2,5 g/kg/dia resultam em aumento da geração de ureia e na necessidade de intensificação na dose de diálise.

Não existem estudos robustos que documentem melhores desfechos clínicos relacionados à intensidade da oferta proteica em pacientes com IRA. Em um estudo retrospectivo, em pacientes oncológicos com IRA e tratados com hemodiálise prolongada em modo contínuo (HDPC), aqueles com menores níveis de ureia sérica (considerado pelos autores como marcador substituto para balanço nitrogenado negativo) cursaram com maior mortalidade. Por outro lado, na análise *post-hoc* do estudo *Renal* não se observou redução de desfechos clínicos com maior aporte proteico, embora a oferta média tenha sido de apenas 0,5 g/kg/dia. Entretanto, quando a análise excluiu pacientes falecidos nas primeiras 96 horas, houve maior mortalidade nos pacientes com maior aporte de proteínas.

A SUPLEMENTAÇÃO DE GLUTAMINA É INDICADA PARA PACIENTES COM IRA?

A suplementação de glutamina tem sido recomendada, apenas, por via enteral em grandes queimados e em pacientes com trauma. Uma metanálise com estudos randomizados e controlados em pacientes adultos com doença crítica mostrou que a suplementação de glutamina via parenteral, entre 0,3 e 0,5 g/kg/dia, melhorou o prognóstico. No entanto, a investigação excluiu pacientes com doenças hepáticas e renais. Os estudos multicêntricos *Redox* e *Metaplus* mostraram que a suplementação precoce de glutamina, particularmente em doses elevadas, teve relação com aumento da mortalidade de pacientes com IRA. Assim, até que novos estudos mostrem segurança em relação à dose, a suplementação de glutamina, por via enteral ou parenteral, não é recomendada para pacientes com IRA.

E NA PRÁTICA, QUAL SERIA A PRESCRIÇÃO NUTRICIONAL BÁSICA PARA O PACIENTE COM IRA GRAVE?

Os pacientes com IRA associada a doença crítica com frequência já chegam ao hospital com algum grau de DPE, o que, independentemente de qualquer intervenção nutricional, consiste em um fator de risco adverso para mortalidade. A despeito da ausência de ensaios controlados com desfechos mais consistentes, o padrão consensual é indicar o suporte nutricional na IRA grave, com o intuito de diminuir a deterioração do estado nutricional e promover a recuperação do paciente.

A via enteral é a preferida para o suporte nutricional no paciente grave, e isso não é diferente no portador de IRA. A via parenteral pode ser usada em pacientes sem disponibilidade da via digestiva ou para complementar as necessidades nutricionais quando não se consegue atingir as metas nutricionais somente com a nutrição enteral. O Quadro 2 apresenta sugestões práticas para a prescrição do suporte nutricional em pacientes com IRA.

• **QUADRO 2** Recomendações práticas para o suporte nutricional em pacientes com injúria renal aguda

Estudo	Não catabólico sem SRA	Não catabólico com SRA	Catabólico com SRA intermitente	Catabólico com SRA contínuo
Proteínas (mg/kg/dia)	0,8 a 1	1 a 1,4	1,3 a 1,5	1,5 a 1,7 (até 2,5 em pacientes hipercatabólicos)
Energia	Idealmente, calcular o gasto energético por calorimetria indireta. Quando indisponível, objetivar a oferta de 25 a 30 kcal/kg/dia, com 70 a 80% (5 a 7 g/kg) como carboidratos e 20 a 30% (1,2 a 1,5 g/kg) como lipídios. Considerar a carga calórica do citrato utilizado no SRA contínuo a fim de evitar hiperalimentação.			
Eletrólitos	Ajustar conforme a bioquímica diária. Hipocalemia e hipomagnesemia podem agravar gastroparesia. Considerar a redução de conteúdo de potássio e fósforo em pacientes com IRA sem SRA. Ao contrário, considerar necessidade de suplementação desses eletrólitos em pacientes tratados com métodos intensivos de SRA. Corrigir hipocalcemia grave com gluconato de cálcio EV sob monitorização cardíaca (não infundir em via vascular contendo cristaloide balanceado para evitar precipitação e perda do acesso).			
Vitaminas e outros micronutrientes	Em pacientes sob SRA intensiva, repor folato (até 1 mg), piridoxina (até 10 mg) e vitamina C (até 100 mg), completando o conteúdo da formulação comercial padrão de vitaminas para o suporte nutricional. A adição de glutamina em pacientes com IRA pode se associar com aumento de mortalidade.			
Oligoelementos	Necessidades diárias carecem de estudos no cenário da IRA grave. Em princípio, utilizar soluções comerciais padrão para reposição de oligoelementos.			

EV: endovenoso; IRA: injúria renal aguda; SRA: suporte renal artificial.
Fonte: elaboração dos autores.

LITERATURA RECOMENDADA

Argaiz ER, Koratala A, Reisinger N. Comprehensive assessment of fluid status by point-of-care ultrasonography. Kidney 360. 2021;2(8):1326-38.

Bellomo R, Cass A, Cole L et al. Calorie intake and patient outcomes in severe acute kidney injury: findings from The randomized evaluation of normal vs. augmented level of replacement therapy (Renal) study trial. Crit Care. 2014;18(2):R45.

Bellomo R, Cass A, Cole L et al. Daily protein intake and patient outcomes in severe acute kidney injury: findings of the randomized evaluation of normal versus augmented level of replacement therapy (Renal) trial. Blood Purif. 2014;37(4):325-34.

Bellomo R, Seacombe J, Daskalakis M et al. A prospective comparative study of moderate versus high protein intake for critically ill patients with acute renal failure. Ren Fail. 1997;19(1):111-20.

Bentzer P, Griesdale DE, Boyd J et al. Will this hemodynamically unstable patient respond to a bolus of intravenous fluids? JAMA. 2016;316(12):1298-309.

Castro MG, Ribeiro PC, Souza IAO et al. Diretriz brasileira de terapia nutricional no paciente grave. Braspen Journal. 2018;33:2-36.

Fiaccadori E, Regolisti G, Maggiore U. Specialized nutritional support interventions in critically ill patients on renal replacement therapy. Curr Opin Clin Nutr Metab Care. 2013;16(2):217-24.

Finfer S, Micallef S, Hammond N et al. Balanced multielectrolyte solution versus saline in critically ill adults. N Engl J Med. 2022;386(9):815-26.

Finfer S, Myburgh J, Bellomo R. Intravenous fluid therapy in critically ill adults. Nat Rev Nephrol. 2018;14(9):541-57.

Goes CR, Balbi AL, Ponce D. Evaluation of factors associated with hypermetabolism and hypometabolism in critically ill AKI patients. Nutrients. 2018;10(4).

Goes CR, Berbel-Bufarah MN, Sanches AC et al. Poor agreement between predictive equations of energy expenditure and measured energy expenditure in critically ill acute kidney injury patients. Ann Nutr Metab. 2016;68(4):276-84.

Goes CR, Vogt BP, Sanches ACS et al. Influence of different dialysis modalities in the measurement of resting energy expenditure in patients with acute kidney injury in ICU. Clin Nutr. 2017;36(4):1170-4.

Hammond NE, Zampieri FG, Di Tanna GL et al. Balanced crystalloids versus saline in critically ill adults: a systematic review with meta-analysis. NEJM Evidence. 2022;1(2).

Hernandez G, Castro R, Bakker J. Capillary refill time: the missing link between macrocirculation and microcirculation in septic shock? J Thorac Dis. 2020;12(3):1127-9.

Kenaan M, Gajera M, Goonewardena SN. Hemodynamic assessment in the contemporary intensive care unit: a review of circulatory monitoring devices. Crit Care Clin. 2014;30(3):413-45.

Kidney Disease: Improving Global Outcomes (Kdigo) Acute Kidney Injury Work Group. Kdigo clinical practice guideline for acute kidney injury. Kidney Int Suppl. 2012;2(1):1-138.

Macedo E, Karl B, Lee E, Mehta RL. A randomized trial of albumin infusion to prevent intradialytic hypotension in hospitalized hypoalbuminemic patients. Crit Care. 2021;25(1):18.

McClave SA, Taylor BE, Martindale RG et al. Guidelines for the provision and assessment of nutrition support therapy in the adult critically ill patient: Society of Critical Care Medicine (SCCM) and American Society for Parenteral and Enteral Nutrition (Aspen). JPEN J Parenter Enteral Nutr. 2016;40(2):159-211.

Mårtensson J, Bellomo R. Are all fluids bad for the kidney? Curr Opin Crit Care. 2015;21(4):292-301.

Mclean A, Huang S. Critical care ultrasound manual. Elsevier; 2012.

Mesquida J, Gruartmoner G, Ferrer R. Passive leg raising for assessment of volume responsiveness: a review. Curr Opin Crit Care. 2017;23(3):237-43.

Nystrom EM, Nei AM. Metabolic support of the patient on continuous renal replacement therapy. Nutr Clin Pract. 2018;33(6):754-66.

Ostermann M, Liu K, Kashani K. Fluid management in acute kidney injury. Chest. 2019;156(3):594-603.

Panuccio V, Tripepi R, Parlongo G et al. Lung ultrasound to detect and monitor pulmonary congestion in patients with acute kidney injury in nephrology wards: a pilot study. J Nephrol. 2020;33(2):335-41.

Picano E, Frassi F, Agricola E et al. Ultrasound lung comets: a clinically useful sign of extravascular lung water. J Am Soc Echocardiogr. 2006;19(3):356-63.

Russell A, Rivers EP, Giri PC et al. A physiologic approach to hemodynamic monitoring and optimizing oxygen delivery in shock resuscitation. J Clin Med. 2020;9(7).

Sabatino A, Di Mario F, Fiaccadori E. Nutritional management of patients treated with continuous renal replacement therapy. In: Kopple JD, Massry SG, Kalantar-Zadeh K, Fouque D (eds.). Nutritional management of renal disease. 4.ed. Academic Press; 2022. p.863-76.

Salahudeen AK, Kumar V, Madan N, Xiao L et al. Sustained low efficiency dialysis in the continuous mode (C-Sled): dialysis efficacy, clinical outcomes, and survival predictors in critically ill cancer patients. Clin J Am Soc Nephrol. 2009;4(8):1338-46.

Semler MW, Self WH, Wanderer JP et al. Balanced crystalloids versus saline in critically ill adults. N Engl J Med. 2018;378(9):829-39.

Soncini-Sanches AC. Does acute kidney injury alter energy metabolism of septic patients? Archives of Renal Diseases and Management. 2016;2(1):19-23.

Tinawi M. New trends in the utilization of intravenous fluids. Cureus. 2021;13(4):e14619.

Vincent JL, Cecconi M, De Backer D. The fluid challenge. Crit Care. 2020;24(1):703.

Winters ME, Sherwin R, Vilke GM, Wardi G. What is the preferred resuscitation fluid for patients with severe sepsis and septic shock? J Emerg Med. 2017;53(6):928-39.

Wischmeyer PE. The glutamine debate in surgery and critical care. Curr Opin Crit Care. 2019;25(4):322-8.

Young P, Bailey M, Beasley R et al. Effect of a buffered crystalloid solution vs saline on acute kidney injury among patients in the intensive care unit: the Split randomized clinical trial. Jama. 2015;314(16):1701-10.

Yunos NM, Bellomo R, Hegarty C et al. Association between a chloride-liberal vs chloride-restrictive intravenous fluid administration strategy and kidney injury in critically ill adults. JAMA. 2012;308(15):1566-72.

36

Uso de drogas na injúria renal aguda: antimicrobianos e drogas vasoativas

Conrado Lysandro Rodrigues Gomes
Emerson Quintino de Lima
José Hermógenes Rocco Suassuna

INTRODUÇÃO

A injúria renal aguda (IRA) é uma síndrome complexa de alta prevalência, sobretudo no ambiente hospitalar e notadamente nas unidades de terapia intensiva (UTI). A incidência em cada cenário varia conforme o critério de disfunção renal usado para definição da IRA, a mescla de casos e a representatividade de subgrupos específicos, como traumatizados e acidentados, obstétricos, oncológicos, cirúrgicos etc. A IRA tem impacto importante na mortalidade intra-hospitalar e em complicações de longo prazo, incluindo doença renal crônica (DRC) secundária.

Como os rins são os principais veículos de excreção de drogas e metabólitos e também participam ativamente de sua metabolização, a ocorrência da IRA pode impactar a farmacocinética (PK) de muitos medicamentos. Além da IRA em si, a resposta orgânica de fase aguda, com inflamação sistêmica, hipoalbuminemia, aumento do volume extracelular, disfunção hepática, dentre outros fenômenos, torna a prescrição de drogas desafiadora nesse contexto.

Para manejar o emprego de medicamentos nos pacientes com IRA é essencial compreender seus efeitos sobre a disposição dos medicamentos, assim como o impacto da doença crítica e das diferentes formas de suporte renal artificial (SRA). Este capítulo procura discutir aspectos gerais das alterações farmacocinéticas e farmacodinâmicas na IRA, bem como estratégias de ajuste que preservem a eficácia dos medicamentos, evitando a sub ou superdosagem, que potencialmente pode se traduzir em prejuízos ao paciente. Abordaremos também, de forma mais específica, o uso de antimicrobianos e drogas vasoativas, haja vista a ampla utilização destes no contexto da IRA na medicina intensiva.

ANTIMICROBIANOS

Qual a relevância clínica do uso racional dos antimicrobianos no contexto clínico de IRA associada à sepse e ao choque séptico?

Infecções são causa importante de morbidade e mortalidade na terapia intensiva, com prevalência de cerca de 50% em pacientes criticamente enfermos e com mortalidade até duas vezes maior, na comparação com pacientes não infectados internados na UTI. Não apenas a IRA é frequente nessa população como a associação da IRA com sepse aumenta a mortalidade de forma expressiva. Nesse contexto, o Quadro 1 apresenta recomendações de boas práticas para o uso racional dos antimicrobianos.

• **QUADRO 1** Recomendações de boas práticas visando ao uso racional dos antimicrobianos no ambiente da terapia intensiva

- O espectro inicial deve ser amplo o suficiente para cobrir os patógenos conhecidos ou presumidos.
- A primeira dose deve ser administrada rapidamente, assim que se suspeitar da infecção.
- A dosagem deve ser otimizada com base nas propriedades específicas das drogas e em princípios farmacocinéticos e farmacodinâmicos.

Fonte: elaboração dos autores.

As imprevisíveis alterações fisiopatológicas do paciente criticamente enfermo, que modificam tanto respostas sistêmicas quanto propriedades farmacocinéticas (PK) e farmacodinâmicas (PD) dos antimicrobianos, tornam a otimização da terapia antimicrobiana na UTI um grande desafio. Complexidade adicional é conferida pela concomitância da IRA e, especialmente, pela necessidade de suporte renal artificial (SRA). Uma melhor compreensão das variáveis envolvidas nessas redes de interações tem o potencial de melhorar o cuidado e os desfechos desses pacientes de altíssimo risco.

Quais características farmacocinéticas e farmacodinâmicas são importantes para compreender como a sepse e a IRA afetam a disposição dos antimicrobianos?

A PK descreve a ação do corpo sobre as drogas e é aferida por quatro processos cinéticos que ocorrem através de membranas: absorção (ausente na administração endovenosa), distribuição, metabolismo e excreção (Adme). Por exemplo, após a administração de um antibiótico, há um pico de concentração plasmática, seguido de distribuição por outros compartimentos corporais. No equilíbrio, o volume aparente de distribuição (Vd) pode ser calculado dividindo a quantidade total do fármaco introduzido no corpo por sua concentração plasmática. O Vd não corresponde a um compartimento anatômico real, mas sim a uma abstração matemática que estima a dose de um antibiótico que necessita ser administrada para atingir determinada concentração plasmática terapêutica. Drogas altamente ligadas a proteínas (p. ex., ceftriaxona) ou solúveis em água (p. ex., gentamicina) tendem a permanecer no espaço intravascular e, portanto, a apresentar baixo Vd. A situação oposta acontece com drogas altamente lipossolúveis, que se distribuem amplamente, concentram-se nos tecidos corporais e apresentam volumes de distribuição várias vezes superior ao peso total do paciente (p. ex., azitromicina).

É preciso atenção particular para o Vd dos antimicrobianos em pacientes com insuficiência renal. Edema e ascite aumentam o Vd de antibióticos hidrossolúveis, aumentando o risco de subdosagem. Em oposição, desidratação e perda de massa muscular diminuem o Vd desses mesmos medicamentos, aumentando o risco de superdosagem. O Quadro 2 descreve os principais parâmetros PK que devem ser considerados para a prescrição racional dos medicamentos.

A PD descreve a ação das drogas sobre o corpo e corresponde à compreensão do início, intensidade e duração da resposta medicamentosa e do modo como estas se relacionam à interação das drogas com seus alvos moleculares. Drogas que são lipossolúveis dissolvem-se diretamente na bicamada lipídica e atravessam as membranas celulares para interagir com alvos intracelulares. Outros medicamentos são polares e, portanto, hidrossolúveis. Estes atuam no ambiente extracelular ou necessitam interagir com receptores ou transportadores ancorados na membrana para que seu efeito seja traduzido no interior das células.

O parâmetro PD mais utilizado para descrever a relação entre a ação antimicrobiana e a atividade fisiológica é a concentração inibitória mínima (MIC, do inglês *minimal inhibitory concentration*), definida como a menor concentração do antibiótico que inibe o crescimento microbiano visível em meio artificial. A determinação da MIC fornece uma medida quantitativa da atividade da droga contra o patógeno em questão e permite calibrar a concentração da droga em relação à sua potência (dose ideal).

• **QUADRO 2** Parâmetros farmacocinéticos a serem considerados na prescrição de medicamentos

Parâmetro	Definição	Descrição
Cl	Volume de sangue depurado por minuto	Afere a remoção irreversível de uma droga por excreção ou metabolismo
Vd	Volume aparente do líquido corporal que contém a dose total da droga administrada com a mesma concentração do plasma	Parâmetro que relaciona a quantidade total da droga no corpo à sua concentração plasmática
t½	Tempo necessário para que a concentração plasmática da droga diminua pela metade	Dependente do Cl e do Vd. A t½ aumenta com a diminuição do Cl ou com o aumento do Vd
$C_{máx}$	Concentração máxima da droga durante o intervalo de administração das doses	Pico plasmático
$C_{mín}$	Concentração mínima da droga durante o intervalo de administração das doses	Vale plasmático
AUC_{0-24}	Área sobre a curva concentração *vs.* tempo em um período de 24 horas	Representa a exposição total do organismo à infusão de uma substância ativa

AUC_{0-24}: área sobre a curva; Cl: *clearance*; $C_{máx}$: concentração máxima; $C_{mín}$: concentração mínima; t½: meia-vida; Vd: volume de distribuição.
Fonte: elaboração dos autores.

O que é relação PK-PD e como aplicá-la à prescrição ótima dos antimicrobianos?

A modelagem farmacológica que considera as relações entre a concentração das drogas nos locais de ação e seus efeitos farmacológicos é chamada de relação PK/PD, sendo considerada um instrumento fundamental para otimizar e individualizar a terapia clínica. Propriedades físico-químicas dos antimicrobianos, com implicações importantes nos mecanismos PK/PD, incluem as características de hidro ou lipossolubilidade, sumarizadas no Quadro 3.

Diferentes classes de antimicrobianos exibem índices PK/PD distintos, que se correlacionam com a MIC (Quadro 4). Para alcançar uma atividade antimicrobiana mais eficaz, a prescrição das doses de antibióticos e do intervalo entre elas deve considerar esses diferentes modelos de ação, assim como os perfis de sensibilidade.

Uma aplicação fundamental da modelagem PK/PD relaciona-se com o efeito de eliminação microbiana que decorre da interação entre a concentração e o tempo de exposição alcançado no local de ação do antibiótico. Assim, a ação de certos antibióticos é primariamente regida pelo

• **QUADRO 3** Características físico-químicas dos antimicrobianos

Antibióticos hidrossolúveis	Antibióticos lipossolúveis
Volume de distribuição limitado	Volume de distribuição amplo
Difusão passiva através das membranas das células eucarióticas	Difusão livre através de membranas celulares
Inativo contra patógenos intracelulares	Ativo contra patógenos intracelulares
Eliminação principal por via renal	Eliminação principal por via hepática
Ex.: betalactâmicos; glicopeptídeos, aminoglicosídeos	Ex.: macrolídeos, fluoroquinolonas, linezolida

Fonte: elaboração dos autores.

• **QUADRO 4** Classificação dos antimicrobianos de acordo com a modelagem PK/PD

Tipo de antibióticos	Índice PK/PD	Definição	Exemplos
Tempo-dependentes	T > MIC	Tempo acima da MIC (percentual de tempo no qual a concentração da droga permanece acima da MIC no intervalo da dose)	Betalactâmicos, carbapenêmicos, lincosaminas
Concentração-dependentes	$C_{máx}$ > MIC	Razão do pico de concentração da droga pela MIC	Aminoglicosídeos, metronidazol, daptomicina
Tempo e concentração dependentes	AUC_{0-24}/MIC	Razão da área sob a curva de concentração pelo tempo durante 24 horas em relação ao MIC	Quinolonas, glicopeptídeos, tetraciclinas, macrolídeos, polimixinas

AUC: área sobre a curva; $C_{máx}$: concentração máxima; MIC: concentração inibitória mínima; PD: farmacodinâmica; PK: farmacocinética; T: tempo.
Fonte: elaboração dos autores.

tempo total em que as bactérias são expostas a concentrações terapêuticas dos agentes antimicrobianos (tempo acima da MIC ou T > MIC). A ação desses fármacos é chamada de *tempo-dependente*. Não é relevante se a concentração está muito ou pouco acima da MIC, bastando manter-se acima desse patamar o máximo de tempo possível. Respostas ótimas ocorrem quando o tempo acima da MIC é igual ou superior a 50% do intervalo entre as doses, o que exige infusão contínua ou prolongada. Não há justificativa para o emprego de bólus de antibióticos tempo-dependentes exceto na profilaxia cirúrgica, quando o objetivo é atingir uma alta concentração imediata durante o tempo cirúrgico. De forma relevante para pacientes nefrológicos, a disfunção renal eleva a meia-vida (t½) de muitos desses fármacos, prolongando o T > MIC. Nesses casos a prescrição deve consistir em doses menores corrigidas, com frequência sem necessidade de estender o tempo de infusão.

Antibióticos com ação *concentração-dependente* inativam etapas críticas do metabolismo e da síntese de proteínas das bactérias. Para esses fármacos, quanto maior a concentração alcançada, idealmente de 8 a 10 vezes acima da MIC ($C_{máx}$ /MIC), maior será a inibição bacteriana. Não é necessário que se prolongue a $C_{máx}$, já que a ação antimicrobiana não cessa quando a concentração decai abaixo da MIC (efeito pós-antibiótico). Por exemplo, a prescrição de aminoglicosídeos em dose única diária objetiva atingir uma alta $C_{máx}$/MIC, o que aumenta a eficácia antibacteriana e minimiza o risco de toxicidade.

Um benefício adicional da dosagem única, também importante na disfunção renal, decorre dos mecanismos de internalização dos aminoglicosídeos na célula bacteriana. Na etapa inicial, ocorre interação eletrostática desses antibióticos com a membrana plasmática bacteriana, que instabiliza a bicamada lipídica e permite sua difusão passiva para o interior da bactéria. As etapas seguintes envolvem absorção ativa do fármaco através da membrana celular. Esses mecanismos ativos perdem eficiência após o primeiro contato com o aminoglicosídeo, o que causa aumento subsequente da MIC. Dessa forma, é importante garantir que a primeira dose atinja um pico de concentração elevado, capaz de promover morte bacteriana intensa, uma vez que a MIC necessária para eliminar as bactérias remanescentes será maior. A prescrição de doses altas de aminoglicosídeos, apenas uma vez ao dia, permite tempo suficiente para a dissipação desse efeito. Isso não é diferente em pacientes com baixa função renal, que podem, porém, exigir que as doses altas sejam administradas em intervalos maiores, por exemplo, a cada 48 horas.

Para um terceiro grupo heterogêneo de antibióticos, que são *tempo e concentração dependentes*, importam tanto a obtenção de uma alta concentração como o tempo acima da MIC. O parâmetro que melhor se associa com a eficácia clínica é a área geométrica desenhada pela curva cinética da droga no plasma, limitada na porção inferior pela linha que representa a MIC ($AUC_{0-24/}$MIC). Drogas com essa característica requerem doses elevadas e prolongamento do tempo de infusão de cada dose.

Qual o impacto da doença crítica, sepse e injúria renal aguda na farmacocinética e na farmacodinâmica dos antimicrobianos?

Os estudos farmacocinéticos da maioria das drogas são feitos em indivíduos saudáveis. Variações significativas na PK dos antibióticos podem ocorrer em pacientes com infecções graves, devido a alterações de débito cardíaco, perfusão tissular, extravasamento capilar, hipoalbuminemia e pela disfunção de diferentes órgãos-alvo (Quadro 5). Não é de surpreender, portanto, que a prescrição de muitos antimicrobianos deva sofrer ajustes. A variabilidade na exposição às drogas antimicrobianas, em combinação com uma alta frequência de infecções por microrganismos resistentes, pode associar-se com desfechos clínicos insatisfatórios.

• **QUADRO 5** Mudanças farmacocinéticas na doença crítica

Parâmetro	Mudanças comuns na doença crítica	Mudanças potenciais na PK
Absorção	Redução da perfusão GI ou SC por choque ou vasopressores	↓ do tempo para a $C_{máx}$ e AUC
	Redução da motilidade GI (principalmente no pós-operatório)	↓ do tempo para a $C_{máx}$ e AUC
	Uso de nutrição enteral	↓ da AUC
Distribuição	Ressuscitação volêmica	↑ do Vd e redução da $C_{máx}$ para drogas hidrofílicas
	Redução da albumina sérica	↑ da FLd e do Vd para drogas ligadas à albumina
	Aumento da AGA	↓ da FLd e do Vd de drogas ligadas à AGA
	Redução da perfusão em estados de choque	↓ da FLd nos tecidos periféricos
Metabolismo	Indução de enzimas hepáticas por efeito de drogas ou doença crítica	↑ do Cl hepático de drogas com baixa taxa de excreção
	Inibição de enzimas hepáticas por efeito de drogas ou doença crítica	↓ do Cl hepático de drogas com baixa taxa de excreção
	Redução do fluxo sanguíneo hepático	↓ do Cl de drogas com alta taxa de excreção
Eliminação	Injúria renal aguda	↓ do Cl renal para drogas excretadas pelo rim
	Função renal aumentada (sepse, queimaduras)	↑ do Cl renal para drogas excretadas pelo rim
	Alteração do transporte ativo de medicamentos	Efeito variável
	Terapias de suporte renal artificial	Efeito variável

AGA: alfa-1-glicoproteína ácida; AUC: área sob a curva; $C_{máx}$: concentração máxima; FLd: fração livre da droga; GI: gastrointestinal; SC: subcutâneo; Vd: volume de distribuição.
Fonte: elaboração dos autores.

Alterações na PK também reduzem a probabilidade de atingir os alvos PK/PD. O conhecimento das propriedades específicas dos antimicrobianos, aliado à ciência do comportamento PK/PD na vigência de doença crítica, permite adequar a prescrição, de tal sorte que concentrações efetivas venham a ser alcançadas no local de ação, ao mesmo tempo que se minora o risco de toxicidade.

Em princípio, a dose inicial de uma droga é determinada pelo Vd, enquanto as doses de manutenção baseiam-se na taxa de depuração. O Vd frequentemente se expande em pacientes sépticos e com IRA, o que pode afetar a $C_{máx}$ necessária para a ação dos antibióticos concentração-dependentes. Um Vd maior também prolonga a t½ de antibióticos hidrossolúveis tempo-dependentes, o que à primeira vista pode parecer vantajoso. No entanto, os níveis séricos obtidos com as primeiras doses tendem a ser inferiores aos de indivíduos com Vd normal. Quando administrados em dose-padrão, antibióticos hidrossolúveis (Quadro 3) produzirão concentrações menores, com alto risco de dosagem subterapêutica, particularmente na fase crítica inicial do tratamento de pacientes graves. Para esses casos, recomenda-se empregar doses de ataque agressivas, garantindo a obtenção de níveis terapêuticos que compensem a expansão do Vd. Em contrapartida, os antibióticos lipofílicos distribuem-se amplamente no tecido adiposo e/ou no espaço intracelular, não sendo influenciados pelo aumento do Vd associado a sobrecarga hídrica (Figura 1).

Durante o choque séptico, a perfusão microvascular é reduzida, o que por sua vez leva a prejuízo na distribuição de drogas aos locais de infecção. A penetração tecidual inadequada em pacientes com sepse grave e choque séptico pode ser atribuída a extravasamento capilar, edema tissular e falência microcirculatória. Em conjunto com a redução da síntese hepática, o extravasamento capilar também resulta na hipoalbuminemia altamente prevalente em pacientes com enfermidade crítica. Níveis baixos de albumina causam aumento da fração livre das drogas (F_L), o que aumenta a distribuição tissular. No entanto, como há aumento concomitante do Vd, e considerando que é a F_L que é eliminada pelo corpo, a resultante da hipoalbuminemia é uma redução da quantidade da droga efetivamente distribuída aos tecidos. Esse efeito é particularmente importante para drogas com alta ligação proteica como ceftriaxona, teicoplanina e ertapenem.

Em oposição ao contexto da IRA, um fenômeno observado na doença crítica é a depuração renal aumentada, que resulta principalmente de circulação hipercinética associada à sepse inicial e ao uso de inotrópicos e/ou ao estado hiperdinâmico observado nos grandes queimados ou na fase aguda do trauma. Nessas situações há aumento da taxa de filtração glomerular (TFG) e da eliminação de drogas com excreção renal, resultando em diminuição da concentração sérica. Para esses casos, a adequação terapêutica exige o emprego de doses maiores que as habituais, principalmente para antibióticos hidrofílicos com excreção renal, como é o caso da vancomicina e da piperacilina/tazobactam.

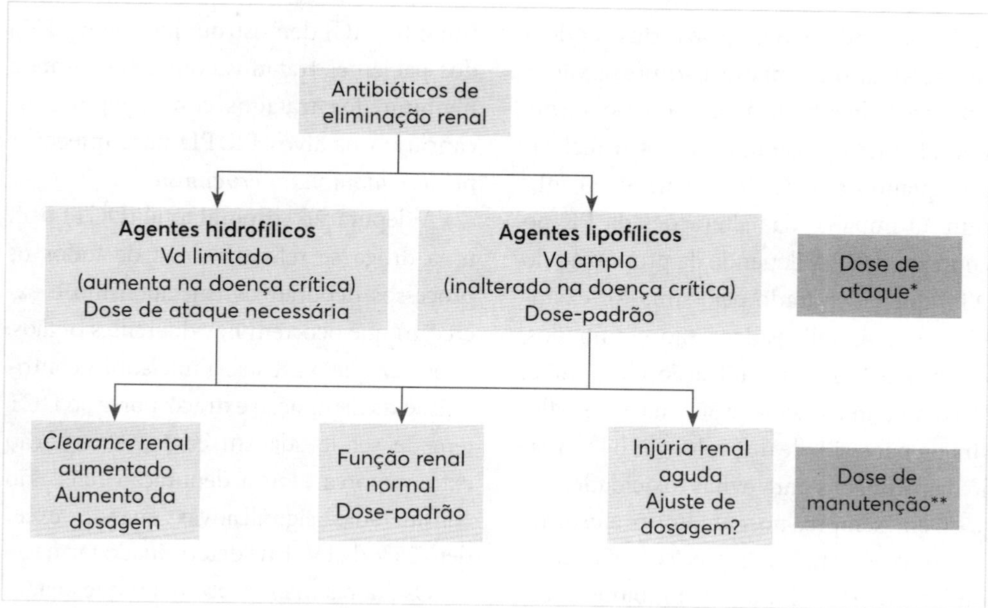

• **FIGURA 1** Sumário das características dos antimicrobianos e do estado funcional renal, no contexto da doença crítica, a serem considerados para determinar as doses de ataque* e de manutenção.**

* Dose de ataque: dose inicial maior no início do tratamento.

** Dose de manutenção: taxa de administração da droga, assumindo uma taxa de eliminação regular.

Fonte: elaboração dos autores.

Devo ajustar as doses na sepse e na injúria renal aguda não oligúrica?

O tratamento com doses reduzidas de antibióticos (ATB) em pacientes com IRA transitória pode aumentar o risco de subexposição e falência terapêutica. Quando não se administram doses de ataque, é preciso que decorram 4 a 5 meias-vidas para alcançar o estado de equilíbrio do nível sérico. Assim, para que seja possível atingir níveis séricos terapêuticos com rapidez, a estratégia de postergar a redução da dose de betalactâmicos com ampla janela terapêutica pode melhorar desfechos em pacientes com sepse e IRA.

Considerando o aumento do Vd pela expansão volêmica, as incertezas que cercam a estimativa da função renal no contexto do paciente grave com IRA e o fato de que a depuração extrarrenal de alguns agentes encontra-se preservada (p. ex., vancomicina, imipenem e cefotaxima), é razoável que o regime de prescrição de antimicrobianos seja mantido normal ou próximo ao normal no início do tratamento. A sugestão é empregar doses plenas nas primeiras 48 a 72 horas de tratamento e reavaliar o ajuste de doses para a função renal em um segundo momento.

Após os dias iniciais de tratamento, a partir do momento em que a IRA se consolida, ajustes de doses para antimicrobianos excretados pelos rins podem ser necessários. Embora isso possa variar substancialmente de acordo com o agente microbiano, em geral, ajustes são realizados quando a TFG decai para < 50 mL/min. O impacto das alterações da PK no contexto da IRA depende da proporção do ATB que é depurado pelo rim. Por exemplo, os aminoglicosídeos são eliminados, em quase 100%, por filtração glomerular. Portanto, uma queda de 50% na TFG refletirá na necessidade de prolongar o intervalo das dosagens para evitar toxicidade.

Nem sempre, no entanto, o ajuste terapêutico é simples. É preciso ter cautela, pois a PK da maioria dos antibióticos em pacientes graves com IRA sofre ampla variabilidade individual. É quase impossível predizer as concentrações de antibióticos em pacientes sépticos com IRA. A ausência de consensos definitivos para suprir essa carência de informações torna essencial a monitorização terapêutica das drogas, como ferramenta fundamental para otimizar a antibioticoterapia na prática diária.

Qual o impacto do suporte renal artificial na depuração dos antimicrobianos?

A adição das diversas formas de SRA em paciente com sepse e IRA confere uma complexidade adicional à determinação da dosagem otimizada de antibióticos. Particularmente, a sobrecarga hídrica e modalidades agressivas de SRA podem reduzir significantemente as concentrações séricas dos antimicrobianos, resultando em risco de subdosagem. Um estudo em pacientes sépticos submetidos a SRA contínuo (SRAC) demostrou que apenas 53% dos pacientes tratados com ceftazidima e nenhum dos tratados com cefepima alcançaram os alvos PK/PD para infecções por *Pseudomonas aeruginosa*.

A depuração corporal total (DCT) para uma droga se refere à soma de todos os processos depurativos (metabolismo e excreção) que ocorrem nos diferentes órgãos. Uma vez que o SRA seja iniciado, a contribuição da depuração extracorpórea ao DCT tem de ser levada em conta. A remoção extracorpórea e/ou a depuração renal são consideradas significativas quando excedem 25% da DCT de determinado fármaco.

Os fatores mais importantes que afetam a PK durante o SRA são o Vd, o grau de ligação proteica, o peso molecular e o tipo e duração do SRA (Quadro 6). O conhecimento desses parâmetros, junto com o DCT, permite a determinação da significância da remoção extracorpórea de uma droga.

Quando o Vd é limitado (< 1 L/kg), supõe-se que a droga permanece principalmente no compartimento intravascular. Em consequência, menores volumes de distribuição geralmente se associam com remoção significativa pelo SRA. Ao contrário, drogas com Vd > 2 L/kg sofrem remoção negligenciável. Apenas a F_L, não ligada da droga, é suscetível à remoção pelo SRA. Nas modalidades de SRA, o coeficiente de partição (CP), que corresponde à razão entre a concentração no ultrafiltrado em relação ao plasma, correlaciona-se de forma significativa com a F_L das drogas. Na comparação com antibióticos com alta ligação proteica, como a teicoplanina, as drogas hidrossolúveis com alta F_L apresentam maior CP e são mais depuráveis. No entanto, a diminuição da ligação proteica das drogas que ocorrem na doença crítica pode redundar em remoção não prevista de antibióticos, que originalmente exibiam CP baixos, tornando ainda mais desafiadora a predição da dosagem adequada.

Muitas recomendações para uso de antibióticos na doença renal foram baseadas em dados de pacientes com DRC em hemodiálise convencional ou obtidas com técnicas e filtros para SRA não mais utilizadas na atualidade, estando, portanto, ultrapassadas. A contribuição do SRA para a DCT varia de acordo com a prescrição da diálise (modalidade, dose, tempo). Em adição às diferentes características PK das drogas, os mecanismos físicos de remoção de solutos através da membrana podem ter diferentes impactos na depuração de uma droga específica. A adequação do método de administração do antibiótico ao método particular de SRA (Quadro 7) tem sido proposta como forma de otimizar os alvos PK/PD e melhorar os desfechos clínicos, enquanto se reduzem os riscos de subdosagem ou toxicidade.

QUAL O MÉTODO MAIS PRÁTICO PARA GUIAR A DOSAGEM DE FORMA SEGURA?

Várias tabelas de ajuste de antibióticos para diferentes modalidades de SRA estão disponíveis na literatura, com a ressalva

• **QUADRO 6** Principais fatores relacionados à remoção de drogas durante o suporte renal artificial

Fatores relacionados ao paciente	Fatores relacionados à droga	Fatores relacionados ao SRA
Função renal residual	Ligação proteica	Modalidade de SRA (HDI, HDP, SRAC)
Variações no Vd	Vd da droga	Dose de SRA, pré ou pós-diluição
Interferência de outras drogas	Peso molecular	Características da membrana
pH sanguíneo	Hidro ou lipossolubilidade	Duração do tratamento
Hipoalbuminemia	Carga elétrica	Recirculação do acesso vascular

HDI: hemodiálise intermitente; HDP: hemodiálise prolongada; SRA: suporte renal artificial; SRAC: suporte renal artificial contínuo; Vd: volume de distribuição.
Fonte: elaboração dos autores.

• **QUADRO 7** Harmonização entre o momento de administração do antibiótico conforme a PK/PD e a modalidade de suporte renal artificial

Modelagem PK/PD	HDI (até 4 horas)	HDP (6 a 12 horas)	SRAC (24 horas)
Tempo-dependente (T > MIC)	DAt, ICv pós-HD	DAt, ICv pós-HDP*	DAt, ICt ou IEs
Concentração-dependente ($C_{máx}$/MIC)	DAt, ICv pré-HD	DAt, ICv pré-HD	DAt, ICv
Tempo + concentração-dependente (AUC_{0-24}/MIC)	DAt, ICv pós-HD	DAt, ICv pós-HD	DAt, ICv

DAt: dose de ataque; HD: hemodiálise; HDI: hemodiálise intermitente; HDP: hemodiálise prologada; ICt: infusão contínua nas 24 horas; ICv: infusão convencional em < 1 hora; IEs: infusão estendida em 3 a 4 horas; MIC: concentração inibitória mínima; PD: farmacodinâmica; PK: farmacocinética; SRAC: suporte renal artificial contínuo; T: tempo.
* Doses intradialíticas podem ser necessárias quando tempo de tratamento > 8 horas.
Fonte: elaboração dos autores.

das dificuldades de generalizar essas recomendações em virtude das características em que os estudos farmacocinéticos foram realizados, com detalhes técnicos que muitas vezes diferem dos padrões empregados nos diferentes centros. A tendência a utilizar intensidades maiores de SRA nos últimos anos não foi acompanhada por aumento paralelo nas doses dos antibióticos. É possível que esse tenha sido um dos fatores que prejudicaram os estudos negativos de incremento das doses de SRA. Publicações recentes têm apresentado novos estudos farmacocinéticos para embasar as recomendações de dose no SRAC e um esforço para incluir dados relativos à HDP.

A abordagem individualizada com base nas características do SRA em uso em cada centro particular pode permitir uma dosimetria mais racional e potencial melhora dos desfechos clínicos dos pacientes. O Quadro 8, adaptado das recomendações do grupo Kdigo (*Kidney disease: improving global outcomes*), sugere os passos para melhor estabelecer um regime de dosagem nas diferentes formas de SRA.

• **QUADRO 8** Recomendações gerais para o uso de antibióticos em pacientes tratados com suporte renal artificial

Modalidade de suporte renal	Comentários
Hemodiálise intermitente	1. Sempre administrar doses de ataque após a HD; observar a necessidade de doses otimizadas de acordo com o perfil PK/PD (antibióticos hidrofílicos e tempo-dependentes podem necessitar de doses maiores). 2. Atentar para a harmonização do momento das doses e o método de infusão de acordo com o perfil PK/PD (Quadro 7). 3. Para esquema com múltiplas doses, administrar uma das doses após a HDI. 4. Sempre lembrar que os regimes de dosagem derivam de dados de pacientes com DRC em HD. Pacientes graves sob HD diária podem necessitar de doses otimizadas.
Hemodiálise prolongada e métodos contínuos	1. Atentar para a harmonização do momento de administração das doses e do método de infusão de acordo com o perfil PK/PD. 2. Consultar fontes atualizadas para guiar a dosimetria inicial. Usar inicialmente as recomendações já disponíveis na literatura, com ajuste posterior, se necessário. 3. Para antibióticos com múltiplas doses, aprazar uma das doses para logo após o término da HDP. 4. Sempre que possível, monitorizar níveis séricos, por exemplo, para aminoglicosídeos e vancomicina. 5. Na falta de dados, sobretudo quanto à HDP, uma alternativa é calcular a depuração total baseada no *clearance* renal residual e no *clearance* extracorpóreo esperado com a prescrição. Com esse método, o ajuste da maioria das drogas situa-se no intervalo de *clearance* de creatinina entre 25 e 50 mL/minuto. 6. Treinamento nas particularidades das terapias prolongadas e contínuas deve fazer parte dos programas de residência em terapia intensiva e nefrologia.

DRC: doença renal crônica; HD: hemodiálise; HDI: hemodiálise intermitente; HDP: hemodiálise prolongada; PD: farmacodinâmica; PK: farmacocinética.
Fonte: elaboração dos autores.

Por fim, o Quadro 9 traz recomendações para a prescrição de 16 antimicrobianos de uso corrente, com doses atualizadas com base em evidências recentes, e no racional dos dados PK/PD disponíveis na literatura.

A melhor solução para o problema do ajuste de doses de medicamentos na IRA é uma disseminação mais ampla da monitorização terapêutica dos níveis séricos de antibióticos. Muitas das preocupações de garantir a obtenção de níveis terapêuticos adequados, enquanto se evitam acúmulo e toxicidade, podem ser eliminadas se a monitorização dos níveis séricos dos antibióticos se tornar rotineira nas UTI. Mudanças de modalidades de SRA ao longo da internação podem ser mais facilmente acomodadas quando o ajuste de doses de antimicrobianos se baseia em dados concretos, o que reflete em melhores desfechos clínicos para essa população criticamente enferma.

DROGAS VASOATIVAS

O choque é a expressão clínica da insuficiência circulatória em associação com deficiência da utilização de oxigênio pelas células. Embora as etiologias sejam variadas, o choque é causado por três mecanismos básicos, que podem ocorrer de forma isolada ou associada: diminuição do volume circulante (choque hipovolêmico), diminuição do débito cardíaco (choque cardiogênico e choque obstrutivo) e diminuição da resistência vascular periférica (choque distributivo).

Nos estados de choque hipovolêmico, cardiogênico e obstrutivo há diminuição do débito cardíaco, hipotensão, hipoperfusão periférica, diminuição da oferta de oxigênio e anaerobiose tissular. Nesses casos, a restauração do débito cardíaco é dependente da identificação e correção da causa subjacente, por exemplo, controle do foco de sangramento e reposição volêmica, intervenção coronariana endovascular nas síndromes coronarianas agudas e a trombólise/embolectomia em casos de embolia pulmonar maciça.

No choque distributivo, o débito cardíaco pode estar diminuído, normal ou elevado e nem sempre há hipotensão evidente, ao menos de início. A sepse é a principal causa de choque distributivo, associando-se com vasodilatação excessiva, distribuição desarmônica do fluxo sanguíneo na microcirculação, extravasamento capilar, disfunção mitocondrial e extração ineficiente de oxigênio. O tratamento do choque séptico exige o controle da fonte de infecção e a administração precoce de antibióticos. A ressuscitação volêmica, abordada no Capítulo 35, é fundamental, devendo ser iniciada, também, de forma precoce, em paralelo com a investigação etiológica.

O uso de drogas vasoativas é integral ao tratamento do choque, seja para aumentar o inotropismo, melhorando o débito cardíaco em quadros cardiogênicos, seja para aumentar a resistência vascular periférica (RVP), aumentando a pressão arterial média (PAM) nos quadros com vasodilatação, ou, ao contrário, como terapia vasodilatadora em pacientes com isquemia miocárdica, insuficiência cardíaca ou hipertensão pulmonar (Quadro 10).

• **QUADRO 9** Recomendações atualizadas das doses de 16 antimicrobianos de uso clínico frequente em pacientes tratados com diferentes modalidades de suporte renal artificial

Antibiótico	PM (Da)	Eliminação renal (%)/ não renal	Vd	F_L (%)	SC (%)	DA (aumento Vd)	HDI	HDP	CRRT
Amicacina	586	R (95%)	0,2 a 0,5	> 95	0,95	25 a 30 mg/kg 24 horas	7,5 mg/kg pós-HD 24 a 48 horas	ND	7,5 a 15 mg/kg 24 horas
Cefepima	481	R (40 a 50%)	0,3	84	0,86	1 a 2 g 8 horas	1 g 24 horas pós-HD	ND	1 a 2 g 12/12 horas
Ceftazidima	547	R (57%)	0,28 a 0,4	90	0,90	2 g 8 horas	1 a 2 g 24 horas pós-HD	1 g 8 horas ou 2 g 12 horas	1 a 2 g 8 ou 12 horas
Ciprofloxacina	331	R (20%) e NR	2,5	60 a 80	0,89	400 mg 12 horas	400 mg 24 horas pós-HD	400 mg 12 horas	400 mg 12/12 horas, até 8/8 horas
Daptomicina	1.620	R (50%)	0,1 a 0,13	20	0,20	6 a 12 mg/kg 24 horas	4 a 6 mg/kg 24 horas pós-HD	6 mg/kg 24 horas pós-HDP	6 mg/kg 24 horas
Ertapenem	475	R (80%)	0,12	20 a 40	0,21	1 g 24 horas	500 mg 24 horas pós-HD	1 g 24 horas pós-HDP	1 g 24 horas
Fluconazol	306	R (87%)	0,7	88	0,96	400 mg 24 horas	400 mg pós-HD	400 a 800 mg pós-HD	400 a 1.200 mg 24 horas
Gentamicina	478	R (90%)	0,36	95	0,81	5 a 7 mg/kg 24 horas	1,7 a 2 mg/kg 24 horas pós-HDI 3 a 6 mg/kg 30 a 60 minutos antes da HD*	2 a 2,5 mg/kg 24 horas pós-HDP 3 a 6 mg/kg/dia 30 a 60 minutos antes da HDP se diária*	1,5 a 2,5 mg/kg 24 a 48 horas
Levofloxacina	361	R (30 a 50%)	1,1 a 1,5	60 a 75	0,96	750 mg 24 horas	250 mg 24 horas ou 500 mg 48 horas pós-HD	250 mg 24 horas ou 500 mg 48 horas pós-HDP	250 mg 24 horas ou 500 mg 48 horas
Linezolida	338	R (20%) e NR	0,5 a 0,8	70	0,77 a 0,81	600 mg 12 horas	600 mg 12 horas	600 mg 12 horas	600 mg 12 horas

(continua)

• **QUADRO 9** Recomendações atualizadas das doses de 16 antimicrobianos de uso clínico frequente em pacientes tratados com diferentes modalidades de suporte renal artificial (*continuação*)

Antibiótico	PM (Da)	Eliminação renal (%)/ não renal	Vd	F_L (%)	SC (%)	DA (aumento Vd)	HDI	HDP	CRRT
Meropenem	383	R (40%)	0,35	98	0,90	1 a 2 g 8 horas	0,5 a 1 g 24 horas pós-HD	500 mg 8 horas ou 1 g 12 horas	0,5 a 1 g 8 horas
Oxacilina	401	R (80%)	0,4	6 a 10	0,02	1 a 2 g 4 a 6 horas	1 a 2 g 4 a 6 horas	1 a 2 g 4 a 6 horas	1 a 2 g 4 a 6 horas
Piperacilina/ tazobactan	518/300	R (40 a 60%)	0,24 a 0,40	70 a 78	0,80	4,5 g 6 ou 8 horas	2,25 g 8 horas ou 4,5 g 12/12 horas	3,375 a 4,5 g 8 horas	2,25 g 6 horas ou 4,5 g 8 horas
Polimixina B	1.203	NR	0,1 a 0,5	5	ND	2,5 mg/kg	1,5 mg/kg 12 horas	1,5 mg/kg 12 horas	1,5 mg/kg 12 horas
Teicoplanina	1.885	R (80%)	0,5 a 1,2	10 a 40	0,15	6 a 12 mg/kg 12 horas, 3 doses	6 a 12 mg/kg 48 horas	NA	6 a 12 mg/kg 24 a 48 horas
Vancomicina	1.448	R (60%)	0,7	50 a 90	0,70	20 a 25 mg/kg 24 horas	(7,5 a 15 mg/kg) ou 0,5 a 1 g pós-HD	(15 mg/kg) ou 1 g após cada HDP	7,5 a 15 mg/kg 12 a 24 horas

CP: coeficiente de partição; CRRT: *continous renal replacement therapy*; DA: dose de ataque; F_L: fração livre da droga; HD: hemodiálise; HDI: hemodiálise intermitente; HDP: hemodiálise prolongada; ND: não disponível; NR: não renal; PM: peso molecular; R: renal; SC: subcutâneo; SRAC: suporte renal artificial contínuo; Vd: volume de distribuição.
* Regime alternativo de administração de gentamicina, administrado em dose plena antes da sessão da hemodiálise. A mesma recomendação pode ser extrapolada para a amicacina, ofertando dose plena 30-60 minutos antes da sessão.
Fonte: elaboração dos autores.

QUADRO 10 Principais drogas vasoativas utilizadas em pacientes com injúria renal aguda

Droga vasoativa	Categoria	Alvo de ação	Infusão inicial	Titulação de dose
Catecolamina				
Noradrenalina	Vasopressor	alfa-1 > beta-1 > beta-2	0,01 a 0,03 mcg/kg/min	0,01 a 0,02 mcg/kg/min, a cada 10 minutos, até o efeito ou máximo de 3 mcg/kg/min
Dobutamina	Inotrópico	beta-1 > beta-2 > alfa-1	2,5 a 5 mcg/kg/min	2,5 a 5 mcg/kg/min, a cada 15 minutos, até o efeito ou máximo de 20 mcg/kg/min
Adrenalina	Vasopressor	alfa-1 = beta-1 > beta-2	0,01 a 0,05 mcg/kg/min	0,05 mcg/kg/min, a cada 10 minutos, até o efeito ou máximo de 2 mcg/kg/min
Dopamina	Inotrópico e vasopressor	DR > alfa-1 = beta-1 = beta-2	2 a 5 mcg/kg/min	5 a 15 minutos, até o efeito ou máximo de 20 mcg/kg/min
Análogo da vasopressina				
Vasopressina	Vasopressor	$V_{1A} = V_2$	0,01 u/min	0,01 u/min, a cada 30 minutos, até o efeito ou máximo de 0,04 u/min
Doador de óxido nítrico				
Nitroglicerina	Vasodilatador venoso	Estímulo à geração de cGMP por liberação local de óxido nítrico	0,2 mcg/kg/min	0,2 a 0,5 mcg/kg/min, a cada 5 a 15 minutos, até o efeito ou máximo de 3 mcg/kg/min
Nitroprussiato de sódio	Vasodilatador arterial e venoso	Estímulo à geração de cGMP por liberação local de óxido nítrico	0,25 mcg/kg/min	0,25 a 0,50 mcg/kg/min, a cada 5 a 10 minutos, até o efeito ou máximo de 10 mcg/kg/min
Inibidor da fosfodiesterase				
Milrinona	Inotrópico e vasodilatador arterial	Bloqueio da PDE3	▪ Ataque: 12 a 24 mcg/kg. ▪ Infusão: 0,375 a 0,75 mcg/kg/min.	A cada 15 a 30 minutos
Sensibilizador ao cálcio				
Levosimedan	Inotrópico e vasodilatador arterial e venoso	Sensibilização do cardiomiócito ao cálcio + ativação dos canais de potássio K_{ATP} na musculatura lisa vascular	▪ Ataque: 12 a 24 mcg/kg. ▪ Infusão: 0,05 a 0,2 mcg/kg/min.	

Adrenorreceptores: alfa-1, beta-1, beta-2; DR: receptores D1 a D5 da dopamina; cGMP: monofosfato de guanosina cíclico; PDE3: fosfodiesterase 3; V_{1A}: receptor 1a da vasopressina; V_2: receptor tipo 2 da vasopressina; u: unidades.
Fonte: elaboração dos autores.

Quando se indica o uso de vasopressores?

Em termos estritos, o termo "vasopressor" se refere a qualquer droga que aumente a PAM, incluindo as que o fazem por aumentar o débito cardíaco (DC). A equação que relaciona esses dois mecanismos de ação é PAM = DC × RVP. Na prática, a terapia com vasopressores refere-se ao uso de drogas que elevam a pressão arterial por causar vasoconstrição.

A indicação mais aceita de vasopressores é a hipotensão decorrente de vasodilatação, como é o caso de pacientes com choque distributivo de etiologia séptica. Vasopressores também são usados para contrabalançar o efeito vasodilatador de drogas de uso corriqueiro na UTI, como os inotrópicos e os sedativos em pacientes sob ventilação mecânica. Outras etiologias de vasodilatação que podem requerer o tratamento com vasopressores incluem anafilaxia, pancreatite aguda, inflamação pós-trauma, estado cirúrgico pós-circulação extracorpórea e traumatismo raquimedular.

Quais vasopressores devem ser utilizados?

A vasoconstrição arterial é mediada por três sistemas fisiológicos de mediadores e receptores: agonistas adrenérgicos/adrenorreceptor alfa-1, vasopressina/receptor V_{1A} e angiotensina II/receptor AT_1. Drogas que atuam em cada um dos três mecanismos estão disponíveis para uso clínico. Os agonistas adrenérgicos são as mais estudadas e utilizadas, por conta da ampla disponibilidade, alta potência, rápida ação, curta meia-vida e fácil titulação (Quadro 10).

As recomendações atuais, incluindo a *Surviving sepsis campaign*, consideram a noradrenalina o vasopressor de primeira escolha. Embora possua propriedades predominantemente alfa-adrenérgicas, efeitos beta-adrenérgicos mais modestos também ajudam a sustentar o débito cardíaco. A noradrenalina eleva a PAM, com pouca alteração na frequência cardíaca ou no débito cardíaco. Além disso, é a droga mais estudada e de menor custo, estando amplamente disponível.

No passado, evitava-se usar noradrenalina em pacientes com choque devido à preocupação de induzir vasoconstrição excessiva, tanto no nível esplâncnico quanto no renal. De fato, um modelo clássico de IRA isquêmica experimental baseia-se na infusão intra-arterial renal de noradrenalina. A situação parece ser diferente em pacientes com choque distributivo. Estudos controlados comparando noradrenalina com outras catecolaminas vasopressoras apontam para sua superioridade em termos de eficácia e segurança. Nas doses baixas empregadas clinicamente, embora ainda se detecte aumento discreto da resistência vascular renal, o efeito predominante é um aumento do fluxo sanguíneo renal (FSR) e da TFG, o que lhe confere um efeito nefroprotetor. Esses efeitos são atribuídos ao aumento da PAM e da pressão de perfusão renal, que compensa, e até sobrepuja, seu efeito vasoconstritor renal.

Os níveis de vasopressina circulante diminuem na sepse, o que parece contribuir para a vasoplegia do choque séptico e estabelece plausibilidade biológica para empregá-la nesse cenário. A infusão contínua de vasopressina é uma opção em relação às catecolaminas. Efeitos vasoconstritores adversos ocorrem principalmente no território esplâncnico, mas são limitados pelo emprego das baixas doses recomendadas atualmente (Quadro 10).

A comparação dos efeitos da vasopressina em relação à noradrenalina foi avaliada em dois grandes estudos: *Vasst* e *Vanish*. Em ambos não foram observadas diferenças na mortalidade global, mas houve benefício em relação aos desfechos renais. No *Vasst* (*Vasopressin and septic shock trial*) observou-se que a vasopressina foi superior em termos de melhora funcional renal. No *Vanish* (*Effect of early vasopressin vs norepinephrine on kidney failure in patients with septic shock*) notou-se menor necessidade de SRA no grupo vasopressina em relação ao grupo noradrenalina (25% *vs.* 35%).

Pacientes com choque grave podem se beneficiar de combinações de drogas vasoativas, embora ainda não haja superioridade definida para uma combinação específica. A mais usada é a associação de noradrenalina com vasopressina, habitualmente prescrita quando a dose de noradrenalina atinge 0,25 a 0,5 mcg/kg/min. Dados limitados, que necessitam de uma confirmação mais robusta, sugerem haver um provável benefício renal, principalmente quando ambas são usadas em baixas doses. Conforme sugerido pelo estudo *Vasst*, deve-se realizar o desmame da noradrenalina antes do da vasopressina. O desmame na ordem oposta parece associar-se com maior risco de instabilidade hemodinâmica.

Em situações extremas, a adrenalina é uma opção para o manejo da hipotensão, principalmente em pacientes com resposta insuficiente à associação de noradrenalina com vasopressina. Nos pacientes com choque séptico e disfunção cardíaca com sinais de hipoperfusão tecidual, após reposição volêmica e pressão arterial adequadas, a dobutamina (ver adiante) é o inotrópico de escolha, sendo usada em associação com a terapia vasopressora.

A infusão de angiotensina II não tem difusão clínica e não é disponível no Brasil. Um estudo controlado, em pacientes sépticos tratados com noradrenalina, mostrou controle melhor e mais rápido da PAM, quando se comparou seu efeito *versus* placebo. Ainda não há pesquisa qualificada para avaliar o efeito da angiotensina II sobre disfunções orgânicas, complicações e mortalidade.

Qual o alvo da pressão arterial média?

O objetivo da terapia vasopressora é aumentar a PAM e garantir a perfusão dos órgãos-alvo. Na prática, em pacientes instáveis, a terapia vasopressora é titulada conforme a resposta da pressão arterial, por isso a monitorização hemodinâmica deve minimamente incluir a inserção de um cateter arterial e a mensuração direta da PAM.

A exemplo do que acontece no cérebro e no coração, o FSR se mantém estável em uma faixa ampla de PAM (≅ 80 a 180 mmHg). Esse fenômeno, definido como a capacidade intrínseca de um órgão preservar a constância de seu fluxo sanguíneo enquanto a pressão de perfusão varia em uma faixa ampla, recebe o nome de autorregulação (Figura 2). No caso dos rins, a autorregulação ocorre por alteração do tônus vascular, principalmente nas arteríolas aferente e eferente, o que também preserva a TFG. O limiar de autorregulação corresponde ao menor valor de PAM em que a autorregulação ainda consegue se preservar. Quando a pressão arterial diminui para níveis abaixo do limiar, a autorregulação é comprometida, a perfusão renal decai rapidamente e se torna linearmente dependente da pressão arterial (Figura 2).

À vista da fisiologia renal, o alvo da PAM para pacientes com risco de IRA é motivo de controvérsia. O limiar de autorregulação renal pode se perder ou deslocar-se para a direita em situações prevalentes na UTI, como a sepse ou a exposição a drogas nefrotóxicas e na "hipotensão relativa" de pacientes com hipertensão crônica. Na direção oposta, em indivíduos jovens e saudáveis, metas mais baixas podem ser aceitas. Um estudo randomizado em pacientes com choque séptico não detectou diferença de mortalidade entre os que receberam vasopressores para atingir uma PAM de 65 a 70 mmHg (obtido 70 a 75 mmHg) *versus* um alvo mais elevado, de 80 a 85 mmHg. No entanto, os 40% dos pacientes com diagnóstico de hipertensão arterial prévia apresentaram melhores desfechos renais com o alvo mais elevado de PAM. Dessa forma, no presente, o alvo para a reanimação inicial de pacientes com necessidade de vasopressores é uma *PAM de 65 a 70 mmHg*, talvez maior para pacientes com hipertensão, doença renal crônica ou doença aterosclerótica avançada

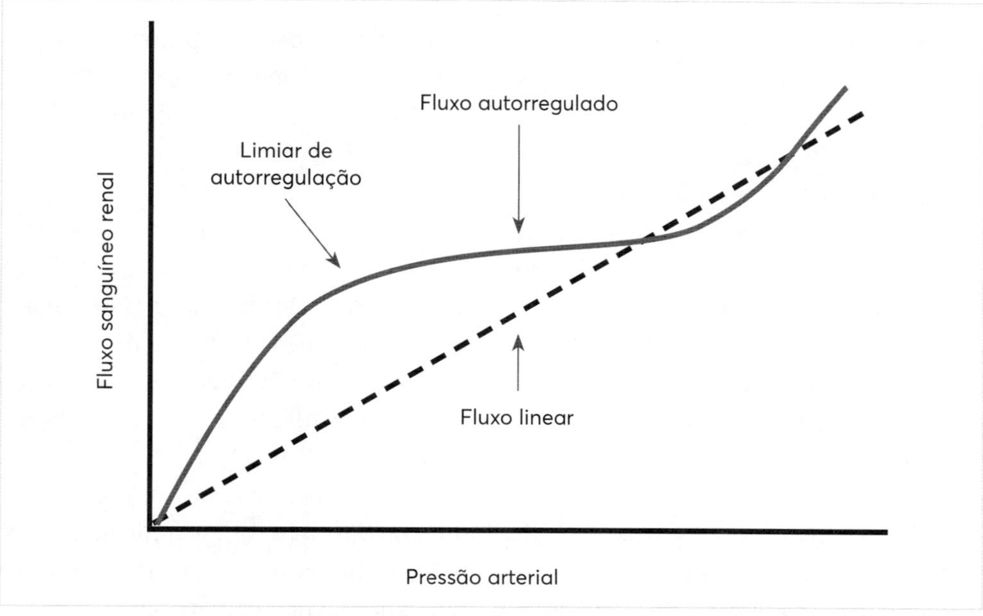

• **FIGURA 2** Relação entre a pressão arterial média e fluxo sanguíneo demonstrando o fenômeno de autorregulação do fluxo sanguíneo renal. Na ausência de autorregulação ou abaixo de seu limiar, o fluxo sanguíneo renal se torna linear, caindo bruscamente, mesmo com pequenas diminuições da pressão arterial.

Fonte: elaboração dos autores.

(75 a 80 mmHg). Níveis-alvo de PAM não devem ser estabelecidos de forma rígida. Após a ressuscitação inicial, o alvo deve ser reajustado, para cima ou para baixo, à medida que forem sendo obtidas avaliações da perfusão regional ou global (p. ex., diurese, nível de consciência, lactatemia etc.).

Qual a importância da pressão de perfusão renal e por que devo me preocupar com ela?

Apesar da associação entre hipotensão e desenvolvimento de IRA, a manutenção de uma PAM aparentemente satisfatória não é suficiente para assegurar uma perfusão renal adequada. A perfusão renal depende da diferença entre a pressão de entrada na circulação renal (PAM) e a de saída na veia renal, que, em condições fisiológicas, corresponde à transmissão da pressão venosa central (PVC). É intuitivo considerar que, à medida que a PAM diminui, o gradiente de pressão através da circulação renal também diminui. Entretanto, a pressão de perfusão renal também pode cair se a pressão venosa se elevar. Esse mecanismo contribui para a disfunção renal observada em portadores de insuficiência cardíaca direita, que apresentam congestão venosa renal sem diminuição do DC.

Na medicina intensiva atribui-se importância crescente à congestão venosa com diminuição da pressão de perfusão renal, muitas vezes por reposição volêmica excessiva, como fator causal de IRA associada a doença crítica. Essa é uma razão para ponderar sobre a necessidade e moderar o reflexo, quase universal, de prescrever um bólus de volume para pacientes graves que desenvolvem oligúria.

Situação análoga ocorre com a pressão intra-abdominal (PIA), que normalmente é inferior a 7 mmHg. A hipertensão intra-abdominal é definida por elevação patológica da PIA (≥ 12 mmHg) e a síndrome de compartimento abdominal por aumento sustentado ≥ 20 mmHg. A elevação patológica da PIA diminui o retorno venoso, prejudica o DC e aumenta a pressão venosa renal. Assim, a pressão de perfusão renal passa a ser a diferença entre a PAM e a PIA, e o gradiente de perfusão renal torna-se duplamente comprometido: por diminuição da PAM e por aumento da PIA. Além de buscar e corrigir causas reversíveis para aumento da PIA (p. ex. complicações cirúrgicas), está indicado buscar o nível-alvo mais elevado da PAM, como forma de manter uma pressão de perfusão renal adequada.

Quando se devem usar vasodilatadores e inotrópicos e quais as opções disponíveis para uso clínico?

Vasodilatadores são medicamentos que atuam diretamente na musculatura lisa vascular (Quadro 10), sendo classificados conforme o território de ação (arterial ou venoso) ou o mecanismo de ação (direto ou indireto). Na medicina intensiva, os vasodilatadores são usados para tratamento da isquemia miocárdica, da hipertensão arterial ou pulmonar, da insuficiência cardíaca e para melhorar o fluxo sanguíneo na microcirculação.

Inotrópicos positivos são drogas que melhoram a contratilidade miocárdica, causando aumento do débito cardíaco. Por definição, isso deveria acontecer independentemente de efeitos sobre a frequência ou sobre as condições de carga do coração, mas a maioria das drogas em uso clínico associa uma ou mais dessas ações. As drogas que associam ação inotrópica com diminuição da RVP são chamadas de inodilatadoras (Quadro 10).

Além da cardiologia intensiva, agentes inotrópicos/vasodilatadores podem ser usados para quadros de choque depois adequação da volemia e com uso concomitante de vasopressores. As principais indicações são DC baixo persistente, aumento das pressões de enchimento ventriculares, RVP elevada e hipoperfusão periférica.

A dobutamina é a droga mais usada para tratamento inicial de pacientes com insuficiência cardíaca grave sob cuidados intensivos. Ela é um agonista direto dos receptores beta-1 e beta-2 adrenérgicos, produzindo aumento do DC com ação cronotrópica modesta. A dobutamina também é um vasodilatador periférico e pode diminuir a pressão arterial, embora esse efeito demonstre ampla variação individual. Dobutamina em doses altas pode dilatar as arteríolas aferentes e eferentes, aumentar o FSR e a excreção urinária de sódio.

A milrinona inibe a fosfodiesterase 3 (PDE3), aumentando os níveis celulares de adenosina monofosfato (AMP) cíclico, induzindo aumento da contratilidade dos cardiomiócitos e causando vasodilatação por relaxamento da musculatura lisa vascular. A ação é independente da estimulação adrenérgica. A diminuição da pressão venosa pode aumentar a pressão de perfusão e a oxigenação renal, desde que a PAM seja sustentada pela associação com vasopressores. A milrinona tem eliminação renal, podendo sofrer acúmulo em pacientes com disfunção renal, o que traz risco de hipotensão e arritmias. Há necessidade de diminuir a dose, de forma progressiva, a cada 10 mL/min de diminuição da TFG, a partir de 50 mL/min, sendo contraindicada em pacientes sob SRA.

O levosimendan (e seu metabólito ativo com longa t½ $\geq$ 80 horas) também é um inodilatador, indicado no tratamento da insuficiência cardíaca congestiva. A droga atua via ligação cálcio-dependente à troponina C cardíaca, sendo considerado um sensibilizador à ação do cálcio no cardiomiócito e tendo a vantagem de não alterar a concentração intracelular de cálcio nem o consumo de oxigênio. O levosimendan também ativa canais de potássio ATP-dependentes (K_{ATP}) na musculatura lisa vascular, causando vasodilatação e diminuindo a pré-carga e a pós-carga. Nas comparações randomizadas com a dobutamina, o emprego do levosimendan associou-se com menor morbidade e menor mortalidade.

O levosimendan pode ter ação nefroprotetora em estados de baixo DC, como na síndrome cardiorrenal do tipo I, e, quando associado com drogas vasopressoras, na hipotensão relacionada à doença crítica, no pós-operatório de cirurgia cardíaca ou na estabilização do paciente após o transplante cardíaco. O levosimendan age sobre os canais K_{ATP} do rim, produzindo vasodilatação em arteríolas aferentes e aumento da TFG, sem aumentar o consumo e a extração renal de oxigênio.

Os nitratos disponíveis para uso endovenoso em nosso meio são a nitroglicerina e o nitroprussiato de sódio, que relaxam a musculatura lisa vascular mediante um processo de bioativação local e liberação de óxido nítrico, que por sua vez eleva os níveis celulares de monofosfato cíclico de guanina (cGMP). O nitroprussiato induz vasodilatação venosa e arterial, com diminuição imediata da pressão arterial sistêmica e efeito variável sobre o DC. A nitroglicerina em doses baixas age predominantemente nas veias, diminuindo o retorno venoso e a tensão na parede miocárdica. Em doses altas também dilata as artérias, reduzindo a PA e a pós-carga. Nitratos são usados em emergências hipertensivas, durante cirurgias cardíacas ou em outras em que se faz necessário induzir hipotensão e, ocasionalmente, na síndrome coronariana aguda. Enquanto a nitroglicerina pode ser usada em pacientes com disfunção renal ou hepática sem risco significativo de acúmulo, a biodegradação de cada molécula de nitroprussiato libera 4 moléculas de cianeto, com risco de toxicidade grave.

LITERATURA RECOMENDADA

Blot S, Lipman J, Roberts DM, Roberts JA. The influence of acute kidney injury on antimicrobial dosing in critically ill patients: are dose reductions always necessary? Diagn Microbiol Infect Dis. 2014;79(1):77-84.

Bogard KN, Peterson NT, Plumb TJ et al. Antibiotic dosing during sustained low-efficiency dialysis: special considerations in adult critically ill patients. Crit Care Med. 2011;39(3):560-70.

Boucher BA, Wood GC, Swanson JM. Pharmacokinetic changes in critical illness. Crit Care Clin. 2006;22(2):255-71.

Busse LW, Ostermann M. Vasopressor therapy and blood pressure management in the setting of acute kidney injury. Semin Nephrol. 2019;39(5):462-72.

Chen IH, Nicolau DP. Augmented renal clearance and how to augment antibiotic dosing. Antibiotics (Basel). 2020;9(7):393.

Evans L, Rhodes A, Alhazzani W et al. Surviving sepsis campaign: international guidelines for management of sepsis and septic shock 2021. Intensive Care Med. 2021;47(11):1181-247.

Forni LG, Joannidis M. Blood pressure deficits in acute kidney injury: not all about the mean arterial pressure? Crit Care. 2017;21(1):102.

Gatti M, Pea F. Pharmacokinetic/pharmacodynamic target attainment in critically ill renal patients on antimicrobial usage: focus on novel beta-lactams and beta lactams/beta-lactamase inhibitors. Expert Rev Clin Pharmacol. 2021;14(5):583-99.

Gomes CLR, Suassuna JHR. Uso de antibióticos na lesão renal aguda. In: Moura LRR, Alves MAR, Santos DRd, Filho RP (eds.). Tratado de nefrologia. v.2. Rio de Janeiro: Atheneu; 2017. p.1487-509.

Gordon AC, Mason AJ, Thirunavukkarasu N et al. Effect of early vasopressin vs norepinephrine on kidney failure in patients with septic shock: the Vanish randomized clinical trial. JAMA. 2016; 316(5):509-18.

Hoff BM, Maker JH, Dager WE, Heintz BH. Antibiotic dosing for critically ill adult patients receiving intermittent hemodialysis, prolonged intermittent renal replacement therapy, and continuous renal replacement therapy: an update. Ann Pharmacother. 2020;54(1):43-55.

Jang SM, Lewis SJ, Mueller BA. Harmonizing antibiotic regimens with renal replacement therapy. Expert Rev Anti Infect Ther. 2020;18(9):887-95.

Kopitko C, Gondos T, Fulop T, Medve L. Reinterpreting renal hemodynamics: the importance of venous congestion and effective organ perfusion in acute kidney injury. Am J Med Sci. 2020;359(4):193-205.

Matzke GR, Aronoff GR, Atkinson AJ Jr. et al. Drug dosing consideration in patients with acute and chronic kidney disease-a clinical update from Kidney disease: improving global outcomes (Kdigo). Kidney Int. 2011;80(11):1122-37.

Pickkers P, Darmon M, Hoste E et al. Acute kidney injury in the critically ill: an updated review on pathophysiology and management. Intensive Care Med. 2021;47(8):835-50.

Pistolesi V, Morabito S, Di Mario F et al. A guide to understanding antimicrobial drug dosing in critically ill patients on renal replacement therapy. Antimicrob Agents Chemother. 2019;63(8):e00583-19.

Russell JA. Vasopressor therapy in critically ill patients with shock. Intensive Care Med. 2019; 45(11):1503-17.

Shi R, Hamzaoui O, De Vita N et al. Vasopressors in septic shock: which, when, and how much? Ann Transl Med. 2020;8(12):794.

Stratton L, Berlin DA, Arbo JE. Vasopressors and inotropes in sepsis. Emerg Med Clin North Am. 2017;35(1):75-91.

Zima E, Farmakis D, Pollesello P, Parissis JT. Differential effects of inotropes and inodilators on renal function in acute cardiac care. Eur Heart J Suppl. 2020;22(Suppl D):D12-D9.

37

Plasmaférese terapêutica

José Hermógenes Rocco Suassuna
Frederico Ruzany

O QUE É PLASMAFÉRESE TERAPÊUTICA?

O termo "aférese" descreve o processo de separar o sangue e remover ou manipular um componente celular ou plasmático, enquanto o restante do sangue é devolvido ao paciente (em combinação ou não com uma solução de reposição). Quando realizada com finalidade terapêutica, recebe o nome de aférese terapêutica, que compreende a citaférese e a plasmaférese (PF). Esta última representa a maioria absoluta dos procedimentos terapêuticos.

A aplicação terapêutica da PF pode assumir duas formas: troca do plasma ou plasmaperfusão. Na troca do plasma, um volume de plasma, igual ou superior à volemia do paciente, é separado dos componentes celulares do sangue e restituído com um volume equivalente de solução de reposição, que pode ser um coloide (plasma fresco congelado, albumina a 4 ou 5%) ou um cristaloide (soro fisiológico ou soluções eletrolíticas balanceadas). A plasmaperfusão tem o intuito de remover apenas componentes específicos do plasma. Assim, o plasma inicialmente separado é, na sequência, perfundido através de um cartucho adsortivo ou sofre uma segunda filtração por membrana. O processo se completa com a devolução do plasma depurado do componente de interesse, junto com os elementos celulares do sangue, sem necessidade de reposição de outra solução.

Para ser benéfica, a PF terapêutica deve ser usada em situações em que o plasma contenha uma substância deletéria conhecida, deve removê-la mais rapidamente do que sua taxa de produção e, em consequência, deve ser capaz de evitar danos adicionais e/ou de reverter o processo patológico em questão. A grande maioria dos procedimentos de PF terapêutica visa ao tratamento de quadros de autoimunidade em portadores de distúrbios neurológicos, renais, hematológicos e reumáticos, ou no contexto da transplantação.

QUAL A BASE RACIONAL DA PLASMAFÉRESE TERAPÊUTICA?

A base racional da PF terapêutica é a redução da carga plasmática (e corporal) de uma espécie imunológica, substância deletéria ou toxina, que pode ser uma macromolécula de alto peso molecular ou uma molécula de baixo peso molecular altamente ligada às proteínas do plasma.

Quando o componente a ser removido é uma espécie molecular própria do paciente, o procedimento pode ser complementado com medidas adicionais para diminuir sua produção (p. ex., drogas citotóxicas ou imunossupressoras) ou modular seu efeito patogênico (p. ex., imunoglobulina endovenosa).

As principais substâncias patológicas passíveis de tratamento com a PF incluem anticorpos patológicos, imunocomplexos, frações do complemento, lipoproteínas e toxinas endógenas ou exógenas com alta ligação a proteínas. Outros benefícios atribuídos à PF incluem reequilíbrio na proporção entre antígenos e anticorpos, remoção ou modulação da ação de citocinas e outros mediadores inflamatórios, melhora da função de monócitos e macrófagos, aumento dos linfócitos T reguladores e supressores e estímulo à proliferação de linfócitos B e plasmócitos, o que os torna mais sensíveis à ação terapêutica de imunossupressores.

Em algumas situações, além da remoção da espécie deletéria, a restituição de plasma normal ajuda a suprir a deficiência de uma substância envolvida no processo patogênico. Isso ocorre, por exemplo, em relação à enzima ADAMTS-13 na púrpura trombocitopênica trombótica (PTT) e às frações não mutadas do complemento na síndrome hemolítica urêmica atípica (SHUa). No caso da PTT, a PF ainda "abre espaço" para a infusão dos grandes volumes de plasma (25 a 30 mL/kg), que se fazem necessários para corrigir a carência de ADAMTS-13.

QUAIS AS PRINCIPAIS INDICAÇÕES DA PLASMAFÉRESE TERAPÊUTICA?

A plasmaférese está indicada para retirada de produtos patogênicos de alto peso molecular e t½ prolongada que não são eliminados naturalmente com velocidade suficiente e não são passíveis de remoção dialítica.

A PF tem papel fundamental no tratamento de doenças causadas por anticorpos agressivos, que necessitam de rápida reversão. Mais raramente, pode ser usada em situações de grave toxicidade corporal, como na insuficiência hepática aguda grave, enquanto se aguarda transplante de urgência. Nesses casos a plasmaférese é prolongada, com trocas de alto volume (8 a 12 litros) e reposição com plasma fresco congelado (PFC). As indicações mais frequentes na prática clínica estão representadas no Quadro 1.

Desde 1986, O Comitê de Aplicações de Aférese da Sociedade Americana de Aférese (Asfa) publica um consenso com recomendações práticas para a prescrição da PF terapêutica. A oitava atualização, de 2019, inclui recomendações baseadas nas evidências mais recentes da literatura para 157 diagnósticos clínicos.

Nas recomendações da Asfa, as possíveis indicações da PF terapêutica são agrupadas em quatro categorias (Quadro 2).

QUADRO 1 Indicações mais frequentes da plasmaférese terapêutica

- Miastenia *gravis*.
- Polineuropatias desmielinizantes, incluindo a síndrome de Guillain-Barré.
- Neuromielite óptica.
- Microangiopatias trombóticas (PTT, SHUa por anticorpo antifator H).
- Paraproteinemias (nefropatia por cilindros, síndrome de hiperviscosidade).
- Glomerulonefrites rapidamente progressivas, incluindo vasculites.
- Crioglobulinemias.
- Glomerulosclerose segmentar e focal, recorrente no transplante renal.
- Doença antimembrana basal glomerular, incluindo síndrome de Goodpasture.
- Transplante de órgãos sólidos (dessensibilização AB0 ou HLA).
- Transplante de órgãos sólidos (tratamento da rejeição mediada por anticorpos).
- Lúpus eritematoso refratário.

HLA: antígeno leucocitário humano, do inglês *human leucocyte antigen;* PTT: púrpura trombocitopênica trombótica; SHua: síndrome hemolítica urêmica atípica.
Fonte: elaboração dos autores.

QUADRO 2 Categorização das indicações de plasmaférese de acordo com as evidências de benefício terapêutico

Categoria	Descrição
Categoria I	Terapia-padrão, aceitável como primeira linha
Categoria II	Evidência de benefício como terapia adjuvante
Categoria III	Evidência mínima de benefício ou risco/benefício não estabelecido
Categoria IV	Terapia ineficaz ou prejudicial

Fonte: elaboração dos autores.

- A categoria I inclui distúrbios nos quais a plasmaférese deve ser feita como tratamento de primeira linha.
- A categoria II inclui distúrbios em que a PF pode ser feita como alternativa de segunda linha ou como método adjuvante ao tratamento primário.
- A categoria III inclui distúrbios em que evidência de benefício é mínima e a decisão de uso deve ser individualizada.
- Na categoria IV estão agrupados os distúrbios em que a evidência sugere que a PF é ineficaz ou prejudicial, sendo uso eventual considerado apenas mediante aprovação pelo comitê de ética institucional.

QUAIS AS BASES TÉCNICAS DA PLASMAFÉRESE TERAPÊUTICA?

Os três principais fatores que determinam o potencial de benefício da remoção terapêutica pela PF de um soluto de interesse são o volume de distribuição, meia-vida (t½) longa, que inviabiliza sua eliminação fisiológica antes de causar dano, e o eventual rebote plasmático após o procedimento. A Tabela 1 indica que essas premissas têm validade distinta conforme o soluto que se deseja modelar.

Para modelagem, assume-se que o soluto não sofre síntese ou degradação durante a sessão, que seu volume de distribuição se aproxima do volume plasmático (≅

• **TABELA 1** Características dos principais solutos plasmáticos de importância para aplicação da plasmaférese terapêutica

Soluto	Peso molecular (kDa)	Fração intravascular (%)	Meia-vida (dias)
IgG	150	45	22
IgM	950	78	5
Albumina	66	44	17
C3	240	67	2
Fibrinogênio	340	81	4
Fator VIII	100 a 340	71	0,6
Antitrombina III	58	45	2,4
Lipoproteína colesterol	1.300	> 90	3 a 5
Cadeias leves	10 a 25	< 50	Varia com a TFG

IgG: imunoglobulina G; IgM: imunoglobulina M; TFG: taxa de filtração glomerular.
Fonte: elaboração dos autores.

0,05 L/kg) e que ele se mistura ao plasma instantaneamente. A modelagem da PF é semelhante à modelagem do Kt/V em compartimento único utilizada na hemodiálise, sendo expressa pela fórmula:

(1) $$C_{pós} = C_{pré} \times e^{-KT/V}$$

A variável KT representa a depuração obtida durante uma sessão de terapia. Como, em geral, a concentração do soluto de interesse no plasma removido é igual à do plasma circulante (coeficiente de partição ≅ 1), o Kt é igual ao volume total depurado durante a sessão. $C_{pós}$ e $C_{pré}$ denotam, respectivamente, a concentração do soluto no fim e no início da terapia, e V representa seu volume de distribuição.

Ao contrário da hemodiálise, em que a "dose" do procedimento é aferida pelo Kt/V, na PF terapêutica a dose é aferida por múltiplos do volume plasmático (VP). A mensuração direta do VP é complexa, mas há várias fórmulas para sua estimativa. A fórmula de Kaplan, baseada no peso e no hematócrito, é simples e de uso disseminado:

(2) $$VP = (0{,}065 \times \text{peso [kg]}) \times (1 - \text{hematócrito})$$

A Figura 1 representa a relação idealizada, obtida a partir da fórmula (1), entre múltiplos do VP trocado na PF e a diminuição do nível plasmático da IgG, que é o principal soluto de interesse para o nefrologista e para a maioria dos profissionais que lidam com doenças autoimunes. Quando o volume trocado é igual ao VP do paciente, a concentração inicial é reduzida em 63%. Quando o volume trocado atinge 1,4 vez o VP, o nível de IgG diminui para 75% do valor inicial. Volumes de troca ≥ 1,5 vez o VP têm efeito aditivo insignificante e aumentam o risco de complicações.

COMO SE DETERMINAM O NÚMERO E A FREQUÊNCIA DOS PROCEDIMENTOS?

Embora uma sessão de PF possa produzir uma redução significativa no nível plasmático do soluto de interesse, isso não

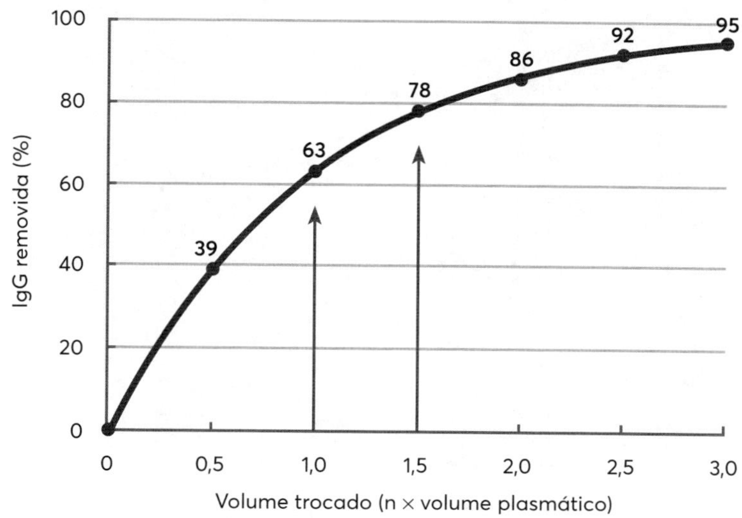

• **FIGURA 1** Cinética da remoção de IgG durante uma sessão de plasmaférese.
IgG: imunoglobulina G.
Fonte: adaptação de Kaplan, 2008.

se traduz necessariamente em diminuição da carga corporal. A carga de soluto removida após uma única sessão de PF é essencialmente limitada à fração presente no plasma. A Figura 2 descreve o comportamento da concentração plasmática de IgG durante 3 sessões consecutivas de PF, cada uma com troca de um VP. Devido ao fenômeno do rebote, sessões sequenciais podem ser necessárias para redução mais sustentada da concentração plasmática.

Solutos com distribuição extravascular significativa reequilibram-se lentamente com o compartimento intravascular. Isso demanda procedimentos consecutivos, a cada 24 a 48 horas, para redução da carga corporal. Por exemplo, em condições de síntese fisiológica, são necessárias pelo menos 5 sessões, em um período de 7 a 10 dias, para remover 90% da carga corporal de IgG. Já no caso da IgM, com alta distribuição intravascular, basta um número menor de sessões, de 2 a 3, para reduzir seu nível plasmático e corporal.

O principal determinante do rebote entre as sessões é o volume de distribuição do soluto, principalmente se for muito maior que o VP do paciente. Após o término da sessão há um fluxo de difusão do espaço extravascular de volta para o plasma (≅ 1 a 3% por hora), com reequilíbrio de concentrações. A t½ do soluto também afeta a velocidade do rebote após um procedimento de PF. Moléculas com t½ curto apresentam uma rápida recuperação de seus níveis plasmáticos, o que exige menor intervalo entre as sessões.

Por fim, se a taxa de produção do soluto for muito elevada, como no caso de anticorpos com síntese acelerada ou de

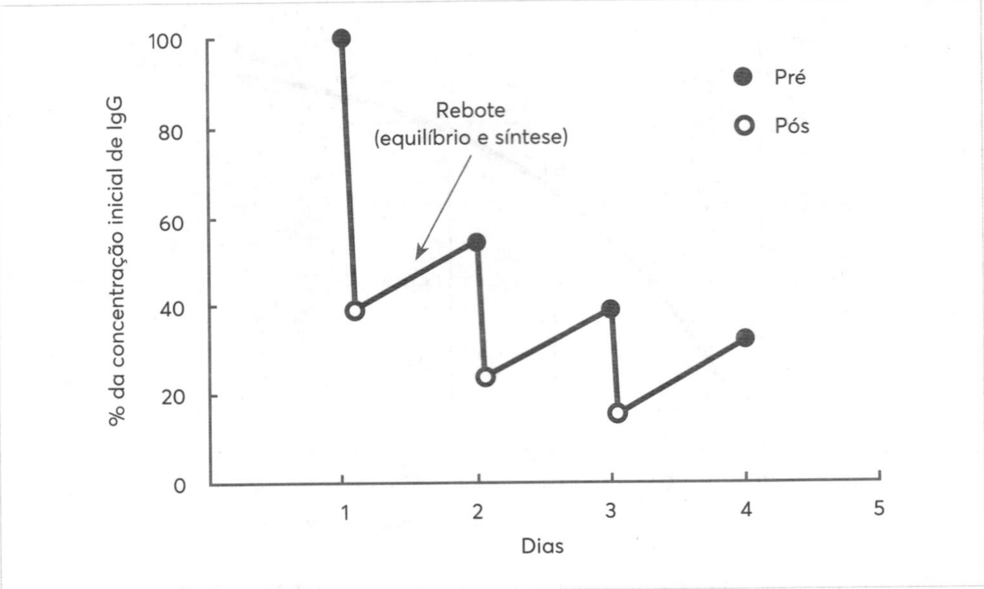

• **FIGURA 2** Declínio progressivo dos níveis plasmáticos de IgG após três tratamentos consecutivos de PF, cada um com substituição de um volume plasmático.

IgG: imunoglobulina G; PF: plasmaférese.

Fonte: adaptação de Kaplan, 2008.

componentes do sistema complemento, torna-se necessário realizar procedimentos adicionais, em curto intervalo. Isso é observado, por exemplo, na síndrome de Goodpasture, em que coexistem urgência da remoção por risco ou presença de hemorragia pulmonar e síntese acelerada de IgG. Esses casos exigem um protocolo mais intensivo (maior número de sessões diárias consecutivas), em associação com diminuição da produção de IgG por imunossupressão concomitante.

O consenso da Asfa também publica recomendações práticas relativas ao volume, ao intervalo e à frequência de sessões, categorizadas por indicação terapêutica. A atualização de 2019 fornece recomendações baseadas nas evidências mais recentes da literatura.

QUAIS AS VANTAGENS E DESVANTAGENS DAS DIFERENTES MODALIDADES DE PLASMAFÉRESE?

A separação do plasma pode ser realizada por dois métodos, conceitualmente distintos, mas com esquema básico semelhante (Figura 3). Em ambos, o sangue extraído do paciente é anticoagulado e enviado a um dispositivo de separação de plasma. O plasma é coletado em uma bolsa para descarte e a fração do sangue depletada do plasma é reconstituída com uma solução de reposição e reinfundida no paciente.

O método de centrifugação (PFc) deriva da hemoterapia, tendo por base o fracionamento do sangue por rotação rápida. O sangue é extraído por veias

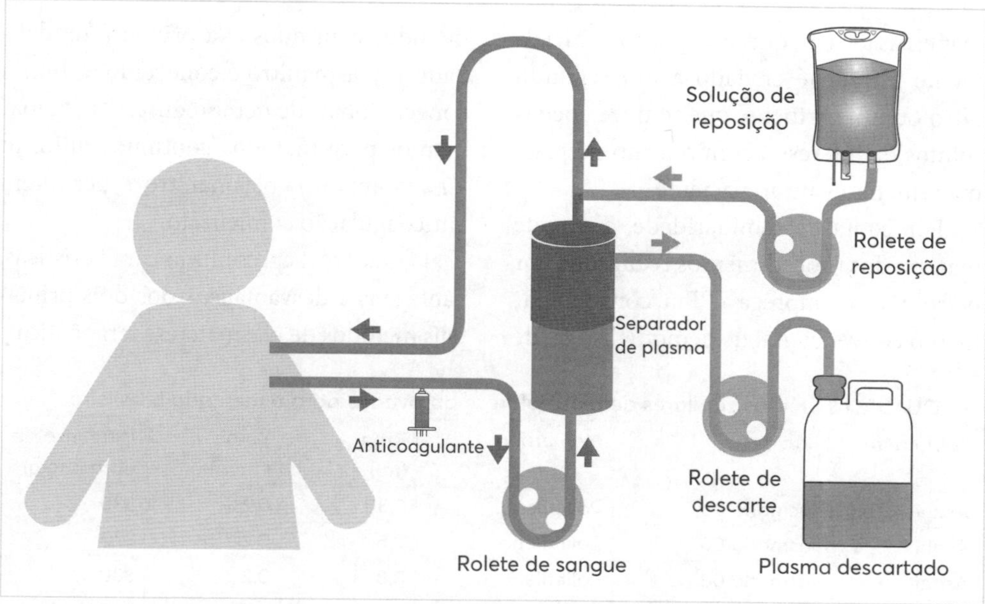

• **FIGURA 3** Esquema básico de um sistema de plasmaférese.
Fonte: elaboração dos autores.

calibrosas ou acesso venoso profundo e coletado em uma cuba cilíndrica descartável, com circuitos separados de entrada e de saída de sangue e de extração de plasma. A força centrífuga sedimenta componentes celulares e subcelulares do sangue conforme sua gravidade específica e os separa do plasma. A técnica possibilita extrair até 80% da fração líquida do sangue, sem restrição do peso molecular dos solutos dissolvidos. Em geral a PFc é conduzida por hemoterapeutas, embora alguns serviços de nefrologia tenham incorporado o método.

O método de filtração por membrana (PFm) deriva da hemodiálise, mediante aumento do diâmetro dos poros de uma membrana semipermeável, até um tamanho nominal de 0,2 a 0,7 mcm, dependendo do fabricante (Quadro 3). Com o diâmetro plaquetário médio de 3 mm, perdas de plaquetas através da membrana não deveriam ocorrer na PFm. No entanto, devido à intensidade das forças convectivas e ao fenômeno da polarização por concentração (ver a seguir), plaquetas podem ser sequestradas ou se fragmentar na membrana. Na prática clínica observam-se perdas de até 6% das plaquetas circulantes durante uma sessão de aférese por membrana.

O mecanismo físico de separação é a convecção, sendo a técnica semelhante à hemofiltração. A extração da água e de solutos plasmáticos até cerca de 3.000 kDa é obtida por aplicação de pressão hidrostática. A PFm requer um acesso venoso central de dupla luz ou uma fístula arteriovenosa. O método também viabiliza a realização de procedimentos complexos, como a PF por dupla filtração ou a plasmaperfusão, em que e o plasma inicialmente filtrado é enviado a um segundo filtro ou um cartucho, que remove apenas solutos de interesse, com retorno do plasma remanescente ao paciente.

Por conta de familiaridade, a grande maioria dos procedimentos realizados por nefrologistas emprega a PFm, com equipamento convencional de hemodiálise ou de métodos contínuos. Na primeira modalidade, o plasmafiltro é conectado às linhas convencionais de hemodiálise. Os equipamentos para métodos contínuos utilizam *kits* contendo o plasmafiltro e permitem anticoagulação com citrato.

O Quadro 4 apresenta as características, vantagens e desvantagens dos dois principais métodos de plasmaférese terapêutica.

• **QUADRO 3** Filtros capilares de plasmaférese aprovados para o mercado brasileiro

Fabricante	Filtro	Membrana	Área (m^2)	Poro (mcm)	Diâmetro da fibra (mcm)
Asahi	Plasmaflo 03	Polietileno	0,3	0,2	330
Asahi	Plasmaflo 06	Polietileno	0,6	0,2	370
Asahi	Plasmaflo 08	Polietileno	0,8	0,2	330
Baxter	Prisma TPE 2000	Polipropileno	0,35	0,5	330
B. Braun	Haemoselect 0.3	Poliestersulfona	0,3	0,5	300
B. Braun	Haemoselect 0.5	Poliestersulfona	0,5	0,5	300
B. Braun	Haemoselect 0.7	Poliestersulfona	0,7	0,5	300
Fresenius	PlasmaFlux P1dry	Polisulfona	0,3	0,5	340
Fresenius	PlasmaFlux P2dry	Polisulfona	0,6	0,5	340

Fonte: elaboração dos autores.

• **QUADRO 4** Contrastes operacionais entre a plasmaférese por centrifugação e por filtração em membrana

Característica	Plasmaférese por centrifugação	Plasmaférese por membrana
Mecanismo	Força centrífuga	Filtração por membrana
Mecanismo de separação	Gravidade específica	Tamanho da molécula
Acesso	Veias periféricas de grande calibre ou cateter central de dupla luz	Veia central com cateter de dupla luz
Fluxo de sangue (mL/min)	10 a 150	50 a 150
Extração de plasma (%)	≅ 80	≅ 30
Velocidade de remoção de plasma (mL/min)	30 a 40	25 a 30
Anticoagulação	Citrato, com ou sem neutralização com cálcio	Sistêmica com heparina ou regional com citrato/cálcio
Volume do circuito (mL)	≅ 180	≅ 125
Cut-off molecular (kDa)	Todos os elementos dissolvidos no plasma (em limite)	≅ 3.000
Esterilização	Irradiação ou C_2H_4O	C_2H_4O

(continua)

• **QUADRO 4** Contrastes operacionais entre a plasmaférese por centrifugação e por filtração em membrana (*continuação*)

Característica	Plasmaférese por centrifugação	Plasmaférese por membrana
Equipamento	Dedicado, com insumos especiais	Equipamento de hemodiálise convencional ou contínua
Disponibilidade	Mediata (uso primário para coleta/ fracionamento de sangue)	Imediata (uso primário para tratamento de pacientes)
Execução (min)	90 a 120	120 a 180
Efeito sobre as plaquetas	Separação insuficiente com o plasma (mais intensa)	Convecção forçada ou aprisionamento (menos intensa)
Custo	Equipamento mais caro. *Kit* mais barato.	Equipamento mais barato. *Kit* mais caro.

Fonte: elaboração dos autores.

COMO SE FAZ A MONTAGEM DO CIRCUITO DA PLASMAFÉRESE POR MEMBRANA?

A configuração básica de um sistema de PFm (Figura 3) consiste em uma bomba rolete de sangue, uma bomba para remoção do plasma filtrado e outra para infusão da solução de reposição, ambas com vazão de 1 litro/hora ou mais. O circuito de remoção é acoplado à via de saída do filtro e dirigido para uma bolsa coletora. O circuito de infusão é conectado à linha sanguínea de retorno venoso. A taxa de remoção de plasma deve ser sempre igual à taxa de infusão da solução de reposição. Qualquer ultrafiltração que se faça necessária deve ser feita fora da plasmaférese.

Existem diversas opções para montagem do circuito básico. Quando se usa um equipamento de diálise com sistema de proporção, o circuito é montado como para ultrafiltração isolada, sem passagem de dialisado. O circuito da bomba de remoção é acoplado à via de saída de plasma do filtro de plasmaférese e a linha de infusão é conectada à linha venosa de sangue. Os *kits* de plasmaférese para uso em máquina de procedimentos contínuos incluem linhas para uso dos roletes de ultrafiltração e de infusão venosa pós-filtro. Uma alternativa é utilizar o sistema de tanque de 90 litros (mantendo a linha de dialisado fora do rolete central), usar o rolete de ultrafiltração para remover o plasma e apenas acoplar uma bomba de infusão na linha venosa para administrar a solução de reposição. Aféreses podem ser feitas apenas com um rolete de sangue e duas bombas de infusão; todavia, no presente, a ausência de sistemas de segurança e de alarmes contraindica esse tipo de montagem.

Em pacientes que necessitam de hemodiálise e de PFm, podem-se realizar os dois procedimentos simultaneamente, com montagem do sistema em série. Após a montagem do sistema de hemodiálise, a linha venosa é seccionada, sendo o plasmafiltro intercalado entre o hemodialisador e o cata-bolhas da linha venosa. Evidentemente, todas as conexões devem ser manipuladas de modo asséptico e seladas com fita adesiva resistente.

COMO PRESCREVER A PLASMAFÉRESE POR MEMBRANA?

A prescrição da PFm deve atentar para dois fenômenos físicos inescapáveis: o impacto da remoção de plasma sobre a viscosidade do sangue e a formação de uma camada de polarização por concentração na interface do sangue com a membrana.

O primeiro fenômeno deriva da perda progressiva da água plasmática ao longo do filtro, que eleva o hematócrito em sua extensão final. Por essa razão, pacientes que iniciam a sessão de aférese com hemoglobina alta, ou mesmo na faixa normal, têm maior propensão a coagular o filtro, independentemente da intensidade da anticoagulação. O grau de desidratação do sangue é estimado pela fração de filtração (FF), conforme as fórmulas:

(3) $$Q_P = Q_s \times (1 - Ht)$$

(4) $$FF\ (\%) = (Q_{ef} \times 100)/Q_P$$

Q_s corresponde ao fluxo proporcionado pelo rolete de sangue, Q_P refere-se ao cálculo do fluxo de plasma na entrada do filtro e Q_{ef} é a taxa de remoção prescrita. Todas as variáveis de fluxo são imputadas em mL/min. A manutenção de uma FF baixa durante o procedimento previne aumentos críticos do hematócrito no interior da fibra, diminuindo o risco de hemólise e de coagulação do sistema.

O segundo fenômeno decorre da remoção radial de plasma na circunferência do capilar, acumulando proteínas e elementos figurados do sangue junto à membrana semipermeável. Essa região de fronteira transforma-se em uma segunda membrana, virtual e dinâmica, chamada de camada de polarização por concentração (CRP). A CRP restringe o fluxo de plasma e impacta a eficiência da aférese. Quando se fixa a taxa de remoção de plasma, a pressão transmembrana (PTM) se eleva à medida que o tratamento progride, resultando em aumentos recíprocos da CRP. Em um limite crítico, a PTM alcança um valor muito alto, paradoxalmente incapaz de aumentar a extração de plasma, que culmina com a coagulação do circuito. Para prevenir esses problemas, deve-se procurar manter a PTM abaixo de 75 a 100 mmHg, idealmente < 50 mmHg, ao longo da sessão. Durante o desenrolar de um procedimento, medidas para diminuir a PTM incluem reduzir o Q_s, estender o tempo da sessão para limitar a fração de filtração para 20 a 25% (na dependência do hematócrito inicial) e ajustar a anticoagulação.

A CRP também causa lise plaquetária e hemólise, decorrente do descontrole de forças de compressão (exercidas pela PTM) e de forças de cisalhamento (derivadas do fluxo tangencial), que atuam sobre as plaquetas e hemácias retidas na CRP. Muitos filtros, condenados por uma possível "ruptura" devido à percepção de hemoglobina no plasma efluente, podem ser salvos com ajustes simples no Q_s, na FF e na PTM.

Diferente da hemodiálise, que comporta diversas variações de prescrição, a prescrição da PFm é estritamente ajustada para diminuir o impacto da hiperviscosidade e da CRP. Para que a FF se mantenha em uma faixa de segurança (≅ 20 a 25%), o Q_s deve ser mantido entre 100 e 150 mL/min.

Quando se prescrevem fluxos sanguíneos mais baixos, o limite da FF pode ser excedido. Fluxos sanguíneos mais altos elevam a PTM.

Diferenças pequenas no acoplamento entre a remoção de plasma e a infusão de solução de reposição têm um efeito muito maior sobre a pressão arterial do que o produzido por uma perda equivalente na hemodiálise. Em equipamentos para métodos contínuos, oscilações na PTM e o risco de hipotensão são limitados pelo perfeito acoplamento entre a taxa de filtração e a de reposição. Em máquinas convencionais de diálise, para eliminar o risco de hipotensão ou hipervolemia, a remoção do plasma e a infusão da solução de reposição devem ser cuidadosamente sincronizadas com o auxílio de bombas de infusão de alto volume (≥ 1.000 mL/h). A Tabela 2 apresenta dois exemplos de prescrição da PFm para um mesmo volume de troca (3.600 mL), que respeitam com segurança os limites discutidos.

COMO SE PRESCREVE A ANTICOAGULAÇÃO NA PLASMAFÉRESE?

Como em todo procedimento de circulação extracorpórea, na PF a coagulação é ativada pelo contato do sangue com superfícies exógenas, o que requer anticoagulação do sistema. Existem diversos esquemas de anticoagulação. O importante é ter familiaridade com o método e utilizar o que mais se adapta à prática de cada equipe/instituição. Os anticoagulantes de uso mais comum são a heparina não fracionada, mais usada na PFm e menos na PFc, e o citrato, mais usado na PFc e menos na PFm.

A heparina e o citrato são parcialmente removidos na PF, o que exige doses elevadas de anticoagulantes. Além disso, o citrato liga-se de forma reversível (quelação) às frações plasmáticas livres do cálcio (≅ 50% do cálcio do plasma) e do magnésio (≅ 60% do magnésio do plasma), causando depleção de ambos. Na PFm a regra é a reposição sistêmica de Ca^{++} e, ocasionalmente, de Mg^{++}. Na PFc, que utiliza fluxos mais baixos de citrato, a reposição de Ca^{++} e Mg^{++} pode ou não ser necessária. Devido ao uso predominante em nefrologia, somente os procedimentos de plasmaférese por membrana serão discutidos.

Prescrição da heparina na plasmaférese por membrana

A dose inicial de heparina é feita em bólus. Um esquema prático consiste em aplicar 50 a 70 UI/kg na linha arterial,

• **TABELA 2** Exemplos de prescrição da plasmaférese por membrana para um mesmo volume de troca de plasma, com dois fluxos de sangue diferentes

Fluxo de sangue (mL/min)	Taxa de remoção de plasma (mL/min)	Volume de troca (mL/h)	Tempo de terapia (minutos)
100	20	1.200	180
150	30	1.800	120

Fonte: elaboração dos autores.

com uma segunda dose, de 50% da dose inicial, aplicada na metade do procedimento. Alternativamente, o bólus inicial é seguido por doses de manutenção, contínua ou em bólus, de 1.000 a 2.000 UI/hora. A variação na dose de heparina decorre da necessidade de aumentar a dose quando o hematócrito for menor que 30%. A menor massa de hemácias implica aumento recíproco no volume do plasma e em sua remoção pela PF, que também carreia a heparina nele dissolvida. Doses adicionais podem ser necessárias quando houver indício de coagulação do circuito (aumento progressivo da PTM).

Prescrição da enoxaparina na plasmaférese por membrana

A exemplo da heparina não fracionada, a dose inicial de enoxaparina é feita em bólus. Um esquema-padrão é aplicar uma dose de ataque de 40 u na linha arterial, seguida de outro bólus de 20 u de enoxaparina, aplicado na metade do procedimento.

Prescrição do citrato na plasmaférese por membrana

Na PFm com equipamento para terapia renal substitutiva contínua (TRSC), utiliza-se o citrato trissódico a 4% (136 mmol/L), em protocolo semelhante ao da hemofiltração contínua com reposição pós-filtro. A infusão inicial padrão é de 3 mmol para cada litro de sangue que entra no circuito (fórmula 5), o que permite calcular o fluxo horário de infusão (fórmula 6). Na regra empírica, isso corresponde a uma taxa de infusão horária de 1,3 vez o fluxo sanguíneo (Q_s) em mL/min (p. ex., 200 mL/hora de citrato trissódico a 4% para um Q_s de 150 mL/min).

(5) Dose horária de citrato (mmol) = 3 mmol de citrato × ([Q_s × 60 min]/1.000)

(6) Infusão horária de citrato = (dose horária de citrato × 1.000)/136

O alvo do cálcio iônico (iCa^{++}) pós-filtro é 0,20 a 0,40 mmol/L e o do iCa^{++} sistêmico é de cerca de 1 a 1,30 mmol/L (Quadro 5), mas esse valor de referência varia em diferentes laboratórios. Cada 10 mL de cloreto de cálcio ($CaCl_2$) a 10% contém 6,8 mmol de Ca^{++}. A taxa de infusão inicial para compensação do cálcio é maior na PFm do que na TRSC, iniciando-se com 3 mmol para cada litro do efluente plasmático (Q_{ef}). Este corresponde à soma do VP que se deseja remover, acrescido dos volumes de infusão do citrato e do cálcio. As fórmulas 7 e 8 descrevem os cálculos para compensação do Ca^{++}.

(7) Dose de infusão de Ca^{++} (mmol/L) = 3 mmol de cálcio × Q_{ef} (em L/h)

(8) Infusão de $CaCl_2$ a 10% (mL/h) = (dose de Ca^{++} em mmol/h × 10)/6,8

Na regra prática, o volume de infusão de $CaCl_2$ a 10% em mL/h (arredondado para o número inteiro mais próximo) corresponde a 1,5 vez a dose de infusão de cálcio em mmol/h (p. ex., para o Q_{ef} de 2.000 mL/h, a dose de compensação de Ca^{++} é de 6 mmol/h, o que corresponde a 9 mL/h de $CaCl_2$ a 10%).

Como a PFm é de curta duração e as alterações da calcemia mais pronunciadas, os níveis de iCa^{++} devem ser avaliados precocemente, após 30 minutos do início da sessão, e, se forem feitos ajustes (Quadro 5), devem ser reavaliados em 30 minutos. No caso de sintomas, o nível sistêmico de iCa^{++} deve ser verificado ao final da sessão. Na presença de hipocalcemia grave ou persistência após a sessão, pode-se administrar 10 mL em bólus de gluconato de cálcio a 10% (2,2 mmol/4,4 mEq) ou de cloreto de cálcio a 10% (6,8 mmol/13,6 mEq).

• **QUADRO 5** Ajustes na compensação de cálcio conforme a calcemia iônica

Calcemia iônica (mmol/L)	Infusão $CaCl_2$ 10% (mmol/h)
< 0,80*	Aumentar 50%**
0,81 a 1	Aumentar 25%
1 a 1,30	Sem alterações
1,31 a 1,45	Diminuir 25%
> 1,45*	Diminuir 50%

* Nova dosagem em 30 minutos.
** Bólus de $CaCl_2$ 10%.
Fonte: elaboração dos autores.

O citrato também quela o Mg^{++}, e na PFm realizada em equipamento de TRSC não há passagem de dialisado contendo esse íon. Dessa forma, é necessário adicionar Mg^{++} às soluções cristaloides de reposição, sob a forma de sulfato de magnésio a 10%. Cada 10 mL dessa solução contêm 4,05 mmol. A adição de 2,5 mL por litro da solução de reposição resulta em uma concentração de magnésio de 1 mmol/L (2 mEq/L ou 2,4 mg/dL). A solução cristaloide Plasma Lyte contém Mg^{++} na concentração de 1,5 mmol/L. Seu uso como solução de reposição dispensa a administração de Mg^{++}. Em oposição, o plasma fresco congelado é armazenado em citrato ACD-A (citrato de sódio – ácido cítrico – dextrose). Não se deve adicionar Mg^{++}, pois este será instantaneamente quelado. No caso de PFm anticoagulada com citrato e reposição predominante ou exclusiva com plasma fresco, deve-se realizar infusão sistêmica de sulfato de magnésio em via paralela.

EFEITOS DA AFÉRESE NA HEMOSTASIA

A solução de reposição da maioria dos procedimentos de aférese não contém fatores de coagulação, o que causa depleção proporcional à intensidade da troca. Ao final de uma aférese típica, com prescrição de 1,5 vez o VP, espera-se uma redução de cerca de 80% dos níveis dos fatores de coagulação. Os níveis dos fatores VIII e IX decaem em menor grau, devido à rápida redistribuição e/ou mobilização durante o procedimento.

A concentração plasmática da maioria dos fatores de coagulação é recomposta em 24 horas, com alguma variação conforme a velocidade basal de síntese de cada um. Níveis baixos podem ocorrer com aféreses sequenciais, em intervalos curtos, que não permitem retorno ao valor basal (Figura 2). A importância da depleção desses fatores depende da situação clínica. Quando não há risco hemostático significativo, as sessões costumam ser bem toleradas e não há necessidade de reposição.

A preocupação maior em termos hemostáticos é o fibrinogênio, que possui t½ sintética mais longa (Tabela 1), sendo necessários até 3 dias para que seu nível retorne ao basal. Em aféreses intensivas sequenciais, o nível do fibrinogênio deve ser acompanhado, principalmente se houver risco de sangramento. Quando inferior a 150 mg/dL antes do procedimento, as opções são diminuir o volume da troca, aumentar o intervalo entre as sessões ou incluir PFC como parte da reposição. Reposição com PFC também é indicada (25 a 50% do volume trocado) quando há risco hemostático (p. ex., trombocitopenia), sangramento associado (p. ex., hemorragia pulmonar) ou na plasmaférese pré-operatória (p. ex., timectomia para miastenia *gravis*). Vale lembrar que o pacientes que recebem volumes elevados de plasma em tempo curto podem desenvolver hipocalcemia e necessitar de reposição de cálcio, conforme discutido anteriormente.

QUAIS AS PRINCIPAIS SOLUÇÕES DE REPOSIÇÃO EMPREGADAS NA PLASMAFÉRESE?

Cada sessão de plasmaférese requer a infusão de um grande volume da solução de reposição. Com exceção de algumas microangiopatias trombóticas, o sucesso da aférese terapêutica raramente depende da escolha da solução. Entretanto, o tipo de solução empregada pode variar conforme a volemia, o diagnóstico, o estado da coagulação, a possibilidade de cirurgia iminente, a pressão coloidosmótica do plasma e o equilíbrio hidreletrolítico do paciente. O Quadro 6 apresenta as vantagens e desvantagens das principais soluções de reposição usadas na plasmaférese.

Mundialmente, a reposição mais usada é a albumina a 5%, não disponível no Brasil. A opção é usar uma solução de albumina a 4%, reconstituída na proporção de 100 mL de albumina a 20% e 400 mL de uma solução cristaloide, que pode ser salina a 0,9%, Ringer-lactato ou Plasma-lyte. Esses mesmos cristaloides podem ser empregados de forma isolada na síndrome de hiperviscosidade ou compondo até 1/3 do total da reposição, como forma de poupar albumina ou plasma. Enquanto a solução salina a 0,9% não contém outros eletrólitos, as soluções balanceadas diminuem a espoliação de tampão, cálcio e potássio (Ringer-lactato) e de tampão, magnésio e potássio (Plasma-lyte).

O plasma fresco congelado, que deve ser ABO compatível com o receptor, contém albumina, mas também fatores e proteínas acessórias da coagulação e as frações do complemento. Ao contrário da albumina, sua preparação a partir de simples centrifugação do sangue não elimina o risco de transmitir infecções virais associadas a hemoderivados. Para efeito do cálculo de reposição, cada bolsa de PFC contém entre 200 e 250 mL, sendo ≅ 40 mL de citrato. O PFC é usado como solução de escolha para reposição total na PTT (25 a 30 mL/kg) e como reposição total e parcial para reversão do efeito da warfarina, em casos de hipofibrinogenia, para correção de tempo de protrombina prolongado e em situações de risco hemostático (ver a seguir).

• **QUADRO 6** Vantagens e desvantagens das diferentes soluções de reposição utilizadas na plasmaférese terapêutica

Solução	Vantagens	Desvantagens
Albumina a 4%	■ Segurança infecciosa. ■ Conveniência de uso. ■ Poder oncótico próximo ao plasma. ■ Efeitos adversos raros. ■ Independente de grupo sanguíneo.	■ Custo elevado. ■ Não repõe outras proteínas plasmáticas. ■ Risco hemostático.
Plasma fresco congelado	■ Iso-oncótica com o plasma. ■ Reposição de todas as proteínas do plasma, incluindo imunoglobulinas e fatores da coagulação.	■ Risco infeccioso viral. ■ Exige compatibilidade ABO. ■ Reações adversas comuns. ■ Toxicidade por citrato. ■ Disponibilidade não imediata.
Soro fisiológico a 0,9%	■ Segurança infecciosa. ■ Disponibilidade imediata. ■ Independente de grupo sanguíneo. ■ Sem efeitos adversos relacionados à infusão.	■ Hipo-oncótica com o plasma. ■ Não repõe proteínas plasmáticas. ■ Acidose e distúrbios eletrolíticos. ■ Uso apenas como parte da reposição.
Cristaloides balanceados (Ringer-lactato e Plasma-lyte)	■ Segurança infecciosa. ■ Disponibilidade imediata. ■ Independente de grupo sanguíneo. ■ Não causa distúrbios eletrolíticos. ■ Sem efeitos adversos relacionados à infusão.	■ Hipo-oncótica com o plasma. ■ Não repõe proteínas plasmáticas. ■ Uso apenas como parte da reposição.

Fonte: elaboração dos autores.

QUAIS AS PRINCIPAIS COMPLICAÇÕES DA PLASMAFÉRESE?

Em linhas gerais, a plasmaférese é considerada um procedimento seguro, embora efeitos adversos menores sejam observados em até 40% das sessões (Quadro 7). O risco de efeitos adversos menores é maior quando a anticoagulação é feita com citrato em vez de heparina e significativamente maior com a reposição com PFC em vez de albumina. Distúrbios hidreletrolíticos e ácido-básicos costumam ocorrer de forma simultânea, sendo difícil atribuir um evento adverso particular a um único distúrbio isolado (Quadro 7).

O risco de eventos adversos graves (hipotensão, arritmias ou insuficiência respiratória com necessidade de intervenção médica) é ≤ 1%. Em grandes séries, a incidência de morte associada à PF varia de 0 a 0,05%, com a maioria dos óbitos ocorrendo em pacientes com graves comorbidades. As principais causas de morte são injúria pulmonar aguda associada à transfusão (Trali), embolia pulmonar e parada cardíaca durante o procedimento. O maior risco de complicações ocorre em pacientes hemodinamicamente instáveis, com sangramento ativo, com patologia obstrutiva brônquica ou gravemente anêmicos. O Quadro 7 descreve os eventos adversos mais significativos associados com a plasmaférese terapêutica.

• **QUADRO 7** Principais eventos adversos associados à plasmaférese terapêutica

Associação clínica	Eventos adversos
Acesso vascular	Hematoma
	Pneumotórax
	Infecção local ou da corrente sanguínea
Solução de reposição	Anafilaxia
	Coagulopatia
	Hipocalcemia, incluindo parestesias, agitação e hipotensão
	Hipopotassemia, incluindo cãibras, hipotonia e arritmias
	Hipomagnesemia, incluindo cãibras, hipotonia, arritmias, convulsões
	Alcalose metabólica, incluindo cefaleia, hipoventilação, agitação, tetania e convulsões.
	Infecções transmitidas pelo plasma (HIV e hepatites B e C)
	Hipotermia
	Febre por reação hemolítica (incompatibilidade AB0)
	Febre por reação não hemolítica (pirogênio)
	Trali
Operação do procedimento	Hemólise
	Trombocitopenia
	Hipovolemia ou hipervolemia
	Dispneia
	Reações anafilactoides associadas ao uso de inibidores da enzima conversora de angiotensina
	Coagulação do sistema
Outras	Tonturas, náuseas, vômitos
	Cansaço pós-procedimento
	Depleção de vitaminas e drogas
	Aloimunização

HIV: vírus da imunodeficiência humana; Trali: injúria pulmonar aguda associada à transfusão.
Fonte: elaboração dos autores.

LITERATURA RECOMENDADA

Ahmed S, Kaplan A. Therapeutic plasma exchange using membrane plasma separation. Clin J Am Soc Nephrol. 2020;15(9):1364-70.

Anaya Fernandez-Lomana F. Reasons why therapeutic apheresis should belong to nephrology. Nefrologia. 2011;31(4):379-81.

Brecher ME. Plasma exchange: why we do what we do. J Clin Apher. 2002;17(4):207-11.

Christiadi D, Mercado C, Singer R. Regional citrate anticoagulation in membrane based plasma exchange: safety, efficacy and effect on calcium balance. Nephrology (Carlton). 2018;23(8):744-7.

Daga Ruiz D, Fonseca San Miguel F, Gonzalez de Molina FJ et al. Plasmapheresis and other extracorporeal filtration techniques in critical patients. Med Intensiva. 2017;41(3):174-87.

Gashti CN, Andreoli DC, Patel D. Membrane-based therapeutic plasma exchange (mTPE): technical and clinical experience. J Clin Apher. 2018;33(1):38-45.

Ipe TS, Marques MB. Vascular access for therapeutic plasma exchange. Transfusion. 2018;58(Suppl 1):580-9.

Kaplan AA. Therapeutic plasma exchange: core curriculum 2008. Am J Kidney Dis. 2008;52(6):1180-96.

Lee G, Arepally GM. Anticoagulation techniques in apheresis: from heparin to citrate and beyond. J Clin Apher. 2012;27(3):117-25.

Mortzell Henriksson M, Newman E, Witt V et al. Adverse events in apheresis: an update of the WAA registry data. Transfus Apher Sci. 2016;54(1):2-15.

Padmanabhan A, Connelly-Smith L, Aqui N et al. Guidelines on the use of therapeutic apheresis in clinical practice: evidence-based approach from the Writing Committee of the American Society for Apheresis: The Eighth Special Issue. J Clin Apher. 2019;34(3):171-354.

Reeves HM, Winters JL. The mechanisms of action of plasma exchange. Br J Haematol. 2014;164(3):342-51.

Stevenson ME, Leung N, Winters JL. What are the newer applications for therapeutic apheresis in nephrology? Current indications for therapeutic plasma exchange in nephrology. Semin Dial. 2016;29(5):350-3.

Williams ME, Balogun RA. Principles of separation: indications and therapeutic targets for plasma exchange. Clin J Am Soc Nephrol. 2014;9(1):181-90.

Parte 7

Distúrbios do equilíbrio hidreletrolítico e ácido-base

38

Principais distúrbios hidreletrolíticos e ácido-base em geral

Alinie da Silva Pichone
Carlos Perez Gomes
Marcelo Augusto Duarte Silveira
Miguel Luis Graciano
Paulo Novis Rocha
Paulo Ricardo Gessolo Lins

ACIDOSE METABÓLICA NORMOCLORÊMICA

Introdução

Acidose metabólica ocorre toda vez que há uma sobrecarga de ácidos não voláteis. Do ponto de vista diagnóstico, caracteriza-se por uma queda primária na concentração de bicarbonato que leva a uma queda no pH. Para que o pH não caia tanto, o organismo lança mão de respostas secundárias. Imediatamente, ocorre hiperventilação para reduzir a pressão parcial de CO_2; mais tardiamente, ocorre um aumento na excreção urinária de ácidos para restabelecer o equilíbrio ácido-base.

É importante lembrar que respostas secundárias eficientes dependem de um bom funcionamento pulmonar e renal. Por exemplo, uma acidose metabólica em um paciente com bronquite crônica pode levar a uma queda muito acentuada no pH se os pulmões não conseguirem responder com uma hiperventilação adequada. Do mesmo modo, a acidose metabólica gerada por uma diarreia não será corrigida de forma tão eficiente em um paciente com disfunção renal; nesse caso, pode ser necessária a administração exógena de bicarbonato.

O tratamento adequado de uma acidose metabólica requer diagnóstico clínico e bioquímico adequados. Neste capítulo, abordaremos o manejo de acidoses metabólicas normoclorêmicas, geralmente causadas por produção excessiva de ácidos orgânicos que funcionam como ânions não mensurados pela fórmula do ânion *gap* (AG). Assim, o valor do AG fica elevado. Acidose láctica, cetoacidose e intoxicações orgânicas são as etiologias mais comuns de acidose metabólica com AG elevado. As acidoses metabólicas com AG elevado podem ocorrer isoladamente ou em associação com outros distúrbios metabólicos, como acidose metabólica hiperclorêmica (AMHC) ou alcalose metabólica.

A fisiopatologia das acidoses metabólicas com AG elevado é bem distinta da encontrada nas acidoses metabólicas hiperclorêmicas, e isso tem implicações terapêuticas importantes, como veremos a seguir. Neste capítulo também apresentaremos as respostas fisiológicas a uma sobrecarga de ácidos, as principais causas de acidoses metabólicas estratificadas por seu mecanismo e pelo AG. Em seguida abordaremos as principais diferenças fisiopatológicas entre as acidoses hiperclorêmicas e com AG elevado e sua implicação na terapêutica. Por fim, abordaremos o tratamento específico dos principais tipos de acidose metabólica com AG elevado – acidose láctica, cetoacidose e intoxicações exógenas –, com foco no uso de bicarbonato de sódio.

Quais as respostas do organismo a uma sobrecarga de ácidos não voláteis?

As principais respostas orgânicas a uma sobrecarga de ácidos não voláteis estão resumidas no Quadro 1.

• **QUADRO 1** Respostas a um aumento na [H^+]

1. Tamponamento extracelular:
■ $H^+ + HCO_3^- \leftrightarrow H_2CO_3 \leftrightarrow CO_2 + H_2O$
2. Tamponamento intracelular e ósseo:
■ Proteínas, fosfato, carbonato.
■ Implicações: potássio, delta AG/delta bicarbonato, ossos.
3. Compensação respiratória (↓1,2 mmHg/↓1 mEq/L):
■ $[H^+] = 24\ (pCO_2/[HCO_3])$.
4. Aumento na excreção renal de ácidos:
■ $H^+ + HPO_4^{2-} \rightarrow H_2PO_4^-$
■ $H^+ + NH_3 \rightarrow NH_4^+$
■ AG urinário: $(Na^+ + K^+) - Cl^-$.

AG: ânion *gap*.
Fonte: elaboração dos autores.

Primeiro, para evitar que prótons H^+ livres se combinem com proteínas plasmáticas e modifiquem sua conformação, entram em ação sistemas-tampão. O principal tampão extracelular é o bicarbonato, que, ao se combinar com H^+, transforma-se em ácido carbônico, que se dissocia em CO_2 e água.

Segundo, uma parte desses prótons H^+ entra nas células e se combina com proteínas e fosfatos. Essa entrada de cátions hidrogênio nas células leva à saída de potássio para manter a eletroneutralidade, explicando a hipercalemia que ocorre nas acidoses metabólicas. O tamponamento intracelular também explica por que, nas acidoses metabólicas com AG elevado, a queda no bicarbonato nem sempre é tão grande quanto a sobrecarga de ácidos – isso tem implicações na relação delta/delta, como veremos a seguir. O carbonato ósseo também pode ser usado para tamponamento de ácidos, principalmente nas acidoses metabólicas crônicas.

Terceiro, entra em ação a compensação respiratória. Conforme pode ser percebido pela equação de Henderson, diante de uma queda no denominador – que é a concentração de bicarbonato –, uma queda no numerador – que é a pCO_2 – limita a elevação na concentração de hidrogênio. Por isso ocorre uma hiperventilação, levando a uma redução da pCO_2, que é cerca de 20% maior que a queda no bicarbonato.

Quarto, mais tardiamente, ocorre um aumento na excreção renal de ácidos visando retornar a concentração sérica de bicarbonato ao normal. Isso é feito aumentando a excreção de ácidos tituláveis como o ácido fosfórico, mas, principalmente, aumentando em até 10 vezes a excreção urinária de cloreto de amônio. O AG urinário é uma forma indireta de medir a excreção urinária de cloreto de amônio e, assim, a adequação da resposta renal a uma acidose metabólica. Quanto mais negativo for o AG urinário, maior é a excreção de cloreto de amônio e mais adequada é a resposta renal.

Quais os principais mecanismos geradores de acidose metabólica?

Acidoses metabólicas podem ser geradas por três mecanismos básicos (Quadro 2).

• **QUADRO 2** Acidose metabólica: mecanismos básicos

1. Incapacidade de excretar a carga diária de H^+:
■ Insuficiência renal aguda ou crônica.
■ ATR tipo 1.
■ ATR tipo 4.
2. Perda de bicarbonato:
■ ATR tipo 2/acetazolamida.
■ Diarreia.
■ Fístulas (pancreáticas, biliares, intestinais).
■ Ureterossigmoidostomia.
■ Colestiramina.
3. Geração excessiva de ácidos:
■ Acidose láctica.
■ Cetoacidose.
■ Intoxicações exógenas.

ATR: acidose tubular renal.
Fonte: elaboração dos autores.

O primeiro mecanismo é a incapacidade de excretar a sobrecarga diária de ácidos produzidos pelo metabolismo. Essas acidoses metabólicas são causadas por doenças renais, instalam-se lentamente e são de natureza crônica. O problema renal pode ser por uma redução na taxa de filtração glomerular (TFG) ou por um defeito tubular, como na acidose tubular renal (ATR) distal (tipo I ou tipo IV). Nesses casos o tratamento com bicarbonato será importante, pois os rins não serão capazes de corrigir a acidose metabólica uma vez que eles são a causa do problema.

O segundo mecanismo é a perda de bicarbonato, seja por via renal, como na ATR proximal (tipo II) com o uso de acetazolamida, seja por via gastrointestinal, como na diarreia e fístulas pancreáticas ou biliares. Essas acidoses também tendem a se instalar lentamente e a seguir um curso crônico, salvo nas diarreias agudas. Do ponto de vista do tratamento, o uso de bicarbonato se faz estritamente necessário na ATR tipo II, quando o rim é o problema. Quando a origem é extrarrenal, o tratamento com bicarbonato pode até ser necessário em uma diarreia aguda quando a acidose metabólica for severa, mas, cessada a diarreia, os rins corrigirão o distúrbio. No entanto, se a perda de bicarbonato pelo trato gastrointestinal for intensa e crônica, a reposição prolongada de álcali pode ser necessária.

O terceiro mecanismo é a geração excessiva de ácidos. Essas acidoses tendem a ser agudas e podem levar a quedas abruptas e intensas no bicarbonato em questão de minutos. A acidose láctica, a cetoacidose e as intoxicações exógenas são os principais representantes. Nesses casos, uma vez revertida a doença de base, a acidose metabólica se resolve rapidamente. Assim, o uso de bicarbonato só é necessário quando há risco iminente de óbito pela acidemia em si.

Como usar o ânion *gap* para estratificar as acidoses metabólicas?

Na prática clínica, uma maneira simples de avaliar o mecanismo da acidose metabólica é por meio do AG, calculado pela fórmula:

$$AG = Na^+ - (Cl^- + HCO_3^-)$$

O sódio representa o principal cátion extracelular, enquanto cloro e bicarbonato representam os principais ânions. Na vigência de hipoalbuminemia, o AG deve ser corrigido; para cada 1 g que a albumina estiver abaixo do valor normal, devemos acrescentar 2,5 mEq/L ao AG calculado.

$$AG\ corrigido = AG + 2{,}5 \times (4 - albumina\ sérica)$$

Doravante, quando mencionarmos o AG, estaremos nos referindo ao AG corrigido pela albumina. É o valor do AG corrigido que deverá ser utilizado para estratificar a acidose metabólica e para cálculo do delta/delta, como veremos a seguir.

O AG é uma medida indireta da produção de ácidos orgânicos, como lactato e cetoácidos, e pode ser usado para estratificar as causas de acidose metabólica. Aquelas acidoses metabólicas causadas por uma incapacidade de excretar a carga diária de H^+ ou perda de bicarbonato não alteram o AG, pois há uma elevação equimolar do cloro para manter a eletroneutralidade. Basta olhar para a fórmula do AG para perceber que, se a elevação do cloro for igual à queda no bicarbonato, o resultado da soma contida no parêntese não muda e o AG permanece normal. Essas acidoses são também conhecidas como hiperclorêmicas. Já nas acidoses cujo mecanismo básico é a geração excessiva de ácidos orgânicos, não há necessidade de elevar o cloro para manter a eletroneutralidade, pois esses ácidos orgânicos têm carga negativa. Se o bicarbonato cai e o cloro não sobe, o AG se eleva.

O Quadro 3 resume as principais causas de acidose metabólica estratificadas pelo AG. Note que os defeitos de acidificação urinária e perda de bicarbonato produzem AG normal, enquanto as acidoses por geração excessiva de ácidos produzem AG elevado. Uma exceção a essa regra é a insuficiência renal. Nesses casos, pode haver tanto AG normal, por incapacidade de excretar a sobrecarga diária de ácidos, como também AG elevado, por acúmulo de ânions não mensurados na fórmula do AG, como sulfatos, fosfatos, uratos e hipurato.

• **QUADRO 3** Causas de acidose metabólica estratificadas pelo ânion *gap*

1. AG normal (hiperclorêmica):
■ Defeitos de acidificação urinária:
– Alguns casos de insuficiência renal.
– ATR tipo II e tipo IV.
■ Perda de bicarbonato:
– GI: diarreia, fístulas intestinais, pancreáticas, biliares.
– Renal: ATR tipo II / acetazolamida.
2. AG elevado:
■ Acidose láctica: ácido láctico.
■ Cetoacidose: beta-hidroxibutirato.
■ Intoxicações exógenas:
– Salicilato: cetonas, lactato, salicilato.
– Metanol ou formaldeído: ácido fórmico.

(continua)

• **QUADRO 3** Causas de acidose metabólica estratificadas pelo ânion *gap* (*continuação*)

– Etilenol glicol: glicolato, oxalato.
– Paraldeído: ânions orgânicos.
– Tolueno: hipurato (*gap* pode ser normal).
■ Insuficiência renal: sulfato, fosfato, urato, hipurato.

AG: ânion *gap*; ATR: acidose tubular renal; GI: gastrointestinal.
Fonte: elaboração dos autores.

Como usar a relação delta AG/delta bicarbonato?

Antes de entrar no tratamento das acidoses metabólicas com AG elevado, deve-se chamar a atenção para a possibilidade de coexistência de distúrbios metabólicos. Uma acidose metabólica com AG elevado pode coexistir com uma AMHC ou com uma alcalose metabólica. Isso pode ser diagnosticado por meio da relação delta/delta, que é a divisão do delta AG pelo delta bicarbonato.

$$\frac{\text{Delta AG}}{\text{Delta bic}} = \frac{\text{AG paciente-12}}{\text{24-bic paciente}},$$

sendo bic o bicarbonato.

O delta AG é o AG do paciente menos 12, que é o limite superior do AG normal. Trata-se de uma quantificação do AG e dá uma ideia da magnitude da acidose metabólica com AG elevado. Já o delta bicarbonato é o bicarbonato normal, 24 mEq/L, menos o bicarbonato do paciente, e quantifica a magnitude da queda no bicarbonato. Se todos os H^+ dos ácidos orgânicos representados pelo AG fossem tamponados no líquido extracelular por bicarbonato, as acidoses metabólicas com AG elevado puras teriam relação delta/delta = 1. Mas, devido ao tamponamento intracelular, as acidoses metabólicas com AG elevado puras têm relação delta/delta entre 1 e 2.

$$\frac{\text{Delta AG}}{\text{Delta bic}} = 1 \text{ a } 2 = \begin{array}{c}\text{acidose metabólica}\\ \text{com AG elevado pura}\end{array}$$

Quando delta/delta < 1, a queda no denominador foi maior que a elevação no numerador, ou seja, a elevação do AG não explica toda a queda no bicarbonato, portanto há uma AMHC associada.

$$\frac{\text{Delta AG}}{\text{Delta bic}} < 1 = \begin{array}{c}\text{duas acidoses metabólicas}\\ \text{(AG elevado + hiperclorêmica)}\end{array}$$

Quando a relação delta/delta > 2, a elevação do AG foi mais que o dobro da queda no denominador. Isso equivale a dizer que a queda no bicarbonato é pequena para a elevação do AG e, portanto, há uma alcalose metabólica associada.

$$\frac{\text{Delta AG}}{\text{Delta bic}} < 2 = \begin{array}{c}\text{acidose metabólica com AG}\\ \text{elevado + alcalose metabólica}\end{array}$$

Vamos entender melhor isso com números na Figura 1.

O primeiro exemplo tem AG de 32 e bicarbonato de 4 mEq/L. Esse paciente tem um delta AG de 20, pois o AG aumentou de 12 para 32, e um delta bicarbonato de 20, pois o bicarbonato caiu de 24 para 4 mEq/L. A relação delta/delta é igual a 1. Isso significa que cada mEq/L de queda no bicarbonato pode ser explicado pela elevação de ácidos orgânicos representados pelo AG. O diagnóstico é de acidose metabólica com AG elevado pura, sem nenhum outro distúrbio metabólico associado.

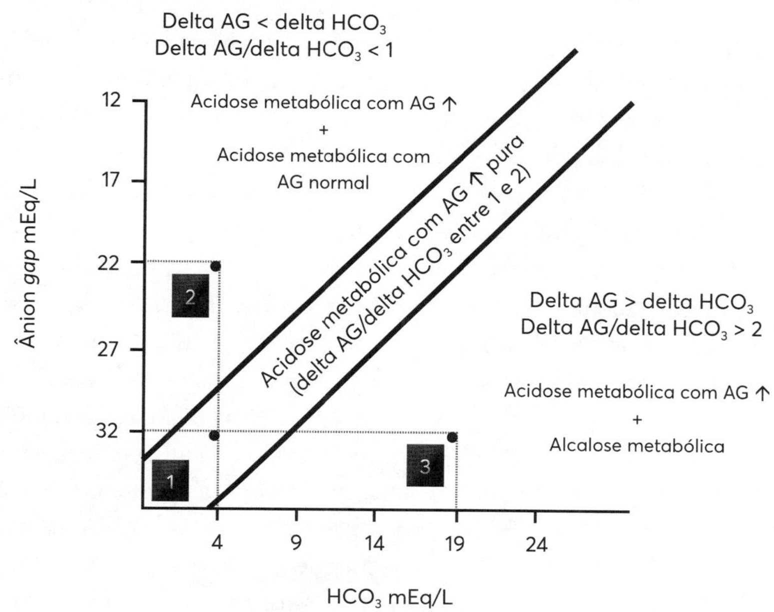

• **FIGURA 1** Relação delta AG/delta bicarbonato.
Fonte: elaboração dos autores.

Vejamos agora o exemplo número 2, que tem um AG 22 e um bicarbonato de 4 mEq/L. Esse paciente tem um delta AG de 10, pois o AG aumentou de 12 para 22, e um delta bicarbonato de 20, pois o bicarbonato caiu de 24 para 4 mEq/L. A relação delta/delta é igual a 0,5. Isso significa que apenas a metade da queda no bicarbonato pode ser explicada pela elevação de ácidos orgânicos representados pelo AG; a outra metade precisa ser explicada pela presença de outra acidose metabólica. O diagnóstico é de acidose metabólica com AG elevado + uma acidose hiperclorêmica associada.

Por fim, temos o exemplo número 3, que tem um AG de 32 e um bicarbonato de 19 mEq/L. Esse paciente tem um delta AG de 20, pois o AG aumentou de 12 para 32, e um delta bicarbonato de 5, pois o bicarbonato caiu de 24 para 19 mEq/L. A relação delta/delta é igual a 4. Isso significa que o aumento no AG é 4 vezes maior que a queda no bicarbonato. Sabemos que o aumento no AG pode ser até 2 vezes maior que a queda no bicarbonato, devido à participação do tamponamento intracelular, mas não 4 vezes maior. Uma conclusão precipitada é a de que a queda no bicarbonato foi muito pequena, mas a conclusão correta é que o bicarbonato caiu apropriadamente, só que caiu de um patamar mais elevado, porque o paciente tem uma alcalose metabólica associada. Isso fica mais claro ao fazer o cálculo do bicarbonato corrigido, que é o bicarbonato do paciente, 19 mEq/L, somado ao delta AG, 20, o que dá 39 mEq/L.

Bicarbonato corrigido = bicarbonato do paciente + delta AG

Veja que esse paciente tem uma alcalose metabólica que elevou seu bicarbonato para 39 mEq/L e que a ela foi superposta uma alcalose metabólica com AG 32 e delta AG de 20, que fez seu bicarbonato cair de 39 para 19 mEq/L. Apenas esse tipo de análise é capaz de revelar a alcalose metabólica que havia sido ocultada pela acidose com AG elevado.

Quais princípios básicos norteiam o uso do bicarbonato de sódio no tratamento das acidoses metabólicas com ânion *gap* elevado?

Um princípio elementar é o de que o manejo adequado sempre requer um diagnóstico preciso e o tratamento da doença de base. No entanto, quando há uma acidose metabólica aguda grave e existe o receio de que o paciente possa vir a falecer em consequência direta da acidemia, é necessário adotar medidas imediatas para combater o distúrbio em si. É nesse contexto que discutiremos o uso do bicarbonato de sódio.

Um diagnóstico preciso do tipo de acidose metabólica ajuda a entender melhor o papel do tratamento com bicarbonato de sódio. As acidoses metabólicas com AG normal, como as causadas por diarreia e ATR, por exemplo, são acompanhadas de um déficit real de bicarbonato. Quando a causa é diarreia, a regeneração de bicarbonato pelos rins leva alguns dias para acontecer; no entanto, quando a causa da acidose é renal, essa regeneração não acontece. Já nas acidoses metabólicas com AG elevado, como cetoacidose e acidose láctica, ocorre o oposto: não há déficit real de bicarbonato. O bicarbonato sérico cai porque é usado para tamponamento de ácidos orgânicos, mas essas reações químicas são rapidamente reversíveis com a correção da doença de base. O uso de insulina na cetoacidose diabética, por exemplo, corrige rapidamente a acidose metabólica sem nenhuma necessidade de uso de bicarbonato. Portanto, em geral, o uso de bicarbonato está indicado para tratamento de acidose metabólica aguda com AG normal (hiperclorêmica) e não está indicado no tratamento da acidose metabólica aguda com AG elevado, pois basta tratar a doença de base (Quadro 4).

QUADRO 4 Implicações terapêuticas das diferenças entre as acidoses metabólicas

	AG normal	AG elevado
Causas comuns	▪ Diarreia. ▪ Insuficiência renal, ATR.	▪ Acidose láctica. ▪ Cetoacidose.
Déficit real de bicarbonato?	Sim.	Não.
De que depende a correção espontânea?	▪ Resolução da causa. ▪ Aumento na excreção renal de ácidos.	Resolução da causa.
Velocidade da correção espontânea	Lenta.	Rápida.
Tratamento com bicarbonato de sódio	Geralmente necessário.	Geralmente desnecessário.

AG: ânion *gap*; ATR: acidose tubular renal.
Fonte: elaboração dos autores.

A controvérsia surge quando a acidose metabólica aguda com AG elevado é grave e a doença de base não é rapidamente reversível. Vemos isso com grande frequência. Um exemplo desse dilema é o paciente com choque séptico e acidose láctica grave. Antes de entrarmos nessa controvérsia, é preciso lembrar que acidose metabólica grave é aquela que leva a um pH < 7,2 *na vigência de uma resposta respiratória adequada*. Se o paciente hiperventilar adequadamente, o bicarbonato sérico terá de ser ≤ 8 mEq/L para que o pH seja < 7,2.

Por que nos preocupamos quando o pH está < 7,2? Uma acidemia grave leva a alterações respiratórias, metabólicas, cerebrais e cardiovasculares. O limiar para arritmias diminui, assim como a resposta a catecolaminas, a contratilidade miocárdica, o débito cardíaco, a tensão arterial e a perfusão de órgão-alvo. Em última instância, o paciente poderá falecer em consequência da acidemia em si, antes que se consiga tratar e reverter a doença de base.

A controvérsia reside no fato de o uso de bicarbonato de sódio também trazer efeitos adversos. Se usarmos bicarbonato hipertônico, há risco de hipernatremia. Esse risco pode ser minimizado com o uso de soluções isotônicas, mas permanece o risco de sobrecarga de volume. Nesses casos, pode ser necessário associar diuréticos. A administração de bicarbonato leva à acidose intracelular e a um aumento da afinidade da hemoglobina pelo oxigênio. Isso é teoricamente prejudicial, pois reduzirá ainda mais a liberação de oxigênio para tecidos já isquêmicos. O aumento do pH estimula enzimas glicolíticas como a fosfofrutoquinase, que é a enzima responsável pela produção de lactato. O aumento do pH também aumenta a ligação do cálcio com a albumina e pode levar à hipocalcemia iônica. Por fim, existe o risco de alcalose de rebote quando o paciente melhorar da doença de base e os ácidos orgânicos forem convertidos em bicarbonato (ver Quadro 5).

QUADRO 5 Potenciais consequências da acidemia severa e do uso de bicarbonato de sódio

Acidemia severa	Uso de bicarbonato de sódio
▪ Respiratórias: – Hiperventilação, fraqueza e fadiga da musculatura respiratória, sensação de dispneia. ▪ Metabólicas: – Hipercalemia, aumento no catabolismo proteico, aumento nas demandas metabólicas, redução na síntese de ATP, resistência à insulina, inibição de glicólise anaeróbia. ▪ Cerebrais: – Inibição do metabolismo cerebral, alteração na regulação do volume dos neurônios, torpor e coma. ▪ Cardiovasculares: – Arritmias. – ↓ resposta a catecolaminas. – ↓ contratilidade miocárdica. – ↓ no DC, TA, perfusão renal e hepática.	▪ Hipernatremia. ▪ Sobrecarga de volume. ▪ Acidose intracelular. ▪ ↑ afinidade da Hb pelo O_2. ▪ ↑ atividade de enzimas glicolíticas. ▪ ↓ no cálcio ionizado. ▪ Alcalose de rebote.

ATP: adenosina trifosfato; DC: débito cardíaco; Hb: hemoglobina; TA: taquiarritmia.
Fonte: elaboração dos autores.

Como há perigos relacionados tanto à acidemia grave quanto ao tratamento com bicarbonato de sódio, surge então um dilema e a necessidade de evidências de boa qualidade para nortear a conduta clínica. Essas evidências praticamente inexistiram por décadas, mas finalmente começaram a surgir nos últimos 3 anos.

Quais evidências embasam o uso do bicarbonato de sódio em pacientes com acidose láctica?

Na década de 1990, dois pequenos estudos experimentais compararam o efeito da infusão de uma solução isotônica de bicarbonato com a infusão de NaCl a 0,9% sobre variáveis bioquímicas e hemodinâmicas. Um trabalho incluiu 14 pacientes e outro apenas 10. Esses estudos tiveram duração de menos de 2 horas e um desenho de *crossover* em que o grupo que usava inicialmente bicarbonato isotônico depois usava NaCl a 0,9% e vice-versa. Os estudos não avaliaram o efeito do tratamento sobre a mortalidade.

As conclusões desses estudos foram no sentido de que apenas o bicarbonato isotônico melhorava a acidose metabólica, mas ambas as soluções melhoravam a hemodinâmica. Logo, não foi possível atribuir a melhora hemodinâmica ao aumento do pH, mas sim à expansão volêmica com uma solução cristaloide contendo sódio.

Em 2018, Zhang et al. avaliaram retrospectivamente 1.718 pacientes sépticos com acidose metabólica, 500 que receberam bicarbonato de sódio e 1.218 que não receberam. Como os pacientes tinham perfil de gravidade bem diferente, foi utilizada a técnica de pareamento por escore de propensão para construir um grupo controle de 500 pacientes que não receberam bicarbonato, mas que tinham perfil de gravidade semelhante ao dos pacientes que receberam bicarbonato. Nessa avaliação, os autores não encontraram diferença de mortalidade entre os dois grupos. No entanto, em um subgrupo de pacientes com injúria renal aguda (IRA) estágios 2 ou 3 que tinham acidemia grave, o uso do bicarbonato de sódio foi associado a uma redução de 26% na mortalidade.

Ainda em 2018, Jaber et al. conduziram um ensaio clínico randomizado, aberto, multicêntrico, visando avaliar o efeito do uso de bicarbonato de sódio sobre a mortalidade de pacientes internados em unidade de terapia intensiva (UTI) com acidemia grave. O estudo envolveu 26 UTI na França. Foram incluídos adultos recém-admitidos na UTI com acidemia grave, escore Sofa (*Sequential Organ Failure Assessment*) > ou = 4 e lactato arterial > ou = 2. Atente-se para o fato de que o estudo focou a acidemia grave, mas não necessariamente a acidose metabólica grave, pois foram aceitos pacientes com bicarbonato < ou = 20 mEq/L. Ora, se um paciente com bicarbonato de 19 mEq/L tiver um pH < ou = 7,20, esse paciente tem também uma acidose respiratória associada. Nesses casos, a acidemia poderia, salvo impossibilidade ou contraindicações, ser corrigida com ajustes na ventilação alveolar. Embora não tenha havido foco no diagnóstico preciso da acidose metabólica, os autores referiram que evitaram incluir pacientes com AMHC por diarreia e ATR, situações nas quais há uma indicação formal para uso de bicarbonato. A intervenção consistiu na infusão de 125 a 250 mL de bicarbonato de sódio a 4,2%

em 30 minutos visando manter o pH > 7,3. Não houve um controle ativo com NaCl a 4,2%; o grupo controle recebeu o tratamento convencional da UTI. Na análise principal, comparando 195 pacientes que receberam bicarbonato contra 194 no grupo controle, houve apenas uma tendência à maior sobrevida no grupo bicarbonato (p = 0,09). No entanto, na análise de subgrupo envolvendo apenas os pacientes com IRA estágios 2 e 3, os pacientes que usaram bicarbonato (n = 92) tiveram uma sobrevida significativamente maior que os que não usaram bicarbonato (n = 90), com p = 0,028. Os autores chamaram a atenção para o fato de que essa maior sobrevida no grupo que usou bicarbonato pode ter se devido a uma menor necessidade de vasopressores e menor utilização de diálise.

Como limitações desse trabalho, cabe apontar o uso de bicarbonato de sódio como uma panaceia para pacientes com acidemia grave, sem a preocupação em fazer um diagnóstico ácido-base preciso, determinando o tipo de acidose metabólica e afastando ou corrigindo qualquer acidose respiratória associada. Também não houve um grupo controle ativo com NaCl a 4,2% para afastar um benefício inespecífico da reposição volêmica. Por fim, não ficou claro o motivo da escolha pela solução de bicarbonato a 4,2% em vez de bicarbonato isotônico e o porquê de um alvo de pH > 7,3 e não > 7,2.

O que fazer diante do paciente com acidose metabólica com ânion *gap* elevado?

Nossa abordagem valoriza o diagnóstico preciso para orientar a conduta terapêutica. Veja que na própria pergunta já está definido que foi feita uma abordagem diagnóstica e a determinação do AG. Isso é importante, pois somos mais liberais com o uso de bicarbonato de sódio nas acidoses metabólicas hiperclorêmicas que nas acidoses metabólicas com AG elevado. Aliado à avaliação do AG, ressaltamos a importância da determinação da pCO_2 esperada, pois, se houver um componente de acidose respiratória associado, sua reversão contribuirá para a melhora rápida do pH. Por fim, a avaliação da relação delta AG/delta bicarbonato permitirá avaliar se há um componente de AMHC associado, visto que o limiar para uso de bicarbonato para tratar esse componente é bem mais baixo.

Se estivermos diante de uma acidose metabólica com AG elevado pura, os seguintes aspectos devem ser avaliados:

A. Estamos diante de uma acidose metabólica com AG elevado grave? Lembrando que acidose metabólica com AG elevado grave é a que leva a um pH < 7,20 a despeito de uma hiperventilação apropriada; para isso, o bicarbonato sérico deverá ser < 8 a 10 mEq/L. Se o distúrbio não for grave, a nosso ver não há indicação formal para uso de bicarbonato de sódio. Se o distúrbio for grave, outros aspectos devem ser avaliados.
B. A doença de base é rapidamente reversível? O diagnóstico clínico é de fundamental importância, pois, como veremos a seguir, o uso de bicarbonato de sódio é raramente necessário para tratar a cetoacidose diabética, mesmo quando a acidemia é grave, pois es-

ses pacientes melhoram rapidamente a acidose metabólica com o uso de insulina. No entanto, se estivermos diante de um paciente com acidemia grave por acidose láctica no contexto de choque séptico, por exemplo, o uso de bicarbonato de sódio está indicado, especialmente se houver IRA grave associada.

Ressaltamos que o uso de bicarbonato de sódio nessa situação é uma medida temporária que visa reduzir a probabilidade de óbito pela acidemia em si enquanto medidas são adotadas para a reversão da doença de base, como reversão do choque circulatório, ventilação e oxigenação apropriada, adequação dos níveis de hemoglobina e eliminação do fator causal.

Na prática, como se deve prescrever o bicarbonato de sódio e qual o alvo de tratamento?

Existem algumas maneiras de determinar a quantidade de bicarbonato de sódio (em mEq) a ser administrada.

- Usando o bicarbonato sérico: a quantidade de bicarbonato de sódio a ser administrada pode ser calculada utilizando a equação:

$$(\text{bic desejado} - \text{bic do paciente}) \times \text{volume distribuição do bic}$$

O bicarbonato desejado não deve ser 24 mEq/L, uma vez que o objetivo não é a correção completa da acidose metabólica. Nossa sugestão é utilizar um bicarbonato desejado entre 8 e 10 mEq/L. O volume de distribuição do bicarbonato varia muito de acordo com sua concentração sérica, indo de 40% do peso corporal quando o bicarbonato é > 15 mEq/L até próximo de 100% quando o bicarbonato é < 4 mEq/L. Para fins de cálculos, muitos autores sugerem usar 50% do peso corporal. Por exemplo, tomemos um paciente de 70 kg com um bicarbonato sérico de 4 mEq/L. Se desejarmos aumentar o bicarbonato sérico para 8 mEq/L, devemos administrar 140 mEq de bicarbonato de sódio.

- Usando o *base déficit*: uma alternativa é utilizar a equação:

$$(\textit{base déficit} \times 3 \times \text{peso})$$

Essa equação fornece resultados que visam corrigir completamente o déficit de base. Como esse não é o objetivo, a sugestão é usar cerca de 50% da quantidade de bicarbonato indicada pela equação.

- Usando apenas o peso corporal: uma alternativa simples às equações acima é administrar 1 a 2 mEq de bicarbonato de sódio por quilo de peso. Em um paciente de 70 kg, por exemplo, o uso de 2 mEq/kg resultaria em 140 mEq de bicarbonato a serem administrados.
- Usando quantidades empíricas de soluções preestabelecidas: com a publicação do ensaio clínico de Jaber et al., muitos colegas estão administrando alíquotas de 125 a 250 mL de bicarbonato de sódio a 4,2%, conforme realizado naquele trabalho.

Mais importante que o método escolhido para determinar a quantidade de bicarbonato de sódio a ser administrada é fazer o seguimento do paciente com nova gasometria cerca de 30 minutos após a infusão e realizar nova correção, se necessário. Cabe ressaltar mais uma vez que a correção completa da acidose e acidemia não é o objetivo. A literatura recomenda um alvo de pH > 7,20 visando atenuar a acidemia para evitar complicações cardiovasculares, ganhar tempo e margem de segurança, minimizando os riscos relacionados ao uso de bicarbonato de sódio. As evidências mais atuais derivadas do estudo de Jaber et al. publicado no *Lancet* em 2018, entretanto, dão suporte a um alvo de pH > 7,30 nos pacientes com IRA grave.

Como preparar e administrar o bicarbonato de sódio?

O Quadro 6 traz dicas de preparação das duas soluções de bicarbonato mais comumente utilizadas, a isotônica e a solução a 4,2%. Ambas usam o bicarbonato a 8,4% como base e água destilada (AD) ou soro glicosado (SG) como diluente. A isotônica geralmente é administrada em volumes de 500 a 1.000 mL. Para 500 mL, a receita é 425 mL de água + 75 mL de bicarbonato 8,4%; para 1 litro, basta dobrar os volumes. Essa solução pode ser administrada da mesma maneira que você administra uma solução de NaCl a 0,9%: a 21, 42, 63, 84 mL/hora ou até mesmo aberta, em bólus, em pacientes hipotensos e/ou hipovolêmicos. A solução a 4,2% é administrada em volumes menores, variando de 100 a 300 mL, e para prepará-la basta diluir a solução a 8,4% ao meio, 50 + 50, 100 + 100 ou 150 + 150 mL. Essa solução é geralmente administrada em bólus, em cerca de 20 a 30 minutos.

Qual o papel do bicarbonato de sódio no tratamento da cetoacidose diabética?

O jejum prolongado, o álcool e o diabetes *mellitus* (DM) são as principais causas de cetoacidose; a gravidez e a intoxicação por salicilatos são causas menos comuns. Os cetoácidos são ácidos orgânicos com carga aniônica que elevam o AG (ânions não mensurados). Na prática clínica, o DM tipo I é a principal causa de cetoacidose. Mais recentemente, com o advento dos inibidores dos transportadores sódio-glicose do tipo 2 (i-SGLT2), tem havido

• **QUADRO 6** Preparação de soluções de bicarbonato de sódio

	"Isotônico" (150 mEq/L)		Solução a 4,2%	
Base	$NaHCO_3$ a 8,4% (1 mEq/mL; ampolas 10 mL, frasco 250 mL)			
Diluentes	Água destilada ou SG a 5%			
Volume-base	75 mL	150 mL	75 mL	150 mL
Volume diluente	425 mL	850 mL	75 mL	150 mL
Volume final	500 mL	1.000 mL	150 mL	300 mL
Vazão	Variável (21 a 84 mL/hora, bólus)		Geralmente em bólus	

SG: soro glicosado.
Fonte: elaboração dos autores.

mais casos de cetoacidose em portadores de DM tipo II, e em alguns desses casos não se observa elevação relevante da glicemia (cetoacidose euglicêmica).

Com a administração de insulina, os cetoácidos (acetoacético e beta-hidroxibutírico) são rapidamente convertidos em bicarbonato, resultando em normalização do AG e do bicarbonato sérico. Por isso, o papel do bicarbonato de sódio nesse tipo de acidose é muito limitado. A American Diabetes Association recomenda o uso de bicarbonato de sódio na cetoacidose diabética apenas se pH < 6,90. Outras possíveis indicações de bicarbonato de sódio na cetoacidose (mesmo com pH ≥ 6,90) seriam a presença de acidose hiperclorêmica associada (identificada pela análise do delta/delta) ou de hipercalemia grave ($K^+ > 6{,}5$ mEq/L) com alteração eletrocardiográfica.

Quais intoxicações exógenas causadoras de acidose metabólica com ânion *gap* elevado se beneficiam de bicarbonato de sódio e/ou diálise?

Diversas intoxicações exógenas se apresentam com acidose metabólica com AG elevado. De fato, a presença desse tipo de acidose em um paciente que chega comatoso ao pronto-socorro deve suscitar a hipótese de uma intoxicação exógena. O Quadro 7 aborda as intoxicações exógenas de maior interesse para o nefrologista, pois requerem o uso de bicarbonato de sódio e/ou diálise para seu tratamento.

ACIDOSE METABÓLICA HIPERCLORÊMICA

Introdução

A acidose metabólica é definida por queda do pH arterial em consequência da redução primária da concentração de HCO_3, ocorrendo hipocapnia concomitante por resposta fisiológica. A acidose metabólica é classificada de acordo com sua fisiopatogenia a partir do cálculo do ânion *gap* sérico pela fórmula $AGs = Na - (Cl + HCO_3)$ em dois tipos: acidose metabólica normoclorêmica ou com AG elevado (AMNC) ou AMHC ou com AGs normal (AMHC). Na AMNC existe elevação do AGs, cujo principal mecanismo responsável é a retenção de ácidos (com seus respectivos ânions não mensuráveis), seja por aumento da produção (como na acidose láctica, cetoacidoses, rabdomiólise) ou por diminuição da excreção renal pela queda da TFG (injúria renal aguda ou DRC). Na AMHC o AGs está normal (daí a elevação do cloro sérico para manutenção da eletroneutralidade), e os principais mecanismos responsáveis são:

- Perda real de HCO_3 por via renal (acidose tubular renal – ATR proximal) ou por via extrarrenal (diarreias ou fístulas digestivas).
- Redução da secreção renal de H^+ (ATR distal).

É possível ainda haver combinação de dois distúrbios metabólicos: AMNC +

AMHC ou AMNC + alcalose metabólica, sendo necessário nesses casos calcular a relação da variação do AGs sobre a variação do HCO_3 (delta AG/delta HCO_3) para diagnóstico correto. O foco deste tópico é o diagnóstico diferencial e o tratamento da AMHC.

Como fazer o diagnóstico diferencial de acidose metabólica hiperclorêmica?

O diagnóstico da AMHC é laboratorial, e requer inicialmente a coleta de gasometria e dosagem de sódio e cloro para cálculo do AGs. Em pacientes estáveis, o acompanhamento em longo prazo pode ser realizado pela dosagem sérica direta da reserva alcalina (ou CO_2 total). A vantagem técnica desse exame é que pode ser realizado em regime ambulatorial por coleta de sangue venoso periférico através de tubo de bioquímica, portanto amplamente disponível em laboratórios de análises clínicas; geralmente o valor de referência é de 1 a 2 mmol/L acima do HCO_3 calculado pela gasometria arterial.

As principais manifestações clínicas e laboratoriais na acidose metabólica estão descritas no Quadro 8.

• **QUADRO 7** Intoxicação por salicilato e álcoois tóxicos

Intoxicação	Comentários
Salicilato	Geralmente causa alcalose respiratória e acidose metabólica com AG elevado. Cetoácidos e lactato são os principais responsáveis pela elevação do AG, com pequena participação do salicilato (< 5 mEq/L). O tratamento consiste em: ▪ Descontaminação gastrointestinal: carvão ativado funciona melhor se administrado dentro de 2 horas. Irrigação intestinal com polietileno-glicol pode ser necessária se houver ingestão de aspirina tamponada ou liberação intestinal. ▪ Alcalinização da urina: deve ser iniciada em todos os pacientes sintomáticos com níveis elevados de salicilato (ou empiricamente, enquanto se aguarda o resultado); alcalose respiratória não é uma contraindicação. A alcalinização do sangue reduz a entrada de salicilato no sistema nervoso central, enquanto a alcalinização urinária favorece a excreção urinária do salicilato. Iniciar com bólus de 1 mEq/kg e manter infusão contínua de solução isotônica de bicarbonato de sódio visando a pH urinário > 7,5. Atentar para hipoglicemia e hipocalemia. Evitar pH sérico > 7,5. Manter infusão de bicarbonato de sódio até que o nível sérico de salicilato < 40 mg/dL (2,9 mEq/L) e haja melhora clínica e laboratorial. ▪ Diálise: indicada em intoxicações severas ou se o nível sérico de salicilato > 90 mg/dL (6,5 mEq/L), independentemente de sintomas; se o paciente tiver disfunção renal, a diálise pode ser necessária mesmo com níveis mais baixos de salicilato. A hemodiálise convencional é o método de escolha. A infusão de bicarbonato de sódio pode ser suspensa durante o tratamento dialítico. ▪ Tratamento de suporte: expansão volêmica, intubação orotraqueal e ventilação mecânica para proteção de vias aéreas e/ou insuficiência respiratória. Antes da intubação, administrar 2 mEq/kg bicarbonato de sódio em bólus para evitar acidemia. Evitar hipoventilação.

(continua)

QUADRO 7 Intoxicação por salicilato e álcoois tóxicos (*continuação*)

Intoxicação	Comentários
Metanol	É metabolizado pela enzima álcool desidrogenase em formaldeído, que, por sua vez, é metabolizada pelo aldeído desidrogenase em ácido fórmico, que é o principal responsável pela acidose metabólica com AG e pelos sintomas. Essa metabolização leva 12 a 36 horas, o que explica a demora semelhante para manifestação clínica. Um *gap* osmolar elevado sugere o diagnóstico, e o nível sérico elevado de metanol é confirmatório. O tratamento consiste em: ▪ Descontaminação intestinal com carvão ativado. ▪ Bicarbonato de sódio para correção de acidemia grave. ▪ Infusão de etanol para ocupar a álcool desidrogenase e prevenir a formação dos metabólitos tóxicos. Dose de ataque 0,6 g/kg. Manutenção: 66 mg/kg/hora (não etilistas) a 154 mg/kg/hora (etilistas). Se a administração de álcool for oral, a dose deve ser dobrada se o paciente recebeu carvão ativado. A administração de etanol deve ser mantida até que o nível sérico de metanol seja < 20 mg/dL. ▪ 4-metilpirazol (fomepizol) é um inibidor da enzima álcool desidrogenase mais potente que o álcool e deve ser o tratamento de escolha, quando disponível. ▪ Hemodiálise para remover tanto o metanol quantos os metabólitos tóxicos. Indicações incluem: redução da acuidade visual, acidemia, ingestão de mais de 30 mL ou nível sérico de metanol > 50 mg/dL.
Etilenoglicol	É metabolizado pela enzima álcool desidrogenase em glicoaldeído, que, por sua vez, é metabolizado pela aldeído desidrogenase em ácido glicólico, ácido glioxílico e ácido oxálico. O ácido glicólico e o ácido oxálico são os principais responsáveis pela acidose metabólica com AG e pelos sintomas. Sintomas neurológicos vão de embriaguez a coma. Pode haver edema pulmonar e insuficiência renal, com surgimento de cristais de oxalato de cálcio na urina. O *gap* osmolar também pode se elevar, mas em menor intensidade que na intoxicação por metanol. O nível sérico de etilenoglicol é confirmatório. O manejo é semelhante ao descrito para intoxicação por metanol. Estratégias específicas para intoxicação por etilenoglicol incluem diurese forçada (para minimizar a obstrução tubular por cristais de oxalato de cálcio) e o uso de piridoxina e tiamina para inibir a conversão de ácido glioxílico em ácido oxálico (estimulando a conversão de ácido glioxílico em substâncias menos tóxicas).

AG: ânion *gap*.
Fonte: elaboração dos autores.

QUADRO 8 Principais manifestações clínicas e laboratoriais na acidose metabólica

Cardiovasculares	Depressão miocárdica, vasodilatação arterial, vasoconstrição venosa, predisposição a arritmias, aumento da oferta de O_2 aos tecidos
Pulmonares	Hiperventilação (inclusive respiração de Kussmaul), hipocapnia
Neuromusculares	Paresia, fadiga, diminuição do nível de consciência
Metabólicas	Hiperpotassemia, elevação do cálcio ionizado, hipercalciúria, hiperfosfatúria, hipermagnesiúria, hipercatabolismo proteico, resistência insulínica
Renais	Progressão da doença renal crônica, osteodistrofia renal
Imunológicas	Diminuição da função linfocitária, aumento de interleucinas inflamatórias

Fonte: elaboração dos autores.

A partir do diagnóstico de AMHC, o médico deve buscar a causa da perda corporal de álcali/base, pois a única situação de AMHC por retenção de ânion seria por intoxicações exógenas por cloro ou por uso excessivo de soro fisiológico (rico em Cl). O próximo passo então seria avaliar a capacidade de acidificação urinária. Em situações de acidose metabólica, os rins podem aumentar de 3 a 5 vezes a excreção de amônio urinário (uNH_4^+) a partir do metabolismo da glutamina no túbulo contornado proximal, permitindo assim maior tamponamento urinário da secreção de H^+ no néfron distal, pois os demais tampões urinários medidos por meio da técnica de acidez titulável (como fosfato) são limitados. Portanto, se a excreção de uNH_4^+ estiver alta (geralmente acima de 40 mmol/dia, podendo chegar a 200 mmol/dia em situações de acidose metabólica crônica), a capacidade de acidificação urinária está preservada e a perda de bases é geralmente de origem extrarrenal; se a excreção de uNH_4^+ estiver baixa, a capacidade de acidificação urinária está diminuída e a perda de bases (ou diminuição da secreção de H^+) é geralmente de origem renal, caracterizando uma ATR.

As principais etiologias de AMHC com uNH_4^+ elevado são as perdas diretas de HCO_3 pelo trato digestivo (diarreias, fístulas, laxativos e por quelantes orais como colestiramina e cloreto de cálcio, que geram maior reabsorção de cloro) ou por derivações ureterais cirúrgicas; mais raramente o uNH_4^+ pode estar elevado se houver eliminação concomitante de ânions não reabsorvíveis pelos túbulos renais, tais como hipurato (na intoxicação por tolueno), D-lactato (na acidose D-láctica) ou cetoácidos (fase hiperclorêmica da cetoacidose diabética em pacientes com função renal glomerular preservada).

As principais etiologias de AMHC com uNH_4^+ baixo são a ATR por diminuição na função tubular de acidificação urinária em pacientes com função renal glomerular preservada e a doença renal crônica (DRC) em seus estágios mais iniciais, em que já existe queda da excreção de uNH_4^+, porém ainda sem retenção de ânions na circulação (nas fases mais avançadas de DRC, a AMNC passa a ser a regra).

A Figura 2 resume as principais etiologias de AMHC.

Apesar da importância do uNH_4^+ no diagnóstico diferencial da AMHC, na prática clínica é difícil dosar diretamente o uNH_4^+. Dessa forma, algumas ferramentas diagnósticas são utilizadas como marcadores indiretos da excreção de uNH_4^+, tais como o ânion *gap* urinário (AGu) e o *gap* osmolal urinário (GapOSMu).

O AGu é calculado a partir de amostra de urina pela fórmula: $AGu = (Na + K) - Cl$. Em situações de acidose metabólica, o principal cátion não mensurado na urina e que deveria estar elevado é o NH_4^+; ou seja, valores negativos do AGu (–20 a –50 mmol/L) sugerem uNH_4^+ elevado e acidificação urinária preservada, logo perda extrarrenal de base, enquanto valores positivos de AGu (+20 a +90 mmol/L) sugerem uNH_4^+ reduzido e acidificação urinária alterada, logo ATR. Na realidade, o que calculamos é o cátion *gap* urinário que seria equivalente ao uNH_4^+. Porém, estudo recente revisitando os arti-

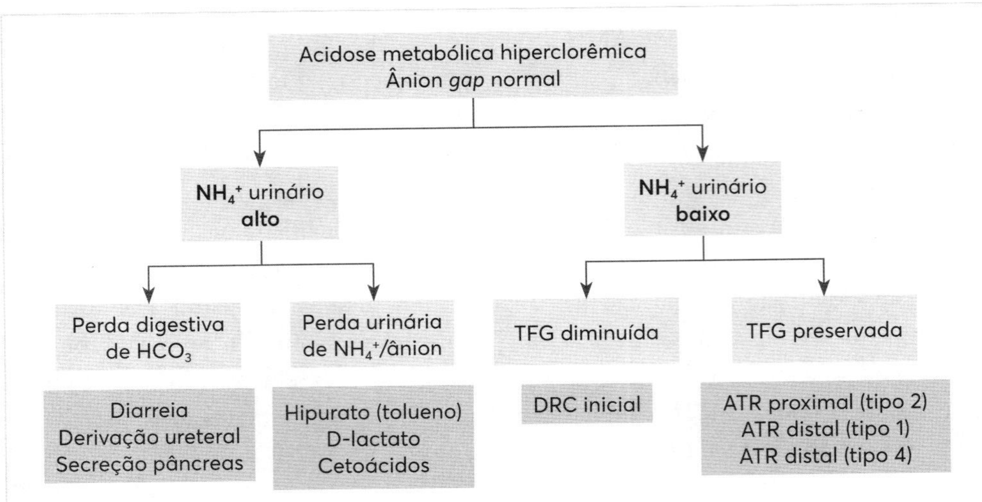

• **FIGURA 2** Abordagem diagnóstica da acidose metabólica hiperclorêmica.

ATR: acidose tubular renal; DRC: doença renal crônica; TFG: taxa de filtração glomerular.

Fonte: elaboração dos autores.

gos originais e dados de associação entre AGu como marcador indireto de uNH_4^+ não sugere boa acurácia para seu uso na prática clínica.

O GapOSMu seria um marcador indireto mais fidedigno do uNH_4^+, sendo calculado a partir de amostra de urina pela fórmula: *GapOSMu = OSMu medida – OSMu calculada* [em que OSMu calculada = 2x (Na + K) + (glicose/18) + (ureia/6)]. A metade do valor do GapOSMu (cátion não mesurado) corresponderia ao NH_4^+; ou seja, valores de GapOSMu > 400 mOsm/kgH_2O sugerem uNH_4^+ elevado e acidificação urinária preservada, logo perda extrarrenal de base, enquanto valores de GapOSMu < 150 mOsm/kgH_2O sugerem uNH_4^+ reduzido e acidificação urinária alterada, logo ATR. Um fator limitante para o cálculo do GapOSMu é a necessidade de medida da OSMu por osmômetro.

Como ocorre acidose metabólica hiperclorêmica por perdas digestivas ou derivações ureterais?

Nos quadros diarreicos, o aumento das secreções distais ao piloro leva à perda direta de HCO_3 pelo lúmen intestinal. Secreções pancreáticas e de intestino delgado são ricas em HCO_3. Já no intestino grosso, o aumento do fluxo de eletrólitos como sódio e potássio nas diarreias graves favorece a ativação dos transportadores *antiporter* Cl/HCO_3 (SLC2A3) e Na/H presentes nas membranas luminais das células epiteliais para tentar reabsorver sódio e cloro (Figura 3). Como a capacidade de transporte é maior pelo *antiporter* Cl/HCO_3, existe secreção elevada de HCO_3 para o lúmen intestinal com retenção de cloro, causando HMHC. Além da perda direta de HCO_3, o aumento da excreção fecal de ânions de ácidos orgânicos como lactato, acetato, butirato e propionato também leva à perda indireta de HCO_3, que poderia ser reaproveitado pelo metabolismo de tais ânions. Interessante ressaltar que o próprio componente de hipovolemia nos quadros diarreicos promove maior reabsorção em nível renal de sódio e cloro no néfron proximal, diminuindo a oferta de sódio ao néfron distal e, portanto, a própria capacidade de secreção de H no ducto coletor, agravando ainda mais a AMHC.

Já nas derivações ureterais cirúrgicas, por exemplo, na anastomose ureterointestinal após cistectomia, parte do cloro presente em grande quantidade na urina é reabsorvida pelo *antiporter* Cl/HCO_3, aumentando a secreção de HCO_3 para o lúmen intestinal e causando HMHC. E bactérias desdobradoras de ureia presentes na microbiota intestinal favorecem a reabsorção de NH_4 para a circulação por mecanismo ainda não tão bem esclarecido, contribuindo para a manutenção da HMHC (Figura 3).

Como ocorre acidose metabólica hiperclorêmica por acidose tubular renal?

A acidose tubular renal (ATR) é uma síndrome clínica caracterizada por AMHC secundária à queda da capacidade de acidificação urinária. A ATR é classificada

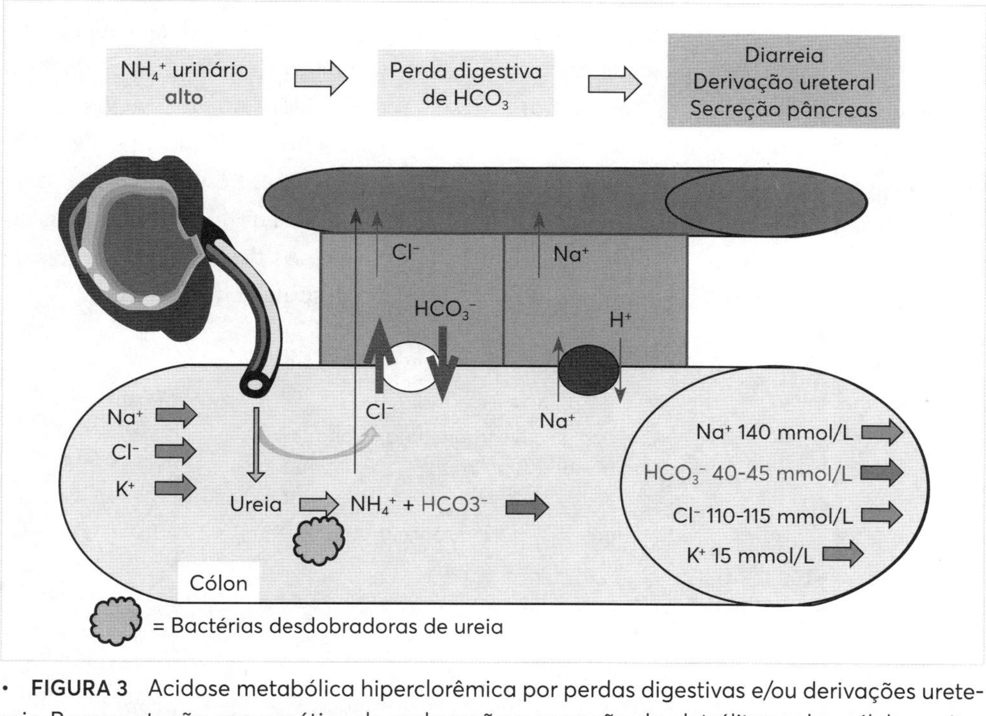

• **FIGURA 3** Acidose metabólica hiperclorêmica por perdas digestivas e/ou derivações ureterais. Representação esquemática de reabsorção e secreção de eletrólitos pelas células epiteliais entre vaso sanguíneo portal e luz do cólon e de derivação ureterointestinal.

Fonte: elaboração dos autores.

em três formas principais, de acordo com o segmento tubular afetado: ATR proximal (tipo 2), ATR distal (tipo 1) e ATR distal tipo 4 (com hiperpotassemia). A ATR distal (tipo 1) pode ainda ser subdividida em clássica (ou secretora), associada à bicarbonatúria (ou tipo 3) e voltagem-dependente. Os pacientes com ATR proximal (tipo 2) e distal tipo 1 (clássica e associada à bicarbonatúria) geralmente apresentam normopotassemia ou hipopotassemia, enquanto os pacientes com ATR distal tipo 4 e ATR distal tipo 1 (voltagem-dependente) apresentam hiperpotassemia. A perda renal de eletrólitos acarreta quadro de hipovolemia relativa, estimulando a produção de renina e aldosterona, assim como o aumento da reabsorção tubular proximal de cloro, contribuindo para AMHC.

Os casos de ATR proximal (tipo 2) geralmente cursam com acidose metabólica, e o diagnóstico é confirmado por aumento da fração de excreção de bicarbonato após a correção dos níveis séricos de HCO_3. Os casos de ATR distal (tipo 1) geralmente cursam com acidose metabólica (denominada forma completa da ATR distal) e são diagnosticados pela incapacidade de acidificação urinária para pHu < 5,3. Porém, existem casos de ATR distal (tipo 1) que se apresentam sem acidose metabólica (denominada forma incompleta de ATR distal).

Para a realização do diagnóstico das formas incompletas de ATR distal tipo 1, é necessário realizar teste funcional com base em protocolo de acidificação urinária (furosemida + fludrocortisona), podendo ser seguido por teste confirmatório curto de cloreto de amônio. Os casos de ATR distal tipo 4 hipercalêmica estão relacionados à diminuição da ação da aldosterona no néfron distal, seja por deficiência do mineralocorticoide ou por resistência tubular; nesses casos o paciente é capaz de acidificar a urina com pHu < 5,3.

Os principais testes diagnósticos utilizados pra definir os cinco tipos de ATR estão representados no Quadro 9.

Após a identificação do tipo de ATR, as causas podem ser pesquisadas por meio da classificação em formas hereditárias ou adquiridas. As principais etiologias de ATR estão descritas no Quadro 10.

• **QUADRO 9** Testes diagnósticos na investigação de acidose tubular renal

Exame/achado	ATR proximal (tipo 2)	ATR distal (tipo 1)			ATR distal (tipo 4) hiperpotassemia
		Clássica (secretora)	Bicarbonatúria (tipo 3)	Voltagem-dependente hiperpotassemia	
K^+ sérico	Normal/baixo	Normal/baixo	Normal/baixo	Alto	Alto
Ânion *gap* sérico	Normal	Normal	Normal	Normal	Normal
pH urinário pós-TRH	< 5,3	> 5,3	> 5,3	> 5,3	< 5,3
Amônio urinário	Baixo	Baixo	Baixo	Baixo	Baixo
Acidez titulável	Baixo	Baixo	Baixo	Baixo	Baixo

(continua)

• **QUADRO 9** Testes diagnósticos na investigação de acidose tubular renal (*continuação*)

Exame/achado	ATR proximal (tipo 2)	ATR distal (tipo 1)			ATR distal (tipo 4) hiperpotassemia
		Clássica (secretora)	Bicarbonatúria (tipo 3)	Voltagem--dependente hiperpotassemia	
Cálcio urinário	Normal	Alto	Alto	Alto	Normal
Citrato urinário	Alto	Baixo	Baixo	Baixo	Normal
FE HCO_3^-	> 10 a 15%	< 5%	> 5 a 10%	< 5%	> 5 a 10%
(U-B) pCO_2	> 20 mmHg	< 20 mmHg	< 20 mmHg	> 20 mmHg	> 20 mmHg
Nefrocalcinose/ litíase	Não	Sim	Sim	Sim	Não

ATR: acidose tubular renal; TRH: teste de restrição hídrica.
Fonte: elaboração dos autores.

• **QUADRO 10** Diagnóstico etiológico da acidose tubular renal

	Formas hereditárias	Formas adquiridas
ATR proximal (tipo 2)	▪ Autossômica dominante. ▪ Autossômica recessiva com alterações oculares. ▪ Esporádica infantil.	Síndrome de Fanconi: cistinose, Wilson, tirosinemia, Lowe, paraproteinemias, amiloidose.
		Doenças sistêmicas: hiperparatireoidismo, síndrome de Alport, transplante renal, doenças císticas etc.
		Drogas e toxinas: aminoglicosídeos, acetazolamida, mercúrio, chumbo, cádmio, ifosfamida etc.
ATR distal (tipo 1)	▪ Autossômica dominante. ▪ Autossômica recessiva com surdez. ▪ Autossômica recessiva sem surdez. ▪ Com bicarbonatúria e osteopetrose (ou tipo 3).	Doenças sistêmicas: síndrome de Sjögren, LES, hepatopatias crônicas, tireoidopatias, amiloidose, crioglobulinemia, hiperparatireoidismo, hipervitaminose D, nefrocalcinose, rim esponjo-medular, uropatia obstrutiva, transplante renal etc.
		Doenças genéticas: anemia falciforme, Wilson, hiperoxalúria primária, Ehlers-Danlos, hipofosfatemia ligada ao X etc.
		Drogas e toxinas: lítio, anfotericina B, trimetropim, analgésicos.
ATR distal (tipo 4)	▪ Pseudo--hipoaldosteronismo tipo 1. ▪ Autossômico dominante. ▪ Autossômico recessiva. ▪ Transitório infantil. ▪ Pseudo--hipoaldosteronismo tipo 2 (síndrome de Gordon).	Deficiência de mineralocorticoide: doença de Addison, hiperplasia adrenal congênita, LES, nefropatia diabética etc.
		Resistência ao mineralocorticoide: nefropatias intersticiais crônicas – uropatia obstrutiva, Aids, doenças císticas etc.
		Drogas e toxinas: Aine, inibidores de ECA ou do receptor de Ang II, espironolactona, heparina, trimetropim, amiloride, ciclosporina, analgésicos, betabloqueadores etc.

Aids: síndrome da imunodeficiência adquirida; Aine: anti-inflamatórios não esteroides; ATR: acidose tubular renal; ECA: enzima conversora de angiotensina; LES: lúpus eritematoso sistêmico; MDMA: 3,4-metilenodioximetanfetamina.
Fonte: elaboração dos autores.

Como tratar a acidose metabólica hiperclorêmica?

O tratamento da AMHC deverá ser direcionado à doença de base (p. ex., hidratação e antibioticoterapia nas perdas por diarreia infecciosa, retirada de drogas nefrotóxicas causadoras de ATR etc.), porém, como existe déficit real de HCO_3 na AMHC, a reposição alcalina deve ser realizada no sentido de manter a homeostase ácido-base. Importante frisar que, na maioria dos casos de perdas digestivas (diarreias ou fístulas), nas perdas por derivações ureterointestinais, nas intoxicações por tolueno e mesmo nos casos de ATR tipo 1 ou tipo 2, os pacientes costumam apresentar hipopotassemia concomitante à AMHC; nesses casos, o potássio sérico deve ser corrigido antes da terapia alcalina para evitar a translocação do potássio e o agravamento da hipopotassemia com risco de arritmias cardíacas. Além disso, os pacientes também costumam apresentar hipovolemia, sobretudo nas perdas digestivas graves.

A hipovolemia, conforme já discutido, é um fator de perpetuação da AMHC por prejudicar a resposta fisiológica de acidificação urinária. Em situações mais críticas, como o choque hipovolêmico e a hipoperfusão tecidual, o paciente pode evoluir inclusive com acidose láctica tipo A e também apresentar AMNC (distúrbio duplo metabólico). A hipovolemia deve ser corrigida preferencialmente com soluções isotônicas balanceadas (p. ex., Ringer-lactato ou Plasma-lyte®), pois o soro fisiológico (SF) poderia agravar a AMHC pelo alto teor de cloro.

No Quadro 11 estão representados os principais tratamentos dos diversos tipos de AMHC.

• **QUADRO 11** Tratamento da acidose metabólica hiperclorêmica

AMHC (NH_4^+ urinário baixo)	ATR proximal (tipo 2).	■ $NaHCO_3$ VO; vitamina D VO; fosfato VO. ■ Solução de Shohl ou Shohl modificada VO.
	ATR distal(tipo 1).	Citrato de potássio VO, tiazídicos VO.
	ATR distal (tipo 4).	■ $NaHCO_3$ VO; furosemida VO; fludrocortisona VO. ■ Novos quelantes de K VO.
	DRC (estágios iniciais).	$NaHCO_3$ VO; Veverimer.
AMHC (NH_4^+ urinário alto)	■ Perdas digestivas. ■ Derivações ureterais.	Hidratação; $NaHCO_3$ VO ou IV; reposição de K.
	Acidose D-láctica.	■ Interromper frutose e carboidratos complexos VO. ■ Antimicrobiano VO; $NaHCO_3$ IV.
	Acidose por ácido hipúrico.	Prevenção da intoxicação por tolueno, $NaHCO_3$ IV; reposição de K.
	Cetoacidose diabética.	Hidratação, insulinoterapia IV $NaHCO_3$ IV somente se pHa < 6,90.

AMHC: acidose metabólica hiperclorêmica; ATR: acidose tubular renal; DRC: doença renal crônica; IV: intravenoso; VO: via oral.
Fonte: elaboração dos autores.

Nos casos de AMHC aguda, grave, com potencial risco de morte, em relação à terapia alcalina, o objetivo inicial é manter o pHa acima de 7,20 a 7,25. A maioria dos estudos indica HCO_3 intravenoso (IV) (1 a 2 mEq/kg), geralmente em situações de acidemia com pHa < 7,10 (ou pHa < 7,20 com injúria renal aguda associada), e/ou HCO_3 sérico < 5 a 10 mEq/L (preferencialmente com $NaHCO_3$ isotônico, que pode ser manipulado: $NaHCO_3$ a 8,4% 150 mL + 850 mL AD ou SG a 5%), respeitando todos os cuidados para evitar seus efeitos adversos (como hipocalcemia, hipopotassemia, hipervolemia, hipernatremia etc.).

Nos casos de AMHC crônica, em nível ambulatorial, o objetivo nos pacientes com AMHC é manter os níveis séricos de HCO_3 (ou de reserva alcalina) normais. Inicialmente está indicada dieta rica em alimentos geradores de álcalis (frutas e legumes), além de restrição no consumo de sódio, proteína animal, oxalato, frutose. Nas etiologias de hiperpotassemia (como ATR 4) deve-se restringir o potássio. Em relação à terapia alcalina de uso crônico, nos pacientes com DRC em tratamento conservador, utiliza-se principalmente o HCO_3 via oral (VO) em pó ou cápsulas (0,5 a 1 mEq/kg/dia); mais recentemente quelantes intestinais do ácido clorídrico (Veverimer® 6 g/dia) também têm sido preconizados na acidose metabólica da DRC. Na ATR 1, utiliza-se preferencialmente citrato de potássio (1 a 2 mEq/kg/dia), com cuidado para não elevar o pH urinário para valores acima de 7, prevenindo nefrolitíase por fosfato de cálcio. Também se usam tiazídicos (12,5 a 50 mg/dia) na ATR 1 para controle da hipercalciúria. Na ATR 2, a dose de álcali geralmente é muito elevada (10 a 20 mEq/kg/dia), sendo comum nesses casos associar soluções alcalinizantes como Shohl ou Shohl modificada (Quadro 12) para melhor adesão do paciente. Ainda nos quadros de ATR 2, quando relacionados à síndrome de Fanconi, devem-se repor vitamina D, fosfato e até mesmo tiazídicos para aumentar a reabsorção tanto proximal de HCO_3 quanto distal de cálcio. Já na ATR 4, além da reposição alcalina com HCO_3 VO, utiliza-se furosemida (geralmente 20 a 80 mg/dia) e fludrocortisona (0,05 a 1 mg/dia) em baixas doses para controle da hiperpotassemia. É possível que novos agentes orais quelantes de potássio (patiromer e ciclossilicato de zircônio sódico), além de uso já estabelecido na DRC, também possam ser utilizados no tratamento da hiperpotassemia na ATR 4.

• **QUADRO 12** Principais soluções alcalinizantes utilizadas para tratar a acidose tubular renal

Solução	Composição eletrolítica	Dose
Solução de Shohl	Ácido cítrico: 140 g. Citrato de sódio: 90 g. Água purificada: qsp 1 litro.	1 mL = 1 mEq Na. 1 mL = 1 mEq HCO_3.
Solução de Shohl (modificada)	Ácido cítrico: 6,7 g. Citrato trissódico di-hidratado: 10 g. Citrato tripotássico monoidratado: 11 g. Água purificada: qsp 93 mL.	1 mL = 1 mEq Na. 1 mL = 1 mEq K. 1 mL = ~2 mEq HCO_3.

qsp: quantidade suficiente para.
Fonte: elaboração dos autores.

TUBULOPATIAS COM ALCALOSE METABÓLICA E HIPOPOTASSEMIA

Introdução

Alcalose metabólica é um distúrbio relacionado ao aumento do bicarbonato sérico que pode ser resultante de uma série de mecanismos (Quadro 13).

Qual a fisiopatogenia e a importância clínica da alcalose metabólica?

Esse distúrbio é relativamente comum na prática clínica. Os principais efeitos biológicos da alcalose sistêmica são explicados pelos distúrbios metabólicos relacionados (hipocalemia, hipocalcemia, hipocloremia). Esses efeitos são redução da contratilidade miocárdica, arritmias, redução do fluxo sanguíneo cerebral, confusão mental, aumento da excitabilidade neuromuscular e redução da oferta periférica de oxigênio devido ao desvio à esquerda da constante de dissociação da hemoglobina.

As alcaloses metabólicas podem ser divididas conforme sua resposta à infusão de cloreto em cloreto-sensíveis e cloreto-resistentes. De maneira geral, as alcaloses cloreto-sensíveis apresentam maior prevalência se comparadas com as cloreto-resistentes. Na Figura 4 pode ser visto um esquema prático para classificação dessa condição clínica.

• **QUADRO 13** Etiopatogenia das principais causas de alcalose metabólica

▪ Perda extrarrenal de hidrogênio: – Vômitos*/sondagem nasogástrica aberta.* – Cloridorreia congênita. – Fibrose cística.
▪ Perda renal de hidrogênio: – Excesso primário de mineralocorticoide ou substância relacionada (hiperaldosteronismo primário, síndrome de Cushing, exposição exógena a corticosteroides).* – Estados de aparente excesso de mineralocorticoide. – Síndrome de Liddle. – Ingesta/intoxicação por alcaçuz. – Diuréticos (tiazídicos ou de alça).* – Síndrome de Bartter. – Síndrome de Gitelman. – Estados pós-hipercápnicos.*
▪ Estados de hipocalemia grave: – Adenoma viloso. – Abuso de laxativos.
▪ Exposição exagerada a terapia alcalina: – Síndrome do leite alcalino. – Infusões básicas (bicarbonato, citrato, acetato, gluconato).*
▪ Alcalose hipoclorêmica (contração).

* Causas comuns.
Fonte: elaboração dos autores.

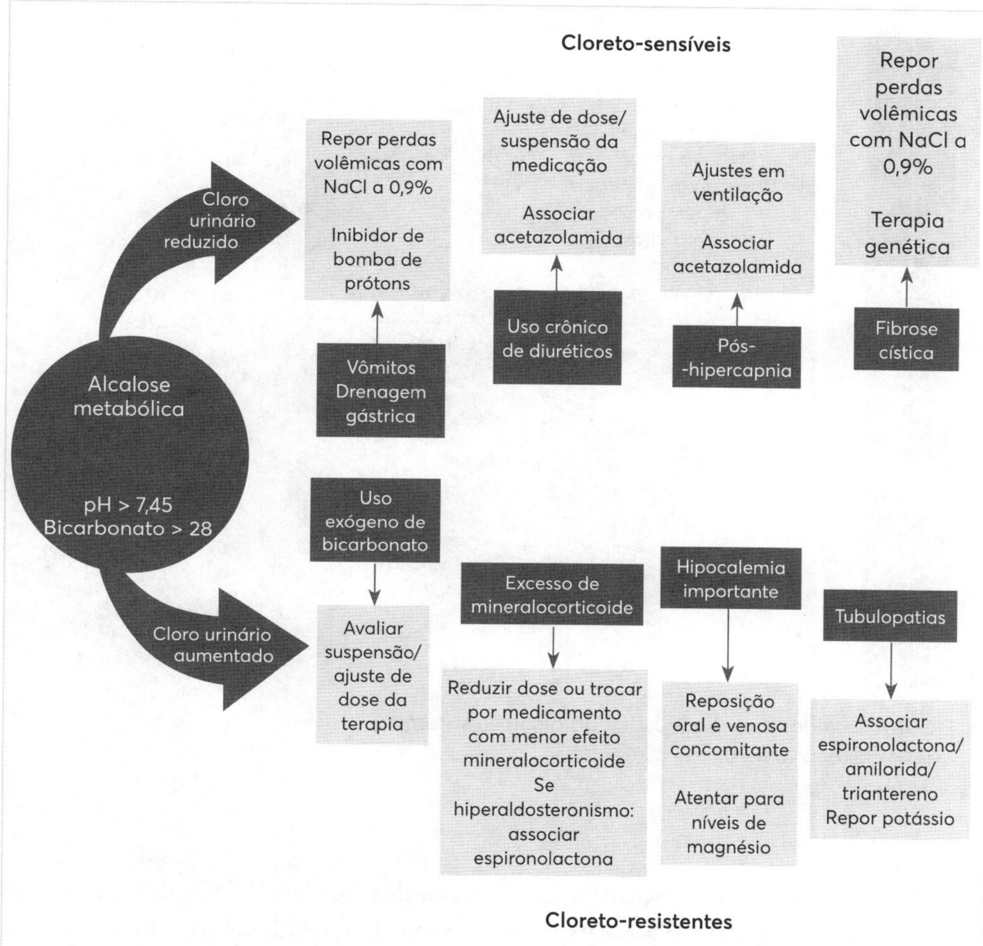

• **FIGURA 4** Avaliação das alcaloses metabólicas conforme cloro urinário e abordagens resumidas conforme etiologias mais comumente encontradas.
Fonte: elaboração dos autores.

Como proceder e quais exames são necessários na investigação etiológica das alcaloses metabólicas?

A partir do diagnóstico de alcalose metabólica, a investigação etiológica se fundamenta na dosagem do cloro urinário. Níveis reduzidos de cloreto na urina reforçam o diagnóstico de alcaloses cloreto-sensíveis, enquanto níveis aumentados desse eletrólito chamam a atenção para as patologias cloreto-resistentes. Nas patologias cloreto-resistentes (cloro urinário aumentado), a avaliação do potássio urinário (amostra isolada ou relação potássio/creatinina urinária) e os níveis pressóricos também auxiliam na triagem diagnóstica. A Figura 5 traz mais detalhes sobre essa abordagem clínico-laboratorial.

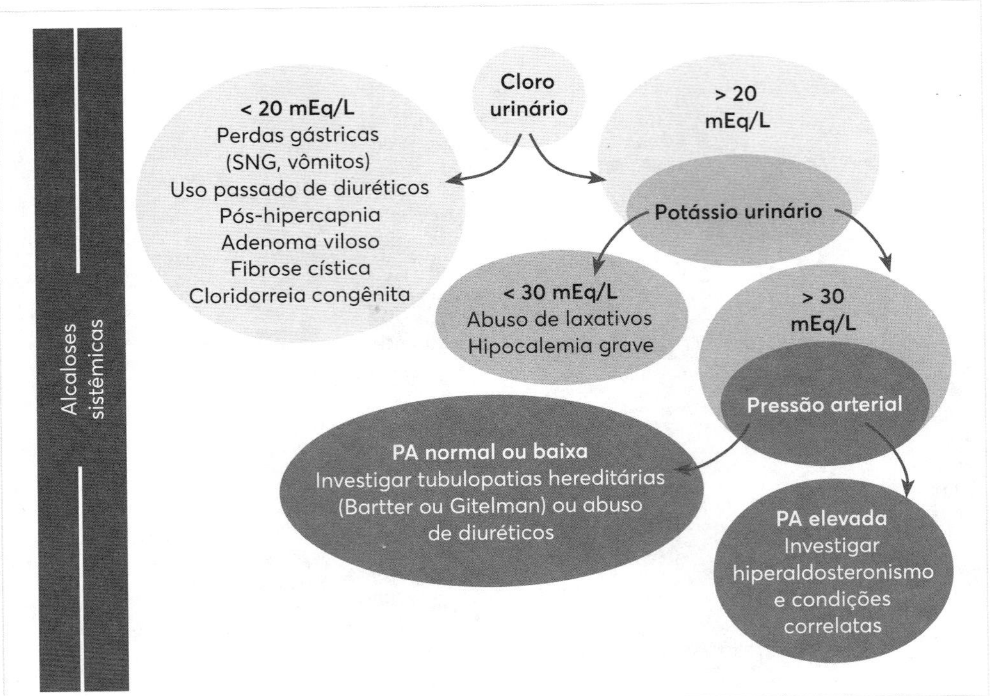

• **FIGURA 5** Algoritmo diagnóstico da alcalose sistêmica.
PA: pressão arterial; SNG: sonda nasogástrica.
Fonte: elaboração dos autores.

Quando suspeitar do diagnóstico de tubulopatias em portadores de alcalose metabólica?

O fenótipo básico dos portadores de síndrome de Bartter/Gitelman compreende distúrbios relacionados aos transportadores responsáveis pela reabsorção de cloreto de sódio na alça de Henle ou no túbulo distal, respectivamente. Dessa forma, esses pacientes apresentam tubulopatias perdedoras de sal caracterizadas por poliúria, hipocalemia, níveis de pressão arterial normais ou baixos e uma condição hormonal de hiperaldosteronismo hiper-reninêmico.

Clinicamente, esses pacientes podem apresentar poliúria, desidratação, dificuldade de ganho ponderal/estatura e passado neonatal de polidrâmnio. Hipercalciúria e nefrocalcinose são comuns em alguns subtipos (1 e 2), enquanto os pacientes com Bartter tipo 3 e síndrome de Gitelman se apresentam sem hipercalciúria e somente em idades mais avançadas (após o primeiro ano de vida até na idade adulta).

Diferentemente dos pacientes com síndrome de Bartter e Gitelman, os portadores da síndrome de Liddle apresentarão pseudo-hiperaldosteronismo cursando com um estado de hiperativação dos canais epiteliais de sódio (ENaC). Clinicamente, alcalose metabólica, hipertensão arterial, hipocalemia e redução dos níveis de renina e aldosterona são os achados comuns a esses pacientes.

Como se dividem as tubulopatias hereditárias que cursam com alcalose e hipocalemia?

As tubulopatias hereditárias com alcalose e hipocalemia podem ser divididas conforme a pressão arterial do paciente e a idade de início da sintomatologia. Pacientes com hipertensão arterial provavelmente devem apresentar síndrome de Liddle ou alguma síndrome que curse com hiperativação do sistema renina-angiotensina-aldosterona/cortisol. Pacientes com pressão arterial normal provavelmente apresentarão síndrome de Bartter ou Gitelman – sendo os pacientes com síndrome de Bartter aqueles com apresentação clínica mais exuberante e de forma precoce, enquanto os pacientes com síndrome de Gitelman podem apresentar-se oligossintomáticos, inclusive na idade adulta.

Sob a ótica de aspectos moleculares, as tubulopatias hereditárias com hipocalemia, níveis pressóricos normais e alcalose sistêmica podem ser explicadas conforme a Figura 6.

Pacientes com síndrome de Liddle apresentarão mutações de hiperativação de um dos três genes codificantes do canal ENaC: *SCCN1A, SCNN1B e SCNN1G.*

Quais os achados clássicos em portadores de tubulopatias que cursam com alcalose e hipocalemia, e como diferenciá-los entre os fenótipos de síndrome de Bartter e de Gitelman?

Entre os pacientes portadores de tubulopatias hipocalêmicas e com alcalose sistêmica podemos encontrar diversos sintomas que são comuns aos dois fenótipos, assim como alterações laboratoriais. Entretanto, existem características que ajudam a diferenciar entre os fenótipos de Bartter e de Gitelman. A Figura 7 destaca os achados comuns entre as síndromes e os específicos para a síndrome de Bartter.

Nas coortes de pacientes portadores da síndrome de Gitelman, foi demonstrado que a maioria dos pacientes apresenta sintomatologia durante a adolescência e início da idade adulta, com casos raros descritos em crianças e no período neonatal. As principais manifestações clínicas, presentes em mais de 50% dos pacientes, são:

- Fissura por sal.
- Câibras e dores musculares.
- Fadiga, tontura.
- Sede excessiva, polidipsia e noctúria.
- Parestesia, paresias e palpitações.
- Pressão arterial baixa, hipotensão ortostática.

Pacientes portadores de síndrome de Gitelman também podem apresentar como características a presença de hipocalciúria e hipomagnesemia (fração de excreção de magnésio > 4%), pseudogota por depósitos intra-articulares de pirofosfato de cálcio, com alguns casos desenvolvendo condrocalcinose. Pacientes portadores da variante *KCNJ10* podem apresentar-se com a síndrome East (epilepsia, ataxia, surdez neurossensorial e tubulopatia perdedora de sal).

De forma resumida, a Figura 8 ilustra as características epidemiológicas, genéticas e particularidades dos subtipos da síndrome de Bartter e da síndrome de Gitelman.

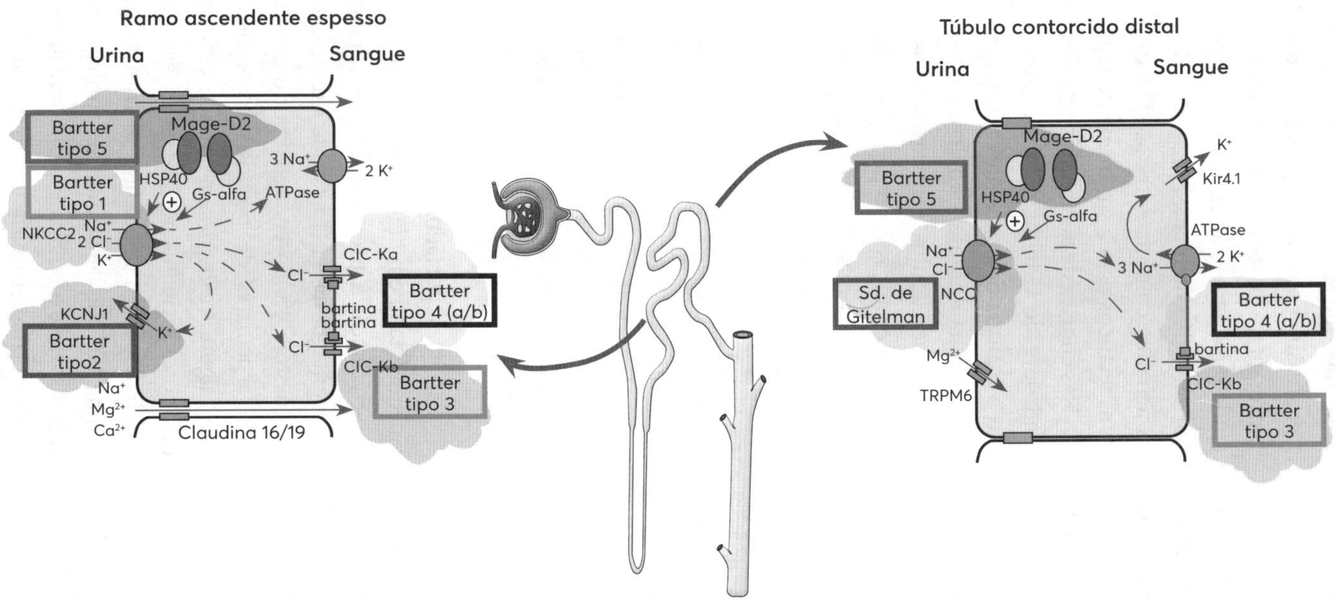

• **FIGURA 6** Modelo fisiopatológico da síndrome de Bartter e Gitelman com os pontos de mutações identificados em cada tipo de síndrome de Bartter e Gitelman. No ramo ascendente espesso da alça de Henle, os íons cloreto, sódio e potássio são reabsorvidos pelo canal NKCC2 (mutação de inativação que cursa com síndrome de Bartter tipo 1). Nesse mesmo ramo, o íon potássio é reaproveitado pelo canal KCNJ1 (mutação de inativação que cursa com síndrome de Bartter tipo 2). No túbulo contorcido distal, o cloreto de sódio é transportado pelo transportador NCC (mutação de inativação que cursa com síndrome de Gitelman). Em ambos os segmentos tubulares, os íons cloretos são transportados para o ramo basolateral (sangue) via canais ClC-Ka e ClC-Kb (mutação de inativação causa a síndrome de Bartter tipo 3). Mutações de inativação na bartina (unidade acessória dos canais ClC-Ka e ClC-Kb) e mutações combinadas nas unidades ClC-Ka e ClC-Kb causam a síndrome de Bartter tipos 4a e 4b, respectivamente. Já a síndrome de Bartter tipo 5 ocorre pela inativação do Mage-D2, que funciona estimulando o tráfego de canais intracelulares e protege as proteínas NKCC2 e NCC de serem degradadas via ubiquitinização.

Sd.: síndrome.

Fonte: adaptação de Kömhoff et al.

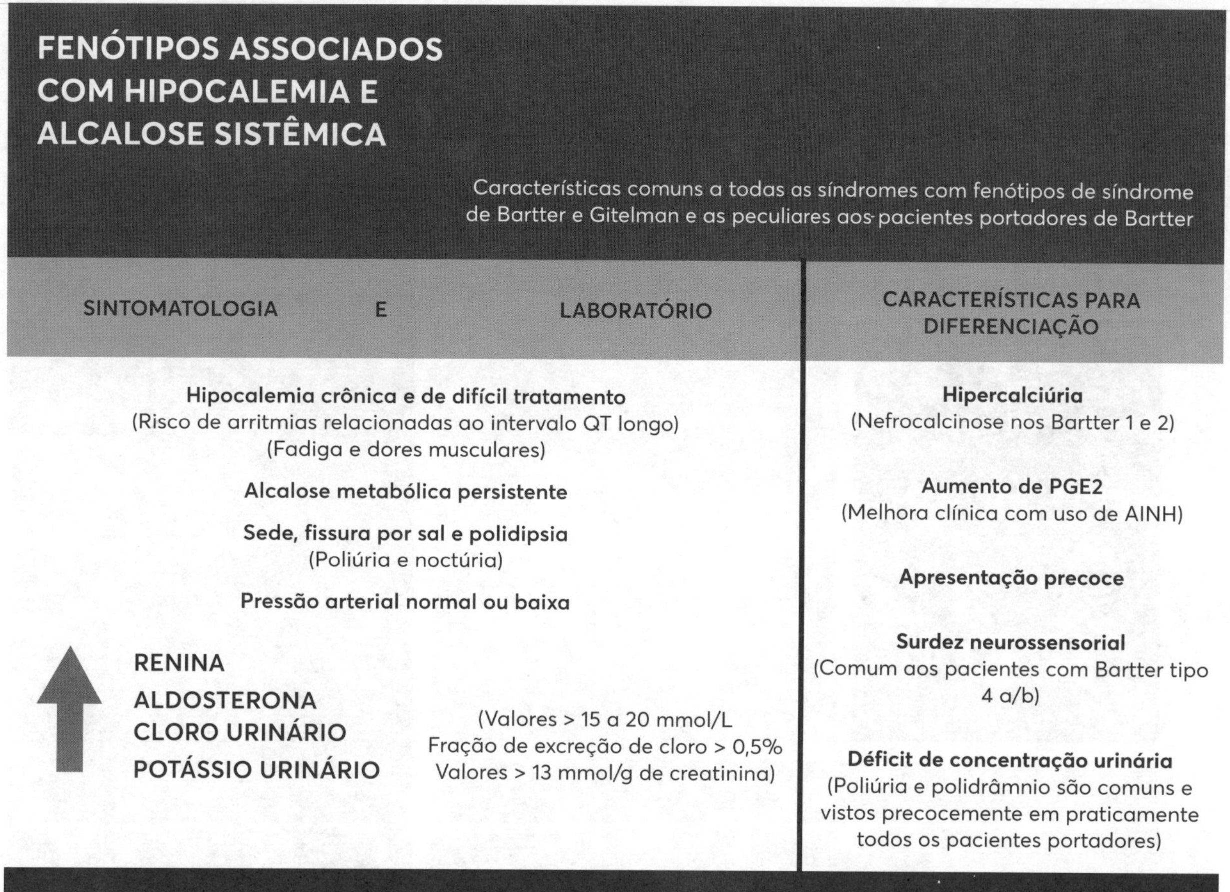

• **FIGURA 7** Achados comuns nas síndromes que cursam com alcalose sistêmica e hipocalemia.

AINH: anti-inflamatórios não hormonais; PGE2: prostaglandina E2.

Fonte: elaboração dos autores.

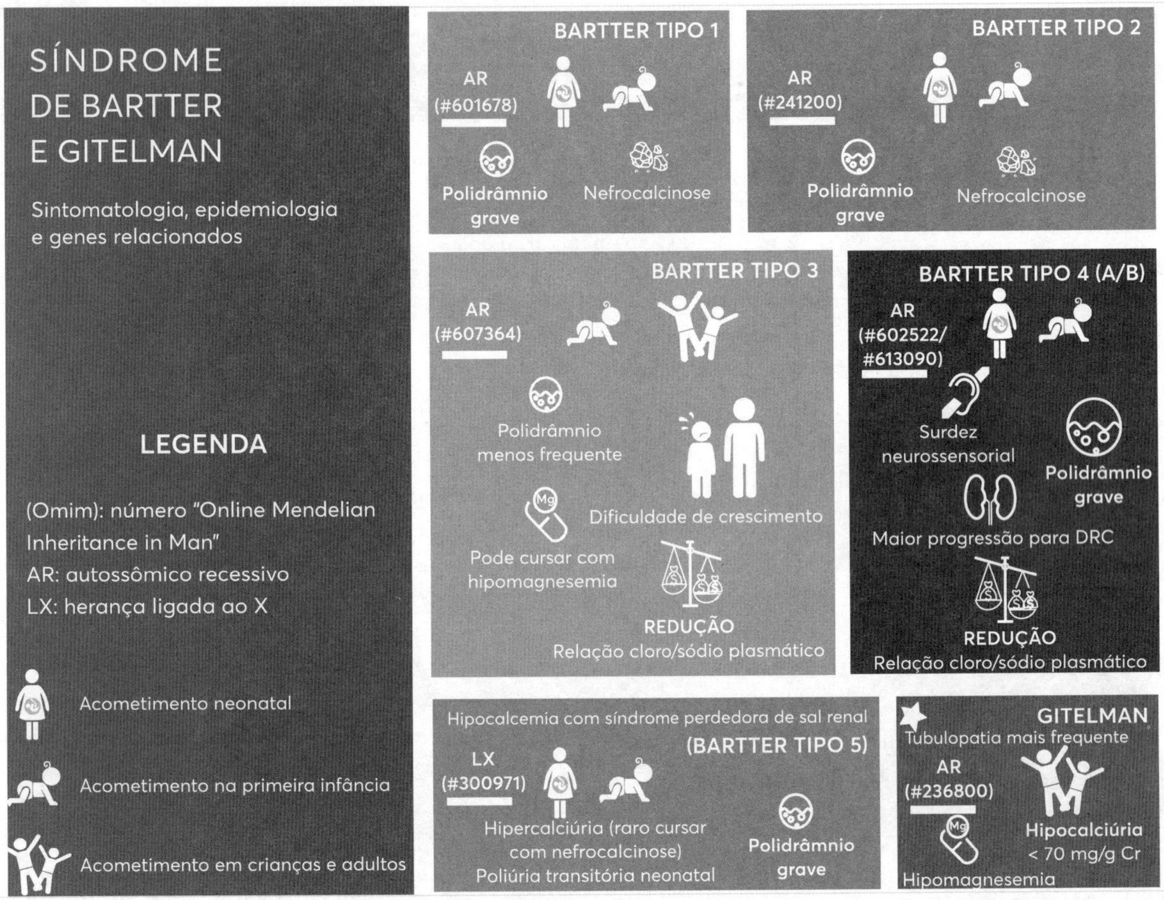
SÍNDROME DE BARTTER E GITELMAN
Sintomatologia, epidemiologia e genes relacionados
LEGENDA
(Omim): número "Online Mendelian Inheritance in Man"
AR: autossômico recessivo
LX: herança ligada ao X
Acometimento neonatal
Acometimento na primeira infância
Acometimento em crianças e adultos
BARTTER TIPO 1
AR (#601678)
Polidrâmnio grave
Nefrocalcinose
BARTTER TIPO 2
AR (#241200)
Polidrâmnio grave
Nefrocalcinose
BARTTER TIPO 3
AR (#607364)
Polidrâmnio menos frequente
Dificuldade de crescimento
Pode cursar com hipomagnesemia
REDUÇÃO
Relação cloro/sódio plasmático
BARTTER TIPO 4 (A/B)
AR (#602522/ #613090)
Surdez neurossensorial
Polidrâmnio grave
Maior progressão para DRC
REDUÇÃO
Relação cloro/sódio plasmático
Hipocalcemia com síndrome perdedora de sal renal
(BARTTER TIPO 5)
LX (#300971)
Hipercalciúria (raro cursar com nefrocalcinose)
Poliúria transitória neonatal
Polidrâmnio grave
GITELMAN
Tubulopatia mais frequente
AR (#236800)
Hipocalciúria < 70 mg/g Cr
Hipomagnesemia

• **FIGURA 8** Características epidemiológicas, genéticas e particularidades dos subtipos da síndrome de Bartter e da síndrome de Gitelman.

DRC: doença renal crônica.

Fonte: elaboração dos autores.

Como diagnosticar a síndrome de Bartter?

De forma pragmática, todos os pacientes com suspeita clínica das síndromes (fenótipos característicos) devem ser submetidos a testagem genética com painel de genes específicos. O Quadro 14 apresenta os genes recomendados para pesquisa nos pacientes em investigação clínica.

Como diagnosticar a síndrome de Gitelman?

O diagnóstico da síndrome de Gitelman deve ser confirmado por análise genética (Quadro 14), entretanto foram propostos critérios bioquímicos para suspeita clínica da síndrome que incluem (Figura 9):

- Hipocalemia crônica e documentada (K < 3,5 mmol/L).
- Perda inapropriada de potássio na urina (potássio urinário /creatinina urinária > 18 mmol/g de creatinina em amostra isolada).
- Alcalose metabólica não explicada por uso de diuréticos ou outras medicações.
- Hipomagnesemia (Mg < 1,7 mg/dL).
- Perda inapropriada de magnésio na urina (fração de excreção de magnésio > 4%).

• **QUADRO 14** Genes responsáveis para testagem em tubulopatias

Gene	Doença associada	Número Omim
SLC12A1	Bartter 1	601678
KCNJ1	Bartter 2	241200
CLCNKB	Bartter 3	607364
CLCNKA	Bartter 4b	613090
BSND	Bartter 4a	602522
Mage-D2	Bartter 5	300971
SLC12A3	Gitelman	263800
CASR	Hipocalcemia autossômica dominante	601198
KCNJ10	East/Sesame	612780
SLC26A3	Cloridorreia congênita	214700
CLDN10	Síndrome Helix	617671
SCNN1A	Pseudo-hipoaldosteronismo 1B	264350
SCNN1B	Liddle	177200
SCNN1G		
NR3C2	Pseudo-hipoaldosteronismo 1A	177735
HSD11B2	Excesso aparente de mineralocorticoide	218030
CYP11B1	Hipoaldosteronismo familiar 1	103900
CLCN2	Hipoaldosteronismo familiar 2	605635
KCNJ5	Hipoaldosteronismo familiar 3	600734
CACNA1H	Hipoaldosteronismo familiar 4	607904

Omim: número "Online Mendelian Inheritance in Man"; síndrome East: epilepsia, ataxia, surdez neurossensorial e tubulopatia perdedora de sal.
Fonte: elaboração dos autores.

- Hipocalciúria (cálcio urinário/creatinina urinária < 70 mg/g de creatinina em amostra isolada).
- Renina elevada (dosagem direta ou atividade).
- Perda inapropriada de cloretos na urina (fração de excreção de cloro > 0,5%).
- Pressão arterial normal ou baixa.
- Ultrassom de rins/vias urinárias com ausência de nefrocalcinose e/ou anormalidades de parênquima.

Como diagnosticar a síndrome de Liddle?

Pacientes com síndrome de Liddle irão se apresentar com a tríade de alcalose metabólica, hipocalemia e hipertensão arterial. Comumente essa apresentação clínica ocorre ainda na infância ou na puberdade. Achados hormonais incluem redução dos níveis da atividade de renina plasmática juntamente com níveis reduzidos de aldosterona sérica e urinária.

Os principais diagnósticos diferenciais incluem os hiperaldosteronismos hiper e hiporreninêmicos, assim como os estados de pseudo-hiperaldosteronismo, tais como as hiperplasias adrenais congênitas, a síndrome de Cushing e tumores produtores de desoxicorticosterona (DOC).

As pistas diagnósticas incluem a história familiar positiva (doença autossômica dominante), entretanto somente o teste genético é diagnóstico (Quadro 14).

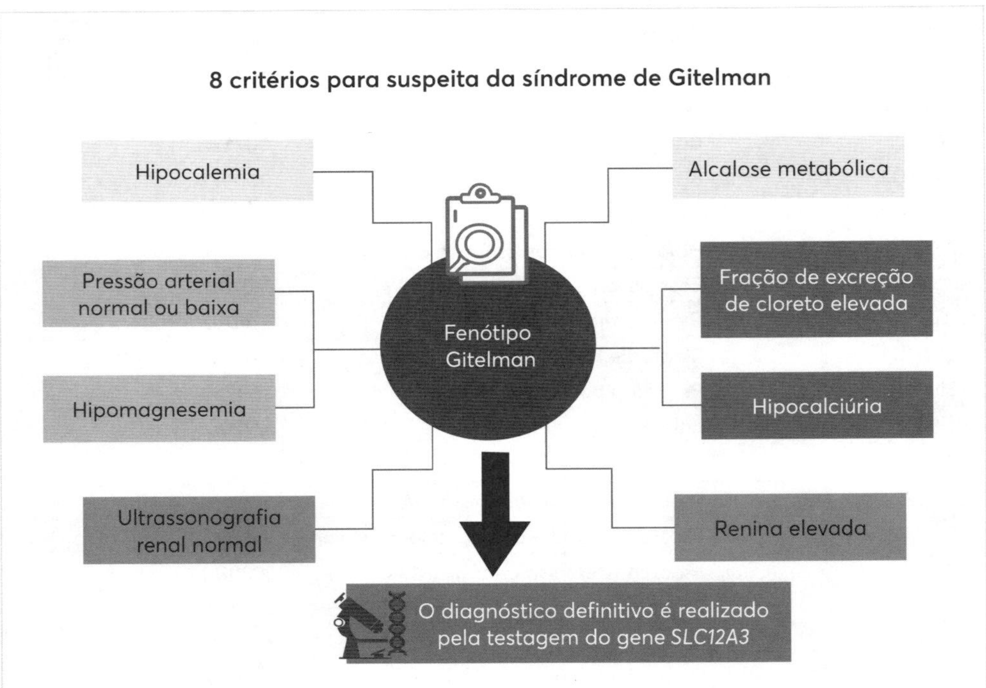

• **FIGURA 9** Principais pistas diagnósticas para suspeita clínica de síndrome de Gitelman.
Fonte: elaboração dos autores.

Qual o tratamento preconizado dessas tubulopatias?

O principal aspecto do tratamento das tubulopatias hereditárias é seu caráter permanente e sustentado, com períodos de maiores e menores necessidades de reposição eletrolítica. O único tratamento definitivo descrito é o transplante renal, entretanto este só é realizado caso o paciente desenvolva DRC em estádio terminal.

O uso de anti-inflamatório pode ser benéfico em pacientes portadores de síndrome de Bartter e nos casos mais refratários de síndrome de Gitelman. A indometacina é a prescrição de escolha nos pacientes, entretanto deve-se atentar para os efeitos adversos gastrointestinais e risco de precipitação de injúria renal grave. Também existe possibilidade de uso de ibuprofeno e celecoxibe.

A recomendação de uso dos anti-inflamatórios é mais enfática no campo da pediatria (principalmente nas crianças em fase de desenvolvimento – primeira infância); em pacientes já adultos seu uso deve ser restrito devido ao risco de progressão da doença renal.

Os pilares da terapia se compõem de reposição de eletrólitos e correção da hipovolemia. A suplementação oral de altas doses de sais, incluindo sal de cloreto de sódio, cloreto de potássio e, quando necessário, sais de magnésio é primordial nesses pacientes.

A reposição de sais se baseia em orientação nutricional associada com a reposição oral dos sais. As doses típicas são:

- Cloreto de sódio: tabletes de 1 a 3 g, de 2 a 4 vezes ao dia. Recomenda-se associar a dieta do paciente para melhorar a aderência.
- Cloreto de potássio: 20 a 40 mEq, 2 a 4 vezes ao dia. Em questões nacionais, a apresentação mais usual de potássio é via cloreto de potássio, comprimidos de 600 mg (315 mg de potássio). Cada comprimido apresenta cerca de 8 mmol de potássio, sendo assim recomendados de 2 a 5 comprimidos de 2 a 4 vezes ao dia.

Nos pacientes portadores de síndrome de Gitelman a suplementação de magnésio também é necessária. Naqueles com níveis de magnésio menores que 1 mg/dL, deve-se considerar a reposição parenteral com sais de sulfato de magnésio. Nos pacientes com hipomagnesemias mais brandas, as reposições podem ser via oral, com posologias variando de 15 a 125 mmol/dia de magnésio.

O Quadro 15 ilustra as principais formulações de magnésio disponíveis para manipulação.

De forma geral, não existem níveis-alvo para a reposição desses eletrólitos. Considera-se importante mantê-los em faixa do limite inferior da referência laboratorial, principalmente para reposições de potássio, devido ao risco de hipercalemia de rebote nas sobredoses e de arritmias fatais nas doses insuficientes. Um valor de 3 mmol/L de potássio sérico se mostrou factível na maioria dos pacientes com síndrome de Bartter e síndrome de Gitelman, entretanto esses valores-alvo devem ser reconsiderados de tempos em tempos, principalmente em pacientes com tubulopatias com grandes perdas eletrolíticas.

• **QUADRO 15** Principais suplementos de magnésio por via oral

Suplemento	Doença associada
Óxido de magnésio	61% de magnésio elementar.
	Formulação de 600 mg.
	(242 mg de magnésio)
	~10 mmol de Mg por comprimido.
Hidróxido de magnésio	42% de magnésio elementar.
	Suspensão oral de 400 mg/5 mL.
	(167 mg de magnésio)
	7 mmol de magnésio para cada 5 mL.
Carbonato de magnésio	24% de magnésio elementar.
	Formulação de 500 mg.
	(121 mg de magnésio)
	~5 mmol de Mg por comprimido.
Pidolato de magnésio	8% de magnésio elementar.
	Suspensão oral de 1.500 mg /10 mL.
	(130 mg de magnésio)
	~5 mmol de Mg para cada 10 mL.

Fonte: elaboração dos autores.

O tratamento dos pacientes portadores da síndrome de Liddle consiste na prescrição dos diuréticos que contrapõem a atividade do ENaC – amilorida ou triantereno –, assim como reposição de potássio de acordo com os níveis do eletrólito. O uso de espironolactona se mostrou inefetivo; já outros bloqueadores mais modernos (finerenona) carecem de estudos para balizar seu uso nessa patologia.

SÍNDROME DA ANTIDIURESE INAPROPRIADA

Introdução

O sódio é o principal cátion extracelular e determinante para a osmolalidade plasmática. A hiponatremia é o distúrbio eletrolítico (DHE) mais comum na prática clínica, podendo fazer parte de 15% das admissões hospitalares. A hiponatremia é definida como sódio plasmático inferior a 135 mEq/L e deve-se, na verdade, a um distúrbio na água com aumento desta em relação ao sódio. O hormônio mais importante no balanço corporal de água é a vasopressina ou hormônio antidiurético (ADH), o qual é produzido no hipotálamo (núcleos supraóptico e paraventricular) e armazenado na neuro-hipófise. Uma vez liberado na corrente sanguínea, a nível renal, o ADH vai atuar em célula principal do túbulo coletor, incorporando canais de aquaporina 2 (AQ2), tornando a célula permeável à água. Os estímulos para a liberação do ADH são: tonicidade plasmática (principal) e volemia arterial efetiva.

A osmolalidade plasmática normal situa-se entre 275 e 290 mOsm/kg H_2O. Podemos calcular por meio da fórmula a seguir:

pOsm = 2 × Na + glicose/18 + ureia/6

Outra maneira de obter a osmolalidade plasmática é por meio do osmômetro por ponto de fusão (ponto de congelamento); este inclui moléculas que não calculamos (p. ex., proteínas, triglicerídeo).

Quanto ao tempo de instalação, podemos classificar a hiponatremia em aguda (< 48 horas) ou crônica (> 48 horas), sendo a aguda geralmente sintomática e a crônica oligo ou assintomática.

A síndrome da antidiurese inapropriada (Siad) é a principal causa de hiponatremia crônica. A fisiopatologia envolve três mecanismos principais:

1. Distúrbio em eixo osmorregulador central; aumento da produção de ADH (p. ex., neoplasias).
2. Aumento da incorporação de AQ2 (p. ex., mutação em receptor V2 com ganho de função do receptor).
3. Medicações que promovam a incorporação de AQ2.

Como fazer o diagnóstico diferencial de síndrome da antidiurese inapropriada?

A Siad apresenta características essenciais e suplementares para seu diagnóstico (Quadro 16) e etiologias diversas (Quadro 17).

As características suplementares nem sempre estão presentes. A função renal deve estar normal ou levemente alterada para o diagnóstico. Isso é importante para inferir uma análise adequada da função tubular renal. A dosagem do ADH não é necessária para o diagnóstico (molécula pequena e de meia-vida de até 18 minutos).

Um diagnóstico diferencial importante, principalmente em ambientes de terapia intensiva, é a síndrome cerebral perdedora de sal (SCPS). Trata-se de uma causa de hiponatremia que pode estar associada a alterações no sistema nervoso central (SNC) (p. ex., traumatismo cranioencefálico, neurocirurgias), mas clinicamente

• **QUADRO 16** Características essenciais e suplementares da síndrome da antidiurese inapropriada

Características essenciais:
▪ Euvolemia clínica. ▪ Osmolalidade plasmática baixa < 275 mOsm/kg H_2O. ▪ Osmolalidade urinária > 100 mOsm/kg H_2O. ▪ Funções normais: tireoide e adrenal. ▪ Ausência de estímulos para eliminação de ADH (p. ex., hipovolemia; uso de diurético).
Características suplementares:
▪ Ácido úrico < 4 mg/dL. ▪ Ureia < 30 mg/dL. ▪ Fração de excreção de sódio (FeNa) > 1%. ▪ Falha na correção da hiponatremia com SF a 0,9%. ▪ Correção da hiponatremia por meio da restrição hídrica.

ADH: hormônio antidiurético; SF: soro fisiológico.
Fonte: elaboração dos autores.

apresenta hipovolemia (níveis baixos de pressão venosa central, hipotensão postural) e responde à infusão de SF a 0,9%. Ao contrário da SCPS, a utilização de SF a 0,9% na Siad pode reduzir ainda mais os níveis de sódio devido ao fenômeno da dessalinização, no qual utilizar soluções com osmolalidade inferior à osmolalidade urinária acaba por aumentar a reabsorção tubular de água.

Clearance de água livre

Dentro do diagnóstico de Siad, o conceito de *clearance* de água livre é importante, pois reflete como está o túbulo coletor ao ADH diante da hiponatremia. Nossa diurese ou volume urinário depende de dois elementos fisiológicos: *clearance* osmolar (Cl Osm) e *clearance* de água livre (Cl H_2O). O Cl Osm, como o próprio nome diz, depende de osmóis que são fornecidos (p. ex., ingesta proteica, catabolismo).

O Cl H_2O é uma variável interpretativa: se o organismo precisa de água, esse *clearance* deve ser negativo (aumento na reabsorção tubular de água); se o organismo não necessita de água, deve ser positivo (aumento da excreção de água).

• **QUADRO 18** Cálculo do *clearance* de água livre

Volume urinário = Cl H_2O + Cl Osm
– Cl H_2O = – volume urinário + Cl Osm (–1)
Cl H_2O = volume urinário + (uOsm × volume urinário/pOsm)
Cl H_2O = volume urinário × (1 – uOsm/pOsm)

pOsm: osmolalidade plasmática; uOsm: osmolalidade urinária.
Fonte: elaboração dos autores.

Outra maneira de estimar a ação do ADH em túbulo coletor é por meio do *clearance* de água livre de eletrólitos, utilizando os principais cátions urinários e o principal cátion plasmático:

$$ClH_2O = \text{volume urinário} \times (1 - [uNa + uK]/pNa),$$

em que uNa = sódio urinário; uK = potássio urinário; pNa = sódio plasmático.

• **QUADRO 17** Etiologias da síndrome da antidiurese inapropriada

Etiologias da Siad
▪ Doenças malignas: carcinoma broncogênico; tumores: estômago, bexiga, rim, cabeça e pescoço.
▪ Afecções pulmonares: pneumonias bacterianas e virais (p. ex., coronavírus); tuberculose; abscesso pulmonar; sarcoidose.
▪ Doenças neurológicas: TCE; acidente vascular isquêmico e hemorrágico; hemorragia subaracnoide; hematoma subdural; trombose de seios cavernosos; encefalites desmielinizantes.
▪ Medicações: tiazídicos; Ieca/BRA; tricíclicos; recaptadores seletivos de serotonina; inibidores da MAO; carbamazepina, valproato de sódio, gabapentina; ciclofosfamida; sildenafil; Aine.
▪ Outras: psicose aguda; porfiria intermitente aguda; Aids – síndrome da imunodeficiência adquirida; *ecstasy* (MDMA).

Aids: síndrome da imunodeficiência adquirida; Aine: anti-inflamatórios não esteroides; BRA: bloqueadores de receptores da angiotensina; Ieca: inibidores da ECA: enzima conversora de angiotensina; MAO: monoamina oxidase; Siad: síndrome da antidiurese inapropriada; TCE: trauma cranioencefálico.
Fonte: elaboração dos autores.

Qual o quadro clínico na síndrome da antidiurese inapropriada?

As alterações neurológicas dominam o quadro clínico (Quadro 19). Os níveis de sódio, mas principalmente a velocidade de instalação, determinam os sintomas. E, como mencionado anteriormente, as hiponatremias agudas costumam ser sintomáticas e precisam de uma pronta identificação e conduta. Os sintomas podem ser leves, moderados ou severos. Os sintomas severos são uma emergência médica, pois podem significar edema cerebral com risco de herniação e óbito.

• **QUADRO 19** Alterações clínicas na hiponatremia

Alterações neurológicas: apatia, sonolência, cefaleia, náusea, confusão mental,* convulsão,* torpor,* coma.*

*A presença desses sintomas já determina uma hiponatremia severa, independente dos níveis séricos.
Fonte: elaboração dos autores.

As hiponatremias crônicas costumam ser oligo ou assintomáticas, pois há tempo hábil para adaptação cerebral. Cronicamente pode ocorrer alteração da marcha, risco de queda, sarcopenia, osteopenia, risco de fratura e déficit cognitivo. Tudo isso está associado a aumento de morbimortalidade. Estudos observacionais apontam aumento de mortalidade em médio ou longo prazo.

Como tratar a síndrome da antidiurese inapropriada?

A abordagem depende não apenas do valor do sódio, mas sobretudo do quadro clínico. O tratamento da hiponatremia assintomática (geralmente crônica) é diferente do tratamento da hiponatremia sintomática (geralmente aguda).

Abordagem na hiponatremia assintomática (crônica)

A restrição hídrica de forma isolada não é o suficiente; precisa estar associada a outras ferramentas. No contexto de evitar associações ou suspender alguma classe implicada, deve-se lembrar de que muitas vezes a introdução de novas medicações com algum potencial de Siad pode ser ainda pior. Estudo populacional sueco demonstra risco menor para Siad em pessoas com uso crônico de certas medicações se comparado ao uso recente.

O uso de ureia oral (10 a 30 g/dia) também é uma opção, porém, por ser impalatável, dificulta o uso. Como opção manipulável em farmácias existe o champanhe de Bruxelas: ureia 10 g + sucarose 200 mg + bicarbonato de sódio 2 g + ácido cítrico 1,5 g; diluir em 50 a 100 mL de água e tomar 1 a 2 vezes ao dia.

Recentemente foi publicado estudo randomizado com inibidor de SGLT2 para tratamento de hiponatremia em pacientes hospitalizados (incluindo os com pNa < 130 mEq/L). Apesar de ainda não fazer parte dos *guidelines*, como as opções destacadas nos Quadros 19 e 20, apresenta posologia fácil e pode ser considerado. Nesse estudo duplo-cego, 87 pacientes utilizaram dapaglifozina 1 vez ao dia ou placebo; quem recebeu a medicação teve aumento de sódio sérico de 10 mEq/L contra 7 mEq/L daqueles que receberam placebo. Todos os pacientes fizeram restrição hídrica (até 1 litro por dia).

• **QUADRO 20** Opções terapêuticas para hiponatremia crônica

■ Suspensão de medicações que provocam hiponatremia (ou evitar associação delas). ■ Restrição hídrica (baseada no volume urinário) – primeira linha do tratamento de acordo com *guidelines* americano e europeu. ■ Aumento de ingesta proteica (fornece osmóis urinários e ajuda a eliminar água) e/ou ureia oral (10 a 30 g/dia). ■ Furosemida oral (20 a 40 mg/dia) + cloreto de sódio 1-2 g 3 vezes ao dia.

Fonte: elaboração dos autores.

Abordagem na hiponatremia aguda

Correção excessiva pode levar à desmielinização osmótica (pontina ou extrapontina). Pacientes com sódio < 115 mEq/L estão sob maior risco, principalmente se portadores de hepatopatia e os etilistas.

Atualmente é preconizado não aumentar mais que 8 mEq/L em 24 horas ou mais que 16 mEq/L em 48 horas.

Para produzir NaCl a 3% [que contém 513 mEq/L] pode ser utilizado SF a 0,9% 890 mL + NaCl a 20% 110 mL ou SG a 5% ou água destilada 850 mL + NaCl a 20% 150 mL.

Se não houver necessidade de bólus inicial, pode ser utilizado NaCl a 3% em bomba de infusão contínua (BIC), utilizando-se a fórmula de Adrogué (descrita a seguir) para respeitar a velocidade de elevação do sódio sérico. Estudo recente demonstrou que não há diferença em utilização de NaCl a 3% em bólus ou em infusão contínua, porém em bólus está associada a maior segurança em evitar quedas bruscas nos níveis de sódio ou evitar fenômeno da dessalinização (Quadro 21).

• **QUADRO 21** Abordagem na hiponatremia aguda/severa

Hiponatremia aguda/severa	■ 1 a 2 mL/kg do NaCl a 3% (100 a 150 mL) em 10 minutos (podendo ser repetido 2 a 3 vezes dentro de 1 hora). ■ Objetivo: aumento de 4 mEq/L de sódio em 4 a 6 horas.

Fonte: elaboração dos autores.

Fórmula de Adrogué-Madias:

Variação de sódio em 1 litro da solução =
sódio paciente – sódio solução/
água corporal total + 1

Água corporal total:

- Homens jovens = 0,6 × peso; homens idosos = 0,50 × peso.
- Mulheres jovens = 0,50 × peso; mulheres idosas = 0,45 × peso.

Em pacientes que apresentam aumento inadvertido e superior ao preconizado, pode-se lançar mão do uso de desmopressina (DDAVP) na dose de 2 mcg a cada 8 horas. Relatos de caso na literatura demonstram que essa medida pode reduzir a chance de desmielinização osmótica se aplicada dentro das primeiras 48 horas. É importante nesses casos de hiponatremia severa fazer controle do sódio pelo menos a cada 4 horas até maior segurança para o paciente.

HIPERNATREMIA EM PACIENTE CRÍTICO

As hipernatremias são consideradas um distúrbio da regulação do metabolismo da água e não do metabolismo do sódio. Isso decorre do fato de que, se a secreção e a ação de hormônio antidiurético estiverem íntegras, qualquer hipernatremia será corrigida automaticamente para o valor basal da concentração de sódio pela reabsorção de água induzida pelo ADH no túbulo coletor medular. Na verdade, água e sódio têm sua quantidade regulada por sistemas de controle separados, a água pelo eixo hipotálamo-hipófise-rim, via regulação da secreção de ADH, e o sódio pelo eixo sensores de volume-mediadores hormonais/endócrinos-rim. Entre esses mediadores estão os vasoconstritores/antinatriuréticos e os vasodilatadores/natriuréticos, e entre os sensores podemos citar arco aórtico, seio carotídeo, parede atrial e aparelho justaglomerular. De acordo com essas observações, os distúrbios do metabolismo do sódio envolvem alteração de volemia – edema e hipertensão ou hipotensão e choque –, enquanto os distúrbios do metabolismo da água são a hipo e a hipernatremia.

Dentre as hipernatremias, as que estão relacionadas unicamente com a perda de água são as que envolvem perda renal exclusivamente de água (diabetes insípido central ou nefrogênico ou ainda as alterações de percepção de sede). Nos casos de perda extrarrenal de água, como sudorese profusa, vômitos incoercíveis ou diarreias, pode ocorrer alguma perda concomitante de sódio. Lembrando, no entanto, que os líquidos corporais (exceto urina na conservação apropriada de água) jamais serão hipertônicos; ou são hipotônicos (maioria das vezes) ou, na melhor das hipóteses, isotônicos, como nas diarreias do cólera e dos VIPomas. Assim, nesses casos, se não houver nenhuma intervenção de administração de líquidos, o distúrbio da água resultante será sempre hipernatremia. As diureses osmóticas (manitol, ureia, glicose) se enquadram nesta última categoria, pois, embora a urina nesses casos seja hiperosmolar, a concentração de sódio é menor do que a do plasma, ou seja, a urina é hipotônica em sódio em relação ao plasma. Assim, a urina diluída em sódio é geradora da hipernatremia. Por isso, nesses casos, não usamos o *clearance* osmolar (que inclui glicose e ureia) para calcular a perda de água livre, e sim o *clearance* eletrolítico (que inclui sódio e potássio), conforme será descrito adiante.

Outra categoria de hipernatremia conhecida como hipervolêmica acontece mesmo em indivíduos com a regulação da água via ADH intacta quando eles recebem uma carga substancial e rápida de solução contendo sódio em concentrações elevadas. São exemplos o quase afogamento em água do mar, os envenenamentos com sal ou as iatrogenias, e entre estas podemos citar a já descrita irrigação de cisto hidático (Dobato et al., 2000) e as preparações inadequadas de banho de diálise raras, se existentes, com os equipamentos de diálise contemporâneos. Nesses casos a hipernatremia aguda é sintomática e deletéria devido a seu efeito osmótico antes que os mecanismos de regulação do ADH possam corrigir o problema. Nunca é demais lembrar que o ADH só vai corrigir a hipernatremia se houver água disponível para ser conservada no rim. Assim, não adianta o indivíduo com hipernatremia ter secreção osmótica máxima de ADH se não tiver acesso a água doce; o quase afogado em água do mar é paradigmático nesse caso.

Uma vez discorrido sobre essas distinções essenciais sobre as hipernatremias, avaliemos agora sobre o que tratar. Em que pese a importância dos exemplos citados para entender a síndrome de hipernatremia, eles não serão tratados aqui. Referenciamos outras obras de caráter mais didático ou de "tratado" em que são mais completamente abordados (Graciano, 2018; Graciano; Turano, 2021). Mas por que essa opção? Porque, em que pese o interesse pelo diagnóstico e tratamento dessas doenças em particular, elas são a minoria dos casos de hipernatremia vistos na prática clínica. Além disso, são de manuseio mais fácil, por exemplo, um idoso em um asilo com pouco acesso a água.

Neste tópico trataremos exclusivamente da modalidade mais frequente de hipernatremia, particularmente em hospitais e mais particularmente ainda em terapia intensiva: a hipernatremia no paciente crítico com edemas ("mal distribuído"). Esses são os casos que vemos dia a dia nos hospitais, que são mais difíceis de tratar e que geram mais controvérsias. Por isso fizemos a opção de abordar exclusivamente esse tipo de hipernatremia neste livro, direcionado para um enfoque mais prático e mais clínico.

Daqui em diante, portanto, abordaremos exclusivamente o paciente hipernatrêmico e com excesso de volume do líquido extracelular (LEC). Às vezes esse paciente tem excesso de líquido e edema, mas, na vigência de inflamação sistêmica, está vasodilatado e tem hipovolemia (p. ex., sepse). Às vezes tem excesso de líquido extracelular, edema, hipervolemia venosa e hipovolemia arterial (p. ex., síndrome cardiorrenal). Assim, sugerimos para esses casos o nome "hipernatremia com hipervolumidade" para enfatizar excesso de volume do LEC, sem particularizar o *status* do volume arterial ou venoso.

Como abordar a hipernatremia com excesso de volume do líquido extracelular (hipervolúmica)?

Reafirmando, trataremos daqui em diante exclusivamente dos casos de hipernatremia com excesso de LEC, ora com hipovolemia global arterial e venosa (sepse ou síndrome da resposta inflamatória sistêmica – Sirs), ora com hipovolemia arterial efetiva (síndrome cardiorrenal), mas sempre com edema intersticial. Os casos de hipernatremia por administração aguda de soluções hipertônicas não serão discutidos aqui. Os pacientes com hipernatremia em terapia intensiva têm um quadro complexo com hipernatremia e edema, portanto têm excesso de sódio e carência absoluta ou relativa de água gerados por disfunções paralelas tanto da regulação de sódio quanto da água e por causas multifatoriais. Esses pacientes têm comumente perda de água livre por diarreias osmóticas decorrente de dietas enterais hiperosmolares, além de perda renal de água por grande geração de ureia no contexto de oferta de nitrogênio e alto catabolismo com inflamação e uso de corticoide. Esses enfermos ainda costumam receber grandes volumes de solução salina em excesso à capacidade de concentração da urina determinada pelo uso de diuréticos de alça. Nesse caso, a urina diluída gerada é incapaz de fazer frente à maior concentração de sódio ofertada, tornando crucial o entendimento do balanço de tonicidade a ser desenvolvido mais pormenorizadamente a seguir.

Lembramos que, como esses pacientes hipernatrêmicos também têm edema e, portanto, excesso de sódio, eles apresentam distúrbios da regulação do sódio concomitante ao distúrbio da regulação da água, a saber, a hipernatremia. Se eles têm edema ou excesso de sódio, necessariamente têm alteração das forças de Starling no capilar sistêmico (pressão hidrostática e oncótica) e mecanismos de retenção renal de sódio. Resumidamente, são pacientes com hipernatremia que também têm edema sem uma relação única, direta e causal entre os dois fenômenos.

O que é balanço de tonicidade?

Edelman descreveu um modelo ainda nos anos 1950 no qual a água corporal total se transfere livremente entre os compartimentos intra e extracelulares. Como o sódio é preferencialmente extracelular e o potássio intracelular, os dois elementos influenciam na concentração um do outro por serem as principais forças osmóticas que transferem água entre os dois compartimentos. Assim, ao se administrar potássio a um indivíduo, esse elemento vai para dentro das células e aumenta a osmolalidade intracelular, que acaba "puxando" água para o compartimento intracelular e aumentando indiretamente a concentração de sódio no extracelular (Edelman et al., 1958). Esse modelo ficou conhecido na fórmula seguinte:

[Na]sérico = (conteúdo corporal de Na + K)/
(água corporal total)

A importância clínica dessa observação fisiológica, já comprovada experimental e clinicamente (Nguyen et al., 2008), é que o resultado de infusões ou perdas corporais de líquidos na concentração plasmática de sódio vai depender do que se convencionou chamar de balanço de tonicidade. O balanço de tonicidade leva em conta unicamente a composição das soluções em termos de seu conteúdo de sódio e potássio (tonicidade) e não de seu conteúdo osmolar. Por exemplo, ao se fornecer SG a 5%, que é isosmolar ao plasma, diminui a concentração de sódio. Isso ocorre porque a glicose "entra" nas células, onde é metabolizada, mas diminui a concentração de sódio porque aumenta a água corporal total igualmente distribuída entre o intra e o extracelular. Assim, uma solução isosmótica pode causar diminuição da concentração de sódio. Aliás, esse é o motivo pelo qual SG pode e deve ser utilizado para tratar hipernatremia (ver em "Tratamento").

De forma semelhante, a ureia causa aumento de osmolalidade sem causar movimento compartimental de água. Por isso, ureia aumentada não causa hiponatremia, como o manitol ou a glicose (no diabético), pois estes podem "puxar" água do intracelular devido a seu efeito de tonicidade, mas a ureia não, pois se distribui igualmente nos dois compartimentos. Isso também explica por que a ureia em grande quantidade na urina – o exemplo é o paciente de UTI inflamado e em nutrição enteral – pode eliminar uma urina com osmolalidade igual ou até maior do que o plasma e ainda assim ficar hipernatrêmico. A explicação, do ponto de vista do balanço de tonicidade, é que, se a urina tiver menor conteúdo eletrolítico (Na + K) que o plasma, o fluido eliminado é hipotônico em relação ao plasma e a resultante será hipernatremia. É o que ocorre quando se usa furosemida, um agente que produz urina diluída. Uma explicação mais mecanicista ou fisiológica é que a ureia dentro da luz tubular funciona como um agente osmolar, puxando água para o interior do túbulo, pois há segmentos no néfron impermeáveis à ureia.

Uma abordagem matemática mais complexa empregando esses conceitos na abordagem das disnatremias já foi descrita, porém, embora o conceito qualitativo seja bem-aceito, a formulação quantitativa não está difundida na prática médica (Nguyen et al., 2008). De qualquer forma, conforme salientamos anteriormente, a noção de que os líquidos corporais são, em geral, hipotônicos em relação ao plasma já é suficiente para entender que a perda desses fluidos pode gerar hipernatremia, seja associada ou não à infusão de soluções relativamente mais hipertônicas.

Uma consequência importante, do ponto de vista clínico, desse fenômeno é o conceito de *clearance* eletrolítico de água livre (C_eH_2O). *Clearance* é uma construção teórica que mede o volume de sangue limpo de determinada substância em uma unidade de tempo (geralmente minuto, mas pode ser dia ou hora). O mais conhecido é o *clearance* de creatinina, porque é aproximadamente a filtração glomerular, mas pode ser aferido para qualquer substância. Assim, pode-se medir o *clearance* de fósforo, de potássio, de ureia como também o *clearance* osmolal. Sua interpretação fisiológica é que representa o volume de urina necessário para eliminar a osmolalidade filtrada na mesma concentração que o plasma. Assim, se a urina tiver exatamente a mesma osmolalidade do plasma (aproximadamente 300 mOsm/kg), o volume de urina total será idêntico ao *clearance* osmolal. Se a urina está diluída, o volume excedente de água pura é chamado de *clearance* de água livre, que então será positivo. Se a urina estiver diluída, faltará água pura e dizemos então que o *clearance* de água livre é negativo.

Em termos matemáticos:

CH_2O = Vurina – Cosm (volume de urina – *clearance* osmolal)

Como o *clearance* de uma substância qualquer pode ser medido pela fórmula UV/P (U = concentração urinária, V = volume de urina e P = concentração plasmática da substância em questão), então:

$$CH_2O = Vurina - (Vurina \times Uosm)/Posm$$

Colocando Vurina em evidência:

$$CH_2O = Vurina\ (1 - Uosm / Posm)$$

Assim, fica claro que, se Uosm > Posm, então o paciente está concentrando a urina e o termo entre parênteses ficará negativo (Uosm/Posm > 1), e o *clearance* de água livre será negativo. De forma contrária, se Uosm < Posm, então o paciente está diluindo a urina e o termo entre parênteses ficará positivo. Ou seja, o *clearance* de água livre é positivo.

Devido às considerações sobre balanço de tonicidade feitas, uma urina rica em ureia, mas pobre em sódio e potássio, embora possa ser até hiperosmolal, representará perda real de água livre. Com base nesse conceito foi desenvolvida a noção de *clearance* eletrolítico de água livre, ou CH_2O_e. Na verdade é uma transposição simples dos conceitos e equações apresentados, apenas trocando o termo "osmolalidade" por soma da "concentração de Na + K". Portanto,

$$CH_2O_e = Vurina - C_e,$$

em que C_e é o *clearance* eletrolítico e CH_2O_e é o *clearance* eletrolítico de água livre. Consequentemente,

$$CH_2O_e = Vurina \times [1 - ((UNa+UK))/PNa]$$

Exclui-se a concentração de potássio plasmático da fórmula por simplificação, pelo fato de sua quantidade ser muito menor do que a do sódio plasmático.

Como tratar hipernatremia hipervolúmica em terapia intensiva?

Depois desse preâmbulo, vamos discutir o tratamento das hipernatremias em terapia intensiva, sempre à luz do maior grau possível de evidências conhecidas. Abordaremos esse ponto na forma de resposta a questões de ordem prática ou de descrição de tópicos relevantes à questão.

Hipernatremia é comum e não é benigna

A hipernatremia é bastante comum na terapia intensiva, podendo atingir até cerca de 25% dos pacientes, dependendo da série observada (Lindner, 2013). Além disso, a hipernatremia acarreta maior risco de mortalidade (Lindner et al., 2007), mesmo nas faixas mais discretas da elevação da concentração de sódio (Darmon, 2010). Um estudo com mais de 150 mil pacientes mostrou que a hipernatremia é um marcador independente de mortalidade, mesmo quando controlada para idade, sexo, tipo de admissão e gravidade medida pelo índice Apache (Funk et al., 2010). Com base em observações desse tipo, foi inclusive proposto que a taxa de observação de hipernatremia fosse empregada como medida de qualidade de cuidados em UTI (Polderman et al., 1999).

Outro ponto importante é que, nos pacientes conscientes, a hipernatremia causa sede que pode levar a angústia e estresse nos pacientes sem possibilidade de comunicar-se, por exemplo, nos enfermos em ventilação mecânica. Portanto, a hipernatremia deve ser sempre tratada.

Velocidade de correção da hipernatremia

Os dados disponíveis quanto ao valor de segurança na queda da concentração de sódio no tratamento das hipernatremias em crianças apontam para uma diminuição de 12 mEq/L em 24 horas. Isso para reduzir o risco de edema cerebral, pois a correção rápida diminuirá a osmolaridade do LEC, que circunda os neurônios de forma mais rápida do que a osmolalidade intracelular, podendo resultar na entrada de água nas células, isto é, em edema cerebral. No entanto, dados vistos em adultos apontam que correções maiores do que 12 mEq/L não causaram maior mortalidade, nem maiores incidências de convulsões, edema cerebral ou alteração de nível de consciência, embora também não provassem ser mais benéficas (Chauhan et al., 2019). Além disso, é sabido que a subcorreção da hipernatremia acarreta maior mortalidade (Bataille et al., 2014). Portanto, as recomendações atuais são de evitar decréscimos de natremia maiores do que 12 mEq/L/24 horas, embora não se recomende que, passado esse limite, se faça qualquer tentativa terapêutica no sentido de elevar novamente a natremia.

Essas informações se referem aos casos de hipernatremia crônica (> 48 horas de instalação); os raros casos de hipernatremia aguda podem e devem ser tratados de forma rápida e não serão abordados aqui. Na dúvida, os pacientes devem ser tratados como tendo hipernatremia crônica.

Um dado relevante é o de que, enquanto o risco de edema cerebral no tratamento da hipernatremia em adultos é mínimo, a hipernatremia *per se* pode levar a desmielinização osmótica em populações selecionadas de diabéticos ou com hipernatremia aguda (Dobato et al., 2000; Ismail et al., 2013; Rodríguez-Velver et al., 2014). Ressalva-se, no entanto, que, em pacientes mais jovens com menor espaço para acomodação de volume em sua caixa craniana ou de neurocirurgia com maior risco de edema cerebral, o tratamento da hipernatremia deve ser mais cauteloso.

Quantidade de água a ser infundida

Embora fosse prática corrente no passado, não se recomenda mais usar fórmulas para estimar o alvo de natremia obtido com o tratamento, pois o erro na previsão não corrobora seu uso. No entanto, as fórmulas podem ser usadas para estimar o déficit total de água. A fórmula sugerida nesse caso é:

$$\text{Déficit de água} = \text{ACT} \times [(\text{Na sérico})/140 - 1],$$

em que ACT = água corporal total.

Assim, sabendo que a ACT é 60% do peso no sexo masculino e 50% no sexo feminino, considerando o caso hipotético de um paciente masculino com 70 kg e com Na^+ sérico = 173 mEq/L, o déficit de água será de:

$$\text{Déficit de água} = 0{,}6 \times 70 \times [(173/140) - 1] =$$
$$42 \times (1{,}24 - 1) = 42 \times 0{,}24 = 5{,}2 \text{ litros}$$

Abordaremos no tópico a seguir como distribuir esse volume infundido nos dias de tratamento.

Calcular a quantidade de água reposta baseando-se no peso

De forma geral, estima-se que cada 3 mL/kg de água fornecida vão diminuir a concentração de sódio em 1 mEq/L (Sterns; Silver, 2003). Assim, em um paciente de 70 kg, cada 210 mL de água diminuirão a concentração de sódio em 1 mEq/L, 2.100 mL diminuirão a [Na] em 10 mEq/L e aproximadamente 2.500 mL diminuirão a concentração de sódio em 12 mEq/L. Portanto, preservando a margem de segurança mencionada, de correção máxima de 12 mEq/dia, recomenda-se em um adulto médio a infusão de 2 a 2,5 litros de água na forma de SG ou equivalente. No exemplo citado no tópico anterior, de um paciente masculino, de 70 kg de peso e com sódio sérico

= 173 mEq/L, o déficit de água é de 5,2 litros. Se formos administrar 2,5 litros por dia de água, esse déficit será corrigido em aproximadamente 2 dias. De forma geral se recomenda que seja administrado SG a 5% à razão de 1,35 mL/kg/hora no paciente adulto com hipernatremia crônica.

A solução de reposição de eleição é soro glicosado a 5%

As evidências que existem no tratamento das hipernatremias são com o uso de SG a 5%, sendo o DM descompensado um caso à parte. No paciente relativamente estável, sem diarreia, íleo ou outra condição abdominal, pode ser tentada administração de água pura ("livre") VO ou via sonda nasoenteral. O uso de água pura por VO advém do conhecimento de crianças tratadas com gastroenterite e pode ser extrapolado para adultos (Bellemare et al., 2004), ressalvando-se que os casos mais graves que exigem administração de maiores volumes de água geralmente não são possíveis com a infusão de "água livre" pela sonda nasoenteral. Lembrando que no exemplo dado teríamos de administrar até 2,5 litros de água por dia, e dificilmente se vê esse volume dado por via de sonda nasoenteral. Enfatizamos, portanto, que o SG é a escolha correta porque confere 100% do volume ofertado como água livre.

Soro glicosado não é contraindicado para paciente hipotenso

Se o paciente com hipernatremia está hipotenso, ele necessita de SF e/ou amina vasoativa para tratar a hipotensão e de SG para tratar a hipernatremia. O uso de NaCl a 0,45%, embora seja esteticamente atraente, não permite tratar individualmente os dois problemas, que podem ser de magnitudes diversas e demandar velocidades diversas de infusão (ver a seguir, em tratamento de hipovolemia concomitante). Além disso, se o paciente tiver edema de partes moles ou pulmonar, o SG a 5% é uma escolha melhor de tratamento, pois vai causar menos edema que o NaCl a 0,45% porque o volume fornecido se distribui 2/3 para o intracelular e 1/3 para o extracelular. Já no caso do NaCl a 0,45%, podemos considerá-lo uma combinação de duas metades, 1 litro de NaCl a 0,45% é uma mistura de 500 mL de água livre e 500 mL de SF a 0,9%. A metade composta de água livre trata a hipernatremia, enquanto isso o meio litro extra de SF não trata a hipernatremia e sim piora o edema, inclusive o edema pulmonar. Enfatizando, SG não piora hipotensão e, principalmente, não é contraindicado em hipotensão. Simplesmente não é tratamento para hipotensão ou hipovolemia, mas é o tratamento de escolha para hipernatremia.

Soro glicosado causa menor acúmulo de líquido no espaço extracelular do que soro "meio fisiológico" a 0,45%

Isso ocorre porque o SG (= água livre) se distribui no líquido intracelular (LIC) e no LEC na proporção mencionada de 2/3 e 1/3 e é aproveitado para tratar a hipernatremia. Quando se usa soro "meio fisiológico" a 0,45% além da metade composta de água livre, a metade composta de SF fica integralmente no LEC, piorando a má distribuição de líquido.

Tratamento no diabético com controle glicêmico difícil

Nesses casos pode ser difícil manter o controle da glicemia com o uso de SG a 5%. As alternativas são o soro "meio glicosado" a 2,5%, o soro "meio fisiológico" a 0,45, ou até o "1/4 fisiológico" a 0,225% ou mesmo água destilada em cateter venoso central. Sugerimos extremo cuidado ao usar esse tipo de tratamento. Terapia com água destilada IV geralmente é apresentada na literatura ou como relato de caso ou como relato de prática local, não como estudo controlado (Ramaswamykanive, 2014; Lindner, 2013). Outro ponto a ser notado é que, no uso de NaCl a 0,45%, somente metade do volume é composto de água livre, portanto o volume a ser administrado deve ser o dobro. No exemplo anteriormente dado com reposição de 2,5 litros de SG, para obter o mesmo efeito terapêutico com soro "meio fisiológico" a 0,45% deve-se administrar um volume de 5 litros. Como o paciente diabético se apresenta frequentemente com contração de volume, essa observação não chega a ser um problema, mas esse volume extra deve ser levado em conta no cálculo da reposição volêmica necessária ao paciente em questão.

Finalmente, deve-se lembrar que os diabéticos podem fazer hipernatremia muito rapidamente no curso do tratamento de sua disglicemia, seja pela internalização de água secundária à entrada de glicose nas células, com resultante diminuição da osmolalidade extracelular, seja pela diurese osmótica prévia ou concomitante. Isso é tão relevante que, no caso dos adultos, a subida rápida da concentração de sódio pode causar desmielinização osmótica, à maneira do que ocorre na correção rápida da hiponatremia na secreção inapropriada do hormônio antidiurético.

Correção de hipernatremia e hemodiálise

Se o paciente hipernatrêmico também necessitar fazer hemodiálise, deve-se ter cuidado e observar os eventuais riscos de redução brusca da concentração de sódio. Lembrando que nesse caso a queda abrupta também da concentração de ureia é sinérgica no risco da indução de edema cerebral. O que sugerimos é, sempre que possível, fazer tratamento por meio de diálise contínua empregando métodos de CRRT (*continuous renal replacement therapy*) com concentração de sódio prescrita de forma customizada. Se a forma de terapia renal substitutiva disponível for de equipamento convencional, sugerimos dialisar o paciente com a máxima concentração de sódio que o equipamento permitir, em sessões curtas e com fluxos de sangue e dialisado baixos. Além disso, se não houver urgência de diálise, sugerimos reduzir em 24 a natremia com o uso de SG, conforme exposto anteriormente, antes de proceder à diálise.

No caso extremo de o paciente desenvolver sintomas de edema cerebral, deve-se tratá-lo com o uso de manitol IV e então interromper a diálise. A diálise peritoneal (DP) promove equalização mais lenta da natremia, mas a concentração de sódio nos banhos de DP é fixa. Notavelmente, essa modalidade de tratamento já foi empregada com sucesso em neonatos com hipernatremia (Yildiz et al., 2013).

Considerar perda continuada de água

Dentro do ambiente hospitalar as formas de perda continuada de água são a diarreia e a diurese osmótica. A primeira é difícil de precisar, e a melhor forma de repor a água extra perdida é por meio da titulação da dose de SG a 5% de acordo com a resposta da natremia. No caso da perda renal de água, podemos calculá-la por meio da fórmula de *clearance* eletrolítico de água livre mencionada anteriormente. Por exemplo, seja um paciente com diurese de 100 mL/hora, sódio plasmático de 170 mEq/L e soma das concentrações de sódio e potássio na urina de 85 mEq/L, de acordo com o apresentado:

$$CH_2O_e = Vurina \times [1- ((Una + UK)) / PNa]$$

$$CH_2O_e = 100 \times [1 - 85/170] = 100 \times [1 - 0,5] = 100 \times 0,5 = 50$$

Então esse paciente perde mais 50 mL/hora (a diurese medida foi horária) de água extra, que devem ser adicionados à reposição previamente estimada.

Considerar o tratamento de hipovolemia concomitante

Frequentemente, nos casos de hipernatremia por perda de líquido hipotônico, a perda de sódio ou volume pode ser suficiente para causar contração de volume. Nesse caso o paciente precisa receber SG a 5% (água) para tratar a hipernatremia e SF a 0,9% para tratar a hipovolemia. Uma forma simplista de lidar com o problema é empregar NaCl a 0,45% e tratar os dois problemas ao mesmo tempo. Nossa prática consiste em tratar os dois problemas separadamente, até porque eles podem ser de magnitudes diferentes e exigir velocidades diferentes de tratamento. Assim, preferimos usar uma infusão de SF em um acesso venoso e uma infusão de SG a 5% em outro acesso (ou em Y). Dessa forma, podemos tratar os dois distúrbios de acordo com sua necessidade particular.

Um exemplo: doador falecido em morte encefálica com diabetes insípido central urinando 15 litros ao dia e rapidamente evoluindo para hipernatremia com choque hipovolêmico. A prioridade é o tratamento do choque, que pode requerer infusão muito rápida de volume grande de SF. Ele pode receber, por exemplo, 1 litro de SF "aberto" correndo rápido em veia central. O tratamento da hipernatremia pode ser feito logo a seguir, em separado, seguindo as orientações já vistas. Nesse exemplo citado, adicionalmente deve-se administrar vasopressina, devido à origem do problema.

Na hipernatremia hipervolêmica, incluir remoção de sódio

Na hipernatremia com má distribuição de líquidos do paciente crítico, geralmente, além da necessidade de fornecer água livre para tratar a hipernatremia *per se*, existe frequentemente a necessidade de remover volume pelo uso de diuréticos. Pode parecer contraditório à luz do exposto anteriormente, pois citamos que a infusão de grandes volumes de solução associada ao uso de furosemida é uma das causas de hipernatremia. No entanto, no caso do tratamento, a solução a ser infundida é de SG com zero de conteúdo eletrolítico. Além disso, a dose de furosemida deve ser ajustada para acomodar a infusão de SG e ainda promover a remoção de volume.

Esse tratamento deve ser quantificado. Seja um exemplo de hipernatremia crônica em unidade coronária, para quem planejamos usar 2.100 mL de SG a 5% para corrigir a natremia em, digamos, 10 mEq/L em 24 horas, conforme exposto no tópico "Calcular a quantidade de água reposta baseando-se no peso". Suponhamos que tenhamos calculado as perdas continuadas desse paciente em 50 mL/hora conforme o exemplo dado no tópico "Considerar perda continuada de água". Dessa forma, a perda seria de 50 mL/hora × 24 horas = 1.200 mL. O volume a ser infundido de SG a 5% será de 2.100 + 1.200 = 3.300. Imaginando que o paciente ainda receberá 1.700 mL de outras infusões, tais como diluição de antibióticos e outros medicamentos, então o somatório final é de 3.300 + 1.700 = 5.000 mL de fluido a ser removido.

A forma adequada tanto de alcançar a correção da hipernatremia quanto de conseguir balanço negativo é ajustar a dose de furosemida para obter o volume urinário necessário para isso. No exemplo citado, queremos obter um débito urinário de 5.000 mL / 24 horas ~200 mL/hora para balanço hídrico = zero. Para obter um balanço negativo de 1 litro, o cálculo será 6.000/24 = 250 mL/hora. Evidentemente, nos pacientes que necessitarem de diálise, essa é uma forma fácil de remover o excesso de líquido, seja previamente acumulado, seja pela infusão de líquidos prevista.

O uso de tiazídico para tratar hipernatremia

Frequentemente se empregam os diuréticos tiazídicos para tratar a hipernatremia. Deve ser compreendido que essa estratégia não se baseia na remoção de sódio induzida pelos tiazídicos. A furosemida é um diurético mais potente e remove maior quantidade de sódio que os tiazídicos. O que ocorre é que, enquanto a furosemida tende a produzir uma urina diluída, os tiazídicos tendem a produzi-la mais concentrada em sódio. O embasamento teórico pertinente se subsidia em duas particularidades dos tiazídicos: eles impedem a diluição máxima da urina no túbulo contorcido distal e têm efeito ADH-símile no túbulo coletor medular. Este último efeito foi descrito por cientistas brasileiros em São Paulo (César; Magaldi, 1999).

Segundo nosso conhecimento, o único estudo controlado feito para testar a eficácia dos tiazídicos no tratamento da hipernatremia, conduzido na Holanda, foi negativo (van Ijzendoorn et al., 2017). No entanto, pode ter havido restrição do tratamento aos casos menos graves, de poder inadequado do estudo. Além disso, ele foi conduzido em um único centro. De qualquer forma, não nos opomos a essa opção terapêutica, ressalvados os casos em que há contração de volume, nos quais estaria contraindicado o uso de diurético.

TUBULOPATIA COM HIPOFOSFATEMIA

Introdução

O fósforo circula complexado e é mensurado como fosfato inorgânico, mas pode ser expresso pelos laboratórios como fósforo elementar. Hipofosfatemia é definida como valores de fosfato no sangue abaixo do valor de referência, geralmente menor que 2,5 mg/dL. Níveis séricos baixos de fósforo podem ocorrer por causas renais e não renais. Entre as extrarrenais, podemos citar: baixa ingesta de alimentos com fósforo, menor absorção intestinal de fósforo (diarreia crônica, síndrome disabsortiva) e deficiência de vitamina D, além da distribuição interna (deslocamento do fósforo para meio intracelular ou matriz óssea).

Na ocorrência de hipofosfatemia, a resposta esperada é a retenção de fósforo pelos rins. Portanto, se houver uma baixa taxa de reabsorção ou alta fração de excreção de fósforo, há perda patológica de fósforo (Figura 10). Uma das causas de fosfatúria inapropriada são as tubulopatias, mas para realizar esse diagnóstico é necessário excluir outras patologias.

Como diagnosticar tubulopatias com hipofosfatemia?

A história e o exame físico do paciente permitem avaliar o início dos sintomas, se na infância ou na fase adulta; se existe história familiar que pode sugerir uma causa hereditária; se há outros fatores contribuindo para hipofosfatemia, como dieta pobre em fósforo, etilismo ou uso de quelantes e antiácidos, que precisam ser corrigidos. Pacientes com quadros mais antigos apresentam alterações ósseas, enquanto pacientes que iniciam hipofosfatemia recente costumam se queixar principalmente de fraqueza muscular. Inclusive, na terapia intensiva, pode haver dificuldade de desmame ventilatório por fraqueza da musculatura respiratória.

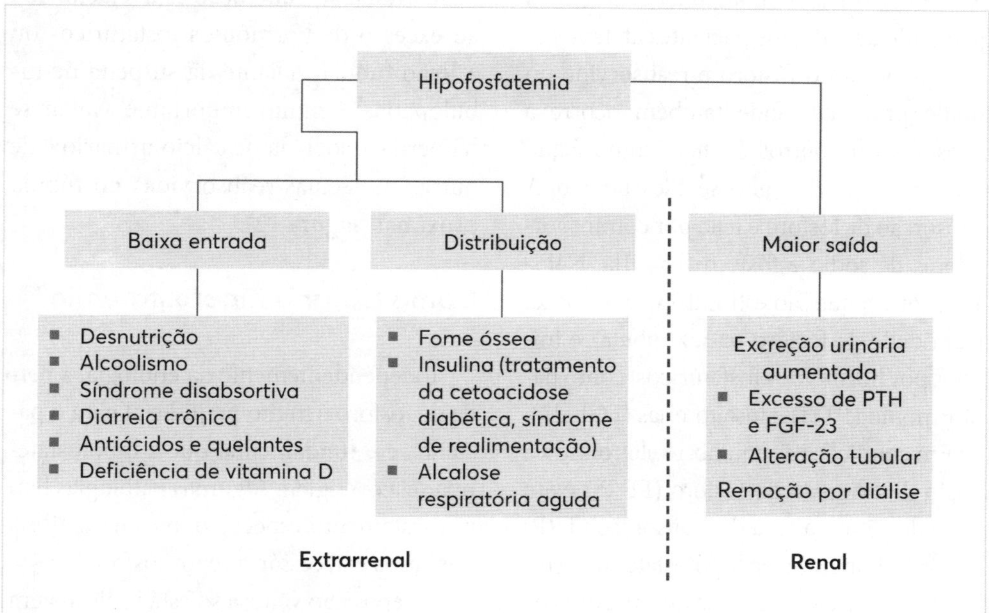

• **FIGURA 10** Causas de hipofosfatemia.

FGF-23: fator de crescimento fibroblástico 23; PTH: paratormônio.

Fonte: elaboração dos autores.

É importante lembrar que pacientes com hipofosfatemia aguda e grave (P < 1 mg/dL) podem apresentar alteração neurológica, hematológica e cardíaca, já que o fósforo forma adenosina trifosfato – ATP – (responsável pela energia), membranas celulares (fosfolipídios) e 2,3 difosfoglicerato (afinidade do oxigênio pela hemoglobina), e a deficiência desse eletrólito pode provocar isquemia e lesão celular.

Cerca de 85% do fósforo corporal encontra-se no osso. Juntamente com o cálcio, forma a hidroxiapatita, responsável pela mineralização óssea. Portanto, patologias que causam perda de fósforo por tempo prolongado vão levar a déficits de mineralização, conhecidos como raquitismo e osteomalacia. Essas alterações são responsáveis pelas deformidades ósseas e fraturas patológicas, que podem ser observadas no exame físico e afetam significativamente a qualidade de vida dos pacientes afetados.

A maioria do fósforo é reabsorvida no túbulo proximal, onde também ocorre a reabsorção de outros solutos, como ácido úrico, aminoácidos, glicose, bicarbonato. A reabsorção de fósforo é feita por cotransportadores de sódio e fósforo (NaPiIIa, NaPi-IIc e Pit-2), que são estimulados pela baixa quantidade de fósforo na luz tubular e inibidos por hormônios fosfatúricos, como paratormônio (PTH) e fosfatoninas (FGF-23).

Em condições de equilíbrio eletrolítico, a fração de excreção do fósforo (FE Pi) é em torno de 15%, e a taxa de reabsorção (TRP) é de 85%. Porém, se há hipofosfatemia, o túbulo proximal alcançará sua taxa máxima de reabsorção de fosfato (TmP/GFR), chegando a FE Pi de 5% e a TRP de 95%. As fórmulas para esses cálculos estão na Figura 11.

$$\text{FE Pi} = \frac{\dfrac{\text{P ur}}{\text{P pl}}}{\dfrac{\text{Cr ur}}{\text{Cr pl}}} = \frac{\text{P ur} \times \text{Cr pl}}{\text{Cr ur} \times \text{P pl}}$$

$$\textbf{TRP = 1 – FE}$$

$$\text{Tm}_P/\text{GFR} = P_P - [(U_P \times P_{CR})/U_{CR}]$$

• **FIGURA 11** Cálculo da fração de excreção de fósforo (FE Pi), taxa de reabsorção de fósforo (TRP) e taxa máxima de reabsorção de fosfato corrigido pela taxa de filtração glomerular (TmP/GFR).
Fonte: elaboração dos autores.

O cálculo da FE Pi e da TRP em um paciente com hipofosfatemia permitirá definir se a causa é renal ou extrarrenal. Se há hipofosfatemia e o rim não está reabsorvendo adequadamente o fósforo, é necessário avaliar se a alteração está relacionada ao excesso de hormônios fosfatúricos ou à lesão tubular. Diante da suspeita de tubulopatias, é muito importante avaliar se há perda associada de cálcio urinário e de outras moléculas reabsorvidas no túbulo proximal (Figura 12).

Como tratar a hipofosfatemia?

Independentemente da etiologia, a perda de fósforo é muito prejudicial para o paciente, e é fundamental que a hipofosfatemia seja corrigida. Algumas patologias têm um tratamento específico, mas na maioria dos casos é necessário repor fósforo.

A reposição venosa só está indicada em pacientes com hipofosfatemia grave (P < 1 mg/dL) ou que apresentem hipofosfatemia moderada (P < 2,2 mg/dL) e estejam em terapia intensiva, sob ventilação mecânica. Pode ser feita com glicerofosfato de sódio ou fosfato ácido de potássio. Ambos têm a mesma quantidade de fósforo (1 mmol/mL), e a escolha deve ser definida pelo nível sérico de potássio do paciente, já que o fosfato ácido de potássio tem 2 mEq/mL de solução e deve ser evitado em pacientes com hiperpotassemia. A dose média de fósforo é de 0,4 mmol/kg, diluídos em SF e com velocidade máxima de infusão de 0,2 mmol/kg/hora (Quadro 22).

A correção de fósforo não deve ser iniciada em pacientes com hipocalcemia. O fósforo pode se unir ao cálcio sérico, causar hipocalcemia grave e elevado risco

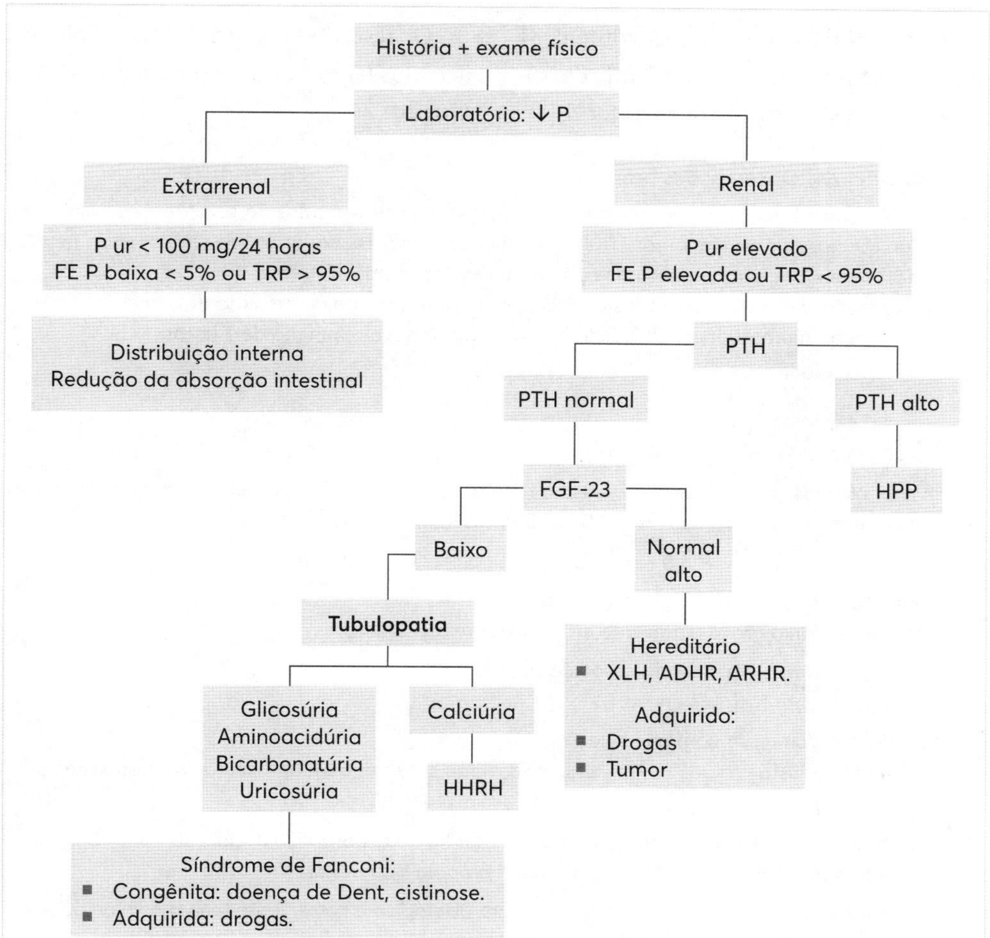

• **FIGURA 12** Fluxograma diagnóstico de hipofosfatemia.

ADHR: raquitismo hipofosfatêmico autossômico dominante; ARHR: raquitismo hipofosfatêmico autossômico recessivo; FE: fração de excreção; FGF-23: fator de crescimento fibroblástico 23; HHRH: raquitismo hipofosfatêmico com hipercalciúria; HPP: hiperparatireoidismo primário; PTH: paratormônio; TRP: taxa de reposição de fósforo; XLH: raquitismo hipofosfatêmico ligado ao X.

Fonte: elaboração dos autores.

de arritmia cardíaca. Manter o monitoramento dos níveis de fósforo e cálcio durante e após a reposição é imprescindível!

A reposição oral deve ser feita com a solução de Joulie, que consiste em:

- Ácido fosfórico 85% 58,5 g.
- Fosfato dibásico de sódio 136 g.
- Água purificada qsp 1.000 mL.

Cada mililitro da solução contém 31 mg de fósforo. Fazer 10 a 15 mL da solução 3 vezes ao dia para compor 1.000 mg/dia (Quadro 23). Orientar o paciente sobre dieta (alimentos ricos em fósforo e proteínas), evitar o uso de antiácidos que podem quelar o fósforo, além de repor a vitamina D, se houver deficiência (25OH vitamina D < 30 mg/mL).

Como tratar a fosfatúria de acordo com cada etiologia?

O resumo das principais etiologias, achados laboratoriais e tratamento está no Quadro 24.

QUADRO 22 Observações práticas

- Observação 1: reforçar que o paciente precisa distribuir as tomadas da solução de Joulie ao longo do dia, pois, se ele tomar 1.000 mg em dose única, essa quantidade será perdida pela fosfatúria e o paciente passará o restante do dia com hipofosfatemia.
- Observação 2: a reposição de fósforo não pode ser feita junto ou próximo do uso de quelantes, como carbonato de cálcio e antiácidos. Intervalo mínimo de 2 horas.

Fonte: elaboração dos autores.

QUADRO 23 Exemplo e observação prática

Feminina, 26 anos, portadora de raquitismo hipofosfatêmico, evoluiu com sepse, dependência de aminas e ventilação mecânica. Pesa 50 kg. Exames laboratoriais:

P = 0,8 mg/dL; K = 3,4 mEq/L; Ca = 9,1 mg/dL.

- Pergunta 1: Preciso repor fósforo venoso?

Sim! Hipofosfatemia grave e paciente em ventilação mecânica.

- Pergunta 2: Tem hipocalcemia associada?

Não. É seguro repor fósforo venoso.

- Pergunta 3: Vou repor com que solução?

O ideal é usar o fosfato ácido de potássio, pois a paciente também apresenta hipopotassemia.

- Pergunta 4: Como prescrever?

Pacientes com 50 kg e dose de reposição: 0,4 mmol/kg de fósforo = 20 mmol.

1 ampola tem 10 mL = 1 mmol de P/Ml, ou seja, 1 ampola = 10 mmol.

Portanto, precisa usar 2 ampolas diluídas em soro fisiológico e correr lento (como a velocidade máxima de infusão é de 0,2 mmol/kg/hora, neste caso não pode correr em 2 horas!)

Observação:

- Nunca repor fósforo em soluções contendo cálcio, como Ringer-lactato, pois há risco de precipitação.
- A reposição pode ser feita com soro glicosado, mas este deve ser evitado, pois pode provocar a liberação de insulina, jogando fósforo para dentro da célula e agravando a hipofosfatemia.

Fonte: elaboração dos autores.

• **QUADRO 24** Principais etiologias de hipofosfatemia, achados laboratoriais e tratamento

Doença	Defeito	Ca pl	Ca ur	PTH	FGF-23	1,25OH	Tratamento
HPP	Adenoma paratireoide	Normal/alto	Baixo	Alto	Normal	Alta	■ Paratireoidectomia. ■ Cinacalcete.
XLH	PHEX	Baixo*/normal	Normal	Normal/alto**	Alto	Baixa	■ Solução de Joulie. ■ Calcitriol. ■ Burosumabe.
ADHR	Clivagem FGF23	Baixo*/normal	Normal	Normal/alto**	Alto	Baixa	■ Solução de Joulie. ■ Calcitriol. ■ Burosumabe.
ARHR	DMP-1	Baixo*/normal	Normal	Normal/alto**	Alto	Baixa	■ Solução de Joulie. ■ Calcitriol. ■ Burosumabe.
TIO	Produção FGF23	Baixo*/normal	Normal	Normal/alto**	Alto	Baixa	■ Solução de Joulie. ■ Calcitriol. ■ Burosumabe.
HHRH	NaPi-2c	Normal	Alto	Normal/baixo	Baixo	Alta	■ Reposição de fosfato (solução de Joulie).
Fanconi	Tubuloproximal	Normal	Normal	Normal	Baixo/normal*	Baixo/normal	■ Solução de Joulie. ■ Dieta, hidratação. ■ Bicarbonato, Shohl.

1,25OH: 1,25OH vitamina D; ADHR: raquitismo hipofosfatêmico autossômico dominante; ARHR: raquitismo hipofosfatêmico autossômico recessivo; Ca pl: cálcio plasmático; Ca ur: cálcio urinário; FGF-23: fator de crescimento fibroblástico 23; HHRH: raquitismo hipofosfatêmico com hipercalciúria; HPP: hiperparatireoidismo primário; TIO: osteomalacia induzida por tumor; XLH: raquitismo hipofosfatêmico ligado ao X.

* Próximo ao limite inferior da normalidade.

** Próximo ao limite superior da normalidade.

Fonte: elaboração dos autores.

Hiperparatireoidismo primário

A proliferação monoclonal da glândula paratireoide faz com que ela se torne autônoma e sem inibição pelo cálcio ou vitamina D, gerando uma produção excessiva de PTH pelo adenoma (mais comum) ou glândulas hiperplasiadas. O aumento do PTH promove o aumento da reabsorção de cálcio e da excreção de fósforo nos pacientes que apresentam função renal preservada. Esse hormônio é fosfatúrico por diminuir a exposição do cotransportador NaPi na membrana luminal.

O diagnóstico é feito pelo PTH acima do valor de referência, na presença ou não de hipercalcemia, já que existe o hiperparatireoidismo normocalcêmico. É importante afastar que o aumento do PTH não é secundário à deficiência de vitamina D. Devemos atentar para o fato de que, se há hipercalcemia, o PTH deve estar suprimido, e, mesmo que esse hormônio esteja dentro do valor de referência, mas próximo do limite superior, ele está patologicamente elevado e também fecha o diagnóstico de hiperparatireoidismo. A cintilografia de paratireoide ajuda na localização da glândula, mas o resultado negativo não exclui o diagnóstico.

O tratamento é feito com paratireoidectomia (adenomectomia). Nos pacientes em que a cirurgia não pode ser feita, a prescrição de cinacalcete é uma alternativa.

Aumento do FGF-23 de causa hereditária

Quando há hipofosfatemia, é esperado que os níveis de FGF-23 estejam suprimidos, já que não há estímulo para produção desse hormônio pelos osteócitos. Então, mesmo que os níveis estejam dentro do valor de referência (principalmente se próximos do limite superior), há quantidade excessiva de fosfatonina para a quantidade reduzida de fósforo sérico. Qualquer estímulo que promova a maior produção de FGF-23 ou menor degradação/clivagem desse hormônio vai provocar fosfatúria (FE Pi alta, TRP e TmPO4/GFR baixas) e hipofosfatemia. Todas as causas de raquitismo hereditário relacionado ao aumento de FGF-23, a despeito de níveis de 25OH vitamina D normal, têm os níveis de 1,25OH vitamina D reduzidos pela inibição da 1-alfa hidroxilase por essa fosfatonina. Consequentemente, há redução da absorção intestinal de fósforo (agrava hipofosfatemia) e cálcio, mas a calcemia permanece levemente reduzida ou normal, à custa do aumento do PTH (normal ou próximo do limite superior).

Raquitismo hipofosfatêmico ligado ao X (XLH)

Essa patologia está relacionada com fosfatúria desde a infância, com importante deformidade óssea e fraturas patológicas. Trata-se de distúrbio ligado ao X, com gravidade variável, pior nos homens e com amplo espectro de apresentação nas mulheres. Há alteração do gene e da proteína *PHEX*. Portanto, há aumento dos níveis séricos do FGF-23, fosfatúria inapropriada e, consequentemente, raquitismo e osteomalacia.

O tratamento é feito com reposição de fósforo oral (solução de Joulie) e vitamina D ativa (calcitriol). Além disso, existe um anticorpo específico contra FGF-23, burosumabe (Crysvita®), capaz de controlar o nível dessa fosfatonina e da fosfatúria. O ideal é que a droga seja iniciada antes da ocorrência das deformidades e fraturas. No Brasil, desde fevereiro de 2021, o Ministério da Saúde passou a dispensar esse medicamento para crianças de até 12 anos. Após início do anticorpo, há redução dos níveis de FGF-23 e normalização da fosfatemia. Portanto, a reposição de fosfato e de calcitriol pode ser suspensa.

Raquitismo hipofosfatêmico autossômico dominante (ADHR)

É uma desordem genética rara, ligada à mutação do cromossomo 12p13, que causa resistência do FGF-23 à clivagem proteolítica, resultando em altos níveis circulantes dessa fosfatonina. O fenótipo é muito variável e pode iniciar na adolescência ou na fase adulta, diferente da XLH. O tratamento é feito com reposição oral de fosfato e vitamina D ativa.

Raquitismo hipofosfatêmico autossômico recessivo (ARHR)

Também é um distúrbio raro, em que a mutação ocorre no gene que codifica *dentin matrix acidic phosphoprotein* 1 (DMP1), que normalmente suprime a secreção do FGF-23. O quadro começa na infância, semelhante ao da XLH. O tratamento é semelhante ao do ADHR.

Aumento do FGF-23 de causa adquirida

O uso de alguns medicamentos, como ferro venoso, pode determinar o aumento do FGF-23 pela redução da clivagem desse hormônio, sendo detectado aumento de FGF-23 intacto e redução do fragmento c-terminal. A ferrocarboximaltose é bem conhecida por essa alteração, mas também há descrição com sacarato de óxido férrico na literatura. Pode levar à hipofosfatemia, variando de quadro agudo e grave até quadro com dor óssea e osteomalacia. O tratamento é realizado com reposição de fósforo, e os níveis séricos devem ser monitorados, pois após a suspensão da droga a fosfatemia pode se normalizar em algumas semanas a meses.

Outra causa não hereditária de hipofosfatemia ligada ao excesso de FGF-23 é a osteomalacia induzida por tumor (TIO) ou oncogênica. Um tumor, geralmente mesenquimal, produz esse hormônio, levando à fosfatúria e à osteomalacia. Habitualmente, esses tumores não são de fácil localização, podem estar nos seios nasais, mandíbula e pescoço, e a tomografia por emissão de pósitrons (PET-Scan) pode ajudar no diagnóstico. Uma vez localizada a lesão neoplásica, sua ressecção é o tratamento definitivo da osteomalacia. Nos casos em que o tumor não é encontrado, além da reposição de fósforo e vitamina D ativa, pode-se usar o burosumabe (anticorpo anti-FGF-23), mas ainda não é dispensado pelo Sistema Único de Saúde (SUS).

Tubulopatia: hipofosfatemia com hipercalciúria (HHRH)

Trata-se de distúrbio autossômico recessivo, ligado ao gene *SLC34A3*, que leva à alteração isolada do cotransportador NaPi-2c. Habitualmente, os níveis de cálcio e PTH estão dentro da normalidade, com fósforo sérico baixo e FGF-23 adequadamente suprimido. O quadro clínico pode ser semelhante ao da XLH, ADHR e

ARHR, mas, diferentemente destes, há aumento na produção de 1,25OH vitamina D, que estimulará a absorção intestinal de cálcio, supressão do PTH e, consequentemente, hipercalciúria e normocalcemia.

O tratamento é feito apenas com reposição oral de fósforo. A vitamina D deve ser evitada nesse caso, pois aumentará a absorção intestinal de cálcio, provocando, consequentemente, maior calciúria, aumentando o risco de nefrocalcinose e nefrolitíase por fosfato de cálcio.

Tubulopatia: síndrome de Fanconi

É a principal causa de hipofosfatemia. Como se trata de defeito generalizado do túbulo proximal, além da perda de fósforo, também pode ocorrer menor reabsorção de ácido úrico, glicose, aminoácidos e bicarbonato, além de proteinúria tubular. Essa síndrome pode ser completa (todas as alterações estão presentes) e incompleta (há perda de apenas alguns solutos). Na síndrome de Fanconi renotubular 2, distúrbio autossômico recessivo, há alteração no gene *SLC34A1*, que codifica o cotransportador NaPi-2a, e, portanto, há fosfatúria.

A síndrome de Fanconi pode ser congênita ou adquirida. Dentre as causas genéticas, podemos mencionar: síndrome de Lowe, Dent, cistinose, doença de Wilson. Elas iniciam na infância e têm história familiar. São frequentes raquitismo, alterações do crescimento de desenvolvimento e fraqueza muscular. Alterações oculares também são vistas.

Já entre as causas adquiridas, podemos citar: medicamentos (tenofovir, quimioterápicos, aminoglicosídeos, valproato), toxinas (metais pesados, tolueno, paraquat), amiloidose, pós-transplante renal e hepático, além de nefrite túbulo-intersticial. Nos adultos, devemos ter atenção naqueles pacientes com HIV em uso de antirretrovirais, pacientes com câncer em uso de quimioterápicos como cisplatina, após transplante renal e naqueles com doença ocupacional (exposição a metais pesados).

O tratamento deve ser feito com reposição de todos os solutos perdidos na urina. Deve-se manter o paciente hidratado, com reposição de fósforo oral (solução de Joulie), correção da acidose (reposição de bicarbonato, solução de Shohl, citrato de potássio). O acompanhamento nutricional é fundamental, pois é necessário repor os aminoácidos perdidos, além de realizar dieta específica de acordo com alteração genética (tirosina, galactose, frutose). Sempre que possível, suspender a droga envolvida e tratar a doença de base.

LITERATURA RECOMENDADA

Adrogué HJ, Madias NE. Hyponatremia. N Engl J Med. 2000;342:1581-9.

Adrogué HJ, Madias NE. Management of life-threatening acid-base disorders. N Engl J Med. 1998;338:26-34.

Amatschek S, Haller M, Oberbauer R. Renal phosphate handling in human: what can we learn from hereditary hypophosphataemias? Eur J Clin Invest. 2010;40(6):552-60.

Baek SH, Jo YH, Ahn S et al. Risk of overcorrection in rapid intermittent bolus vs slow continuous infusion therapies of hypertonic saline for patients with symptomatic hyponatremia: the Salsa randomized clinical Trial. JAMA Intern Med. 2021;181(1):81-92.

Bataille S, Baralla C, Torro D et al. Undercorrection of hypernatremia is frequent and associated with mortality. BMC Nephrol. 2014;15:37-45.

Bellemare S, Hartling L, Wiebe N et al. Oral rehydration versus intravenous therapy for treating dehydration due to gastroenteritis in children: a meta-analysis of randomised controlled trials. BMC Med. 2004;2:11-20.

Berend K, de Vries AP, Gans RO. Physiological approach to assessment of acid-base disturbances. N Engl J Med. 2014;371(15):1434-45.

Berl T. Impact of solute intake on urine flow and water excrection. J Am Soc Nephrol. 2008;19:1076-8.

Bilezikian JP. Primary hyperparathyroidism. J Clin Endocrinol Metab. 2018;103(11):3993-4004.

Blanchard A, Bockenhauer D, Bolignano D et al. Gitelman syndrome: consensus and guidance from a Kidney disease: improving global outcomes (Kdigo) controversies conference. Kidney Int. 2017;91(1):24-33.

Brunelli SM, Goldfarb S. Hypophosphatemia: clinical consequences and management. J Am Soc Nephrol. 2007;18(7):1999-2003.

César KR, Magaldi AJ. Thiazide induces water absorption in the inner medullary collecting duct of normal and Brattleboro rats. Am J Physiol. 1999;277: F756-F760.

Chauhan K, Pattharanitima P, Patel N et al. Rate of correction of hypernatremia and health outcomes in critically ill patients. Clin J Am Soc Nephrol. 2019;14:656-63.

Chen W, Abramowitz MK. Advances in management of chronic metabolic acidosis in CKD. Curr Opin Nephrol Hypertens. 2019;28(5):409-16.

Cooper DJ, Walley KR, Wiggs BR, Russell JA. Bicarbonate does not improve hemodynamics in critically ill patients who have lactic acidosis: a prospective, controlled clinical study. Ann Intern Med. 1990;112:492-8.

Darmon M, Timsit JF, Francais A et al. Association between hypernatraemia acquired in the ICU and mortality: a cohort study. Nephrol Dial Transplant. 2010;25:2510-5.

Dobato JL, Barriga FJ, Pareja JA, Vela L. Extrapontine myelinolyses caused by iatrogenic hypernatremia following rupture of a hydatid cyst of the liver with an amnesic syndrome as sequela. Rev Neurol. 2000;31:1033-5.

Downie ML, Lopez Garcia SC, Kleta R, Bockenhauer D. Inherited tubulopathies of the kidney: insights from genetics. Clin J Am Soc Nephrol. 2021;16(4):620-30.

Edelman IS, Leibman J, O'Meara MP, Birkenfeld LW. Interrelations between serum sodium concentration, serum osmolarity and total exchangeable sodium, total exchangeable potassium and total body water. J Clin Invest. 1958;37:1236-56.

Emmett M. Metabolic alkalosis: a brief pathophysiologic review. Clin J Am Soc Nephrol. 2020;15(12):1848-56.

Esposito P, Piotti G, Bianzina S et al. The syndrome of inappropriate antidiuresis: pathophysiology, clinical management and new therapeutic options. Nephron Clin Pract. 2011;119(1):c62-73.

Falhammar H, Lindh JD, Calissendorff J et al. Differences in associations of antiepileptic drugs and hospitalization due to hyponatremia: a population-based case-control study. Seizure. 2018;59:28-33.

Florenzano P, Hartley IR, Jimenez M et al. Tumor-induced osteomalacia. Calcif Tissue Int. 2021;108(1):128-42.

Fujisawa H, Sugimura Y, Takagi H et. al. Chronic hyponatremia causes neurologic and psychologic impairments. J Am Soc Nephrol. 2016;27:766-80.

Funk GC, Lindner G, Druml W et al. Incidence and prognosis of dysnatremias present on ICU admission. Intensive Care Med. 2010;36:304-11.

Galla JH. Metabolic alkalosis. Journal of the American Society of Nephrology. 2000;11(2):369-75.

Ghauri SK, Javaeed A, Mustafa KJ et al. Bicarbonate therapy for critically ill patients with metabolic acidosis: a systematic review. Cureus. 2019;11(3):e4297.

Gomes CP, Campos GA. Diagnóstico gasométrico dos distúrbios acidobásicos. In: Gomes CP et al. Distúrbios do equilíbrio hidroeletrolítico e ácido-base: diagnóstico e tratamento. Barueri: Manole; 2021. p.315-35.

Gomes CP, Gordan PA. Avaliação laboratorial dos distúrbios acidobásicos: o que é preciso saber na prática diária? In: Kirstajn GM (org.). Diagnóstico laboratorial em nefrologia. São Paulo: Sarvier; 2010. p.91-102.

Graciano ML. Distúrbio da água. In: Moura LRR, Ribeiro Alves MA, Santos DR, Pecoits Filho R. Tratado de nefrologia. Rio de Janeiro: Atheneu; 2018. p.395-418.

Graciano ML, Turano MF. Diagnóstico e tratamento da hipernatremia. In: Gomes CP, Andrade L, Graciano ML, Rocha PN. Distúrbios do equilíbrio hidroeletrolítico e ácido-base. Barueri: Manole; 2021. p.171-97.

Ismail FY, Szóllics A, Szólics M et al. Clinical semiology and neuroradiologic correlates of acute hypernatremic osmotic challenge in adults: a literature review. AJNR Am J Neuroradiol. 2013;34:2225-32.

Izzedine H, Launay-Vacher V, Isnard-Bagnis C, Deray G. Drug-induced Fanconi's syndrome. Am J Kidney Dis. 2003;41(2):292-309.

Jaber S, Paugam C, Futier E et al.; Bicar-ICU Study Group. Sodium bicarbonate therapy for patients with severe metabolic acidaemia in the intensive care unit (Bicar-ICU): a multicentre, open-label, randomised controlled, phase 3 trial. Lancet. 2018;392:31-40.

Kamel KS, Halperin ML. Fluid, electrolyte and acid-base physiology: a problem-based approach. 5.ed. Philadelphia: Elsevier; 2017.

Klootwijk ED, Reichold M, Unwin RJ et al. Renal Fanconi syndrome: taking a proximal look at the nephron. Nephrol Dial Transplant. 2015;30(9):1456-60.

Kömhoff M, Laghmani K. Pathophysiology of antenatal Bartter's syndrome. Current Opinion in Nephrology and Hypertension. 2017;26(5):419-25.

Konrad M, Nijenhuis T, Ariceta G et al. Diagnosis and management of Bartter syndrome: executive summary of the consensus and recommendations from the European Rare Kidney Disease Reference Network Working Group for Tubular Disorders. Kidney International. 2021;99(2):324-35.

Kraut JA, Madias NE. Serum anion-gap: Its uses and limitations in clinical medicine. Clin J Am Soc Nephrol. 2007;2(1):162-74.

Lindner G, Funk GC, Schwarz C et al. Hypernatremia in the critically ill is an independent risk factor for mortality. Am J Kidney Dis. 2007;50:952-7.

Lindner G, Funk GC. Hypernatremia in critically ill patients. J Crit Care. 2013 Apr;28(2):216.e11-20.

Mathieu D, Neviere R, Billard V et al. Effects of bicarbonate therapy on hemodynamics and tissue oxygenation in patients with lactic acidosis: a prospective, controlled clinical study. Crit Care Med. 1991;19:1352-6.

Nahata MC, Hipple TF. Pediatric drug formulations. Cincinnati, OH: Harvey Whitney Books Company; 1990.

Nguyen MK, Kurtz I. Correction of hypervolaemic hypernatraemia by inducing negative Na+ and K+ balance in excess of negative water balance: a new quantitative approach. Nephrol Dial Transplant. 2008;23:2223-7.

Palmer BF, Clegg DJ. Salicylate toxicity. N Engl J Med. 2020;382:2544-55.

Palmer BF, Kelepouris E, Clegg DJ. Renal tubular acidosis and management strategies: a narrative review. Adv Ther. 2021;38:949-68.

Penido MG, Alon US. Hypophosphatemic rickets due to perturbations in renal tubular function. Pediatr Nephrol. 2014;29(3):361-73.

Polderman KH, Schreuder WO, Strack van Schijndel RJ, Thijs LG. Hypernatremia in the intensive care unit: an indicator of quality of care? Crit Care Med. 1999;27:1105-8.

Ramaswamykanive H, Greaves J. Intravenous infusion of sterile water for the treatment of hypernatraemia. Anaesth Intensive Care. 2014;42:258-62.

Rastegar A. Use of the deltaAG/deltaHCO$_3$ ratio in the diagnosis of mixed acid-base disorders. J Am Soc Nephrol. 2007;18(9):2429-31.

Rocha PN. Uso de bicarbonato de sódio na acidose metabólica do paciente gravemente enfermo. Braz J Nephrol. 2009;31:297-306.

Rocha RN, Martinelli RP. Tratado de nefrologia. Rio de Janeiro: Atheneu; 2017. p.451-82.

Rodriguez-Soriano J. Renal tubular acidosis: the clinical entity. J Am Soc Nephrol. 2002;13(8):2160-70.

Rodríguez-Velver KV, Soto-Garcia AJ, Zapata-Rivera MA et al. Osmotic demyelination syndrome as the initial manifestation of a hyperosmolar hyperglycemic state. Case Rep Neurol Med. 2014;2014:652523.

Schindeler A, Biggin A, Munns CF. Clinical evidence for the benefits of burosumab therapy for X-linked hypophosphatemia (XLH) and other conditions in adults and children. Front Endocrinol (Lausanne). 2020;11:338.

Seyberth HW, Weber S, Kömhoff M. Bartter's and Gitelman's syndrome. Curr Opin Pediatr. 2017 Apr;29(2):179-86.

Shavit L, Chen L, Ahmed F et al. Selective screening for distal renal tubular acidosis in recurrent kidney stone formers: initial experience and comparison of the simultaneous furosemide and fludrocortisone test with the short ammonium chloride test. Nephrol Dial Transplant. 2016;31(11):1870-6.

Sood L, Sterns RH, Hix JK et al. Hypertonic saline and desmopressin: a simple strategy for safe correction of severe hyponatremia. Am J Kidney Dis. 2013;61(4):571-8.

Soupart A, Coffernils M, Couturier B et al. Efficacy and tolerance of urea compared with vaptans for long--term treatment of patients with SIADH. CJASN. 2012;7(5):742-7.

Souza GB. Manipulação magistral de medicamentos em pediatria. São Paulo: Pharmabooks; 2003.

Sterns RH, Silver SM. Salt and water: read the package insert. QJM. 2003;96:549-52.

Uribarri J, Oh MS. The urine anion gap: common misconceptions. J Am Soc Nephrol. 2021;32(5):1025-8.

Urwin S, Willows J, Sayer JA. The challenges of diagnosis and management of Gitelman syndrome. Clin Endocrinol (Oxf). 2020;92(1):3-10.

van IJzendoorn MMCO, Buter H, Kingma WP et al. Hydrochlorothiazide in intensive care unit-acquired hypernatremia: a randomized controlled trial. J Crit Care. 2017;38:225-30.

Walsh S, Shirley DG, Wrong OM, Unwin RJ. Urinary acidification assessed by simultaneous furosemide and fludrocortisone treatment: an alternative to ammonium chloride. Kidney Int. 2007;71(12):1310-6.

Yildiz N, Erguven M, Yildiz M et al. Acute peritoneal dialysis in neonates with acute kidney injury and hypernatremic dehydration. Perit Dial Int. 2013;33:290-6.

Zhang Z, Zhu C, Mo L, Hong Y. Effectiveness of sodium bicarbonate infusion on mortality in septic patients with metabolic acidosis. Intensive Care Med. 2018;44:1888-95.

Zoller H, Schaefer B, Glodny B. Iron-induced hypophosphatemia: an emerging complication. Curr Opin Nephrol Hypertens. 2017;26(4):266-75.

39

Principais distúrbios hidreletrolíticos e ácido-base (Dheab) em populações específicas

Anderson Ricardo Roman Gonçalves
Maurilo Leite Jr.

PRINCIPAIS DHEAB NA DOENÇA RENAL CRÔNICA EM TRATAMENTO CONSERVADOR

A perda das funções renais compromete a homeostase dos líquidos e sua composição, papel primário da fisiologia renal íntegra. Há desarranjos na regulação da volemia, da osmolaridade, da calemia, da calcemia, da fosfatemia e do pH, apenas para citar os mais comuns. Essas alterações já são aparentes, em maior ou menor monta, nos estágios precoces da doença renal crônica (DRC), com o início da perda da filtração glomerular e com a dificuldade tubular em compensá-la. São mais frequentes e clinicamente evidentes em fases avançadas da DRC, em geral a partir do estágio 4 (taxa de filtração glomerular – TFG $\leq$ 30 mL/min/1,73 m^2), e quase universais no paciente em diálise. Este capítulo busca discutir, de forma prática, os distúrbios hidreletrolíticos e ácido-base (Dheab) mais comuns durante o tratamento conservador da DRC e durante a diálise. Não são abordadas as situações emergenciais.

Quais os Dheab mais comuns na doença renal crônica em tratamento conservador?

Hipercalemia, acidose metabólica, hipocalcemia e hiperfosfatemia. Serão abordados aqui os dois primeiros, pois os últimos são abordados no Capítulo 38. Hipercalemia e acidose metabólica aparecem em geral com TFG < 40 mL/min/1,73 m^2. É pouco comum a ocorrência de distúrbios da tonicidade (hiponatremia ou hipernatremia) e do magnésio. Hipocalemia não é rara, mas em geral reflete o tratamento em uso (em geral dose elevada de diuréticos) e a doença de base (hiperglicemia persistente em diabéticos ou pós-cirurgia bariátrica) mais que a presença de DRC propriamente dita.

Qual a frequência da hipercalemia na doença renal crônica?

A prevalência de hipercalemia (K $\geq$ 5,5 mEq/L) nos estágios 4 e 5 da DRC foi encontrada em 8,3% e 11,6% dos pacientes do Japan Chronic Kidney Disease Database (J-CKD-DB). O estudo *AASK* (*the African American study of kidney disease and hypertension*) mostrou que, em pacientes não diabéticos em uso de inibidores do sistema renina-angiotensina-aldosterona (iSRAA) com TFG acima de 40 mL/min/1,73 m^2, a incidência de hipercalemia foi muito baixa, especialmente naqueles em uso de diurético concomitantemente. Já quando a TFG é menor, espera-se em torno de 10% dos casos com hipercalemia que podem necessitar intervenção.

Por que ocorre hipercalemia e qual sua apresentação?

A perda progressiva de néfrons, típica da DRC, é acompanhada por um aumento da fração de excreção de potássio por néfron. Esse aumento se deve aos efeitos da aldosterona nas porções cortical e medular dos túbulos coletores e é diretamente dependente da carga ingerida de potássio. O bloqueio das ações da aldosterona, a perda progressiva de néfrons e a sobrecarga dietética são as principais causas de hipercalemia na DRC. Uma das apresentações é a acidose tubular tipo IV, ou distal, em que os efeitos da aldosterona são insuficientes, e é causa importante de hipercalemia em pacientes com DRC, em especial aqueles com doença renal do diabetes (Quadro 1).

A apresentação clínica em geral é variável, de acordo com o tempo de instalação. A hipercalemia de evolução rápida, com K de 6 mEq/L ou maior, pode causar parestesias e fraqueza muscular ascendente em membros inferiores. Valores maiores promovem arritmias ventriculares graves, bradicardia, dispneia e perda de consciência. As alterações eletrocardiográficas típicas são a onda T apiculada, o desaparecimento da onda P, o alargamento do complexo QRS, o ritmo juncional bradicárdico e a fibrilação ventricular.

O paciente com doença renal crônica em tratamento conservador tolera níveis mais elevados de potássio?

O risco de morte para o mesmo nível de hipercalemia parece ser diminuído conforme a DRC progride do estágio 3 para o 5. Por outro lado, aqueles com maior ingesta (monitorada pela excreção urinária de K) e que mantêm K < 5,5 mEq/L apresentam menor mortalidade e progressão da DRC.

Quando se indica tratamento para a hipercalemia?

Alguns estudos mostram aumento de mortalidade com valores de potássio acima de 5 mEq/L, mas não se demonstrou que tratar esses valores resulta em redução da mortalidade. Considera-se que valores de potássio sérico acima de 5,5 mEq/L devem ser tratados. Apesar de o potássio sérico não refletir perfeitamente o gradiente intra/extracelular de potássio, principal determinante do potencial de repouso das membranas excitáveis no organismo, acima desses valores há uma incidência maior de eventos atribuíveis à hipercalemia.

• **QUADRO 1** Causas de acidose tubular tipo IV

Hipoaldosteronismo
Redução da produção de renina:
▪ DRC estágio 3/4 por doença renal do diabetes.
▪ Uso de anti-inflamatórios não hormonais.
▪ Inibidores de calcineurina.
▪ Betabloqueadores.
Inibidores do sistema renina-angiotensina-aldosterona:
▪ Ieca.
▪ BRA.
Inibidores diretos da renina.
Uso crônico de heparina (inibe a síntese adrenal de aldosterona).
Insuficiência adrenal primária.
Resistência à ação da aldosterona
Inibição do ENaC (canal transportador de sódio):
▪ Diuréticos poupadores de potássio: espironolactona, amilorida e triantereno.
▪ Antibióticos: trimetoprima e pentamidina.
Lesões tubulares que reduzem a absorção distal de sódio:
▪ Uropatia obstrutiva, anemia falciforme e LES com comprometimento túbulo-intersticial.
Baixo fluxo tubular e baixa oferta de sódio para os segmentos distais do néfron (p. ex., hipovolemia).

BRA: bloqueadores do receptor AT1 da angiotensina II; DRC: doença renal crônica; Ieca: inibidores da enzima de conversão da angiotensina; LES: lúpus eritematoso sistêmico.
Fonte: elaboração dos autores.

Qual o tratamento ambulatorial da hipercalemia na doença renal crônica estágios 3 a 5?

Os pontos básicos para o tratamento são:

- Remover a causa ou fator intercorrente, se possível.
- Dieta pobre em potássio.
- Uso de diuréticos perdedores de potássio.
- Uso de fludrocortisona.
- Uso de resinas de troca.

Causas

- Retirar (se possível) drogas que podem ser causa da hipercalemia (ver Quadro 1).
- Corrigir a volemia.
- Corrigir a acidose metabólica.

Dieta pobre em potássio

A Organização Mundial da Saúde (OMS) recomenda ingesta de potássio de 90 mEq/dia (3.510 mg/dia), mas no tratamento conservador da DRC, em estágios mais avançados, busca-se diminuir a ingesta para 2 g ao dia.

Diuréticos perdedores de potássio

- Tiazídicos são pouco eficazes no curto prazo, mas o uso prolongado de tiazídicos mais potentes está associado com redução da calemia, em especial clortalidona 25 a 50 mg ao dia.

- Diuréticos de alça: são mais potentes no curto prazo e podem ser usados 2 a 3 vezes ao dia, cuidando-se para evitar hipovolemia. A furosemida é disponível em nosso meio, utilizando-se doses de 20 a 160 mg ao dia, com cuidado para evitar hipovolemia, que pode agravar a hipercalemia por reduzir a filtração glomerular e a carga de sódio nos segmentos distais do néfron.

Fludrocortisona

Droga de ação mineralocorticoide, induz perda de potássio e retenção de sódio. A dose utilizada é de 0,1 até 1 mg, mas em geral limitada por edema e hipertensão. Seu uso deve ser o mais breve possível, pois não se conhece a segurança para uso de longo prazo.

Resinas de troca

- Poliestirenossulfonato de cálcio (30 g, em pó): utilizado em hipercalemias agudas, quando outras medidas não funcionam, ou hemodiálise (HD) não é disponível. É razoavelmente seguro, com efeitos adversos leves a moderados frequentes, em especial obstipação e náuseas. É eficaz em hipercalemias leves na dose de 5 a 15 g ao dia.
- Patirômero (8,4, 16,8 e 25,2 g, em pó): droga estudada em pacientes com hipercalemia leve a moderada, ainda não disponível no Brasil, é de uso oral, relativamente bem tolerada. É eficaz mesmo após 52 semanas de uso, o que a torna interessante para uso de DRC 3-5. Todavia, tem interação com medicamentos comumente utilizados, como metformina, clopidogrel, levotiroxina, ciprofloxacina, metoprolol e furosemida, necessitando de ajuste nos horários de ingesta. A dose é de 8,4 g ao dia, com esperada queda da calemia em 24 a 48 horas. Os efeitos adversos mais comuns são: hipomagnesemia, hipocalemia, obstipação, diarreia, desconforto abdominal, flatulência e náuseas.
- Ciclossilicato de zircônio e sódio (5 e 10 g, em pó): droga estudada apenas em pacientes com hipercalemia leve a moderada, também não disponível ainda no Brasil, é também oral, bem tolerada, mas com edema como efeito adverso no tratamento em longo prazo. A dose inicial é de 10 g 3 vezes ao dia, ajustada após normocalemia (em geral 24 a 48 horas) para manutenção, em geral de 5 a 10 g ao dia. Cada 5 g da medicação tem 400 mg de sódio, provavelmente a causa dos edemas verificados em estudos clínicos.

Como orientar dieta para tratar hipercalemia?

Nada substitui a abordagem multidisciplinar, e a orientação por nutricionista é a mais indicada. Todavia, é importante conhecer alguns elementos básicos para orientação. O uso cada vez mais frequente de dietas baseadas em vegetais, seja normo ou hipoproteicas, traz o questionamento sobre o risco de hipercalemia. Apesar de o conteúdo de potássio ser maior nessas dietas, não tem sido demonstrado risco maior de hipercalemia, e há um potencial benefício na progressão da DRC.

O conteúdo maior de fibras parece estimular o trânsito intestinal, diminuindo a absorção de potássio. Ou seja, manter o trânsito intestinal adequado é fundamental. Outro efeito importante é a diminuição da carga ácida com essas dietas, algumas vezes até um efeito alcalinizante, que parece estar associado com redução dos níveis plasmáticos de potássio.

Quando outros fatores retentores de potássio estão presentes, muita atenção deve ser dada à sobrecarga de potássio em alguns alimentos. Para DRC 3B recomenda-se reduzir a ingesta de potássio para 2.000 mg/dia ou até 1.500 mg/dia em casos mais severos.

Em um paciente com doença renal crônica em uso de um iSRAA com hipercalemia, como proceder?

Antagonizar os efeitos da angiotensina II e da aldosterona é uma das bases para o tratamento da progressão das nefropatias crônicas e para a redução de risco cardiovascular em pacientes com eventos cérebro e cardiovasculares prévios. Em pacientes com DRC 3B ou mais avançada, em especial aqueles com acidose tubular tipo IV, é comum verificar K acima de 5,5 mEq/L após o início do uso de iSRAA. Idealmente, deve-se manter a medicação, restringir potássio na dieta e associar um diurético perdedor de potássio.

Ainda não é consenso o uso de fludrocortisona de longo prazo, pois ocorre retenção de sódio, que pode antagonizar os benefícios dos iSRAA. Por outro lado, os novos quelantes (patirômero e ciclossilicato de zircônio e sódio) vêm sendo usados como forma de manter o bloqueio do SRAA em doses máximas toleradas, evitando-se hipercalemia. Estudos preliminares sugerem segurança e efetividade nessas medidas, mas o custo é fator limitante.

No Brasil, esses novos quelantes ainda não estão disponíveis. Não é claro se a diminuição da dose do iSRAA e associação de um diurético mais potente (clortalidona ou furosemida) são capazes de manter os efeitos nefroprotetores, apesar de estudos demonstrarem um significativo efeito dessa combinação em reduzir a proteinúria. Nesse contexto, é opinião pessoal do autor que essa é uma estratégia possível. A Figura 1 exibe fluxograma com as condutas objetivas de tratamento da hipercalemia em pacientes com DRC em uso de iSRAA.

Por que ocorre acidose metabólica no paciente com doença renal crônica?

A regulação do pH pelos rins depende da excreção de ácidos tituláveis, da reabsorção do bicarbonato filtrado, da produção de amônia pelas células tubulares e da acidificação do fluido tubular pelos segmentos distais do néfron. Ela vai aparecer, em geral, quando a TFG cai abaixo de 20 a 25%. Nas doenças túbulo-intersticiais, que comprometem primariamente o interstício renal e segmentos tubulares distais, a acidose metabólica inicia-se mais precocemente.

Quais as consequências da acidose metabólica na doença renal crônica?

A normalidade do pH é fundamental para a maioria dos fenômenos fisiológicos

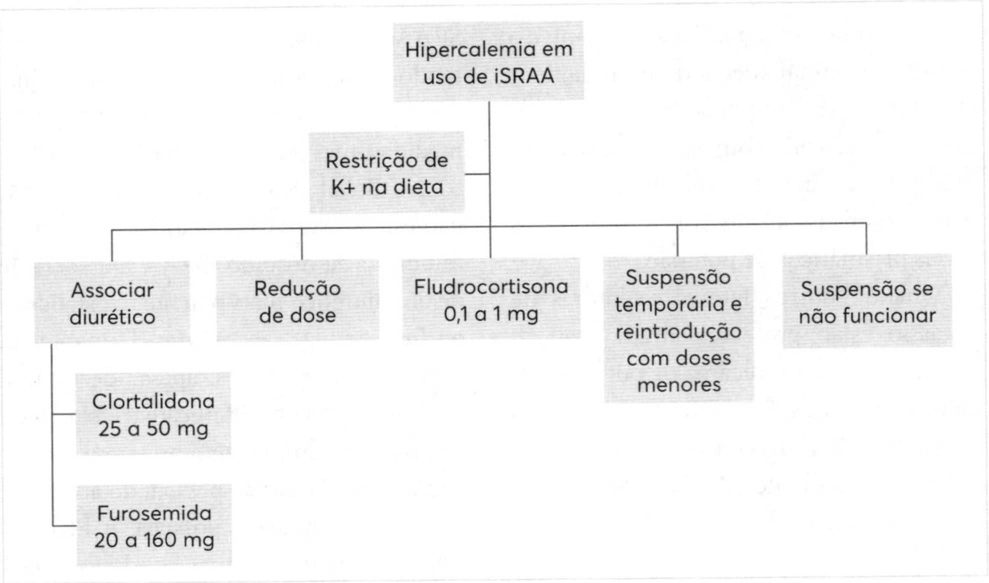

• **FIGURA 1** Fluxograma para o tratamento da hipercalemia em uso de iSRAA.
iSRAA: inibidores do sistema renina-angiotensina-aldosterona.
Fonte: elaboração dos autores.

do nosso organismo, desde secreção hormonal até ativação das defesas imunes. Estão demonstrados aumento no catabolismo proteico, perda de massa óssea, indução de um estado pró-inflamatório, aumento da resistência periférica à insulina, aumento da secreção de paratormônio (PTH) e corticosteroides. Do ponto de vista clínico e experimental, a acidose metabólica está associada com a progressão da DRC e seu tratamento é nefroprotetor.

Quando deve ser tratada a acidose metabólica na doença renal crônica?

É consenso que bicarbonato plasmático persistente abaixo de 22 mEq/L deve ser tratado com a adição de base ou mudança na dieta. Há evidências em estudos clínicos e experimentais. Alguns autores recomendam que se iniciem modificações dietéticas com bicarbonato abaixo de 24 mEq/L, objetivando diminuir a carga ácida da dieta. O *guideline Kidney disease: improving global outcomes* (*Kdigo*) para pacientes com DRC recomenda manter o bicarbonato plasmático entre 23 e 29 mEq/L.

Como se trata a acidose metabólica da doença renal crônica?

O tratamento é baseado na administração de bicarbonato de sódio (Tabela 1), citrato de sódio (solução de Shohl modificada) (Tabela 2) ou citrato de potássio, na dose de 0,5 a 1 mEq/kg/dia. É importante lembrar que, para cada mEq de bicarbonato, é fornecida a mesma quantidade de

• **TABELA 1** Formulações de bicarbonato oral ou sais equivalentes utilizados para alcalinização na doença renal crônica

		Bicarbonato (mEq)	Sódio (mEq)	Potássio (mEq)
Bicarbonato de sódio	500 mg	5,9	5,9	
Solução de Shohl modificada	10 mL	5	5	
Citrato de potássio	540 mg	5		5

Fonte: elaboração dos autores.

• **TABELA 2** Fórmula da solução de Shohl modificada

Solução de Shohl modificada (solução de Albright)	
Ácido cítrico monoidratado	6,68 g
Citrato de sódio di-hidratado	10 g
Xarope simples	30 mL
Água destilada qsp	100 mL

qsp: quantidade suficiente para.
Fonte: elaboração dos autores.

sódio ou potássio. No paciente com DRC e hipercalemia, o citrato de potássio não é indicado. Já as formulações com sódio podem provocar elevação da pressão arterial e edema. Muitas vezes se faz necessário associar ou aumentar a dose de diurético em uso.

Alguns estudos sugerem que dieta com predomínio de proteínas de origem vegetal e redução da proteína animal, chamada de dieta alcalinizante, promove elevação do bicarbonato plasmático em DRC, mas em menor grau que o uso do bicarbonato de sódio.

Quais os distúrbios da osmolaridade encontrados na doença renal crônica e por que ocorrem?

A perda de néfrons limita a capacidade renal de diluir e de concentrar a urina. Com a função renal normal, um adulto consegue ingerir líquidos em uma larga faixa que vai de cerca de 18 litros a meio litro ao dia, mantendo a volemia à custa dos mecanismos tubulares de diluição e concentração urinária. O duto coletor e o hormônio antidiurético (ADH) são os principais participantes desse processo. Quanto menor a TFG, mais próxima da osmolaridade plasmática se torna a osmolaridade urinária. Isso se manifesta com a típica noctúria da doença renal progressiva. Em fases avançadas, geralmente estágio 5, a ingesta excessiva de água pode provocar hiponatremia. Em climas tropicais, ingesta de água em torno de 1,5 a 2,5 litros de líquidos ao longo do dia consegue manter a natremia normal.

Os estímulos não hormonais para secreção do ADH podem ser desencadeantes, apesar de menor potência, pela perda de néfrons. São estímulos: náuseas e vômitos, hipoxemia, dor, uso de opiáceos, hipovolemia e uso de diuréticos, entre outros. Uma série de medicamentos promove secreção inapropriada do ADH, como: anti-inflamatórios não esteroides, amiodarona, antidepressivos tricíclicos, carbamazepina, ciclofosfamida, clorpropamida, fenotiazinas, gabapentina, Ieca/BRA, inibidores da monoamina oxidase (MAO), inibidores seletivos da recaptação de serotonina, nicotina, opiáceos, oxcarbazepina, sildenafil, valproato de sódio, vincristina e 3,4-metilenedioxi-metanfetamina (MDMA, *ecstasy*).

A hipernatremia é menos comum e geralmente tem um componente iatrogênico ou de maus-tratos, como na infusão de soluções hipertônicas ou na ausência de ingesta de água, como em idosos acamados com dependência total.

Quais os distúrbios do magnésio observados na doença renal crônica e qual sua relevância?

O magnésio é um íon tipicamente intracelular com excreção predominante urinária. Na DRC é esperado que os níveis de magnésio se elevem, mas é raro encontrar hipermagnesemia sintomática em decorrência da redução da TFG, mesmo em pacientes dialíticos. A exceção é a hipermagnesemia induzida por drogas que contenham magnésio, como antiácidos e laxativos, que se acumula quando há redução da TFG. Por outro lado, a hipomagnesemia pode ser induzida por diuréticos (de alça e tiazídicos) e por inibidores de bomba de próton, frequentemente utilizados em pacientes com DRC.

Não há dados claros, mas em pacientes com DRC há associação entre hipomagnesemia e aumento de mortalidade cardiovascular e não cardiovascular, calcificações vasculares e osteoporose. Já a hipermagnesemia mostra dados divergentes, ora com associação com aumento de mortalidade cardiovascular, ora com efeito protetor. O quanto isso se deve a um efeito do magnésio por si ou como fator de confusão não está claro. Como regra, pacientes com DRC em uso de medicamentos que interfiram com o magnésio devem ter seus níveis mensurados e a medicação ajustada para manter a normalidade.

PRINCIPAIS DHEAB NA DOENÇA RENAL CRÔNICA EM TRATAMENTO DIALÍTICO

Quais os Dheab mais comuns no paciente em diálise?

Hemodiálise

Nos pacientes em HD podemos listar as alterações de Dheab que podem ocorrer nos períodos interdialíticos e nos momentos em que o paciente se encontra em HD, ou per-hemodialítico. As alterações no período interdialítico podem ser as mesmas já abordadas para os pacientes em tratamento conservador, ou seja, a hipercalemia e a acidose metabólica, ocorrendo em uma população em estágio 5 de DRC e aquelas relacionadas ao período pós-HD imediata, quando podem ocorrer, embora de forma mais rara, episódios de queda da osmolaridade plasmática e hipocalemia.

No caso das alterações de Dheab nos momentos per-HD, podemos citar episódios de queda da osmolaridade e baixa do potássio sérico, com repercussões cardiovasculares como arritmias cardíacas e até morte súbita. Não menos relevantes são os casos de hipomagnesemia, especialmente em indivíduos com baixo potássio sérico.

As alterações eletrolíticas durante as sessões de HD sofrem os efeitos diretos das concentrações de eletrólitos nas soluções de diálise (dialisato). Assim como ocorre com a osmolaridade plasmática, suscetível à queda importante durante a diálise, alterações de potássio e cálcio sérico podem advir de forma leve ou mais intensa em função das concentrações desses eletrólitos nos dialisatos comercialmente disponíveis.

Diálise peritoneal

Nos pacientes em diálise peritoneal (DP), podem ser observadas complicações como hiponatremia, mais raramente hipernatremia, hipocalemia e, também em episódios mais raros, situações em que se constata acidose metabólica. A hiponatremia tem sido a alteração eletrolítica mais comum, e na população em DP está relacionada à baixa função renal residual, tempo em diálise e número e graus de comorbidades presentes. A hipocalemia ocorre em uma porção significativa dos pacientes em DP e está associada à alta remoção de volume, considerando que as soluções de DP não possuem potássio. Além disso, a hipocalemia está também associada ao estímulo à liberação de insulina que ocorre pelo fluxo de glicose proveniente das soluções de diálise. Em alguns casos, somam-se os efeitos de uso concomitante de diuréticos, dietas com restrição de potássio e até uso de laxativos. A hiper e a hipomagnesemia constituem igualmente alterações eletrolíticas que demandam cuidado rotineiro em função de suas relações com a morbimortalidade.

Como ocorrem e qual a frequência dos episódios de Dheab nos períodos intradialíticos dos pacientes em hemodiálise?

Algumas alterações intradialíticas podem ocorrer associadas a alterações eletrolíticas como cãibras, podendo a hiponatremia e a hipomagnesemia concorrer com a deflagração dos episódios. As cãibras são ocorrências que podem ser observadas em cerca de 5 a 20% das sessões de HD e muitas vezes são causas de interrupção do procedimento. Importante mencionar também que os pacientes que chegam hiponatrêmicos, ou que durante a sessão de HD apresentam queda da osmolaridade plasmática em função de difusão de solutos, podem apresentar hipotensão intradialítica com maior frequência, especialmente na vigência de ultrafiltração vigorosa.

Outra ocorrência de altíssima relevância é a que trata de arritmias e morte súbita em HD. Indivíduos com doença cardíaca prévia, principalmente doença coronariana, e com alteração do intervalo QT por prolongamento e dispersão, estão suscetíveis a arritmias cardíacas, principalmente quando apresentam hipo ou hipercalemia pré-HD.

O que significa e como se caracteriza a síndrome do desequilíbrio?

Outra importante ocorrência é a síndrome do desequilíbrio, o que em geral está relacionado mais frequentemente com HD prolongada em pacientes que iniciam programa, ainda em acentuado grau de uremia. Nessa circunstância ocorre queda rápida de solutos, resultando em hiponatremia e hipo-osmolalidade plasmática, o que leva ao desvio osmótico de água para o cérebro, resultando em edema cerebral com sintomas como cefaleia, náusea e vômitos. Em casos mais graves podem ser observados convulsão e até o coma.

Alguns autores advogam que a correção rápida da acidose metabólica com rápida modificação do pH do líquido cerebrospinal pode estar implicada nas manifestações observadas como síndrome do desequilíbrio. De toda forma, a síndrome do desequilíbrio era observada mais frequentemente há cerca de duas décadas, quando pacientes com graus elevados de uremia iniciavam diálise com intensificação nas primeiras sessões. Todavia, nos casos em que ainda hoje estejamos diante de pacientes em graus acentuados de uremia, ao ser indicada HD, torna-se prudente iniciar a terapia em baixas doses, programando as primeiras sessões mais curtas e evitando mudanças osmóticas mais acentuadas.

Quais são as alterações eletrolíticas que estão associadas às arritmias e à morte súbita durante a hemodiálise e como ocorrem?

Pacientes que apresentam potássio sérico abaixo de 4 mEq/L e maior do que 6 mEq/L no momento pré-HD são mais suscetíveis à morte súbita durante a HD, especialmente quando a concentração de potássio do dialisato está abaixo de 2 mEq/L. O risco de arritmias cardíacas torna-se maior em pacientes portadores de doença coronariana, hipertrofia miocárdica concêntrica e com fração de ejeção menor do que 50%.

As alterações eletrolíticas que podem deflagrar arritmias cardíacas de graus variados, ou seja, episódios curtos e com pouca ou nenhuma repercussão hemodinâmica até arritmias que podem resultar em morte súbita em HD, em geral ocorrem mais frequentemente nos períodos per e pós-dialítico imediato e entre 48 e 72 horas após a última sessão de HD.

A Figura 2, extraída de estudo de 2006, mostra a relação que reflete a prevalência de episódios de morte súbita observados nos diversos períodos após o início de sessão de HD. As arritmias cardíacas são em geral relacionadas às alterações do intervalo QT e podem estar associadas a alterações das concentrações de potássio e cálcio nos períodos intra e pós-HD imediata. Por outro lado, alta prevalência está também associada a longos períodos após a última sessão de HD, quando a hipercalemia tem papel predominante, principalmente como deflagradora de episódios graves de bradiarritmias e até morte súbita.

As alterações intradialíticas associadas à hipomagnesemia em geral estão associadas a níveis baixos de magnésio no dialisato. Nessas circunstâncias, arritmias cardíacas podem ocorrer, especialmente mais suscetíveis na vigência de hipocalemia e/ou baixos níveis de potássio no dialisato.

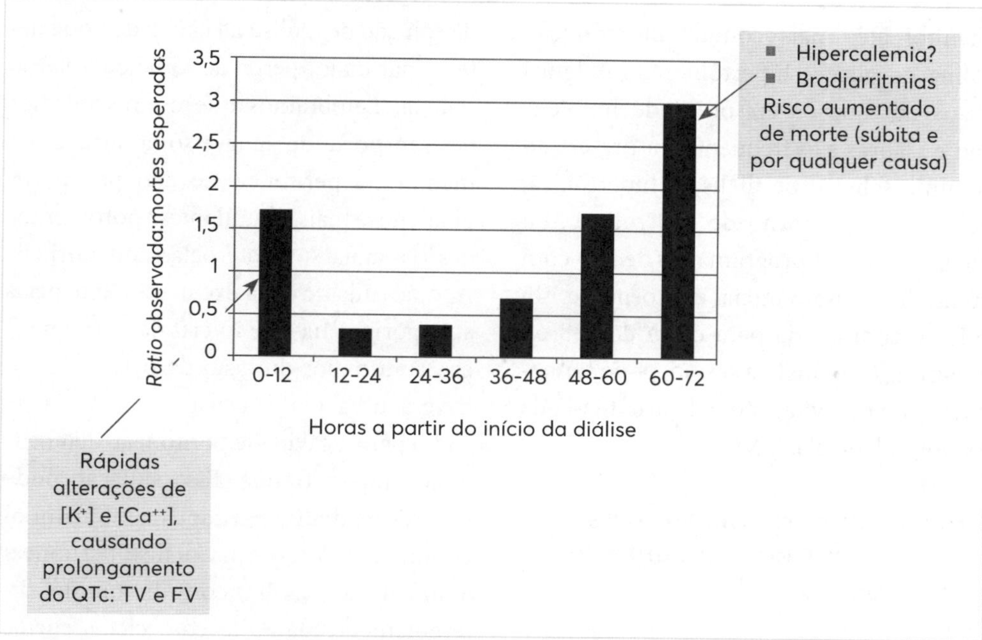

• **FIGURA 2** Morte súbita em pacientes em hemodiálise: taquicardia/fibrilação ventricular e bradiarritmias.

FV: fibrilação ventricular; TV: taquicardia ventricular.

Fonte: Bleyer, 2006.

Quais as alterações hidreletrolíticas associadas aos episódios de hipotensão intradialítica?

A hipotensão intradialítica é ocorrência de prevalência significativa durante as sessões de HD. Muito embora sua fisiopatologia esteja associada à ultrafiltração e ao estado volêmico durante a sessão, débito cardíaco e tônus arteriolar, a queda na concentração de solutos, especialmente ureia, pode contribuir para uma tendência de fluxo resultante de água para o interior das células.

Durante o procedimento hemodialítico, a queda na osmolaridade plasmática pode alcançar até cerca de 33 mOsm/kg, e isso se dá em grande parte à custa da remoção de ureia. Isso ocorre mesmo tendo em vista o fato de a ureia ser classicamente considerada um "agente osmótico ineficaz" por permear as membranas das células. No entanto, a rápida queda nas concentrações de ureia plasmática é capaz de gerar um gradiente osmótico com tendência de fluxo de água em direção ao compartimento intracelular e consequente queda rápida na volemia, resultando em hipotensão intradialítica. Em muitas circunstâncias, o paciente pode apresentar cãibras, com ou sem queda da pressão arterial.

O tratamento ou estratégia de minimização dos episódios de queda súbita da osmolaridade plasmática abrange opções de conduta que variam desde infusão de manitol até, mais comumente, solução salina ou glicose hipertônica. Em alguns casos em que os episódios de hipotensão e câibras são frequentes, a prescrição de uma solução de dialisato hipertônica, com sódio em torno de 140 mEq/L, ou até mesmo uma programação de HD com sódio do dialisato inicial em torno de 145 mEq/L com queda para cerca de 138 ou 136 mEq/L ao final da sessão, pode ser necessária para evitar a queda acentuada da osmolaridade plasmática.

Como e quando ocorrem as disnatremias nos pacientes em diálise peritoneal?

A hiponatremia é a alteração eletrolítica mais comum em pacientes em DP e guarda relação com a função renal residual, como anteriormente citado. No entanto, podemos identificar possíveis mecanismos fisiopatológicos, como excesso de volume extracelular por aumento da ingestão de água livre, agravado pela diminuição do *clearance* renal e pelo transporte inadequado de água pela via peritoneal. Por outro lado, na vigência de queda do estado nutricional com consequente diminuição dos níveis de fosfato e potássio intracelular, ocorre uma tendência de transporte de sódio para o meio intracelular, o que pode determinar hiponatremia, que irá durar o tempo necessário para a eliminação do excesso de água, o que estará na dependência da função renal residual e/ou da capacidade de ultrafiltração da membrana peritoneal.

Vale ressaltar o fenômeno característico da DP, em que o tempo de permanência da solução de diálise na cavidade pode determinar maior perda de sódio em relação à água. Lembramos que os mecanismos de transporte de água e sódio através da membrana peritoneal se dão por poros pequenos, mais abundantes, poros grandes e a água somente pelas aquaporinas. Após a saída de água exclusivamente pelas aquaporinas na fase inicial da permanência, com maior duração da permanência, haverá uma tendência a maior saída de sódio para a cavidade peritoneal, determinando hiponatremia. Essa situação pode ocorrer na diálise peritoneal ambulatorial contínua (CAPD) e na diálise peritoneal automatizada (APD) com dia úmido, diferentemente da APD com ciclos curtos de permanência da solução na cavidade. Além disso, nas soluções contendo icodextrina, longa permanência pode conferir hiponatremia pelo prolongamento do efeito de passagem de água e sal pelos poros pequenos.

Vale ressaltar que a glicose da solução de DP, bem como a icodextrina, que pode ter uma pequena fração absorvida e metabolizada em oligossacarídeos, podem determinar hiponatremia dilucional, especialmente após longa permanência.

A hipernatremia está relacionada à tendência a maior transporte de água através das aquaporinas, especialmente nos momentos iniciais da permanência da solução de diálise na cavidade e com soluções hipertônicas. Assim, está reservada mais frequentemente após trocas rápidas com curtos períodos de permanência. No entanto, a hipernatremia é mais raramente observada nesses pacientes, já que em geral a compensam por meio da sede.

Como se caracterizam as alterações do potássio e magnésio em diálise peritoneal?

A hipocalemia é ocorrência frequente em pacientes em DP, podendo acometer até cerca de 60% dos pacientes e com um terço dos indivíduos necessitando de reposição oral de potássio. A hipocalemia está não só associada à perda para a cavidade peritoneal durante a permanência da solução de diálise, que via de regra não contém potássio, mas também se deve ao desvio de potássio para o meio intracelular em função da absorção de glicose da solução de diálise.

Sabemos que a glicose leva a consequente estímulo de liberação de insulina, que por sua vez estimula de forma indireta a Na-K-ATPase, com resultante entrada de potássio para o meio intracelular. Além disso, muitos casos de hipocalemia estão associados a graus variáveis de desnutrição e perdas gastrointestinais, conferindo em geral pior prognóstico.

Vale mencionar que alguns relatos dão conta da predisposição a episódios de peritonite por *Enterobacteriacea* em indivíduos hipocalêmicos em DP, no entanto não se têm ainda dados consistentes que possam sustentar essa associação.

Finalmente, é importante ressaltar que pacientes em DP que apresentam sinais de cansaço e fraqueza muscular devem ser investigados quanto à presença de hipocalemia, principalmente em indivíduos idosos e apresentando graus variáveis de fragilidade.

A hipermagnesemia constitui outra alteração eletrolítica importante em pacientes em DP devido à queda da excreção renal e a níveis de magnésio circunstancialmente altos em solução de diálise. Outros fatores, como dieta, estado nutricional e medicações, podem diretamente impactar os níveis aumentados de magnésio.

Alguns autores têm relatado uma relação inversa do magnésio com níveis de PTH, em que a hipermagnesemia contribui para o desenvolvimento de doença óssea adinâmica. Dessa forma, na abordagem de pacientes em DP, essa relação, juntamente com níveis de cálcio e magnésio na solução de diálise, deve ser sempre monitorada. Por outro lado, a hipomagnesemia tem sido observada em comparáveis percentuais de pacientes. Alguns estudos têm mostrado uma relação desta com maior risco de hospitalização e mortalidade em pacientes em DP, particularmente em pacientes com hipoalbuminemia. Assim, a monitorização do magnésio deve ser acompanhada de ajustes na dieta e nas concentrações de magnésio na solução de diálise.

LITERATURA RECOMENDADA

Alcázar Arroyo R. Electrolyte and acid-base balance disorders in advanced chronic kid-ney disease. Nefrologia. 2008;28(Suppl 3):87-93.

Bleyer AJ, Hartman J, Brannon PC et al. Characteristics of sudden death in hemodialys-is patients. Kidney Int. 2006;69(12):2268-73.

CKD Work Group. Kidney disease: improving global outcomes (Kdigo). 2013. Kdigo 2012 clinical practice guideline for the evaluation and management of chronic kidney disease. Kidney International Supplements. 2013;3(1):1-150.

Dimitriadis C, Sekercioglu N, Pipili C et al. Hyponatremia in peritoneal dialysis: epide-miology in a single center and correlation with clinical and biochemical parameters. Perit Dial Int. 2014;34(3):260-70.

Gilligan S, Raphael KL. Hyperkalemia and hypokalemia in CKD: prevalence, risk factors, and clinical outcomes. Advances in Chronic Kidney Disease. 2017;24(5):315-8.

Kalantar-Zadeh K, Joshi S, Schlueter R et al. Plant-dominant low-protein diet for con-servative management of chronic kidney disease. Nutrients. 2020;12:(7).

Kanbay M, Ertuglu LA, Afsar B et al. An update review of intradialytic hypotension: concept, risk factors, clinical implications and management. Clin Kidney J. 2020;13(6):981-93.

Kang SH, Cho KH, Park JW et al. Characteristics and clinical outcomes of hyponatrae-mia in peritoneal dialysis patients. Nephrology (Carlton). 2013;18(2):132-7.

Kraut JA, Kurtz I. Metabolic acidosis of CKD: diagnosis, clinical characteristics, and tre-atment. American Journal of Kidney Diseases. 2005;45(6):978-93.

Moranne O, Froissart M, Rossert J et al. Timing of onset of CKD-related metabolic complications. JASN. 2009;20(1):164.

Natale P, Palmer SC, Ruospo M et al. Potassium Binders for chronic hyperkalaemia in people with chronic kidney disease. Cochrane Database of Systematic Reviews. 2020;6(6):CD013165.

National Kid Foundation. 7 things to know about potassium in your diet. n.d. Disponível em: https://www.kidney.org/atoz/content/potassium. Acesso em: 7 set. 2021.

Ravel VA, Streja E, Mehrotra R et al. Serum sodium and mortality in a national perito-neal dialysis cohort. Nephrol Dial Transplant. 2017;32(7):1224-33.

Rhee CM, Ayus JC, Kalantar-Zadeh K. Hyponatremia in the dialysis population. Kidney Int Rep. 2019;4(6):769-80.

Singh AT, Mc Causland FR. Osmolality and blood pressure stability during hemodialys-is. Semin Dial. 2017;30(6):509-17.

Tadashi S, Nakagawa N, Kanda E et al. Prevalences of hyperuricemia and electrolyte abnormalities in patients with chronic kidney disease in Japan: a nationwide, cross-sectional cohort study using data from the Japan Chronic Kidney Disease Database (J-CKD-DB). PLOS One. 2020; 15(10):e0240402.

Tsai S, Zhao H, Wu B et al. Serum magnesium abnormality and influencing factors of serum magnesium level in peritoneal dialysis patients: a single-center study in Nor-thern China. Blood Purif. 2018;45(1-3):110-7.

Yamada S, Inaba M. Potassium metabolism and management in patients with CKD. Nutrients. 2021;13(6):1751.

Yang X, Soohoo M, Streja E et al. Serum magnesium levels and hospitalization and mortality in incident peritoneal dialysis patients: a cohort study. Am J Kidney Dis. 2016;68(4):619-27.

Zanger R. Hyponatremia and hypokalemia in patients on peritoneal dialysis. Semin Dial. 2010;23(6):575-80.

Índice remissivo

P

R

S

T

U

V